Músculos
Provas e Funções
Quinta Edição

Músculos
Provas e Funções

Quinta Edição

Florence Peterson Kendall

Elizabeth Kendall McCreary

Patricia Geise Provance

Mary McIntyre Rodgers

William Anthony Romani

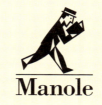

Manole

Título do original em inglês: *Muscles – Testing and Function with Posture and Pain 5/e*
Publicado mediante acordo com Lippincott Williams & Wilkins, EUA.

Tradução: Marcos Ikeda

Revisão Científica: Profa. dra. Fátima Caromano
Professora da Disciplina de Recursos Terapêuticos Manuais do Curso
de Fisioterapia da Universidade de São Paulo (USP)
Doutorado na área de Psicologia Experimental da Universidade de São Paulo (USP)

Editoração eletrônica: Luargraf Serviços Gráficos Ltda. – ME

Capa: Departamento de Arte da Editora Manole

Dados Internacionais de Catalogação na Publicação (CIP)
(Câmara Brasileira do Livro, SP, Brasil)

Músculos : provas e funções / Florence Peterson Kendall...[et al.] ; [tradução Marcos Ikeda ; revisão científica Fátima Caromano]. -- Barueri, SP : Manole, 2007.

Outros autores: Elizabeth Kendall McCreary, Patricia Geise Provance, Mary McIntyre Rodgers, William Anthony Romani
Título original: Muscles : testing and function with posture and pain.
5. ed. americana
Bibliografia.
ISBN 978-85-204-2432-2

1. Dor 2. Exercício 3. Fisioterapia 4. Músculos - Exames 5. Músculos - Fisiologia 6. Postura - Distúrbios 7. Sistema musculoesquelético - Doenças - Diagnóstico 8. Sistema musculoesquelético - Doenças - Tratamento I. Kendall, Florence Peterson. II. McCreary, Elizabeth Kendall. III. Provance, Patricia Geise. IV. Rodgers, Mary McIntyre. V. Romani, William Anthony.

06-2726
CDD-616.740754
NLM-WE 550

Índices para catálogo sistemático:
1. Doenças musculares : Diagnóstico físico : Medicina 616.740754
2. Músculos : Doenças : Diagnóstico físico : Medicina 616.740754

Todos os direitos reservados.
Nenhuma parte deste livro poderá ser reproduzida, por qualquer processo, sem a permissão expressa dos editores.
É proibida a reprodução por xerox.

1ª edição brasileira – 1995
2ª edição brasileira – 2007

Direitos em língua portuguesa adquiridos pela:
Editora Manole Ltda.
Avenida Ceci, 672 – Tamboré
06460-120 – Barueri – SP – Brasil
Fone.: (11) 4196-6000 – Fax: (11) 4196-6021
www.manole.com.br
https://atendimento.manole.com.br/

Impresso no Brasil
Printed in Brazil

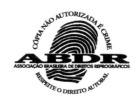

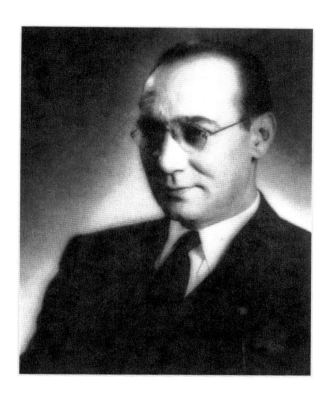

Henry Otis Kendall, FISIOTERAPEUTA.
(1898–1979)

*Co-autor da primeira e segunda edições e de **Postura e Dor***

Foi Diretor do Departamento de Fisioterapia do Children's Hospital, em Baltimore, Maryland; Supervisor de Fisioterapia no Baltimore Board of Education; Professor de Mecânica Corporal na Johns Hopkins School of Nursing; e profissional liberal.

Dedicado a nossas famílias,
a nossos alunos e
a nossos pacientes.

Introdução à Quinta Edição

A quinta edição de *Músculos – Provas e Funções* de Florence P. Kendall e quatro autores associados (dois dos quais participam pela primeira vez desta edição), continua a propiciar aos profissionais de reabilitação uma riqueza de conhecimento e experiência neste importantíssimo aspecto do processo de exame do paciente. Florence e Henry Kendall foram pioneiros no desenvolvimento inicial e no refinamento da arte e da ciência do teste muscular, o que é evidenciado pela publicação da primeira edição deste livro, em 1949. Cada edição subseqüente (1971, 1983 e 1993) refinou e expandiu ainda mais os métodos de avaliação do desempenho e da função muscular e reconheceu a necessidade de compreender a relação entre desequilíbrios musculares, posturas defeituosas e síndromes álgicas resultantes. Este livro tornou-se o padrão-ouro para a prática clínica.

Esta última edição contém muitos recursos novos. Como é de se esperar de Florence Kendall, uma fisioterapeuta que nunca deixou de orientar, ensinar e compartilhar seus conhecimentos profundos, ela novamente nos mostra a importância de estar atualizado sobre as descobertas relacionadas aos conhecimentos que afetam a atuação na prática fisioterapêutica.

A filosofia que norteia este livro é que devemos sempre retornar aos fundamentos básicos demasiadamente pesquisados e verdadeiros que nos tornam profissionais que refletem sobre a seleção adequada de medidas e testes necessários, a fim de melhor elaborar e selecionar estratégias de intervenção em colaboração com os achados de exames. As seções sobre postura, face, cabeça, pescoço, tronco, membros e respiração detalham inervação, movimento de juntas, testes de força muscular, condições dolorosas e exercícios. A apresentação, as fotos e os gráficos foram reconhecidos por sua clareza desde a primeira edição, e esse padrão de excelência é mantido na quinta edição. É indubitável que esta última edição de *Músculos – Provas e Funções* continuará a ser a escolha de alunos, clínicos e docentes envolvidos nesses aspectos cruciais do exame, da avaliação e de processos diagnósticos do sistema musculoesquelético.

Sinto-me privilegiada por ter sido convidada a escrever esta introdução para minha colega de profissão, amiga e mentora. Devemos sempre reconhecer e valorizar as contribuições que esta mulher admirável tem nos oferecido por mais de 60 anos. Seu amor e entusiasmo pelo material que constitui "o coração e a alma" deste livro é evidente em todos os projetos profissionais de Florence. A abrangência do material torna-o resistente ao tempo, assim como a autora resistiu ao teste durante sua atuação na profissão que escolheu – a fisioterapia.

Marilyn Moffat, PT, Ph.D., FAPTA, CSCS
Professor
Department of Physical Therapy
New York University

Prefácio

Por mais de meio século, ao longo de quatro edições, *Músculos – Provas e Funções* obteve um lugar nos anais da história. Este livro serviu como material adotado para alunos e obra de referência para profissionais em várias áreas médicas e paramédicas. A primeira edição, em 1949, foi expandida três anos mais tarde pela publicação de *Postura e Dor*. Subseqüentemente, partes desse livro foram adicionadas e, na quarta edição, *Postura e Dor* foi totalmente incorporado a *Músculos – Provas e Funções*, de modo que deixou de ser publicado. Desde a primeira edição, esta obra foi publicada em nove idiomas.

Embora cada edição tenha recebido material novo e sofrido alterações, esta quinta edição passou por uma renovação. Agora, o livro segue a ordem lógica do corpo, começando pela cabeça e terminando nos pés. Em decorrência da reorganização, o número de capítulos foi reduzido de doze para sete. Com exceção do primeiro e do segundo, os capítulos foram organizados de uma maneira coerente: introdução, inervação, juntas, amplitude de movimento, testes de comprimento e força muscular, condições defeituosas e dolorosas, estudos de caso, exercícios corretivos e referências.

Existem quadros novos e revisados, ilustrações e fotografias, muitas das quais coloridas, ao longo do texto. Para enfatizar a importância da inervação, ela foi retirada do final do livro, como apresentada na quarta edição, e cada segmento foi colocado no início dos capítulos respectivos. Novos recursos, como *Kendall Clássico* e *Notas Históricas*, permitem que o leitor seja beneficiado pelos setenta anos de prática do autor sênior na área da fisioterapia.

O Capítulo 1 aborda os **Conceitos Fundamentais** relativos aos capítulos subseqüentes.

É particularmente importante reconhecer quatro classificações do teste de força e um código revisado para a graduação muscular. No final do capítulo, um segmento sobre a poliomielite e a síndrome pós-poliomielite inclui quadros que trazem os resultados de seis testes musculares manuais em um paciente durante o período de cinqüenta anos.

O Capítulo 2, **Postura**, contém fotografias e ilustrações que mostram tanto a postura ideal quanto a defeituosa de adultos. A Seção II analisa o exame postural. A Seção III é dedicada à postura da criança e a última seção, à escoliose.

O Capítulo 3 aborda a **Cabeça e a Face**. Foi incluída uma introdução, mas no geral ele permanece como na quarta edição, com a inervação no início do capítulo. Um quadro de duas páginas sobre os músculos da deglutição foi colocado no final do capítulo.

O Capítulo 4 analisa posturas boas e defeituosas do **Pescoço**. O material, que estava em outros locais nas edições prévias, foi colocado adequadamente neste capítulo. Foram incluídas três páginas de fotografias sobre movimentos de junta, postura do pescoço e exercícios. Uma página de fotografias coloridas mostra as posições incorreta e correta ao sentar diante do computador. Uma outra página de fotografias coloridas, juntamente com texto, mostra e explica diversos movimentos de massagem utilizados para alongar músculos contraídos.

O Capítulo 5, **Músculos Respiratórios e do Tronco**, começa com uma discussão sobre a coluna vertebral e os músculos das costas. Uma página com quatro fotografias demonstra um diagnóstico errôneo relacionado à força dos músculos das costas. A seção sobre o teste dos músculos abdominais inclui fotografias de exercícios para o oblíquo externo na posição sentada. A seção sobre a respiração foi adequadamente colocada no final desse capítulo. Há novas fotografias coloridas descrevendo movimentos diafragmáticos e torácicos durante a inspiração e a expiração.

O Capítulo 6 é dedicado à **Cintura Escapular e ao Membro Superior**. São bastante importantes as páginas dedicadas a definições, ilustrações e um quadro relacionado a articulações da cintura escapular. Com o reconhecimento das articulações vertebroescapular e costoescapular, a cintura escapular não é mais uma cintura incompleta. (A chamada *junta escapulotorácica* pode ser considerada redundante.)

Também há o **Quadro de Amplitude de Movimento dos Dedos da Mão**, ilustrações da junta glenoumeral e 22 fotos coloridas, todos novos. Existem estudos de caso adicionais e uma página sobre lesões por uso excessivo.

O Capítulo 7 aborda o **Membro Inferior**. Muitas fotografias novas foram adicionadas. De especial importância são aquelas da página 389, que ajudam a mostrar como erros na interpretação de resultados de teste podem levar a um diagnóstico errôneo. Quatro páginas novas com numerosas fotografias coloridas ilustram e explicam o teste de Ober modificado e um teste para o comprimento dos flexores do quadril que inclui o m. tensor da fáscia lata.

No final do capítulo, há quadros com resultados de teste muscular mostrando a simetria na síndrome de Guillain-Barré em comparação com a falta de simetria em casos de poliomielite. A novidade no apêndice é a inclusão do artigo intitulado **Paralisia Isolada do M. Serrátil Anterior**.

Agradecimentos

Ao longo dos anos, muitas pessoas contribuíram para o valor duradouro deste livro. Uma página dedicada aos agradecimentos confere a oportunidade de reconhecê-las. Uma homenagem especial vai para o artista William E. Loechel e para o fotógrafo Charles C. Krausse Jr., cujo excelente trabalho para a primeira edição de *Músculos – Provas e Funções* (1949) e para *Postura e Dor* (1952) "sobreviveu ao tempo". O trabalho deles tem um papel fundamental em todas as edições subseqüentes.

O trabalho de arte de Ranice Crosby, Diane Abeloff e Marjorie Gregerman foi incorporado à segunda edição de *Músculos – Provas e Funções*. A excelente representação dos plexos cervical, braquial, lombar e sacral continuou a fazer parte de todas as edições subseqüentes. Algumas fotografias novas foram adicionadas à terceira edição, graças a Irvin Miller, fisioterapeuta. Na quarta edição, a tradição de excelência continuou com fotografias adicionais de Peter J. Andrews. Por sorte, Peter tornou-se um excelente modelo para algumas das fotografias.

Nesta quinta edição, Diane Abeloff novamente nos auxiliou com novas ilustrações. Agradecemos a George Geise pelas ilustrações de várias páginas de exercícios. Nós sinceramente apreciamos o trabalho dos fotógrafos Susan e Robert Noonan. Patricia Provance, co-autora da quarta edição, auxiliou na coordenação do trabalho dos artistas e dos fotógrafos e forneceu diversas fotografias. Pela ajuda na leitura dos originais e pelo auxílio nas pesquisas da literatura, agradecemos a duas estudantes de fisioterapia da Maryland School of Medicine, Beth Becoskie e Rebecca Sanders. Agradecemos a ajuda de Sue Carpenter (co-autora de *Golfers Take Care of your Back*) por sua grande ajuda.

A Marilyn Moffat, que escreveu a Introdução, agradecemos profundamente.

As pessoas a seguir auxiliaram na quinta edição.

Os quatro co-autores cooperaram na reorganização e expansão do material, adicionando novas ilustrações, novas páginas de exercícios e referências.

A editora Lippincott, Williams & Wilkins, representados por Susan Katz, Pamela Lappies, Nancy Evans e Nancy Peterson, patrocinaram a produção deste livro.

Anne Seitz e sua equipe planejaram e produziram a publicação desta quinta edição. O elemento cor foi adicionado a muitas páginas, e itens que merecem uma atenção especial foram "enquadrados", conferindo um novo visual ao livro.

Os membros da família do autor sênior merecem um reconhecimento especial, em razão de seu empenho na finalização bem-sucedida de todas as cinco edições deste livro.

A começar pelos netos, há muitas fotografias descrevendo vários testes nas quais David e Linda Nolte e Kendall McCreary participaram como voluntários. Muitas das fotografias apareceram em edições anteriores e continuam a aparecer nesta edição. Kirsten Furlong White e Leslie Kendall Furlong foram de grande ajuda na preparação do manuscrito desta quinta edição.

Susan, Elizabeth e Florence Jean, as três filhas do autor, participam desde a infância; Susan e Elizabeth, com 9 e 7 anos, respectivamente, foram temas para os testes faciais da primeira edição. Elas participaram também como adolescentes e adultas jovens.

As contribuições de Elizabeth, como co-autora da terceira, quarta e quinta edições, foram de inestimável valia.

A ajuda de Susan e seu marido, Charles E. Nolte, foi sem igual. Nos últimos 27 anos, eu tive o privilégio de conviver com eles. Com eles, compartilhamos as frustrações que acompanharam a preparação de três edições e a alegria dos produtos finais.

Florence P. Kendall

AVISO

A editora não se responsabiliza (em termos de imputabilidade, negligência ou outros) por quaisquer danos conseqüentes da aplicação dos procedimentos deste livro. Esta publicação contém informações relacionadas aos princípios gerais dos cuidados de saúde, que não devem ser conjecturadas para casos individuais. As informações contidas em bulas e nas embalagens do fabricante devem sempre ser revistas por questão de atualização no que concerne às contra-indicações, às dosagens e às precauções.

Sumário

Introdução vii

Prefácio ix

Agradecimentos xi

1 Conceitos Fundamentais 1

2 Postura 49

3 Cabeça e Face 119

4 Pescoço 141

5 Músculos Respiratórios e do Tronco 165

6 Membro Superior e Cintura Escapular 245

7 Membro Inferior 359

Glossário 481
Sugestões de Leitura 487
Índice Remissivo 493

Sumário Detalhado

Introdução   vii

Prefácio   ix

Agradecimentos   xi

1   Conceitos Fundamentais   1

Introdução   3

Teste Muscular Manual   4, 5

Objetividade do Teste Muscular   6-8

Sistema Musculoesquelético   9

Juntas: Definições e Classificação, *Quadro*   10

Estrutura Macroscópica do Músculo   11

Testes de Amplitude de Movimento e Comprimento Muscular   12

Classificação de Testes de Força   13

Procedimentos de Testes de Força   14-17

Ordem Sugerida para os Testes Musculares   18

Graduação da Força – Código para a Graduação da Força Muscular   19-24

Plexos Nervosos   25

Quadros de Nervos Espinais e Músculos   26-29

Fundamentos do Tratamento   30, 31

Problemas Neuromusculares   32, 33

Problemas Musculoesqueléticos   34, 35

Procedimentos Terapêuticos   36

Modalidades de Tratamento   37

Poliomielite: Fatores que Influenciam o Tratamento   38

Testes Musculares para a Poliomielite e Pós-Poliomielite   39-43

Complicações Tardias da Poliomielite   44

Sugestões de Leitura sobre a Poliomelite e Pós-Poliomelite 45

Referências Bibliográficas 46, 47

2   Postura   49

Introdução   51

Seção I: **Fundamentos da Postura   52**

Postura e Dor   52

Segmentos Corporais   53

Posição Anatômica, Posição Zero e Eixos   54

Planos Básicos e Centro de Gravidade   55

Movimentos no Plano Coronal   56

Movimentos no Plano Sagital   57

Movimentos no Plano Transverso   58

Postura Padrão   59-63

Seção II: **Alinhamento Postural   64**

Tipos de Alinhamento Postural   64

Alinhamento Segmentar: Vista Lateral   65-69

Músculos Abdominais em Relação à Postura   70-71

Postura com Deslocamento Posterior de Dorso
   (*Sway-Back* ou Relaxada)   72

Alinhamento Ideal: Vista Posterior   73

Alinhamento Defeituoso: Vista Posterior   74, 75

Dominância: Efeito Sobre a Postura   76

Postura Defeituosa: Vistas Lateral e Posterior   77

Ombros e Escápulas   78, 79

Posturas Boa e Defeituosa dos Pés, Joelhos e Membros Inferiores   80-83

Radiografias dos Membros Inferiores   84

Postura na Posição Sentada   85

Seção III: **Avaliação Postural   86**

Procedimento para a Avaliação Postural   86-88

Quadro da Avaliação Postural   89

Posturas Boa e Defeituosa: *Quadro-Sumário*   90, 91

Postura Defeituosa: Análise e Tratamento,
   Quadros   92, 93

Posições Defeituosas dos Membros Inferiores, Joelhos e Pés:

Análise e Tratamento, *Quadro* 94

Fraqueza Postural Adquirida 95

Seção IV: Postura da Criança 96

Fatores que Influenciam a Postura da Criança 96, 97

Postura Normal e Defeituosa da Criança 98-100

Flexibilidade Normal Conforme a Idade 101

Testes de Flexibilidade, *Quadros* 102, 103

Problemas dos "Testes de Condicionamento Físico" 104, 105

Seção V: Escoliose 106

Introdução 106

Escoliose Resultante de Doença Neuromuscular 107, 108

Avaliação Postural, *Quadro* 109-111

Escoliose Funcional 112

Exercícios e Suportes 113, 114

Intervenção Precoce 115

Exercícios Corretivos: Postura 116

Referências Bibliográficas 117

3   Cabeça e Face 119

Introdução 121

Seção I: Inervação 122

Nervos Cranianos e Músculos Faciais Profundos 122

Nervos Cervicais e Músculos Faciais
Superficiais e do Pescoço 123

Movimentos da Junta Temporomandibular 124

Quadro de Nervos Cranianos e Músculos 124, 125

Seção II: Músculos Faciais e Oculares 126

Músculos Faciais e Oculares, *Quadros* 126, 127

Testes para os Músculos Faciais e Oculares 128-133

Seção III: Paralisia Facial 134

Quadro de Nervos Cranianos e Músculos: Caso nº1 134, 135

Quadro de Nervos Cranianos e Músculos: Caso nº2 136, 137

Seção IV: Músculos da Deglutição 138, 139

Quadros 138, 139

Referências Bibliográficas 140

SUMÁRIO DETALHADO

4 Pescoço 141

Introdução 143

Seção I: **Inervação e Movimentos** 144

Medula Espinal e Raízes Nervosas 144

Quadro de Nervos Espinais e Músculos 144

Plexo Cervical 145

Movimentos Articulares da Coluna Cervical 146

Amplitude de Movimento do Pescoço 147

Seção II: **Músculos do Pescoço** 148

Músculos Anteriores e Laterais do Pescoço, *Quadros* 148-150

Músculos Supra-Hióideos e Infra-Hióideos 151

Extensão e Flexão da Coluna Cervical 152

Posições Defeituosas da Cabeça e do Pescoço 153

Seção III: **Testes para os Músculos do Pescoço** 154

Músculos Flexores Anteriores do Pescoço 154

Erro no Teste dos Músculos Flexores do Pescoço 155

Músculos Flexores Ântero-Laterais do Pescoço 156

Músculos Flexores Póstero-Laterais do Pescoço 157

Parte Superior do M. Trapézio 158

Seção IV: **Condições Dolorosas** 159

Contração dos Músculos Posteriores do Pescoço 159

Distensão da Parte Superior do M. Trapézio 160

Compressão de Raiz Nervosa Cervical 160

Ergonomia do Computador 161

Seção V: **Tratamento** 162

Massagem nos Músculos do Pescoço 162

Exercícios para Alongar os Músculos do Pescoço 163

Referências Bibliográficas 164

5 Músculos Respiratórios e do Tronco 165

Introdução 167

Seção I: **Tronco** 168

Inervação, *Quadro* 168

Juntas da Coluna Vertebral 168

SUMÁRIO DETALHADO

Amplitude de Movimento do Tronco: Flexão e Extensão   169

Movimentos da Coluna Vertebral   170, 171

Movimentos da Coluna Vertebral e da Pelve   172, 173

Teste de Flexão Anterior para o Comprimento dos Músculos Posteriores   174

Variações de Comprimento dos Músculos Posteriores   175

Músculos do Tronco   176

Extensores do Pescoço e das Costas, *Ilustração*   177

Extensores do Pescoço e das Costas, *Quadros*   178, 179

Extensores das Costas e do Quadril   180

Extensores das Costas: Teste e Graduação   181

Diagnóstico Errôneo de Extensores das Costas Fortes   182

Quadrado do Lombo   183

Flexores Laterais do Tronco e Músculos Abdutores do Quadril   184

Flexores Laterais do Tronco: Teste e Graduação   185

Flexores Oblíquos do Tronco: Teste e Graduação   186

Seção II: Músculos Abdominais   187

Análise de Movimentos e Ações Musculares Durante *Sit-Ups* com o Tronco Curvado   187

Movimentos Durante *Sit-Ups* com o Tronco Curvado   188, 189

Músculos Acionados Durante *Sit-Ups* com o Tronco Curvado   190-192

Movimentos do Tronco   193

Reto do Abdome, *Ilustração*   194

Oblíquo Externo, *Ilustração*   195

Oblíquo Interno, *Ilustração*   196

Transverso do Abdome, *Ilustração*   197

Oblíquos: Fraqueza e Encurtamento   198

Divisões dos Músculos Abdominais, *Ilustração*   199

Diferenciação dos Abdominais Superiores e Inferiores   200, 201

Músculos Abdominais Superiores: Teste e Graduação   202, 203

Fraqueza dos Músculos Abdominais: Elevação do Tronco   204

Desequilíbrio dos Abdominais e Músculos Flexores do Quadril   205

Exercícios de *Sit-Up*   206-208

Exercícios Terapêuticos: Encurvamento do Tronco   209

Músculos Abdominais Durante o Abaixamento dos Membros Inferiores   210, 211

Músculos Abdominais Inferiores: Teste e Graduação   212, 213

Fraqueza dos Músculos Abdominais: Abaixamento dos Membros Inferiores   214

SUMÁRIO DETALHADO

Exercícios Terapêuticos: Inclinação Pélvica Posterior 215

Exercícios Terapêuticos: Rotação do Tronco 216

Fraqueza Acentuada da Musculatura Abdominal:
Teste e Graduação 217, 218

Seção III: Condições Dolorosas da Região Lombar 219

O Enigma da Região Lombar 219

Lombalgia 220-222

Inclinação Pélvica Anterior 223-225

Suportes para as Costas 226

Fraqueza dos Extensores do Quadril 227

Inclinação Pélvica Posterior 227, 228

Inclinação Pélvica Lateral 229

Levantamento de Peso 230, 231

Tratamento 232

Seção IV: Músculos da Respiração 233

Introdução 233

Objetivos Terapêuticos 234

Músculos Principais da Respiração 235-237

Músculos Acessórios da Respiração 237, 238

Músculos Respiratórios, Quadro 239

Músculos da Respiração 240, 241

Exercícios Corretivos 242, 243

Referências Bibliográficas 244

6 Membro Superior e Cintura Escapular 245

Introdução 247

Seção I: Inervação 248

Plexo Braquial (Nervos) 248, 249

Distribuição Cutânea 250

Quadro de Nervos Espinais e Pontos Motores 251

Nervos para Músculos: Motores e Sensoriais e Apenas
Motores 252, 253

Quadro de Músculos Escapulares 253

Quadro de Músculos do Membro Superior 254, 255

Nervos Cutâneos do Membro Superior 256, 257

Seção II: Mão, Punho, Antebraço e Cotovelo 258

Movimento das Juntas do Polegar e dos Dedos da Mão 258

SUMÁRIO DETALHADO

Movimento das Juntas Radioulnar, do Punho e do Cotovelo   259

Quadro de Análise do Desequilíbrio Muscular   260

Testes de Força dos Músculos:

Do Polegar   261-268

Do Dedo Mínimo   269-271

Interósseos Dorsais e Palmares   272, 273

Lumbricais e Interósseos   274-276

Palmares Longo e Curto   277

Extensores do Indicador e Dedo Mínimo   278

Extensores dos Dedos   279

Flexores Superficial dos Dedos   280

Flexores Profundo dos Dedos   281

Flexores Radial e Ulnar do Carpo   282, 283

Extensores Radiais Longo e Curto do Carpo   284

Extensor Ulnar do Carpo   285

Pronadores Redondo e Quadrado   286, 287

Supinador e Bíceps   288, 289

Bíceps Braquial e Braquial   290

Flexores do Cotovelo   291

Tríceps Braquial e Ancôneo   292, 293

Braquiorradial   294

Quadro de Amplitude de Movimento   295

Teste de Força do Polegar e dos Dedos da Mão   295

Quadro de Mensuração da Junta   296

Seção III: Ombro   297

Juntas e Articulações   297-299

Quadros de Articulações da Cintura Escapular   300, 301

Combinações de Músculos Escapulares e do Ombro   302

Junta Esternoclavicular e Escápula   303

Movimentos da Junta Glenoumeral   304, 305

Teste de Comprimento dos Músculos:

Umerais e Escapulares   306

Peitoral Menor   307

Teste de Contração de Músculos que Deprimem o Processo Coracóide Anteriormente   307

Teste de Comprimento dos Músculos:

Peitoral Maior   308

Redondo Maior, Grande Dorsal e Rombóides   309

Rotadores do Ombro   310, 311

Quadro de Músculos do Membro Superior   312

Testes de Força – Ombro:

Coracobraquial   313

Supra-Espinal   314

Deltóide   315-317

Peitoral Maior, Superior e Inferior   318, 319

Peitoral Menor   320

Rotadores Laterais do Ombro   321

Rotadores Mediais do Ombro   322

Redondo Maior e Subescapular   323

Grande Dorsal   324, 325

Rombóides, Levantador da Escápula e Trapézio   326-331

Serrátil Anterior   332-337

Seção IV: **Condições Dolorosas da Região Dorsal e do Membro Superior   338**

Fraqueza da Região Dorsal   338

Mm. Rombóides Curtos   338

Distensão das Partes Média e Inferior do M. Trapézio   339

Dor na Região Dorsal Média e Superior Devida à Osteoporose   340

Condições Dolorosas dos Músculos do Membro Superior

Síndrome do Desfiladeiro Torácico   341

Síndrome da Compressão Coracóide   342, 343

Síndrome do M. Redondo (Síndrome do Espaço Quadrilateral)   344

Dor Devida à Subluxação do Ombro   345

Contração dos Mm. Rotadores Laterais do Ombro   345

Costela Cervical   345

Seção V: **Estudos de Caso   346**

Caso nº 1: Lesão do Nervo Radial   347

Caso nº 2: Lesão dos Nervos Radial, Mediano e Ulnar   348, 349

Caso nº 3: Lesão Provável de C5   350

Caso nº 4: Lesão dos Cordões Lateral e Medial   351

Caso nº 5: Lesão Parcial do Plexo Braquial   352-354

Caso nº 6: Fraqueza de Alongamento Sobreposta a um Nervo Periférico   355

Lesões por Uso Excessivo   356

Exercícios Corretivos   357

Referências Bibliográficas   358

7 Membro Inferior 359

Introdução 361

Seção I: **Inervação** 362

Plexo Lombar, Plexo Sacral 362, 363

Quadro de Nervos Espinais e Músculos 364

Quadro de Nervos Espinais e Pontos Motores 365

Quadro de Músculos do Membro Inferior 366, 367

Nervos para Músculos: Motores e Sensoriais ou Motores 368

Nervos Cutâneos do Membro Inferior 369

Seção II: **Movimentos das Juntas** 370

Movimentos dos Dedos do Pé, Pé, Tornozelo e Joelho 370, 371

Movimentos da Junta do Quadril 372, 373

Quadro de Mensuração da Junta 374

Tratamento de Problemas de Comprimento Muscular 375

Testes de Comprimento dos Flexores Plantares do Tornozelo 375

Testes de Comprimento para os Músculos Flexores do Quadril 376-380

Alongamento dos Músculos Flexores do Quadril 381

Problemas Associados ao Teste de Comprimento dos Músculos Posteriores da Coxa 382

Testes para o Comprimento dos Músculos Posteriores da Coxa 383, 384

Encurtamento dos Músculos Posteriores da Coxa 385, 386

Efeito do Encurtamento dos Músculos Flexores do Quadril no Comprimento dos Músculos Posteriores da Coxa 387

Erros no Teste de Comprimento dos Músculos Posteriores da Coxa 388, 389

Alongamento dos Músculos Posteriores da Coxa 390

Testes de Ober e de Ober Modificado 391-394

Teste de Comprimento dos Músculos Flexores do Quadril 395-397

Alongamento do M. Tensor da Fáscia Lata 398

Seção III: **Teste de Força Muscular** 399

Quadro de Análise do Desequilíbrio Muscular: Membro Inferior 399

Testes de Força: Músculos dos Dedos do Pé 400-409

Tibial Anterior 410

Tibial Posterior 411

Fibulares Longo e Curto 412

Flexores Plantares do Tornozelo 413-415

Poplíteo 416

SUMÁRIO DETALHADO

Posteriores da Coxa e Grácil   417-419

Quadríceps Femoral   420, 421

Flexores do Quadril   422, 423

Sartório   424

Tensor da Fáscia Lata   425

Adutores do Quadril   426-428

Rotadores Mediais da Junta do Quadril   429

Rotadores Laterais da Junta do Quadril   430, 431

Glúteo Mínimo   432

Glúteo Médio   433

Fraqueza do Glúteo Médio   434

Sinal de Trendelenburg e Fraqueza dos Abdutores do Quadril   435

Glúteo Máximo   436, 437

Mensuração do Comprimento do Membro Inferior   438

Discrepância Aparente do Comprimento do Membro Inferior   439

Seção IV: **Condições Dolorosas   440**

Problemas do Pé   440-443

Condições Defeituosas e Dolorosas do Pé   440

Calçados e Correções de Calçados   444-446

Problemas no Joelho   447, 448

Dor no Membro Inferior   449

Contração do M. Tensor da Fáscia Lata e do Trato Iliotibial   449

Alongamento do M. Tensor da Fáscia Lata e do Trato Iliotibial   450, 451

Protrusão de Disco Intervertebral   452

M. Piriforme e sua Relação com a Ciatalgia   453, 454

Problemas Neuromusculares   454

Caso nº 1: Lesão do Nervo Fibular   455

Caso nº 2: Lesão Envolvendo Nervos Lombossacros   456, 457

Caso nº 3: Possível Lesão de L5   458

Caso nº 4: Síndrome de Guillain-Barré   459

Caso nº 5: Síndrome de Guillain-Barré   460

Caso nº 6: Poliomielite   461

Exercícios Corretivos   462, 463

Referências Bibliográficas   464

Apêndice A: Segmento Espinal - Distribuição Nervos e Músculos   465-472

Apêndice B: Paralisia Isolada do M. Serrátil Anterior   473-480

Glossário   481

Sugestões de Leitura   487

Índice Remissivo   493

1

Conceitos Fundamentais

CONTEÚDO

Introdução	**3**	*Quadros de Nervos Espinais e Músculos*	26-29
Teste Muscular Manual	4, 5	Fundamentos do Tratamento	30, 31
Objetividade do Teste Muscular	6-8	Problemas Neuromusculares	32, 33
Sistema Musculoesquelético	9	Problemas Musculoesqueléticos	34, 35
Juntas: Definições e Classificação, *Quadro*	10	Procedimentos Terapêuticos	36
Estrutura Macroscópica do Músculo	11	Modalidades de Tratamento	37
Testes de Amplitude de Movimento e Comprimento Muscular	12	Poliomielite: Fatores que Influenciam o Tratamento	38
Classificação de Testes de Força	13	Testes Musculares para a Poliomielite e Pós-Poliomielite	39-43
Procedimentos de Testes de Força	14-17	Complicações Tardias da Poliomielite	44
Ordem Sugerida para os Testes Musculares	18	**Sugestões de Leitura sobre a Poliomielite e Pós-Poliomielite**	**45**
Graduação da Força – Código para a Graduação da Força Muscular	19-24	**Referências Bibliográficas**	**46, 47**
Plexos Nervosos	25		

INTRODUÇÃO

A filosofia que embasa este livro é de que existe uma necessidade contínua de se "voltar ao básico", o que é especialmente pertinente nesta era de avanço tecnológico e de tratamentos com tempo limitado.

A função muscular, a mecânica corporal e os procedimentos terapêuticos simples não mudam. No que concerne aos problemas musculoesqueléticos, os objetivos básicos do tratamento foram e continuam sendo a restauração e a manutenção da amplitude de movimento adequada, do bom alinhamento e do equilíbrio muscular.

É essencial que o profissional escolha e realize efetivamente testes que ajudem na resolução de problemas, para fornecer um diagnóstico diferencial, estabelecer ou modificar procedimentos terapêuticos, melhorar a função ou aliviar a dor. Para estudantes e médicos, é fundamental a capacidade de ter raciocínio crítico, demandar objetividade e utilizar a precisão e o cuidado necessários para testes e mensurações de tal forma que sejam realizados de maneira adequada e acurada, fornecendo valores confiáveis.

A prevenção de problemas musculoesqueléticos deve tornar-se uma questão cada vez mais importante no futuro. Os profissionais da saúde podem ter um papel efetivo na promoção do bem-estar se tiverem consciência dos efeitos adversos do desequilíbrio muscular, do alinhamento defeituoso e do exercício inadequado.

Uma compreensão profunda dos problemas musculares e de condições dolorosas associadas à má postura permitirá aos profissionais desenvolverem programas domiciliares seguros e eficazes para seus pacientes. Os custos para a sociedade do tratamento de problemas comuns, como lombalgia, atingiram um ponto crítico. Muitos casos de lombalgia estão relacionados à má postura e são corrigidos ou aliviados mediante a restauração do bom alinhamento.

A eterna importância do teste musculoesquelético efetivo é evidente no último segmento do Capítulo 1. A apresentação singular de resultados do teste muscular de um paciente vítima de poliomielite ao longo de um período de cinqüenta anos demonstra a durabilidade do teste e da graduação.

TESTE MUSCULAR MANUAL

Este livro enfatiza o equilíbrio muscular e os efeitos do desequilíbrio, da fraqueza e da contratura sobre o alinhamento e a função. Ele apresenta os princípios básicos envolvidos na preservação do teste muscular como uma arte, e a precisão necessária no teste para preservá-lo como uma ciência.

A *arte* do teste muscular envolve o cuidado com que uma parte lesada é manipulada, o posicionamento para evitar o desconforto e a dor, a delicadeza requerida no teste de músculos muito fracos e a capacidade de aplicar pressão ou resistência de uma maneira que permita ao indivíduo produzir a resposta ideal.

A *ciência* exige atenção rigorosa a todos os detalhes que podem afetar a precisão do teste muscular. Desconsiderar fatores aparentemente insignificantes pode alterar resultados de testes. Achados somente são úteis quando são acurados. Testes não acurados acarretam mau direcionamento e confusão e podem levar a um diagnóstico errôneo, com conseqüências graves. O teste muscular é um procedimento que depende do conhecimento, da habilidade e da experiência do examinador, que não deve trair, pela falta de cuidado ou de habilidade, a confiança que outros depositam acertadamente nesse procedimento.

O teste muscular é parte integrante do exame físico. Ele fornece informações, não obtidas por meio de outros procedimentos, que são úteis no diagnóstico diferencial, no prognóstico e no tratamento de distúrbios neuromusculares e musculoesqueléticos.

Muitas condições *neuromusculares* são caracterizadas pela fraqueza muscular. Algumas apresentam padrões precisos de envolvimento muscular; outras, fraqueza irregular, sem nenhum padrão aparente. Em alguns casos, a fraqueza é simétrica; em outros, ela é assimétrica. O local e o nível da lesão periférica podem ser determinados porque os músculos distais ao local da lesão apresentarão fraqueza ou paralisia. O teste cuidadoso e o registro preciso dos resultados do teste revelarão os achados característicos e ajudarão no diagnóstico.

Condições *musculoesqueléticas* freqüentemente mostram padrões de desequilíbrio muscular. Alguns deles estão associados à dominância manual; outros, à postura habitualmente ruim. O desequilíbrio muscular também pode ser decorrente de atividades ocupacionais ou recreativas nas quais há uso persistente de determinados músculos sem exercício adequado dos músculos oponentes. O desequilíbrio que afeta o alinhamento corporal é um fator considerável em muitas condições posturais dolorosas.

A técnica do teste muscular manual é basicamente a mesma para casos de postura defeituosa e de condições neuromusculares, mas a amplitude da fraqueza encontrada na postura defeituosa é menor porque encontrar graduação abaixo do regular é incomum. O número de testes a serem realizados em casos de postura defeituosa também é menor.

O desequilíbrio muscular distorce o alinhamento e submete articulações, ligamentos e músculos a estresse e tensão indevidos. O teste muscular manual é a ferramenta de escolha para determinar a extensão do desequilíbrio.

O exame para determinar o comprimento e a força do músculo é essencial antes da prescrição de exercícios terapêuticos, porque a maior parte desses exercícios destina-se ao alongamento de músculos curtos ou ao fortalecimento de músculos fracos.

O *teste do comprimento* do músculo é utilizado para determinar se o comprimento do músculo é limitado ou excessivo, isto é, se o músculo é muito curto para permitir a amplitude de movimento normal ou se ele está alongado e permite uma amplitude de movimento excessiva. Quando o alongamento é indicado, músculos contraídos devem ser alongados de uma maneira que não seja lesiva para certa parte ou para o corpo. A amplitude de movimento deve ser aumentada para propiciar a função normal das juntas, exceto quando a restrição de movimento for o resultado final desejado por questão de estabilidade.

O *teste da força* do músculo é utilizado para determinar a capacidade de músculos ou de grupos musculares de atuarem no movimento e sua capacidade de prover estabilidade e suporte.

Muitos fatores estão envolvidos nos problemas de fraqueza e no retorno da força. A fraqueza pode ser devida a um comprometimento do sistema nervoso, à atrofia pelo desuso, à fraqueza pelo alongamento, à dor ou à fadiga. O retorno da força muscular pode ser devido à recuperação após uma doença, ao retorno da função neuromuscular, após trauma e reparação, à hipertrofia de fibras musculares não afetadas, ao desenvolvimento muscular decorrente de exercícios para superar a atrofia pelo desuso ou ao retorno da força após o alívio do alongamento e da tensão.

A fraqueza muscular deve ser tratada segundo sua causa básica. Quando devida à falta de uso, indica-se o exercício; quando devida ao trabalho excessivo e à fadiga, indica-se o repouso; quando devida ao alongamento e à tensão, é realizado o alívio de ambos no músculo fraco antes do estresse do exercício adicional.

Todo músculo é um movedor principal em alguma ação específica. Não existem dois músculos no corpo que possuem exatamente a mesma função. Quando qualquer músculo é paralisado, a estabilidade do segmento é comprometida ou algum movimento preciso é perdido. Algumas das evidências mais fortes da função muscular originam-se da observação dos efeitos da perda da capacidade de contrair, como é visto em músculos paralisados, ou do efeito do encurtamento excessivo, como é visto numa contratura muscular e na deformidade resultante.

O teste muscular descrito neste livro é direcionado para o exame de músculos individuais e é, simultaneamente, prático. A sobreposição de ações musculares, assim como a interdependência de músculos em movimento, é bem reconhecida por aqueles envolvidos no teste muscular. Por causa dessa relação íntima entre funções, o teste acurado de músculos individuais requer uma adesão estrita aos princípios fundamentais do teste muscular e às regras do procedimento.

Os *componentes fundamentais* do teste muscular manual são a realização do teste e a avaliação da força e do comprimento do músculo. Para se tornar proficiente nesses procedimentos, o profissional deve possuir um conhecimento global e detalhado da função muscular. Esse conhecimento deve incluir uma compreensão do movimento articular porque os testes de comprimento e de força são descritos em termos das ações agonistas e antagonistas de músculos e de seu papel na fixação e na substituição. Além disso, ele requer a capacidade de palpar o músculo ou seu tendão, para distinguir entre o contorno normal e o atrofiado e para reconhecer anormalidades de posição ou de movimento.

O profissional que possui um conhecimento amplo das ações dos músculos e das articulações pode aprender as técnicas necessárias para realizar os testes. A experiência é necessária para detectar movimentos de substituição que ocorrem sempre que existe fraqueza. A prática é necessária para se adquirir a habilidade de realizar testes de comprimento e força e para graduar com acurácia a força muscular.

Este livro enfatiza a necessidade de se "voltar ao básico" no estudo da estrutura e da função do corpo. Para problemas musculoesqueléticos, isto implica a revisão da anatomia e função das articulações e da origem, inserção e ações dos músculos. Ele inclui uma compreensão de princípios fundamentais nos quais a avaliação e os procedimentos terapêuticos são baseados.

Por ser um manual, este livro enfatiza a importância de testes musculares, de exames posturais, da avaliação de achados objetivos, da avaliação musculoesquelética e do tratamento. Numa condição basicamente musculoesquelética, a avaliação pode constituir e determinar um diagnóstico. Em uma condição que não é basicamente musculoesquelética, a avaliação pode contribuir para o diagnóstico.

OBJETIVIDADE E CONFIABILIDADE DO TESTE MUSCULAR

Existe uma demanda crescente de objetividade em relação às mensurações do teste muscular. Com o alto custo dos cuidados médicos, a economia do reembolso requer documentação de que houve melhoria decorrente do tratamento. Há uma exigência de números como prova. Quanto mais gradual for a melhoria, mais importantes tornam-se os números para que mesmo alterações mínimas possam ser documentadas.

Muitos defendem o uso de instrumentos para eliminar o componente subjetivo dos testes musculares manuais. Entretanto, várias questões ainda não foram adequadamente respondidas. Até que ponto a subjetividade inerente ao teste muscular manual pode ser eliminada mediante o uso de instrumentos? Como novos problemas e variáveis introduzidos por instrumentos afetam a acurácia, a confiabilidade e a validade dos testes musculares?

Nas mensurações objetivas obtidas por meio do uso de aparelhos atuais, deve-se considerar sua utilidade limitada, seu custo e sua complexidade.

Testes de comprimento, quando realizados com precisão, podem prover dados objetivos utilizando-se dispositivos simples, como goniômetros para medir ângulos, réguas ou fitas métricas para mensurar a distância.

Testes de força não podem se basear nesses dispositivos simples. Os problemas são muito diferentes ao se mensurar a força. A objetividade é baseada na capacidade do examinador de palpar e observar a resposta tendinosa ou muscular de músculos muito fracos e a capacidade de um músculo mover-se parcial ou totalmente ao longo de sua amplitude de movimento no plano horizontal ou manter a parte em uma posição antigravitacional.

Tanto um observador quanto o examinador podem observar evidências de objetividade. Um observador pode ver um tendão que se torna proeminente (um grau de rastro), o movimento da parte no plano horizontal (um grau ruim) e uma parte sendo mantida em uma posição antigravitacional (um grau regular). Mesmo o grau regular+, o qual é baseado na manutenção da posição antigravitacional contra uma pressão discreta exercida pelo examinador, é fácil de ser identificado. Para esses graus de força, dispositivos mecânicos não são aplicáveis nem necessários como auxílio para se obter objetividade.

Os graus de força que permanecem são os graus bom e normal, identificados no teste muscular manual. Além disso, uma ampla faixa de força é mensurada acima do grau normal. Na medida em que determinar potenciais mais altos de força muscular for necessário, útil e apresentar uma relação custo/benefício positiva, os aparelhos podem ser de grande ajuda.

Sob condições controladas de pesquisa, aparelhos isocinéticos podem auxiliar na obtenção de informações valiosas. Entretanto, até o momento, a sua utilidade clínica é limitada. Ocorrem problemas tanto no teste da força muscular quanto no exercício. Um problema dos aparelhos é conseguir a estabilização adequada para controlar variáveis e assegurar a padronização de técnicas de testes. Testes com aparelhos não possuem especificidade e ocorrem substituições. Além do alto custo dos aparelhos, ajustá-los aos pacientes requer tempo. Esses dois fatores são importantes ao se considerar a relação custo/benefício dos procedimentos de testes.

Existe uma aceitação geral de que os testes realizados pelo mesmo examinador são os mais confiáveis. Curiosamente, essa aceitação também é constatada em numerosos dispositivos de testes que não possuem componente "subjetivo". Por exemplo, muitas instituições exigem que densitometrias ósseas sucessivas sejam sempre realizadas no mesmo aparelho. Ocorre muita variação entre aparelhos similares para seguir de modo preciso a evolução de um indivíduo. Aparelhos diferentes de mesma marca e mesmo modelo são incapazes de produzirem resultados confiáveis e comparáveis. Até no mesmo aparelho, pode ser observada uma variação da precisão de 3% ou mais (Dr. David Zackson, comunicado pessoal, 2004).

A eletromiografia (EMG) é outra ferramenta de pesquisa importante, mas a sua utilidade no teste da força muscular é questionável. Segundo Gregory Rash, "dados eletromiográficos não conseguem nos dizer quão forte o músculo é, quando um músculo é mais forte que outro, quando a contração é concêntrica ou excêntrica ou quando a atividade se encontra, sob controle voluntário" (1).

As pesquisas por um dispositivo manual adequado que consiga fornecer dados relativos à magnitude da força utilizada durante o teste manual da força muscular tentam aprimorar este recurso de avaliação. O problema de um dispositivo manual é que ele fica entre o examinador e a parte que está sendo testada. Ele também interfere no uso da mão por parte do examinador. Não se deve impedir a mão do examinador de posicionar o segmento, controlar a direção específica da pressão e aplicar pressão, conforme a necessidade, com os dedos, com a palma ou com a mão inteira. Talvez algum dia haja uma luva suficientemente sensível para registrar a pressão sem interferir no uso da mão.

OBJETIVIDADE DO TESTE MUSCULAR

Dispositivos manuais mensuram a magnitude da força exercida manualmente pelo examinador. Eles não são adequados para a mensuração de níveis mais altos de esforço máximo do indivíduo.

Com os diversos tipos de dinamômetros existentes no mercado, é quase impossível estabelecer sua confiabilidade ou padronizar teste. A introdução de dispositivos novos e "melhores" complicou e comprometeu ainda mais todos os procedimentos de testes prévios. A afirmação de Alvin Toffler de que "nas condições competitivas atuais, a velocidade de inovação de um produto é tão rápida que, um pouco antes de ele ser lançado, a geração seguinte ou um produto melhor aparece" pode ser aplicada nesta e em outras áreas (2).

Uma revisão da literatura sobre dinamômetros revela alguns dos problemas associados ao uso desses dispositivos. Um estudo de confiabilidade entre testadores concluiu que "o dinamômetro manual apresenta confiabilidade limitada quando utilizado por dois ou mais examinadores" (3). Dois estudos demonstraram uma boa confiabilidade entre examinadores com o uso de dinamômetros manuais (4, 5). Entretanto, "dinamômetros manuais [...] podem subestimar a força isométrica máxima real de um paciente, por causa de dificuldades na estabilização do dispositivo" (6).

A força do examinador traz uma outra variável na confiabilidade de dinamômetros manuais. Um trabalho realizado por Marino *et al.* identificou a força do examinador como a razão da discrepância entre dois examinadores durante o teste da força do abdutor do quadril (7). A força do examinador afeta a estabilidade do dinamômetro manual quando usado em indivíduos mais fortes (5). Mulroy *et al.* também relacionaram esse problema a diferenças de sexo. A força máxima de extensão do joelho, mensurada por um dinamômetro manual, foi precisa apenas para o examinador do sexo masculino testando pacientes do sexo feminino (8).

É evidente que a variedade de dispositivos utilizados e as muitas variáveis envolvidas impedem o estabelecimento de normas para a gradação muscular. Segundo Jules Rothstein, "há perigo de que a fascinação por novas tecnologias acarrete um obscurecimento do julgamento clínico" (9).

Após uma década de revisão científica, Newton e Waddel concluíram que o "julgamento do médico parece ser mais acurado na determinação do esforço do paciente que a avaliação de resultados fornecidos por aparelhos" (10).

Como ferramentas, nossas mãos são os instrumentos mais sensíveis. Uma mão do examinador posiciona e estabiliza a parte adjacente à parte que está sendo testada. A outra mão determina a amplitude de movimento indolor, guia do segmento avaliado até a posição de teste precisa e fornece a quantidade adequada de pressão para determinar a força. Esse instrumento, que chamamos de mão, é conectado ao mais maravilhoso computador jamais criado – a mente humana –, que armazena informações valiosas e úteis a partir das quais podem ser realizados julgamentos sobre a avaliação e o tratamento. Essas informações contêm dados objetivos, sem sacrificar a arte e a ciência do teste muscular manual à demanda de objetividade.

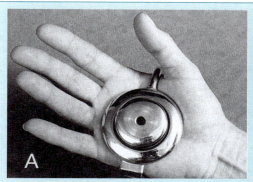 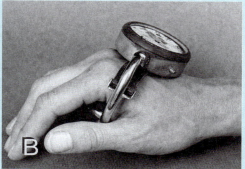

Nota Histórica

Em 1941, enquanto participava de um estudo de pesquisa para a Foundation for Infantile Paralysis, o autor sênior deste livro desenvolveu um dispositivo manual para mensurar a força aplicada pelo examinador durante o teste muscular manual. A fundação encaminhou o projeto ao dr. W. Beasley em Washington, D.C., que construiu um protótipo. Um ano mais tarde, o dispositivo foi apresentado em um simpósio sobre poliomielite. A **Figura A** mostra o coxim sensível à pressão na palma da mão a partir do qual a força é transmitida ao mostrador localizado no dorso da mão, exibido na **Figura B**. Este foi um dos primeiros dinamômetros manuais.

KENDALL CLÁSSICO

Uma das características únicas deste texto é a preservação de mais de meio século de análises posturais e a avaliação minuciosa do equilíbrio muscular relacionado e sua relação com a função e com a dor. Muitas das fotografias apresentam exemplos históricos notáveis de defeitos posturais que são reais, ao invés de poses ilustrativas.

É essencial que cada profissional desenvolva habilidades efetivas de resolução de problemas que acarretem a escolha e a realização adequada e precisa de testes para prover dados significativos visando o estabelecimento de um plano terapêutico bem-sucedido. A anatomia não mudou, mas as limitações de tempo em determinados serviços atuais acarretaram "atalhos" nos testes que podem levar a um diagnóstico errôneo.

Os Kendalls foram pioneiros na realização de pesquisa clínica como parte de sua busca contínua de conhecimento sobre como o comprimento e a força muscular estão relacionados a condições dolorosas. Um estudo realizado no início da década de 1950 comparou centenas de indivíduos "normais" – cadetes, médicos, fisioterapeutas e estudantes de enfermagem (faixa etária de 18 a 40 anos) – com pacientes que apresentavam lombalgia. Esse estudo levou a uma melhor compreensão de desequilíbrios musculares comuns apresentados pela população geral em comparação com aqueles de pacientes portadores de lombalgia. Além disso, ele ajudou a definir as diferenças desses desequilíbrios entre homens e mulheres. Os dados desse estudo clínico foram incluídos na tabela a seguir.

Homens (% [n])				Mulheres (% [n])		
100 Pacientes com Lombalgia	36 Médicos	275 Cadetes	Achados	307 Estudantes de Enfermagem	50 Fisioterapeutas	100 Pacientes com Lombalgia
58% (58)	25% (9)	5% (14)	Fraqueza nos mm. abdominais anteriores "superiores"	44% (135)	52% (26)	81% (81)
69% (69)	31% (11)	33% (91)	Fraqueza nos mm. abdominais anteriores "inferiores"	79% (243)	72% (36)	96% (96)
71% (71)	45% (16)	10% (28)	Limitação da flexão anterior	5% (15)	10% (5)	48% (48)
71% (71)	77% (28)	26% (72)	Fraqueza do glúteo médio direito	40% (123)	76% (38)	90% (90)
15% (15)	3% (1)	5% (14)	Fraqueza do glúteo médio esquerdo	5,5% (17)	10% (5)	6% (6)
0% (0)	0% (0)	0,3% (1)	Fraqueza do glúteo médio bilateral	5,5% (17)	0% (0)	12% (12)

SISTEMA MUSCULOESQUELÉTICO

O sistema musculoesquelético é composto de **músculos** estriados, vários tipos de **tecido conjuntivo** e o **esqueleto**. Esse sistema provê os componentes essenciais para a força, a flexibilidade e a estabilidade na sustentação de peso.

Os ossos do esqueleto são unidos por **ligamentos**, os quais são faixas ou bainhas fibrosas resistentes de tecido conjuntivo. Eles são flexíveis mas não extensíveis. Alguns ligamentos limitam o movimento de tal maneira que a articulação se torna imóvel; alguns permitem a liberdade de movimento. Os ligamentos são classificados como **capsulares**, **extracapsulares** e **intracapsulares**. Eles contêm terminações nervosas que são importantes em mecanismos reflexos e na percepção do movimento e da posição. Os ligamentos podem diferir do ponto de vista mecânico. Por exemplo, um ligamento colateral é do tipo extracapsular que permanece distendido mediante amplitude de movimento articular, enquanto um ligamento cruzado (por exemplo, articulação do joelho) torna-se frouxo durante alguns movimentos e distendido durante outros.

As **fibras musculares esqueléticas** são classificadas basicamente em dois tipos: tipo I (de contração lenta) e tipo II (de contração rápida). Na maioria dos músculos, os dois tipos de fibras misturam-se. Entretanto, um tipo comumente predomina, o que depende das propriedades contráteis do músculo como um todo. As fibras tipo I parecem ser predominantes em alguns músculos posturais, como os eretores da espinha e o sóleo. As fibras tipo II freqüentemente predominam em músculos de membros, nos quais forças potentes e rápidas são necessárias. No entanto, essas proporções na população variam, especialmente em relação ao desenvolvimento e ao envelhecimento.

Os músculos esqueléticos representam aproximadamente 40% do peso corporal e fixam-se ao esqueleto por meio de aponeuroses, fáscias ou tendões.

Aponeuroses são bainhas de tecido conjuntivo denso e apresentam uma cor branca cintilante. Elas fornecem as origens largas para os mm. grande dorsal. Os mm. oblíquos externo e interno fixam-se à linha alba por meio de aponeuroses. O m. palmar longo insere-se na aponeurose palmar e a tensiona.

As **fáscias** podem ser de dois tipos: **superficial**, localizada abaixo da pele e que permite o livre movimento desta; e **profunda**, a qual envolve, recobre e separa músculos. Algumas fáscias profundas proporcionam a fixação de músculos. Por exemplo, o trato iliotibial é uma faixa resistente de fáscias profundas que provê fixação para o m. tensor da fáscia lata na tíbia e para o m. glúteo máximo no fêmur e na tíbia. A fáscia toracolombar provê fixação para o m. transverso do abdome.

Os **tendões** são faixas fibrosas brancas que fixam músculos aos ossos. Eles possuem uma grande força tensiva, mas são praticamente inelásticos e resistentes à distensão. Os tendões possuem poucos vasos sangüíneos, entretanto apresentam fibras nervosas sensoriais que terminam nos órgãos de Golgi localizados próximos da junção musculotendinosa. Em lesões que envolvem uma distensão intensa, é mais provável que o músculo seja afetado e, algumas vezes, a fixação tendinosa ao osso. Por exemplo, a fixação do m. fibular curto na base do metatarsal V pode ser rompida em uma lesão por inversão do pé. Os tendões também podem romper. Quando o tendão do calcâneo rompe, ocorre retração dos mm. gastrocnêmio e sóleo com presença de espasmo e dor aguda.

JUNTAS

O *Stedman's Concise Dictionary* define junta da seguinte maneira:

Na anatomia, junta é o local de união, usualmente mais ou menos móvel, entre dois ou mais ossos [...] e ela é classificada em três tipos morfológicos gerais: fibrosa, cartilaginosa e sinovial (11).

Nesta edição, a definição a seguir concorda com a apresentada e adiciona o modo como as juntas são nomeadas:

Junta é definida como uma *conexão esquelética osso com osso*, unida por tecido fibroso, cartilaginoso ou sinovial. As juntas são nomeadas de acordo com os ossos que são aproximados.

Para algumas juntas, os ossos são mantidos tão próximos entre si que não ocorre movimento apreciável. Elas propiciam grande estabilidade. Algumas juntas provêm estabilidade em uma direção e liberdade de movimento na direção oposta; outras, liberdade de movimento em todas as direções.

As juntas que não provêm movimento ou provêm um movimento pequeno são aquelas que mantêm os dois lados do corpo juntos. A sutura sagital do crânio é considerada uma articulação não móvel, unida por uma membrana fibrosa forte. A junta sacroilíaca e a sínfise púbica são consideradas discretamente móveis e são unidas por membranas **fibrocartilaginosas** fortes.

A maioria das juntas pertence à categoria das que se movem livremente e que são unidas por membranas sinoviais. As juntas do cotovelo e do joelho são essencialmente do tipo gínglimo. A estrutura das superfícies articulares e os fortes ligamentos laterais e mediais limitam os movimentos laterais. Por essa razão, há estabilidade e força na posição estendida. Em contraste, as juntas do ombro são móveis em todas as direções e conferem menos estabilidade.

CLASSIFICAÇÃO DAS JUNTAS

Segundo o tipo de

Tecido		Junta	Movimento	Exemplo
Fibroso	Sinartrose	Sindesmose	Imóvel	Tibiofibular (distal)
		Sutura	Imóvel	Sutura do crânio
		Gonfose	Imóvel	Dente no interior do alvéolo
Cartilaginoso	Anfiartrose	Sincondrose	Discretamente móvel	Primeira esternocostal
		Sínfise	Discretamente móvel	Sínfise púbica
Sinovial	Diartrose	Esferóide	Todos os movimentos articulares	Ombro (2) e quadril
		Gínglimo	Flexão e extensão	Cotovelo
		Gínglimo modificado	Flexão, extensão e discreta rotação	Joelho e tornozelo
		Elipsóide ou condilóide	Todos, exceto rotação e oposição	Metacarpofalângicas e metatarsofalângicas
		Trocóide ou pivô	Supinação, pronação e rotação	Atlantoaxial e radioulnar
		Recepção recíproca ou sela	Todos, exceto rotação	Calcaneocubóide e carpometacarpal
		Plana ou deslizante	Deslizamento	Cabeça da fíbula com o côndilo lateral da tíbia
		Combinada – gínglimo e deslizante	Flexão, extensão e deslizamento	Temporomandibular

ESTRUTURA MACROSCÓPICA DO MÚSCULO

TIPOS DE ESTRUTURA

A estrutura macroscópica do músculo ajuda a determinar a ação muscular e afeta a maneira que um músculo responde à distensão. As fibras musculares são dispostas em feixes denominados **fascículos**. A disposição dos fascículos e suas fixações a tendões variam anatomicamente. Duas divisões principais são observadas na estrutura macroscópica: fusiforme (ou fuso) e penado. Uma terceira disposição, em forma de leque, é provavelmente uma modificação das outras duas, mas possui uma importância clínica distinta.

Na estrutura **fusiforme**, as fibras são dispostas essencialmente paralelas à linha de origem até as inserções, e os fascículos terminam em ambas as extremidades do músculo em tendões chatos. Na estrutura **penada**, as fibras estão inseridas obliquamente no tendão ou nos tendões que se estendem ao longo do músculo em um lado (unipenado), ou através do ventre do músculo (bipenado).

O músculo fusiforme é o mais vulnerável à extensão. O movimento articular ocorre na mesma direção do comprimento da fibra, e cada componente longitudinal depende do outro.

Os músculos penados são provavelmente os menos vulneráveis à extensão, tanto pelo fato de a fibra ser oblíqua à direção do movimento articular quanto pelo fato de as fibras e os fascículos serem curtos e paralelos e, por essa razão, não dependerem de outros segmentos para a continuidade da ação.

O músculo em forma de leque apresenta as vantagens e desvantagens dos músculos citados. Ele pode ser considerado como um grupo de músculos dispostos lado a lado para formar uma unidade em forma de leque. Cada segmento é independente, pois possui sua própria origem com uma inserção comum. Por exemplo, no m. peitoral maior em forma de leque, a parte clavicular pode não ser afetada, mas a parte esternal pode ser paralisada em uma lesão medular.

Segundo o *Gray's Anatomy*, a "disposição dos fascículos está correlacionada com a potência dos músculos. Aqueles que possuem comparativamente poucos fascículos, estendendo o comprimento do músculo, possuem uma amplitude de movimento maior, mas não tanta potência. Músculos peniformes, com um grande número de fascículos distribuídos ao longo de seus tendões, possuem uma potência maior, mas uma amplitude de movimento menor" (14).

FUSIFORME

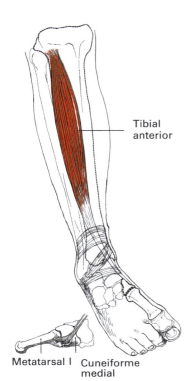

Tibial anterior

Metatarsal I   Cuneiforme medial

EM FORMA DE LEQUE

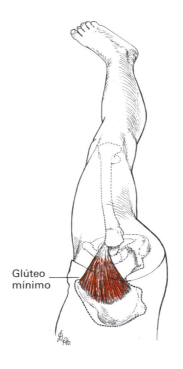

Glúteo mínimo

PENADO

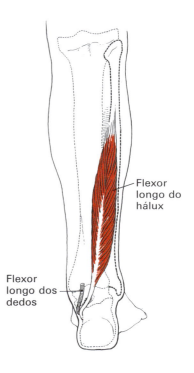

Flexor longo do hálux

Flexor longo dos dedos

AMPLITUDE DE MOVIMENTO DAS JUNTAS E AMPLITUDE DO COMPRIMENTO MUSCULAR

As expressões "amplitude de movimento das juntas" e "amplitude do comprimento muscular" têm significados específicos. A **amplitude de movimento** refere-se ao número de graus de movimento presentes em uma junta. Descrições de juntas e quadros de mensuração incluem referências de amplitudes normais de movimento. A **amplitude do comprimento muscular**, também expressa em termos de graus de movimento, refere-se ao comprimento do músculo.

Para os músculos que passam somente sobre uma junta, a amplitude de movimento e a amplitude do comprimento muscular serão idênticas. Ambas podem ser normais, limitadas ou excessivas.

Em alguns casos, ao se mensurar a amplitude de movimento, é necessário permitir que o músculo fique frouxo sobre uma junta para determinar a amplitude total de movimento na outra. Por exemplo, ao se mensurar a amplitude da flexão da junta do joelho, o quadril é flexionado para permitir que o m. reto da coxa fique frouxo sobre a junta do quadril e permita a amplitude total do movimento no joelho. Ao se mensurar a amplitude da flexão da junta do quadril, o joelho é flexionado para permitir que os mm. posteriores da coxa fiquem frouxos sobre a junta do joelho e permitam a amplitude total do movimento no quadril.

MENSURAÇÃO DO MOVIMENTO DAS JUNTAS E DO COMPRIMENTO MUSCULAR

É mais fácil e mais preciso utilizar um dispositivo de mensuração que possibilite que o braço estático do goniômetro permaneça sobre a mesa e, conforme o caso, que o examinador coloque o braço móvel alinhado ou paralelo ao eixo do úmero ou do fêmur. O fulcro será desviado para propiciar essa alteração, mas o ângulo permanece o mesmo – como se o braço estático fosse mantido paralelo à mesa ao longo do tronco, em linha com a junta do ombro ou a junta do quadril.

CORRELAÇÃO ENTRE A AMPLITUDE DAS JUNTAS E O COMPRIMENTO DO MÚSCULO

Existe uma correlação interessante entre a amplitude total de movimento e a amplitude do comprimento muscular escolhida como padrão para os testes de comprimento dos mm. posteriores da coxa e do flexor do quadril. Em cada caso, o comprimento muscular adotado como padrão é de aproximadamente 80% da amplitude total de movimento das duas juntas sobre as quais os músculos passam.

A seguir, apresentamos as amplitudes da junta consideradas normais:

Quadril – 10° de extensão, 125° de flexão, para um total de 135°

Joelho – 0° de extensão, 140° de flexão, para um total de 140°

Total de ambas as articulações – 275°

Teste de Comprimento do Músculo Flexor do Quadril Utilizado como Padrão: Em decúbito dorsal, com a região lombar e o sacro apoiados sobre a mesa, a junta do quadril estendida e os flexores do quadril alongados 135° sobre a junta do quadril. Com o joelho flexionado sobre a extremidade da mesa em um ângulo de 80°, os dois flexores da junta do quadril são alongados 80° sobre a junta do joelho, para um total de 215°. Conseqüentemente, 215° dividido por 275° é 78,18%, sendo a amplitude do comprimento muscular 78% da amplitude total da junta.

Teste de Comprimento dos Músculos Posteriores da Coxa Usado como Padrão: Em decúbito dorsal, com a região lombar e o sacro apoiados sobre a mesa e elevação do membro inferior estendido a um ângulo de 80° em relação à mesa. Os músculos posteriores da coxa são alongados 140° sobre o joelho por extensão completa e 80° sobre a junta do quadril pela elevação do membro inferior estendido, para um total de 220°. Conseqüentemente, 220° dividido por 275° é 80%, sendo a amplitude do comprimento muscular 80% da amplitude total da junta.

TESTES DE COMPRIMENTO MUSCULAR

Os testes de comprimento muscular são realizados para se determinar se a amplitude do comprimento muscular é normal, limitada ou excessiva. Os músculos que possuem um comprimento excessivo usualmente são fracos e permitem o encurtamento adaptativo dos músculos oponentes. Os músculos que são muito curtos geralmente são fortes e mantêm os músculos oponentes em uma posição alongada.

O teste do comprimento muscular consiste em movimentos que aumentam a distância entre a origem e a inserção. Conseqüentemente, eles alongam os músculos em direções opostas àquelas das ações musculares.

O teste preciso do comprimento muscular geralmente exige que o osso de origem esteja em uma posição fixa enquanto o osso de inserção se move na direção do alongamento do músculo. Os testes de comprimento utilizam movimentos passivos ou ativos assistidos para determinar a extensão em que um músculo pode ser alongado.

INSUFICIÊNCIA PASSIVA

Definida por O'Connell e Gardner:

A insuficiência passiva de um músculo é indicada sempre que a amplitude total de movimento de qualquer junta ou quaisquer juntas que o músculo cruze for limitada pelo seu comprimento e não pela disposição de ligamentos ou estruturas da junta em si (12).

Definida por Kendall *et al.*:

Insuficiência passiva. Encurtamento de um músculo biarticular (ou poliarticular); o comprimento do músculo não é suficiente para permitir o *alongamento normal* sobre ambas as articulações simultaneamente (p. ex., posteriores da coxa curtos) (13).

> **Nota:** *Segundo as duas definições, o termo* **insuficiência passiva** *refere-se à falta de comprimento muscular. Em contrapartida, o termo* **insuficiência ativa** *refere-se à falta de força muscular.*

INSUFICIÊNCIA ATIVA

Definida por O'Connell e Gardner:

Se um músculo que cruza duas ou mais articulações produz movimento simultâneo em todas as articulações que cruza, ele logo atinge um comprimento no qual não pode mais gerar uma quantidade de força útil. Sob essas condições, o músculo é considerado *insuficiente ativamente*. Um exemplo desse tipo de insuficiência ocorre quando um indivíduo tenta realizar a extensão completa do quadril com flexão máxima do joelho. Os posteriores do quadril que cruzam as duas articulações são incapazes de se encurtar suficientemente para produzir uma amplitude de movimento completa em ambas as articulações simultaneamente (12).

Definida por Kendall *et al.*:

Insuficiência ativa. A incapacidade de um músculo biarticular (ou poliarticular) de Classes III ou IV de gerar uma força efetiva quando submetido a uma posição de encurtamento total. O mesmo significado está implícito na expressão "o músculo foi afrouxado" (13).

As duas definições são aplicadas apenas a músculos biarticulares ou poliarticulares. Entretanto, a afirmativa de que um músculo monoarticular apresenta sua maior força ao término da amplitude de movimento apareceu em todas as quatro edições de *Músculos – Provas e Funções*, de Kendall. Saber onde o músculo apresenta sua maior força em relação à amplitude de movimento é de capital importância para determinar a posição de teste. Após uma análise cuidadosa, é evidente que existem quatro classificações.

TESTE DE FORÇA – CLASSES I & II:
NO FINAL DA AMPLITUDE COM ENCURTAMENTO MÁXIMO DO MÚSCULO

Classe I

Músculos monoarticulares que se encurtam ativamente (contração concêntrica), por meio da amplitude até o término do movimento articular e apresentam força máxima no final da amplitude (curtos e fortes).

Exemplos: Mm. tríceps – cabeças medial e lateral, deltóide, peitoral maior, três músculos monoarticulares do polegar, glúteo máximo, iliopsoas e sóleo.

Classe II

Músculos biarticulares e poliarticulares que atuam como músculos monoarticulares se encurtando ativamente sobre ambas ou todas as articulações simultaneamente e apresentando força máxima no término da amplitude (curtos e fortes).

Exemplo: Mm. sartório, tibiais anterior e posterior, e fibulares longo, curto e terceiro.

TESTE DE FORÇA – CLASSES III & IV:
NO MEIO DO COMPRIMENTO TOTAL DO MÚSCULO

Classe III

Músculos biarticulares que se encurtam sobre uma junta e se alongam sobre a outra para prover a amplitude média do comprimento muscular total para contração e força máximas (representado pela curva comprimento-tensão).

Exemplos: Mm. reto da coxa, posteriores da coxa e gastrocnêmio.

Classe IV

Músculos biarticulares ou poliarticulares que atuam fisiologicamente em uma direção, mas que são impedidos de se encurtar excessivamente pela ação coordenada de músculos sinérgicos.

Exemplo de Músculos Biarticulares: O bíceps atua para flexionar as juntas do ombro e do cotovelo. Se ele atuasse para flexionar ambas de forma simultânea, o músculo se tornaria excessivamente curto. Para evitar isso, os músculos extensores do ombro, como mm. sinérgicos, estendem

PROCEDIMENTOS DE TESTES DE FORÇA

REGRAS BÁSICAS DE PROCEDIMENTOS QUE SE APLICAM AO TESTE DE FORÇA MUSCULAR

Colocar o indivíduo em uma posição que ofereça a melhor fixação do corpo (geralmente, decúbito dorsal, decúbito ventral ou decúbito lateral).

Estabilizar a porção proximal da parte testada ou, no caso da mão, a porção adjacente à parte testada. A estabilização é necessária para a especificidade do teste.

Sempre que for adequado, colocar a parte a ser testada na posição de teste antigravitacional exata, para ajudar a desencadear a ação muscular desejada e auxiliar na gradação.

Utilizar movimentos de teste no plano horizontal ao testar músculos que são muito fracos para funcionar contra a força da gravidade. Empregar movimentos de teste em posições antigravitacionais para a maior parte dos testes de músculos do tronco, nos quais o peso corporal oferece resistência suficiente.

Aplicar pressão diretamente oposta à linha de tração do músculo ou do segmento muscular que estiver sendo testado. Como na posição antigravitacional, a direção da pressão ajuda a desencadear a ação muscular desejada.

Aplicar a pressão de forma gradual, mas não muito lentamente, permitindo ao indivíduo "preparar-se e manter a posição". Aplicar pressão uniforme. Evitar a pressão localizada que possa causar desconforto.

Utilizar uma alavanca longa sempre que possível, exceto quando houver contra-indicação. Seu comprimento é determinado pela localização da pressão ao longo do braço da alavanca. Para discriminar melhor a força com objetivos de gradação, usar uma alavanca longa.

Utilizar uma alavanca curta quando os músculos intervenientes não provêm fixação suficiente para o uso de uma alavanca longa.

---

a junta do ombro e, conseqüentemente, alongam o m. bíceps sobre essa junta quando o cotovelo é flexionado ao máximo por este.

Exemplo de Músculo Poliarticular: Se ele atuasse em uma direção flexionando o punho e os dedos das mãos simultaneamente, os músculos flexores e extensores dos dedos iriam se encurtar de forma excessiva e se tornariam insuficientes ativamente. Entretanto, a natureza evita que isso ocorra. Na flexão forçada dos dedos das mãos, por exemplo, ao cerrar o punho, os flexores se encurtam sobre as articulações dos dedos das mãos, mas são impedidos de se encurtar sobre toda a sua extensão pela ação sinérgica dos extensores do punho que mantêm este em extensão moderada e, conseqüentemente, alongam os músculos flexores sobre a articulação do punho para que eles se encurtem forçadamente sobre as articulações dos dedos das mãos.

A ordem na qual os músculos são testados quase sempre é uma questão de escolha, mas, geralmente, ela é organizada de modo que sejam evitadas alterações freqüentes e desnecessárias de posição para o indivíduo. Os músculos que estão estreitamente relacionados em posição ou ação tendem a aparecer em seqüência na ordem de teste para distinguir diferenças do teste. *Como regra geral, o teste do comprimento precede o teste da força.* Quando a ordem específica dos testes for importante, ela será indicada no texto. (Ver ordem sugerida dos testes musculares, p. 18).

TERMOS UTILIZADOS NA DESCRIÇÃO DOS TESTES DE FORÇA MUSCULAR

As descrições dos testes musculares, constantes dos Capítulos 4 a 7 são apresentadas sob os subtítulos *Paciente, Fixação, Teste e Pressão*. Este capítulo discute cada um desses termos detalhadamente para indicar sua importância específica no teste muscular acurado.

Paciente

Na descrição de cada teste muscular, esse título é seguido pela posição na qual o paciente é colocado para realizar o teste desejado. A posição é importante no teste em dois aspectos. Primeiro, em termos de praticidade, a posição do corpo deve permitir que todos os músculos nos quais a força da gravidade seja um fator na gradação funcionem contra a força da gravidade. Segundo, o corpo deve ser colocado em uma posição tal que a estabilidade das partes que não estão sendo testadas seja a maior possível. (Esse ponto é analisado mais detalhadamente em *Fixação*.)

Em todos os testes musculares, o conforto do paciente e a manipulação inteligente dos músculos afetados são fatores importantes. Em alguns casos, o conforto do paciente ou a condição dos músculos afetados necessitarão de algumas modificações na posição de teste. Por exemplo, insistir em uma posição antigravitacional pode acarretar o posicionamento absurdo de um paciente. O decúbito lateral, que representa a melhor posição de teste para vários músculos, pode ser desconfortável e acarretar distensão de outros músculos.

Fixação

Esse título refere-se à firmeza ou à estabilidade do corpo ou da parte do corpo, a qual é necessária para se assegurar o teste acurado de um músculo ou de um grupo muscular. A estabilização (manutenção constante da posição ou limitação do movimento), o suporte e a contrapressão (pressão igual e oposta) estão incluídos na fixação, a qual significa manter com firmeza.

Teste de força

A fixação adequada depende bastante da firmeza da mesa de exame, a qual oferece grande parte do suporte necessário. O teste e a graduação da força não serão exatos se a mesa sobre a qual o paciente estiver deitado possuir um coxim espesso e macio ou um colchão macio que "cede" quando o examinador aplica pressão.

O peso corporal pode fornecer a fixação necessária. Como este é um fator importante na provisão da estabilidade, a posição horizontal (decúbito ventral, dorsal ou lateral) oferece a melhor fixação para a maioria dos testes.

O examinador pode estabilizar a parte proximal em testes de músculos dos dedos das mãos, do punho, dos dedos dos pés e do pé; entretanto, em outros testes, o peso corporal deve ajudar a estabilizar a parte proximal. Em alguns casos, o examinador pode prover uma fixação adicional ao peso da parte proximal. Talvez seja necessário manter um segmento firmemente sobre a mesa de modo que a pressão aplicada sobre a parte distal (mais o peso da parte) não desloque o peso da parte proximal. Em testes de rotação, é preciso que o examinador aplique contrapressão para assegurar a realização exata do teste. (Ver p. 321, 322, 429 e 431).

Em alguns testes, músculos provêm a fixação. Eles não cruzam a mesma articulação ou articulações que o músculo que está sendo testado. Os músculos que estabilizam a escápula durante movimentos do membro superior e a pelve durante movimentos do membro inferior são denominados **músculos de fixação**. Eles não participam diretamente do movimento de teste, mas estabilizam a escápula móvel no tronco ou a pelve no tórax e, conseqüentemente, possibilitam que o músculo testado tenha uma origem firme, a partir da qual ele é tracionado. Da mesma maneira, os mm. abdominais anteriores fixam o tórax à pelve quando os mm. flexores anteriores do pescoço atuam para elevar a cabeça anteriormente e em flexão a partir de uma posição supina. (No tocante à ação de mm. flexores do quadril opostos na estabilização da pelve durante a extensão do quadril, ver p. 180.)

Músculos que apresentam uma ação antagônica propiciam fixação ao impedirem o movimento articular excessivo. Esse princípio é ilustrado pela fixação que os interósseos e lumbricais provêm ao restringirem a hiperextensão da junta metacarpofalângica durante a extensão dos dedos das mãos. Na presença de lumbricais e interósseos fracos, a tração de um m. extensor dos dedos forte acarreta hiperextensão dessas juntas e flexão passiva das juntas interfalângicas. Entretanto, essa hiperextensão não ocorre, e os dedos das mãos podem ser estendidos normalmente se o examinador impedir a hiperextensão das juntas metacarpofalângicas mediante uma fixação equivalente à dos lumbricais e interósseos. (Ver p. 274.)

Quando os músculos de fixação são muito fracos ou muito fortes, o examinador pode simular a estabilização normal auxiliando ou restringindo o movimento da parte em questão. O examinador deve ser capaz de diferenciar a ação normal desses músculos na fixação e as ações anormais que ocorrem quando a substituição ou o equilíbrio anormal estiverem presentes.

Teste de força

No teste muscular, a fraqueza deve ser diferenciada da restrição da amplitude de movimento. Freqüentemente, um músculo não consegue completar a amplitude normal do movimento. É possível que ele esteja muito fraco para completar o movimento ou que a amplitude de movimento seja restrita em razão do pequeno comprimento de músculos, cápsulas ou estruturas ligamentares. O examinador deve levar a parte pela amplitude de movimento para determinar se há alguma restrição. Quando não houver restrição, a falha do indivíduo em manter a posição de teste pode ser interpretada como fraqueza, exceto se houver frouxidão da junta ou tendinosa.

Ao testar músculos monoarticulares nos quais a capacidade de manter o segmento no final da amplitude de movimento é esperada, o examinador deve diferenciar a fraqueza muscular e a insuficiência tendinosa. Por exemplo, o quadríceps pode ser forte, mas incapaz de estender totalmente o joelho por causa da distensão do tendão da patela ou do tendão do quadríceps.

Exames musculares devem levar em conta esses fatores sobrepostos, como juntas relaxadas, instáveis. É difícil julgar grau da fraqueza muscular real em tais casos. Do ponto de vista funcional, o músculo é fraco e deve ser graduado dessa maneira. No entanto, quando o músculo apresenta uma forte contração, é importante reconhecer esse fator como potencial de melhoria. Em um músculo com insuficiência funcional por causa de instabilidade da junta e não da fraqueza muscular em si, o tratamento deve ser direcionado à correção do problema da junta e à redução da distensão muscular. Não são incomuns situações em que o m. deltóide apresenta uma contração "completa" pelo ventre muscular, mas não consegue começar a levantar o peso do membro superior. Esse músculo deve ser protegido contra a distensão aplicando-se um suporte adequado com o objetivo expresso de permitir que estruturas das juntas sejam encurtadas até sua posição normal. A falha em distinguir a fraqueza muscular real da aparente, resultante da instabilidade da junta, pode privar um paciente de um tratamento subseqüente adequado.

Posição de Teste

Posição de teste é aquela na qual a parte é colocada pelo examinador e mantida, quando possível, pelo paciente. Trata-se da posição utilizada com o objetivo de se avaliar a força da maioria dos músculos.

A **posição de teste ideal** é no final da amplitude de músculos monoarticulares e de músculos bi ou poliarticulares que atuam como músculos monoarticulares. A posição de teste ideal para músculos bi ou poliarticulares é o meio do comprimento total segundo o princípio do comprimento-tensão muscular. (Ver classificações, p.13.)

A posição de teste (em oposição ao movimento de teste) oferece as vantagens da precisão no posicionamento e da precisão no teste. Além disso, o examinador pode determinar imediatamente se existe qualquer limitação de movimento movendo a parte pela amplitude de movimento existente até a posição de teste.

O uso da posição de teste também permite ao examinador detectar movimentos de substituição. Quando existe fraqueza muscular, outros músculos fazem uma substituição imediata na tentativa de manter uma posição que se assemelha à posição de teste. O desvio visível da posição de teste indica um movimento de substituição.

O posicionamento do segmento na posição de teste acelera a gradação da força muscular. Quando é realizado um esforço para manter a posição de teste, estabelece-se a capacidade ou a incapacidade de mantê-la contra a força da gravidade. Quando a posição não é mantida, o examinador testa a força abaixo do grau regular. Quando a posição é mantida, o examinador aplica pressão para aumentar a gradação além do grau regular. (Ver *Código Para a Graduação Muscular*, p. 23.)

Movimento de Teste

O movimento de teste é um movimento do segmento em uma direção específica e por meio de um arco de movimento específico. Para testes de força de músculos de uma extremidade que são muito fracos para atuar contra a força da gravidade (músculos cuja graduação está na faixa ruim), os testes são realizados no plano horizontal. O movimento de teste também é utilizado ao se testarem os mm. flexores laterais do tronco, flexores abdominais superiores, extensores do dorso, quadrado lombar, serrátil anterior (na posição em pé) e gastrocnêmio.

O movimento de teste pode ser utilizado para certos músculos (p. ex., aqueles que cruzam articulações do tipo gínglimo), mas não é prático quando um teste requer uma combinação de duas ou mais posições ou de dois ou mais movimentos articulares. É difícil para um paciente assumir a posição exata mediante instrução oral ou imitação de um movimento demonstrado pelo examinador. Para um teste preciso, o examinador deve colocar o segmento precisamente na posição de teste desejada.

Pressão e Resistência

O termo **pressão*** é utilizado neste livro para indicar a força externa aplicada pelo examinador para determinar a força do músculo mantido na *posição* de teste, ou seja, para graus de reg+ ou melhor).

O termo **resistência** refere-se à força externa que se opõe ao *movimento de teste*. A resistência pode ser a força da gravidade ou uma força que é suprida pelo examinador. A resistência pode variar de acordo com peso corporal (teste do músculo extensor do dorso), posição do membro superior (teste dos músculos abdominais superiores) ou posição do membro inferior (teste dos músculos abdominais inferiores). Ocasionalmente, o examinador pode oferecer resistência. Um exemplo é a tração que ele provê no teste do m. quadrado do lombo.

O posicionamento, a direção e a quantidade de pressão são fatores importantes durante o teste de força acima do grau regular.

Nas descrições de testes musculares, a pressão é especificada como contra ou na direção de. *Contra* refere-se à posição da mão do examinador em relação ao paciente; *na direção* descreve a direção da força que é aplicada diretamente em oposição à linha de tração do músculo ou de seu tendão.

Em algumas das ilustrações de testes musculares, a mão do examinador foi mantida estendida com o objetivo de indicar, fotograficamente, que a direção da pressão é perpendicular à superfície palmar da mão. A pressão deve ser aplicada somente na direção indicada. Não é necessário que a posição da mão estendida seja imitada durante o teste muscular de rotina. Uma mão estendida não é adequada durante a aplicação de pressão em um teste que inclui um componente de rotação.

Assim como a direção da pressão é uma parte importante na realização do teste, a *quantidade* de pressão é o fator determinante na graduação da força acima do regular. (Para uma análise mais detalhada sobre a quantidade de pressão, ver *Graduação*, p. 20.)

O *local* onde a pressão é aplicada depende das inserções musculares, da força dos músculos intervenientes e da alavancagem. Como regra geral, a pressão é aplicada próximo da extremidade distal da parte na qual o músculo se insere. Por exemplo, a pressão é aplicada próximo da extremidade distal do antebraço durante o teste do m. bíceps. Há exceções à regra quando a pressão sobre o osso de inserção não provê uma alavancagem adequada para se obter a discriminação para a gradação.

Tanto o comprimento da alavanca quanto a quantidade de pressão estão estreitamente relacionados no que concerne à graduação acima do regular. A utilização de uma alavanca longa provê ao examinador uma vantagem mecânica e permite uma graduação mais sensível da força muscular.

Os resultados do teste podem ser mais indicativos de ausência de força do examinador que de ausência de força do indivíduo quando o examinador não conta com a alavancagem.

No teste de músculos fortes (p. ex., mm. abdutores do quadril), é necessário utilizar uma alavanca longa (exercer pressão próximo ao tornozelo). No entanto, no teste de adutores do quadril, é necessário utilizar uma alavanca mais curta, com a pressão sendo exercida logo acima do joelho, para evitar a distensão da área ântero-medial daquela articulação.

A pressão deve ser *aplicada gradualmente* para se determinar o grau de força acima do regular nos músculos. Deve-se permitir ao paciente que *ajuste e mantenha* a posição de teste contra a pressão do examinador. Este, por sua vez, não pode mensurar o grau de força a não ser que a pressão seja aplicada gradualmente, pois uma pressão discreta aplicada subitamente pode "romper" a tração de um músculo forte. A graduação da força envolve uma avaliação subjetiva baseada na quantidade de pressão aplicada. Entretanto, dife-

---

*O uso do termo *pressão* neste livro não é o da definição da física (força por unidade de área).

renças de força são tão aparentes que um observador que conhece a graduação pode estimar a força com um alto grau de precisão enquanto observa o examinador aplicar pressão.

Substituição

A substituição resulta de um ou mais músculos que tentam compensar a falta de força de um outro músculo ou grupo de músculos. A substituição é uma boa indicação de que o músculo testado é fraco, de que a fixação adequada não foi aplicada ou de que o indivíduo não foi instruído adequadamente em relação ao modo como o teste é realizado. Músculos que, com freqüência, atuam concomitantemente em determinados movimentos podem atuar na substituição. Eles incluem músculos de fixação, agonistas e antagonistas.

A substituição por músculos de fixação ocorre especificamente em relação a movimentos das articulações do ombro e do quadril. Músculos que movem a escápula podem produzir um movimento secundário do membro superior; músculos que movem a pelve podem produzir um movimento secundário da coxa. Esses movimentos de substituição parecem similares aos movimentos das articulações do ombro ou do quadril, embora não o sejam.

A relação íntima dos músculos determina sua ação na substituição, na assistência e na estabilização durante testes de músculos individuais. O agrupamento de músculos segundo a ação articular, como é visto nas tabelas das páginas 254 e 255 e 366 e 367, foi feito para ajudar o examinador a compreender a ação aliada dos músculos.

A abdução verdadeira da articulação do quadril é realizada pelos músculos abdutores do quadril com fixação normal pelos músculos laterais do tronco. Quando os abdutores do quadril são fracos, pode ocorrer uma abdução aparente pela ação de substituição dos músculos laterais do tronco. A pelve é elevada lateralmente, o membro inferior é elevado da mesa, mas não ocorre uma verdadeira abdução da articulação do quadril. (Ver p. 184 e 434).

Os **antagonistas** podem produzir movimentos similares a movimentos de teste. Quando os músculos flexores dos dedos das mão são fracos, a ação dos músculos extensores do punho pode produzir uma flexão passiva dos dedos das mão pela tensão colocada sobre os tendões flexores.

A substituição por outros **agonistas** acarreta um movimento do segmento na direção do agonista mais forte ou um desvio do corpo de uma maneira que favorece a tração do agonista. Por exemplo, durante o teste do m. glúteo médio em decúbito lateral, a coxa tende a flexionar quando o músculo tensor da fáscia lata tenta substituí-lo, ou o tronco pode rodar para trás de modo que o tensor da fáscia lata mantenha uma posição que parece ser a de teste desejada.

Para exames musculares precisos, não se deve permitir nenhuma substituição. A posição ou o movimento descrito como o teste devem ser realizados sem desvio do corpo nem rotação da parte. Esses movimentos secundá-rios (ou compensatórios) permitem que outros músculos substituam o músculo fraco ou paralisado.

Um examinador experiente que tem consciência da facilidade com que músculos normais se comportam durante os testes detecta imediatamente a ocorrência de substituições. Quando a posição de teste é utilizada em vez do movimento de teste, mesmo um examinador inexperiente pode detectar o desvio súbito do corpo ou da parte resultante de um esforço para compensar a fraqueza do músculo.

Fraqueza, Encurtamento e Contratura

Junto com as descrições dos músculos, neste livro há uma discussão da perda de movimento ou da posição de deformidade resultante da fraqueza ou do encurtamento muscular.

Fraqueza usualmente é utilizado como um termo genérico que inclui uma amplitude de força de zero a regular em músculos que não sustentam peso, mas também inclui regular + em músculos que sustentam peso. A fraqueza acarreta perda de movimento quando o músculo não consegue se contrair suficientemente para mover a parte pela amplitude parcial ou completa de movimento.

Contratura ou encurtamento acarretam perda de movimento se o músculo não puder ser alongado pela sua amplitude completa de movimento. **Contratura** refere-se a um grau de encurtamento que ocasiona perda acentuada de amplitude de movimento. **Encurtamento** refere-se a um grau de encurtamento que implica perda leve ou moderada de amplitude de movimento.

Geralmente, não existe uma deformidade fixa como conseqüência de fraqueza, a menos que se desenvolvam contraturas nos oponentes mais fortes. No punho, por exemplo, não haverá deformidade fixa como resultado de fraqueza do músculo extensor do punho, exceto quando os mm. flexores oponentes mantêm a flexão do punho.

Há um estado de **desequilíbrio muscular** quando um músculo é fraco e seu antagonista é forte. O mais forte dos dois oponentes tende a encurtar, e o mais fraco, a alongar. Tanto a fraqueza quanto o encurtamento podem causar um alinhamento defeituoso. A fraqueza permite uma posição de deformidade, mas o encurtamento cria uma posição de deformidade.

Em algumas partes do corpo, posições de deformidade podem se desenvolver em conseqüência da fraqueza embora não ocorra contração dos músculos oponentes. A força da gravidade e o peso corporal exercem forças opostas. Uma posição cifótica da porção superior do dorso pode ser decorrente da fraqueza dos músculos da porção superior do dorso independentemente de os músculos anteriores do tronco se contraírem ou não. Uma posição de pronação do pé é possível se os inversores forem fracos, pois o peso corporal na posição em pé distorce o alinhamento ósseo. Quando mm. fibulares oponentes se contraem, ocorre uma deformidade fixa.

O termo **tenso** tem dois significados. Pode ser usado de maneira permutável com o termo **encurtado**, ou pode ser usado para significar **retesado**, neste caso, ou pode ser aplicado para um músculo encurtado ou alongado. Durante a palpação, os músculos posteriores da coxa que estiverem encurtados e retesados poderão ser sentidos como tensos. Do ponto de vista de prescrição de tratamento, é muito importante reconhecer a diferença entre músculos alongados e músculos encurtados. Além disto, alguns músculos estão encurtados e permanecem no que parece ser um estado de semicontração. Durante a palpação, eles são sentidos como firmes, ou até mesmo rígidos sem ficarem retesados. Por exemplo, os mm. posteriores do pescoço e o trapézio descendente fre-

qüentemente se apresentam tensos à palpação em pessoas com má postura de tronco, cabeça e ombros.

A ordem em que os músculos são testados é em grande parte uma questão de escolha, mas, geralmente, ela é disposta de maneira que se evite qualquer alteração desnecessária de posição do indivíduo. Os músculos que estão intimamente relacionados em posição ou ação tendem a aparecer em ordem seqüencial para distinguir diferenças do teste. Quando uma ordem específica de teste é importante, ela é indicada no texto. Como regra geral, o teste de comprimento precede o teste de força.

ORDEM SUGERIDA PARA OS TESTES MUSCULARES

1. Decúbito Dorsal

Extensores do hálux
Flexores do hálux
Tibial anterior
Tibial posterior
Fibulares
Tensor da fáscia lata
Sartório
Iliopsoas
Abdominais
Flexores do pescoço
Flexores dos dedos
Extensores dos dedos
Músculos do polegar
Extensores do punho
Flexores do punho
Supinadores
Pronadores
Bíceps
Braquiorradial
Tríceps (teste supino)
Peitoral maior, porção superior
Peitoral menor, porção inferior
Peitoral maior
Rotadores mediais do ombro (teste supino)
Redondo menor e infra-espinal
Rotadores laterais do ombro (teste supino)
Serrátil anterior
Deltóide anterior (teste supino)

2. Decúbito Lateral

Glúteo médio

Glúteo mínimo
Adutores do quadril
Abdominais laterais

3. Decúbito Ventral

Gastrocnêmio e plantares
Sóleo
Posteriores da coxa, mediais e laterais
Glúteo máximo
Extensores do pescoço
Extensores do dorso
Quadrado lombar
Grande dorsal
Trapézio, parte inferior
Trapézio, parte média
Rombóide
Deltóide posterior (teste prono)
Tríceps (teste prono)
Redondo maior
Rotadores mediais do ombro (teste prono)
Rotadores laterais do ombro (teste prono)

4. Posição Sentada

Quadríceps
Rotadores mediais do quadril
Rotadores laterais do quadril
Flexores do quadril (teste de grupo)
Deltóide, anterior, médio e posterior
Coracobraquial
Trapézio, parte superior
Serrátil anterior (teste preferido)

5. Posição em Pé

Serrátil anterior
Flexores plantares do tornozelo

GRADUAÇÃO

Neste texto, o termo graus representa uma avaliação da força ou fraqueza de um músculo ou de um grupo muscular por parte do examinador. No teste muscular manual, a graduação baseia-se em um sistema no qual a capacidade de manter a parte testada em uma determinada posição contra a força da gravidade estabelece um grau denominado regular ou o equivalente numérico (dependendo dos símbolos de graduação que estiverem sendo utilizados). O grau regular é o grau mais objetivo, porque a tração da força da gravidade é um fator constante.

Para graus acima do regular, além da resistência oferecida pela força da gravidade, é aplicada uma pressão. **Teste de ruptura** *(break test)* é um teste de força muscular para determinar o esforço máximo exercido por um indivíduo que está realizando uma contração isométrica conforme o examinador aplica uma pressão gradualmente crescente até o ponto em que o esforço do indivíduo é superado. Ele é utilizado para se determinar graus de regular+ a bom+.

Nenhum esforço é feito para romper a sustentação do indivíduo se o examinador determinar que a força é normal. É desnecessário continuar a exercer força para que o músculo realize um teste de ruptura e pode até ser lesivo.

Os símbolos utilizados na gradação variam e incluem o uso de palavras, letras, números ou outros sinais. Para evitar listar os equivalentes todas as vezes que este livro se referir a um grau, os símbolos são utilizados nas descrições dos graus a seguir.

Força da gravidade é a forma de resistência básica do teste muscular manual e é utilizada em testes de músculos do tronco, do pescoço e das extremidades. No entanto, ela é um fator apenas em aproximadamente 60% dos músculos das extremidades. A força da gravidade não é requerida em testes de músculos de dedos das mãos e dedos dos pés, pois o peso da parte é tão pequeno em comparação com a força do músculo que o efeito da força da gravidade sobre a parte é desprezível. A supinação e a pronação do antebraço são movimentos de rotação nos quais o efeito da força da gravidade também não é um fator importante.

O teste de músculos que são muito fracos envolve movimentos no plano horizontal sobre uma superfície de suporte em que a resistência pela força da gravidade é diminuída. Para evitar o uso de expressões como "força da gravidade reduzida", "força da gravidade diminuída" ou "força da gravidade minimizada", o texto e *O Código Para a Graduação Muscular* (ver p. 23) irão se referir aos movimentos no plano horizontal.

A graduação detalhada da força muscular é mais importante em relação ao prognóstico que ao diagnóstico. A extensão do envolvimento pode ser determinada por graduações simples, como zero, fraca e normal. Por outro lado, uma graduação mais precisa ajuda a estabelecer a velocidade e o grau de retorno da força muscular e também é útil na determinação do prognóstico. Um músculo pode parecer "fraco" durante meses, mesmo apesar de o registro mostrar que ele progrediu de ruim a regular durante esse mesmo período.

A precisão da graduação depende de muitos fatores: a posição estável do paciente, a fixação da porção proximal da parte que está sendo testada, a precisão da posição de teste e a direção e a quantidade de pressão. A quantidade de pressão varia com a idade e o tamanho do paciente, com a parte que está sendo testada e com a alavancagem. Se uma extremidade não estiver afetada, o examinador pode utilizar a força desta como um indicador da força normal do paciente ao testar a parte afetada.

O examinador deve construir uma base de comparação de resultados de testes por meio de sua experiência no teste muscular. Essa experiência é necessária ao se testar indivíduos paralíticos e normais. Entretanto, para muitos, a experiência no teste muscular é limitada ao exame de pacientes com doenças ou lesões. Como consequência, a idéia de força normal desses examinadores tende a ser uma medida do que parece ser uma boa recuperação funcional após a fraqueza.

Os autores recomendam que o examinador se esforce para testar indivíduos de ambos os sexos, de idades variadas e com boa postura, assim como aqueles com postura defeituosa. Se não for possível examinar um grande número de indivíduos normais, deve-se examinar o tronco e extremidades não afetadas em casos que envolvem apenas uma ou duas extremidades.

Procedimentos de teste e de graduação são modificados durante o exame de lactentes e crianças até a idade de 5 ou 6 anos. Geralmente não é difícil determinar a força muscular de uma criança até o grau regular, mas a graduação da força acima do regular depende da cooperação da criança para manter a posição contra a resistência ou a pressão. Crianças de pouca idade raramente cooperam em movimentos de teste fortes. Com freqüência, os testes devem ser registrados como "aparentemente normais", o que indica que, embora a força possa ser normal de fato, não se pode ter certeza.

Graus Acima do Regular

A padronização das técnicas de testes musculares relacionadas à graduação da força acima do regular exige um local específico no arco de movimento em que o segmento é mantido pelo indivíduo conforme a pressão manual é aplicada.

A força muscular não é constante pela amplitude de movimento e, no teste muscular manual, não é prático tentar graduar a força em vários pontos do arco de movimento. (Para o local no arco utilizado como *posição para a gradação*, ver p. 13.).

Independentemente de a parte ser colocada na posição de teste ou mover-se ativamente até aquela posição, a graduação acima do regular é determinada pela capacidade de manter a parte na posição de teste contra graus variados acima do regular.

Quando a posição de teste é utilizada, a parte é colocada na posição específica pelo examinador e, em seguida, a pressão é aplicada. Para a padronização de técnicas de testes e graduação, quando o movimento de teste for utilizado, o movimento deve prosseguir até o mesmo local do arco de movimento estabelecido como a posição de teste. Por essa razão, o fator movimento é omitido no *Código Para a Graduação Muscular* (ver p. 23) ao se definirem graus acima do regular.

Grau Normal

O grau **normal** significa que o músculo consegue manter a posição de teste contra uma pressão forte. Esse grau não pretende indicar a força máxima do indivíduo, mas, ao contrário, a pressão máxima que o examinador aplica para obter o que poderia ser denominado força "total" do músculo. Em termos de julgamento, ela poderia ser definida como a força adequada para atividades funcionais comuns. Para se tornar competente no julgamento dessa força total, o examinador deve testar indivíduos normais de várias idades e tamanhos e de ambos os sexos.

Grau Bom

O grau **bom** significa que o músculo consegue manter a posição de teste contra uma pressão moderada.

Grau Regular

O grau **regular** indica que um músculo consegue manter a parte na posição de teste contra a resistência da força da gravidade, mas não consegue mantê-la quando uma pressão, mesmo mínima, é adicionada. Em testes para os mm. tríceps e quadríceps, por exemplo, o examinador deve evitar uma posição "bloqueada" da articulação, que poderia dar uma vantagem indevida a um músculo, com uma força de grau discretamente inferior ao regular.

Na área do grau regular, é questionado se a força para manter a posição de teste é equivalente à força requerida para mover pela amplitude de movimento até a posição de teste. Com algumas exceções, a regra geral é que o movimento de teste pode ser realizado quando a posição de teste for mantida.

Em alguns testes musculares, o osso sobre o qual o músculo está inserido move-se de uma posição de sustentação no plano vertical para o plano horizontal. Os mm. quadríceps, deltóide e rotadores do quadril testados na posição sentada e o tríceps e os rotadores do ombro testados em decúbito ventral compõem esse grupo. A alavancagem exercida pelo peso do segmento aumenta quando este se move em direção ao término do arco, e a força muscular requerida para manter a posição de teste contra a força da gravidade geralmente é suficiente para realizar o movimento de teste contra a força da gravidade.

Em alguns testes, o osso sobre o qual o músculo se insere move-se de uma posição horizontal para uma posição vertical, e uma força menor é requerida para manter a posição de teste do que a necessária para a realização do movimento de teste. Isso ocorre durante testes dos músculos posteriores da coxa quando são testados por meio da flexão do joelho no decúbito ventral e durante testes dos mm. flexores do cotovelo quando estes são examinados no decúbito dorsal.

Grau Ruim

A capacidade de mover por um arco parcial de movimento no plano horizontal é graduada como **ruim-**. O grau **ruim** significa que o músculo é capaz de completar a amplitude de movimento no plano horizontal. O grau **ruim+** denota a capacidade de o músculo se mover no plano horizontal para completar a amplitude de movimento contra a resistência ou para manter a posição completada contra pressão. Ele também significa que o músculo é capaz de se mover por um arco parcial de movimento na posição antigravitacional.

As variações de força no grau ruim são suficientemente significativas para merecer essas subclassificações com o objetivo de uma graduação mais precisa. A capacidade de realizar a amplitude total de movimento no plano horizontal não é similar à capacidade de realizar o teste contra a força da gravidade para a maioria dos músculos, notadamente aqueles da articulação do quadril. A adição de pressão ou resistência ao elemento de movimento no plano horizontal provê a força adicional que se aproxima à da gravidade na posição antigravitacional.

Os músculos abdutores do quadril, por exemplo, podem completar o movimento de abdução em decúbito dorsal (plano horizontal), o qual conferiria um grau ruim. Quando a força melhora, o paciente consegue manter-se contra uma pressão gradativamente maior na posição abduzida ou pode mover para a posição abduzida contra uma resistência progressivamente maior. A experiência revelará a quantidade de pressão ou de resistência que deve ser aplicada no decúbito dorsal para exibir a força que se aproxima da capacidade de desempenho para completar a amplitude na posição antigravitacional. Com os músculos abdutores do quadril, é necessário que tolerem uma resistência ou pressão moderada a forte no decúbito dorsal antes de conseguirem manter um grau regular na posição antigravitacional.

É importante registrar as alterações da força que ocorrem durante o período em que ela leva para passar do grau ruim menos (R-) para ruim (R) e para ruim mais (R+).

O teste de vários graus ruins é justificado e significativo quando utilizado adequadamente. Na reabilitação de indivíduos com envolvimento neuromuscular e musculoesquelético grave, as alterações mínimas mas visíveis que revelam melhoria são muito importantes. A manutenção de um registro dessas alterações significativas, embora discretas, é importante para elevar o moral e manter a motivação do paciente e é necessária para determinar a sua evolução. Na ampla abrangência da reabilitação, essas pequenas alterações no final, por um lado podem ser mais significativas que por outro lado, 5, 10 ou mesmo 15 (ou mais) quilos de força que podem ser ganhos por um atleta em recuperação.

Após toda essa explanação, também deve ser dito que o grau geral ruim pode ser "assumido" sem que sejam requeridas alterações desnecessárias de posição para testes no plano horizontal. Se tiver sido determinado que o músculo não apresenta um grau regular menos (Reg–) pelo teste na posição antigravitacional, mas que ele apresenta um grau mais que vestigial (o qual pode ser estabelecido em quase qualquer posição), constata-se grau geral ruim sem necessidade de testes adicionais.

Existem algumas situações nas quais é possível justificar o aceite do grau ruim: quando não há necessidade de uma gradação mais específica do que normal, regular, ruim e vestigial; quando o paciente apresenta uma fraqueza extensa e cansa-se facilmente; ou quando a condição é de longa duração, sem alteração apreciável.

Estabelecer o grau ruim muitas vezes requer que o paciente seja movido de uma posição à outra. Na prática, a mudança freqüente de posição ou a repetição do teste em várias posições são cansativas para o paciente e demoradas para o examinador. Também é possível que os pacientes com fraqueza intensa sejam submetidos à maior parte das mudanças de posição. Eles não devem ser submetidos a procedimentos desnecessários durante o exame se não houver evidências de que os resultados obtidos serão significativos.

Os testes no plano horizontal incluem diversas variáveis. A amplitude parcial de movimento do grau ruim não é específica, pois não existe indicação de onde a amplitude parcial deve se localizar no arco de movimento. Ela pode encontrar-se no início, no meio ou próximo do final da amplitude de movimento.

O arco parcial de movimento na posição antigravitacional de um grau ruim+ pode significar começar da posição suspensa (p. ex., vertical) para o m. quadríceps. Para os músculos posteriores da coxa, ele pode significar que, no decúbito ventral, o indivíduo consegue flexionar os últimos graus requeridos para colocar o membro inferior na posição vertical.

Ao testar os músculos extensores ou os flexores do quadril em decúbito lateral, um movimento horizontal pela amplitude de movimento fornece um meio para se obter um grau ruim objetivo. A superfície da mesa (lisa ou rugosa) altera a quantidade de atrito e de resistência. A força dos músculos adutores do quadril (quando o membro inferior que está em baixo é testado) pode ocasionar uma diferença significativa nos resultados de testes dos músculos flexores e extensores. Se os músculos adutores estiverem paralisados, o peso total da extremidade permanecerá sobre a mesa, dificultando a flexão e a extensão. Se os músculos adutores estiverem fortes, eles tenderão a elevar a extremidade de modo que o peso total não permaneça sobre a mesa, conseqüentemente, reduzindo o atrito e facilitando os movimentos de flexão e extensão.

Grau Vestigial

O grau **vestigial** significa que uma contração fraca pode ser sentida em um músculo que pode ser palpado ou que o tendão se torna discretamente proeminente. No entanto, nenhum movimento da parte é visível. É possível determinar graus vestigiais em praticamente qualquer posição.

No teste de músculos que estão muito fracos, o examinador comumente coloca o segmento na posição de teste, tentando ajudar o paciente a sentir o movimento e desencadear uma resposta muscular. O profissional deve ter certeza de que o movimento é iniciado em uma posição relaxada. Se a parte for levada ao início da amplitude de movimento e uma tensão mínima for aplicada sobre o músculo, pode ocorrer um rebote, o qual pode ser confundido com movimento ativo.

Grau Zero

O grau **zero** significa que não existem evidências visíveis ou palpáveis de qualquer contração muscular.

SÍMBOLOS DE GRADUAÇÃO

O médico Robert W. Lovett, introduziu um método de teste e de graduação da força muscular utilizando a força da gravidade como resistência (15). Uma descrição do sistema de Lovett foi publicada em 1932 e apresentava as seguintes definições:

Ausente - nenhuma contração é sentida.

Vestigial - é possível sentir o músculo se contrair, mas ele não consegue produzir movimento.

Ruim - produz movimento com a eliminação da força da gravidade, mas não consegue funcionar contra esta.

Regular - pode elevar a parte contra a força da gravidade.

Bom - pode elevar a parte contra a resistência exterior e também contra a força da gravidade.

Normal - pode superar uma quantidade de resistência maior que um músculo bom.

Os símbolos utilizados podem variar, mas os fatores movimento e peso estabelecidos por Lovett formam a base da maior parte dos testes musculares atuais. Os Kendall introduziram o uso de números para calcular a alteração da força muscular ao realizarem pesquisa com pacientes em recuperação da poliomielite. Eles utilizaram previamente símbolos (palavras e letras) e, na maioria das vezes, foi possível traduzir graus de uma escala a outra.

Os autores deste livro acreditam que é de grande interesse para aqueles que realizam o teste muscular manual que um esforço seja feito para padronizar o máximo possível as descrições dos testes e os símbolos utilizados. Numerais vêm sendo cada vez mais utilizados, e esse uso é necessário para a pesquisa que envolve graus de testes musculares.

O *Código Para a Graduação Muscular* apresentado na página seguinte é basicamente igual ao sistema de Lovett, entretanto foram acrescentadas definições para os graus menos e mais. O grau ruim+ mune o movimento no plano horizontal e o arco parcial contra a força da gravidade. Ambos os métodos de graduação ruim+ são comumente utilizados.

Neste livro, o grau normal menos (N-) foi eliminado e a escala foi alterada de 0 a 10. Deixando zero como 0 e vestigial como V, os símbolos (palavra e letra) traduzem diretamente, como indicado pelo *Código Para a Graduação Muscular*. Nos graus 0 e V, não há nenhum movimento envolvido, e os numerais 1 a 10 referem-se aos graus do movimento de teste e da posição de teste.

CÓDIGO PARA A GRADUAÇÃO MUSCULAR

	Função do músculo	Graus Musculares e Símbolos			
Nenhum movimento	Nenhuma contração é sentida ou vista no músculo	Zero	0	0	0	0
	O tendão torna-se proeminente ou uma contração fraca é sentida no músculo, sem movimento visível	Vestigial	V	1	V	
Suportado no Plano Horizontal*	Movimento pela amplitude parcial de movimento	Ruim–	R–	2–	1	+
	Movimento pela amplitude completa de movimento para o músculo que estiver sendo testado	Ruim	R	2	2	
	Manutenção contra uma pressão discreta na posição de teste**	Ruim+	R+	2+	3	
Testes na Posição Antigravitacional	Move-se pela amplitude parcial de movimento contra a força da gravidade	Ruim+	R+	2+	3	
	Ocorre liberação gradual da posição de teste	Regular–	Reg–	3–	4	
	Mantém a posição de teste (sem acrescentar pressão)	Regular	Reg	3	5	++
	Mantém a posição de teste contra uma pressão discreta	Regular+	Reg+	3+	6	
	Mantém a posição de teste contra uma pressão discreta a moderada	Bom–	B–	4–	7	
	Mantém a posição de teste contra uma pressão moderada	Bom	B	4	8	+++
	Mantém a posição de teste contra uma pressão moderada a forte	Bom+	B+	4+	9	
	Mantém a posição de teste contra uma pressão forte	Normal	N	5	10	++++

*Idealmente, o suporte da parte que está sendo testada deve ser provido por uma superfície firme e lisa que minimize a resistência ao movimento no plano horizontal, por exemplo, uma prancha com talco.

**O teste para um grau ruim+ *no plano horizontal* requer que o músculo que estiver sendo testado (i) consiga mover a parte pela amplitude de movimento do músculo sem resistência (grau ruim); e (ii) mantenha-se contra uma pressão discreta na posição de teste, na qual ele exibe a maior força, por exemplo, músculos das Classes I e II devem ser testados no final da amplitude, enquanto os das Classes III e IV devem ser testados no meio do comprimento total do músculo. (Ver p. 13).

Segundo o Código, o grau mais elevado do movimento de teste na posição antigravitacional é 3 ou ruim+. Movimentos de teste para os flexores laterais do tronco, músculos abdominais superiores e inferiores e extensores do dorso são exceções. Ver testes individuais (p. 181, 185, 202 e 212) para a graduação desses músculos.

O teste de músculos dos dedos da mão e dedos do pé não depende da força da gravidade. Ver o Capítulo 6, p. 295.

USO DO TERMO NORMAL NA GRADUAÇÃO MUSCULAR

O termo *normal* possui vários significados. Ele pode significar médio, típico, natural ou padrão. Como é utilizado em vários métodos de graduação muscular, ele foi definido como o grau de força que realizará um movimento contra a força da gravidade e o manterá contra uma resistência forte.

Quando se aceita o uso nesse sentido, um grau ruim será registrado para uma criança pequena que não consegue levantar a cabeça em flexão a partir do decúbito dorsal. Sabendo que é natural que uma criança pequena apresente fraqueza dos músculos anteriores do pescoço, o examinador poderia afirmar que o pescoço da criança é normal, utilizando o termo normal no sentido de que é natural. Ao realizar um teste de abaixamento do membro inferior para a força abdominal em um grande grupo de adolescentes e concluir que um grau regular+ ou bom- é a força média para o grupo, seria possível dizer que tal grau de força é normal para aquela faixa etária. Portanto, temos três usos diferentes de *normal* aplicados livremente no teste muscular: como padrão, como natural e como média.

Como normal é definido como padrão quando utilizado na escala de graduação, graus de força devem estar relacionados àquele padrão, e outros termos adequados, que não o termo normal, devem ser utilizados na interpretação dos resultados.

Uma das vantagens da utilização de graus numéricos é que eles deixam o termo *normal* livre para uso na interpretação desses graus. Na discussão a seguir, esse termo será empregado dessa maneira.

A maior parte dos graus é baseada em padrões adultos, de modo que é necessário conhecer o que é normal para as crianças em determinada idade. Isso também se aplica à força dos músculos anteriores do pescoço e anteriores do abdome. O tamanho da cabeça e do tronco em relação aos membros inferiores, assim como a longa extensão e a protrusão normal da parede abdominal, afeta a força relativa desses músculos. Músculos anteriores do pescoço podem apresentar um grau ruim+ em uma criança de 3 anos, aproximadamente regular em uma criança de 5 anos e aumentar gradualmente até o padrão de desempenho dos adultos em torno dos 10 aos 12 anos de idade. Muitos adultos têm uma força inferior a regular+. Entretanto, isso não deve ser interpretado como neurogênico, pois, geralmente, está associado à postura defeituosa da cabeça e da região superior do dorso.

O principal exemplo de um padrão que é sobretudo uma realização do lactante e não do adulto é a força dos músculos flexores dos dedos dos pés. Em geral, as crianças apresentam uma força maior em seus flexores dos dedos dos pés que os adultos. É comum encontrar mulheres que usam saltos altos e calçados de bico fino e que têm fraqueza nos flexores dos dedos dos pés, cujo grau não é superior a regular-. Com o padrão sendo a capacidade de flexionar os dedos dos pés e mantê-los contra uma resistência ou pressão forte, o adulto deve ser graduado contra o padrão. Entretanto, essa fraqueza dos flexores dos dedos dos pés não deve ser interpretada como normal para a idade. Muitas vezes se está tão acostumado à fraqueza dos flexores dos dedos dos pés entre adultos que o grau de fraqueza pode ser assumido como normal no sentido de que "normal" é a "média". A fraqueza acentuada dos flexores dos dedos dos pés está quase invariavelmente associada a algum grau de incapacidade do pé. No entanto, o termo *normal* não deve ser aplicado para essa fraqueza, exceto quando estamos dispostos a aceitar a incapacidade em si como normal.

A fraqueza dos músculos flexores dos dedos dos pés representa uma perda de força da infância à vida adulta e deve ser vista como uma fraqueza adquirida, não natural. Esse tipo de fraqueza pode estar presente em outros músculos como resultado de alongamento e distensão associados a atividades recreativas e ocupacionais ou à postura defeituosa. A fraqueza adquirida comumente não fica abaixo do grau regular, mas graus regular e regular+ de força podem ser interpretados como neurogênicos quando não se tem consciência de que esses graus de fraqueza podem ser resultantes do alongamento e da distensão dos músculos.

DEFINIÇÃO

O termo **plexo** origina-se da palavra latina que significa entrelaçamento. O **plexo nervoso** é resultante da divisão, da reunião e do entrelaçamento de nervos em uma rede complexa. Na descrição de origens, componentes e ramos terminais de um plexo, os termos **nervos** e **raízes** são utilizados com dois significados. Existem nervos espinais e nervos periféricos, raízes de nervos espinais e raízes do plexo. Além disso, são empregados os termos medula espinal e cordões do plexo. Para evitar confusão, são utilizadas palavras modificadoras adequadas nas descrições a seguir.

A **medula espinal** está localizada no interior da coluna vertebral, estendendo-se da primeira vértebra cervical até o nível da segunda vértebra lombar. Cada um dos 31 pares de **nervos espinais** origina-se da medula espinal por meio de duas **raízes nervosas espinais**. A **raiz ventral**, composta por fibras motoras, e a **raiz dorsal**, composta por fibras sensoriais, unem-se no forame intervertebral para formar o nervo espinal. (Ver p. 144.) **Segmento espinal** é uma parte da medula espinal que dá origem a cada par de nervos espinais. Cada nervo espinal contém fibras motoras e sensoriais de um único segmento espinal.

Logo depois que o nervo espinal emerge pelo forame, ele se divide em **ramo primário dorsal** e **ramo primário ventral**. Os ramos dorsais estão direcionados posteriormente, e as fibras sensoriais e motoras inervam a pele e os músculos extensores do pescoço e do tronco. Os ramos ventrais, excetuando-se aqueles da região torácica, contêm fibras nervosas que se tornam parte dos plexos.

Nos capítulos pertinentes, foram incluídas ilustrações de plexos: cervical no pescoço, página 145; braquial no membro superior, página 249; e lombar e sacral no membro inferior, páginas 362 e 363. Os músculos do tronco recebem inervação diretamente dos nervos torácicos e um ramo do plexo lombar.

Nervos periféricos emergem dos plexos em vários níveis ou como ramos terminais. Como conseqüência do intercâmbio de fibras no interior do plexo, os nervos periféricos contêm fibras de pelo menos dois e, em alguns casos, de até cinco segmentos espinais.

DISTRIBUIÇÃO DO SEGMENTO ESPINAL AOS NERVOS E MÚSCULOS

Para anatomistas e médicos, a determinação da distribuição do segmento espinal para os nervos periféricos e músculos revelou ser uma tarefa difícil. O trajeto dos nervos espinais é obscurecido pelo entrelaçamento de fibras nervosas quando elas passam pelos plexos nervosos. Como é quase impossível traçar o trajeto de uma fibra nervosa individual pelo labirinto de seu plexo, informações sobre a distribuição do segmento espinal provêm principalmente da observação clínica. O uso desse método empírico resultou numa variedade de achados em relação às origens segmentares desses nervos e aos músculos que eles inervam. Estar ciente das possíveis localizações é importante no diagnóstico e na localização de uma lesão nervosa. Para centrar a atenção sobre a gama de variações que existe, os Kendall tabularam informações de seis fontes bem conhecidas.

O quadro apresentado no apêndice mostra a distribuição do segmento espinal aos nervos; os quadros no apêndice mostram a distribuição aos músculos.

Os símbolos utilizados na tabulação do material de referência foram: um X para indicar uma distribuição maior, um x para indicar uma distribuição menor e um x entre parênteses (x) para indicar uma distribuição possível ou infreqüente.

O registro de resultados de testes é uma parte importante dos exames musculares. Os registros são valiosos do ponto de vista do diagnóstico, tratamento e prognóstico. Um exame realizado sem registro de detalhes pode ter um valor momentâneo, mas o registro dos achados é uma obrigação com o paciente, com a instituição (quando uma estiver envolvida) e consigo mesmo.

Os quadros utilizados para o registro dos achados de exames musculares devem permitir a tabulação completa dos resultados dos testes. Além disso, a disposição das informações deve facilitar a sua interpretação.

Há dois quadros nessa categoria: um para o pescoço, o diafragma e a membro superior (ver página seguinte) e outro para o tronco e a membro inferior (ver p. 29). Esses quadros foram elaborados especialmente para serem utilizados como um auxílio no diagnóstico diferencial de lesões de nervos espinais. O envolvimento motor, descoberto por testes musculares manuais, pode ajudar a determinar se existe uma lesão nervosa ao nível da raiz, do plexo ou na periferia. O quadro também pode ser útil na determinação do nível de uma lesão medular.

Nos quadros dos membros superior e inferior, os nomes dos músculos aparecem na coluna esquerda e são agrupados, como indicam as linhas pretas grossas, segundo suas inervações, as quais estão listadas à esquerda dos nomes dos músculos. O espaço entre a coluna de nomes de músculos e os nervos é utilizado para se registrar o grau de força muscular.

Os mm. esternocleidomastóideo e trapézio estão listados no *Quadro de Nervos Espinais e Músculos* (ver página seguinte) e no *Quadro de Nervos Cranianos e Músculos* (ver p. 125). Esses músculos recebem sua inervação motora principalmente da porção abdominal do nervo craniano XI (acessório), entretanto ramos adicionais de nervo espinal são distribuídos para eles: C2 e C3 para o esternocleidomastóideo e C2, C3 e C4 para o m. trapézio. Achados clínicos em casos de lesões puras do nervo acessório levaram neurologistas a supor que essas fibras nervosas espinais estão envolvidas principalmente na inervação da parte caudal do m. trapézio, com as partes cranial e média, assim como o m. esternocleidomastóideo, sendo supridas predominantemente pelo nervo acessório (16). Alguns autores afirmam que esses nervos cervicais suprem a parte ascendente do trapézio. Em outros relatos, parece que essas fibras nervosas não contribuem com qualquer fibra motora para o m. trapézio, e a inervação motora de todo o músculo é dependente da porção espinal do nervo acessório. Aparentemente, existem variações individuais consideráveis na inervação do m. trapézio (17).

SEÇÃO NERVO PERIFÉRICO

Os nervos periféricos e suas origens segmentares estão listados na parte superior do centro do quadro e seguem, dentro do possível, a ordem proximal-distal da ramificação. Para os nervos periféricos originários de cordões do plexo braquial, o cordão apropriado é indicado. Na parte superior dos quadros há explicações das abreviaturas utilizadas.

Abaixo desta seção, no corpo do quadro, os pontos indicam o suprimento nervoso periférico para cada músculo. (Para fontes de material desta seção, ver Apêndice.)

SEÇÃO SEGMENTO ESPINAL

Nesta seção, um número indica a origem do segmento espinal de fibras nervosas que inervam cada músculo listado na coluna esquerda. (Para fontes de material desta seção, ver Apêndice.)

Nos quadros de nervos espinais e músculos a seguir e no texto subseqüente, a distribuição é feita por números. A distribuição maior é indicada por um número em negrito; a distribuição pequena, por um número normal; e a distribuição possível ou infreqüente, por um número entre parênteses.

SEÇÃO SENSORIAL

No lado direito dos quadros há uma ilustração mostrando os dermátomos e a distribuição de nervos cutâneos para o membro superior, e outra mostrando o tronco e o membro inferior. As ilustrações dos dermátomos foram reproduzidas de Keegan e Garrett (membros) e Gray (crânio) (18, 14); as de nervos cutâneos foram reproduzidas de Gray (para o quadro craniano, ver p. 125).

As ilustrações podem ser utilizadas para indicar áreas de envolvimento sensorial, sombreando ou usando um lápis de cor para delinear as de um determinado paciente. Somente as ilustrações do membro direito são utilizadas no quadro de membros, mas, quando necessário, pode-se indicar que as informações registradas pertencem ao lado esquerdo.

PESCOÇO, DIAFRAGMA E MEMBRO SUPERIOR

Nome _____   Data _____

CÓDIGO →
- D. = Ramo Primário Dorsal
- V. = Ramo Primário Ventral
- R.P. = Raiz de Plexo
- T.S. = Tronco Superior
- P. = Cordão Posterior
- L. = Cordão Lateral
- M. = Cordão Medial

NERVOS PERIFÉRICOS

	MÚSCULO	Nervos periféricos	SEGMENTO ESPINAL (C1 C2 C3 C4 C5 C6 C7 C8 T1)
Nervos Cervicais	EXT. DA CABEÇA & DO PESCOÇO	Cervical	1
	MÚSCULOS INFRA-HIÓIDES	Cervical 1-8	1 2 3
	RETO DA CABEÇA ANT. & LAT.	Cervical 1-4	1 2
	LONGO DA CABEÇA	Cervical 1-4	1 2 3 (4)
	LONGO DO PESCOÇO	Cervical 1-8	2 3 4 5 6 (7)
	ELEVADOR DA ESCÁPULA	Cervical 3,4,5	3 4 5
	ESCALENOS (A., M., P.)	Cervical 3,4,5,6,7,8	3 4 5 6 7 8
	ESTERNOCLEIDOMASTÓIDEO	Cervical	(1) 2 3
	TRAPÉZIO (S., M., I.)	Cervical	2 3 4
	DIAFRAGMA	Frênico 3,4,5	3 4 5
Plexo Braquial — Raiz	SERRÁTIL ANTERIOR	Tor. longo 5,6,7 (8)	5 6 7 8
	ROMBÓIDES MAIOR & MENOR	Dorsal da esc. 4,5	4 5
Tronco	SUBCLÁVIO	Subclav. 5,6	5 6
	SUPRA-ESPINHOSO	Supra-esc. 4,5,6	4 5 6
	INFRA-ESPINHOSO	Supra-esc. (4) 5,6	(4) 5 6
Cordão P	SUBESCAPULAR	Subesc. sup. (5) 6,7	5 6 7
	GRANDE DORSAL	Toracodorsal 6,7,8	6 7 8
	REDONDO MAIOR	Subesc. inf. 5,6 (7)	5 6 7
Cordão M&L	PEITORAL MAIOR (SUP)	Peitoral lat. 5,6,7	5 6 7
	PEITORAL MAIOR (INF)	Peit. med. (6),7,8	6 7 8 1
	PEITORAL MENOR	Peit. med.	(6) 7 8 1
Axil.	REDONDO MENOR	Axilar (4) 5,6,7	5 6
	DELTÓIDE	Axilar 5,6,7,8	5 6
Musculocutâneo	CORACOBRAQUIAL	Musculocut. 5,6,7	6 7
	BÍCEPS	Musculocut. 5,6,7	5 6
	BRAQUIAL	Musculocut. 5,6,7	5 6
Radial — Prof.	TRÍCEPS	Radial 5,6,7,8	6 7 8 1
	ANCÔNEO	Radial	7 8
	BRAQUIAL (PARTE PEQUENA)	Radial	5 6
	BRAQUIORRADIAL	Radial	5 6
Lat. M Post.	EXT. RADIAL LONGO DO CARPO	Radial	5 6 7 8
	EXT. RADIAL CURTO DO CARPO	Radial	5 6 7 8
	SUPINADOR	Radial	5 6 (7)
	EXTENSOR DOS DEDOS	Radial	6 7 8
	EXTENSOR DO DEDO MÍNIMO	Radial	6 7 8
	EXT. ULNAR DO CARPO	Radial	6 7 8
	ABDUTOR LONGO DO POL.	Radial	6 7 8
	EXT. CURTO DO POLEGAR	Radial	6 7 8
	EXT. LONGO DO POLEGAR	Radial	6 7 8
	EXT. INDICIS	Radial	6 7 8
Mediano — A Prof.	PRONADOR REDONDO	Mediano	6 7
	FLEXOR RADIAL DO CARPO	Mediano	6 7 8
	PALMAR LONGO	Mediano	(6) 7 8 1
	FL. SUP. DOS DEDOS	Mediano	7 8 1
	FL. PROF. DOS DEDOS I & II	Mediano	7 8 1
	FLEXOR LONGO DO POLEGAR	Mediano	(6) 7 8 1
	PRONADOR QUADRADO	Mediano	7 8 1
	ABDUTOR CURTO DO POLEGAR	Mediano	6 7 8 1
	OPONENTE DO POLEGAR	Mediano	6 7 8 1
	FL. CURTO DO POL. (FIBRAS SUP.)	Mediano	6 7 8 1
	LUMBRICAIS I & II	Mediano	(6) 7 8 1
Ulnar	FLEXOR ULNAR DO CARPO	Ulnar	7 8 1
	FL. PROF. DOS DEDOS III & IV	Ulnar	7 8 1
	PALMAR CURTO	Ulnar	(7) 8 1
	ABDUTOR DO DEDO MÍNIMO	Ulnar	(7) 8 1
	OPONENTE DO DEDO MÍNIMO	Ulnar	(7) 8 1
	FLEXOR DO DEDO MÍNIMO	Ulnar	(7) 8 1
	INTERÓSSEOS PALMARES	Ulnar	8 1
	INTERÓSSEOS DORSAIS	Ulnar	8 1
	LUMBRICAIS III & IV	Ulnar	(7) 8 1
	ABDUTOR DO POLEGAR	Ulnar	8 1
	FL. CURTO DO POL. (Hálux prof.)	Ulnar	8 1

GRAU DE FORÇA MUSCULAR

SENSORIAL

Dermátomos reproduzidos de Keegan and Garrett Anat Rec 102, 409, 437, 1948
Distribuição cutânea de nervos periféricos reproduzida de *Gray's Anatomy of the Human Body*. 28. ed.

© 1993 Florence P. Kendall.

O Uso de Quadros no Diagnóstico Diferencial

Graus de força muscular são registrados na coluna à esquerda dos nomes dos músculos. Os símbolos de grau podem ser numerais ou letras. Os graus podem ser traduzidos como indicado no *Código Para os Símbolos de Graduação* (ver p. 23).

Após o registro dos graus, o envolvimento nervoso é traçado, quando aplicável, mediante círculos em torno dos pontos sob suprimento periférico ou de números sob a distribuição segmentar espinal que correspondem a cada músculo envolvido. (Ver Capítulo 6, p. 347-352, e Capítulo 7, p. 455-458.)

O envolvimento de nervos periféricos e/ou partes do plexo é definido a partir dos pontos marcados com um círculo, seguindo-se as linhas verticais de modo ascendente até a parte superior do quadro ou a linha horizontal até a margem esquerda. (Ver p. 27.) Quando existem evidências de envolvimento no nível de um segmento espinal, o nível da lesão pode ser indicado por uma linha preta grossa traçada verticalmente para separar os segmentos envolvidos dos não envolvidos.

Como regra, músculos graduados como ruins (8) ou acima podem ser considerados como não envolvidos do ponto de vista neurológico. Esse grau de fraqueza pode ser o resultado de fatores como a inatividade, a fraqueza de alongamento ou a falta de fixação por outros músculos. No entanto, deve ser lembrado que um grau bom pode indicar um déficit de um segmento espinal que inerva minimamente o músculo.

É possível que fraquezas com grau regular ou inferior resultem da inatividade, da atrofia pelo desuso, da imobilização ou de problemas neurológicos. A má postura da região superior do dorso e dos ombros pode causar fraqueza das partes média e inferior do trapézio. É comum se observar fraqueza bilateral desses músculos com graus de força baixo ou regular. Um problema neurológico com envolvimento do nervo acessório espinal é improvável nos casos de fraqueza isolada desses músculos, exceto se houver também envolvimento da parte superior do trapézio.

O uso dos *Quadros de Nervos Espinais e Músculos* é ilustrado por estudos de caso nas páginas 347-352.

QUADROS DE NERVOS ESPINAIS E MÚSCULOS

TRONCO E MEMBRO INFERIOR

Nome _____   **Data** _____

CÓDIGO
- **D** — Ramo Dorsal Primário
- **V** — Ramo Ventral Primário
- **A** — Divisão Anterior
- **P** — Divisão Posterior

		MÚSCULO	NERVOS PERIFÉRICOS																				SEGMENTO ESPINAL								
			T1-12, L1-5, S1-3	T1, 2, 3, 4	T5, 6	T7, 8	T9, 10, 11, 12	Ílio-hipogástrico	Ilioinguinal	Plexo Lombar	Femoral	Obturador	Glúteo Sup.	Glúteo Inf.	Plexo Sacral	Isquiático	Isquiático	Fibular Comum	Tibial	L1	L2	L3	L4	L5	S1	S2	S3
																				1	2	3	4	5	1	2	3
		ERETOR DA ESPINHA	●																								
Nervos Torácicos		SERRÁTIL PÓSTERO-SUP.		●																							
		TRANSVERSO DO TÓRAX		●	●	●																					
		INTERCOSTAIS INT.		●	●	●	●																				
		INTERCOSTAIS EXT.		●	●	●	●																				
		SUBCOSTAIS		●	●	●	●																				
		LEV. DAS COSTELAS		●	●	●	●																				
		OBL. EXT. ABDOMINAL			(●)	●	●																				
		RETO DO ABDOME			●	●	●																				
		OBLÍQUO INT. ABD.				●	●	●	(●)																		
		TRANSV. DO ABDOME				●	●	●	(●)											1							
		SERRÁTIL PÓSTERO-INF.				●														1							
Plexo Lombar		QUADRADO DO LOMBO								●										1	2	3					
		PSOAS MENOR								●										1	2						
		PSOAS MAIOR								●										1	2	3	4				
Femoral		ILÍACO									●									(1)	2	3	4				
		PECTÍNEO									●	(●)									2	3	4				
		SARTÓRIO									●										2	3	(4)				
		QUADRÍCEPS									●										2	3	4				
Obturador	Ant.	ADUTOR CURTO										●									2	3	4				
		ADUTOR LONGO										●									2	3	4				
		GRÁCIL										●									2	3	4				
	Post.	OBTURADOR EXT.										●										3	4				
		ADUTOR MAGNO										●				●					2	3	4	5	1		
Glúteos	Sup.	GLÚTEO MÉDIO											●											4	5	1	
		GLÚTEO MÍNIMO											●											4	5	1	
		TENSOR DA FÁSCIA LATA											●											4	5	1	
	Inf.	GLÚTEO MÁXIMO												●											5	1	2
Plexo Sacral		PIRIFORME													●										(5)	1	2
		GÊMEO SUP.													●										5	1	2
		OBTURADOR INT.													●										5	1	2
		GÊMEO INF.													●									4	5	1	(2)
		QUADRADO FEMORAL													●									4	5	1	(2)
Isquiático	P	BÍCEPS (CABEÇA CURTA)														●									5	1	2
	Tibial	BÍCEPS (CABEÇA LONGA)															●								5	1	2	3
		SEMITENDÍNEO															●							4	5	1	2	
		SEMIMEMBRANÁCEO															●							4	5	1	2	
Fibular comum	Prof.	TIBIAL ANTERIOR																●					4	5	1		
		EXT. LONGO DO HÁLUX																●					4	5	1		
		EXT. LONGO DOS DEDOS																●					4	5	1		
		FIBULAR TERCEIRO																●					4	5	1		
		EXT. CURTO DOS DEDOS																●					4	5	1		
	Sup.	FIBULAR LONGO																●					4	5	1		
		FIBULAR CURTO																●					4	5	1		
Tibial	Tibial	PLANTAR																	●				4	5	1	(2)	
		GASTROCNÊMIO																	●						1	2	
		POPLÍTEO																	●				4	5	1		
		SÓLEO																	●					5	1	2	
		TIBIAL POSTERIOR																	●				(4)	5	1		
		FL. LONGO DOS DEDOS																	●					5	1	(2)	
		FL. LONGO DO HÁLUX																	●					5	1	2	
	Plant. Med.	FL. CURTO DOS DEDOS																	●				4	5	1		
		ABDUTOR DO HÁLUX																	●				4	5	1		
		FL. CURTO DO HÁLUX																	●				4	5	1		
		LUMBRICAIS I																	●				4	5	1		
	Plant. Lat.	ABD. DO DEDO MÍNIMO																	●						1	2	
		QUADRADO PLANTAR																	●						1	2	
		FL. DO DEDO MÍNIMO																	●						1	2	
		OPON. DO DEDO MÍN.																	●						1	2	
		ADUTORES DO HÁLUX																	●						1	2	
		INTERÓSSEOS PLANT.																	●						1	2	
		INTERÓSSEOS DORSAIS																	●						1	2	
		LUMBRICAIS II, III, IV																	●				(4)	(5)	1	2	

SENSORIAL

Dermátomos reproduzidos de Keegan and Garrett Anat Rec 102, 409, 437, 1948

Distribuição cutânea de nervos periféricos reproduzida de *Gray's Anatomy of the Human Body*. 28. ed.

© Florence P. Kendall. A autora permite a reprodução para uso pessoal, mas não para venda.

Orientações para o Clínico

Guie-se pelo velho adágio: "Você não deve fazer mal".

Conquiste a confiança e a cooperação do paciente.

Ouça o paciente atentamente.

Observe a postura, a linguagem corporal e os movimentos espontâneos que fornecem pistas diagnósticas úteis.

Aplique os conhecimentos básicos de anatomia, fisiologia e mecânica corporal nas avaliações musculoesqueléticas e nos tratamentos de pacientes.

Considere se as atividades ocupacionais e recreativas do paciente aliviam ou agravam as condições existentes.

Eduque seus pacientes: ajude-os a compreenderem a natureza de seus problemas.

Guie-se pela reação do paciente a tratamentos prévios.

Tenha calma com seus pacientes. Freqüentemente, é necessário mais do que uma sessão para superar a ansiedade e a "defesa" contra a dor.

Comece o tratamento de maneira delicada.

Lembre-se de que é essencial que o paciente relaxe antes de tentar alongar músculos contraídos. O alongamento muito vigoroso retardará em vez de acelerar a recuperação.

Entenda que músculos enfraquecidos por causa de lesão ou doença devem ser manipulados com maior cuidado do que um músculo normal.

Ao aplicar tração, utilize uma preensão firme mas delicada. Evite pinçar, torcer ou tracionar pele sobre a parte que estiver sendo mantida.

Espere que respostas favoráveis ao tratamento progridam gradativamente, com base na tolerância à dor ou no desconforto do paciente.

Evite a atitude de que "mais é melhor". É melhor tratar de menos do que tratar de mais. Reações ao tratamento são freqüentemente retardadas e, por essa razão, somente no dia seguinte é que se pode saber se o tratamento foi "excessivo".

Evite aplicar calor sobre áreas com comprometimento da sensibilidade ou da circulação e sobre músculos com fraqueza de alongamento.

Reconheça que a continuação do tratamento é contra-indicada quando qualquer um dos seguintes sintomas aparecer: edema, hiperemia, temperatura anormal da parte, sensibilidade acentuada, perda de amplitude de movimento ou dor persistente.

Envolva o paciente nos objetivos estabelecidos para o tratamento e no planejamento do tratamento domiciliar.

Seja confiável. Documente sua avaliação, seu plano de tratamento e os cuidados de acompanhamento.

ESTABILIDADE OU MOBILIDADE

No tratamento de condições anormais de articulações e músculos, deve-se determinar os objetivos globais do tratamento com base no resultado desejado para a função ideal: **estabilidade** ou **mobilidade**. Estruturas articulares são projetadas de modo que junto com uma maior mobilidade há uma menor estabilidade, e junto com uma maior estabilidade há uma menor mobilidade.

De modo geral, é aceito que, juntamente com o crescimento (da infância à idade adulta), ocorre um "aperto" das estruturas ligamentares e uma diminuição correspondente da flexibilidade dos músculos. Essa alteração confere maior estabilidade e força para os adultos que para as crianças.

O indivíduo com ligamentos "relaxados", os quais são comumente denominados como "ponto frouxo", não tem a estabilidade na posição em pé que um indivíduo menos flexível tem. Um joelho que hiperestende, por exemplo, não é mecanicamente tão estável para a sustentação de peso quanto um joelho mantido em extensão normal.

A falta de estabilidade da coluna vertebral em um indivíduo flexível pode acarretar problemas quando o trabalho requer a permanência prolongada na posição em pé ou sentada ou exige o levantamento de objetos pesados. Os músculos não conseguem funcionar para o **movimento** e o **suporte**, os quais normalmente são conferidos pelos ligamentos. Quando surgem os sintomas, eles se manifestam primeiro sob a forma de fadiga e depois sob a forma de dor. É muito comum que um adulto jovem com força excelente, mas com flexibilidade excessiva da coluna vertebral, necessite de suporte para as costas para aliviar os sintomas dolorosos.

Em algumas circunstâncias, a função melhora e a dor é aliviada com a restrição da amplitude de movimento até o ponto de fixação completa. Condições como a artrite de Marie-Strümpell, que afeta a coluna vertebral, se acompanhada de um bom alinhamento, e fusões pósoperatórias da coluna vertebral, do quadril, do pé ou do punho são exemplos desse princípio.

Do ponto de vista mecânico, dois tipos de defeitos relacionam-se ao **alinhamento** e à **mobilidade**: compressão indevida sobre superfícies articulares do osso e tensão indevida sobre ossos, ligamentos ou músculos. Conseqüentemente, podem ocorrer dois tipos de alterações ósseas: a compressão excessiva produz um efeito erosivo sobre a superfície articular, enquanto a tração pode aumentar o crescimento ósseo no ponto de fixação.

A falta de mobilidade está bastante relacionada ao alinhamento defeituoso persistente como um fator de causal de compressão indevida. Quando a mobilidade é perdida, ocorre rigidez e um certo alinhamento permanece constante. Isso pode ser decorrente da restrição de movimento por músculos contraídos ou da incapacidade de músculos fracos moverem a parte pelo arco de movimento. A contração muscular é um fator constante, tendendo a manter a parte em alinhamento defeituoso independentemente da posição do corpo. A fraqueza muscular é um fator menos constante, pois a alteração da posição do corpo pode acarretar alteração no alinhamento da parte. No movimento normal de articulações, o desgaste e a laceração sobre a superfície articular tendem a ser distribuídos. No entanto, com a limitação da amplitude, o desgaste ocorrerá apenas sobre as superfícies articulares que representam o arco de uso. Se a parte restrita pela compressão muscular estiver protegida contra qualquer movimento que possa causar distensão, as outras partes que devem compensar tal restrição serão distendidas.

A mobilidade articular excessiva ocasiona tensão sobre os ligamentos que normalmente limitam a amplitude de movimento e pode acarretar compressão indevida sobre as margens das superfícies articulares quando a amplitude excessiva for de longa duração.

PAPEL DOS MÚSCULOS

Além de seu papel no movimento, os músculos exercem um papel importante no suporte das estruturas esqueléticas. O músculo deve ser suficientemente longo para permitir a mobilidade normal das articulações, mas deve ser curto o bastante para contribuir de maneira efetiva para a estabilidade articular.

Quando a amplitude de movimento é limitada por causa de músculos contraídos, o tratamento consiste no uso de várias modalidades e diversos procedimentos que promovem o relaxamento muscular e ajudam a alongar os músculos. Exercícios de alongamento representam um dos procedimentos mais importantes. O alongamento deve ser gradual e, embora possa causar um leve desconforto, não deve causar dor.

Quando a amplitude de movimento é excessiva, a parte mais importante do tratamento é evitar o alongamento excessivo. Quando o paciente apresenta instabilidade com ou sem dor, em muitos casos é prudente empregar um suporte que permita que as estruturas afetadas se "contraiam". Talvez seja necessário incluir exercícios específicos, pois muitos músculos que são enfraquecidos pelo alongamento recuperam a atividade normal quando se evita o alongamento excessivo.

Diversas condições neuromusculares são caracterizadas pela fraqueza muscular. Algumas têm padrões definidos de envolvimento muscular; outras apresentam fraqueza não constante sem nenhum padrão aparente. Em alguns casos, a fraqueza é simétrica; em outros, assimétrica. O local ou nível de uma lesão periférica pode ser determinado porque os músculos distais ao local da lesão apresentam fraqueza ou paralisia. O teste cuidadoso e o registro preciso de seus resultados revelarão os achados característicos e ajudarão a estabelecer o diagnóstico.

Os nervos periféricos estão sujeitos ao trauma em muitas áreas do corpo e por uma ampla variedade de causas. Alguns traumas podem ser de natureza **invasiva**. O trauma invasivo pode ser acidental – por exemplo, lacerações, feridas puntiformes, injeção de medicamentos ou secção ou lesão nervosa durante um procedimento cirúrgico. O trauma invasivo também pode ser causado por procedimentos necessários, como uma ressecção nervosa ou rizotomia.

Numerosos problemas neurológicos são originários de traumas **não invasivos** que podem causar compressão ou tensão (tração) sobre um nervo. O trauma pode ser abrupto ou gradual, sendo que este último decorre de posições sustentadas ou movimentos repetitivos. O envolvimento pode variar de disseminado em uma extremidade a localizado em um único ramo nervoso. O trauma não invasivo pode ser transitório ou acarretar déficits permanentes.

COMPRESSÃO E TENSÃO NERVOSA

É possível que o trauma também seja decorrente de uma *força externa que causa compressão* sobre um nervo. Os exemplos incluem:

Nervo radial, mediano ou ulnar (ou uma combinação deles), como na neuropatia radial, conhecida como "paralisia noturna do sábado".

Nervo radial ou mediano (ou ambos) na paralisia por esmagamento.

Nervos radial, mediano e ulnar, por causa de um torniquete (Ver quadro, Caso 1).

Nervo mediano, por causa de posturas assumidas durante o sono (p. ex., decúbito dorsal com o braço posicionado acima da cabeça; decúbito lateral sobre o braço em adução) (19).

Nervo ulnar ou mediano, por causa de um trauma súbito ou repetido da eminência hipotenar ou tenar.

Nervo ulnar, por causa de um trauma no cotovelo.

Nervo interósseo anterior, por causa de uma tipóia de antebraço (20).

Plexo braquial, por causa de uma correia ou alça sobre o ombro, comprimindo-o

Nervo fibular, por causa de um aparelho gessado, a uma imobilização não gessada ou a um garrote que pressiona a cabeça da fíbula ou ainda por causa da permanência prolongada na posição sentada com os membros inferiores cruzados e um joelho apoiado sobre o outro.

Um exemplo de força compressiva externa e transitória é o golpe sobre o cotovelo, na extremidade distal do úmero. A contusão dói e causa formigamento nos dedos anular e mínimo, mas os sintomas não persistem durante muito tempo.

O trauma por uma força externa que causa *tensão* sobre nervos pode ocorrer no plexo braquial, por exemplo,

por acidente ou manipulação que traciona excessivamente o plexo. O nervo torácico longo é susceptível ao alongamento decorrente do porte de uma sacola pesada com uma correia ou alça sobre o ombro, comprimindo-o.

Geralmente a compressão interna ou a *tensão* que afeta nervos ocorre em áreas do corpo em que o nervo é vulnerável por causa da associação com estruturas esqueléticas firmes. Em condições comuns, uma incisura ou um túnel podem protegê-la, mas, em casos de lesão ou inflamação com edema e tecido cicatricial, a área confinada torna-se uma fonte de encarceramento. A *compressão interna* é exemplificada pela pressão sobre:

Raiz de nervo espinal devido a depósitos de cálcio no forame.

Nervo supra-escapular, no momento em que passa sob o ligamento e pela incisura escapular (21-24).

Plexo braquial, por causa de uma costela cervical. (Ver postura em relação à costela cervical, p. 345.)

Plexo braquial, por causa do processo coracóide e m. peitoral menor contraído (ver p. 342) (19, 25).

Nervo axilar no espaço quadrilátero (ver p. 344) (23, 26).

Nervo mediano, como na síndrome do túnel do carpo.

Nervo que supre (usualmente) o quarto dedo do pé, como no neuroma de Morton.

A tensão interna sobre um nervo é exemplificada por:

Nervo supra-escapular, quando passa pela incisura escapular, estando sujeito ao alongamento no deslocamento do ombro e da escápula (27).

Nervo fibular, secundário ao espasmo do M. tensor da fáscia lata, com tração do trato iliotibial em sua inserção abaixo da cabeça da fíbula (ver p. 449).

Nervo fibular, secundário à tração da perna, por inversão do pé (19, 24).

Em algumas situações, pode haver uma combinação de fatores. Consideremos o caso de uma mulher que acorda no meio da noite com sensação de não ter o membro superior direito. O membro inteiro "dormiu". Com o membro superior esquerdo, ela tenta encontrar o direito, começando em baixo, no lado direito do corpo, e acaba localizando-o estendido acima da cabeça. Ela coloca o membro para baixo e o fricciona energicamente. O membro volta ao normal em um minuto ou dois.

Com o membro superior acima da cabeça e todo afetado, pode ter havido tanto compressão quanto tensão sobre os troncos do plexo braquial e sobre os vasos sangüíneos, por causa da angulação sob o processo coracóide e o m. peitoral menor. Considerando-se a resposta rápida da estimulação da circulação mediante a massagem do membro superior afetado, o problema pode ter sido basicamente circulatório.

IMPACTO SOBRE O NERVO

Neste livro, o termo **impacto** é utilizado em referência à irritação do nervo associada a músculos.

Durante a década de 1930, houve uma grande relutância para se falar sobre a possibilidade de, além dos ossos e de outras estruturas firmes, os músculos terem um papel na irritação de nervos. Em 1934, em um artigo sobre o m. piriforme, Albert H. Freiberg afirmou que "a pressão de um ventre muscular sobre o tronco do nervo isquiático pode produzir dor e sensibilidade, mas isso deve ser considerado como não provado até o presente momento" (28). Freiberg foi cauteloso e quase apologético por ter sugerido que o músculo poderia exercer esse tipo de papel.

Durante o mesmo período, um dos autores originais de *Músculos – Provas e Funções*, Henry O. Kendall, apresentou essas explicações a várias entidades clínicas. A maioria dos casos foi relacionada a músculos que eram perfurados por um nervo periférico e nos quais o movimento e a alteração do comprimento muscular eram fatores causais de uma irritação do tipo atrito no nervo. Sintomas de dor ou de desconforto podiam ser desencadeados pelo alongamento do músculo, pela sua contração ativa ou por movimentos repetitivos.

Os autores reconhecem o fato de que explicar a dor nervosa periférica baseando-se na pressão ou no atrito pelos músculos permanece sendo uma questão controversa no tocante a determinadas síndromes, sobretudo a do piriforme (23, 29). Entretanto, o conceito é bem reconhecido em relação ao envolvimento nervoso com numerosos músculos.

Sob condições normais e pela amplitude de movimento normal, é possível supor que um músculo não causará irritação a um nervo localizado próximo a ele ou que o perfure. Contudo, um músculo que é tensionado torna-se firme e pode exercer uma força compressiva ou de atrito. Um músculo que desenvolveu um encurtamento adaptativo move-se por uma amplitude menor e torna-se tenso antes de atingir o comprimento normal; um músculo alongado move-se por uma amplitude maior do que a normal antes de se tornar tenso. Um músculo tenso, especialmente quando se trata de um que suporte peso, pode causar atrito sobre um nervo durante movimentos repetitivos.

Em casos leves, os sintomas podem ser de desconforto e dor imprecisa em vez de uma dor aguda quando os músculos se contraem ou alongam. A dor aguda pode ser desencadeada por movimentos vigorosos, mas tende a ser intermitente, pois o indivíduo encontra maneiras de evitar os movimentos dolorosos.

O reconhecimento desse fenômeno nos estágios iniciais pode aumentar a probabilidade de neutralizar ou prevenir problemas mais dolorosos ou incapacitantes que se desenvolvem posteriormente. Os fisioterapeutas que trabalham com exercícios de alongamento e fortalecimento têm a oportunidade de observar os sinais precoces do impacto entre seus pacientes.

O nervo axilar emerge do espaço quadrilátero que é limitado pelo m. quadrado maior, pelo m. quadrado menor, pela cabeça longa do m. tríceps e pelo úmero. Quando um m. quadrado maior contraído é alongado, o paciente pode queixar-se de uma dor intensa na área da distribuição sensorial cutânea do nervo axilar. A dor resultante da irritação direta do nervo contrasta com o desconforto que é freqüentemente associado ao alongamento usual de músculos contraídos. (Ver distribuição nervosa cutânea, p. 256 e 257, e síndrome do quadrado, p. 344.)

O nervo femoral perfura o m. psoas maior. Durante exercícios de alongamento assistidos, o paciente com mm. iliopsoas contraídos pode queixar-se de dor ao longo da face ântero-medial do membro inferior, na área da distribuição sensorial cutânea do nervo safeno. (Ver distribuição nervosa cutânea, p. 369.)

O nervo occipital maior perfura o m. trapézio e sua fáscia. Movimentos da cabeça e do pescoço na direção da contração ou do alongamento do trapézio podem desencadear dor na área posterior da cabeça e na região cervical. (Ver cefaléia occipital, p. 159.) Observe também o seguinte:

M. supinador com nervo radial (23, 30).

M. pronador com nervo mediano (23, 27, 30).

M. flexor ulnar do carpo com nervo ulnar (19).

M. cabeça lateral do m. tríceps com nervo radial (23, 30).

M. trapézio com nervo occipital maior (19).

M. escaleno médio com raízes de C5 e C6 do plexo e nervo torácico longo (19).

M. coracobraquial com nervo musculocutâneo (23, 27).

CAUSAS MECÂNICAS DA DOR

Esta seção apresenta alguns dos conceitos e abordagens clínicas relativos à avaliação e ao tratamento pertinentes à discussão de problemas musculoesqueléticos dolorosos.

CAUSAS MECÂNICAS DA DOR

A **dor** – muscular, articular ou nervosa – é uma resposta mediada pelo nervo. Independentemente da origem do estímulo, a sensação de dor é conduzida por fibras nervosas. Por essa razão, os fatores mecânicos que dão origem à dor afetam diretamente as fibras nervosas. Dois desses fatores devem ser considerados em problemas de mecânica corporal defeituosa.

A **pressão** sobre raiz nervosa, tronco, ramos nervosos ou terminações nervosas pode ser causada por alguma estrutura firme adjacente, como osso, cartilagem, fáscia, tecido cicatricial ou músculo contraído. A dor resultante de um ligamento amarelo aumentado ou de uma protrusão discal é um exemplo de pressão sobre a raiz nervosa. A síndrome do m. escaleno anterior em casos de dor no membro superior e a síndrome do piriforme em casos de ciatalgia são exemplos de irritação nervosa periférica.

A **tensão** sobre estruturas que contêm terminações nervosas sensíveis à deformação, como observado no alongamento ou na distensão de músculos, tendões ou ligamentos, pode causar uma dor leve ou excruciante, dependendo da intensidade da distensão. Forças internas do corpo que exercem uma tensão lesiva resultante da distensão de tecidos moles comumente são originárias de uma distorção prolongada do alinhamento ósseo ou de uma súbita tração muscular.

A **distribuição da dor** ao longo do trajeto do nervo envolvido e das áreas de distúrbio sensorial cutâneo auxiliam a determinar o local da lesão. A dor pode estar localizada abaixo do nível do envolvimento direto ou estar disseminada por causa da dor reflexa ou referida. Numa lesão de raiz, a dor tende a estender-se da origem do nervo até sua periferia, e o envolvimento sensorial cutâneo é dermatomérico.

O envolvimento nervoso periférico é freqüentemente diferenciado pela dor localizada abaixo do nível da lesão. A maioria dos nervos periféricos contém fibras motoras e sensoriais. Sintomas de dor e formigamento usualmente aparecem nas áreas cutâneas que são inervadas pelo nervo antes que a alteração de sensibilidade (parestesia, hipoestesia, anestesia) e a fraqueza se tornem aparentes. Entretanto, numerosos músculos são inervados por nervos que são puramente motores, e os sintomas de fraqueza podem aparecer sem sintomas prévios ou concomitantes de dor ou formigamento. (Para detalhes adicionais, ver p. 252.)

ESPASMO MUSCULAR

Espasmo é uma contração involuntária de um músculo ou de um segmento deste causada por uma estimulação nervosa dolorosa. A irritação no nível de raiz, plexo ou ramo nervoso periférico tende a causar espasmo em um certo número de músculos, enquanto o espasmo causado por irritação das terminações nervosas no interior do músculo pode ser limitado ao músculo envolvido ou ser disseminado por causa dos mecanismos de dor reflexa.

O tratamento depende do tipo de espasmo muscular. O alívio do espasmo decorrente de uma irritação nervosa inicial de raiz, tronco ou ramo periférico depende do alívio dessa irritação nervosa. O tratamento agressivo do músculo ou dos músculos em espasmo tende a agravar os sintomas. Por exemplo, evitar o uso de calor, massagem e alongamento dos músculos posteriores da coxa em casos durante o período de ciatalgia aguda. A imobilização rígida do membro também é contra-indicada.

O **espasmo protetor** pode ocorrer secundário a uma lesão de estruturas subjacentes, como de ligamentos ou ossos. Essa "imobilização" protetora, como ocorre freqüentemente após uma lesão das costas, previne o movimento e a irritação adicional da estrutura lesada. O espasmo protetor deve ser tratado com aplicação de um suporte protetor para aliviar os músculos dessa função extraordinária. O espasmo muscular tende a desaparecer rapidamente e a dor diminui quando um suporte é aplicado. À medida que o músculo relaxa, o suporte mantém a função de proteção para permitir a recuperação de qualquer lesão subjacente que deu origem à resposta muscular protetora.

Além do alívio da restrição de movimento, o suporte provê um alívio adicional ao pressionar os músculos que estão em espasmo. A resposta positiva à pressão direta sobre o músculo diferencia esse tipo de espasmo do causado pela irritação nervosa inicial. Na região lombar, na qual o espasmo muscular protetor freqüentemente ocorre, um imobilizador com um coxim lombar ou um colete com suportes posteriores que se curvam para se adaptar ao contorno da região podem ser utilizados tanto para a imobilização quanto para a pressão.

Na maioria dos casos, estima-se que o distúrbio subjacente seja suficientemente grave para exigir o uso de um suporte por no mínimo alguns dias para permitir a recuperação. Entretanto, quando o início agudo da dor é causado por um exagero súbito do movimento, é comum constatar que persiste uma postura rígida por causa do medo do paciente de se movimentar, e não por causa da necessidade contínua de uma reação protetora. Por causa dessa possibilidade, geralmente é útil aplicar calor e realizar massagem delicada como uma forma de auxiliar no diagnóstico e na determinação da extensão da reação protetora.

O **espasmo muscular segmentar** é uma contração involuntária do segmento não lesado de um músculo, como conseqüência de uma lesão do músculo. A contração dessa parte exerce tensão sobre a parte lesada, e há uma condição de tensão. A dor associada à tensão no interior do músculo pode ser delimitada por suas margens ou ser disseminada por causa dos mecanismos de dor reflexa ou referida. O tratamento exige imobilização numa posição que reduz a tensão sobre o músculo afetado. Pode-se obter uma resposta positiva também por meio de uma massagem localizada e delicada na área do espasmo.

O espasmo muscular associado à lesão tendinosa difere do descrito quando a tensão for exercida sobre o tendão e não sobre uma parte do músculo. Os tendões contêm muitas terminações nervosas que são sensíveis à distensão, e a dor associada à lesão tendinosa tende a ser intensa.

ENCURTAMENTO ADAPTATIVO

O **encurtamento adaptativo** é a contração resultante do músculo que permanece numa posição encurtada. A menos que o músculo oponente seja capaz de tracionar a parte posterior para a posição neutra ou que alguma força externa seja exercida para alongar o músculo curto, o músculo em questão permanecerá encurtado.

O encurtamento representa uma diminuição discreta a moderada do comprimento muscular e acarreta uma restrição correspondente da amplitude de movimento. Ele é considerado reversível, mas movimentos de alongamento devem ser realizados gradualmente para se evitar a lesão das estruturas tissulares. Geralmente, é necessário várias semanas para restaurar a mobilidade de músculos que apresentam uma contração moderada.

Indivíduos que passam a maior parte do dia em cadeira de rodas ou em posições sentadas sedentárias podem desenvolver encurtamento adaptativo dos flexores do quadril monoarticulares (iliopsoas). A permanência prolongada na posição sentada com os joelhos parcialmente estendidos coloca o pé numa posição de flexão plantar e pode causar encurtamento adaptativo do sóleo. Mulheres que usam salto alto na maior parte do tempo também podem apresentar encurtamento do sóleo. Esse tipo de encurtamento pode afetar tanto o equilíbrio quanto o alinhamento na posição em pé.

FRAQUEZA DE ALONGAMENTO

A **fraqueza de alongamento** é definida como a fraqueza decorrente de músculos que permanecem alongados um tanto além da posição de repouso fisiológica neutra, mas *não* além da amplitude normal do comprimento muscular. O conceito está relacionado à duração e não à gravidade do alinhamento defeituoso. (Ele não se refere ao alongamento excessivo, o qual significa além da amplitude normal do comprimento muscular.)

Em muitos casos de fraqueza de alongamento, os pacientes responderam ao tratamento que suportava os músculos numa posição favorável, embora os músculos estivessem fracos ou parcialmente paralisados há longo tempo, mesmo vários anos após o início do problema inicial. (Ver p. 108.) O retorno da força nesses casos indica que a lesão dos músculos não era irreparável.

Um exemplo familiar de fraqueza de alongamento superposta a um músculo normal é o pé caído, que pode se desenvolver em um paciente confinado ao leito como conseqüência de as roupas de cama manterem o pé em flexão plantar. A fraqueza dos dorsiflexores decorre do alongamento contínuo desses músculos, mesmo sem haver comprometimento neurológico.

A fraqueza de alongamento superposta a músculos afetados pelo envolvimento de células do corno anterior foi observada em numerosos casos de pacientes com poliomielite. (Ver exemplo, Capítulo 2, p. 108.)

A fraqueza de alongamento superposta a uma lesão do sistema nervos central foi constatada em pacientes com esclerose múltipla, especialmente em relação aos extensores do punho e dorsiflexores do tornozelo. O alongamento de músculos oponentes que se tornaram curtos e a aplicação de um suporte sob a forma de um imobilizador do tipo *cock-up* para o punho ou de uma órtese para o tornozelo acarretaram melhoria da força e da capacidade funcional.

A fraqueza de alongamento de natureza menos dramática é freqüentemente observada em casos de distensão ocupacional e postural. Os músculos mais comumente afetados são os monoarticulares: glúteos médio e mínimo, iliopsoas, rotadores externos do quadril, abdominais e as partes média e inferior do m. trapézio.

Os músculos que apresentam fraqueza de alongamento não devem ser tratados por alongamento nem movimento pela amplitude total de movimento articular na direção do alongamento de músculos fracos. A condição provém do alongamento contínuo e responde à imobilização numa posição de repouso fisiológica durante um período suficiente para permitir que ocorra a recuperação. O realinhamento da parte, a sua colocação numa posição neutra e o uso de medidas de suporte para ajudar a restaurar e manter esse alinhamento até os músculos recuperarem a força são fatores importantes no tratamento. Qualquer contração oposta que tenda a manter a parte desalinhada deve ser corrigida para aliviar a tensão sobre os músculos fracos. Posições ocupacionais incorretas que impõem uma tensão contínua sobre determinados músculos também devem ser ajustadas ou corrigidas. Deve-se cuidar para não trabalhar exageradamente um músculo que foi submetido a um estresse de tensão prolongado. À medida que o músculo melhora e se torna capaz de manter o ganho, espera-se que o paciente o utilize, trabalhando para manter o equilíbrio muscular adequado e um bom alinhamento.

TRAÇÃO

A **tração** é uma força utilizada terapeuticamente para produzir alongamento de estruturas articulares e/ou músculos. Se aplicada adequadamente, a força é tracionada na direção da separação ou distanciamento das estruturas das de articulações da extremidade ou de corpos vertebrais. Ela pode ser aplicada manualmente. Além disso, um dispositivo de tração mecânica, pesos estáticos ou a distração posicional podem ser utilizados. Os efeitos terapêuticos incluem alívio da dor e do espasmo, redução ou prevenção de aderências, alongamento da musculatura contraída e melhoria da circulação.

MASSAGEM

A **massagem** é freqüentemente subestimada e subutilizada como um procedimento terapêutico. Quando aplicada corretamente, pode ser muito eficaz no tratamento de condições musculoesqueléticas. Seu uso visa principalmente à melhoria da circulação, ao relaxamento do músculo, ao auxílio para afrouxar o tecido cicatricial e ao alongamento de músculos e fáscias contraídos. Uma massagem delicada e relaxante é eficaz para aliviar o espasmo muscular, como visto em casos de espasmo protetor.

A aplicação prévia de calor superficial suave comumente melhora a resposta. Por causa do efeito relaxante da massagem, ela não deve ser utilizada em músculos alongados fracos. (Ver a seguir o tratamento de músculos paralisados.)

Algumas vezes, o alívio de sintomas é quase imediato, confirmando a adequação dessa abordagem. A técnica utilizada, a área de aplicação e a direção e a duração da massagem devem ser adequadas para a disfunção de tecidos moles, a tolerância do paciente e o resultado terapêutico desejado. A massagem de alongamento é de valor inestimável no tratamento corretivo de fáscias e músculos encurtados por defeitos posturais ou imobilizações de longa duração. O paciente geralmente diz que "dói, mas é gostoso", e o alongamento efetivo permite que os músculos contraídos se "distendam" (na verdade eles se normalizam). A técnica correta emprega golpes firmes, mas delicados, específicos para os tecidos e em direção ao coração. Entretanto, ocasionalmente, a massagem na direção oposta é mais eficaz.

A massagem também é adequada quando o objetivo é aliviar o edema excessivo que restringe o movimento. É comum que o edema ocorra distalmente após cirurgia, trauma e dependência e desuso prolongados. A parte afetada deve ser mantida na posição elevada, e a massagem deve ser cuidadosamente realizada utilizando-se uma pressão suave e firme na direção proximal (em direção ao coração).

Quando o alongamento for indicado, os músculos contraídos devem ser alongados de uma maneira que não seja lesiva para uma parte do corpo ou para o corpo como um todo. Deve-se aumentar a amplitude de movimento para permitir uma função articular normal, exceto quando se deseja uma restrição de movimento como resultado final por questão de estabilidade.

EXERCÍCIO

Os músculos possuem a capacidade de contrair-se ativamente e de serem alongados passivamente. Sua elasticidade depende da combinação dessas duas características. São aplicados exercícios para fortalecer músculos fracos e alongar músculos curtos com o objetivo de restaurar, o máximo possível, a elasticidade da qual depende a função muscular. Os exercícios também são utilizados para elevar a resistência, melhorar a coordenação e restaurar a função.

Movimentos de alongamento devem ser realizados gradualmente para se evitar a lesão de estruturas tissulares. Para contratura existente há certo tempo, deve-se conceder um período razoável para a sua correção. Geralmente, são necessárias várias semanas para restaurar a mobilidade de músculos com contratura moderada.

O tratamento da fraqueza muscular resultante do alongamento e do desuso requer que as causas subjacentes sejam levadas em consideração. Nos casos de defeitos da mecânica corporal, numerosos casos de fraqueza de alongamento muscular são observados, mas a atrofia do desuso é muito menos comum.

Músculos paralisados ou enfraquecidos por doenças ou lesões necessitam de um cuidado especial na manipulação e no tratamento. Os músculos que sofrem atrofia pela denervação são mais delicados que os normais e podem ser lesados por um tratamento que não seria lesivo para músculos normais. "O trauma de fibras atróficas delicadas nos primeiros meses de atrofias indubitavelmente acelera o processo de degeneração" (31).

Músculos que são incapazes de se movimentar necessitam de tratamento para estimular a circulação e ajudar a mantê-los maleáveis. O calor suave e a massagem delicada são indicados. Músculos paralisados ou denervados são extremamente vulneráveis ao envolvimento secundário, por causa da manipulação descuidada ou do tratamento excessivo. Sunderland afirma que um dos objetivos do tratamento é "manter os músculos paralisados em repouso e protegê-los contra o alongamento excessivo ou o encurtamento permanente devido à fibrose intersticial" (19).

A abordagem racional do tratamento consiste na manutenção da amplitude de movimento funcional para prevenir a rigidez articular e para mover articulações na amplitude total de movimento na direção dos músculos normais alongados, mas com um cuidado extremo ao mover um músculo fraco ou paralisado na direção do alongamento. Músculos fracos que perderam força ao serem submetidos a procedimentos de alongamento recuperaram-na apenas com a alteração do tratamento, isto é, com a restrição da amplitude do alongamento.

ESTIMULAÇÃO ELÉTRICA

Atualmente, estão disponíveis muitas modalidades de **estimulação elétrica** para serem utilizadas em programas terapêuticos relacionados ao controle da dor, à reeducação muscular ou ao tratamento de edema. Quando empregadas judiciosamente, algumas são eficazes como adjuvantes de um programa terapêutico bem planejado.

SUPORTES

Suportes são utilizados por várias razões: para imobilizar uma parte, corrigir alinhamento defeituoso, aliviar a tensão sobre músculos fracos, facilitar a função e restringir o movimento numa determinada direção. A correção de defeitos de alinhamento associados à fraqueza freqüentemente exige medidas de suporte. Entretanto, estas talvez não sejam eficazes quando há contração nos músculos que se opõem aos músculos fracos. A aplicação de um suporte numa posição incorreta não aliviará a tensão; o músculo contraído deve ser alongado.

Muitas vezes surge a questão do uso de suporte por indivíduos com músculos abdominais fracos. A extensão da dependência do suporte seria tal que os músculos se tornariam mais fracos? Quando testes musculares e posturais são utilizados, as tentativas e os erros podem ser minimizados ao se determinar o uso de medidas de suporte. O grau de fraqueza e a extensão do alinhamento defeituoso ajudam a julgar se o suporte é necessário. A fraqueza extrema causada por distensão ou fadiga pode requerer repouso temporário ou restrição de movimento da parte afetada mediante a aplicação de um suporte. A fraqueza moderada pode ou não exigir suporte, o que depende, em grande parte, da ocupação do indivíduo. A fraqueza muscular leve usualmente responde ao exercício localizado sem suporte ou à redução da atividade funcional. Em termos de força da musculatura abdominal, adultos com grau regular ou inferior necessitam de suporte.

É difícil convencer um indivíduo de que o uso do suporte o ajudará a aumentar a força dos músculos fracos. Esse procedimento parece contrariar o conhecimento geral de que o exercício e a atividade aumentam a força muscular. Deve-se explicar ao paciente que determinada fraqueza muscular, em vez de ser causada por falta de exercício, é causada pela contração contínua. O suporte alivia a contração postural e permite que os músculos funcionem numa posição mais próxima da normal.

Sempre que o suporte é utilizado, surge uma outra questão: por quanto tempo ele será necessário? O suporte deverá ser permanente *apenas* quando a parte que estiver sendo suportada tiver sido enfraquecida de modo irreparável (por exemplo, por paralisia ou lesão). Entretanto, a maior parte das condições de fraqueza muscular associada a defeitos posturais pode ser corrigida, e os suportes são apenas temporários, até que a força muscular seja restaurada. Quando somente o suporte é utilizado como tratamento, o indivíduo pode tornar-se dependente e demonstrar resistência para removê-lo. Deve-se compreender, portanto, que exercícios terapêuticos suplementam o uso do suporte de modo que este possa ser abandonado; ele é apenas um auxiliar na correção, e não uma parte permanente do tratamento.

CALOR

Os efeitos terapêuticos do **calor** incluem o alívio da dor e do espasmo muscular, redução da rigidez articular, aumento da flexibilidade do tecido colagenoso, aumento do fluxo sanguíneo e certo auxílio na resolução de infiltrados inflamatórios (32). As propriedades relaxantes do calor superficial o tornam uma modalidade eficaz no tratamento de músculos contraídos, aliviando a dor e o espasmo e facilitando o alongamento.

Contudo, o calor *não* deve ser aplicado sobre músculos fracos em decorrência do alongamento, pois o relaxamento adicional desses músculos não é indicado.

O calor não deve ser utilizado na maior parte das condições agudas ou sobre áreas nas quais a sensibilidade e a circulação estão comprometidas. O calor do tipo turbilhão não é defendido para pacientes com edema, pois ele exige uma posição dependente da força da gravidade do membro superior ou inferior durante o tratamento, no caso de uso de turbilhões específicos para membros. Se o calor provocar aumento da dor ou uma sensação de "desconforto", isso geralmente significa que o tipo de calor aplicado não é o correto ou que sua duração ou intensidade são excessivas.

Quando utilizado com cuidado, o **calor profundo** (por exemplo, ultra-som) pode ser eficaz, por aumentar a extensibilidade do tecido conjuntivo contraído e, conseqüentemente, o fluxo sangüíneo.

FRIO

A vasoconstrição produzida pelo resfriamento tissular torna a aplicação de frio superficial uma modalidade eficaz para reduzir a dor e o edema pós-traumáticos. Além disso, o frio terapêutico pode ser utilizado para inibir a espasticidade, para facilitar a contração muscular em várias formas de fraqueza neurogênica e para promover a reeducação muscular. O calor e o frio são similares pelo fato de provocarem analgesia, diminuírem o espasmo muscular secundário a patologias musculoesqueléticas e reduzirem a espasticidade decorrente de uma causa neuronal motora superior. No entanto, o frio é mais útil na redução da espasticidade, porque seus efeitos duram mais tempo. O resfriamento do tecido muscular aumenta a capacidade do músculo de sustentar a contração voluntária.

Existem diversas condições nas quais o frio terapêutico não deve ser aplicado em músculos: hipertensão arterial (por causa da vasoconstrição secundária), doença de Raynaud, artrite reumatóide, isquemia local da extremidade, comprometimento vascular (p. ex., geladura ou arteriosclerose), alergia ao frio (urticária causada pelo frio), hemoglobinúria paroxística causada pelo frio, crioglobulinemia e qualquer doença que produza uma resposta pressórica acentuada ao frio.

Os métodos mais comuns de emprego de frio incluem bolsas de gelo, imersão em água fria e massagem com gelo. Uma aplicação da crioterapia consiste no uso de um *spray* resfriador seguido pelo alongamento dos músculos envolvidos (32).

Kendall Clássico

Quando alguém pergunta "como você trata a poliomielite?", não existe uma resposta específica, porque cada paciente exige uma abordagem terapêutica diferente. Ao se considerar um caso, as seguintes questões devem ser respondidas:

Há quanto tempo a doença começou?

Qual a idade do paciente?

Qual a extensão do envolvimento no momento?

Qual a extensão do envolvimento original?

Os músculos apresentaram melhoria individualmente? Quanto?

A quais tipos de tratamento o paciente se submeteu até o momento?

O *tempo desde o início da poliomielite* é importante porque o tratamento varia em muitos aspectos de acordo com o estágio da doença. A relação entre a duração da doença e a melhoria ajuda na determinação do prognóstico.

A *idade do paciente* é um fator essencial porque variações estruturais subjacentes de ossos e ligamentos devem ser consideradas no tratamento.

É necessário comparar a extensão do envolvimento original com a atual para determinar o futuro do tratamento.

Os *tipos de tratamentos realizados até o momento* são fundamentais por várias razões:

O tratamento que permitiu o desenvolvimento de contraturas desnecessárias distorce o quadro da poliomielite. Essas contraturas criam uma fraqueza de alongamento superposta aos músculos opostos. Nem um diagnóstico acurado nem um prognóstico podem ser estabelecidos até que esses fatores secundários superpostos sejam corrigidos.

O tratamento que causa alongamento e relaxamento de estruturas articulares acarreta um problema ainda mais sério que a contratura muscular. No caso de algumas contrações musculares, é mais difícil restaurar a contração normal de ligamentos alongados que o movimento da junta. Não é possível determinar precisamente a força de um músculo quando a junta se encontra tão relaxada que ele não possui uma articulação estável sobre a qual atuar.

O tratamento precoce com calor excessivo e prolongado tende a distorcer o grau de envolvimento. A própria razão básica do uso do calor explica esse fenômeno. O calor é utilizado para relaxar músculos e atuar como sedativo. Quando se aplica o calor contínuo e prolongado, os músculos perdem a contratilidade normal. Nós observamos uma situação incomum em muitos dos 1.944 pacientes com poliomielite transferidos de um hospital de isolamento onde o calor e movimentos de alongamento haviam sido empregados no estágio inicial da doença. No momento da admissão no hospital ortopédico, eles foram submetidos a maior repouso e menor atividade. Ocorreu então uma melhoria súbita e inesperada, que não era em absoluto típica da evolução usual dos músculos afetados pela poliomielite. A nossa explicação para essa melhoria rápida é que além da fraqueza da poliomielite, que não era pronunciada, ocorreu a sobreposição de uma fraqueza devida ao excesso de calor e manipulação, a qual desapareceu quando esse tipo de tratamento foi interrompido.

A imobilização prolongada, que permite o desenvolvimento da rigidez da junta ou da atrofia pelo desuso desnecessária, também distorce o quadro da poliomielite e prolonga a recuperação.

Reprodução autorizada de *Physiotherapy Review*, Vol. 27, nº 3, maio-junho de 1947.

INTRODUÇÃO

Os testes musculares manuais funcionais são partes necessárias de procedimentos diagnósticos no campo dos distúrbios neuromusculares. Eles foram ferramentas essenciais na avaliação inicial de pacientes com poliomielite.

O padrão de fraqueza muscular permitiu ao examinador determinar o tipo e a localização de uma lesão neuromuscular. A fraqueza de músculos específicos ajudou a indicar quais neurônios motores espinais estavam envolvidos.

Embora tenha sido erradicada na maior parte do mundo, a poliomielite permanece endêmica em alguns países e representa uma séria ameaça à saúde. Em 2003, uma epidemia da doença na Nigéria disseminou-se para países vizinhos e colocou 15 milhões de crianças em risco (33). Nos primeiros seis meses de 2004, um número cinco vezes maior de crianças da região Leste e Central da África apresentou paralisia pela poliomielite do que durante o mesmo período em 2003 (34).

Também é uma grande preocupação a emergência no hemisfério ocidental do vírus West Nile (West Nile Vírus [WNV]). Segundo o Centers for Disease Control and Prevention, 9.006 casos de infecção pelo WNV foram relatados em 2003. Esse número foi mais do que o dobro dos relatados em 2002 (4.156 casos) (35). O WNV pode causar uma síndrome similar à poliomielite com fraqueza muscular e paralisia, pois ele ataca as mesmas células motoras da medula espinal que são atacadas na poliomielite (36). Richard Bruno afirma que "aproximadamente 1% dos afetados pelo WNV apresenta paralisia, porcentagem quase idêntica à daqueles afetados pelo vírus da poliomielite" (37).

SÍNDROME PÓS-POLIOMIELITE

Embora a maioria dos médicos norte-americanos de hoje nunca tenham visto fraqueza neuromuscular e paralisia da poliomielite aguda, muitos deles confrontam-se com pacientes que tiveram poliomielite e que apresentam nova fraqueza muscular, dor, fadiga e diminuição da resistência. Denominados Síndrome Pós-Poliomielite, esses efeitos posteriores da poliomielite podem aparecer de 10 a 40 anos após o episódio inicial (38). "A Organização Mundial da Saúde estima que 10 a 20 milhões de sobreviventes da poliomielite estão vivos em todo o mundo, e algumas estimativas sugerem que 4 a 8 milhões deles podem apresentar síndrome pós-poliomielite" (39).

Aproximadamente 2 milhões de norte-americanos vivos atualmente tiveram poliomielite 50 anos atrás (37). As estimativas variam, mas até 50% deles podem ser afetados pela síndrome pós-poliomielite (40). Muitos desses antigos pacientes recuperaram a força boa e a mobilidade e consideraram-se curados. Para o paciente, a recorrência da antiga fraqueza e o surgimento de fraquezas novas podem ser desafiadores e difíceis, tanto psicológica quanto fisicamente. Muitos indivíduos que acreditaram ter vencido a doença quando conseguiram descartar imobilizadores, suportes, bengalas e cadeiras de rodas ficam sabendo que podem ter de usá-los novamente para proteger e preservar a força existente.

No entanto, ao contrário dos tratamentos antigos, o objetivo pode não ser mais o retorno da força muscular. Em vez disso, a fraqueza associada à síndrome pós-poliomielite geralmente é resultado do uso excessivo prolongado e da substituição de músculos. Para restaurar o equilíbrio muscular e preservar a força, o tratamento normalmente implica certa limitação ou redução de atividades e o uso de suportes protetores.

DIAGNÓSTICO DA SÍNDROME PÓS-POLIOMIELITE

O diagnóstico da síndrome pós-poliomielite é estabelecido pela exclusão de outros distúrbios neuromusculares. Indivíduos que tiveram poliomielite muitos anos atrás podem apresentar uma ampla variedade de sintomas. Essa concentração de sintomas pode simular os sintomas de outros distúrbios, como esclerose múltipla, esclerose lateral amiotrófica, síndrome de Guillain-Barré, fibromialgia e osteoartrite, e até mesmo se sobrepor a eles.

O médico Lauro Halstead acredita que a nova fraqueza é o sintoma principal da síndrome pós-poliomielite.

> Quando uma nova fraqueza aparece em músculos previamente afetados pela poliomielite e/ou em músculos que se acredita não terem sido afetados originalmente, ela pode estar ou não acompanhada por outros sintomas. Este é um ponto crucial a ser reconhecido – um paciente pode apresentar síndrome pós-poliomielite mesmo quando a nova fraqueza é o único sintoma (41).

Há controvérsia em relação ao papel exato e ao valor dos testes musculares manuais na avaliação de pacientes com síndrome pós-poliomielite. O debate está centrado no argumento de que o teste mensura apenas a força no momento em que é realizado, enquanto o problema para os pacientes pode não ser tanto a perda da força, e sim a perda da capacidade de manter a força após exercício ou esforço. Ocorre aumento da fadiga muscular, a qual acarreta episódios mais freqüentes de fraqueza ou uma fraqueza gradualmente progressiva.

Um único teste pode revelar um músculo com grau normal apesar de ter perdido 50% dos neurônios motores que originalmente o inervavam (42, 43). Em outras palavras, metade da reserva do músculo pode ser perdida antes que sejam observados sinais clínicos de fadiga (44, 45).

Além da perda da reserva, pode haver disfunção da unidade motora. Pacientes apresentam um retorno da fraqueza antiga quando unidades motoras não conseguem mais sustentar o aumento da carga de trabalho de suas fibras musculares adotadas.

Para desenvolver o melhor plano de tratamento, o médico precisa saber se a fraqueza sentida está localizada nos músculos originalmente envolvidos ou se é uma fraqueza "nova", que ocorre em músculos que não foram previamente afetados, mas que, atualmente, estão enfraquecidos em razão de anos de uso excessivo e substituição ou de uma combinação de ambos.

Os testes musculares manuais podem ajudar a definir o problema, especialmente quando testes prévios ainda estão disponíveis. Uma comparação entre os dados pode revelar o retorno da fraqueza antiga, assim como o surgimento de uma nova. No entanto, é comum que os resultados dos testes originais não estejam mais disponíveis e, em muitos casos, poucos músculos foram testados originalmente para que seja realizada uma análise comparativa válida.

A ausência ou a inadequação dos registros cobrindo um longo período dificultam a determinação precisa da relação entre os sintomas atuais e os passados. Ao prover resultados de testes musculares manuais realizados ao longo de 50 anos, esta edição contém um estudo de caso a longo prazo que deve interessar a todos os médicos e pessoas afetadas por seqüelas pós-poliomielite.

Determinar a natureza e a extensão da fraqueza é essencial. Além dos testes musculares manuais iniciais (ou testes musculares realizados em intervalos de poucos meses), são necessários testes de músculos selecionados após períodos de exercício ou esforço. Dados de protocolos específicos para o teste muscular seriado de indivíduos normais e pacientes com síndrome pós-poliomielite imediatamente após exercício permitem ao médico elaborar um plano de tratamento individualizado e mais adequado.

Os resultados desses testes seriados ajudam a determinar se o exercício deve ser prescrito e, em caso afirmativo, com qual intensidade e de qual tipo. O médico James Aston sugeriu o seguinte:

Qualquer músculo que estiver sendo considerado para o exercício deve ser suficientemente forte para agüentar mais do que a força da gravidade e deve ser testado novamente duas ou três vezes após o paciente realizar uma caminhada de um a dois minutos. Qualquer diminuição da força após a marcha indica que o músculo não possui reserva e não deve ser exercitado (44).

O tratamento de pacientes com síndrome pós-poliomielite é clinicamente muito desafiador. Patricia Andres resumiu o papel do fisioterapeuta da seguinte maneira:

O tratamento fisioterápico do paciente com síndrome pós-poliomielite deve focar a restauração do alinhamento postural mediante (i) o uso de órteses e/ou dispositivos de assistência e (ii) a combinação de exercícios que alonguem músculos contraídos que trabalharam excessivamente com exercícios que não provoquem fadiga de músculos fracos hiperdistendidos (46).

Os médicos devem consultar a seção *Kendall Clássico* da página 38. Embora tenha sido redigida especificamente para pacientes com poliomielite, ela é aplicável a pacientes com síndrome pós-poliomielite e a qualquer um – incluindo aqueles com infecção pelo WNV – que sofra de fraqueza ou paralisia em razão do envolvimento de células do corno anterior.

EXPLANAÇÃO DOS QUADROS DE POLIOMIELITE/PÓS-POLIOMIELITE

A compilação de seis testes musculares (membros superior e inferior e tronco), realizados por apenas dois examinadores em um paciente com poliomielite ao longo de 50 anos, fornece um quadro raro e abrangente relativo ao histórico da doença em um indivíduo.

Seis dos nove testes registrados são apresentados neste livro. No momento do primeiro exame, este paciente do sexo masculino tinha 17 anos de idade. Na última vez em que foi testado, tinha 67 anos.

Nem sempre os mesmos músculos foram testados durante cada exame. Eles foram escolhidos com base na queixa ou na dor do paciente no momento do teste, nos resultados de testes prévios e na capacidade de decisão do profissional.

O pescoço, o tronco e os membros superior e inferior foram afetados pela poliomielite. O membro inferior foi mais afetado que o superior.

MEMBRO SUPERIOR

Examinadores e datas do teste:

HOK: 18/10/1949, 21/02/1950 e 30/08/1950

FPK: 05/02/1990, 21/02/1992 e 07/10/1999

Durante o exame inicial, nove músculos demonstraram fraqueza acentuada. Menos de um ano depois, apenas três músculos permaneciam nessa categoria.

Dois músculos nunca recuperaram a força adequada, e a pequena força que tinham foi reduzida para o nível zero ou vestigial 50 anos mais tarde.

Somente 22 dos 84 músculos testados revelaram força boa a normal (pontuação de 8-10) quando testados pela primeira vez. Menos de um ano mais tarde, 59 de 67 músculos haviam recuperado uma força boa a normal.

Quarenta e dois anos após o primeiro teste, com 94 músculos testados, quatro deles permaneciam apenas moderadamente fortes e dois permaneciam significativamente fracos. Somente um músculo testado, o oponente do polegar direito, revelou uma fraqueza maior do que quando testado pela primeira vez.

Cinqüenta anos mais tarde, a parte inferior do m. trapézio esquerdo, o oponente do polegar direito e o abdutor curto do polegar direito haviam perdido força (parte da força). Os dois últimos revelaram uma fraqueza maior do que quando testados pela primeira vez. A perda da força recuperada foi observada em cinco músculos do membro superior esquerdo. Além dos dois com fraqueza acentuada, os músculos do membro superior direito não foram testados dessa vez.

MEMBRO INFERIOR

Examinadores e datas do teste:

HOK: 18/10/1949, 21/02/1950, 31/04/1951 e 16/05/1968

FPK: 26/01/1990 e 07/10/1999

Durante o exame inicial, 87 músculos foram testados. A fraqueza acentuada (pontuação inferior a 5) foi observada em 17 músculos e certa fraqueza (pontuação de 5-7) foi observada em 70 músculos. A força boa (pontuação de 8-10) foi constatada em apenas três músculos.

Seis meses mais tarde, a fraqueza acentuada permanecia em apenas um músculo; certa fraqueza em 16 músculos; e força boa em 63 músculos.

Dezenove anos após o primeiro teste, a fraqueza acentuada persistia no m. tibial anterior; certa fraqueza, em 24 músculos; e força boa em 58 músculos.

Cinqüenta anos mais tarde, a fraqueza acentuada foi observada em quatro músculos e a força boa, em 46.

> **Nota:** *A graduação foi originalmente realizada em uma escala de 0-100 para indicar a porcentagem de força em um músculo. Esses números foram convertidos para uma escala de 0-10, mantendo-se o sistema de graduação apresentado neste livro. A conversão para uma escala de 0-5 pode ser feita consultando-se o* Código Para Símbolos de Graduação *na página 23.*

QUADRO DE MÚSCULOS DO MEMBRO SUPERIOR

NOME DO PACIENTE   PRONTUÁRIO Nº   EXAMINADOR: DATA:

ESQUERDO / DIREITO

7-10-99 FPK	21-2-92 FPK	5-2-90 FPK	30-8-50 HOK	21-2-50 HOK	18-10-49 HOK	MÚSCULOS	18-10-49 HOK	21-2-50 HOK	30-8-50 HOK	5-2-90 FPK	21-2-92 FPK	7-10-99 FPK
						Facial						
						Língua						
						Deglutição						
						Fala						
	10	10		6	3	Deltóide anterior	8	10		10	10	
	10	9		6	3	Deltóide médio	8	10		10	10	
	10	9		5	3	Deltóide posterior		10		10	10	
	10	10				Trapézio, parte superior				10	10	
	6	6	5	4	RUIM	Trapézio, parte média	RUIM	7	6	8	7	
4	5	6	5	3		Trapézio, parte inferior		7	7	7	6	
	8	6				Serrátil		10		8	10	
	10	10	10	9		Rombóide		8	10	10	10	
	8	8		10		Grande dorsal		9		8	8	
	10	10	10	10	7	Peitoral maior	7	9	10	10	10	
		10		8	6	Peitoral menor	9	10		10	10	
		10		10	6	Rotadores internos	7	10		10	10	
				10	7	Rotadores externos	7	10		10	10	
10	10	10	10	10	7	Bíceps	7	10	10	10	10	
10	10	10	10	10	6	Tríceps	4	6		10	10	
10	10	10	10	10	7	Braquiorradial	7	10	10	10	10	
7	10	10	10		7	Supinadores	8	10		9	9	
7	10	10			7	Pronadores	7			7		
10	10	10	10		7	Flexor radial do carpo	7		10	10	10	
10	10				7	Flexor ulnar do carpo	6			10		
10		10			7	Extensor radial do carpo	8			10		
10		10			7	Extensor ulnar do carpo	7			10		
10	10	10	10	10	10	1 Flexor profundo dos dedos 1	7	10	10	10	10	
						2 Flexor profundo dos dedos 2	10					
						3 Flexor profundo dos dedos 3	10					
						4 Flexor profundo dos dedos 4	10					
10	10	10	10		10	1 Flexor superficial dos dedos 1	7	10	10	10	10	
						2 Flexor superficial dos dedos 2	10	10				
						3 Flexor superficial dos dedos 3						
						4 Flexor superficial dos dedos 4						
10	10	10	10	10	7	1 Extensores dos dedos 1	7	9	10	10	10	
						2 Extensores dos dedos 2						
						3 Extensores dos dedos 3						
						4 Extensores dos dedos 4						
10	10	10	10	10	7	1 Lumbricais 1	6	10	9	10	10	
						2 Lumbricais 2						
						3 Lumbricais 3						
						4 Lumbricais 4						
10	10	10	10		6	Interósseos dorsais	7	9	10	10	10	
10	10	10	10	10	7	Interósseos palmares	7	10	10	10	10	
7	10	7	6	5	4	Oponente do polegar	2	4	3	1	1	0
10	10	8	10	10	7	Adutor do polegar	7	10	10	6	10	
10	10	10	10	9	8	Adutor longo do polegar	6	10		10	10	
8	10	9	4	3	6	Adutor curto do polegar	3	4	3	(5)	4	1
	10	10	10	10		Flexores do polegar	7			10	10	
	10	7	8	10	7	Extensores do polegar	8	10	10	10	10	
	10	10				Abdutor do dedo mínimo	7			10	10	
	10	10				Oponente do dedo mínimo	5			10	10	
	10	10				Flexor do dedo mínimo	7			9	10	

Código: ■ Até 4   ■ 5-7   ■ 8-10

( ) Amplitude de movimento limitada

Ruim = 2

Contrações e Deformidades	
Ombro	
Cotovelo	
Antebraço	
Punho	
Dedos	
Polegar	

© 2004 Elizabeth K. McCreary e Florence P. Kendall. As autoras permitem a reprodução para uso pessoal, mas não para venda.

TESTES MUSCULARES PARA A POLIOMIELITE E PÓS-POLIOMIELITE DE 1949 A 1999

QUADRO DE MÚSCULOS DO PESCOÇO, DO TRONCO E DO MEMBRO INFERIOR

NOME DO PACIENTE   PRONTUÁRIO Nº   EXAMINADOR: DATA:

ESQUERDO   **DIREITO**

7-10-99 FPK	26-1-90 FPK	15-5-68 HOK	3-4-50 HOK	21-2-50 HOK	18-10-49 HOK	MÚSCULOS	18-10-49 HOK	21-2-50 HOK	31-4-51 HOK	15-5-68 HOK	26-1-90 FPK	7-10-99 FPK
				9	3	Flexores do pescoço	3	10				
					fraco	Extensores do pescoço	fraco					
		8	9	9		Extensores do dorso	3	9	9	8		
						Quadrado do lombo						
fraco	5	5	6	6	4	**Elevadores do tronco** / Reto do abdome / Oblíquo interno — **Abaixadores do membro inferior** / Reto do abdome / Oblíquo externo	3	4	5	6	7	fraco
10	7	9	10	10	5	Glúteo máximo	5	10	10	10	9	10
10	7	9	10	10	4	Glúteo médio	5	8	9	8	7	10
10	8	9			4	Abdutores do quadril	5			8	10	10
	7	7	10	4	2	Adutores do quadril	4	10	10	10	9	
	9	9			6	Rotadores mediais do quadril	6			10	9	
	7	9			8	Rotadores laterais do quadril	7			10	10	
6	7	6	10	6	3	Flexores do quadril	7	10	10	10	10	10
5	7	10	10	9	6	Tensor da fáscia lata	5	10	10	10	10	10
8	8	10	10	10	6	Sartório	7	10	10	10	10	10
10	9	10	10	10	6	Posteriores da coxa mediais	7	10	10	10	10	10
7	7	10	10	10	6	Posteriores da coxa laterais	7	10	10	10	8	7
5	(6) A.	8	10	7	6	Quadríceps	8	10	10	10	10	10
6 C.	B.	10		10		Gastrocnêmio	7	10	10	10	B.	C.
		10		10	7	Sóleo	7					
10	10	10	10	9	6	Fibular longo	7	10	10	10	10	6
10	10	10	10	9	6	Fibular curto	7	/	/	/		6
10	10	10	10	9	4	Fibular terceiro	7					10
4	6	6	6	6	3	Tibial posterior	4	6	8	9	9	6
0	0	1	3	3	3	Tibial anterior	4	6	10	10	8	6
10	10	10	9	7	6	Extensor longo do hálux	6	7	10	10		
8	9	7	10	10	6	Flexor longo do hálux	6	10	9	8	10	10
(5)	8	6	(9)	10	8	Flexor curto do hálux	7	9	10	8	10	9
7	8	6	6	7	5	Extensor longo dos dedos 1	6	8	10	8	9	(7)
8	8	8	7	7	5	Extensor longo dos dedos 2	6			10		(7)
4	6	8	7	7	7	Extensor longo dos dedos 3	7			10		(6)
(5)	6	8	7	7	7	Extensor longo dos dedos 4	7			8		?
9	10	10	9	7	6	Extensor curto dos dedos 1	7	8	10	10	10	10
			10			Extensor curto dos dedos 2						
						Extensor curto dos dedos 3						
						Extensor curto dos dedos 4						
2	8	7	10	7	?	Flexor longo dos dedos 1	6	6	9	10	9	10
6		6		7	?	Flexor longo dos dedos 2		6		7		
8		7		8	5	Flexor longo dos dedos 3		8				
8		7		8	5	Flexor longo dos dedos 4		8				
7	8		9	7	6	Flexor curto dos dedos 1	5	6	8	8	9	8
			10			Flexor curto dos dedos 2	5	6	8	8		
						Flexor curto dos dedos 3	6	8	9	8		
					8	Flexor curto dos dedos 4	6	8	9	8		
5	5	5	6	7	7	Lumbricais 1	5	8	7	9	9	8
						Lumbricais 2	5			9	9	8
						Lumbricais 3	6			7	7	6
						Lumbricais 4	6			7	7	6
						Comprimento do membro inferior						
						Diâmetro da coxa						
						Diâmetro da panturrilha						

NOTAS: CÓDIGO: ▇ Até 4   ▇ 5-7   ▇ 8-10   ( ) Amplitude de movimento limitada   fraco = 5 ou 6

A. 26/01/1990   Quadríceps – não consegue estender o joelho no mínimo 15° na posição sentada

B. 26/01/1990   Não consegue elevar os dedos de um pé de uma vez, mas consegue elevar os dedos de ambos os pés ao mesmo tempo, porém com um deslocamento do corpo para frente.

C. 07/10/1999   Não consegue elevar os dedos de um pé de uma vez.

© 2004 Elizabeth K. McCreary e Florence P. Kendall. As autoras permitem a reprodução para uso pessoal, mas não para venda.

COMPLICAÇÕES TARDIAS DA POLIOMIELITE

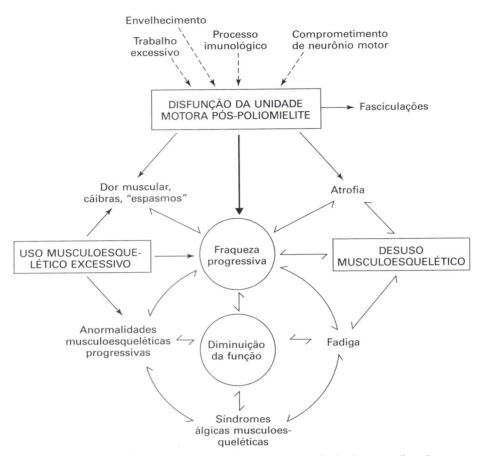

Modelo esquemático mostrando três causas possíveis de complicações neuromusculares e musculoesqueléticas tardias da poliomielite e suas interações. (Adaptado de Halstead L. com permissão).

Sugestões de Leitura

1. Bruno, R.L., <u>The Polio Paradox</u>, Warner Books, Inc., New York, 2002
2. Mense, S., Simons, D.G., <u>Muscle Pain Understanding Its Nature, Diagnosis, and Treatment,</u> Lippincott Williams & Wilkins, Philadelphia, PA, 2001
3. Halstead, L.S., The Residual of Polio in the Aged. Topics in Geriatric Rehabilitation, 3 (4), 9–26, 1988
4. Dalakas, M.C., Elder G et al. A Long-term follow-up study of patients with post-poliomyelitis neuromuscular symptoms. New England J Med 314;959–63, 1986
5. Gawns, A.C., Halstead, L.S., Evaluation of the post-polio patient. The Lincolnshire Post-Polio Library. <u>http://www. ott.zynet.co.uk/polio/lincolnshire/library,</u> 1–4, 2004
6. Swensrud, G. (note by) Post Polio Syndrome, Aging with a Disability. Oakland Kaiser Conference, Sept 19, 2003.
7. Perry, J, Fontaine J.D., Mulroy S, Findings in Post-Poliomyelitis Syndrome, Weakness of Muscles of the calf as a source of late pain and Fatigue of muscles of the thigh after Poliomyelitis, The J of Bone and Joint Surgery, vol 77-A, 8, 1148–1153, 1995
8. Management of PPS. About Polio and PPS—Monograph <u>http://www.post-polio.org/cd/mgmt2.html</u> 2003.
9. Gross, MT, Schuch, CP Exercise Programs for Patients with Post-Polio Syndrome: A Case Report, Physical Therapy, vol 69, 172–75, Jan 1989
10. Krivickas, L.S. Breathing Problems Caused by Post-Polio Syndrome, <u>http://gbppa.org/krivickas/.htm,</u> 2003
11. Dean, E. Clinical Decision making in the Management of the Late Sequelae of Poliomyelitis. Physical Therapy vol71, 10 752–761, 1991.
12. Maynard, F.M. The Post-Polio Syndrome and Re-Rehabilitation, <u>http://www.mipolio.org/article.pps_rehab.htm,</u> 2003
13. Sharrad, W.J.W. Muscle Recovery in Poliomyelitis, The J of Bone and Joint Surgery, vol 37B,1, 63–79, 1955
14. Polio and the Era of Fear, The Mission, <u>http://www. uthscsa.edu/mission/fall94/polio.htm,</u> 1994
15. Polio and Post-Polio Fact Sheet, Post-Polio Health International, <u>http://www.post-polio.org/ipn/fact.html,</u> 2004.
16. Berry, P., West Nile Virus, Polio-like symptoms, The Clarion-Ledger, <u>http://www.ebicom.net/~rsfl/vel/wnv-pol.htm,</u> 2002
17. Kendall, H.O., Kendall, F.P. Orthopedic and Physical Therapy Objectives in Poliomyelitis Treatment, The Physiotherap Review, vol 27, 3, 1947
18. Kendall, H.O., Kendall, F.P., Care During the Recovery Period in Paralytic Poliomyelitis, Public Health Bulletin no. 242, Washington, 1939 revised

Referências Bibliográficas

1. Rash G. Electromyography Fundamentals. *http://www. gcmas.org.* Accessed 8/03, 2003.
2. Toffler A. *Powershift*. New York: Bantam Books; 1991.
3. Rheault W, Beal J, Kubick K, Novack T, Shepley J. Intertester reliability of the hand-held dynamometer for wrist flexion and extension. *Archives of Physical Medicine and Rehabilitation*. 1989;70:909.
4. Surburg P, Suomi R, Poppy W. Validity and reliability of a hand-held dynamometer applied to adults with mental retardation. *Archives of Physical Medicine and Rehabilitation*. 1992;73(6):535–539.
5. Wadsworth C, R K, Sear M, Harrold J, Nielsen D. Intrarater reliability of manual muscle testing and hand-held dynametric muscle testing. *Phys Ther*. 1987;67(9): 1342–1347.
6. Brinkman JR. Comparison of a hand-held to a fixed dynamometer in tracking strength change. [Abstract R226] In: Abstracts of papers accepted for presentation at 67th Annual Conference of American Physical Therapy Association, June 14–16, 1992. *Phys Ther*. 1992;72(6) Suppl.
7. Marino M, Nicholas J, Gleim G, Rosenthal P, Nicholas J. The efficacy of manual assessment of muscle strength using a new device. *Am J Sports Med*. 1982;10(6): 360–364.
8. Mulroy SJ, Lassen KD, Chambers SH, Perry J. The ability of male and female clinicians to effectively test knee extension strength using manual muscle testing. *Journal of Orthopaedic and Sports Physical Therapy*. 1997;26(4)192–199.
9. Rothstein J. Muscle biology—clinical considerations. *Phys Ther*. 1982;62(12):1825.
10. Newton M, Waddell G. Trunk strength testing with iso-machine. Part 1: Review of a decade of scientific evidence. *Spine*. 1993;18(7):801–811.
11. Dirckx, JH, ed. *Stedman's Concise Medical Dictionary*. 4th ed. Baltimore: Lippincot Williams & Wilkins; 2001.
12. O'Connell A, Gardner E. *Understanding the scientific basis of human motion*. Baltimore: Williams & Wilkins; 1972.
13. Kendall F, McCreary E, Provance P. *Muscles: Testing and Function wih Posture and Pain*. 4th ed. Baltimore: Lippincott, Williams & Wilkins; 1993.
14. Goss CM, ed. *Gray's Anatomy of the Human Body*. 28th ed. Philadelphia: Lea & Febiger; 1966:380–381.
15. Legg AT. Physical therapy in infantile paralysis. In: Mock, ed. *Principles and practice of physical therapy*. Vol II. Hagerstown, MD: WF Prior; 1932:45.
16. Brodal A. *Neurologic Anatomy: in Relation to Clinical Medicine*. 3rd ed. New York: Oxford University Press, 1981.
17. Peele TL. *The Neuroanatomic Basis for Clinical Neurology*. 3rd ed. New York: McGraw-Hill; 1977.
18. Keegan J, Garrett F. The segmental distribution of the cutaneous nerves in the limbs of man. *Anat Rec*. 1948 1948:102.
19. Sunderland S. *Nerve and Nerve Injuries, 2nd ed*. New York: Churchill Livingstone; 1978.
20. O'Neill DB, Zarins B, Gelberman RH, Keating TM, Louis D. Compression of the anterior interosseous nerve after use of a sling for dislocation of the acromioclavicular joint. *J Bone Joint Surg [AM]*. 1990; 72-A(7):1100.
21. Post M, Mayer JM. Suprascapular nerve entrapment. *Clin Orthop Relat Res*. 1987;223:126–135.
22. Hadley MN, Sonntag VKH, Pittman HW. Suprascapular nerve entrapment. *J Neurosurg*. 1986;64:843–848.
23. Dawson DM, Hallett M, Millender LH. *Entrapment Neuropathies*. 2nd ed. Boston: Little, Brown; 1990.
24. Conway S, Jones H. Entrapment and compression neuropathies. In: Tollison C, ed. *Handbook of Chronic Pain Management*. Baltimore: Williams & Wilkins; 1989;433, 437, 438.
25. Kendall HO, Kendall FP, Boynton DA. *Posture and Pain*. Baltimore: Williams & Wilkins; 1952.
26. Cahill BR. Quadrilateral space syndrome. In: Omer GE, Spinner M. Management of peripheral nerve problems. Philadelphia: WB Saunders; 1980:602–606.
27. Sunderland S. *Nerve Injuries and Their Repair: A Critical Appraisal*. London: Churchill Livingstone; 1991:161.
28. Freiberg AH, Vinke TH. Sciatica and sacro-iliac joint. *J Bone Joint Surg [AM]*. 1934;16:126–136.
29. Jankiewicz JJ, Henrikus WL, Houkom JA. The appearance of the prirformis muscle syndrome in computed tomography and magnetic resonance imaging. *Clin Orthop Relat Res*. 1991;262:207.
30. Spinner M. Management of nerve compression lesions of the upper extremity. In: Omer G, Spinner M, eds. *Management of Peripheral Nerve Problems*. Philadelphia: WB Sanders; 1980.
31. Adams RD, et al. *Diseases of Muscle*. New York: Paul B Hoeber; 1953.
32. Lehman JH, ed. *Therapeutic Heat and Cold*. Baltimore: Williams & Wilkins; 1982:404, 563–564.
33. 15 Million children threatened by polio outbreak. [http:// www.unicef.org/UK/press]. Accessed 1/22/04.
34. http://www.newscientist.com. Polio [http://www.newscientist.com]. Accessed 6/29/04.
35. West Nile Virus statistics, surveillance, and control. [http://www.cdc.gov/nci-dod/dvfbid/westnile/index.htm]. Accessed 1/21/04.
36. West Nile Virus can cause polio-like symptoms. [http:// sciencedaily.com/releases/2003/04/030401074409.htm] . Accessed 1/21/04.
37. Bruno R. Polio by any other name. West Nile Virus, postpolio syndrome, chronic fatigue syndrome, and a double standard of disbelief. [http://www.ChronicFatigueSupport.com/library.print.cfm/ID=3938]. Accessed 7/28/03.
38. Postpolio syndrome fact sheet. *National Institute of Neurological Disorders and Stroke* [http://www.ninds.nih.gov/health and medical/pubs/post-polio.htm]. Accessed 1/31/04.
39. *Report on postpolio syndrome in Australia, Canada, France, Germany, Japan, UK, and USA.*: Disability World; 2001.
40. Mayo Clinic Staff. Postpolio Syndrome [http:www.mayoclinic.com/invole.cfm/id=Ds00494]. Accessed 1/31/04.
41. Polio experts grapple with the complexities of postpolio syndrome. [http://www.post-polio.org/task/expertsa. html]. Accessed 2/17/04.

REFERÊNCIAS BIBLIOGRÁFICAS

42. Halstead L. Postpolio syndrome. *Sci Am*. 1998;278(4): 36–44.
43. Bollenbach E. Polio biology X. *A Lincolnshire Post-Polio Library Publication* [http://www.ott.zynet.co.uk/ polio/lincolnshire/library/bollenbach/biology10.html]. Accessed 5/14/03.
44. Aston J. Postpolio syndrome. An emerging threat to polio survivors. *Postguard Med*. 1992;92:249–256.
45. Anderson W, Oregon tMABotPPPESo. An approach to the patient with suspected postpolio syndrome. [http:// www.pke.com/pps/ppspamoh.htm]. Accessed 5/10/03.
46. Andres P. Rehabilitative principles and the role of the physical therapist. In: Munsat T, ed. *Postpolio Syndrome*. Stondham, MA: Butterworth-Heinemann 1991; [http://polio.dyndns.org/polio/documentslibrary] Accessed 4/27/03.
47. Halstead L. Late complications of poliomyelitis. In" Goodgold J, ed. *Rehabilitative Medicine*. St. Louis: CV Mosby; 1988:328–342.

2

Postura

CONTEÚDO

Introdução   **51**

***Seção I:* Fundamentos da Postura**   **52**

Postura e Dor   52

Segmentos Corporais   53

Posição Anatômica, Posição Zero e Eixos   54

Planos Básicos e Centro de Gravidade   55

Movimentos no Plano Coronal   56

Movimentos no Plano Sagital   57

Movimentos no Plano Transverso   58

Postura Padrão   59-63

***Seção II:* Alinhamento Postural**   **64**

Tipos de Alinhamento Postural   64

Alinhamento Segmentar: Vista Lateral   65-69

Músculos Abdominais em Relação à Postura   70, 71

Postura com Deslocamento Posterior
de Dorso (*Sway-Back* ou Relaxada*)*   72

Alinhamento Ideal: Vista Posterior   73

Alinhamento Defeituoso: Vista Posterior   74, 75

Dominância: Efeito Sobre a Postura   76

Postura Defeituosa: Vistas Lateral e Posterior   77

Ombros e Escápulas   78, 79

Posturas Boa e Defeituosa dos Pés, Joelhos
e Membros Inferiores   80-83

Radiografias dos Membros Inferiores   84

Postura na Posição Sentada   85

***Seção III:* Avaliação Postural**   **86**

Procedimento para a Avaliação Postural   86-88

Quadro da Avaliação Postural   89

Posturas Boa e Defeituosa, *Quadro-Sumário*   90, 91

Postura Defeituosa: Análise e Tratamento,
Quadros   92, 93

Posições Defeituosas dos Membros Inferiores,
Joelhos e Pés: Análise e Tratamento, *Quadro*   94

Fraqueza Postural Adquirida   95

***Seção IV:* Postura da Criança**   **96**

Fatores que Influenciam a Postura da Criança   96, 97

Postura Normal e Defeituosa da Criança   98-100

Flexibilidade Normal Conforme a Idade   101

Testes de Flexibilidade, *Quadros*   102, 103

Problemas dos "Testes de
Condicionamento Físico"   104, 105

***Seção V:* Escoliose**   **106**

Introdução   106

Escoliose Resultante de Doença
Neuromuscular   107, 108

Avaliação Postural, *Quadro*   109-111

Escoliose Funcional   112

Exercícios e Suportes   113, 114

Intervenção Precoce   115

Exercícios Corretivos: Postura   **116**

Referências Bibliográficas   **117**

INTRODUÇÃO

A boa postura é um bom hábito que contribui para o bem-estar do indivíduo. A estrutura e a função do corpo provêm o potencial para se atingir e se manter uma boa postura.

Por outro lado, a má postura é um mau hábito e, infelizmente, é muito comum (1). Defeitos ou alterações* posturais têm sua origem no uso incorreto das capacidades providas pelo corpo, não na estrutura e função do corpo normal.

Se a postura defeituosa for um problema meramente estético, as preocupações podem ser limitadas àquelas relativas à aparência. Entretanto, defeitos posturais persistentes podem dar origem ao desconforto, à dor ou à incapacidade (1-5). A gama de efeitos, do desconforto à incapacidade, está freqüentemente relacionada à gravidade e à persistência dos defeitos.

A discussão sobre a importância da boa postura abrange o reconhecimento da prevalência de problemas posturais, condições álgicas associadas e recursos humanos desperdiçados. Este livro tenta definir os conceitos de boa postura, analisar defeitos posturais, apresentar tratamentos e discutir alguns dos fatores referentes ao desenvolvimento e influências ambientais que afetam a postura. O objetivo é ajudar a diminuir a incidência de defeitos posturais que acarretam condições dolorosas.

Padrões culturais da civilização moderna trazem estresses às estruturas básicas do corpo humano ao imporem atividades cada vez mais especializadas. É necessário que sejam providas influências compensatórias para se atingir a função ideal em nosso modo de vida.

A alta incidência de defeitos posturais em adultos está relacionada a essa tendência de uma atividade altamente especializada ou de padrão repetitivo (1, 3). A correção das condições existentes depende do conhecimento das influências subjacentes e da implementação de um programa de medidas educacionais positivas e preventivas. Ambas exigem um conhecimento da mecânica corporal e de sua resposta ao estresse e à tensão impostos.

Inerentes ao conceito da boa mecânica corporal encontram-se as qualidades inseparáveis de alinhamento e equilíbrio muscular. O exame e os procedimentos terapêuticos são direcionados para a restauração e a preservação de uma boa mecânica corporal na postura e no movimento. Exercícios terapêuticos para fortalecer músculos fracos e alongar músculos contraídos são os principais meios pelos quais o equilíbrio muscular é restaurado.

A boa mecânica corporal requer que a amplitude de movimento articular seja adequada, mas não excessiva. A flexibilidade normal é um atributo, a flexibilidade excessiva não. Um princípio básico dos movimentos articulares pode ser resumido da seguinte maneira: quanto maior a flexibilidade, menor a estabilidade; quanto maior a estabilidade, menor a flexibilidade. No entanto, há um problema, pois o desempenho em vários esportes, danças e atividades acrobáticas requer flexibilidade e comprimento muscular excessivos. *Embora "quanto mais, melhor" possa ser aplicado à melhoria do desempenho, pode afetar de modo adverso o bem-estar do executante.*

A definição a seguir foi incluída num relatório do Posture Committee of the American Academy of Orthopedic Surgeons (Comitê de Postura da Academia Americana de Cirurgiões Ortopédicos) (6). Ela é tão bem redigida que vale a pena repeti-la.

> "A postura geralmente é definida como o arranjo relativo das partes do corpo. A boa postura é aquele estado de equilíbrio muscular e esquelético que protege as estruturas de suporte do corpo contra lesão ou deformidade progressiva, independentemente da posição (ereta, decúbito, agachada ou flexão anterior) na qual essas estruturas estão trabalhando ou repousando. Sob tais condições, os músculos funcionarão mais eficazmente e serão permitidas as posições ideais para os órgãos abdominais e torácicos. A má postura é uma relação defeituosa das várias partes do corpo que produz aumento da tensão sobre as estruturas de suporte e na qual existe um equilíbrio menos eficaz do corpo sobre sua base de suporte."

---

*N.R.C.: Embora a autora diferencie a postura em boa ou má, esta segunda levando a defeitos, no Brasil são considerados, também, os desvios ou alterações posturais – estes, nem sempre definidos como um defeito. Podem, por exemplo, ser decorrentes de uma postura ou ação ocupacional.

POSTURA E DOR

Condições dolorosas associadas à mecânica corporal defeituosa são tão comuns que a maioria dos adultos possui um conhecimento básico desses problemas. Lombalgias são as queixas mais freqüentes, embora casos de dor no pescoço, ombro e membro superior tenham se tornado cada vez mais prevalentes (1, 3, 5). Com a ênfase atual na corrida, problemas no pé e no joelho são comuns (7, 8).

Ao se analisar a dor em relação a defeitos posturais, freqüentemente se questiona por que existem muitos casos de defeitos posturais sem sintomas álgicos e por que defeitos posturais aparentemente leves dão origem a sintomas de tensão mecânica e muscular. A resposta a ambas as questões depende da constância do defeito.

Uma postura pode parecer muito defeituosa, mas o indivíduo pode ser flexível e mudar a posição do corpo prontamente (alteração funcional). Alternativamente, uma postura pode parecer boa, mas a rigidez e a contratura muscular podem limitar tanto a mobilidade que a posição do corpo não pode ser modificada prontamente (alteração estrutural). O fator mais importante pode ser a falta de mobilidade, que não é detectado como alinhamento defeituoso, mas é diagnosticada em testes de flexibilidade e de comprimento muscular.

Para compreender a dor em relação à postura defeituosa é fundamental o conceito de que efeitos cumulativos de pequenos estresses constantes ou repetidos durante um longo período podem dar origem ao mesmo tipo de dificuldades que surge com o estresse súbito e intenso.

Casos de dor postural são extremamente variáveis no que concerne ao seu início e à gravidade dos sintomas. Em algumas situações, apenas se manifestam sintomas agudos, geralmente como conseqüência de estresse ou de lesão não usual. Em outras, o início é agudo e há sintomas dolorosos crônicos. Outras ainda apresentam sintomas crônicos que se tornam agudos posteriormente.

Sintomas associados a início agudo geralmente são disseminados. Aos pacientes, são indicadas medidas para aliviar a dor. Somente após o desaparecimento dos sintomas agudos podem ser realizados testes para avaliar possíveis defeitos de alinhamento subjacentes e o equilíbrio muscular e posteriormente, instituir medidas terapêuticas.

Existem diferenças consideráveis entre o tratamento de uma condição dolorosa aguda e de uma crônica. Um determinado procedimento pode ser reconhecido e aceito como terapêutico quando aplicado no momento certo. Se esse momento for inadequado, o mesmo procedimento pode ser ineficaz e até lesivo.

Assim como um pescoço, um ombro ou um tornozelo lesado, um dorso lesado pode necessitar de suporte. A natureza fornece proteção pelo espasmo muscular protetor, ou "defesa muscular", no qual os músculos do dorso o mantêm rígido para evitar movimentos dolorosos. No entanto, os músculos podem ser envolvidos secundariamente, quando são sobrecarregados pelo trabalho de proteção do dorso. O uso de um suporte adequado para imobilizar o dorso temporariamente alivia os músculos dessa função e permite a recuperação da lesão subjacente. Quando um suporte é aplicado, o espasmo muscular protetor tende a desaparecer rapidamente e a dor diminui.

É comum que a imobilização seja um expediente necessário para o alívio da dor, entretanto a rigidez da parte do corpo não é um resultado final desejável. O paciente deve compreender que a transição do estágio agudo para o de recuperação requer a passagem da imobilização para a restauração do movimento normal. O uso contínuo de um suporte que deveria ter sido descartado perpetuará um problema que poderia ter sido solucionado.

PRINCÍPIOS DO ALINHAMENTO, DAS JUNTAS E DOS MÚSCULOS

A avaliação e o tratamento de problemas posturais requerem um conhecimento dos princípios básicos relativos ao alinhamento, às juntas e aos músculos:

- O alinhamento defeituoso é resultante do estresse e da tensão indevidos sobre ossos, juntas, ligamentos e músculos.

- Posições da junta indicam quais músculos parecem estar alongados e quais parecem estar encurtados.

- Existe uma relação entre o alinhamento e os resultados de testes musculares, se a postura for habitual.

- O encurtamento muscular mantém a origem e a inserção do músculo muito próximas.

- O encurtamento adaptativo pode desenvolver-se em músculos que permanecem em uma condição encurtada.

- A fraqueza muscular permite a separação da origem e da inserção do músculo.

- A fraqueza muscular com alongamento pode ocorrer em músculos monoarticulares que permanecem numa condição alongada.

SEGMENTOS CORPORAIS

A postura é o conjunto de posições de todas as articulações do corpo num determinado momento. O alinhamento postural estático é melhor descrito em termos das posições das várias articulações e segmentos corporais. Este capítulo traz informações básicas sobre posições anatômicas, eixos, planos e movimentos articulares, as quais são essenciais para a avaliação do alinhamento postural.

A postura também pode ser descrita em termos de equilíbrio muscular. Este capítulo descreve o equilíbrio ou desequilíbrio muscular associado a posições posturais estáticas.

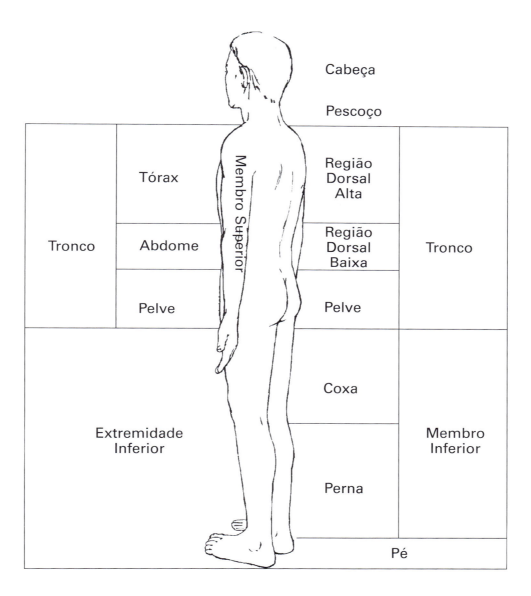

Terminologia Comum

POSIÇÃO ANATÔMICA

A posição anatômica do corpo é a posição ereta, com a face direcionada para frente, membros superiores nas laterais do corpo, palmas direcionadas para frente e dedos da mão e polegares estendidos. Esta é a posição de referência para definições e descrições dos planos e eixos corporais.

POSIÇÃO ZERO

A posição zero é igual à posição anatômica, exceto pelo fato de as mãos ficarem direcionadas para o corpo e os antebraços ficarem a meio caminho entre a supinação e a pronação.

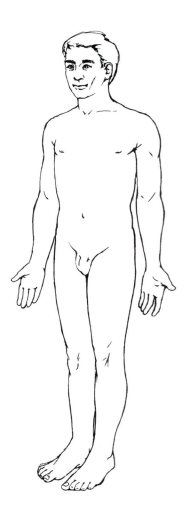

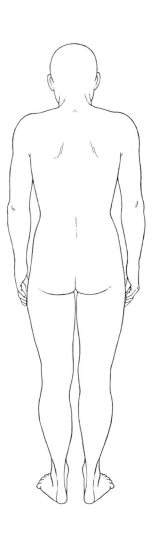

EIXOS

Os eixos são linhas, reais ou imaginárias, sobre as quais o movimento ocorre. Relacionados aos planos de referência da página seguinte, existem três tipos básicos de eixos em ângulo reto entre si: (9)

1. *Eixo sagital* – está localizado no plano sagital, estende-se horizontalmente na direção ântero-posterior. Os movimentos de abdução e adução ocorrem sobre este eixo num plano coronal.

2. *Eixo coronal* – está localizado no plano coronal, estende-se horizontalmente na direção látero-lateral.

Os movimentos de flexão e extensão ocorrem sobre este eixo num plano sagital.

3. *Eixo longitudinal* - estende-se verticalmente na direção crânio-caudal. Os movimentos de rotação medial e lateral e de abdução e adução horizontal do ombro ocorrem sobre este eixo num plano transverso.

As exceções a essas definições gerais ocorrem em relação aos movimentos da escápula, da clavícula e do polegar.

FUNDAMENTOS DA POSTURA

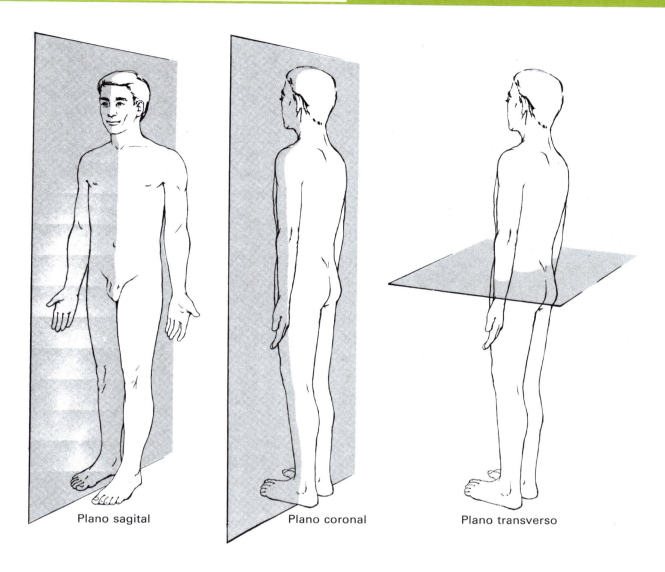

Plano sagital · Plano coronal · Plano transverso

PLANOS

Os três planos básicos de referência derivam das dimensões no espaço e formam ângulos retos entre si: (9)

1. *Plano sagital* – é vertical e estende-se na direção ântero-posterior. Seu nome deriva da direção da sutura sagital do crânio. Também pode ser denominado plano ântero-posterior. O plano sagital mediano, ou *médio-sagital*, divide o corpo nas metades direita e esquerda.

2. *Plano coronal* – é vertical e estende-se na direção látero-lateral. Seu nome deriva da direção da sutura coronal do crânio. Também é denominado plano frontal ou lateral e divide o corpo nas porções anterior e posterior.

3. *Plano transverso* – é horizontal e divide o corpo nas porções superior (craniana) e inferior (caudal).

O ponto no qual ocorre a interseção dos três planos médios do corpo é o centro de gravidade.

Centro de Gravidade: qualquer massa ou corpo é composto por uma quantidade imensa de pequenas partículas que são atraídas em direção à terra de acordo com a lei da gravidade. A atração da gravidade sobre as partículas do corpo produz um sistema de forças praticamente paralelas, e o resultado da ação vertical e descendente dessas forças é o peso do corpo. É possível localizar um ponto no qual uma única força, de magnitude igual ao peso corporal e atuando verticalmente e na direção ascendente, possa ser aplicada de modo que o corpo permaneça em equilíbrio em qualquer posição. Esse ponto é denominado centro de gravidade do corpo e pode ser descrito como o ponto no qual se pode considerar que todo o peso corporal está concentrado (10). Na postura idealmente alinhada de um adulto médio, o centro de gravidade é considerado discretamente anterior ao primeiro ou segundo segmento sacral.

Linha de Gravidade: a linha de gravidade é uma linha vertical que passa pelo centro de gravidade.

MOVIMENTOS NO PLANO CORONAL

FLEXÃO E EXTENSÃO

Um *eixo coronal* estende-se horizontalmente de lado a lado e repousa no plano coronal. Se o *plano coronal* pudesse se curvar em um de seus eixos, ele se curvaria somente para frente e para trás. Ele não se curvaria para os lados nem rodaria sobre si mesmo.

O plano coronal não pode se curvar, mas o corpo pode. Na movimentação para frente ou para trás a partir desse plano, ou seja, numa direção sagital, ocorrem os movimentos corporais de *flexão* e *extensão*.

A *flexão* é o movimento de curvatura para frente (em uma direção anterior) da cabeça, do pescoço, do tronco, das membros superiores e dos quadris; e o movimento na direção posterior dos joelhos, tornozelos e dedos do pé.

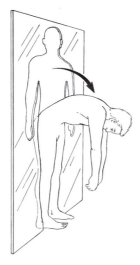

A *extensão* é o movimento da cabeça, do pescoço, do tronco, dos membros superiores e dos quadris na direção oposta à da flexão (i.e., numa direção posterior); e movimentos na direção anterior dos joelhos, tornozelos e dedos do pé.

A diferença ocorre porque o padrão de desenvolvimento dos membros inferiores difere do padrão das superiores.

Num estágio inicial, os membros do embrião estão direcionados ventralmente; as superfícies flexoras, medialmente; e os háluxes e polegares, cranialmente. No decorrer do desenvolvimento, os membros rodam 90° no nível de sua articulação da cintura, de modo que os polegares rodam lateralmente e as superfícies flexoras dos membros superiores rodam ventralmente, enquanto os háluxes rodam medialmente e as superfícies flexoras dos membros inferiores rodam dorsalmente. Como resultado dessa rotação de 90° dos membros em direções opostas, o movimento que aproxima a cabeça e a superfície anterior do antebraço é denominado flexão, porque é realizado pelos músculos flexores. O movimento que aproxima o pé e a superfície anterior da perna é denominado extensão, porque é realizado pelos músculos extensores. (Para termos alternativos relacionados ao movimento do tornozelo, ver p. 371.)

Hiperextensão é o termo utilizado para descrever o movimento excessivo na direção da extensão, por exemplo, hiperextensão dos joelhos. Ele também é utilizado em relação ao aumento da curvatura lombar, como lordose com inclinação pélvica anterior, ou a um aumento da curvatura cervical, freqüentemente associado à posição da cabeça para frente. Nesses casos, a amplitude de movimento pela qual a coluna lombar ou cervical se move não é excessiva, mas a posição de extensão é maior do que a desejável do ponto de vista postural. (Ver p. 67 e p. 153, **Figura D**)

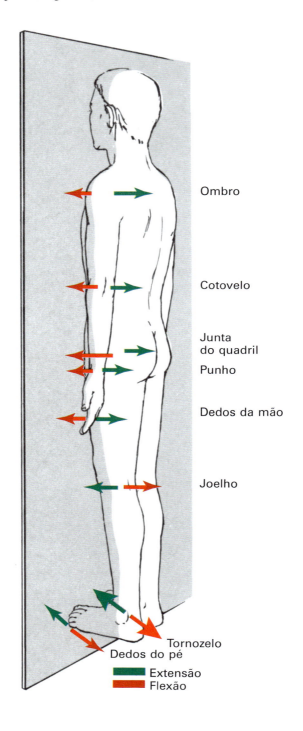

ABDUÇÃO E ADUÇÃO

O *eixo sagital* estende-se horizontalmente na direção ântero-posterior e repousa no plano sagital. Se o *plano sagital* pudesse se curvar em um de seus eixos, ele se curvaria apenas lateralmente. Não se curvaria para frente ou para trás nem rodaria sobre si mesmo.

O plano sagital não pode se curvar, mas o corpo pode. Movendo-se lateralmente a partir desse plano (i. e., numa direção coronal), ocorrem os movimentos de *adução*, *abdução* e *flexão lateral*.

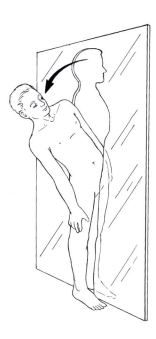

A abdução é o movimento para longe, e a adução é o movimento em direção ao plano sagital médio do corpo, realizados por todas as partes dos membros, com exceção do polegar, dos dedos das mãos e dos pés (9). Para os dedos das mãos, a abdução e a adução são movimentos para longe e em direção à linha axial que se estende pelo terceiro dedo. Para os dedos dos pés, a linha axial estende-se pelo segundo dedo. Para o polegar, ver definições específicas na p. 258.

FLEXÃO LATERAL

A flexão lateral indica movimentos laterais da cabeça, do pescoço e do tronco. Ela ocorre sobre um eixo sagital na direção lateral (coronal).

DESLIZAMENTO

Movimentos de deslizamento ocorrem quando superfícies articulares são chatas ou apenas discretamente curvas e uma superfície articular desliza pela outra. O movimento de translação da escápula sobre o tórax é um exemplo de deslizamento.

CIRCUNDUÇÃO

Circundução é o movimento que combina sucessivamente flexão, abdução, extensão e adução e no qual a parte que está sendo movida descreve um cone. A parte proximal do membro forma o ápice do cone, servindo como um pivô, e a parte distal circunscreve um círculo. Esses movimentos são possíveis somente em juntas dos tipos gínglimo, condilóide e sela.

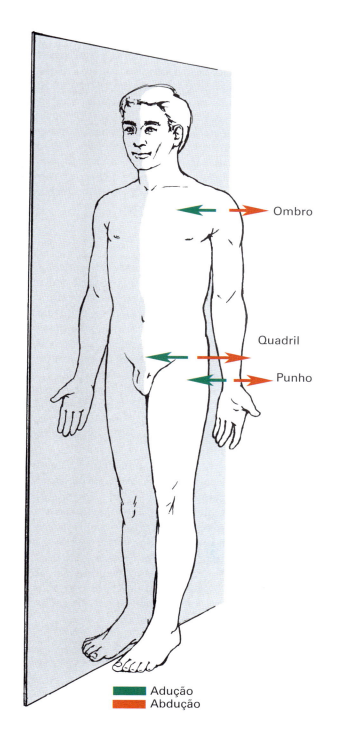

MOVIMENTOS NO PLANO TRANSVERSO

ROTAÇÃO

O eixo *longitudinal* é vertical, estendendo-se na direção crânio-caudal. A rotação refere-se ao movimento em torno de um eixo longitudinal, num plano transverso, para todas as áreas do corpo, exceto a escápula e a clavícula.

Nos membros, a rotação ocorre sobre o eixo anatômico, excetuando-se o fêmur, o qual rota sobre um eixo mecânico. (Ver p. 428.) A superfície anterior da extremidade é utilizada como área de referência. A rotação da superfície anterior em direção ao plano sagital médio do corpo é a rotação *medial* e aquela para longe do plano sagital médio é a rotação *lateral*.

Como a cabeça, o pescoço, o tórax e a pelve rotam sobre eixos longitudinais na área sagital média, a rotação não pode ser denominada em relação ao plano sagital médio. A rotação da cabeça é descrita como rotação da face para a direita ou para a esquerda. A rotação do tórax e da pelve geralmente é descrita como horária ou anti-horária. Com o plano transverso como referência e 12 horas com o ponto médio anteriormente, a rotação *horária* ocorre quando o lado esquerdo do tórax ou da pelve é mais anterior que o direito, e a rotação *anti-horária* ocorre quando o lado direito é mais anterior.

INCLINAÇÃO

A inclinação descreve determinados movimentos da cabeça, da escápula e da pelve. A cabeça e a pelve podem se inclinar na direção anterior ou posterior sobre um eixo coronal. A inclinação anterior da cabeça resulta na flexão (achatamento) da coluna cervical. A inclinação posterior resulta na extensão. No entanto, na pelve, ocorre o oposto: a inclinação posterior resulta na flexão (achatamento) da coluna lombar e a inclinação anterior, na extensão.

A cabeça e a pelve podem se inclinar lateralmente, movendo-se sobre um eixo sagital. A inclinação lateral da cabeça pode ser denominada flexão lateral do pescoço. A inclinação lateral da pelve é designada como alta em um lado ou baixa no outro.

Como a pelve move-se como uma unidade, a inclinação pode ser considerada anterior, posterior ou lateral do plano transverso, como a ilustração ao lado. É possível ocorrer rotação da pelve juntamente com a inclinação, entretanto isso ocorre mais freqüentemente com a inclinação anterior e lateral que com a posterior. (Ver p. 146 para movimentos do pescoço e p. 372 para movimentos da pelve.)

Se a escápula estiver em posição neutra, pode ocorrer inclinação anterior, mas não posterior, com exceção do retorno da inclinação, que pode ser referido como tal. (Ver movimentos da escápula, p. 303.)

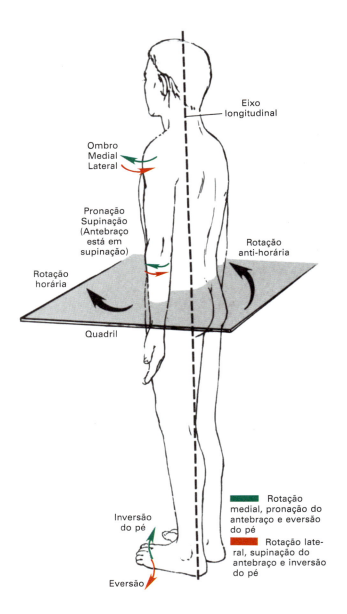

Em qualquer teste, deve existir um padrão para a avaliação do alinhamento postural. O alinhamento esquelético ideal, ou padrão, envolve uma quantidade mínima de estresse e de tensão e é favorável à eficiência máxima do corpo. É essencial que o padrão satisfaça esses requisitos para que todo o sistema de treinamento postural elaborado em torno dele seja eficiente. Basmajian afirma que "entre os mamíferos, o homem, desde que assumiu a posição ortostática, possui os mecanismos antigravidade mais econômicos. O consumo de energia muscular para aquela que parece ser a posição mais desconfortável é, na realidade, extremamente econômico" (11).

Na *posição padrão*, a coluna vertebral apresenta as curvas normais, e os ossos dos membros inferiores estão em alinhamento ideal para a sustentação de peso. A posição "neutra" da pelve é favorável ao bom alinhamento do abdome e do tronco e das extremidades abaixo. O tórax e o dorso estão numa posição que favorece a função ideal dos órgãos respiratórios. A cabeça permanece ereta e numa posição bem equilibrada que minimiza o estresse sobre a musculatura do pescoço. (Ver p. 65.)

O contorno do corpo nas ilustrações da postura padrão mostra a relação entre as estruturas esqueléticas e a superfície no alinhamento ideal. Ocorrem variações segundo o tipo e o tamanho do corpo, e a forma e as proporções dele são fatores considerados na distribuição do peso. De certa forma, variações de contorno estão correlacionadas com variações do alinhamento esquelético (12, 13), independentemente da constituição corporal. O examinador experiente, pela observação, consegue estimar a posição das estruturas esqueléticas observando os contornos do corpo (14, 15).

A intersecção entre o plano sagital médio e coronal do corpo forma uma linha análoga à *linha da gravidade* (16). Em torno dessa linha, o corpo está hipoteticamente numa posição de equilíbrio. Essa posição implica em distribuição balanceada do peso e posição estável de cada junta.

Existem vários aparelhos disponíveis para uso na avaliação do alinhamento postural. No entanto, os equipamentos complicados freqüentemente introduzem variáveis que são de difícil controle. A NASA observa que "sistemas de avaliação de movimento/postura disponíveis no mercado requerem procedimentos vastos de coleta de dados, calibrações rígidas de câmaras e pontos de referência" (17).

Felizmente, exames posturais precisos podem ser realizados com equipamentos simples e de custo mínimo.

Na posição em pé, uma *linha ou fio de prumo* é utilizada como linha de referência. Por que uma linha de prumo? Porque ela representa um padrão. Baseando-se na lei da gravidade da natureza, trata-se de uma ferramenta da mecânica. O dispositivo simples de uma linha de prumo permite a observação dos efeitos da força da gravidade. Linhas e planos invisíveis e imaginários no espaço são referências absolutas contra as quais posições variáveis e relativas e movimentos são mensurados.

No estudo da mecânica corporal, linhas de prumo representam os planos verticais. Na posição anatômica do corpo como base, posições e movimentos são definidos em relação a esses planos. A mecânica corporal é a ciência que se ocupa de forças estáticas e dinâmicas que atuam sobre o corpo. Não se trata de uma ciência exata, mas, na medida do que for possível e significativo, os padrões e a precisão devem ser incorporados nesse estudo. O alinhamento ideal do corpo é o padrão.

A linha de prumo é um cordão com um peso de chumbo na extremidade, a qual provê uma linha absolutamente vertical. O ponto na linha no qual a linha de prumo é suspensa deve ser um *ponto fixo* padronizado. Como o único ponto fixo na posição em pé é a base, pois os pés estão em contato com o chão, *o ponto de referência deve ser na base*. Um ponto móvel não é aceitável como padrão. A posição da cabeça não é imóvel e, por essa razão, o uso do lobo da orelha como um ponto na linha utilizado para suspender uma linha de prumo não é adequado.

O *teste da linha de prumo* é utilizado para determinar se os *pontos de referência* do indivíduo que está sendo testado encontram-se no mesmo alinhamento que os pontos correspondentes na postura padrão. Os desvios de vários pontos de referência da linha de prumo revelam a extensão da alteração do alinhamento do indivíduo.

Para o teste, os indivíduos colocam-se à frente de uma linha de prumo suspensa. Vistos de trás, eles ficam com os pés eqüidistantes da linha. Na visão lateral, um ponto logo em frente ao maléolo lateral está alinhado com o fio de prumo.

Desvios considerados a partir da linha de prumo, utilizada como referência, são descritos como leves, moderados ou acentuados, e não em termos de centímetros ou graus. Durante exames de rotina, não é prático tentar determinar exatamente a magnitude do desvio a partir de cada ponto de referência da linha de prumo.

A posição em pé pode ser considerada como um alinhamento composto de um indivíduo a partir de quatro vistas: anterior, posterior, lateral direita e lateral esquerda.

Com o alinhamento ideal como padrão, as posições da cabeça, do pescoço, dos ombros, da região torácica, da região lombar, da pelve e dos membros inferiores são descritas e ilustradas nas páginas seguintes.

O exame postural completo consiste em três partes:

1. Exame do alinhamento na posição em pé.

2. Testes de flexibilidade e comprimento muscular.

3. Testes de força muscular.

POSTURA PADRÃO

ALINHAMENTO IDEAL DA LINHA DE PRUMO COM O CORPO: VISTA LATERAL

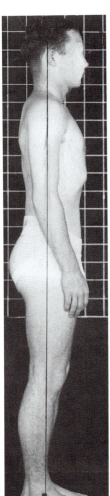

- Discretamente posterior ao ápice da sutura coronal
- Pelo conduto auditivo externo
- Pelo processo odontóide do áxis
- No meio do ombro
- Pelos corpos das vértebras lombares
- Pelo promontório sacral
- Discretamente posterior ao centro da articulação do quadril
- Discretamente anterior ao eixo da articulação do joelho
- Discretamente anterior ao maléolo lateral
- Pela articulação calcaneocubóide

ALINHAMENTO IDEAL DA LINHA DE PRUMO COM O CORPO: VISTA POSTERIOR

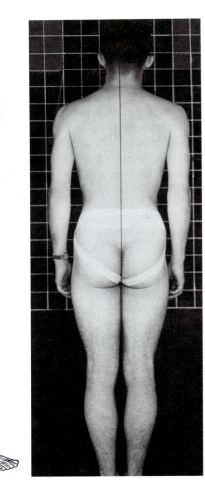
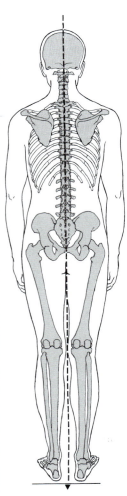

Na *vista lateral*, a *linha de referência* padrão no desenho e a linha de prumo nas fotografias representam uma projeção da linha da gravidade no *plano coronal*. Hipoteticamente, esse plano divide o corpo nas regiões anterior e posterior, de peso igual. Essas seções não são simétricas e não existe uma linha de divisão evidente baseada em estruturas anatômicas.

Na *vista posterior*, a *linha de referência* padrão no desenho e a linha de prumo nas fotografias representam uma projeção da linha da gravidade no *plano sagital médio*. Começando num ponto eqüidistante entre os calcanhares, ela se estende para cima entre os membros inferiores, por meio da linha média da pelve, da coluna vertebral, do esterno e do crânio. As metades direita e esquerda das estruturas esqueléticas são essencialmente simétricas e, hipoteticamente, as duas metades do corpo contrabalançam-se exatamente (18).

CABEÇA E PESCOÇO

O alinhamento ideal da cabeça e do pescoço é aquele no qual a cabeça está numa posição bem equilibrada mantida com esforço muscular mínimo. Na vista lateral, a linha de referência coincide com o lobo da orelha, e o pescoço apresenta sua curva anterior normal. Na vista posterior, a linha de referência coincide com a linha média da cabeça e com os processos espinhosos cervicais. A cabeça não é inclinada para cima ou para baixo nem é inclinada lateralmente ou rodada. O queixo não é retraído.

O bom alinhamento da região torácica é essencial para o bom alinhamento da cabeça e do pescoço; o alinhamento defeituoso desta região afeta de modo adverso o da cabeça e do pescoço. Se a região torácica arredondar na posição sentada ou em pé, ocorrerá uma alteração compensatória na posição da cabeça e do pescoço.

Se a posição da cabeça tivesse de permanecer fixa com o pescoço mantido em sua curva anterior normal quando a região torácica estiver flexionada e arredondada, a cabeça seria inclinada para frente e para baixo. Entretanto, "os olhos buscam o nível dos olhos", e a cabeça deve ser elevada dessa posição mediante a extensão da coluna cervical. Na extensão normal da coluna cervical, ocorre uma aproximação do occipício e da sétima vértebra cervical. À medida que a cabeça é elevada em busca do nível dos olhos, a distância entre o occipício e a sétima vértebra cervical vai diminuindo acentuadamente. Em comparação com a separação entre os dois pontos no alinhamento ideal, pode haver uma diferença de até 7,5 centímetros entre as duas posições.

A posição da cabeça para frente é aquela na qual os extensores do pescoço estão numa posição encurtada e são fortes; há possibilidade de ocorrer encurtamento adaptativo desses músculos. Os flexores vertebrais anteriores do pescoço encontram-se numa posição alongada e mostram evidências de fraqueza quando submetidos a testes de força. (Ver radiografias nas p. 152 e 153.)

REGIÃO TORÁCICA

No alinhamento ideal, a coluna torácica curva-se discretamente na direção posterior. Assim como as posições da cabeça e do pescoço são afetadas pela posição da coluna torácica, esta é afetada pelas posições da região lombar e da pelve. Com a pelve e a coluna lombar em alinhamento ideal, a coluna torácica pode assumir a posição ideal. Se um indivíduo normalmente flexível assumir uma posição de lordose (aumento da curva anterior), a região torácica tende a endireitar, diminuindo a curva posterior. Por outro lado, posições habituais e atividades repetitivas podem dar origem à postura lordótica-cifótica, na qual existe a tendência de uma compensar a outra. Em uma postura "relaxada" (*sway-back*), o aumento da curvatura posterior da região torácica compensa o desvio anterior da pelve.

OMBRO

No alinhamento ideal do ombro, a linha de prumo de referência vista de lado passa no meio da junta. Entretanto, a posição do membro superior e do ombro depende da posição das escápulas e da região torácica. No bom alinhamento, as escápulas repousam contra a região torácica, aproximadamente entre a segunda e a sétima vértebras torácicas, e há uma distância de cerca de 10 cm entre elas, dependendo do tamanho do indivíduo. Posições defeituosas das escápulas afetam de modo adverso a posição do ombro, e o mau alinhamento da junta glenoumeral pode predispor à lesão e à dor crônica.

Na página ao lado consta uma ilustração da postura padrão. As legendas indicam estruturas esqueléticas que coincidem com a linha de referência. Para comparação, também é apresentada a fotografia de um indivíduo cujo alinhamento se aproxima muito ao da postura padrão.

Numa ilustração da vista lateral da postura padrão, o ilustrador tentou apresentar um misto das pelves masculina e feminina e mostrar uma média em relação à forma e ao comprimento do sacro e do cóccix.

PELVE E REGIÃO LOMBAR

A relação entre a pelve e a linha de referência é determinada em grande parte pela relação entre a pelve e as juntas do quadril. Como, vista de lado, a linha de referência representa o plano que passa logo atrás dos eixos das juntas do quadril, a pelve será intersectada no nível dos acetábulos. No entanto, esses pontos de referência não são suficientes para estabelecer a posição da pelve, pois esta pode se inclinar tanto anterior quanto posteriormente sobre os eixos que passam pelas juntas do quadril.

Por essa razão, é necessário definir a *posição neutra da pelve* na postura padrão. Neste livro, a posição neutra utilizada como padrão é aquela em que as espinhas ilíacas ântero-superiores estão no mesmo plano horizontal e as espinhas ilíacas ântero-superiores e a sínfise púbica, no mesmo plano vertical. Do ponto de vista da ação dos músculos fixados às espinhas ilíacas anteriores e à sínfise púbica, grupos oponentes de músculos possuem uma vantagem mecânica igual numa linha de tração reta. O m. reto do abdome, com sua fixação no púbis, estende-se para cima até o esterno, e o m. reto da coxa, o m. sartório e o m. tensor da fáscia lata, com suas fixações nas espinhas ilíacas anteriores, estendem-se para baixo até a coxa.

Por causa das variações estruturais da pelve, não é prático descrever uma posição neutra baseando-se em um ponto anterior e um ponto posterior específicos que estão no mesmo plano horizontal. No entanto, as espinhas ilíacas ântero-superiores e póstero-superiores encontram-se aproximadamente no mesmo plano.

Na *posição neutra* da pelve, existe uma *curva anterior normal* na região lombar. Na *inclinação anterior* da pelve, ocorre uma *lordose* e na *inclinação posterior* da pelve, uma *retificação da lordose*.

Sem minimizar a importância das posições adequadas dos pés, que estabelecem a base de suporte, pode-se dizer que a posição da pelve é a chave para o alinhamento postural bom ou defeituoso. Os músculos que mantêm o bom alinhamento da pelve, tanto ântero-posterior quanto lateralmente, são de suma importância na manutenção de um bom alinhamento global. O desequilíbrio de músculos que se opõem entre si na posição em pé altera o alinhamento da pelve e afeta de modo adverso a postura das partes do corpo, tanto acima quanto abaixo.

QUADRIS E JOELHOS

A linha de referência padrão na vista lateral, passando pelos membros inferiores, localiza-se logo atrás do centro da junta do quadril e logo na frente do eixo da junta do joelho. Ela representa uma posição estável dessas juntas.

Se o centro da junta que sustenta peso coincidir com a linha da gravidade, há uma tendência igual de a junta estender ou flexionar-se. Entretanto, essa posição no centro da junta não é estável para a sustentação de peso. Uma força mínima exercida em qualquer direção a moverá para fora do centro, exceto quando ela for estabilizada por um esforço muscular constante. Quando o corpo deve lançar mão de um esforço muscular para manter uma posição estável, ocorre um consumo energético desnecessário.

Se as juntas do quadril e do joelho se movessem livremente em extensão e em flexão, não haveria estabilidade, e um esforço constante seria necessário para resistir ao movimento em ambas as direções. Uma posição estável fora do centro de uma junta depende da limitação do movimento da junta em uma direção. Para o quadril e o joelho, a extensão é limitada. Estruturas ligamentares, músculos e tendões fortes são forças que restringem e impedem a hiperextensão. A estabilidade na posição em pé é obtida por essa limitação normal do movimento da junta.

Exercícios ou manipulações que tendem a hiperestender as juntas do joelho ou do quadril ou que alongam excessivamente os músculos, como por exemplo os músculos posteriores da coxa, devem ser observados atentamente. A restrição normal dos ligamentos e músculos ajuda a manter um bom alinhamento postural com um mínimo de esforço muscular. Quando músculos e ligamentos não conseguem oferecer um suporte adequado, as juntas excedem sua amplitude normal e a postura torna-se defeituosa em relação às posições do joelho e à hiperextensão do quadril. (Ver p. 72, 81 e 84.)

TORNOZELO

A linha de referência padrão passa na frente do maléolo lateral e proximamente pelo ápice do arco, indicado lateralmente pela articulação calcaneocubóide. Normalmente, a dorsiflexão do tornozelo com o joelho estendido é de aproximadamente 10°. Isso significa que, se um indivíduo ficar em pé com os pés descalços numa posição de discreto desvio lateral e com os joelhos retos, a perna não consegue se curvar para frente sobre o pé mais do que aproximadamente 10°. O desvio anterior do corpo (dorsiflexão do tornozelo) é verificado pela tensão restritiva de músculos e ligamentos posteriores fortes. Entretanto, esse elemento restritivo é alterado materialmente por mudanças na altura do calcanhar que colocam o tornozelo em graus variados de flexão plantar e é alterado significativamente quando os joelhos estão flexionados.

PÉS

Na postura padrão, a posição dos pés é aquela na qual os calcanhares estão separados aproximadamente 7,5 centímetros e os antepés, separados em desvio lateral num ângulo aproximado de 8° a 10° da linha média em cada lado, perfazendo um total de 20° ou menos entre os pés.

A posição dos pés refere-se apenas à posição estática e com os pés descalços. Tanto a elevação dos calcanhares quanto o movimento afetam a posição dos pés.

Ao estabelecer uma posição padrão dos pés e determinar, se necessário, onde deve ocorrer o desvio lateral, é preciso considerar o pé em relação ao resto do membro inferior. A posição do joelho em desvio lateral não pode ocorrer a partir do joelho pois não acontece rotação quando os joelhos estão estendidos.

No alinhamento ideal, o eixo da junta do joelho na posição de extensão está em um plano anterior. Com a junta do joelho neste plano, o desvio lateral não pode ocorrer a partir das juntas do quadril. Pode haver uma posição com desvio lateral em conseqüência da rotação lateral do quadril. Nesse caso, entretanto, toda a extremidade será rodada lateralmente, e o grau de desvio lateral do pé será exagerado.

Isso coloca em questão se deve haver rotação do pé com desvio lateral dependente da relação entre o pé e a junta do tornozelo. A junta do tornozelo permite apenas a flexão e a extensão. Não permite a rotação. Ao contrário da junta do joelho, a do tornozelo não está num plano frontal. Segundo os anatomistas, trata-se de um plano levemente oblíquo. A linha de obliqüidade é tal que se estende da região ligeiramente anterior ao maléolo medial até a região ligeiramente posterior ao maléolo lateral. O ângulo no qual o eixo da articulação do tornozelo desvia do plano frontal sugere que o pé se encontra normalmente numa posição de desvio lateral discreto em relação à perna.

O pé não é uma estrutura rígida. Movimentos das juntas subtalar e transversa do tarso permitem sua pronação e supinação, além da abdução e da adução do antepé. A combinação da pronação e da abdução do antepé é vista como *eversão* do pé, e a combinação da supinação e da adução do antepé, como *inversão*. Movimentos passivos ou ativos do pé e do tornozelo revelam que *o pé tende a se mover para fora quando se move para cima e a se mover para dentro quando se move para baixo*.

Na posição em pé, o pé não se dorsiflexiona totalmente sobre a perna nem está em eversão total. Entretanto, o indivíduo que fica em pé com os joelhos flexionados e tem desvio lateral dos pés acentuado apresentará dorsiflexão e eversão – uma posição que acarreta estresse e tensão sobre o pé e a perna.

Não é possível determinar o grau de eversão ou inversão do pé que corresponde a cada grau de flexão dorsal ou plantar. Os dois não estão tão correlacionados, mas pode-se assumir que o movimento da eversão na posição de dorsiflexão para a inversão na posição de flexão plantar é relativamente uniforme.

Quando influenciada por calçados com saltos, a posição em pé representa graus variados de flexão plantar do pé, em função da altura do salto. À medida que está aumenta, a tendência em direção a uma posição paralela, ou de desvio medial dos pés, também aumenta.

A relação entre a altura do salto e o desvio lateral ou medial do pé é análoga à posição do pé na marcha, na corrida e em pé. Na posição em pé com os pés descalços, é natural haver um discreto grau de desvio lateral dos pés. Na posição em pé com os calcanhares elevados ou na caminhada rápida, os pés tendem a ficar paralelos. À medida que a velocidade da marcha para a corrida aumenta, os calcanhares não entram mais em contato com o chão e o peso passa a ser totalmente suportado pela parte anterior do pé. Existe então uma tendência da marca do antepé revelar um desvio medial.

SEÇÃO II: ALINHAMENTO POSTURAL

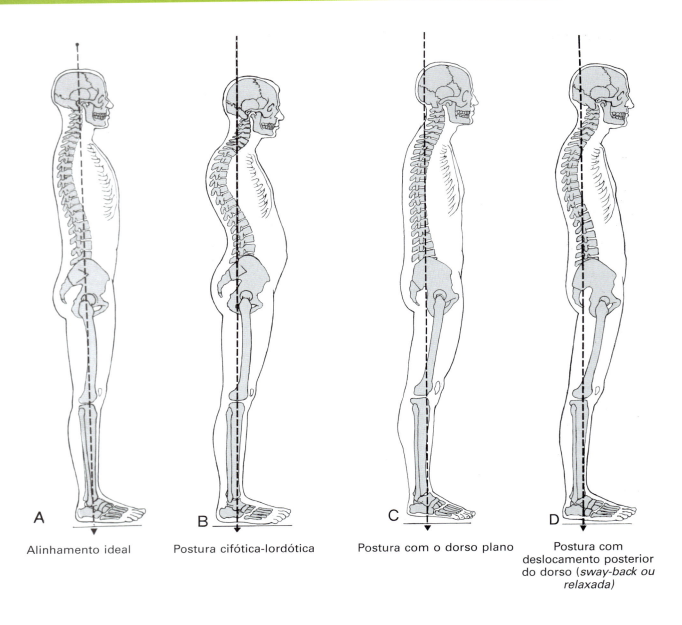

A — Alinhamento ideal
B — Postura cifótica-lordótica
C — Postura com o dorso plano
D — Postura com deslocamento posterior do dorso (*sway-back* ou relaxada)

TIPOS DE ALINHAMENTO POSTURAL

As *curvas normais da coluna vertebral* consistem em uma curva convexa anteriormente no pescoço (região cervical), numa curva convexa posteriormente na região do dorso (região torácica) e numa curva convexa anteriormente na região lombar. Elas podem ser descritas como discreta extensão do pescoço, discreta flexão da região dorsal e discreta extensão da região lombar. Quando existe uma curva normal na região lombar, a *pelve está numa posição neutra*. Na **Figura A**, as proeminências ósseas na frente da pelve encontram-se numa posição neutra, como indicado pelas espinhas ilíacas ântero-superiores e a sínfise púbica, que estão no mesmo plano vertical.

Numa postura defeituosa, a pelve pode estar inclinada anterior, posterior ou lateralmente. Qualquer inclinação da pelve envolve movimentos simultâneos da região lombar e das juntas do quadril. Na *inclinação pélvica anterior*, como mostra a **Figura B**, a pelve inclina-se para frente, diminuindo o ângulo entre ela e a coxa anteriormente, resultando numa flexão da junta do quadril; a região lombar arqueia-se para frente, criando um aumento da curva anterior (lordose) nessa região. Na *inclinação pélvica posterior*, como mostram as **Figuras C e D**, a pelve inclina-se para trás, as articulações do quadril se estendem e a região lombar se torna plana. Na *inclinação pélvica lateral*, um quadril fica mais alto que o outro e a coluna vertebral se encurva com convexidade em direção ao lado mais baixo. (Para a inclinação pélvica lateral, ver p. 74, 75, 112, 434, 435 e 439.)

ALINHAMENTO SEGMENTAR IDEAL: VISTA LATERAL

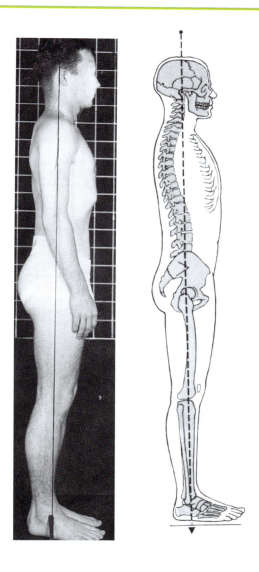

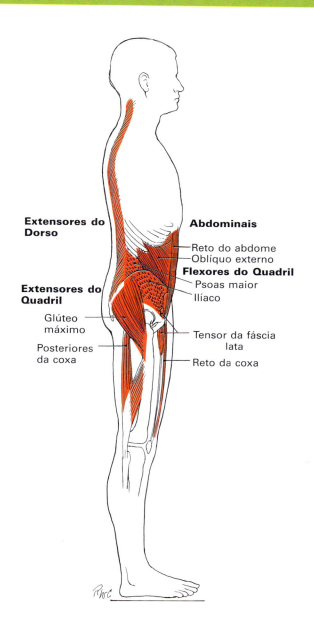

Cabeça: posição neutra, não inclinada para frente ou para trás. (Discretamente para frente na fotografia.)

Coluna Cervical: curva normal, discretamente convexa anteriormente.

Escápulas: como visto na fotografia, parecem estar em bom alinhamento, apoiadas sobre a região dorsal.

Coluna Torácica: curva normal, discretamente convexa posteriormente.

Coluna Lombar: curva normal, discretamente convexa anteriormente.

Pelve: posição neutra, espinhas ântero-superiores no mesmo plano vertical que a sínfise púbica.

Juntas do Quadril: posição neutra, nem flexionadas nem estendidas.

Juntas do Joelho: posição neutra, nem flexionadas nem estendidas.

Juntas do Tornozelo: posição neutra, perna vertical e em ângulo reto com a planta do pé.

Na vista lateral, os músculos anteriores e posteriores fixados à pelve a mantêm no alinhamento ideal. Anteriormente, os músculos abdominais tracionam-se para cima e os flexores do quadril, para baixo. Posteriormente, os músculos do dorso tracionam-se para cima e os extensores do quadril, para baixo. Portanto, os músculos abdominais anteriores e os extensores do quadril trabalham em conjunto para inclinar a pelve posteriormente; os músculos da região lombar e os flexores do quadril trabalham em conjunto para inclinar a pelve anteriormente.

POSTURA CIFÓTICA-LORDÓTICA: VISTA LATERAL

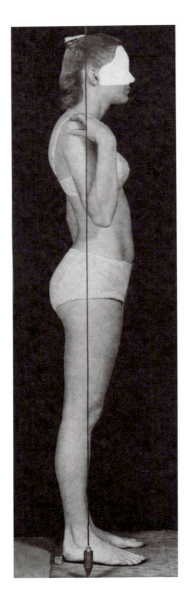
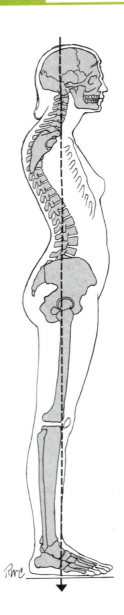
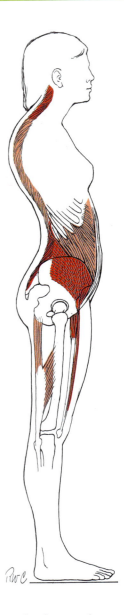

Cabeça: para frente.

Coluna Cervical: hiperestendida.

Escápulas: abduzidas.

Coluna Torácica: aumento da flexão (cifose).

Coluna Lombar: hiperestendida (lordose).

Pelve: inclinação anterior.

Juntas do Quadril: flexionadas.

Juntas do Joelho: discretamente hiperestendidas.

Juntas do Tornozelo: discreta flexão plantar por causa da inclinação posterior do membro inferior.

Músculos Alongados e Fracos: músculos flexores do pescoço, músculos eretores da espinha do dorso, m. oblíquo externo do abdome. Os músculos posteriores da coxa são discretamente alongados, mas podem ou não ser fracos.

O m. reto do abdome não está necessariamente alongado, pois a posição deprimida do tórax compensa o efeito da inclinação pélvica anterior.

Os músculos flexores do quadril estão em posição encurtada tanto na posição sentada quando na postura lordótica em pé (como ilustrado acima). No entanto, músculos da região lombar podem ou não estar contraídos. Na posição sentada, as costas podem se achatar. Essa combinação de circunstâncias fundamenta-se no fato de que nesse tipo de postura o encurtamento dos músculos da região lombar prevalece menos que o dos flexores do quadril.

Músculos Curtos e Fortes: músculos extensores do pescoço e músculos flexores do quadril. Os músculos da região lombar são fortes e podem ou não apresentar encurtamento.

POSTURA LORDÓTICA: VISTA LATERAL

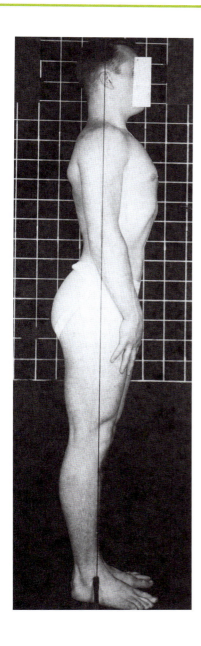
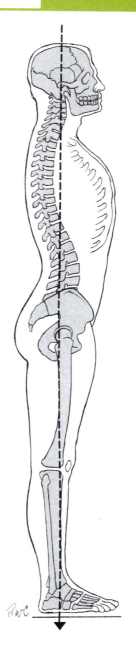
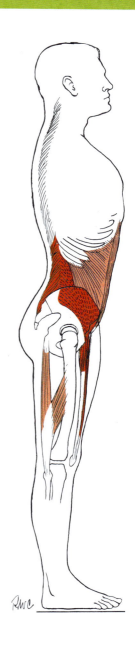

Cabeça: posição neutra.
Coluna Cervical: curva normal (discretamente anterior).
Coluna Torácica: curva normal (discretamente posterior).
Coluna Lombar: hiperestendida (lordose).
Pelve: inclinação anterior.
Juntas do Joelho: discretamente hiperestendidas.
Juntas do Tornozelo: discreta flexão plantar.

Músculos Alongados e Fracos: músculos abdominais anteriores. Os músculos posteriores da coxa estão um pouco alongados, mas podem ou não ser fracos.

Músculos Curtos e Fortes: músculos da região lombar e flexores do quadril.

POSTURA DE DORSO PLANO: VISTA LATERAL

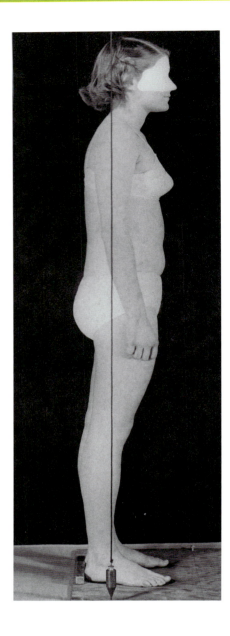

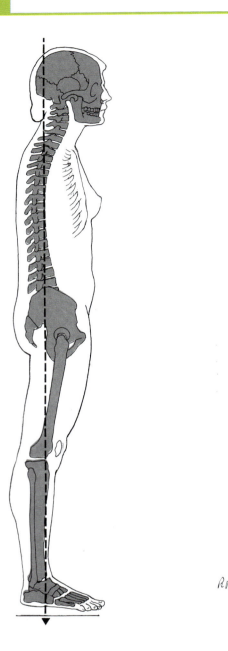

Cabeça: para frente.

Coluna Cervical: discretamente estendida.

Coluna Torácica: parte superior, aumento da flexão; parte inferior, reta.

Coluna Lombar: flexionada (reta).

Pelve: inclinação posterior.

Juntas do Quadril: estendidas.

Juntas do Joelho: estendidas.

Juntas do Tornozelo: discreta flexão plantar.

Músculos Alongados e Fracos: músculos flexores do quadril monoarticulares.

Músculos Curtos e Fortes: músculos posteriores da coxa.

Freqüentemente, os músculos abdominais são fortes. Embora os músculos das costas estejam discretamente alongados quando a curva anterior é eliminada, eles não são fracos. Algumas vezes, os joelhos encontram-se levemente flexionados e não hiperestendidos na postura com o dorso plano.

ALINHAMENTO DEFEITUOSO: VISTA LATERAL

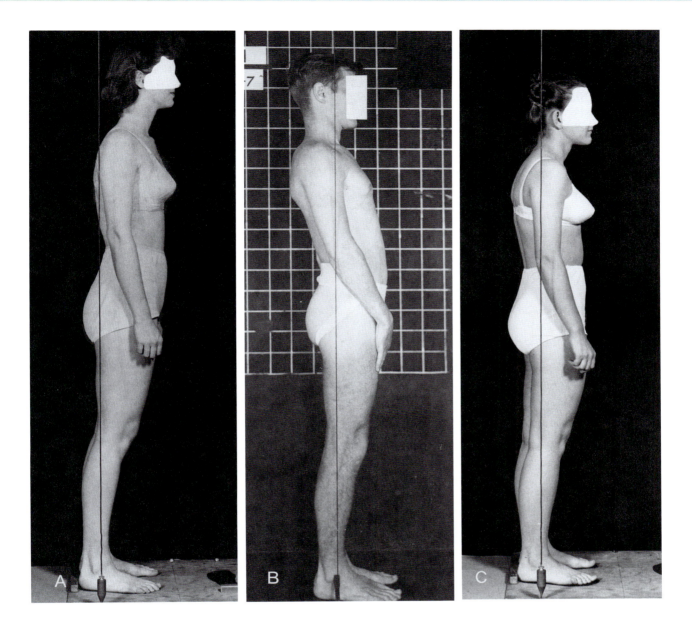

A **Figura A** mostra um desvio anterior acentuado do corpo em relação à linha de prumo, com o peso corporal sendo levado para frente, sobre a região medial do pé. Esse desvio é observado com mais freqüência entre indivíduos altos e magros. Aqueles que habitualmente permanecem em pé dessa maneira podem apresentar tensão sobre a parte anterior do pé, com calosidades na região plantar dos antepés e mesmo sob o hálux. Suportes do arco metatarsal podem ser indicados com a correção do alinhamento global. A junta do tornozelo encontra-se em ligeira dorsiflexão por causa da inclinação anterior da perna e da discreta flexão do joelho. Os músculos posteriores do tronco e dos membros inferiores tendem a permanecer em um estado de contração constante, e o alinhamento deve ser corrigido para que esses músculos efetivamente relaxem.

A **Figura B** mostra um desvio posterior acentuado da porção superior do tronco e da cabeça. Os joelhos e a pelve estão deslocados anteriormente para contrabalançar o impulso posterior da parte superior do corpo.

A **Figura C** mostra uma rotação anti-horária do corpo, dos tornozelos até a região cervical. O desvio do corpo em relação à linha de prumo parece ser diferente quando visto dos lados direito e esquerdo em indivíduos que apresentam essa rotação. O corpo deve ficar anterior à linha de prumo quando visto da direita, mas deve apresentar um alinhamento razoavelmente bom visto da esquerda. No entanto, de ambos os lados, a cabeça parecerá desviada para frente.

MÚSCULO OBLÍQUO EXTERNO E SUA RELAÇÃO COM A POSTURA

Os músculos que mantêm a pelve em inclinação posterior durante o abaixamento do membro inferior são principalmente o reto e o oblíquo externo do abdome. Em muitos casos, a força abdominal é normal no teste de elevação do tronco, mas o grau dos músculos é muito fraco no teste de abaixamento do membro inferior. Como o m. reto do abdome deve ser forte para realizar o encurvamento do tronco, a incapacidade de manter a região lombar plana durante o abaixamento do membro inferior não pode ser atribuída a ele. Deve-se atribuir a falta de força ao m. oblíquo externo, não ao m. reto do abdome. Além disso, os desvios posturais em indivíduos que apresentam fraqueza no teste de abaixamento do membro inferior estão associados ao alongamento do m. oblíquo externo do abdome.

Dois tipos de postura exibem esse tipo de fraqueza: inclinação anterior (postura lordótica) e deslocamento anterior da pelve com deslocamento posterior do tórax (postura *sway-back* ou "relaxada"). As fibras laterais do m. oblíquo externo do abdome estendem-se diagonalmente da região póstero-lateral da caixa torácica para a região ântero-lateral da pelve. Por essa linha de tração, eles estão numa posição que ajuda a manter o bom alinhamento do tórax em relação à pelve ou a restaurar o alinhamento quando existe um deslocamento. (Ver fotografias na página ao lado.)

Geralmente as diferenças de graus entre o teste de elevação do tronco e o teste de abaixamento do membro inferior são muito acentuadas. O exame comumente revela graus de abaixamento do membro inferior de regular (5) a regular+ (6) em indivíduos que conseguem realizar muitas elevações e abaixamentos com o tronco curvado. Nessas situações, fica evidente que o exercício de elevação do tronco não melhora a capacidade de manter a região lombar achatada durante o abaixamento do membro inferior. De fato, parece que exercícios repetidos e persistentes de flexão do tronco podem contribuir para a fraqueza contínua das fibras laterais do m. oblíquo externo do abdome. (Ver p. 201.)

O tipo de desvio postural depende em grande parte da fraqueza muscular associada. Na inclinação anterior, ou *postura lordótica*, ocorre freqüentemente *contração dos músculos flexores do quadril* e fraqueza dos músculos abdominais; na *postura sway-back (relaxada)*, ocorre *fraqueza dos músculos flexores do quadril*, especificamente do iliopsoas.

O tipo de exercício indicado para o fortalecimento dos músculos oblíquos depende dos outros músculos envolvidos e dos problemas posturais associados com a fraqueza. A maneira pela qual os movimentos são combinados em exercícios determina se eles serão terapêuticos para o indivíduo. Por exemplo, a elevação alternada dos membros inferiores juntamente com exercícios de inclinação pélvica seria contra-indicada nos casos de encurtamento dos músculos flexores do quadril, e indicada nos casos de fraqueza dos músculos flexores do quadril.

Para corrigir a inclinação pélvica anterior, exercícios de inclinação da pelve posterior são indicados. O movimento deve ser realizado pelo m. oblíquo externo do abdome, não pelo m. reto do abdome nem pelos músculos extensores do quadril. O esforço deve ser feito para tracionar para cima e para dentro com os músculos abdominais, tornando-os muito firmes, particularmente na área das fibras laterais do m. oblíquo externo do abdome. (Ver p. 215.)

Para exercitar o m. oblíquo externo do abdome em casos de postura *sway-back*, o mesmo esforço deve ser realizado para tracionar para cima e para dentro com os músculos abdominais inferiores, mas a inclinação pélvica não é enfatizada. Esse tipo de postura defeituosa já apresenta uma inclinação pélvica posterior com fraqueza dos músculos flexores do quadril. A contração das fibras laterais do m. oblíquo externo do abdome na posição em pé deve ser acompanhada pelo *fortalecimento*, *não pela flexão*, da região torácica, porque esses músculos atuam para desviar o tórax para frente e a pelve para trás pela linha diagonal de tração. Realizado adequadamente, esse movimento leva o tórax para cima e para frente e restaura a curva anterior normal da região lombar. (Ver abaixo.)

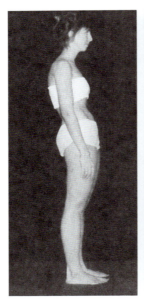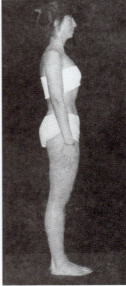

Quando executados adequadamente, os exercícios de sentar-se apoiado à parede e de ficar em pé apoiado à parede (p. 116) enfatizam o uso dos músculos do abdome inferior e das fibras laterais do m. oblíquo externo do abdome.

Expressões como "encolher o abdome inferior", "esconder o estômago sob o tórax" ou "chupar a barriga" são utilizadas para estimular o indivíduo a realizar um grande esforço no exercício.

Exercícios adequados aos músculos abdominais devem fazer parte de programas de terapia preventiva e de condicionamento físico. A boa força desses músculos é essencial para a manutenção da boa postura, no entanto deve-se evitar o exagero tanto nos exercícios de encurvamento do tronco quanto nos de inclinação pélvica. *A curva anterior normal da região lombar não deve ser obliterada na posição em pé.*

COMPRIMENTO DOS MÚSCULOS OBLÍQUOS ABDOMINAIS EM RELAÇÃO À POSTURA

Observe a similaridade entre as curvas lordótica e *sway-back*. Sem uma análise cuidadosa das diferenças em relação à linha de prumo e a inclinação pélvica, a curva na postura *sway-back* pode ser confundida com a lordose.

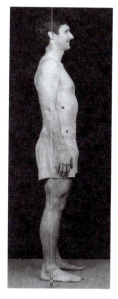

Alinhamento Postural Bom: a pelve está em posição neutra.

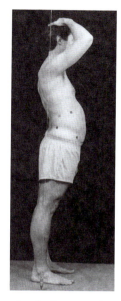

Postura Lordótica: a pelve está em inclinação anterior.

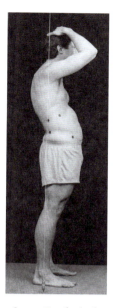

Postura *Sway-Back* (relaxada): A pelve está em inclinação posterior.

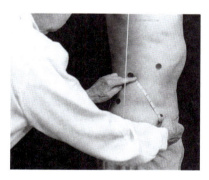

Os pontos que representam o m. oblíquo externo do abdome estão afastados 15 cm entre si no indivíduo com um bom alinhamento.

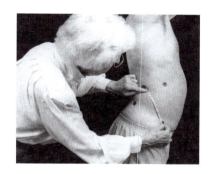

Os pontos que representam o m. oblíquo externo do abdome estão afastados 17,5 cm entre si no indivíduo com postura lordótica.

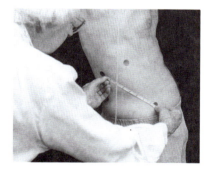

Os pontos que representam o m. oblíquo externo do abdome estão afastados 19 cm entre si no indivíduo com postura *sway-back*.

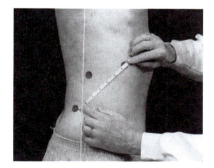

Os pontos que representam o m. oblíquo interno do abdome estão afastados 15 cm entre si no indivíduo com bom alinhamento.

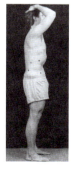

Postura com o Dorso Plano: Geralmente, o m. oblíquo externo do abdome é forte neste tipo de postura.

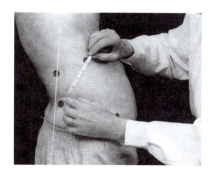

Os pontos que representam o m. oblíquo interno do abdome estão afastados 12,5 cm entre si no indivíduo com postura *sway-back*.

POSTURA COM DESLOCAMENTO POSTERIOR DE DORSO (*SWAY-BACK* OU RELAXADA)

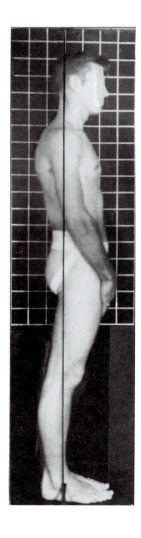 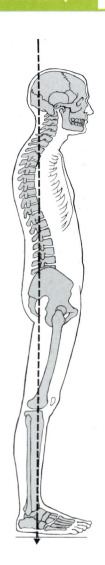 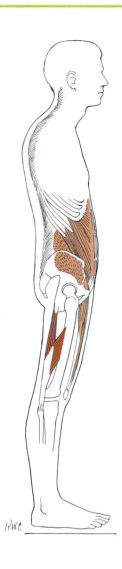

Cabeça: para frente.

Coluna Cervical: discretamente estendida.

Coluna Torácica: aumento da flexão (cifose longa) com deslocamento posterior da porção superior do tronco.

Coluna Lombar: flexão (achatamento) da área lombar baixa.

Pelve: inclinação posterior.

Juntas do Quadril: hiperestendidas com deslocamento anterior da pelve.

Juntas do Joelho: hiperestendidas.

Juntas do Tornozelo: neutras. A hiperextensão da junta do joelho usualmente acarreta flexão plantar da junta do tornozelo, mas isso não ocorre nesse caso por causa do desvio anterior da pelve e das coxas.

Músculos Alongados e Fracos: músculos flexores da junta do quadril, m. oblíquo externo, músculos extensores do dorso, músculos flexores do pescoço.

Músculos Curtos e Fortes: músculos posteriores da coxa, fibras superiores do oblíquo interno.

Músculos Fortes mas Não Curtos: músculos da região lombar.

A pelve encontra-se em inclinação posterior e inclina-se para frente em relação aos pés imóveis, estendendo a junta do quadril. O efeito é equivalente à extensão do membro inferior para trás com a pelve imóvel. Na inclinação pélvica posterior, a coluna lombar se torna plana. Portanto, não há lordose, embora a curva longa da região toracolombar, causada pelo desvio posterior da porção superior do tronco, seja algumas vezes considerada erroneamente como lordose. (O termo *postura sway-back* é um rótulo adequado e requer que o termo *sway-back* não seja utilizado como sinônimo de *lordose*.)

ALINHAMENTO IDEAL: VISTA POSTERIOR

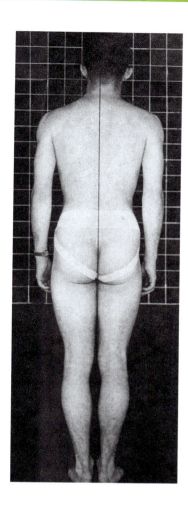

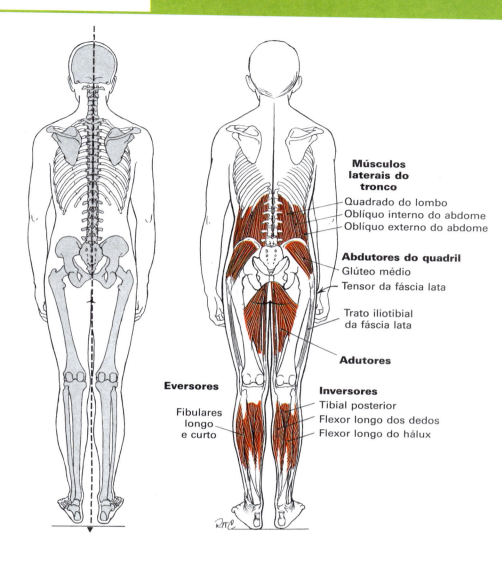

Cabeça: posição neutra, nem inclinada nem rodada. (Na fotografia, discretamente inclinada para a direita.)

Coluna Cervical: reta no desenho. (Na fotografia, discretamente flexionada lateralmente para a direita.)

Ombros: nivelados, nem elevados nem deprimidos.

Escápulas: posição neutra, bordas mediais basicamente paralelas e afastadas cerca de 7,5 a 10 cm entre si.

Colunas Torácica e Lombar: retas.

Pelve: nivelada, ambas as espinhas ilíacas póstero-superiores no mesmo plano transverso.

Juntas do Quadril: posição neutra, nem abduzidas nem aduzidas.

Membros Inferiores: retos, nem arqueados nem desviados.

Pés: paralelos ou com discreto desvio lateral. O maléolo lateral e a margem lateral da planta do pé estão no mesmo plano vertical, de modo que o pé não se encontra em pronação nem supinação. (Ver p. 80.) O tendão do calcâneo deve estar vertical quando visto posteriormente.

Lateralmente, os seguintes grupos de músculos atuam em conjunto na estabilização do tronco, da pelve e dos membros inferiores:

Flexores laterais direitos do tronco
Adutores direitos do quadril
Abdutores esquerdos do quadril
Tibial posterior direito
Flexor longo do hálux direito
Flexor longo dos dedos direito
Fibulares longo e curto esquerdos

Flexores laterais esquerdos do tronco
Adutores esquerdos do quadril
Abdutores direitos do quadril
Tibial posterior esquerdo
Flexor longo do hálux esquerdo
Flexor longo dos dedos esquerdo
Fibulares longo e curto direitos

ALINHAMENTO DEFEITUOSO: VISTA POSTERIOR

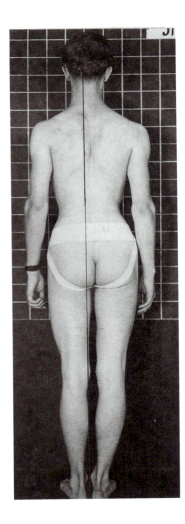 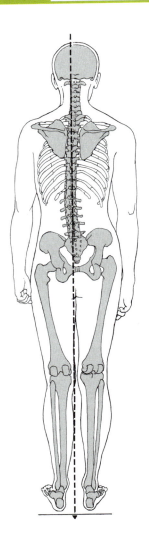 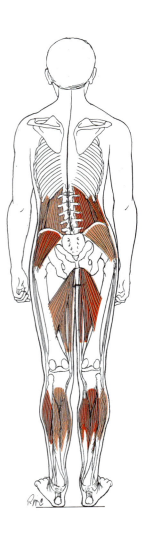

Cabeça: ereta, nem inclinada nem rodada. (Na fotografia, discretamente inclinada e rodada para a direita).

Coluna Cervical: reta.

Ombro: direito baixo.

Escápulas: aduzidas, a direita discretamente deprimida.

Colunas Torácica e Lombar: curva toracolombar convexa para a esquerda.

Pelve: inclinação lateral, alta à direita.

Juntas do Quadril: direita aduzida e levemente rodada medialmente; esquerda abduzida.

Membros Inferiores: retos, nem arqueados nem desviados.

Pés: na fotografia, o direito encontra-se em discreta pronação, como vemos no alinhamento do tendão do calcâneo. O esquerdo encontra-se em discreta pronação postural em razão do desvio do corpo para a direita.

Músculos Alongados e Fracos: músculos laterais esquerdos do tronco, músculos abdutores direitos do quadril (especialmente a porção posterior do glúteo médio), músculos adutores esquerdos do quadril, músculos fibulares longo e curto, m. tibial posterior esquerdo, m. flexor longo do hálux esquerdo, m. flexor longo dos dedos esquerdo. O m. tensor da fáscia lata direito pode ou não ser fraco.

Músculos Curtos e Fortes: músculos laterais direitos do tronco, músculos abdutores esquerdos do quadril, músculos adutores direitos do quadril, músculos fibulares longo e curto esquerdos, m. tibial posterior direito, m. flexor longo do hálux direito, m. flexor longo dos dedos direito. O m. tensor da fáscia lata esquerdo geralmente é forte e pode haver contração do trato iliotibial.

O membro inferior direito está em "adução postural", e a posição do quadril passa a impressão de que o membro inferior direito é mais longo.

Essa postura é típica de indivíduos destros.

ALINHAMENTO DEFEITUOSO: VISTA POSTERIOR

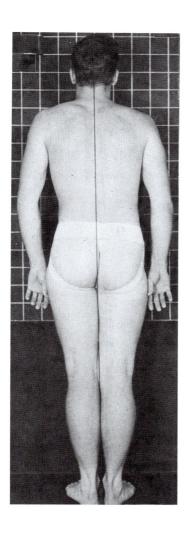
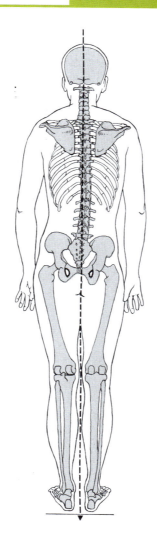
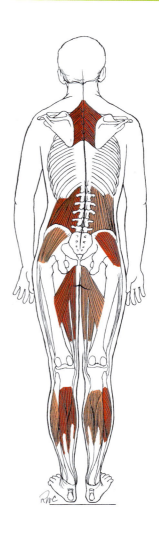

Cabeça: ereta, nem inclinada nem rodada.

Coluna Cervical: reta.

Ombro: elevado e aduzido.

Juntas dos Ombros: rodadas medialmente, como indicado pelas mãos direcionadas posteriormente.

Escápulas: aduzidas e elevadas.

Colunas Torácica e Lombar: discreta curva toracolombar convexa para a direita.

Pelve: inclinação lateral, mais alta à esquerda.

Juntas do Quadril: esquerda aduzida e levemente rodada medialmente; direita abduzida.

Membros Inferiores: retas, nem arqueadas nem desviadas.

Pés: em pronação discreta.

Músculos Alongados e Fracos: músculos laterais direitos do tronco, músculos abdutores esquerdos do quadril (especialmente a porção posterior do glúteo médio), músculos adutores direitos do quadril, m. tibial posterior direito, m. flexor longo do hálux direito, m. flexor longo dos dedos direito, músculos fibulares longo e curto.

Músculos Curtos e Fortes: músculos laterais esquerdos do tronco, músculos abdutores direitos do quadril, músculos adutores esquerdos do quadril, m. tibial posterior esquerdo, m. flexor longo do hálux esquerdo, m. flexor longo dos dedos esquerdo, músculos fibulares longo e curto. Com a elevação e a adução das escápulas, os rombóides encontram-se numa posição encurtada.

DOMINÂNCIA: EFEITO SOBRE A POSTURA

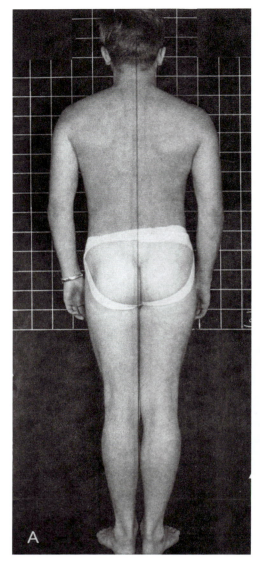

A
Destro

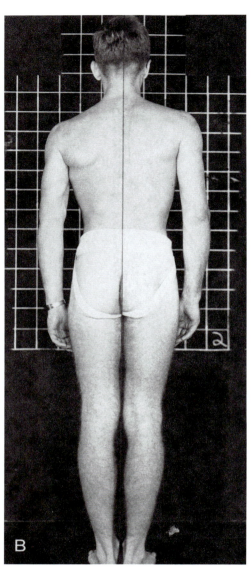

B
Canhoto

PADRÕES DE DOMINÂNCIA

Cada uma das figuras acima ilustra um padrão típico de postura relacionado à dominância. A **Figura A** mostra o padrão típico de indivíduos destros. O ombro direito é mais baixo que o esquerdo, a pelve é desviada discretamente para a direita e o quadril direito parece ser levemente mais alto que o esquerdo. Geralmente, existe um leve desvio da coluna vertebral para a esquerda, e o pé esquerdo apresenta maior pronação que o direito. O glúteo médio direito geralmente é mais fraco que o esquerdo.

Os padrões de dominância relacionados à postura podem surgir precocemente. O discreto desvio da coluna vertebral em direção ao lado oposto do quadril pode aparecer cedo, entre os 8 e 10 anos de idade. Existe uma tendência ao abaixamento compensatório do ombro do lado do quadril mais alto. Na maior parte dos casos, o ombro baixo é menos importante que o quadril alto. Geralmente, a correção do ombro tende a seguir a correção da inclinação pélvica lateral, mas o inverso não ocorre necessariamente.

A **Figura B** mostra o padrão oposto, típico dos canhotos. No entanto, o ombro baixo geralmente não é tão acentuado nesses indivíduos. (Ver também p. 95.)

A **Figura A** é um exemplo de postura que parece boa na vista posterior, mas é muito defeituosa na vista lateral.

A postura em vista lateral mostra defeitos segmentares

POSTURA DEFEITUOSA: VISTAS LATERAL E POSTERIOR

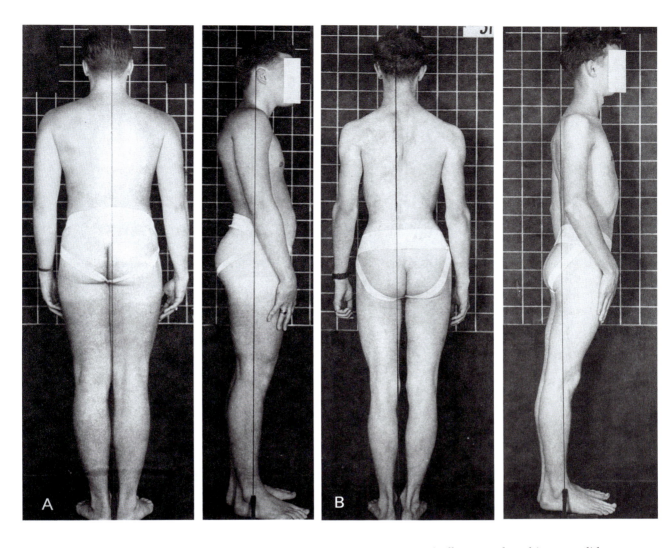

acentuados, mas os desvios anteriores e posteriores compensam-se uns aos outros de modo que o alinhamento de prumo é muito bom. O contorno da parede abdominal quase reproduz a curvatura da região lombar.

A **Figura B** mostra uma postura que é defeituosa tanto na vista lateral como na posterior. A vista posterior revela um desvio acentuado do corpo para a direita da linha de prumo, um quadril direito alto e um ombro direito baixo. A vista lateral revela que o alinhamento em relação à linha de prumo é pior que o segmentar. Os joelhos são posteriores e a pelve, o tronco e a cabeça são marcadamente anteriores. Segmentarmente, as curvas ântero-posteriores da coluna vertebral estão apenas discretamente exageradas. Entretanto, os joelhos estão bem hiperestendidos.

Esse tipo de postura pode ser decorrente do esforço de seguir conselhos errôneos mas comuns, como "coloque os ombros para trás" e "fique em pé com o seu peso sobre a região medial do pé."

Nesse indivíduo, o resultado é um maior desvio anterior do tronco e da cabeça de modo que a postura é muito instável e exige um grande esforço muscular para manter o equilíbrio. A parte anterior do pé revela evidências de tensão.

Um indivíduo com esse tipo de postura defeituosa pode parecer que tem uma boa postura quando totalmente vestido.

OMBROS E ESCÁPULAS

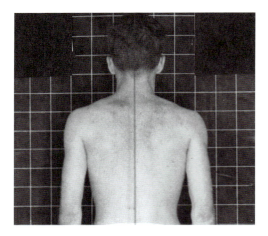

Ombros e Escápulas em Boa Posição: este indivíduo ilustra uma boa posição dos ombros e das escápulas.

As escápulas repousam contra o tórax, e não existe um ângulo ou borda excessivamente proeminente. Sua posição não é distorcida pelo desenvolvimento muscular não-usual nem por esforços direcionados inadequadamente à correção postural.

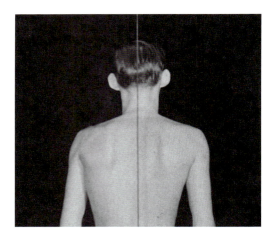

Escápulas Abduzidas e Discretamente Elevadas: neste indivíduo, ambas as escápulas estão abduzidas, sendo a esquerda mais do que a direita. Ambas também estão levemente elevadas. A abdução e a elevação são acompanhadas pelo desvio dos ombros para frente e pelo arredondamento da região dorsal. (Para a vista lateral deste indivíduo, ver p. 153, Figura D.)

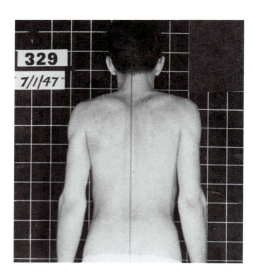

Ombros Elevados e Escápulas Aduzidas: neste indivíduo, ambos os ombros encontram-se elevados, com o direito levemente mais alto que o esquerdo. As escápulas estão aduzidas. A parte ascendente do m. trapézio e outros músculos elevadores do ombro estão contraídos.

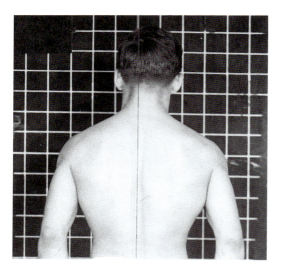

Ombros Deprimidos e Escápulas Abduzidas: neste indivíduo, os ombros inclinam-se para baixo marcadamente, acentuando sua largura natural. A abdução acentuada das escápulas também contribui para esse efeito.

Exercícios que fortalecem os mm. trapézios, especialmente a parte ascendente, são necessários para corrigir a postura defeituosa dos ombros.

OMBROS E ESCÁPULAS

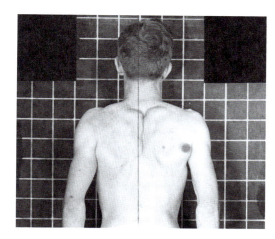

Escápulas Aduzidas e Elevadas: neste indivíduo, as escápulas estão totalmente aduzidas e consideravelmente elevadas.

A posição ilustrada parece ser mantida pelo esforço voluntário, entretanto, se o hábito persistir, as escápulas não retornarão à posição normal quando o indivíduo tentar relaxar.

Essa posição é o resultado final inevitável de "manter" os ombros para trás na prática militar.

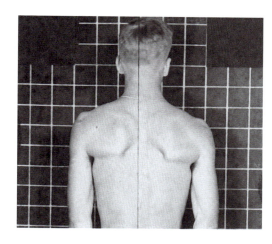

Escápulas com Aparência Anormal: este indivíduo teve desenvolvimento anormal de alguns dos músculos escapulares, com uma posição defeituosa das escápulas.

Os mm. redondo maior e rombóides são claramente visíveis e formam um V no ângulo inferior. A escápula é rodada, de modo que a borda axilar é mais horizontal que o normal. A aparência sugere fraqueza do serrátil anterior e/ou do trapézio.

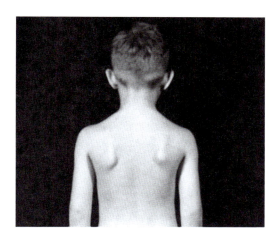

Escápulas Abduzidas e Levemente Aladas: este garoto apresenta um grau de proeminência escapular que é bem freqüente entre crianças dessa idade (8 anos). A discreta proeminência e a leve abdução não devem causar preocupação nessa idade. Entretanto, esta criança está no limite e existe uma diferença no nível das escápulas que pode indicar um desequilíbrio muscular adicional.

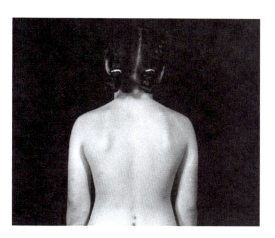

Escápulas Abduzidas e Ombros Para Frente: esta garota de 9 anos é bem madura para sua idade. A posição dos ombros para frente é típica daquela assumida por muitas garotas jovens durante o início do desenvolvimento das mamas. Entretanto, se esse hábito persistir, pode acarretar um defeito postural fixo. (Para a vista lateral desta garota, ver p. 98, Figura B.)

POSTURAS BOA E DEFEITUOSA DOS PÉS E JOELHOS

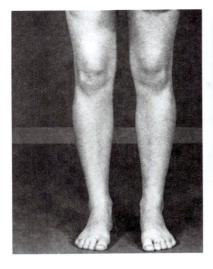

Bom Alinhamento dos Pés e Joelhos: as patelas estão direcionadas diretamente para frente, e os pés não se encontram em pronação nem supinação.

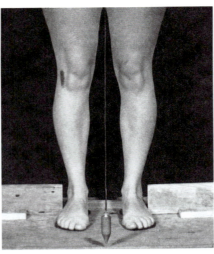

Pronação dos Pés e Rotação Medial dos Fêmures: a distância entre o maléolo lateral e o apoio para os pés indica pronação moderada dos pés. A posição das patelas indica um grau moderado de rotação medial dos fêmures.

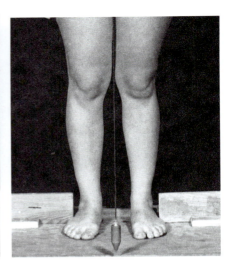

Pronação dos Pés e Desvio em Valgo dos Joelhos: Os pés encontram-se em pronação moderada. Existe um discreto desvio, mas não há rotação medial nem lateral.

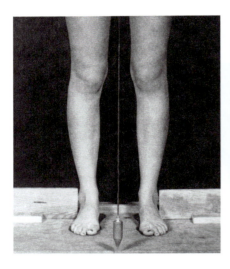

Pés Bons, Joelhos Defeituosos: o alinhamento dos pés é muito bom, mas a rotação medial dos fêmures é indicada pela posição das patelas. Corrigir esse defeito com calçados corretivos é mais difícil do que corrigir aquele no qual a pronação acompanha a rotação medial.

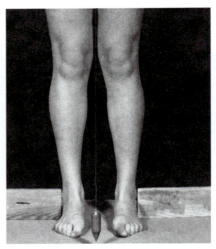

Pés Supinados: o peso é exercido sobre as bordas laterais dos pés, e os arcos longos são mais altos do que o normal. O apoio perpendicular para os pés toca o maléolo lateral, mas não está em contato com a borda lateral da planta do pé.

Parece que se está fazendo um esforço para inverter os pés, pois os músculos tibiais anteriores são muito proeminentes. Entretanto, a posição mostrada é a postura natural dos pés deste indivíduo.

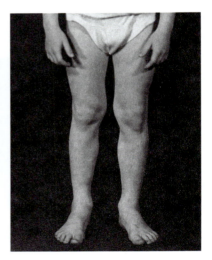

Rotação Lateral dos Membros Inferiores: A rotação lateral dos membros inferiores, como observado neste indivíduo, é resultado da rotação lateral na articulação do quadril.

Esta posição é mais típica em meninos que em meninas. Ela pode ou não causar efeitos graves, embora a persistência desse padrão na marcha e na posição em pé coloque tensão indevida sobre os arcos longitudinais.

POSTURAS BOA E DEFEITUOSA DOS PÉS, JOELHOS E MEMBROS INFERIORES

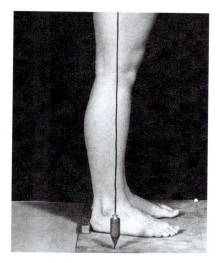

Bom Alinhamento dos Joelhos: no bom alinhamento dos joelhos, como nesta vista lateral, a linha de prumo passa discretamente anterior ao eixo da junta do joelho.

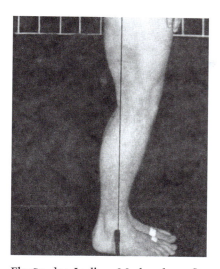

Flexão dos Joelhos Moderada: a flexão dos joelhos é observada menos freqüentemente que a hiperextensão em casos de postura defeituosa. A posição flexionada requer esforço muscular constante do m. quadríceps. A flexão do joelho na posição em pé pode ser resultante da contração dos músculos flexores do quadril. Quando os músculos flexores do quadril estão contraídos, deve haver defeitos de alinhamento compensatórios dos joelhos e/ou da região lombar. A tentativa para reduzir uma lordose por meio da flexão dos joelhos na posição em pé não é uma solução adequada quando é necessário o alongamento dos músculos flexores do quadril.

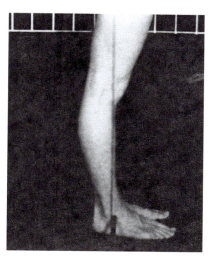

Hiperextensão dos Joelhos: Na hiperextensão acentuada do joelho, a junta do tornozelo está em flexão plantar.

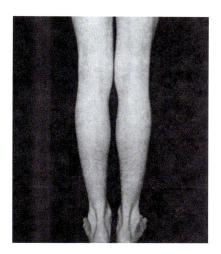

Bom Alinhamento dos Membros Inferiores e Pés.

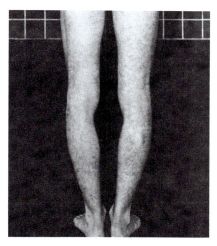

Arqueamento dos Membros Inferiores: Esta figura mostra um grau leve de arqueamento dos membros inferiores (geno varo).

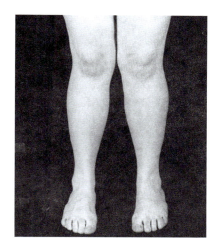

Desvio em Valgo: Esta figura mostra um grau moderado de desvio estrutural dos joelhos (geno valgo).

ARQUEAMENTO DOS MEMBROS INFERIORES E DESVIO EM VALGO DOS JOELHOS

Alinhamento Ideal	Arqueamento dos Membros Inferiores	Desvio em Valgo dos Joelhos
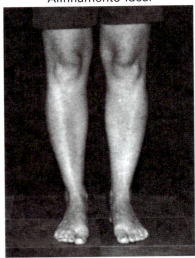	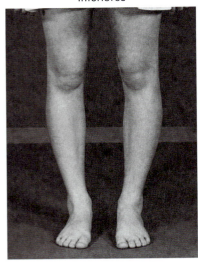	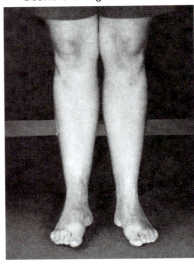
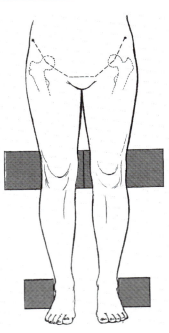		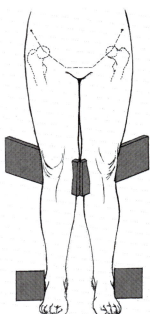

Alinhamento Ideal: no alinhamento ideal, os quadris estão em posição neutra (em rotação), o que é evidenciado pela posição das patelas direcionadas diretamente para frente. O eixo da junta do joelho é no plano coronal, e a flexão e a extensão ocorrem no plano sagital. Os pés estão em bom alinhamento.

Arqueamento Postural: o arqueamento postural resulta da combinação da rotação medial dos fêmures, da pronação dos pés e da hiperextensão dos joelhos. Quando os fêmures rodam medialmente, o eixo de movimento para a flexão e a extensão é oblíquo ao plano coronal. A partir desse eixo, a hiperextensão ocorre numa direção póstero-lateral, acarretando uma separação no nível dos joelhos e o aparente arqueamento dos membros inferiores.

Desvio em Valgo dos Joelhos: O desvio em valgo dos joelhos resulta de uma combinação da rotação lateral dos fêmures, da supinação dos pés e da hiperextensão dos joelhos. Na rotação lateral, o eixo da junta do joelho é oblíquo ao plano coronal, e a hiperextensão acarreta adução ao nível dos joelhos.

ARQUEAMENTO COMPENSATÓRIO DO DESVIO EM VALGO DOS JOELHOS

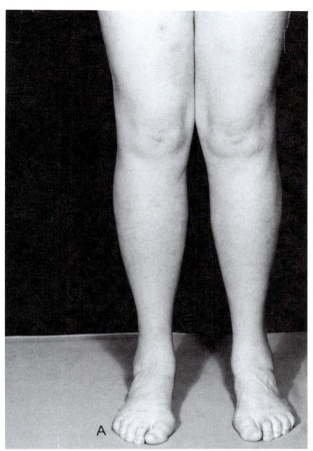 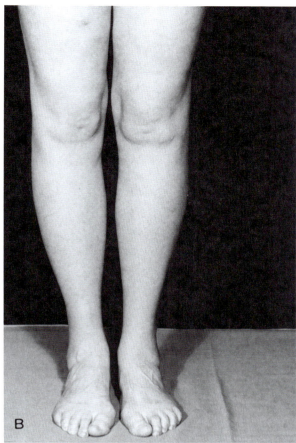

Mecanismo do Arqueamento Compensatório do Desvio em Valgo dos Joelhos: A **Figura A** mostra a posição de desvio em valgo dos joelhos que o indivíduo apresenta quando eles estão em bom alinhamento ântero-posterior.

A **Figura B** mostra que, mediante a hiperextensão dos joelhos, o indivíduo é capaz de produzir arqueamento postural suficiente para adaptar-se à separação de 10 cm de seus pés mostrada na **Figura A**.

Observar a figura central da página anterior para a extensão do arqueamento dos membros inferiores que pode ser produzido pela hiperextensão em um indivíduo sem desvio em valgo dos joelhos.

Crianças geralmente se envergonham da aparência do desvio em valgo e é comum que elas o compensem quando a condição persiste. Algumas vezes, elas "escondem" a posição de desvio em valgo flexionando um joelho e hiperestendendo o outro, de modo que os joelhos possam ficar próximos. Podem ocorrer defeitos de rotação quando o mesmo joelho é habitualmente flexionado enquanto o outro é hiperestendido.

A aparência do arqueamento dos membros inferiores e do desvio em valgo dos joelhos também pode ser decorrente da combinação da flexão do joelho com rotação (não ilustrada). Na rotação lateral com discreta flexão, os membros inferiores parecem discretamente arqueados. Na rotação medial com discreta flexão, parece haver um desvio em valgo dos joelhos. As variações associadas com a flexão preocupam menos que aquelas com a hiperextensão, porque a flexão é um movimento normal, mas a hiperextensão não.

RADIOGRAFIAS DOS MEMBROS INFERIORES EM ALINHAMENTOS BOM E DEFEITUOSO

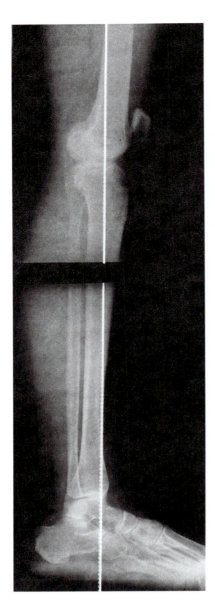
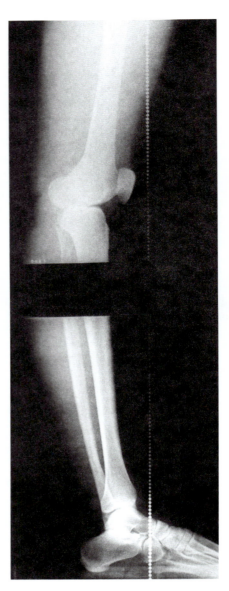
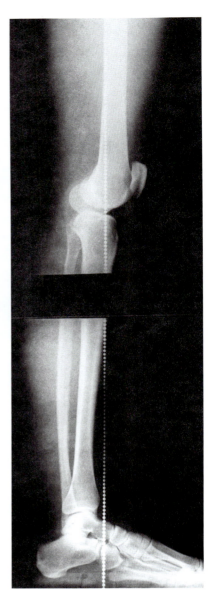

Para cada uma das figuras acima, uma linha de prumo foi suspensa ao lado do indivíduo quando a radiografia foi realizada. Dois filmes radiográficos estavam em posição para a exposição simples. A ilustração acima mostra a relação entre a linha de prumo e os ossos do pé e da perna, com o indivíduo em pé em uma posição de bom alinhamento.

Esta radiografia mostra um indivíduo que tinha o hábito de permanecer em pé em hiperextensão. A linha de prumo foi mantida suspensa em conformidade com o ponto de base padrão enquanto a radiografia era realizada. Observe a alteração da posição da patela e a compressão anterior da articulação do joelho.

Esta radiografia mostra a mesma mulher da figura central. Sendo adulta, ela tentou corrigir a sua hiperextensão. O alinhamento pela articulação do joelho e do fêmur é muito bom, no entanto a tíbia e a fíbula mostram evidências de arqueamento posterior. (Compare com o bom alinhamento desses ossos mostrado na figura mais à esquerda.)

POSTURA NA POSIÇÃO SENTADA

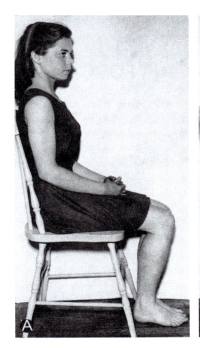 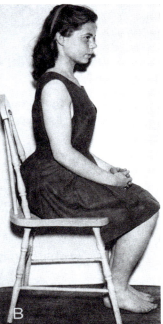 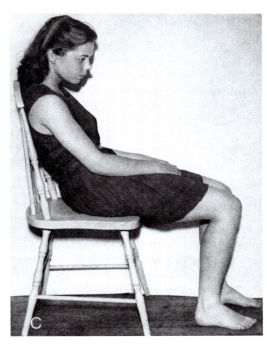

Manter um bom alinhamento do corpo na posição sentada pode reduzir ou mesmo prevenir a dor associada a problemas relacionados à postura. A **Figura A** mostra um bom alinhamento, requerendo o mínimo consumo de energia muscular. A **Figura B** mostra uma lordose na região lombar. Essa postura é erroneamente considerada uma posição correta. Em razão do esforço necessário para mantê-la, os músculos da região apresentam fadiga. A **Figura C** é uma posição familiar, que acarreta tensão proveniente da falta de suporte da região lombar e posições muito defeituosas da região dorsal, do pescoço e da cabeça.

Geralmente as pessoas são aconselhadas a sentar-se com os pés apoiados no chão. Quando as pernas forem cruzadas, elas devem ser alternadas, para que não sejam cruzadas sempre da mesma maneira. Alguns indivíduos, especialmente aqueles com má circulação nos membros inferiores, devem evitar sentar-se com as pernas cruzadas.

Alguns podem sentir-se confortáveis numa cadeira com coxim na área lombar. Outros podem sentir desconforto e mesmo dor por causa desse suporte lombar. Certas pessoas acham que um coxim com contorno na área sacroilíaca ou uma cadeira arredondada que se adapte ao corpo naquela área permitirão que elas se sentem confortavelmente.

Não existe uma cadeira correta. Sua altura e profundidade devem ser adequadas ao indivíduo. A cadeira deve possuir uma altura que permita aos pés repousarem confortavelmente no chão e, conseqüentemente, evite a pressão sobre a região posterior das coxas. Numa cadeira muito profunda, as costas do indivíduo não ficarão apoiadas ou uma pressão indevida será exercida contra a perna. Os quadris e joelhos devem estar a um ângulo de aproximadamente 90° e o encosto da cadeira deve apresentar uma inclinação de aproximadamente 10°. A posição sentada pode ser confortável se a cadeira e suportes adicionais mantiverem o corpo em bom alinhamento.

Nem todas as cadeiras contribuem para uma boa posição sentada. As denominadas "cadeiras de postura", que suportam as costas apenas na região lombar, tendem a aumentar a curva lombar e são freqüentemente desagradáveis. Permanecer sentado durante um longo período em uma cadeira que inclina para trás num grande ângulo pode contribuir para uma posição muito defeituosa da região dorsal e da cabeça.

Se a cadeira tiver braços muito altos, os ombros serão empurrados para cima. Se os braços forem muito baixos, os membros superiores não terão suporte adequado. Com braços adequados, provavelmente é possível puxar a cadeira para perto da mesa de trabalho. Além de prático, ferramentas e equipamentos de trabalho devem ser colocados ao alcance para evitar o alongamento ou a torção indevidos.

Deve-se prover uma iluminação de intensidade adequada. Ela deve iluminar adequadamente a área de trabalho e não deve possuir brilho nem produzir reflexos ou sombras desnecessários.

Quando o indivíduo permanece sentado durante horas, é necessário que mude de posição, porque a posição sentada mantém os quadris, os joelhos e, usualmente, as costas em flexão. Realizar movimentos simples de extensão e ficar em pé ocasionalmente podem aliviar o estresse e a tensão associados à permanência prolongada na posição sentada.

No automóvel, é importante que o assento seja confortável. A dor e a fadiga do pescoço e dos ombros podem induzir o posicionamento da cabeça a ser mantido para frente ou inclinado durante a condução.

EQUIPAMENTOS

Os equipamentos utilizados pelos Kendall (ver página ao lado) foram:

Pranchas de Postura

São pranchas nas quais impressões dos pés foram desenhadas. Tais impressões podem ser pintadas no chão da sala de exame, mas as pranchas de postura têm a vantagem de ser transportadas. (Ver fotografia inferior na página ao lado).

Linha ou Fio de Prumo

A linha é suspensa a partir de uma barra acima da cabeça, e o peso de chumbo é fixado em conformidade com a prancha de postura que indica o ponto de base padrão (anterior ao maléolo lateral na vista lateral, a meio caminho entre os calcanhares na vista posterior).

Trena Dobrável com Nível

Ela é utilizada para mensurar a diferença de nível das espinhas ilíacas posteriores. Também é empregada para detectar qualquer diferença de nível dos ombros, entretanto um fundo com quadrados (como já visto em várias fotografias) é um auxílio mais prático para essa detecção.

Conjunto de Seis Blocos

Esses blocos medem 10 cm por 25 cm e possuem as seguintes espessuras: 0,31cm, 0,62 cm, 0,93 cm, 1,25 cm, 1,87 cm e 2,5 cm na figura as medidas aparecem em polegadas. Eles são utilizados para se determinar a magnitude da elevação necessária para nivelar a pelve lateralmente. (Ver também mensurações do comprimento do membro inferior, p. 438.)

Caneta Marcadora

É utilizada para marcar os processos espinhosos para se observar a posição da coluna vertebral em casos de desvio lateral.

Fita Métrica

Pode ser utilizada para se mensurar o comprimento do membro inferior e a inclinação anterior ao tocar as polpas digitais nos dedos dos pés ou além deles.

Quadro para Registro dos Achados do Exame

Ver p. 89.

Vestimenta Adequada

Vestimentas como biquíni para meninas ou sunga para meninos devem ser utilizadas para a avaliação postural. Esse tipo de exame para crianças em idade escolar é insatisfatório quando elas usam roupas de ginástica comuns.

Em clínicas, camisolas ou outras vestimentas adequadas devem ser providenciadas.

ALINHAMENTO NA POSIÇÃO EM PÉ

Os indivíduos colocam-se sobre pranchas de postura com os pés na posição indicada pelas impressões dos pés.

Vista Anterior

Verifique a posição dos pés, joelhos e membros inferiores. Devem ser observados as posições dos dedos dos pés, a aparência do arco longitudinal, o alinhamento em relação à pronação e à supinação, a rotação do fêmur indicada pela posição da patela, o desvio em valgo dos joelhos ou o arqueamento dos membros inferiores. Qualquer rotação da cabeça ou aparência anormal das costelas também deve ser observada. Os achados são anotados no quadro com o título "Alinhamento Segmentar".

Vista Lateral

Com a linha de prumo em conformidade com um ponto logo à frente do maléolo lateral, a relação entre o corpo e a linha de prumo é observada e anotada sob o título "Alinhamento da Linha de Prumo". A observação deve ser feita tanto do lado direito quanto do lado esquerdo, com o objetivo de detectar defeitos de rotação. As seguintes descrições podem ser utilizadas no registro de achados: "Pelve e cabeça anteriores", "Bom, exceto lordose" ou "Região superior do tronco e cabeça posteriores".

Defeitos de alinhamento segmentares podem ser observados com ou sem linha de prumo. Veja se os joelhos estão em bom alinhamento, hiperestendidos ou flexionados. Observe a posição da pelve vista de lado e se as curvas ântero-posteriores da coluna vertebral são normais ou exageradas. Além disso, verifique as posições da cabeça (para frente ou inclinada, para cima ou para baixo) e do tórax (normal, deprimido ou elevado), e o contorno da parede abdominal. Os achados devem ser anotados no quadro sob o título "Alinhamento Segmentar".

Vista Posterior

Com a linha de prumo alinhada com um ponto a meio caminho entre os calcanhares, a relação entre o corpo ou partes do corpo e a linha de prumo é expressa como boa ou como desvio para a direita ou para a esquerda. Esses achados são anotados no quadro da p. 89 sob o título "Nota".

Do ponto de vista do alinhamento segmentar, deve-se observar o alinhamento do tendão do calcâneo, a adução ou abdução postural dos quadris, a altura relativa das espinhas ilíacas posteriores, a inclinação pélvica lateral, desvios laterais da coluna vertebral e posições dos ombros e das escápulas. Por exemplo, uma inclinação pélvica lateral

EQUIPAMENTOS PARA A AVALIAÇÃO POSTURAL

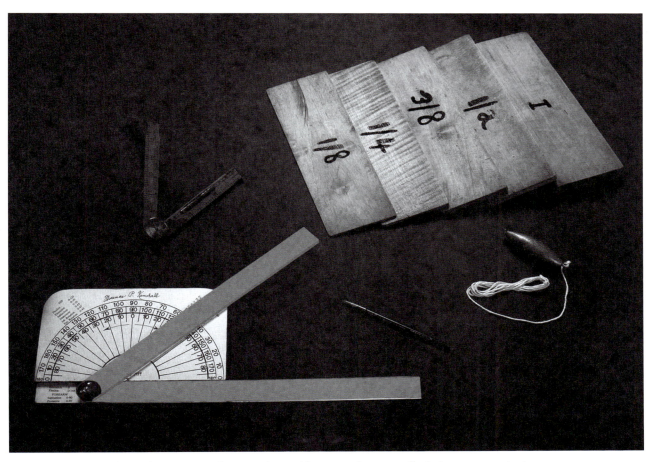

Os equipamentos acima consistem (da esquerda para a direita) em um protrator e um compasso (goniômetro), uma trena dobrável com nível, um conjunto de blocos, uma linha de prumo e uma caneta marcadora.

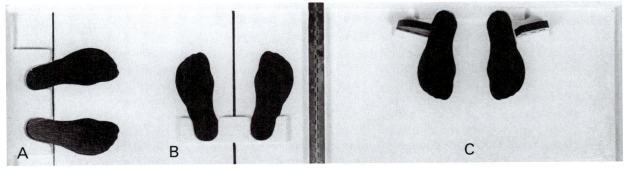

As ilustrações acima mostram pranchas de postura com impressões dos pés sobre as quais o indivíduo se coloca para testes de alinhamento: A) Vista lateral, B) Vista posterior, C) Vista frontal.

pode ser decorrente da pronação de um pé ou de um joelho habitualmente flexionado (ver p. 448), permitindo uma queda da pelve naquele lado na posição em pé.

TESTES DE FLEXIBILIDADE E COMPRIMENTO MUSCULAR

Achados relativos à flexibilidade e ao comprimento muscular são anotados no quadro no espaço provido. (Ver página ao lado). A inclinação anterior é designada como "Normal", "Limitada" ou "Normal+", e o número de centímetros a partir dos dedos dos pés ou além deles também é anotado. (Ver p. 101 e quadros nas p. 102 e 103 sobre o normal para as várias faixas etárias). No quadro Exame Postural, "C" indica costas; "P.C.", posteriores da coxa; e "G.S.", gastrocnêmio-sóleo.

A flexão anterior do tronco pode ser verificada na posição em pé ou sentada, mas os autores consideram o teste na posição sentada o mais indicativo de flexibilidade. Se a flexibilidade for normal na posição sentada e limitada na posição em pé, geralmente há certa rotação ou inclinação lateral da pelve, resultando na rotação da coluna lombar, a qual, por sua vez, restringe a flexão na posição em pé.

Os achados relativos aos testes de elevação do membro superior acima da cabeça podem ser registrados como normais ou limitados. Quando limitados, os achados podem ser classificados ainda como leves, moderados ou acentuados.

A extensão do tronco é o movimento de inclinação posterior e pode ser realizada na posição em pé, para ajudar a diferenciar a flexibilidade das costas da força dos músculos das costas quando realizada em decúbito ventral. (Ver discussão, Capítulo 5.) Normalmente, as costas devem se arquear na região lombar. Se a hiperextensão for limitada, o indivíduo pode tentar simular a inclinação posterior flexionando os joelhos e pendendo para trás. Os joelhos devem permanecer estendidos durante esse teste.

Movimentos de flexão lateral são utilizados para testar a flexibilidade lateral do tronco. O comprimento dos músculos laterais esquerdos do tronco permite a amplitude de movimento de inclinação do tronco para a direita e vice-versa. Em outras palavras, se a flexibilidade do tronco para a direita for limitada, deve ser interpretada como contração muscular dos músculos laterais esquerdos do tronco, exceto, evidentemente, quando houver limitação do movimento da coluna por causa de contração ligamentar ou articular.

Entre outros fatores, as variações individuais de comprimento do tronco e do espaço entre as costelas e a crista ilíaca fazem diferença na flexibilidade. Não é prático

tentar medir o grau de flexão lateral. A amplitude de movimento é considerada normal quando a caixa torácica e a crista ilíaca estão bem próximos na flexão lateral. A maioria dos indivíduos consegue levar as pontas dos dedos próximo ao nível do joelho ao realizar a flexão lateral diretamente. (Ver discussão, Capítulo 5.)

TESTES DE FORÇA MUSCULAR

Os testes musculares essenciais durante o exame postural são descritos nos Capítulos 5, 6 e 7. Eles incluem testes de abdominais superiores, inferiores e oblíquos, assim como de flexores laterais do tronco, extensores das costas, partes média e inferior do trapézio, serrátil anterior, glúteo médio, glúteo máximo, posteriores da coxa, flexores do quadril, sóleo e flexores dos dedos dos pés.

Nos problemas de desvios ântero-posteriores no alinhamento postural, é especialmente importante testar os músculos abdominais, os músculos das costas, os flexores e extensores do quadril e o sóleo. Nos problemas de desvios laterais da coluna vertebral ou de inclinação lateral da pelve, deve-se testar principalmente os mm. oblíquos abdominais, os flexores laterais do tronco e o glúteo médio.

INTERPRETAÇÃO DOS ACHADOS DO TESTE

No caso usual de postura defeituosa, os padrões da mecânica corporal defeituosa determinados pelo teste de alinhamento provavelmente serão confirmados por testes musculares, se ambos os procedimentos tiverem sido exatos. Entretanto, algumas vezes há discrepâncias entre os achados de testes, as quais podem ter origem em: efeitos de uma lesão ou de uma doença antiga, que podem ter alterado o padrão de alinhamento, particularmente o relacionado à dominância; efeitos de uma doença ou lesão recente, que podem ter se sobreposto a um padrão estabelecido de desequilíbrio; ou estágio de transição entre uma curva com formato de C e uma curva com formato de S, em uma criança com uma curvatura lateral da coluna vertebral, por exemplo.

Excetuando-se as crianças flexíveis, defeitos posturais observados no momento do exame geralmente correspondem a defeitos habituais de um determinado indivíduo. Nas crianças, é necessário que testes de alinhamento sejam repetidos e que sejam obtidas informações sobre sua postura habitual de pais e professores que as vêem freqüentemente. Deve-se também manter registros fotográficos da postura para se ter uma avaliação realmente válida de alterações posturais de crianças em fase de crescimento.

QUADRO DA AVALIAÇÃO POSTURAL

Nome . . . . .Médico . . . .
Diagnóstico . . . . .Data do primeiro exame . . . .
Início do Tratamento . . . . .Data do segundo exame . . . .
Profissão . . . . .Altura . . . . .Peso . . . . . .
Dominância . . . . .Idade . . . . . . .Sexo . . . . .Comp. do Membro Inferior: Esquerdo . . . .
Direito . . . .

ALINHAMENTO POSTURAL COM BASE NA LINHA DE PRUMO

Vista lateral: Esq. . . . . .Dir. . . . .
Vista posterior: Desvio à esq. . . . . .Desvio à dir. . . . .

ALINHAMENTO SEGMENTAR

	Pés	Dedos em martelo		Hálux valgo		Arco anterior baixo		Antepé varo
		Pronado	Supinado		Arco longitudinal plano		Pés de pombo
		Rodado medialmente	Rodado lateralmente		Geno valgo		
	Joelhos	Hiperestendido	Flexionado		Arqueamento dos membros inferiores		Torção tibial
	Pelve	Membro inferior em adução postural	Rotação		Inclinação		Desvio
	Região lombar	Lordose	Dorso plano		Cifose		Operação
	Região dorsal	Cifose	Dorso plano		Escápulas abduzidas		Escápulas elevadas
	Tórax	Tórax deprimido	Tórax elevado		Rotação		Desvio
	Coluna vertebral	Curva total	Lombar		Torácica		Cervical
	Abdome	Protraído	Cicatrizes		. . . .		. . . .
	Ombro	Baixo	Alto		Anterior		Rotação medial
	Cabeça	Para frente	Torcicolo		Inclinação lateral		Rotação . . . .

TESTES DE FLEXIBILIDADE E COMPRIMENTO MUSCULAR

Flexão anterior do tronco . . .C . . . . .P.C. . . . . .G.S. . . . .
Elevação dos membros superiores acima da cabeça:
Esq. . . . . .Dir. . . . .
Flexores do quadril: Esq. . . . . .Dir. . . . .
Tensor da fáscia lata: Esq. . . . . .Dir. . . . .
Extensão do tronco: . . . .
Flexão lateral do tronco: Para a esq. . . . . .Para a dir. . . . .

E   TESTES DE FORÇA MUSCULAR   D

E		D
	Parte média do trapézio	
	Parte inferior do trapézio	
	Extensores das costas	
	Glúteo médio	
	Glúteo máximo	
	Posteriores da coxa	
	Flexores do quadril	
	Tibial posterior	
	Flexores dos dedos	

ELEVAÇÃO DO TRONCO

ABAIXAMENTO DOS MEMBROS INFERIORES

CORREÇÃO DE CALÇADOS

Esquerda		Direita
	(Calcanhar largo)	
	Cunha interna	
	(Calcanhar estreito)	
	Elevação do calcanhar	
	Suporte metatarsal	
	Suporte longitudinal	

NOTAS: . . . .
. . . .
. . . .
. . . .
. . . .

TRATAMENTO

. . . .
. . . .
. . . .
. . . .

Exercícios

Decúbito dorsal	Inclin. pélvica e respiração	. . . . . .
	Inclin. pélvica e deslizamento dos membros inferiores	. . . . . .
	Elev. da cabeça e dos ombros	. . . . . .
	Along. dos ombros em adução	. . . . . .
	Elevação dos membros inferiores estendidos	. . . . . .
	Alongamento dos músculos flexores do quadril	. . . . . .
Decúbito lateral	Alongamento m. tensor da fáscia lata	. . . .
Posição sentada	Flexão anterior	
	Para alongar a região lombar	. . . . . .
	Para alongar os músculos posteriores da coxa	. . . . . .
	Sentar-se apoiado à parede	
	Parte média do m. trapézio	. . . . . .
	Parte inferior do m. trapézio	. . . . . .
Posição em pé	Extensão dos pés e joelhos	. . . . . .
	Ficar em pé apoiado à parede	. . . . . .

Outros Exercícios: . . . .
. . . .
. . . .
. . . .

Suporte: . . . .
. . . .
. . . .

C: costas; PC: posteriores da coxa; GS: gastrocnêmio-sóleo.

POSTURAS BOA E DEFEITUOSA: QUADRO-SUMÁRIO

Quadro 2-1

Postura Boa	Parte	Postura Defeituosa
Na posição em pé, o arco longitudinal possui a forma de uma semi-abóbada. Descalços ou com calçados sem salto, os pés apresentam um discreto desvio lateral. Usando calçados com salto, os pés ficam paralelos. Ao andar com ou sem saltos, os pés ficam paralelos e o peso é transferido do calcanhar ao longo da borda lateral para a região medial do pé. Na corrida, os pés ficam paralelos ou apresentam um leve desvio medial. O peso está sobre a região metatarsal e os dedos dos pés, pois os calcanhares não entram em contato com o chão.	Pés	Arco longitudinal baixo ou pé plano. Arco metatarsal baixo, usualmente indicado por calos na região metatarsal. Peso sustentado sobre o lado interno do pé (pronação). "O tornozelo roda para dentro." Peso sustentado sobre a borda externa do pé (supinação). "O tornozelo roda para fora." Desvio lateral dos dedos dos pés durante a marcha ou na posição em pé com calçados com salto (antepé valgo). Desvio medial dos dedos dos pés durante a marcha ou na posição em pé ("pés de pombo").
Os dedos dos pés devem ficar estendidos (nem curvados para baixo nem para cima). Eles devem estar estendidos para frente, em linha com o pé, e não devem ser comprimidos ou sobrepostos.	Dedos dos pés	Os dedos dos pés curvam-se para cima no nível da primeira articulação e para baixo nas articulações médias, de modo que o peso repousa sobre as pontas dos dedos dos pés (dedos em martelo). Esse defeito está freqüentemente associado ao uso de calçados muito pequenos. O hálux está direcionado medialmente, em direção à linha média do pé (hálux valgo). "Joanete". Esse defeito está freqüentemente associado ao uso de calçados muito estreitos e bicudos.
Os membros inferiores encontram-se estendidos. As patelas estão direcionadas diretamente para frente quando os pés estão em boa posição. Na vista lateral, os joelhos estão estendidos (nem curvados para frente nem bloqueados para trás).	Joelhos e membros inferiores	Os joelhos tocam-se quando os pés estão afastados (geno valgo). Os joelhos estão afastados quando os pés se tocam (arqueamento dos membros inferiores). O joelho curva-se ligeiramente para trás (joelho hiperestendido). O joelho curva-se ligeiramente para frente, isto é, ele não está estendido como deveria (joelho flexionado). As patelas apresentam um discreto desvio convergente, uma em direção à outra (fêmures rodados medialmente). As patelas estão direcionadas lateralmente (fêmures rodados lateralmente).
Idealmente, o peso corporal está distribuído de maneira uniforme sobre ambos os pés e os quadris estão nivelados. Quando vistos de frente ou de trás, um lado não é mais proeminente que o outro, nem um quadril está mais anterior ou posterior que o outro quando vistos lateralmente. A coluna vertebral não se curva para a esquerda ou para a direita. (Um leve desvio para a esquerda em indivíduos destros e para a direita em indivíduos canhotos é comum. Além disso, observa-se freqüentemente tendência do ombro direito estar discretamente baixo e um quadril discretamente alto em indivíduos destros, e vice-versa em indivíduos canhotos.)	Quadris, pelve e coluna vertebral (vista posterior)	Um quadril está mais alto que o outro (inclinação pélvica lateral). Algumas vezes, ele não é realmente muito mais alto, mas parece sê-lo, porque a inclinação lateral do corpo o torna mais proeminente. (Alfaiates e costureiros geralmente observam uma inclinação lateral, pois a barra das saias ou o comprimento das calças devem ser ajustados à diferença.) Os quadris estão rodados de modo que um está mais anterior que o outro (rotação horária ou anti-horária).

POSTURAS BOA E DEFEITUOSA: QUADRO-SUMÁRIO

Postura Boa	Parte	Postura Defeituosa
A frente da pelve e as coxas estão em uma linha reta. Atrás, as nádegas não são proeminentes, mas inclinam-se levemente para baixo. A coluna vertebral possui quatro curvas naturais. No pescoço e na região lombar, as curvas são anteriores; na região dorsal e na parte mais baixa da coluna (região sacral), elas são posteriores. A curva sacral é uma curva fixa, ao passo que as outras três são flexíveis.	Coluna vertebral e pelve (vista lateral)	A região lombar arqueia excessivamente para frente (lordose). A pelve inclina-se excessivamente para frente. A frente das coxas forma um ângulo com a pelve quando existe uma inclinação. A curva anterior normal da região lombar é retificada. A pelve é desviada para trás como nas posturas *sway-back* e com o dorso plano Aumento da curva posterior da região dorsal (cifose). Aumento da curva anterior do pescoço. Quase sempre acompanhada por cifose e observada com um desvio da cabeça para frente. Curva lateral da coluna vertebral (escoliose) em direção a um lado (curva C) ou a ambos os lados (curva S).
Nas crianças, até aproximadamente os 10 anos de idade, o abdome normalmente protrai um pouco. Em crianças mais velhas e adultos, o abdome deve ser plano.	Abdome	Protrusão de todo o abdome. Protrusão do abdome inferior; o abdome superior é retraído.
Uma boa posição do tórax é aquela na qual ele está direcionado levemente para cima e para frente, com as costas permanecendo em bom alinhamento. O tórax parece estar numa posição aproximadamente a meio caminho entre a de uma inspiração total e a de uma expiração forçada.	Tórax	Posição deprimida. Elevado e mantido muito alto, conseqüência do arqueamento das costas. Costelas mais proeminentes em um lado que em outro. Afastamento ou protrusão das costelas inferiores.
Os membros superiores pendem relaxados nas laterais, com as palmas direcionadas para o corpo. Os cotovelos estão discretamente flexionados, de modo que os antebraços pendem discretamente para frente. Os ombros estão nivelados, e nenhum deles está mais para frente ou para trás que o outro quando vistos de lado. As escápulas repousam contra a caixa torácica. Elas não estão nem muito próximas nem muito afastadas. Nos adultos, a média é uma separação de aproximadamente 10 cm.	Membros superiores e ombros	Manutenção dos membros superiores rigidamente em qualquer posição anterior, posterior ou longe do corpo. Os membros superiores giram de maneira que as palmas das mãos ficam direcionadas para trás. Um ombro é mais alto que o outro. Ambos os ombros estão elevados. Um ou ambos os ombros caem ou inclinam-se para frente. Os ombros rodam no sentido horário ou anti-horário. As escápulas são muito tracionadas para trás. As escápulas estão muito afastadas. As escápulas são muito proeminentes, sobressaindo-se da caixa torácica (escápulas aladas).
A cabeça é mantida ereta, numa posição de bom equilíbrio.	Cabeça	O queixo está muito alto. Protrusão anterior da cabeça. Inclinação ou rotação da cabeça para um lado.

POSTURA DEFEITUOSA: ANÁLISE E TRATAMENTO

Defeito Postural	Posição Anatômica das Juntas	Músculos em Posição Encurtada	Músculos em Posição Alongada	Procedimentos Terapêuticos
Cabeça para frente	Hiperextensão da coluna cervical	Extensores da coluna cervical Parte superior do trapézio e elevador	Flexores da coluna cervical	Alongar os músculos extensores da coluna cervical se estiverem curtos, tentando retificar a coluna cervical. Fortalecer os músculos flexores da coluna cervical se estiverem fracos. Uma posição da cabeça para frente geralmente é resultado de uma postura defeituosa da região dorsal. Se os músculos do pescoço não estiverem contraídos posteriormente, a posição da cabeça geralmente é corrigida quando a posição da região dorsal o é. Fortalecer os músculos extensores da coluna torácica. Realizar exercícios de respiração profunda para ajudar a alongar os músculos intercostais e as partes superiores dos músculos abdominais. Alongar o m. peitoral menor. Alongar os músculos adutores e rotadores internos dos ombros se estiverem curtos. Fortalecer as partes média e inferior do m. trapézio. Quando indicado, utilizar suporte de ombro para ajudar a alongar o m. peitoral menor e aliviar a tensão sobre as partes média e inferior do m. trapézio. (Ver exercícios e suportes, p. 116, 163 e 343.)
Cifose e tórax deprimido	Flexão da coluna torácica Diminuição dos espaços intercostais	Fibras superiores e laterais do m. oblíquo interno do abdome Adutores do ombro Peitoral menor Intercostais	Extensores da coluna torácica Parte média do trapézio Parte inferior do trapézio	
Ombros para frente	Abdução e, geralmente, elevação das escápulas	Serrátil anterior Peitoral menor Parte ascendente do trapézio	Parte média do trapézio Parte inferior do trapézio	
Postura lordótica	Hiperextensão da coluna lombar Inclinação anterior da pelve	Eretores da espinha da coluna lombar M. oblíquo interno do abdome (superior)	Abdominais, especialmente o oblíquo externo (lateral)	Alongar os músculos da região lombar se estiverem contraídos. Fortalecer os músculos abdominais por meio de exercícios de inclinação pélvica posterior e, quando indicado, pela flexão do tronco. Evitar exercícios de flexões/extensões do tronco, pois eles encurtam os flexores do quadril. Alongar os flexores do quadril se estiverem curtos. Fortalecer os músculos extensores do quadril se estiverem fracos.
	Flexão da junta do quadril	Flexores do quadril	Extensores do quadril	Orientar sobre o alinhamento corporal adequado. Dependendo do grau de lordose e da extensão da fraqueza muscular e da dor, utilizar suporte (colete) para aliviar a tensão sobre os músculos abdominais e ajudar a corrigir a lordose.
Postura com o dorso plano	Flexão da coluna lombar	Abdominais anteriores	Eretores da espinha da coluna lombar	Os músculos da região lombar raramente são fracos, mas quando o são, realizar exercícios para fortalecê-los e restaurar a curva anterior normal. Inclinar a pelve para frente, levando a região lombar a formar uma curva anterior. *Evitar* a hiperextensão em decúbito ventral, pois ela aumenta a inclinação pélvica posterior e alonga os músculos flexores do quadril. (Ver p. 228.)
	Inclinação posterior da pelve			Orientar sobre o alinhamento corporal adequado. Se a região lombar estiver dolorosa e necessitar de suporte, utilizar um colete que mantém a região com uma curva lombar anterior normal.
	Extensão da articulação do quadril	Extensores do quadril	Flexores do quadril (monoarticulares)	Fortalecer os músculos flexores do quadril para ajudar a produzir uma curva lombar anterior normal. Alongar os músculos posteriores da coxa se estiverem contraídos.

POSTURA DEFEITUOSA: ANÁLISE E TRATAMENTO

Defeito Postural	Posição Anatômica das Juntas	Músculos em Posição Encurtada	Músculos em Posição Alongada	Procedimentos Terapêuticos
Postura *sway-back* (pelve deslocada para frente, porção superior do tronco para trás)	A posição da coluna lombar depende do deslocamento posterior da porção superior do tronco Inclinação posterior da pelve Extensão da articulação do quadril	Abdominais anteriores superiores, especialmente o reto superior e o m. oblíquo interno do abdome Extensores do quadril	Abdominais anteriores inferiores, especialmente o m. oblíquo externo do abdome Flexores do quadril (monoarticulares)	Fortalecer os músculos abdominais inferiores (enfatizar o m. oblíquo externo). Alongar os membros superiores posicionando-os acima da cabeça e realizar respiração profunda para alongar os músculos intercostais e abdominais superiores contraídos. Orientar sobre o alinhamento corporal adequado. O exercício de ficar em pé apoiado à parede é particularmente útil. Alongar os músculos posteriores da coxa se estiverem contraídos. Fortalecer os músculos flexores do quadril se estiverem fracos, utilizando a flexão alternada do quadril na posição sentada ou a elevação alternada do membro inferior em decúbito dorsal. *Evitar* exercícios de elevação de ambos os membros inferiores por causa da tensão sobre os músculos abdominais.
Curva C esquerda discreta, escoliose toracolombar	Coluna toracolombar: flexão lateral, convexa para a esquerda	Músculos laterais direitos do tronco	Músculos laterais esquerdos do tronco	*Se não ocorrer com inclinação pélvica lateral*, alongar os músculos laterais direitos do tronco se estiverem curtos, e fortalecer os músculos laterais esquerdos do tronco se estiverem fracos. *Se ocorrer com inclinação pélvica lateral*, ver abaixo os procedimentos terapêuticos adicionais. Corrigir hábitos errôneos que tendem a aumentar a curva lateral: *Evitar* sentar sobre o pé esquerdo de modo que a coluna vertebral seja empurrada para a esquerda. *Evitar* deitar sobre o lado esquerdo e apoiar-se sobre o cotovelo para ler ou escrever.
	Oposto para a curva C direita			
		Psoas maior esquerdo	Psoas maior direito	Se estiver fraco, exercitar o m. iliopsoas direito na posição sentada. (Ver p. 113.)
Quadril direito proeminente ou alto	Inclinação lateral da pelve, alta à direita Articulação do quadril direito aduzida Articulação do quadril esquerdo abduzida	Músculos laterais direitos do tronco Abdutores do quadril esquerdo e fáscia lata Adutores do quadril direito	Músculos laterais esquerdos do tronco Abdutores do quadril direito, especialmente o glúteo médio Adutores do quadril esquerdo	Alongar os músculos laterais direitos do tronco se estiverem curtos. Fortalecer os músculos laterais esquerdos do tronco se estiverem fracos. Alongar os músculos laterais esquerdos da coxa e a fáscia se estiverem curtos. Exercícios específicos para fortalecer o glúteo médio direito não são necessários para corrigir a fraqueza postural leve. A atividade funcional é suficiente se o alinhamento for corrigido e mantido. O indivíduo deve: Ficar em pé com o peso uniformemente distribuído sobre ambos os pés, com a pelve nivelada. Evitar ficar em pé com o peso sobre o membro inferior direito, acarretando a permanência do quadril direito em adução postural. Utilizar temporariamente um elevador sobre o calcanhar do calçado esquerdo (usualmente, 0,4 mm) ou um coxim sobre o calcanhar do calçado e de chinelos.
	Oposto para a postura com curva C direita e quadril esquerdo alto			

Defeito Postural	Posição Anatômica das Juntas	Músculos em Posição Encurtada	Músculos em Posição Alongada	Procedimentos Terapêuticos
Joelho hiperextendido	Hiperextensão do joelho Flexão plantar do tornozelo	Quadríceps Sóleo	Poplíteo Posteriores da coxa (no joelho), cabeça curta	Orientar sobre a correção global da postura, enfatizando que a hiperextensão do joelho deve ser evitada. Naqueles com hemiplegia, utilizar um imobilizador curto de membro inferior com um bloqueio em ângulo reto.
Joelho flexionado	Flexão do joelho Dorsiflexão do tornozelo	Poplíteo Posteriores da coxa (no joelho)	Quadríceps Sóleo	Alongar os músculos flexores do joelho, se estiverem contraídos. Realizar a correção postural global. A flexão do joelho pode ser secundária ao encurtamento dos músculos flexores do quadril. Checar o comprimento dos músculos flexores do quadril. Alongá-los se estiverem curtos.
Fêmur rodado medialmente (freqüentemente associado com pronação do pé, ver abaixo)	Rotação medial da junta do quadril	Rotadores mediais do quadril	Rotadores laterais do quadril	Alongar os músculos rotadores mediais do quadril se estiverem contraídos. Fortalecer os músculos rotadores laterais do quadril se estiverem fracos. Crianças mais novas devem evitar a posição W. (Ver abaixo para correção de qualquer pronação concomitante.)
Geno valgo	Adução da junta do quadril Abdução da junta do joelho	Fáscia lata Estruturas laterais da junta do joelho	Estruturas mediais da junta do joelho	Utilizar uma cunha interna sobre os calcanhares se os pés estiverem pronados. Alongar o m. tensor da fáscia lata se indicado.
Arqueamento dos membros inferiores	Rotação medial da junta do quadril Hiperextensão da junta do joelho Pronação do pé	Rotadores mediais do quadril Quadríceps Eversores do pé	Rotadores laterais do quadril Poplíteo Tibial posterior e flexores longos dos dedos	Realizar exercícios para correção global de posições do pé, joelho e quadril. Evitar a hiperextensão do joelho. Fortalecer os músculos rotadores laterais do quadril. Utilizar cunhas internas sobre os calcanhares para corrigir a pronação do pé.
		Permanecer com os pés direcionados para frente e afastados cerca de 5 cm. Relaxar os joelhos numa posição "fácil" (nem estendida nem flexionada). Contrair os músculos que elevam os arcos dos pés, rolando o peso discretamente em direção aos bordos externos dos pés. Contrair os músculos das nádegas para rodar os membros inferiores ligeiramente para fora, até que as patelas fiquem direcionadas diretamente para frente.		
Pronação	Eversão do pé	Fibulares e extensores dos dedos do pé	Tibial posterior e flexores longos dos dedos	Utilizar cunhas internas sobre os calcanhares. (Usualmente, de 3 mm para calcanhares largos e de 1,5 mm para calcanhares médios). Realizar a correção global da postura dos pés e joelhos. Utilizar exercícios para fortalecer os músculos inversores. Orientar sobre a posição em pé e a marcha adequadas.
Supinação	Inversão do pé	Tibiais	Fibulares	Utilizar cunhas externas sobre os calcanhares. Realizar exercícios para os músculos fibulares.
Dedos em martelo e arco metatarsal baixo	Hiperextensão da junta metatarsofalângica Flexão da junta interfalângica proximal	Extensores dos dedos dos pés	Lumbricais	Alongar as articulações metatarsofalângicas mediante flexão. Alongar as juntas interfalângicas mediante extensão. Fortalecer os mm. lumbricais mediante flexão da articulação metatarsofalângica. Utilizar um coxim ou barra metatarsal.

Os seguintes músculos tendem a apresentar evidências de fraqueza postural adquirida:

Flexores dos dedos dos pés (curtos e lumbricais)

Partes média e inferior do trapézio

Extensores da região dorsal

Músculos abdominais anteriores (quando submetidos ao teste de abaixamento do membro inferior)

Músculos anteriores do pescoço

Indivíduos destros:

Músculos laterais esquerdos do tronco

Abdutores do quadril direito

Rotadores laterais do quadril direito

Fibulares longo e curto direitos

Tibial posterior esquerdo

Flexor longo do hálux esquerdo

Flexor longo dos dedos esquerdo

Indivíduos canhotos (o padrão, entretanto, não é tão comum quanto o que ocorre em indivíduos destros):

Músculos laterais direitos do tronco

Abdutores do quadril esquerdo

Rotadores laterais do quadril esquerdo

Fibulares longo e curto esquerdos

Tibial posterior direito

Flexor longo do hálux direito

Flexor longo dos dedos direito

INTRODUÇÃO

A seção precedente abordou a postura basicamente em relação ao adulto. Esta seção introduz vários conceitos relativos ao desenvolvimento de hábitos posturais de indivíduos em crescimento e as diversas influências que afetam tal desenvolvimento. Não foi feita qualquer tentativa de abordar os vários conceitos de modo exaustivo ou de dar um tratamento igual a todos eles. Os autores esperam que este material seja útil do ponto de vista da prevenção e que ele crie, por meio do reconhecimento dos fatores envolvidos no desenvolvimento postural, uma abordagem mais positiva da provisão do melhor ambiente possível para a boa postura dentro dos limites disponíveis.

A boa postura não é um fim em si; ela é uma parte do bem-estar geral. Idealmente, instruções e o treinamento postural deveriam ser uma parte da experiência geral e não uma disciplina separada. À medida que pais e professores conseguirem reconhecer as influências e hábitos que ajudam a desenvolver uma postura boa ou defeituosa, eles serão capazes de contribuir com esse aspecto do bem-estar na vida cotidiana de indivíduos em crescimento. No entanto, as instruções e o treinamento postural não devem ser negligenciados em um bom programa de educação da saúde; deve-se atentar para os defeitos observáveis. Quando são dadas instruções, elas devem ser simples e precisas. Embora elas não devam ser negligenciadas, também não devem ser superestimadas. As instruções devem ser dadas para capturar o interesse e a cooperação da criança.

FATORES NUTRICIONAIS

O bom desenvolvimento postural depende do bom desenvolvimento estrutural e funcional do corpo, o qual, por sua vez, é bastante dependente da nutrição adequada. A influência da nutrição no desenvolvimento estrutural adequado dos tecidos esquelético e muscular é particularmente importante. O raquitismo, por exemplo, comumente responsável por várias deformidades esqueléticas na criança, é uma doença devida à deficiência de vitamina D.

Finalizado o crescimento, a má nutrição apresenta uma menor probabilidade de causar defeitos estruturais que afetam diretamente a postura. Nesse estágio, é mais provável que deficiências interfiram na função fisiológica e sejam representadas, do ponto de vista postural, por uma posição de fadiga. O corpo utiliza o alimento não apenas para o crescimento, mas também como fonte de combustível, transformando-o em calor e energia. Se o combustível for insuficiente, o débito energético diminui, assim como a eficiência fisiológica. Deficiências nutricionais em adultos ocorrem com maior freqüência quando o indivíduo apresenta demandas fisiológicas não usuais ao longo de um período de tempo.

DEFEITOS, DOENÇAS E INCAPACIDADES

Certos defeitos físicos, doenças e incapacidades apresentam problemas posturais associados. Essas condições podem ser divididas em três grupos, de acordo com a atenção dada à postura em seu tratamento.

O primeiro grupo consiste basicamente em defeitos físicos nos quais os aspectos posturais são mais potenciais que reais durante os estágios iniciais e, posteriormente, tornam-se um problema apenas se o defeito não puder ser totalmente corrigido por meios clínicos ou cirúrgicos. Esses defeitos podem ser visuais, auditivos, esqueléticos (como pé torto ou luxação do quadril), neuromusculares (como lesão do plexo braquial) ou musculares (como torcicolo).

O segundo grupo inclui condições que são potencialmente incapacitantes, mas nas quais a atenção contínua à postura desde os estágios iniciais pode minimizar os efeitos incapacitantes. Na artrite da coluna vertebral (como Marie-Strümpell), se o corpo puder ser mantido em bom alinhamento funcional durante o período em que ocorrer a fusão da coluna vertebral, o indivíduo pode ter uma pequena deformidade óbvia e apenas uma incapacidade moderada quando a fusão estiver completa. No entanto, quando o aspecto postural não é levado em conta, o tronco geralmente apresenta uma flexão acentuada quando a fusão da coluna vertebral termina. Trata-se de uma deformidade grave associada a uma incapacidade grave.

O terceiro grupo englobar condições nas quais existe um grau de incapacidade permanente como conseqüência de uma lesão ou doença, entretanto a tensão postural adicional pode aumentar enormemente a incapacidade. A amputação de um membro inferior, por exemplo, transfere uma carga extra inevitável às estruturas remanescentes que suportam peso. Um alinhamento postural que minimize o máximo possível as tensões mecânicas da posição e do movimento tenta evitar que essas estruturas se rompam.

FATORES AMBIENTAIS

Alguns fatores ambientais influenciam o desenvolvimento e a manutenção da boa postura. Essas influências ambientais devem se tornar tanto favoráveis quanto práticas para a boa postura. Quando um ajuste em larga escala não for possível, pequenos ajustes freqüentemente contribuem de maneira considerável. A discussão a seguir leva em conta elementos como cadeiras, escrivaninhas e camas, pois eles ilustram influências ambientais sobre a postura nas posições sentada e deitada. Depois de a criança começar a freqüentar a escola, a quantidade de tempo por ela despendida na posição sentada aumenta consideravelmente. O assento escolar é um fator importante que afeta a postura.

Tanto a cadeira quanto a escrivaninha devem ser ajustadas para se adequarem à criança, que deve conseguir sentar-se com ambos os pés apoiados no chão e com os joelhos flexionados aproximadamente em ângulo reto. Se a cadeira for muito alta, falta suporte para os pés. Se for muito baixa, os quadris e os joelhos flexionam-se excessivamente. O assento da cadeira deve ser suficientemente profundo para suportar as coxas adequadamente, mas a profundidade não deve interferir na flexão dos joelhos. O encosto da cadeira deve suportar as costas da criança. Ele também deve se inclinar para trás alguns graus para que a criança possa relaxar. (Ver as ilustrações de posturas na posição sentada da p. 85.)

O alto da escrivaninha deve ficar na altura dos cotovelos quando a criança estiver sentada numa boa posição e pode ser discretamente inclinado. A escrivaninha deve estar próxima o suficiente para que os membros superiores repousem sobre ela sem a necessidade de uma inclinação excessiva do corpo para frente ou de sentar-se na frente do assento da cadeira.

FATORES REFERENTES AO DESENVOLVIMENTO

É importante reconhecer desvios posturais acentuados ou persistentes no indivíduo em crescimento. Ressalta-se, entretanto, que não se pode esperar que as crianças apresentem o mesmo padrão de alinhamento que os adultos, principalmente porque o indivíduo em desenvolvimento tem uma mobilidade e uma flexibilidade muito maiores que o adulto.

A maior parte dos desvios posturais na criança em crescimento cai na categoria dos desvios de desenvolvimento, que ocorrem quando padrões se tornam habituais. Desvios de desenvolvimento são aqueles que aparecem em muitas crianças aproximadamente na mesma idade e que melhoram ou desaparecem sem qualquer tratamento corretivo, algumas vezes até quando há influências referentes ao desenvolvimento desfavoráveis (19). A observação repetida ou contínua determina se o desvio numa criança começa a se tornar um defeito postural, e não apenas um único exame. Se a condição permanecer estática ou o desvio aumentar, medidas corretivas são indicadas. Defeitos graves exigem tratamento assim que são observados, independentemente da idade do indivíduo.

É improvável que uma criança jovem apresente defeitos habituais, portanto pode até ser prejudicada por medidas corretivas desnecessárias. A correção excessiva pode acarretar defeitos atípicos que são mais perniciosos e de difícil tratamento que aqueles que causaram a preocupação inicial.

Algumas das diferenças entre crianças e adultos ocorrem porque, nos anos entre o nascimento e a maturidade, as estruturas do corpo crescem em velocidades variadas. Em geral, estruturas corporais crescem rapidamente no início e depois numa velocidade progressivamente menor. Um exemplo é o aumento do tamanho dos ossos.

Associada ao aumento do comprimento global do esqueleto, há uma alteração dos comprimentos proporcionais de seus vários segmentos. Essa mudança na proporção ocorre quando primeiramente uma parte do esqueleto e depois uma outra apresentam a maior velocidade de crescimento (20, 21). A contração gradual dos ligamentos e das fáscias e o fortalecimento dos músculos são fatores importantes referentes ao desenvolvimento. O seu efeito é limitar gradualmente a amplitude de movimento articular visando à amplitude típica da maturidade. O aumento da estabilidade resultante é vantajoso porque diminui o risco de distensão em razão do ato de carregar objetos pesados ou de uma outra atividade extenuante. A amplitude articular normal para os adultos deve prover um equilíbrio efetivo entre o movimento e a estabilidade. Uma articulação com amplitude muito limitada ou não limitada suficientemente está vulnerável à distensão.

A maior amplitude de movimento articular da criança possibilita a ocorrência de desvios momentâneos e habituais do alinhamento que seriam considerados distorções no adulto. Ao mesmo tempo, a flexibilidade serve como uma proteção contra o desenvolvimento de defeitos posturais *fixos*.

Entre os 8 e 10 anos de idade, padrões de dominância relacionados à postura podem aparecer. O desvio mínimo da coluna vertebral para o lado oposto ao do quadril mais alto manifesta-se precocemente. Também existe uma tendência de haver um ombro baixo compensatório no lado do quadril mais alto. Geralmente, a correção do ombro tende a seguir a correção da inclinação pélvica lateral, no entanto o contrário não ocorre. Na maior parte dos casos, o ombro baixo é um fator menos importante. Não se deve realizar qualquer tentativa para elevar o ombro até a posição normal por meio do esforço muscular constante.

Jogos ou esportes nos quais existe predominância da marcha ou da corrida são atividades neutras no que diz respeito ao seu efeito sobre a postura. Os esportes que exercem uma influência sobre o desequilíbrio muscular são predominantemente unilaterais, por exemplo, aqueles que envolvem o uso de uma raquete ou de um bastão.

Como as atividades lúdicas de crianças jovens geralmente são bem variadas, não ocorre qualquer problema de desequilíbrio muscular nem defeito habitual de alinhamento. Entretanto, quando a criança cresce e começa participar de esportes competitivos, um ponto pode ser atingido no qual um maior desenvolvimento da habilidade por meio da prática intensiva requer um sacrifício de algum grau de bom equilíbrio muscular e alinhamento esquelético. Embora não pareçam ser importantes no momento, os defeitos adquiridos podem evoluir para uma condição dolorosa.

Exercícios específicos podem ser necessários para manter a amplitude de movimento articular e fortalecer certos músculos se seus oponentes estiverem sendo hiper-desenvolvidos pela atividade. Esses exercícios devem ser específicos para a região em questão e terapêuticos para o corpo como um todo.

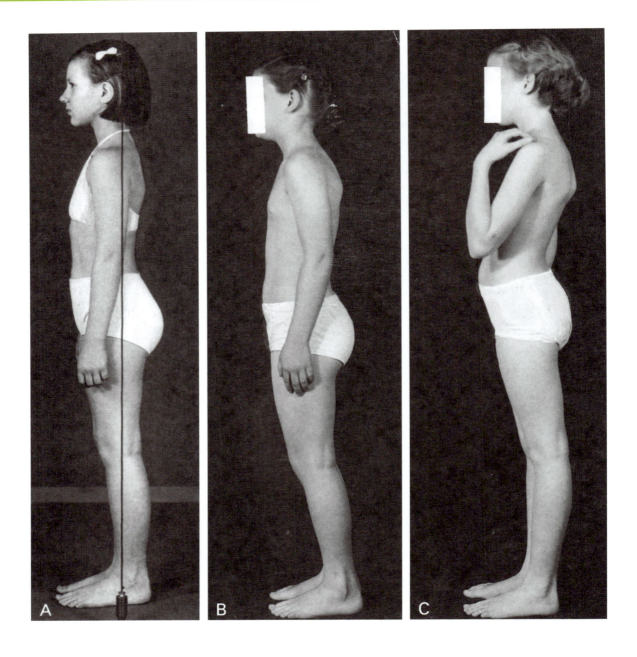

A **Figura A** mostra uma criança de 10 anos que tem uma boa postura para a sua idade, a qual se assemelha mais à postura normal do adulto que de uma criança mais jovem. As curvas da coluna vertebral são quase normais e as escápulas, menos proeminentes. É característico que crianças pequenas apresentem protrusão abdominal, mas ocorre uma alteração perceptível aproximadamente aos 10-12 anos de idade, quando a linha da cintura se torna relativamente menor e a protrusão abdominal desaparece.

A **Figura B** mostra uma criança de 9 anos cuja postura é quase a média para essa idade.

A **Figura C** mostra uma criança de 11 anos cuja postura é muito defeituosa, com a cabeça para frente, cifose, lordose, inclinação pélvica anterior e hiperextensão dos joelhos.

As variações normais e anormais da postura de crianças podem ser discutidas do ponto de vista da postura global e dos desvios de diversos segmentos. Variações da postura global das crianças aproximadamente da mesma idade são ilustradas nas páginas 98 e 100.

PÉS

Quando uma criança pequena começa a ficar em pé e a andar, o pé normalmente é plano. Os ossos estão em estado de formação e a estrutura do arco é incompleta. O arco desenvolve-se gradualmente, mediante o desenvolvimento dos ossos e o fortalecimento de músculos e ligamentos. Em torno dos 6 ou 7 anos, pode-se esperar uma boa formação do arco. Impressões dos pés realizadas em intervalos ajudam a medir a magnitude da alteração que ocorreu no arco. Elas podem ser realizadas com um podógrafo. Se este não estiver disponível, a planta do pé pode ser pintada com vaselina e a impressão, feita em um papel. À medida que o arco aumenta, menos da planta, na área do arco, passará a ser visto na impressão do pé.

Arcos longitudinais planos podem persistir como um defeito fixo ou podem recorrer por causa da distensão do pé em qualquer idade. Calçados inadequados ou o hábito de permanecer em pé ou de andar com os pés numa posição com desvio lateral podem causar tal distensão. Se o pé da criança for muito plano, pronado e apresentar um desvio lateral de uma maneira que permite que o peso do corpo fique constantemente no lado medial do pé, pode ser necessário o emprego de uma correção mínima, como cunha interna de calcanhar ou pequeno coxim longitudinal no calçado, logo depois de a criança começar a ficar em pé e a caminhar. No entanto, na maior parte dos casos é aconselhável que sejam instituídas medidas corretivas somente após um período de observação. Alguns indivíduos não conseguem desenvolver um arco longitudinal e apresentam o denominado *pé plano estático*. Nesses casos, o alinhamento do pé não é defeituoso em relação à pronação e ao desvio lateral, e não são observados sintomas de distensão do pé. As medidas corretivas normalmente indicadas para arcos planos não são indicadas para esses casos. (Ver p. 80.)

JOELHOS

A *hiperextensão* é um defeito bem comum, usualmente associado à falta de suporte ligamentar firme. Ela tende a desaparecer à medida que os ligamentos contraem, mas, se persiste como um hábito postural, um esforço de correção deve ser feito por meio do treinamento postural. (Ver p. 81.)

Um pequeno grau de geno valgo é comum em crianças e geralmente é observado pela primeira vez quando começam a ficar em pé. A altura e a constituição da criança devem ser consideradas ao se julgar se o desvio é um defeito, mas, em geral, pode-se dizer que há defeito se os tornozelos estiverem afastados mais de 5 cm quando os joelhos estiverem em contato. (Ver p. 81.) O geno valgo deve apresentar uma melhoria definida e não deve desaparecer em torno de 6 ou 7 anos. (Ver Figura A, p. 100.)

Em alguns casos, a criança com geno valgo pode ficar em pé com um joelho discretamente flexionado e o outro levemente hiperestendido, de modo que os joelhos se sobrepõem para manter os pés juntos. O geno valgo pode persistir e, nos adultos, ele é mais prevalente entre mulheres que entre homens.

Registros da alteração do grau de geno varo podem ser mantidos por meio de um desenho do contorno dos membros inferiores em papel enquanto a criança fica em pé com os joelhos se tocando. O geno valgo leve a moderado geralmente é tratado com calçados corretivos, mas a imobilização ou mesmo a cirurgia podem ser necessárias para os casos mais graves.

O *arqueamento dos membros inferiores* é um defeito de alinhamento no qual os joelhos ficam separados quando os pés estão juntos. Ele pode ser um defeito postural ou estrutural. O arqueamento postural (funcional) é um desvio associado à hiperextensão do joelho e rotação medial do quadril. (Ver p. 82.) À medida que os ligamentos posteriores contraem e a hiperextensão diminui, esse tipo de defeito tende a se tornar menos pronunciado. Se persistir como hábito postural, deve-se instruir a criança a corrigir os defeitos de alinhamento. Esse defeito é mais difícil de ser corrigido conforme o indivíduo se aproxima da maturidade, embora algum grau de correção possa ser obtido em adultos jovens que são muito flexíveis.

Arqueamentos posturais funcionais podem ser compensatórios do geno valgo. Se uma criança com geno valgo fica em pé com os membros inferiores em hiperextensão, o arqueamento resultante dos membros inferiores permite que os pés fiquem juntos sem que haja sobreposição dos joelhos. Nessa posição, o geno valgo pode ser obscurecido, mas ele se torna óbvio quando os membros inferiores são colocados em posição neutra de extensão do joelho. (Ver p. 83.)

O arqueamento funcional geralmente desaparece quando um indivíduo se deita, enquanto o arqueamento estrutural permanece. O arqueamento estrutural exige tratamento precoce e até cirurgia nos estágios finais.

Desenhos para registrar a alteração do arqueamento *estrutural* podem ser feitos enquanto a criança está em decúbito dorsal com os pés juntos. Como o arqueamento *postural funcional* somente se manifesta na posição em pé, o desenho deve ser feito nessa posição, colocando-se o papel numa parede atrás da criança em pé. (Ver p. 81.)

POSTURA DA CRIANÇA

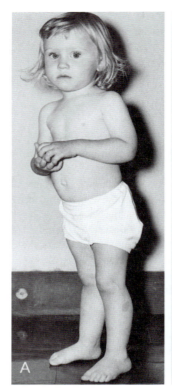 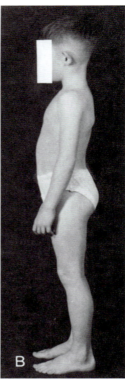 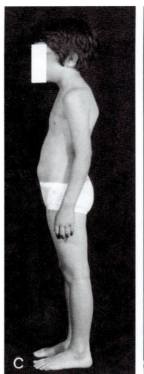 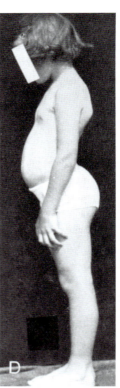

A **Figura A** mostra a postura de uma criança com 18 meses de idade. Os quadris flexionados e a postura em pé com os pés bem afastados sugerem o equilíbrio incerto associado a essa idade. Embora não seja muito evidente nesta fotografia, a criança possui um grau leve de geno valgo. (Esse desvio diminuiu gradativamente sem qualquer medida corretiva e, em torno dos 6 anos, os membros inferiores da criança apresentaram um bom alinhamento.) O desenvolvimento do arco longitudinal é muito bom para uma criança dessa idade.

A **Figura B** mostra uma criança de 7 anos cuja postura é boa para sua idade.

A **Figura C** mostra uma postura ruim numa criança de 6 anos. Ela apresenta a cabeça para frente, cifose, depressão torácica e tendência à postura *sway-back*. A proeminência das escápulas é evidente na vista lateral.

A **Figura D** mostra uma lordose acentuada numa criança de 8 anos. É necessário um colete para manter as costas bem alinhadas e suportar o abdome junto com exercícios terapêuticos quando o alinhamento for defeituoso.

PESCOÇO E TRONCO

No início da infância, existe um desequilíbrio persistente entre a força dos músculos anteriores e posteriores do tronco e do pescoço. A força maior dos músculos posteriores permite que a criança eleve a cabeça e o tronco para trás antes de conseguir elevá-los para frente sem auxílio. Embora a força dos músculos abdominais e flexores do pescoço nunca seja equivalente à dos oponentes, a sua força relativa é muito maior no adulto que na criança. Por essa razão, não se deve esperar que as crianças apresentem parâmetros em conformidade com o padrão do adulto até que elas se aproximem da maturidade.

É característico das crianças pequenas apresentarem protrusão abdominal. Para a maioria, o contorno da parede abdominal muda gradualmente, mas uma modificação perceptível ocorre em torno dos 10 aos 12 anos de idade, quando a linha da cintura se torna relativamente menor e a protrusão abdominal desaparece.

A postura das costas varia um pouco segundo a idade da criança. Uma criança pequena pode ficar em pé discretamente inclinada para frente no nível dos quadris e com os pés afastados para um melhor equilíbrio (ver **Figura A**). As crianças no início da fase escolar parecem apresentar um desvio típico da região dorsal no qual as escápulas são bem proeminentes. Aproximadamente aos 9 anos de idade, parece iniciar uma tendência de aumento da curva anterior ou lordose da região lombar. Os desvios devem se tornar menos pronunciados à medida que a criança for crescendo (19, 22).

Foi demonstrado que a amplitude de movimento normal da flexão e da extensão lombar diminui com o aumento da idade tanto em crianças quanto em adultos (23-25).

FLEXIBILIDADE NORMAL CONFORME A IDADE

A capacidade de tocar os dedos dos pés com as pontas dos dedos das mãos pode ser considerada normal para crianças jovens e adultos. Todavia, entre os 11 e 14 anos, muitos indivíduos que não apresentam sinais de contração muscular ou articular são incapazes de completar esse movimento. O comprimento proporcional do tronco e dos membros inferiores é diferente nessa faixa etária em comparação com o dos mais jovens e mais velhos.

Os cinco desenhos a seguir representam a maioria dos indivíduos em cada uma das seguintes faixas etárias: **Figura A**, 1 a 3 anos; **Figura B**, 4 a 7 anos; **Figura C**, 8 a 10 anos; **Figura D**, 11 a 14 anos; e **Figura E**, 15 anos ou mais.

Tentar tocar os dedos dos pés com as pontas dos dedos das mãos na posição sentada com os membros inferiores estendidos apresenta variações interessantes e significativas segundo a idade. O quadro da página seguinte e as figuras abaixo indicam as variações na realização normal desse movimento em diferentes idades (26).

A alteração da flexibilidade aparentemente extrema da criança mais jovem para a flexibilidade aparentemente limitada da criança na **Figura D** ocorre gradualmente, ao longo de anos, à medida que os membros inferiores se tornam proporcionalmente mais longos em relação ao tronco. Padrões de desempenho de crianças que envolvem a flexão anterior do tronco devem considerar as variações normais da capacidade de completar a amplitude desse movimento (27).

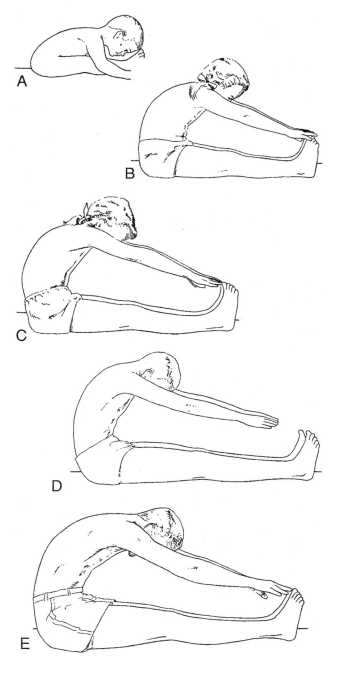

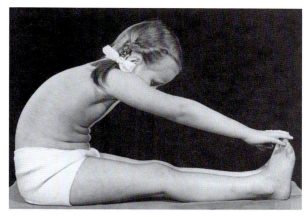

Esta menina de 6 anos toca os dedos dos pés facilmente. Existe um bom contorno das costas, e o comprimento dos posteriores da coxa é normal.

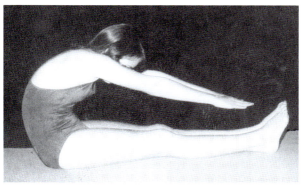

Esta garota de 12 anos apresenta uma incapacidade de tocar os dedos dos pés que é típica dessa idade. (Ver também p. 102 e 105.) Ocasionalmente, o comprimento do membro inferior é o fator determinante e, algumas vezes, como neste caso, existe um discreto encurtamento dos posteriores da coxa nessa idade.

TESTE DE FLEXIBILIDADE 1: TOCAR OS DEDOS DO PÉ COM AS PONTAS DOS DEDOS DA MÃO

MENSURAÇÃO DE 5.115 INDIVÍDUOS (26)

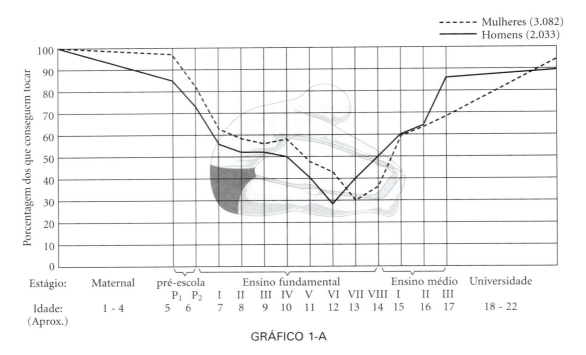

GRÁFICO 1-A

TESTE DE FLEXIBILIDADE nº1: TOCAR OS DEDOS DOS PÉS COM AS PONTAS DOS DEDOS DAS MÃOS
Mensuração de 5.115 indivíduos

		HOMENS					MULHERES		
	Amplitude de Limitação (cm)	Média (cm)	% dos que Tocam	Total Exam.	Idade	Total Exam.	% das que Tocam	Média (cm)	Amplitude de Limitação (cm)
Pré-escola	1,25–22,5	6,87	86%	102	P₁ 5	102	98%	9,37	8,75–10
	2,5–25	10	74%	125	P₂ 6	108	83%	7,5	1,25–10
Ensino fundamental	1,25–26,25	7,5	56%	147	I 7	152	63%	8,75	1,25–11,25
	1,25–23,75	8,75	52%	150	II 8	192	59%	10	5–21,25
	1,25–26,25	11,25	52%	150	III 9	158	57%	11,25	2,5–33,75
	2,5–25	11,25	50%	158	IV 10	174	59%	10	1,25–20
	2,5–28,75	10,62	41%	140	V 11	156	49%	11,25	1,25–25
	1,25–23,75	10	28%	100	VI 12	100	43%	15	1,25–28,25
	3,75–32,5	11,25	40%	151	VII 13	115	30%	12,5	1,25–25
	1,25–25	11,25	50%	222	VIII 14	108	37%	13,25	5–32,5
Ensino médio	1,25–31,25	8,75	60%	100	I 15	498	59%	13,5	1,25–30
	1,25–31,25	12,5	64%	100	II 16	507	64%	12,5	2,5–30
	2,5–30	7,5	87%	113	III 17	405	69%	12,5	2,5–35
Universidade	2,5–27,5	10	90%	275	18-22	307	95%	7,5	2,5–16,25
	Número total testado:			2.033		3.082	:Número total testado		

TABELA 1-B

TESTE DE FLEXIBILIDADE 2: TOCAR A FRONTE NOS JOELHOS

MENSURAÇÃO DE 3.929 INDIVÍDUOS (26)

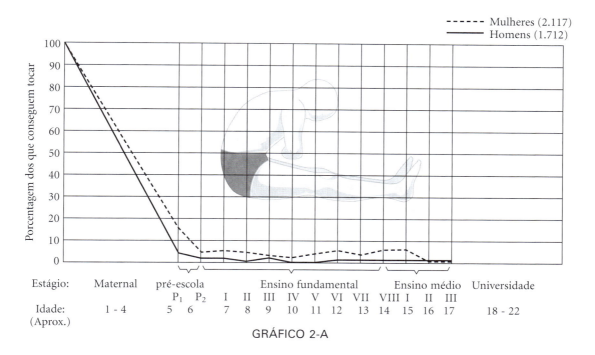

GRÁFICO 2-A

TESTE DE FLEXIBILIDADE nº2: TOCAR A FRONTE NOS JOELHOS
Mensuração de 3.929 indivíduos

	HOMENS					MULHERES			
	Amplitude de Limitação (cm)	Média (cm)	% dos que Tocam	Total Exam.	Idade	Total Exam.	% das que Tocam	Média (cm)	Amplitude de Limitação (cm)
Pré-escola	1,25–25	12,5	5%	102	P_1 5	102	16%	10	1,25–18,75
	2,5–26,25	17,5	2%	125	P_2 6	108	5%	15	1,25–26,25
Ensino fundamental	7,5–32,5	18,75	2%	147	I 7	152	6%	17,5	2,5–33,75
	1,25–27,5	16,25	1%	150	II 8	192	5%	15	2,5–28,75
	10–35	22,5	2%	150	III 9	158	3%	18,75	2,5–31,25
	2,5–31,25	17,5	0	158	IV 10	174	2%	15	2,5–26,25
	3,75–37,5	18,75	0	140	V 11	156	4%	15,62	5–28,25
	8,75–33,75	22,5	1%	100	VI 12	100	5%	15	1,25–26,25
	2,5–45	20	1%	112	VII 13	116	4%	17,5	3,75–50
	5–47,5	25	1%	215	VIII 14	129	6%	17,5	1,25–30
Ensino médio	3,75–47,5	22,5	1%	100	I 15	173	6%	20	2,5–46,25
	6,25–58,75	27,5	1%	100	II 16	277	0	20	2,5–46,25
	1,25–45	20	1%	113	III 17	281	1%	20	3,75–50
	Número total testado:			1.712		2.117	:Número total testado		

TABELA 2-B

TESTES DE CONDICIONAMENTO FÍSICO

Muitos testes foram elaborados para avaliar o condicionamento físico de crianças em idade escolar, pessoal das forças armadas, equipes atléticas e inúmeros outros indivíduos engajados em programas de saúde e condicionamento físico. Os mesmos movimentos também foram utilizados como exercícios para aumentar a força, a resistência e a flexibilidade. Prêmios, promoções e reconhecimentos foram conferidos ou suspensos baseando-se nos resultados desses testes.

Apesar de ter o seu uso disseminado e de longa data, três testes em particular devem ser reavaliados:

1. *Sit-ups* com joelhos flexionados

2. *Push-ups*

3. Sentar e alcançar

A utilidade desses testes depende de sua precisão e de sua capacidade de detectar deficiências. *Infelizmente, eles se tornaram uma avaliação de desempenho em vez de uma medida do condicionamento físico do indivíduo* (27, 28). A ênfase é centrada nos excessos – velocidade de desempenho, número de repetições e extensão do alongamento – e não na qualidade e na especificidade do movimento.

Os autores decidiram discutir esses testes neste livro por causa da necessidade de corrigir informações errôneas e por causa dos efeitos adversos desses testes e de seus resultados tanto em crianças quanto em adultos.

(*Sit-ups*) Flexão do Tronco a partir do Decúbito Dorsal com os Joelhos Flexionados e os Pés Mantidos Apoiados no Chão

O teste de *sit-up* com os joelhos flexionados exige que um indivíduo realize o maior número possível de *sit-ups* durante um período de 60 segundos. O objetivo declarado deste teste é medir a resistência e a força dos músculos abdominais. No entanto, o teste não atinge seu objetivo. Em vez disso, mede a força e a resistência dos músculos flexores do quadril, auxiliados em seu desempenho pela estabilização dos pés.

O movimento de *sit-up* requer a flexão das juntas do quadril e só pode ser realizado pelos músculos flexores do quadril. Os músculos abdominais não cruzam a articulação do quadril, de modo que eles não podem auxiliar no movimento de flexão do quadril.

Os músculos abdominais flexionam a coluna vertebral (curvam o tronco) e, para testar a força desses músculos, o tronco deve ser curvado. Se esses músculos conseguirem *manter o tronco curvado* quando o movimento de flexão do quadril for realizado, isto indica uma boa força dos músculos abdominais superiores.

O problema da utilização do movimento de *sit-up* como teste ou exercício é diferenciar um "*sit-up* com tronco curvado" de um "*sit-up* com as costas arqueadas". O primeiro envolve uma forte contração dos músculos abdominais que mantêm o tronco curvado; o segundo provoca alongamento dos músculos abdominais e coloca os músculos da região lombar sob tensão, que pode ser sentida tanto pelas crianças quanto pelos adultos quando lhes é solicitado que realizem o máximo de *sit-ups* possível no tempo estabelecido.

Muitos iniciam o *sit-up* com o tronco curvado. Contudo, a resistência dos músculos abdominais não é suficiente para manter o encurvamento e, à medida que o teste progride, as costas arqueiam progressivamente. Alguns não possuem força sequer para curvar o tronco inicialmente, e o teste é realizado com as costas arqueadas durante todos os 60 segundos. O problema é que *aqueles cujos músculos abdominais estão fracos podem passar nesse chamado "teste da musculatura abdominal" com uma pontuação alta.*

O teste, da maneira como é defendido, exige velocidade de desempenho. Entretanto, para testar de forma precisa a força da musculatura abdominal, ele deve ser realizado lentamente, assegurando-se o encurvamento do tronco *antes* de o indivíduo iniciar a flexão do quadril e enquanto passa para a posição sentada.

Para ser válido, o teste deve exigir que seja dado crédito apenas ao número de *sit-ups* que podem ser realizados com o tronco curvado. Atualmente, o teste não faz tal exigência. Além disso, ele não pode ser realizado rapidamente se a posição do tronco tiver de ser rigorosamente observada. (Para uma análise detalhada do movimento de *sit-up* e do teste da força dos músculos abdominais superiores e inferiores, ver Capítulo 5.)

Os indivíduos que estão mais sujeitos ao perigo de serem afetados adversamente pelos *sit-ups* repetidos com os joelhos flexionados são as crianças e os jovens, porque começam com uma maior flexibilidade que os adultos, e os adultos com lombalgia associada à flexibilidade excessiva da região lombar. Ocorre um fenômeno interessante em alguns que realizaram um grande número de *sit-ups* com os joelhos flexionados: eles apresentam uma flexão excessiva ao sentar-se ou flexionar-se anteriormente, mas a lordose permanece.

É lamentável que a capacidade de realizar um certo número de *sit-ups, independentemente do modo como eles são realizados*, seja utilizada como uma medida do condicionamento físico. Juntamente com os *push-ups*, esses dois exercícios provavelmente são mais enfatizados do que qualquer outro nos programas de condicionamento físico. Entretanto, quando realizados em excesso, tendem a aumentar – ou mesmo produzir – defeitos posturais.

Quando, como e em qual extensão a posição com o joelho flexionado deve ser utilizada é discutido no Capítulo 5, nas páginas 207-209.

Flexões (*Push-ups**)

Quando um *push-up* é realizado adequadamente, as escápulas abduzem conforme o tronco é empurrado para cima. Elas se movem para frente até uma posição comparável à da extensão dos membros superiores diretamente para frente. Quando o m. serrátil anterior está fraco, o movimento de *push-up* ainda pode ser realizado, mas as escápulas não se movem para a posição de abdução como em um *push-up* adequadamente realizado.

Se o objetivo principal dos *push-ups* for testar a força e a resistência dos músculos dos membros superiores, ele atinge esse propósito, mas, na ocorrência de fraqueza do serrátil, ele o faz à custa desse músculo. Evidências desse fato são observadas na presença de escápulas aladas e na incapacidade de completar a amplitude de movimento escapular na direção da abdução. (Ver abaixo.)

Quando *push-ups* são realizados à custa do m. serrátil, a atividade não pode mais ser considerada um indicador do condicionamento físico do indivíduo que está sendo testado.

Sentar e Alcançar (*Sit-and-reach*)

Na posição sentada com os joelhos estendidos, este teste é realizado com o indivíduo tentando alcançar os dedos dos pés com as pontas dos dedos das mãos. Para crianças *pequenas* e a *maioria* dos adultos, tocar os dedos dos pés nessa posição pode ser considerado um feito normal. Atingir além dos dedos dos pés geralmente indica flexibilidade excessiva das costas e/ou comprimento excessivo dos posteriores da coxa. O objetivo declarado do teste de sentar e alcançar ou flexão anterior do tronco sentado é avaliar a flexibilidade da região lombar e dos posteriores da coxa. A pontuação é baseada no número de centímetros

---

*N.R.C.: conhecido como flexões, o *push-up* é um tipo de exercício físico no qual a pessoa realiza flexões e extensões de cotovelo a partir de uma posição de decúbito ventral com as mãos apoiadas no chão, elevando-se o corpo.

além dos dedos dos pés que o indivíduo consegue alcançar. Aparentemente, a distância além é equivalente à boa, melhor ou maior flexibilidade das costas e dos posteriores da coxa, com ênfase em "quanto mais, melhor".

O teste não leva em conta variáveis importantes que afetam seu resultado. Há variações do "normal" segundo a faixa etária e ocorrem limitações decorrentes de desequilíbrios entre o comprimento dos mm. das costas e os posteriores da coxa.

A *incapacidade* de tocar os dedos dos pés – muito menos alcançar além deles – é normal para muitos jovens na faixa etária entre 10 e 14 anos. Essas crianças estão num estágio de crescimento em que os membros inferiores são longos em relação ao tronco e não devem ser forçadas a tocar os dedos dos pés (27). (Ver p. 101.)

A flexibilidade limitada das costas pode não ser detectada se os músculos posteriores da coxa estiverem alongados. Indivíduos com esse desequilíbrio podem "passar" no teste, enquanto muitas crianças com flexibilidade normal para a idade são "reprovadas". *Seria mais certo dizer que o teste falhou nessas crianças do que essas crianças falharam no teste.*

Além de serem informados que foram "reprovados" no teste, muitos indivíduos jovens são orientados a realizar exercícios para aumentar a flexibilidade da coluna vertebral e/ou alongar os mm. posteriores da coxa quando, na verdade, esses exercícios são desnecessários ou mesmo contra-indicados.

Adultos apresentam numerosas variações no comprimento dos músculos posteriores da coxa e das costas (ver p. 174, 175). Como os adolescentes, os adultos cujos membros inferiores são longos em relação ao tronco podem apresentar flexibilidade normal das costas e dos mm. posteriores da coxa e ainda assim serem incapazes de tocar os dedos dos pés.

O uso extensivo de testes de condicionamento físico e a importância dada a seus resultados tornam imperativo que esses testes sejam cuidadosamente julgados.

INTRODUÇÃO

A coluna vertebral normal possui curvas tanto na direção anterior quanto posterior, entretanto uma curva na direção lateral é considerada anormal. A escoliose é uma curvatura lateral da coluna vertebral. Como a coluna vertebral não pode se flexionar lateralmente sem rodar, a escoliose envolve tanto a flexão lateral quanto a rotação.

Existem muitas *causas conhecidas* de escoliose. Ela pode ser congênita ou adquirida e resultar de doença ou lesão. Algumas causas envolvem alterações na estrutura óssea, como acunhamento de um corpo vertebral, e outras estão relacionadas a problemas neuromusculares que afetam diretamente a musculatura do tronco. Outras ainda estão relacionadas ao comprometimento de um membro (encurtamento de um membro inferior) ou ao comprometimento da visão ou audição (29).

Entretanto, muitos casos de escoliose não têm *causa conhecida*, sendo denominados *idiopáticos*. Apesar da bateria de testes disponíveis que ajudam no estabelecimento da causa, uma alta porcentagem de casos cai nessa categoria.

Esta seção sobre escoliose aborda principalmente a escoliose idiopática. O desequilíbrio muscular presente em consequência de uma doença, como poliomielite, é prontamente reconhecido como uma causa de escoliose quando ele afeta a musculatura do tronco. No entanto, o desequilíbrio muscular também está presente nos chamados indivíduos "normais", mas, freqüentemente, não é reconhecido, exceto por aqueles que utilizam testes musculares durante a avaliação de posturas defeituosas. Um problema básico no tratamento da escoliose idiopática é a falha em aceitar o fato de que o desequilíbrio muscular, o qual pode existir sem uma causa conhecida, tem um papel importante na etiologia.

A discussão a seguir enfatiza um segmento desse assunto que merece mais atenção do que vem recebendo: o cuidado de pacientes com escoliose precoce, para os quais exercícios e suportes *adequados* podem fazer diferença no resultado. A literatura sobre escoliose não apresenta informações sobre procedimentos específicos de testes do alinhamento postural global e do desequilíbrio muscular.

Ao examinar pacientes com escoliose, é especialmente importante observar a relação entre a postura global e a linha de prumo. Suspender uma linha de prumo alinhada à sétima vértebra cervical ou fenda glútea (como em geral é feito) pode ser útil na determinação da curvatura da coluna vertebral em si. No entanto, não revela em que medida a coluna vertebral pode estar compensando um desvio lateral da pelve ou outros defeitos posturais que contribuem para a inclinação pélvica lateral e desvios da coluna associados. A análise do alinhamento postural é apresentada na Seção II deste capítulo.

ESCOLIOSE RESULTANTE DE DOENÇA

Nota Histórica Sobre Programas de Exercício

Ao longo dos anos, programas elaborados de exercício foram instituídos em resposta às necessidades terapêuticas de pacientes com escoliose. Os exercícios graduais defendidos por Klapp foram descartados quando problemas de joelhos em crianças forçaram sua interrupção (30). Exercícios que enfatizam excessivamente a flexibilidade criaram problemas ao tornarem a coluna vertebral mais vulnerável ao colapso. Ao tratar pacientes com curvas S, deve-se evitar exercícios que afetam de modo adverso uma das curvas enquanto se tenta corrigir a outra.

Por essas razões, não é surpreendente que a utilidade de exercícios em casos de escoliose tenha sido questionada. Durante muitos anos, a opinião era de que os exercícios tinham pouco ou nenhum valor. Essa idéia não é nova. Risser declarou o seguinte anos atrás:

> Era costume na clínica de escoliose do New York Orthopedic Hospital, até as décadas de 1920 a 1930, enviar novos pacientes com escoliose ao ginásio para a realização de exercícios. Invariavelmente, os pacientes com 12 ou 13 anos de idade apresentavam um aumento da escoliose (...) Por essa razão, assumiu-se que exercícios e movimentos da coluna vertebral provocavam aumento da escoliose (31).

Exceto em casos isolados, programas de exercício para pacientes com escoliose continuam a ser vistos com ceticismo. A série de palestras de 1985 da American Academy of Orthopedic Surgeons (Academia Americana de Cirurgiões Ortopédicos) incluiu esta afirmativa:

> A fisioterapia não consegue prevenir uma deformidade progressiva, e há aqueles que acreditam que programas de exercícios específicos a coluna vertebral atuam de maneira contraprodutiva ao tornarem a coluna vertebral mais flexível do que o normal e, conseqüentemente, mais suscetível à progressão (32).

A ênfase exagerada na flexibilidade estava errada. Faltava uma avaliação musculoesquelética adequada. Como conseqüência, havia uma base científica fraca para justificar a seleção de exercícios terapêuticos. A escoliose é um problema de assimetria e, para restaurar a simetria, são necessários exercícios assimétricos e suporte adequado. O alongamento de músculos contraídos é desejável, mas a flexibilidade global da coluna vertebral não. É melhor ter rigidez na melhor posição atingível que muita flexibilidade das costas.

As lições aprendidas a partir do tratamento de pacientes com poliomielite foram facilmente compreendidas por causa dos efeitos óbvios da doença sobre as funções dos músculos. As pessoas que tratavam esses pacientes observaram que poderiam ocorrer deformidades quando havia desequilíbrio muscular. Elas viram os efeitos devastadores da fraqueza muscular e a subseqüente contratura dos músculos oponentes, além dos efeitos sobre a coluna vertebral. Alguns problemas potencialmente graves foram contornados pela intervenção adequada.

As fotografias na página seguinte mostram a fraqueza acentuada da musculatura abdominal direita e a curva lateral associada. A paciente fotografada teve poliomielite quando tinha 1 ano e 4 meses, mas só foi admitida num hospital para tratamento quando tinha 8 anos e 8 meses. Ela foi colocada em uma estrutura flexionada para relaxar os músculos abdominais, e uma correia de tração puxava na direção do oblíquo externo direito. Além desse suporte da correia de tração, exercícios específicos foram instituídos para os músculos fracos do tronco. Sete meses após o início do tratamento, a força dos músculos abdominais aumentou, com o m. oblíquo externo direito mostrando um aumento de ruim para grau bom.

No tratamento de pacientes com poliomielite, tornou-se óbvio em muitos exemplos que a fraqueza causada pelo alongamento havia se sobreposto à fraqueza inicial causada pela doença. Como no caso aqui ilustrado, os músculos não foram reinervados pelo alívio do alongamento e da tensão sobre eles. A inervação ocorria como um fator latente. Os músculos alongados eram incapazes de responder até que o alongamento e a tensão fossem aliviados pelo suporte adequado e até que os músculos fracos fossem estimulados por exercícios adequados.

ESCOLIOSE RESULTANTE DE DOENÇA NEUROMUSCULAR

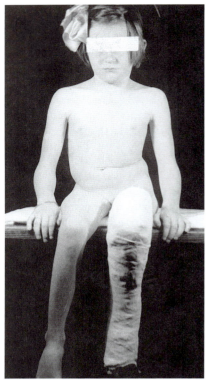

ANTES

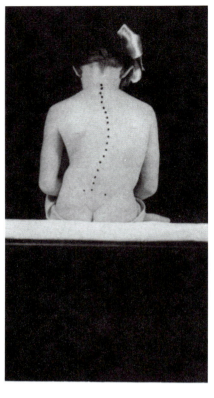

ANTES

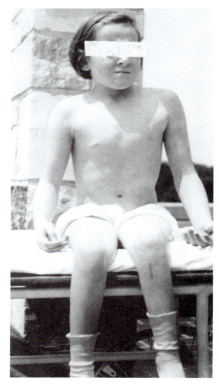

DEPOIS

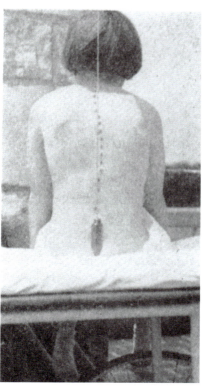

DEPOIS

Em vez de abandonar o uso de exercícios no tratamento da escoliose, deve-se atentar para uma abordagem mais científica da avaliação e da seleção de exercícios adequados. A avaliação musculoesquelética deve incluir testes musculares e de alinhamento.

Devem ser incluídos testes de *alinhamento* postural, tanto segmentares quanto com linha de prumo, nas vistas posterior, lateral e frontal (ver p. 64-77).

Testes de *comprimento* muscular devem incluir análise dos músculos flexores do quadril (ver p. 376-380), posteriores da coxa (ver p. 383-389), flexão anterior para o contorno das costas e comprimento dos músculos posteriores (ver p. 174, 175), tensor da fáscia lata e trato iliotibial (ver p. 392-397) e redondo e grande dorsal (ver p. 309); entretanto, não podem se limitar a estes.

Testes de *força* muscular devem incluir a avaliação dos músculos extensores das costas (ver p. 181), abdominais superiores e inferiores (ver p. 202 e 212), laterais do tronco (ver p. 185), oblíquos abdominais (ver p. 186), flexores do quadril (ver p. 422, 423), extensores do quadril (ver p. 436), abdutores do quadril e glúteo médio (p. 426, 427), adutores do quadril (p. 432, 433) e, na região dorsal, as partes média e inferior do trapézio (ver p. 329 e 330).

Uma parte essencial do exame é a observação das costas *durante o movimento*. O examinador coloca-se atrás do indivíduo e este se flexiona anteriormente e, em seguida, retorna *lentamente* para a posição ereta. Se houver uma curva *estrutural*, será notada uma proeminência no lado da convexidade da curva. A proeminência será em um lado somente se houver uma única curva (curva C). Numa curva dupla (curva S), como na torácica direita e lombar esquerda, ocorrerá uma proeminência à direita na região dorsal e à esquerda na região lombar. No entanto, em uma curva *funcional* pode não haver evidência de rotação na flexão anterior. Isso se aplica particularmente à curva *funcional* causada pela inclinação pélvica lateral resultante do desequilíbrio muscular dos músculos abdutores do quadril ou dos músculos abdominais.

Para a maioria dos indivíduos, as curvas da coluna vertebral são "funcionais"; elas não se tornam fixas ou "estruturais". Quando se tornam fixas, as curvas também tendem a mudar e tornar-se "compensatórias", isto é, passam de uma curva C única para uma curva S. Geralmente, uma única curva direcionada para a esquerda permanece como uma curva esquerda na região lombar e transforma-se numa curva direita na região dorsal.

Na curva C comum, o ombro é baixo no lado do quadril alto. *Se o ombro for alto no mesmo lado do quadril alto, provavelmente existe uma curva S.*

Em alguns casos, o alinhamento defeituoso parece estar limitado à coluna vertebral. A figura a seguir mostra uma curva C única na qual o alinhamento global do corpo pareado à linha de prumo é bom. Na análise segmentar observa-se que o ombro direito é baixo com a curva C.

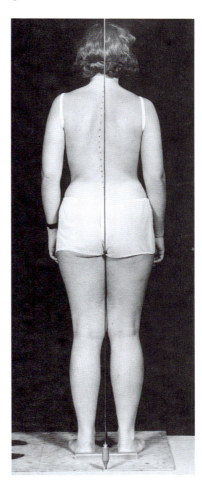

Presença de curva toracolombar à esquerda de intensidade moderada (curva C)

Para esta paciente, não é indicado um elevador de calçado, porque a pelve encontra-se nivelada. Indicam-se exercícios para o m. oblíquo interno direito e o m. oblíquo externo do abdome esquerdo mediante desvio da parte superior do tronco para a direita, sem qualquer movimento lateral da pelve.

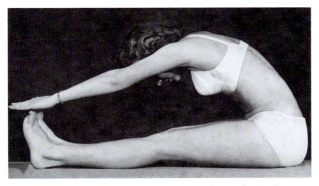

Desvio moderado da curva torácica à direita

A rotação da coluna vertebral ou do tórax, como vista em casos de escoliose, é observada com o paciente flexionado anteriormente.

QUADRO DA AVALIAÇÃO POSTURAL

Nome . . . . .Médico . . . . . . _____
Diagnóstico *Postura defeituosa, escoliose moderada* . . . . .Data do primeiro exame . . . . . _____
Início do tratamento . . . . .Data do segundo exame . . _____
Profissão . *Estudante* . . . . .Altura . . . . . _____ . . . . .Peso . . _____
Dominância . *Direita* . . . . .Idade . *17* . . . .Sexo . . . . .Comp. do Membro Inferior: Esquerdo . . _____
Direito . _____

ALINHAMENTO DA LINHA DE PRUMO

Vista lateral: Esq. . . . . .Dir. . . . .
Vista posterior: Desvio à esq. . . . . .Desvio à dir. . . . .

ALINHAMENTO SEGMENTAR (E = esquerda, D = direita, A = ambos)

Pés	X	Dedos em martelo		Hálux valgo			Arco anterior baixo			Antepé varo
	E	Pronado >		Supinado			Arco longitudinal plano			Pés de pombo
	A	Rodado medialmente >		Rodado lateralmente	A		Geno valgo *discreta*			Torção tibial
Joelhos		Hiperestendido >	A	Flexionado *E>D*			Arqueamento dos membros inferiores			
Pelve	D	Membro inferior em adução postural		Rotação		*Ant.*	Inclinação		*Ant.*	Desvio
Região lombar	X	Lordose *acentuada*		Dorso Plano			Cifose			Operação
Região dorsal	X	Cifose		Dorso Plano	A		Abdução escapular *D>E*			Escápulas elevadas
Tórax		Tórax deprimido		Tórax elevado			Rotação	*Post.*		Desvio *discreto*
Coluna vertebral		Curva total	E	Lombar — *Torácica*			Dorsal		D	Cervical — *Torácica*
Abdome	X	Protraído *discreta*		Cicatrizes			. . . .			
Ombro		Baixo		Alto		A	Anterior			Rotação medial
Cabeça	X	Para frente		Torcicolo						Rotação

TESTES DE FLEXIBILIDADE E COMPRIMENTO MUSCULAR

Flexão anterior . *Limitada 17,5 cm* . .C . *(1)* . P.C. *N (2)* .G.S. *Contração discreta* . .
Elevação dos membros superiores acima da cabeça:
Esq. *Discret. limitada* . . . . .Dir. *Comprimento normal* . . . .
Flexores do quadril: Esq. *Contraídos* . . . . .Dir. *Contraídos* . . . .
Tensor da fáscia lata: Esq. *Contração discreta* . .Dir. *Comprimento normal* . . .
Extensão do tronco: *Amplitude normal* . . . .
Flexão lateral do tronco: Para a esq. *Discret. limitada* .Para a dir. *Amplitude normal*

E   TESTES DE FORÇA MUSCULAR   D

E		D
B-*	Parte média do trapézio	B+
R+**	Parte inferior do trapézio	R+
N***	Extensores das costas	N
N	Glúteo médio	B-
N	Glúteo máximo	N
N	Posteriores da coxa	N
N	Flexores do quadril	N
B	Tibial posterior	N
Fraco	Flexores dos dedos dos pés	*Fraco*

N-
ELEVAÇÃO DO TRONCO
Fraqueza discreta
R
ABAIXAMENTO DOS MEMBROS INFERIORES

CORREÇÃO DE CALÇADOS

Esquerda		Direita
0,31 cm	(Calcanhar largo)	
	Cunha interna	
	(Calcanhar estreito)	
0,46 cm	Elevação do calcanhar	
barra média	Suporte metatarsal	*barra média*
	Suporte longitudinal	

NOTAS: *(1) Flexibilidade das costas limitada discretamente na área torácica inferior*
(2) Músculos posteriores da coxa normais na flexão anterior, ou seja, ângulo do sacro com a coxa. Os mm. posteriores da coxa parecem contraídos na elevação do membro inferior por causa da contração dos mm. flexores do quadril, que mantém a pelve em inclinação anterior.

*B=Bcm; **R=Regular; ***N=Normal

C: costas; P.C: posteriores da coxa; G.S: gastrocnêmio-sóleo.

TRATAMENTO

Os joelhos tendem a flexionar-se ligeiramente, esquerdo>direito (provavelmente em razão do encurtamento dos mm. flexores do quadril).

Exercícios

Decúbito dorsal	Inclin. pélvica e respiração	X
	Inclin. pélvica e deslizamento dos membros inferiores	X
	Elev. da cabeça e dos ombros	*(omitir)*
	Along. dos ombros em adução	X
	Elevação dos membros inferiores estendidos	*(omitir)*
	Alongamento dos músculos flexores do quadril	X
Decúbito lateral	Alongamento m. tensor da fáscia lata	*esquerda* X
Posição sentada	Flexão anterior	
	Para alongar a região lombar	.—.
	Para alongar os músculos posteriores da coxa	.—.
	Sentar-se apoiado à parede	
	Parte média do m. trapézio	X
	Parte inferior do m. trapézio	x
Posição em pé	Extensão dos pés e joelhos	X
	Ficar em pé apoiado à parede	X

Outros Exercícios: . . . .
Alongamento dos músculos extensores dos dedos

Na posição em pé, com a pelve estabilizada, desviar a parte superior do tronco ligeiramente para a direita, usando os músculos abdominais oblíquo externo esquerdo e oblíquo interno direito.

Suporte: . . . .

AVALIAÇÃO POSTURAL

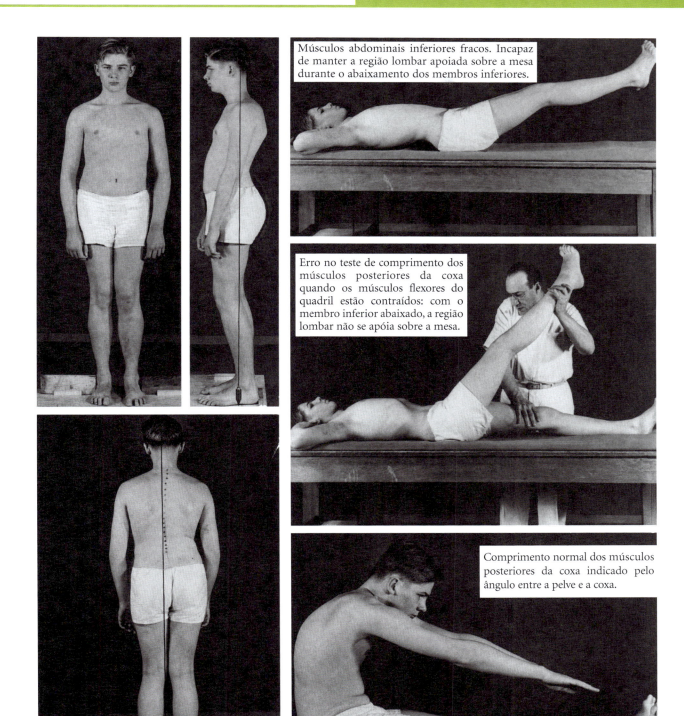

Estas fotografias mostram alinhamento defeituoso, fraqueza dos músculos abdominais inferiores, erro no teste do comprimento dos músculos posteriores da coxa e comprimento normal dos músculos posteriores da coxa. (Ver registro dos achados do exame na página seguinte.)

ESCOLIOSE FUNCIONAL

ESCOLIOSE E INCLINAÇÃO PÉLVICA LATERAL

Se a pelve se inclinar lateralmente, a coluna lombar move-se com ela para uma posição de curva lateral convexa em direção ao lado baixo. Uma *diferença real de comprimento do membro inferior* provoca uma inclinação lateral na posição em pé, baixa no lado do membro mais curto. Pode-se demonstrar uma posição temporária de inclinação lateral com o indivíduo em pé com uma elevação sob um pé.

Um exemplo de problema muscular reconhecido como uma causa que contribui para a escoliose entre pacientes com poliomielite é a *contração unilateral* do m. tensor da fáscia lata e do trato iliotibial. O efeito dessa contração é produzir uma inclinação lateral da pelve, baixa no lado da contração. A existência de contração unilateral dessas estruturas não está limitada a indivíduos com alguma etiologia conhecida. Ela é comum entre os chamados indivíduos "normais".

Menos compreendido, mas também importante, é o fato de que a *fraqueza unilateral* pode acarretar inclinação pélvica lateral. A fraqueza dos músculos abdutores do quadril direito como um grupo ou, mais especificamente, da porção posterior do m. glúteo médio direito permite que a pelve se desvie para cima no lado direito, inclinando-se para baixo no lado esquerdo. Da mesma forma, a fraqueza dos músculos laterais esquerdos do tronco possibilita que o lado esquerdo da pelve se incline para baixo. Essas fraquezas podem estar presentes separadamente ou em combinação, mas ocorrem com maior freqüência em combinação. (Ver p. 74.)

Na posição sentada, a inclinação pélvica lateral acompanhada por uma curva lateral da coluna vertebral é decorrente da fraqueza unilateral e da atrofia do m. glúteo máximo.

DOMINÂNCIA EM RELAÇÃO À ESCOLIOSE

A pronação do pé esquerdo, a *contração* do trato iliotibial e a *fraqueza* dos mm. glúteo médio direito, adutores do quadril esquerdos e laterais esquerdos do abdome são observadas freqüentemente entre indivíduos destros que também apresentam uma curva esquerda funcional. A maioria dos indivíduos não desenvolve uma escoliose, entretanto, entre aqueles que o fazem, existe uma predominância de curvas torácica direita e lombar esquerda. Também há uma predominância de indivíduos destros em nossa sociedade, e muitas atividades e posturas predispõem esses indivíduos a desenvolver problemas de desequilíbrio muscular que somente são descobertos por meio de testes musculares manuais precisos e adequados. Entre os indivíduos canhotos, os padrões tendem a ser o oposto. Entretanto, eles ocorrem com uma freqüência um pouco menor, provavelmente porque esses indivíduos têm de se adaptar a muitas atividades ou posições destinadas aos destros. (O desequilíbrio muscular relacionado à dominância é ilustrado nas p. 74 e 76.)

HÁBITOS POSTURAIS DEFEITUOSOS

É importante conhecer os hábitos posturais de uma criança nas várias posições do corpo quando ela está em pé, sentada e deitada. Para um indivíduo destro sentado numa escrivaninha, a posição é aquela na qual o corpo (ou a sua porção superior) é rodada discretamente no sentido anti-horário, o papel fica virado diagonalmente sobre a escrivaninha e o ombro direito encontra-se levemente à frente.

Se uma mochila for carregada com uma alça sobre o ombro direito e a criança mantiver o ombro elevado para evitar que a alça deslize, a coluna vertebral tenderá a curvar-se para a esquerda.

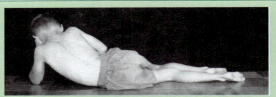

É comum que crianças assumam uma posição em decúbito lateral no chão ou na cama para realizarem tarefas escolares. Um indivíduo destro irá assumir o decúbito lateral esquerdo, de modo que a mão direita permaneça livre para escrever ou virar as páginas de um livro. Essa posição faz a coluna vertebral apresentar uma curva esquerda.

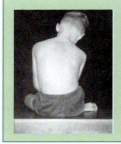

Sentar-se sobre um pé (p. ex., o esquerdo), acarreta inclinação da pelve para baixo à esquerda e para cima à direita, porque a nádega direita é elevada ao apoiar-se sobre o pé esquerdo. A coluna vertebral apresenta então uma curva para a esquerda.

Crianças que realizam atividades assimétricas repetitivas, sejam vocacionais, sejam recreativas, apresentam propensão a desenvolver problemas de desequilíbrio muscular que podem levar a desvios laterais da coluna vertebral.

Quando a coluna vertebral habitualmente se curva para o mesmo lado nas várias posições, deve-se atentar para a correção ou a prevenção da escoliose precoce.

Não devem ser menosprezados problemas associados à pronação de um pé com um joelho levemente flexionado se for sempre o mesmo joelho flexionado. (Ver p. 448.) Logicamente, o desequilíbrio da musculatura do quadril e as posições defeituosas do pé ou do membro inferior, os quais acarretam inclinações pélvicas laterais, estão mais relacionados com curvas lombares ou toracolombares primárias do que com curvas torácicas primárias.

EXERCÍCIOS

Exercícios devem ser cuidadosamente selecionados tomando-se como base os achados do exame. Deve-se instruir adequadamente a criança para assegurar que os exercícios serão realizados com precisão. Se possível, um dos genitores ou outro indivíduo da casa devem monitorar o desempenho até que a criança consiga realizar o exercício sem supervisão. O objetivo é realizar exercícios assimétricos para atingir a simetria ideal.

Detectou-se que a pessoa da foto, uma dançarina, apresentava *fraqueza do m. iliopsoas direito*. Um dos exercícios de alongamento que ela realiza é um *split* no qual um membro inferior fica à frente e o outro fica atrás. Rotineiramente, o membro inferior esquerdo fica à frente e o direito fica atrás. Ela tem uma curva lateral esquerda na região lombar e uma curva direita na área torácica.

Como o m. psoas fixa-se nas vértebras lombares, processos transversos e discos intervertebrais, ele pode tracionar a coluna vertebral diretamente. Se for flexível, a coluna vertebral pode ser influenciada pelos exercícios, cuidadosamente realizados, que ajudam a corrigir o desvio lateral. O exercício é realizado na posição sentada, na lateral de uma mesa, com os joelhos flexionados e os membros inferiores pendentes. (*Ele não é realizado em decúbito dorsal.*) Um grande esforço é empenhado para elevar a coxa direita em flexão, mas uma resistência suficiente é aplicada, por um assistente ou pelo próprio indivíduo, para evitar o movimento da coxa. Fazendo isso, a força não se dissipa pelo movimento da coxa, mas é exercida sobre a coluna vertebral, tracionando-a para a direita. (Ver Figura C abaixo.)

A pessoa que monitora esse exercício deve se colocar atrás do indivíduo enquanto o exercício estiver sendo realizado, para assegurar que ambas as curvas estejam sendo corrigidas ao mesmo tempo. Como as curvas variam enormemente, a monitoração atenta é necessária para se evitar a ênfase na correção de uma curva à custa da outra.

Na escoliose torácica direita e lombar esquerda, freqüentemente há fraqueza da parte póstero-lateral do m. oblíquo externo direito e encurtamento da parte súpero-anterior do m. oblíquo externo esquerdo. Em decúbito dorsal, o indivíduo coloca a mão direita sobre a parede torácica lateral direita e a mão esquerda sobre o lado esquerdo da pelve. Mantendo as mãos posicionadas, o objetivo do exercício é aproximar as duas por meio da contração dos músculos abdominais, mas sem flexionar o tronco. É como se a parte superior do corpo se desviasse para a esquerda e a pelve, para a direita. Ao não permitir que o tronco se flexione e ao contrair as fibras póstero-laterais do m. oblíquo externo, há uma tendência a certa rotação anti-horária do tórax para correção da rotação torácica que acompanha a curva torácica direita.

É particularmente importante que garotas de 10 a 14 anos de idade sejam submetidas ao exame da coluna vertebral. Ocorrem mais curvaturas da coluna vertebral em meninas que em meninos e, geralmente, elas aparecem nessa faixa etária.

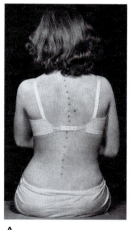 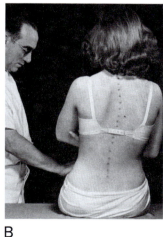 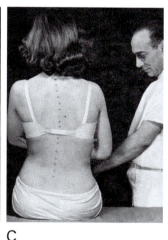 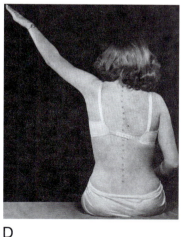

A   B   C   D

Figura A: na posição sentada, curva torácica direita e discreta curva lombar esquerda.
Figura B: os efeitos adversos de exercitar o m. iliopsoas esquerdo.
Figura C: a correção ocasionada pelo exercício do m. iliopsoas direito.
Figura D: a correção global quando se acrescenta exercício adequado para corrigir a curva torácica.

No tocante à correção da curva torácica: sentado o mais ereto possível, com a coluna vertebral no melhor alinhamento ântero-posterior possível, o indivíduo alonga-se diagonalmente para cima, levemente anterior ao plano coronal. O objetivo é praticar a manutenção da posição correta para desenvolver um novo senso cinestésico do que é reto. A posição defeituosa tornou-se tão habitual que a posição reta parece anormal.

É muito comum que casos precoces de curvatura lateral sejam "tratados" meramente mediante observação, com radiografias realizadas em intervalos específicos. As tendências precoces a uma curvatura lateral são potencialmente mais graves que os desvios ântero-posteriores observados nas posturas defeituosas usuais. Mais do que mera observação, o tratamento mais plausível é constituído pela instrução sobre a boa mecânica corporal e por exercícios posturais adequados, além das necessárias alterações nos calçados para auxiliar mecanicamente na correção do alinhamento.

A correção da inclinação pélvica lateral associada a uma curvatura lateral pode ser auxiliada por elevadores de calcanhar adequados. A cooperação do indivíduo é de suma importância. Os elevadores devem ser utilizados em todos os calçados e chinelos. Nenhum tipo de elevador conseguirá ajudar se o indivíduo continuar a permanecer em pé com o peso predominantemente sobre o membro com o quadril mais alto e com o joelho do lado da elevação flexionado.

Para o uso de um elevador relacionado aos mm. tensor da fáscia lata e do trato iliotibial contraídos, ver p. 450. Para o uso de elevador de calcanhar no calçado oposto para aliviar a tensão sobre um glúteo médio fraco, ver página 439.

Juntamente com o emprego de exercícios adequados, é importante evitar aqueles exercícios que causam efeito adverso. O aumento da flexibilidade global da coluna vertebral apresenta um perigo inerente. São indicados *ganhos de flexibilidade na direção da correção das curvas desde que a força também seja aumentada para manter as correções.* Se o indivíduo puder ganhar força, dedicar-se a um programa estrito de exercícios de fortalecimento e usar um suporte, os exercícios que aumentam a flexibilidade podem produzir um resultado final desejável.

Aquele que está desenvolvendo cifoescoliose com lordose não deve realizar exercícios de extensão das costas a partir do decúbito ventral porque, num esforço para conseguir uma melhor extensão da região dorsal, o problema da região lombar aumenta. A extensão da região dorsal pode ser realizada com o indivíduo sentado num banco com as costas contra a parede, entretanto a região lombar não deve arquear num esforço para fazer parecer que a região dorsal está reta. Nesse mesmo caso, exercícios dos mm. abdominais "superiores" mediante encurvamento do tronco ou *sit-ups* devem ser evitados, mesmo quando os mm. abdominais superiores forem fracos. O exercício é contraproductivo porque o encurvamento do tronco arredonda a região dorsal. Se houver cifoescoliose em desenvolvimento, esse exercício aumenta a curva cifótica. Contudo, deve-se indicar o exercício dos abdominais inferiores sob a forma de inclinação pélvica ou de inclinação pélvica com deslizamento dos membros inferiores, enfatizando a ação do m. oblíquo externo. (Ver p. 215.)

O papel do desequilíbrio muscular e da postura defeituosa global como fatores etiológicos na escoliose idiopática não deve ser menosprezado. A escoliose é um problema postural complexo. Como tal, exige uma avaliação detalhada para se determinar a existência de qualquer fraqueza ou contratura de músculos que acarretem distorção do alinhamento. A verificação somente pode ser feita a partir de testes precisos e repetidos. Deve haver uma adesão aos princípios que norteiam os testes musculares manuais. (Ver p. 14.) O uso de uma alavanca longa, quando apropriado, é de importância vital para se distinguirem diferenças de força de alguns dos músculos grandes, como por exemplo, os mm. abdutores do quadril, na comparação de um lado com o outro.

SUPORTES

Além de exercícios e da correção adequada de calçados, muitos pacientes com escoliose precoce necessitam de algum tipo de suporte. Pode ser um suporte do tipo colete ou, nos casos mais avançados, um suporte mais rígido. Os Kendall criaram muitos desses suportes rígidos.

A página ao lado traz a ilustração de uma mulher usando um colete de celulose removível, freqüentemente utilizado nos casos de escoliose. O procedimento de confecção desse colete é apresentado a seguir.

O indivíduo foi colocado na posição em pé com a tração da cabeça feita por uma correia de cabeça Sayre. Um elevador de calcanhar foi utilizado para nivelar a pelve, e faixas de fita adesiva ou de moletom foram colocadas diagonalmente, a partir da caixa torácica até a crista ilíaca oposta, para se obter a melhor correção possível da posição do tronco antes de o aparelho gessado ser feito. Para meninas, um sutiã com um pequeno acolchoamento extra pequeno foi colocado sob a malha tubular para manter espaço para o desenvolvimento das mamas.

Depois de o molde de gesso positivo endurecer e secar, foram realizados outros ajustes, raspando-se discretamente o lado da convexidade e adicionando-se uma quantidade igual de gesso no local da concavidade no mesmo nível para manter as mensurações da circunferência necessárias. O colete foi então feito sobre o molde de gesso.

Atualmente, materiais novos provêm uma maior versatilidade e facilidade de manipulação, e os princípios básicos de uso de suportes mudaram pouco: obter o melhor alinhamento possível, permitir a expansão na área da concavidade e aplicar pressão na área da convexidade dentro do tolerável, sem efeitos adversos nem desconforto.

INTERVENÇÃO PRECOCE

IMPORTÂNCIA DA INTERVENÇÃO PRECOCE

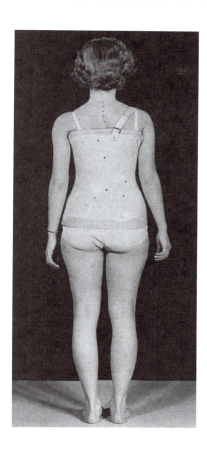

Em vez de aguardar para ver se a curva piora antes de decidir o que fazer, por que não tratar o problema para evitar que a curva piore?

Tomar providências nos estágios iniciais de uma curva lateral não significa se envolver num programa de exercícios ativo e vigoroso. Significa prescrever alguns exercícios cuidadosamente selecionados que ajudam a estabelecer o senso cinestésico de bom alinhamento. Significa instruir adequadamente o paciente e seus pais sobre como evitar posições ou atividades habituais que claramente acarretam aumento da curvatura.

Isso significa tirar uma fotografia das costas da criança na posição sentada ou em pé habitual e, posteriormente, uma outra fotografia na posição corrigida, de modo que a criança consiga ver o efeito do exercício sobre a postura. Também significa tentar manter a pessoa interessada e cooperativa, pois obter a correção é um processo contínuo.

Para aqueles cuja curva se torna mais avançada, em muitos casos é necessário e aconselhável fornecer algum tipo de suporte para ajudar a manter a melhoria do alinhamento obtida mediante um programa de exercício.

Kendall Clássico

Henry O. Kendall foi o primeiro fisioterapeuta do Children's Hospital em Baltimore, tendo iniciado suas atividades em junho de 1920. A seguir, apresentamos algumas notas dele sobre a escoliose, tomadas no início da década de 1930.

> Não se deve tentar exercícios simétricos. Deve-se realizar um exame muscular cuidadoso e os músculos devem ser graduados de acordo com a sua força. Se um músculo ou um grupo de músculos for muito forte para seu antagonista, aquele músculo ou grupo deve ser alongado e o antagonista fraco, fortalecido o suficiente para competir com ele.
>
> Tendo examinado mais de uma centena de pacientes com curvatura lateral, eu ainda preciso encontrar um com mm. eretores da espinha fracos, pois em todos os casos conseguiu-se hiperestender a coluna vertebral contra a força da gravidade e, na maioria deles, também contra a resistência.
>
> A fraqueza muscular foi quase sempre observada nos músculos abdominais laterais, abdominais anteriores, pélvicos, dos quadris e dos membros inferiores. Essa fraqueza fez o corpo desviar do plano mediano lateral ou do plano mediano ântero-posterior, e conseqüentemente o paciente compensou o desvio substituindo outros músculos para manter o equilíbrio. Ao realizar a substituição, o paciente invariavelmente desenvolve músculos que causam movimentos rotatórios laterais, de modo que é fácil ver porque nós temos uma curvatura lateral com rotação.
>
> Ao corrigirmos o desequilíbrio muscular, enfocamos a causa principal de muitos casos de curvatura lateral.

EXERCÍCIOS CORRETIVOS: POSTURA

Os exercícios abaixo são destinados a auxiliar na correção de alguns defeitos posturais comuns. Exercícios corretivos adicionais estão localizados no final dos capítulos seguintes. Exercícios específicos são realizados para melhorar o equilíbrio muscular e restaurar a boa postura. Para serem eficazes, devem ser feitos todos os dias durante um período de semanas, e a manutenção da boa postura deve ser colocada em prática até que esta se torne um hábito.

Enquanto se trabalha para corrigir o desequilíbrio muscular, geralmente é aconselhável EVITAR os seguintes exercícios: em decúbito dorsal, elevar concomitante ambos os membros inferiores; em decúbito dorsal, passar para a posição sentada com os pés firmemente apoiados no chão; em decúbito dorsal, com a maior parte do peso repousando sobre a região dorsal, realizar exercício de "bicicleta"; na posição em pé ou sentada com os joelhos estendidos, flexionar-se para frente tentando alcançar os dedos dos pés; e, para aqueles que apresentam aumento da curva anterior da região lombar, em decúbito dorsal, elevar o tronco para arquear as costas.

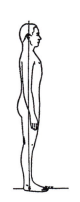

Alongamento da Região Posterior do Pescoço
Em decúbito dorsal, flexionar os joelhos e apoiar os pés no chão. Com os cotovelos flexionados e as mãos para cima ao lado da cabeça, inclinar a pelve para apoiar a região lombar. Pressionar a cabeça para trás, com o queixo para baixo, tentando apoiar o pescoço.

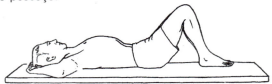

Alongamento dos Adutores dos Ombros
Com os joelhos flexionados e os pés apoiados no chão, inclinar a pelve para apoiar a região lombar. Manter a região apoiada, colocar as mãos acima da cabeça e tentar levar os membros superiores até a mesa com os cotovelos estendidos. Levar os membros superiores o mais próximo possível das laterais da cabeça. (NÃO permitir que as costas arqueiem.)

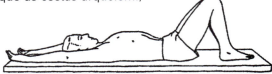

Exercício Postural de Alongamento Apoiado contra a Parede (Wall-Standing)
Ficar em pé com as costas apoiadas contra a parede e os calcanhares distantes aproximadamente 7,5 cm da parede. Colocar as mãos para cima, ao lado da cabeça, com os cotovelos tocando a parede. Se necessário, corrigir os pés e os joelhos como no exercício acima e, em seguida, inclinar-se para apoiar a região lombar contra a parede *tracionando para cima e para dentro com os músculos abdominais inferiores*. Manter os membros superiores em contato com a parede e movê-los lentamente até uma posição diagonal sobre a cabeça.

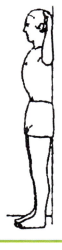

Exercício Postural de Alongamento Sentado Contra a Parede (Wall-Sitting)
Sentar-se sobre um banco com as costas contra a parede. Colocar as mãos para cima, ao lado da cabeça. Endireitar a região dorsal, pressionar a cabeça para trás com o queixo para baixo e tracionar os cotovelos para trás, contra a parede. Apoiar a região lombar contra a parede *tracionando para cima e para dentro com os músculos abdominais inferiores*. Manter os membros superiores em contato com a parede e movê-los lentamente até uma posição diagonal sobre a cabeça.

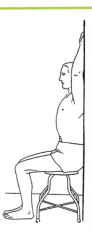

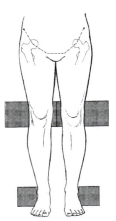

Correção da Pronação, Hiperextensão e Rotação Medial
Ficar em pé com os pés afastados aproximadamente 10 cm e com discreto desvio lateral dos dedos dos pés. Relaxar os joelhos numa posição "fácil", isto é, nem estendidos nem flexionados. Contrair os músculos das nádegas para rotar os membros inferiores discretamente para fora (até as patelas ficarem direcionadas diretamente para frente). Contrair os músculos que elevam os arcos dos pés, transferindo o peso discretamente para as bordas laterais dos pés.

© Florence P. Kendall e Patricia G. Provance. As autoras permitem a reprodução para uso pessoal, mas não para venda.

Referências Bibliográficas

1. Karahan A, Bayraktar N. Determination of the usage of body mechanics in clinical settings and the occurrence of low back pain in nurses. *International Journal of Nursing Studies* 2004;41:67–75.
2. Sharma L, Song J, Felson D, Cahue S, Shamiyeh E, Dunlop D. The role of knee alignment in disease progression and functional decline in knee osteoarthritis. *J Am Med Assoc* 2001;286(2):188–195.
3. Hales T, Sauter S, Peterson M, et al. Musculoskeletal disorders among visual display terminal users in a telecommunications company. *Ergonomics* 1994;37(10): 1603–1621.
4. Elahi S, Cahue S, Felson D, Engelman L, Sharma L. The association between varus-valgus alignment and patellofemoral osteoarthritis. *Arthritis Rheum* 2000;43(8):1874–1880.
5. Marcus M, Gerr F, Monteilh C, et al. A prospective study of computer users: II. Postural risk factors for musculoskeletal symptoms and disorders. *Am J Ind Med* 2002; 41:236–249.
6. *Posture and its relationship to orthopaedic disabilities. A report of the Posture Committee of the American Academy of Orthopaedic Surgeons 1947.*
7. Matheson G, Clement D, McKenzie D, Taunton J, Lloyd-Smith D, Macintyre J. Stress fractures in athletes. A study of 320 cases. *Am J Sports Med* 1987;15(1):46–58.
8. Macintyre J, Taunton J, Clement D, Lloyd-Smith D, McKenzie D, Morrell R. Running injuries: A clinical study of 4173 cases. *Clin J Sport Med.* 1991;1(2): 81–87.
9. Norkin C, Levangie P. *Joint Structure & Function.* Philadelphia: F.A. Davis, 1992.
10. Rodgers M, Cavanagh P. Glossary of biomechanical terms, concepts, and units. *Phys Ther* 1984;64(12):1886–1902.
11. Basmajian J, DeLuca D. *Muscles Alive.* 5th Ed. Baltimore: Williams & Wilkins, 1985, pp. 255, 414.
12. Levine D, Whittle MW. The effects of pelvic movement on lumbar lordosis in the standing position. *J Orthop Sports Phys Ther* 1996;24(3):130–135.
13. McLean I, Gillan G, Ross J, Aspden R, Porter R. A comparison of methods for measuring trunk list. *Spine* 1996;21(14):1667–1670.
14. Fedorak C, Nigel A, Marshall J, Paull H. Reliability of the visual assessment of cervical and lumbar lordosis: How good are we? *Spine* 2003;28(16):1857–1859.
15. Griegel-Morris P, Larson K, Mueller-Klaus K, Oatis C. Incidence of common postural abnormalities in the cervical, shoulder, and thoracic regions and their association

with pain in two age groups of healthy subjects. *Phys Ther* 1992;72(6):425–431.

16. Soderberg G. *Kinesiology—Application to Pathological Motion.* Baltimore: Lippincott Williams & Wilkins, 1997.
17. Whitmore M, Berman A. *The Evaluation of the Posture Video Analysis Tool (PVAT).* NASA Technical Paper 3659. Lockhead Martin Engineering & Science Services, Houston Texas. 1996.
18. Norkin C, Levangie P. 1992; Philadelphia. Posture. *Joint Structure & Function.* Baltimore: Williams and Wilkins; 1992:428–432.
19. Nissinen M. Spinal posture during pubertal growth. *Acta Paediatr* 1995;84:308–312.
20. Buschang P. Differential long bone growth of children between two months and eleven years of age. *Am J Phys Anthropol* 1982;58:291–295.
21. Nissinen M, Heliovaara M, Seitsamo J, Kononen M, Hurmerinta K, Poussa M. Development of truck asymmetry in a cohort of children ages 11 to 22 years. *Spine* 2000;25(5):570–574.
22. Willner S, Johnson B. Thoracic kyphosis and lumbar lordosis during the growth period in children. *Acta Paediatr Scand* 1983;72:873–878.
23. Einkauf DK, Gohdes ML, Jensen GM, Jewell MJ. Changes in spinal mobility with increasing age in women. *Phys Ther* 1987;67(3).
24. Hein V. A method to evaluate spine and hip range of motion in trunk forward flexion and normal values for children at age 8–14 years. *Med Sport* 1996;49:379–385.
25. Widhe T. Spine: posture, mobility, and pain. A longitudinal study from childhood to adolescence. *Eur Spine J* 2001:118–123.
26. Kendall HO, Kendall FP. Normal flexibility according to age groups. *J Bone Joint Surg [AM]* 1948;30:690–694.
27. Cornbleet SL, Woolsey NB. Assessment of hamstring muscle length in school-aged children using the sit-and-reach test and the inclinometer measure of hip joint angle. *Phys Ther* 1996;76:850–855.
28. Kendall F. A criticism of current tests and exercises for physical fitness. Phys Ther 1965;45:187–197.
29. Nissinen M, Heliovaara M, Seitsamo J, Poussa M. Trunk asymmetry, posture, growth, and risk of scoliosis. *Spine* 1993;18(1):8–13.
30. Licht S. History. In: Basmajian J, ed. *Therapeutic Exercises.* 4th ed. Baltimore: Williams & Wilkins; 1984:30.
31. Risser JC: Scoliosis, Past and Present. In: Basmajian JV, ed. *Therapeutic Exercise.* 4th ed. Baltimore: Williams & Wilkins; 1984:469.
32. American Academy of Orthopedic Surgeons (AAOS). *Instructional course lectures.* St. Louis: CV Mosby; 1985.

3

Cabeça e Face

CONTEÚDO

Introdução	**121**
Seção I: **Inervação**	**122**
Nervos Cranianos e Músculos Faciais Profundos	122
Nervos Cervicais e Músculos Faciais Superficiais e do Pescoço	123
Movimentos da Junta Temporomandibular	124
Quadro de Nervos Cranianos e Músculos	124, 125
Seção II: **Músculos Faciais e Oculares**	**126**
Músculos Faciais e Oculares, *Quadros*	126, 127
Testes para os Músculos Faciais e Oculares	128-133
Seção III: **Paralisia Facial**	**134**
Quadro de Nervos Cranianos e Músculos: Caso nº 1	134, 135
Quadro de Nervos Cranianos e Músculos: Caso nº 2	136, 137
Seção IV: **Músculos da Deglutição**	**138, 139**
Quadros	*138, 139*
Referências Bibliográficas	**140**

INTRODUÇÃO

A ilustração da página seguinte apresenta um corte sagital do crânio aproximadamente no centro da órbita esquerda, excetuando-se o fato de todo o globo ocular ser mostrado. Os músculos ilustrados são os **músculos profundos da face e da cabeça**, principalmente os da língua, da área da faringe e do globo ocular.

O hemisfério esquerdo do cérebro foi rebatido para cima para mostrar sua superfície inferior e as raízes de nervos cranianos. As linhas, numeradas de acordo com o nervo craniano respectivo, conectam as raízes nervosas aos troncos nervosos correspondentes na parte inferior do desenho. As raízes nervosas I, II e VIII são sensoriais e são mostradas em branco. Os nervos motores e mistos aparecem em amarelo com uma exceção: como a parte motora do nervo craniano V é um ramo mínimo, ele é mostrado em amarelo; o resto do nervo craniano V em branco.

Na página 123, é apresentada uma vista lateral dos **músculos superficiais da cabeça e do pescoço**. Nas páginas 122 e 123, são listados os nervos cranianos e os músculos por eles inervados.

Os músculos faciais são denominados **músculos da expressão ou da mímica**. O nervo facial, por meio de seus muitos ramos, inerva a maioria dos músculos faciais. Numerosos músculos podem atuar em conjunto para criar movimento, como fazer uma careta, ou o movimento pode ocorrer em uma única área, como elevar uma sobrancelha. A perda de função dos músculos faciais interfere na capacidade de falar claramente e de comunicar sentimentos por meio de expressões faciais.

Sorrir, franzir a testa, olhar de surpresa, expressões como essas são criadas pelas ações dos músculos que se inserem diretamente na pele. Por causa das inserções únicas dos músculos faciais, testes para esses músculos diferem de outros testes musculares manuais que exigem posição de teste e fixação do indivíduo, além de pressão e resistência por parte do examinador. Em vez disso, solicita-se ao indivíduo que imite expressões faciais enquanto olha fotografias de uma pessoa realizando os movimentos de teste ou enquanto olha o examinador realizá-los. A graduação da força dos músculos é essencialmente uma estimativa subjetiva do examinador sobre quão boa é a função muscular numa escala de zero, vestigial, ruim, regular, boa e normal. (Os testes para os músculos faciais e oculares são ilustrados nas páginas 128 a 133 e os resultados de testes de dois casos são apresentados nas páginas 134 a 137.)

SEÇÃO I: INERVAÇÃO

NERVOS CRANIANOS E MÚSCULOS FACIAIS PROFUNDOS

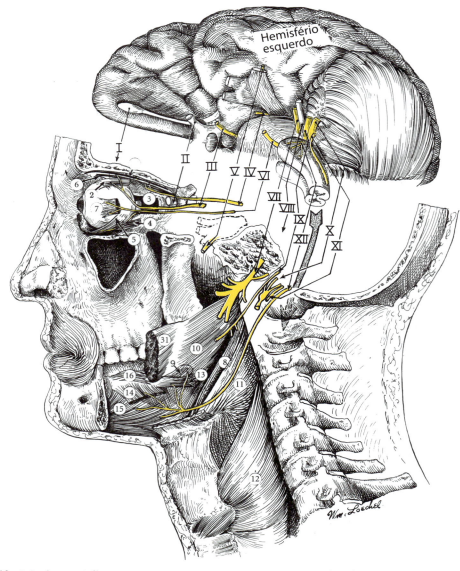

I	**Nervo olfatório** (sensorial)		
II	**Nervo óptico** (sensorial)		
III	**Nervo oculomotor**		
	M. levantador da pálpebra superior	(1)	
	M. reto superior	(2)	
	M. reto medial	(3)	
	M. reto inferior	(4)	
	M. oblíquo inferior	(5)	
IV	**Nervo troclear**		
	M. oblíquo superior	(6)	
V	**Nervo trigêmeo, ramo mandibular**		
	M. masseter	(17)	
	M. temporal	(18)	
	M. digástrico, ventre anterior	(19)	
VI	**Nervo abducente**		
	M. reto lateral	(7)	

VII	**Nervo facial**		
	M. occipital	(20)	
	M. auricular posterior	(21)	
	M. digástrico, ventre posterior	(22)	
	M. estilo-hióideo	(23)	
	M. auricular superior	(24)	
	M. auricular anterior	(25)	
	M. frontal	(26)	
	M. corrugador do supercílio	(27)	
	M. orbicular do olho	(28)	
	M. levantador do lábio superior	(29)	
	M. zigomático maior e menor	(30)	
	M. bucinador	(31)	
	M. risório	(32)	
	M. orbicular bucal	(33)	

INERVAÇÃO

NERVOS CERVICAIS E MÚSCULOS FACIAIS SUPERFICIAIS E DO PESCOÇO

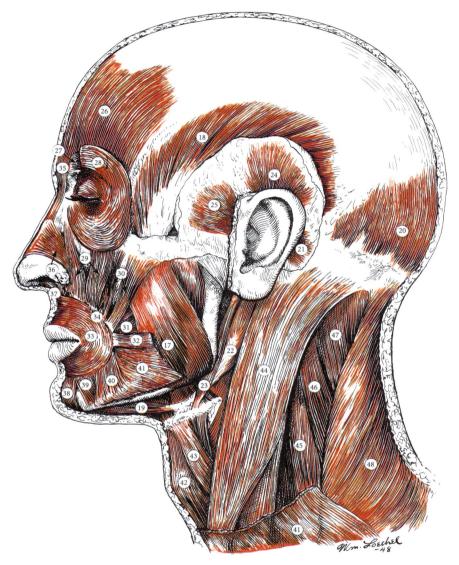

M. levantador do ângulo bucal	(34)
M. prócero	(35)
M. nasal	(36)
M. depressor do septo nasal	(37)
M. mentual	(38)
M. depressor do lábio inferior	(39)
M. depressor do ângulo bucal	(40)
M. platisma	(41)

VIII Nervo vestibulococlear (sensorial)

IX Nervo glossofaríngeo

M. estilofaríngeo	(8)

X Nervo vago (ver p. 125)

XI Nervo acessório (porção espinal)

M. esternocleidomastóideo	(44)
M. trapézio	(48)

IX, X e XI Plexo faríngeo

M. palatoglosso	(9)
M. constritor superior da faringe	(10)
M. constritor médio da faringe	(11)
M. constritor inferior da faringe	(12)

XII Nervo hipoglosso

M. estiloglosso	(13)
M. hioglosso	(14)
M. genioglosso	(15)
M. intrínseco da língua	(16)

Miscelânea de nervos cervicais

M. esterno-hióideo	(42)
M. omo-hióideo	(43)
M. escaleno médio	(45)
M. levantador da escápula	(46)
M. esplênio da cabeça	(47)

MOVIMENTOS DA JUNTA TEMPOROMANDIBULAR

Movimentos da Junta Temporomandibular (JTM) incluem **depressão** da mandíbula (abertura da boca), **protrusão** da mandíbula (movimento na direção anterior), **retrusão** da mandíbula (movimento na direção posterior) e movimento **lateral** da mandíbula (movimentos látero-laterais). A retrusão é muito limitada em comparação com a protrusão.

Segundo Bourban, os dois movimentos principais da JTM são a rotação sobre um eixo médio-lateral e a translação ao longo dos eixos ântero-posterior e súpero-inferior (1). A rotação ocorre primeiro e depois a translação, conforme o côndilo mandibular move-se anterior e inferiormente sobre o osso temporal. O fechamento da boca é iniciado com a translação posterior da mandíbula até aproximadamente 2/3 da abertura máxima. Os movimentos combinados de translação e rotação que ocorrem durante a abertura da boca são invertidos durante o fechamento até a posição de repouso (2).

Na abertura e no fechamento normais da mandíbula, os movimentos de cada JTM são sincrônicos, de modo que a mandíbula não se desvia para um lado. O desvio lateral assimétrico envolve o deslizamento da mandíbula para um lado (3).

Distúrbios da JTM podem acarretar cefaléia, dor facial e limitação da abertura da mandíbula. Os músculos comumente envolvidos em tais distúrbios são os pterigóides, masséteres e temporais (4). O tratamento fisioterapêutico conservador pode ser suficiente para aliviar a dor. Vários dispositivos dentais podem ser utilizados para ajudar a realinhar ou exercitar esses músculos (5).

QUADRO DE NERVOS CRANIANOS E MÚSCULOS

O quadro dos nervos cranianos e músculos (ver página seguinte) lista todos os nervos cranianos e os músculos específicos que eles inervam. Ele possui uma coluna destinada ao registro da força dos músculos que podem ser testados. No lado direito da página, há desenhos da cabeça que mostram as áreas de distribuição dos nervos cutâneos.

Embora o quadro tenha sido elaborado principalmente como uma planilha de referência, pode ser usado como um formulário para registrar os resultados de testes que envolvem os músculos faciais. Por causa desse objetivo duplo, o quadro contém algumas informações que não seriam incluídas num formulário destinado apenas para o registro de resultados de testes. Todos os nervos cranianos (sensoriais, motores ou mistos) são listados e foram incluídos também alguns músculos que não podem ser testados, individualmente ou em grupos, por meio de movimentos voluntários.

QUADRO DE NERVOS CRANIANOS E MÚSCULOS

Nome _____ **Data** _____

			SENSORIAL (S) OU MOTOR (M) PARA:	I Olfatório (S)	II Óptico (S)	III Oculomotor (M)	IV Troclear (M)	V Trigêmeo (S e M)	VI Abducente (M)	VII Facial (S e M)	VIII Vestibulococlear (S)	IX Glossofaríngeo (S e M)	X Vago (S e M)	XI Acessório (M)	XII Hipoglosso (M)
I	NARIZ	S	SENSORIAL – OLFATO	●											
II	OLHO	S	SENSORIAL – VISÃO		●										
III	PÁLPEBRA		M. LEVANTADOR DA PÁLPEBRA SUPERIOR			●									
III	OLHO		M. RETO SUPERIOR			●									
			M. OBLÍQUO INFERIOR			●									
			M. RETO MEDIAL			●									
			M. RETO INFERIOR			●									
IV	OLHO		M. OBLÍQUO SUPERIOR				●								
	→	S	SENSORIAL – FACE E ESTRUT. INTERNAS DA CABEÇA					●							
	OUVIDO		M. TENSOR DO TÍMPANO					●							
	PALATO		M. TENSOR DO VÉU PALATINO					●							
V	MASTI-GAÇÃO		M. MASSETER					●							
			M. TEMPORAL					●							
			M. PTERIGÓIDEO MEDIAL					●							
			M. PTERIGÓIDEO LATERAL					●							
	SUPRA-HIÓIDEO		M. MILOIÓIDEO					●							
			M. DIGÁSTRICO ANTERIOR					●							
VI	OLHO		M. RETO LATERAL						●						
	LÍNGUA	S	SENSORIAL – PALADAR 2/3 ANTERIORES DA LÍNGUA							●					
	→	S	SENSORIAL – OUVIDO EXTERNO							●					
	OUVIDO		M. ESTAPÉDIO							●					
	SUPRA-HIÓIDEO		M. DIGÁSTRICO POSTERIOR							●					
			M. ESTILO-HIÓIDEO							●					
	C. CABELUDO		M. OCCIPITAL							●					
			MM. INTRÍNSECOS DO OUVIDO } RAMO PÓS-AURICULAR							●					
			M. AURICULAR POSTERIOR }							●					
	OUVIDO		M. AURICULAR ANTERIOR }							●					
			M. AURICULAR SUPERIOR } RAMO TEMPORAL							●					
	C. CABELUDO		M. FRONTAL							●					
	SOBRANCELHA		M. CORRUGADOR DO SUPERCÍLIO } RAMOS TEMPORAL							●					
	PÁLPEBRA		M. ORBICULAR DO OLHO } E ZIGOMÁTICO							●					
VII	NARIZ		M. PRÓCERO							●					
			ABAIX. DO SEPTO NASAL							●					
			PARTE TRANS. DO M. NASAL, ALAR							●					
			ZIGOMÁTICO MAIOR E MENOR							●					
			M. LEVANT. DO LÁBIO SUP. } RAMO BUCAL							●					
			M. BUCINADOR							●					
	BOCA		M. ORBICULAR BUCAL							●					
			M. LEVANT. DO ÂNG. BUCAL							●					
			M. RISÓRIO							●					
			M. DEPRESSOR DO ÂNG. BUCAL							●					
			M. DEPRESSOR DO LÁBIO INF. } RAMO MANDIBULAR							●					
	QUEIXO		M. MENTUAL							●					
	PESCOÇO		M. PLATISMA RAMO CERVICAL							●					
VIII	OUVIDO	S	SENSORIAL – AUDIÇÃO E EQUILÍBRIO								●				
	LÍNGUA	S	SENSORIAL – 1/3 POSTERIOR DA LÍNGUA									●			
IX	FARINGE	S	SENSORIAL – FARINGE, FAUCES, PALATO MOLE									●			
			M. ESTILOFARÍNGEO									●			
		—	MÚSCULOS ESTRIADOS – FARINGE									●			
	→	—	MM. ESTRIADOS – PALATO MOLE, FARINGE E LARINGE										●		
	→	—	MÚSCULOS INVOLUNTÁRIOS – TRATO ALIMENTAR										●		
	→	—	MÚSCULOS INVOLUNTÁRIOS – VIAS AÉREAS										●		
X	→	—	MÚSCULO CARDÍACO INVOLUNTÁRIO										●		
	→	S	SENSORIAL – AURICULAR										●		
	→	S	SENSORIAL – TRATO ALIMENTAR										●		
	→	S	SENSORIAL – VIAS AÉREAS										●		
	→	S	SENSORIAL – VÍSCERAS ABDOMINAIS E CORAÇÃO										●		
	PESCOÇO		MM. TRAPÉZIO E ESTERNOCLEIDOMASTÓIDEO											●	
XI	PALATO		M. LEVANTADOR DO VÉU PALATINO											●	
	→		MM. ESTRIADOS – PALATO MOLE, FARINGE E LARINGE											●	
			M. ESTILOGLOSSO												●
XII	LÍNGUA		M. HIOGLOSSO												●
			M. GENIOGLOSSO												●
			MM. INTRÍNSECOS DA LÍNGUA												●

GRAU DE FORÇA MUSCULAR

SENSORIAL

DERMÁTOMOS

DISTRIBUIÇÃO CUTÂNEA DE NERVOS CRANIANOS

Oftálmico
1. N. supratroclear
2. N. supra-orbital
3. N. lacrimal
4. N. infratroclear
5. N. nasal

Mandibular
9. N. auriculotemporal
10. N. bucal
11. N. mentual

Maxilar
6. N. zigomático-temporal
7. N. infra-orbital
8. N. zigomático-facial

Nervos Cervicais
12. N. occipital maior
13. N. occipital menor
14. N. auricular maior

Reproduzido de *Gray's Anatomy of the Human Body*, 28ª ed.

© 1993 Florence P. Kendall. A autora permite a reprodução para uso pessoal, mas não para a venda.

SEÇÃO II: MÚSCULOS FACIAIS E OCULARES

Músculos/*Nervos*	Origem	Inserção	Ação e Página de Referência
Bucinador/*Facial*	Processos alveolares da maxila, crista do bucinador da mandíbula e ligamento pterigóideo-mandibular	Orbicular bucal no ângulo da boca	Comprime as bochechas (ver p. 130)
Corrugador do supercílio/*Facial*	Extremidade medial do arco do supercílio	Superfície profunda da pele, acima do meio do arco orbitário	Traciona o supercílio para baixo e para dentro, com rugas verticais na fronte; "músculo do franzimento" (ver p. 128)
Depressor do ângulo bucal/*Facial*	Linha oblíqua da mandíbula	Ângulo da boca, misturando-se com a musculatura adjacente	Deprime o ângulo da boca (ver p. 131)
Depressor do lábio inferior/*Facial*	Linha oblíqua da mandíbula	Tegumento do lábio inferior, misturando-se com o orbicular bucal	Traciona o lábio inferior para baixo e ligeiramente para o lado, como em expressões de ironia (ver. p. 130)
Depressor do septo nasal/*Facial*	Fossa incisiva da maxila	Asa e septo nasal	Traciona a asa nasal para baixo para fechar o nariz (ver. p. 128)
Frontal/*Facial*	Gálea aponeurótica	Músculos e pele do supercílio e raiz do nariz	Eleva os supercílios e franze a pele da fronte, como em expressões de surpresa ou medo (ver p. 128)
Levantador do ângulo bucal/*Facial*	Fossa canina da maxila	Ângulo bucal, misturando-se com o orbicular bucal	Deprime o sulco nasolabial, como em expressões de desprezo ou desdém (ver p. 129)
Levantador do lábio superior/*Facial*	Margem inferior da órbita	Orbicular do lábio superior	Move o lábio superior para cima e para frente (ver p. 130)
Levantador do lábio superior e da asa nasal/*Oculomotor*	Raiz do processo nasal da maxila	Cartilagem alar maior, pele do nariz e parte lateral do lábio superior	Eleva e protrai o lábio superior (ver p. 130)
Levantador da pálpebra superior/*Oculomotor*	Superfície inferior da asa menor do esfenóide	Pele da pálpebra, placa tarsal da pálpebra superior, parede orbitária e expansões medial e lateral da aponeurose de inserção	Eleva as pálpebras superiores (ver p. 133)
Masseter/*Trigêmeo*	*Porção superficial:* processo zigomático da maxila e borda inferior do arco zigomático	Ângulo do ramo da mandíbula	Fecha a mandíbula (ver p. 131)
	Porção profunda: 1/3 posterior do bordo inferior e superfície medial do arco zigomático	1/2 superior do ramo e superfície lateral do processo coronóide da mandíbula	Fecha a mandíbula (ver p. 131)
Mentual/*Facial*	Fossa incisiva da mandíbula	Pele do queixo	Eleva e protrui o lábio inferior e enruga a pele do queixo, como para exprimir desapontamento (ver p. 131)
Nasal, porção alar/*Facial*	Maxila	Asa nasal	Alarga as narinas (ver p. 128)
Nasal, porção transversa/*Facial*	Acima e lateral à fossa incisiva da maxila	Por aponeurose com o nasal do lado oposto	Deprime a parte cartilaginosa do nariz (ver p. 128)

MÚSCULOS FACIAIS E OCULARES

Músculos/*Nervos*	Origem	Inserção	Ação e Página de Referência
Oblíquo inferior do olho/*Oculomotor*	Placa orbitária da maxila	Parte externa da esclera, entre o reto superior e os retos lateral e posterior até o equador do globo ocular	Direciona a córnea para cima e para fora (ver p. 133)
Oblíquo superior do olho/*Troclear*	Acima da margem medial do forame óptico	Na esclera, entre o reto superior e os retos lateral e posterior até o equador do globo ocular	Direciona a córnea para baixo e para fora (ver p. 133)
Orbicular do olho/*Facial*	Parte nasal do osso frontal, processo frontal da maxila e superfície anterior do ligamento palpebral medial	Fibras musculares circundam a circunferência da órbita, disseminam-se para baixo na bochecha e misturam-se com estruturas musculares ou ligamentosas adjacentes	*Parte palpebral:* fecha os olhos suavemente *Parte orbitária:* fecha os olhos fortemente (ver p. 132)
Orbicular bucal/*Facial*	Numerosos estratos de fibras musculares que circundam a boca, derivados em parte de outros músculos faciais	Na pele e membrana mucosa dos lábios, misturando-se com outros músculos	Fecha os lábios e os protrai para frente (ver p. 130)
Platisma/*Facial*	Fáscia que recobre a porção superior do peitoral maior e deltóide	Bordo inferior da mandíbula, as fibras posteriores misturam-se com músculos na altura do ângulo e da parte inferior da boca	Retrai e deprime o ângulo bucal (ver p. 130)
Prócero/*Facial*	Fáscia que cobre a parte inferior do osso nasal e a parte superior da cartilagem nasal lateral	Na pele, sobre a parte inferior da fronte, entre as sobrancelhas	Traciona o ângulo interno das sobrancelhas para baixo e produz rugas transversas na ponte do nariz (ver p. 129)
Pterigóideo lateral/*Trigêmeo*	*Cabeça superior:* superfície lateral da grande asa do esfenóide e crista infratemporal *Cabeça inferior:* superfície lateral do pterigóideo lateral	Depressão, parte anterior do côndilo da mandíbula e margem anterior do disco articular da junta temporomandibular	Abre, protrai e move a mandíbula látero-lateralmente (ver p. 131)
Pterigóideo medial/*Trigêmeo*	Superfície medial da placa pterigóidea lateral, processo piramidal do osso palatino e tuberosidade da maxila	Parte ínfero-posterior da superfície medial do ramo e ângulo do forame mandibular	Fecha a mandíbula (ver p. 131)
Reto superior, inferior e medial/*Oculomotor* Reto lateral/*Abducente*	Anel fibroso que circunda as margens superior, medial e inferior do forame óptico	Na esclera, anterior ao equador do globo ocular, no local indicado pelo nome	Movimenta o olho na direção indicada pelo nome do músculo (ver p. 133)
Risório/*Facial*	Fáscia sobre o masseter	Na pele, no ângulo bucal	Retrai o ângulo da boca (ver p. 129)
Temporal/*Trigêmeo*	Fossa e fáscia temporal	Processo coronóide e bordo anterior do ramo da mandíbula	Fecha a mandíbula (ver p. 131)
Zigomático maior/*Facial*	Osso zigomático em frente do processo temporal	Ângulo da boca, misturando-se com músculos adjacentes	Traciona o ângulo da boca para cima e para fora, como em um sorriso (ver p. 129)
Zigomático menor/*Facial*	Osso zigomático, superfície malar	Orbicular da boca do lábio superior	Aprofunda o sulco nasolabial, como em expressões de tristeza

M. FRONTAL

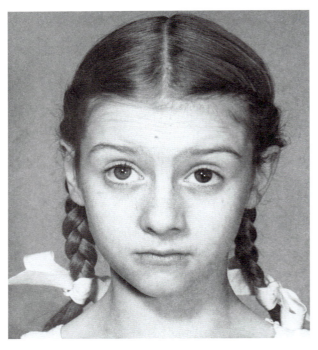

Teste: elevar as sobrancelhas e enrugar a fronte, como em uma expressão de surpresa ou medo.

M. CORRUGADOR DO SUPERCÍLIO

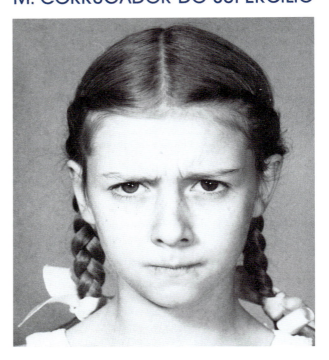

Teste: aproximar as sobrancelhas, como se estivesse franzindo a fronte.

M. NASAL, PORÇÃO ALAR

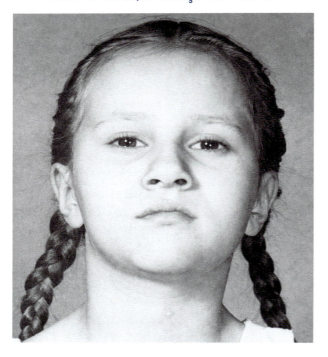

Teste: aumentar a abertura das narinas, como numa respiração forçada ou difícil.

M. DEPRESSOR DO SEPTO E PORÇÃO TRANSVERSA DO M. NASAL

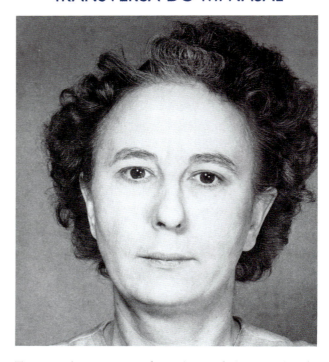

Teste: tracionar a ponta do nariz para baixo, estreitando as narinas.

TESTES PARA OS MÚSCULOS FACIAIS E OCULARES

M. PRÓCERO

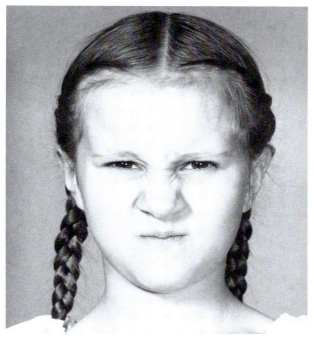

Teste: tracionar a pele do nariz para cima, formando rugas transversais na ponte do nariz.

M. LEVANTADOR DO ÂNGULO BUCAL

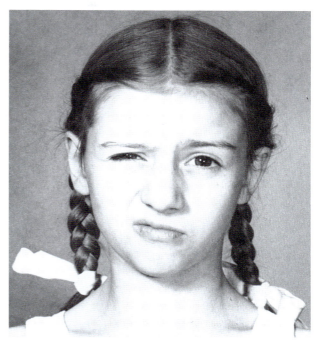

Teste: tracionar o ângulo bucal para cima, aprofundando o sulco do lado do nariz para o lado da boca, como se estivesse rindo sarcasticamente. Sugira ao paciente que tente mostrar o dente canino, primeiro em um lado e depois em outro.

M. RISÓRIO

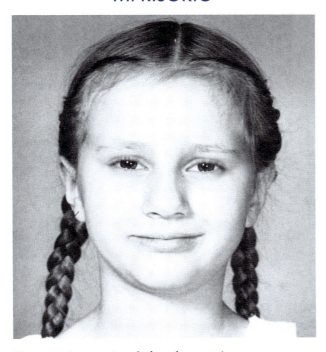

Teste: tracionar o ângulo bucal para trás.

M. ZIGOMÁTICO MAIOR

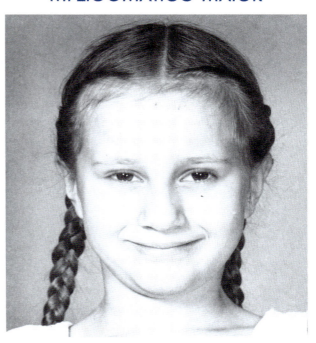

Teste: tracionar o ângulo bucal para cima e para fora, como se estivesse sorrindo.

TESTES PARA OS MÚSCULOS FACIAIS E OCULARES

M. LEVANTADOR DO LÁBIO SUPERIOR

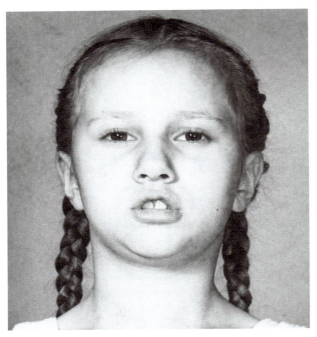

Teste: elevar e protrair o lábio superior, como se fosse mostrar a gengiva superior.

M. DEPRESSOR DO LÁBIO INFERIOR E PLATISMA

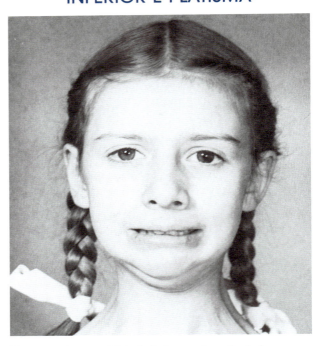

Teste: tracionar o lábio inferior e o ângulo da boca para baixo e para fora, tornando tensa a pele sobre o pescoço.

M. ORBICULAR BUCAL

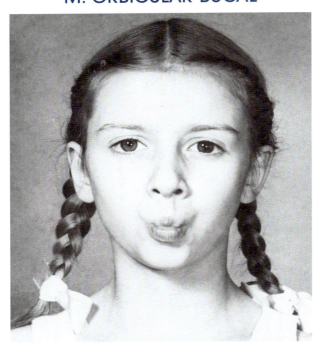

Teste: fechar e protrair os lábios, como se estivesse assoviando.

M. BUCINADOR

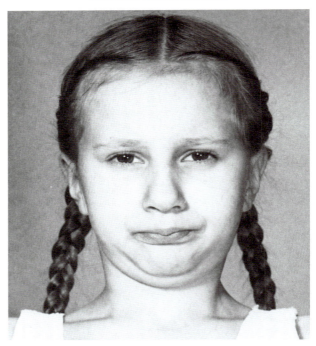

Teste: pressionar as bochechas firmemente contra os dentes laterais e tracionar o ângulo da boca para trás, como se estivesse tocando um trompete. (Tracionar o queixo para baixo, como mostra a ilustração, não faz parte da ação do m. bucinador.)

TESTES PARA OS MÚSCULOS FACIAIS E OCULARES

M. MENTUAL

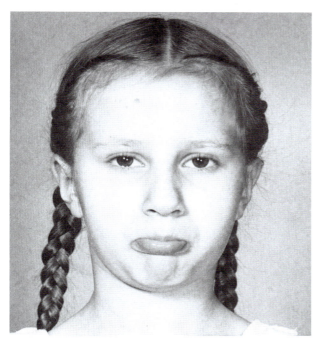

Teste: elevar a pele do queixo. Como conseqüência, o lábio inferior protrai um pouco, como na expressão de amuo ou manha.

M. DEPRESSOR DO ÂNGULO BUCAL

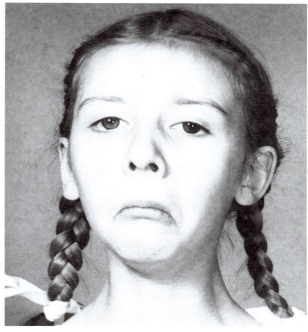

Teste: tracionar para baixo os ângulos bucais.

M. PTERIGÓIDEO LATERAL

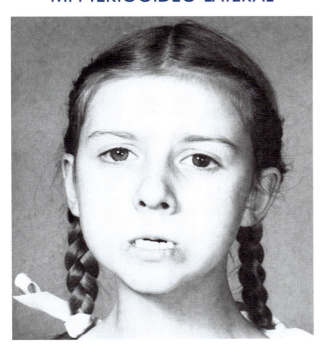

Teste: abrir a boca ligeiramente. Protrair a mandíbula inferior, em seguida, movê-la látero-lateralmente, primeiro para a direita e depois para a esquerda.

MM. TEMPORAL, MASSETER E PTERIGÓIDEO MEDIAL

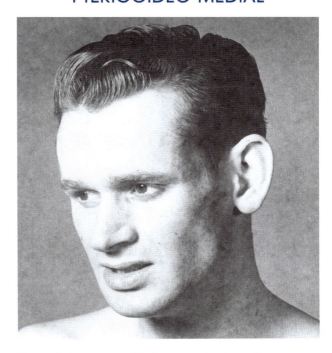

Teste: fechar a mandíbula e morder bem forte com a boca levemente aberta para mostrar que os dentes estão se chocando.

TESTES PARA OS MÚSCULOS FACIAIS E OCULARES

MÚSCULOS SUPRA-HIÓIDEOS

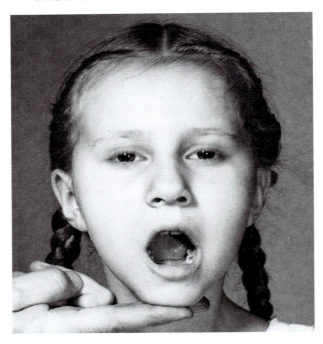

Teste: deprimir a mandíbula contra a resistência imposta pelo examinador. Durante a ação dos músculos supra-hióideos, os músculos infra-hióideos fornecem fixação ao osso hióide. (Para as origens, inserções, ações e inervações, ver p. 138 e 139. Para ilustração, ver Capítulo 4, p. 151.)

M. ORBICULAR DO OLHO

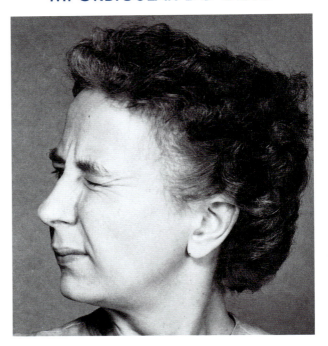

Teste da Parte Orbital: fechar a pálpebra firmemente, formando rugas que irradiam do ângulo externo.
Teste da Parte Palpebral: fechar a pálpebra suavemente (não ilustrado).

MÚSCULOS INFRA-HIÓIDEOS

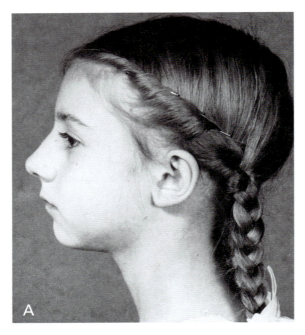
A

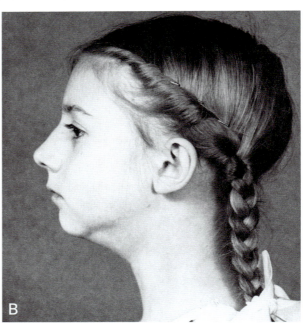
B

Teste: começar numa posição inicial relaxada, como mostra a **Figura A**. Em seguida, deprimir o osso hióideo, como ilustra a **Figura B**. (Para origens, inserções, ações e inervações dos músculos infra-hióideos, ver p. 138 e 139. Para ilustração, ver Capítulo 4, p. 151.)

TESTES PARA OS MÚSCULOS FACIAIS E OCULARES

MM. RETO MEDIAL E RETO LATERAL DO OLHO

M. LEVANTADOR DA PÁLPEBRA SUPERIOR E OUTROS

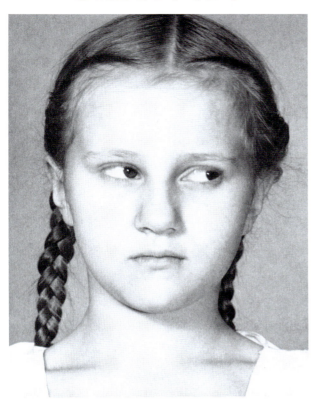

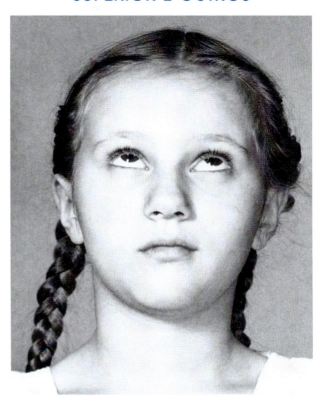

Teste do Reto Medial Direito e Reto Lateral Esquerdo: olhar horizontalmente em direção à esquerda (como ilustrado).

Teste do Reto Medial Esquerdo e Reto Lateral Direito: olhar horizontalmente em direção à direita (não ilustrado).

Teste do Levantador da Pálpebra Superior: elevar a pálpebra superior.

Teste do Reto Superior e Oblíquo Inferior: olhar direto para cima, em direção à sobrancelha.

Teste do Reto Inferior e Oblíquo Superior: olhar direto para baixo, em direção à boca (não ilustrado).

CASO Nº1

Neste caso, o início da paralisia ocorreu uma semana antes do primeiro exame. Como pode ser observado no quadro mostrado na página ao lado, três músculos tiveram gradação zero, dez músculos tiveram gradação vestigial e dois músculos tiveram gradação ruim. Num segundo exame realizado três semanas depois, todos os músculos tiveram gradação boa. Aproximadamente três semanas após esse segundo exame, todos os músculos tiveram gradação normal, excetuando-se três que ainda apresentavam gradação boa.

Este caso é um exemplo de pacientes com paralisia facial que têm uma recuperação razoavelmente rápida. Algumas vezes, a recuperação ocorre em poucos dias ou em uma semana. Em outras, como neste caso, a recuperação ocorre em um período de dois meses.

No primeiro exame, o m. orbicular do olho, o qual atua no fechamento da pálpebra e na sua contração, teve uma gradação ruim, e o frontal, que auxilia na elevação do supercílio e enruga a fronte, teve uma gradação vestigial. No entanto, em alguns casos de paralisia facial, o m. orbicular do olho pode responder mais lentamente que o frontal. Nessas situações, é desaconselhável exercitar o frontal, pois ele atua em oposição ao m. orbicular do olho. A razão para tal pode ser ilustrada da seguinte maneira: eleve o supercílio contraindo o frontal. Em seguida, com as pontas dos dedos da mão colocadas sobre ou logo acima da sobrancelha, mantenha-a direcionada para cima. Agora, tente fechar a pálpebra suavemente e depois tente contrair a pálpebra, mantendo o olho bem fechado. A dificuldade para realizar ambas as ações, em especial a última, é prontamente constatada.

QUADRO DE NERVOS CRANIANOS E MÚSCULOS

Nome: *Caso nº1* **Data:** *uma semana após o início*

SENSORIAL (S) OU MOTOR (M) PARA: **Esquerda**

#	Região	Grau/27-Fev	Descrição	20/Mar	13/Abr	I Olfatório (S)	II Óptico (S)	III Oculomotor (M)	IV Troclear (M)	V Trigêmeo (S e M)	VI Abducente (M)	VII Facial (S e M)	VIII Vestibulococlear (S)	IX Glossofaríngeo (S e M)	X Vago (S e M)	XI Acessório (M)	XII Hipoglosso (M)
I	NARIZ	S	SENSORIAL – OLFATO			•											
II	OLHO	S	SENSORIAL – VISÃO				•										
III	PÁLPEBRA		M. LEVANTADOR DA PÁLPEBRA SUPERIOR					•									
III	OLHO		M. RETO SUPERIOR					•									
III	OLHO		M. OBLÍQUO INFERIOR					•									
III	OLHO		M. RETO MEDIAL					•									
III	OLHO		M. RETO INFERIOR					•									
IV	OLHO		M. OBLÍQUO SUPERIOR						•								
V	→	S	SENSORIAL – FACE E ESTRUT. INTERNAS DA CABEÇA							•							
V	OUVIDO		M. TENSOR DO TÍMPANO							•							
V	PALATO		M. TENSOR DO VÉU PALATINO							•							
V	MASTIGAÇÃO		M. MASSETER							•							
V	MASTIGAÇÃO		M. TEMPORAL							•							
V	MASTIGAÇÃO		M. PTERIGÓIDEO MEDIAL							•							
V	MASTIGAÇÃO		M. PTERIGÓIDEO LATERAL							•							
V	SUPRA-HIÓIDEO		M. MILOIÓIDEO							•							
V	SUPRA-HIÓIDEO		M. DIGÁSTRICO ANTERIOR							•							
VI	OLHO		M. RETO LATERAL								•						
VII	LÍNGUA	S	SENSORIAL – PALADAR 2/3 ANTERIORES DA LÍNGUA									•					
VII	→	S	SENSORIAL – OUVIDO EXTERNO									•					
VII	OUVIDO		M. ESTAPÉDIO									•					
VII	SUPRA-HIÓIDEO		M. DIGÁSTRICO POSTERIOR									•					
VII	SUPRA-HIÓIDEO		M. ESTILO-HIÓIDEO									•					
VII	C. CABELUDO		M. OCCIPITAL (RAMO PÓS-AURICULAR)									•					
VII	OUVIDO		MM. INTRÍNSECOS DO OUVIDO (RAMO PÓS-AURICULAR)									•					
VII	OUVIDO		M. AURICULAR POSTERIOR									•					
VII	OUVIDO		M. AURICULAR ANTERIOR									•					
VII	OUVIDO		M. AURICULAR SUPERIOR (RAMO TEMPORAL)									•					
VII	C. CABELUDO	V	M. FRONTAL	B	N							•					
VII	SOBRANCELHA	V	M. CORRUGADOR DO SUPERCÍLIO (RAMOS TEMPORAL E ZIGOMÁTICO)	B	N							•					
VII	PÁLPEBRA	R	M. ORBICULAR DO OLHO	B	N							•					
VII	→	R	M. PRÓCERO	B	N							•					
VII	NARIZ	–	ABAIX. DO SEPTO NASAL/ P. TRANS. M.NASAL	–	–							•					
VII	NARIZ	V	PARTE TRANS. DO M. NASAL, ALAR	B	N							•					
VII	NARIZ	V	PARTE TRANS. DO M. ZIGOMÁTICO MAIOR	B	N							•					
VII	BOCA		M. LEVANT. DO LÁBIO SUP. (RAMO BUCAL)	B	N							•					
VII	BOCA	V	M. BUCINADOR	B	N							•					
VII	BOCA	V	M. ORBICULAR BUCAL	B	B							•					
VII	BOCA	V	M. LEVANT. DO ÂNG. BUCAL	B	B							•					
VII	BOCA	V	M. RISÓRIO	B	N							•					
VII	BOCA	V	M. DEPRESSOR DO ÂNG. BUCAL	B	N							•					
VII	BOCA	O	M. DEPRESSOR DO LÁBIO INF. (RAMO MANDIBULAR)	B	N							•					
VII	QUEIXO	V	M. MENTUAL	B	B							•					
VII	PESCOÇO	O	M. PLATISMA (RAMO CERVICAL)	B	N							•					
VIII	OUVIDO	S	SENSORIAL – AUDIÇÃO E EQUILÍBRIO										•				
IX	LÍNGUA	S	SENSORIAL – 1/3 POSTERIOR DA LÍNGUA											•			
IX	FARINGE	S	SENSORIAL – FARINGE, FAUCES, PALATO MOLE											•			
IX	FARINGE		M. ESTILOFARÍNGEO											•			
IX	FARINGE	–	MÚSCULOS ESTRIADOS – FARINGE											•			
X	→	–	MM. ESTRIADOS – PALATO MOLE, FARINGE E LARINGE												•		
X	→	–	MÚSCULOS INVOLUNTÁRIOS – TRATO ALIMENTAR												•		
X	→	–	MÚSCULOS INVOLUNTÁRIOS – VIAS AÉREAS												•		
X	→		MÚSCULO CARDÍACO INVOLUNTÁRIO												•		
X	→	S	SENSORIAL – AURICULAR												•		
X	→	S	SENSORIAL – TRATO ALIMENTAR												•		
X	→	S	SENSORIAL – VIAS AÉREAS												•		
X	→	S	SENSORIAL – VÍSCERAS ABDOMINAIS E CORAÇÃO												•		
XI	PESCOÇO		MM. TRAPÉZIO E ESTERNOCLEIDOMASTÓIDEO													•	
XI	PALATO		M. LEVANTADOR DO VÉU PALATINO													•	
XI	→		MM. ESTRIADOS – PALATO MOLE, FARINGE E LARINGE													•	
XII	LÍNGUA		ESTILOGLOSSO														•
XII	LÍNGUA		HIOGLOSSO														•
XII	LÍNGUA		GENIOGLOSSO														•
XII	LÍNGUA		INTRÍNSECOS DA LÍNGUA														•

SENSORIAL

DERMÁTOMOS

DISTRIBUIÇÃO CUTÂNEA DE NERVOS CRANIANOS

Oftálmico
1. N. supratroclear
2. N. supra-orbital
3. N. lacrimal
4. N. infratroclear
5. N. nasal

Maxilar
6. N. zigomático-temporal
7. N. infra-orbital
8. N. zigomático-facial

Mandibular
9. N. auriculotemporal
10. N. bucal
11. N. mentual

Nervos Cervicais
12. N. occipital maior
13. N. occipital menor
14. N. auricular maior

Reproduzido de Gray's Anatomy of the Human Body, 28ª ed.

© 2005 Florence P. Kendall.

CASO Nº2

Neste caso de paralisia facial, examinado pela primeira vez três semanas após o seu início, não foi observada evidência de qualquer função muscular, exceto uma ação discreta do corrugador. Este caso apresentou pouquíssimas alterações durante os primeiros três meses e meio. No entanto, no final do sexto mês, a maioria dos músculos foi graduada como regular ou melhor. No final de oito meses foi observada uma melhora significativa. No final de nove meses e meio, aproximadamente 1/3 dos músculos recebeu uma graduação regular e todos os outros tiveram uma graduação boa ou normal. Este caso mostra a melhoria lenta mas gradual que ocorre em algumas situações.

Esta paciente recebeu um gancho plástico muito pequeno, que foi moldado para encaixar no canto da boca e fixado por um elástico na peça lateral de seus óculos.* Ela foi instruída sobre como realizar uma automassagem leve - para cima no lado afetado e para baixo e em direção à boca no lado não afetado. Às vezes, fita de celulose transparente era usada para segurar o lado da boca e da bochecha. Quando não estava sendo utilizado o gancho ou a fita, ela foi aconselhada a cultivar um hábito, quando sentada, de repousar o cotovelo direito sobre uma mesa ou o braço de uma cadeira e colocar a mão direita com a palma sob o lado direito do queixo e os dedos ao longo da bochecha para segurar o lado direito da face para cima. De outro modo, ao falar, sorrir ou gargalhar, a mão deve ser usada para empurrar o lado afetado à direita e para cima, objetivando compensar a fraqueza e evitar que o lado afetado deforme a boca em sua direção. Ela aprendeu a exercitar os músculos faciais, auxiliando o lado fraco e restringindo o lado mais forte.

---

*N.R.C.: A peça lateral (*temple*) é a parte da armação que se estende das lentes até acima das orelhas.

QUADRO DE NERVOS CRANIANOS E MÚSCULOS

Nome: *Caso nº2*   Data: *três semanas após o início*

		GRAU DE FORÇA MUSCULAR	SENSORIAL (S) OU MOTOR (M) PARA: Direita	I Olfatório (S)	II Óptico (S)	III Oculomotor (M)	IV Troclear (M)	V Trigêmeo (S e M)	VI Abducente (M)	VII Facial (S e M)	VIII Vestibulococlear (S)	IX Glossofaríngeo (S e M)	X Vago (S e M)	XI Acessório (M)	XII Hipoglosso (M)
I	NARIZ	S	SENSORIAL – OLFATO	●											
II	OLHO	S	SENSORIAL – VISÃO		●										
III	PÁLPEBRA		M. LEVANTADOR DA PÁLPEBRA SUPERIOR			●									
	OLHO		M. RETO SUPERIOR			●									
			M. OBLÍQUO INFERIOR			●									
			M. RETO MEDIAL			●									
			M. RETO INFERIOR			●									
IV	OLHO		M. OBLÍQUO SUPERIOR				●								
	→	S	SENSORIAL – FACE E ESTRUT. INTERNAS DA CABEÇA					●							
	OUVIDO		M. TENSOR DO TÍMPANO					●							
	PALATO		M. TENSOR DO VÉU PALATINO					●							
	MASTI-GAÇÃO		M. MASSETER					●							
			M. TEMPORAL					●							
V			M. PTERIGÓIDEO MEDIAL					●							
			M. PTERIGÓIDEO LATERAL					●							
	SUPRA-HIÓIDEO		M. MILOIÓIDEO					●							
			M. DIGÁSTRICO ANTERIOR					●							
VI	OLHO		M. RETO LATERAL						●						
	LÍNGUA	S	SENSORIAL – PALADAR 2/3 ANTERIORES DA LÍNGUA							●					
	→	S	SENSORIAL – OUVIDO EXTERNO							●					
	OUVIDO		M. ESTAPÉDIO							●					
	SUPRA-HIÓIDEO		M. DIGÁSTRICO POSTERIOR							●					
			M. ESTILO-HIÓIDEO	(3/11/61)	(11/12/61)	(28/2/62)	(17/4/62)	(6/6/62)		●					
	C. CABELUDO		M. OCCIPITAL							●					
			MM. INTRÍNSECOS DO OUVIDO / RAMO PÓS-AURICULAR							●					
			M. AURICULAR POSTERIOR							●					
	OUVIDO		M. AURICULAR ANTERIOR							●					
			M. AURICULAR SUPERIOR / RAMO TEMPORAL							●					
	C. CABELUDO	O	M. FRONTAL	V	V	R+	F	F		●					
	SOBRANCELHA	R	M. CORRUGADOR DO SUPERCÍLIO / RAMOS TEMPORAL E ZIGOMÁTICO	R	–	B–	B	B		●					
	PÁLPEBRA	O	M. ORBICULAR DO OLHO							●					
VII	NARIZ	O	M. PRÓCERO	O	R	B–	F	B		●					
		O	ABAIX. DO SEPTO NASAL	–	–	–	–	–		●					
		O	PARTE TRANS. DO M.NASAL, ALAR	O	?	F	F	F		●					
	BOCA	O	ZIGOMÁTICO MAIOR	R–	R	B–	B	B		●					
			M. LEVANT. DO LÁBIO SUP. / RAMO BUCAL	?	?	F	F	B		●					
		O	M. BUCINADOR	–	–	F–	F	F		●					
		O	M. ORBICULAR BUCAL	–	V	F–	F	F		●					
		O	M. LEVANT. DO ÂNG. BUCAL	V	?	B–	B	B		●					
		O	M. RISÓRIO	R–	R	F+	B	B		●					
		O	M. DEPRESSOR DO ÂNG. DA BOCA	?	–	F	F–	F		●					
		O	M. DEPRESSOR DO LÁBIO INF. / RAMO MANDIBULAR	?	–	R+	F–	B		●					
	QUEIXO	O	M. MENTUAL	?	?	F+	B	N		●					
	PESCOÇO	O	M. PLATISMA / RAMO CERVICAL	V	–	F+	B	B		●					
VIII	OUVIDO	S	SENSORIAL – AUDIÇÃO E EQUILÍBRIO								●				
	LÍNGUA	S	SENSORIAL – 1/3 POSTERIOR DA LÍNGUA									●			
IX	FARINGE	S	SENSORIAL – FARINGE, FAUCES, PALATO MOLE									●			
			M. ESTILOFARÍNGEO									●			
		—	MÚSCULOS ESTRIADOS – FARINGE									●			
	→	—	MM. ESTRIADOS – PALATO MOLE, FARINGE E LARINGE										●		
	→	—	MÚSCULOS INVOLUNTÁRIOS – TRATO ALIMENTAR										●		
	→	—	MÚSCULOS INVOLUNTÁRIOS – VIAS AÉREAS										●		
X	→	—	MÚSCULO CARDÍACO INVOLUNTÁRIO										●		
	→	S	SENSORIAL – AURICULAR										●		
	→	S	SENSORIAL – TRATO ALIMENTAR										●		
	→	S	SENSORIAL – VIAS AÉREAS										●		
	→	S	SENSORIAL – VÍSCERAS ABDOMINAIS E CORAÇÃO										●		
	PESCOÇO		M. TRAPÉZIO E ESTERNOCLEIDOMASTÓIDEO											●	
XI	PALATO		M. LEVANTADOR DO VÉU PALATINO											●	
	→		MM. ESTRIADOS – PALATO MOLE, FARINGE E LARINGE											●	
			M. ESTILOGLOSSO												●
XII	LÍNGUA		M. HIOGLOSSO												●
			M. GENIOGLOSSO												●
			MM. INTRÍNSECOS DA LÍNGUA												●

(22-8-61)

SENSORIAL

DERMÁTOMOS

DISTRIBUIÇÃO CUTÂNEA DE NERVOS CRANIANOS

Oftálmico
1. N. supratroclear
2. N. supra-orbital
3. N. lacrimal
4. N. infratroclear
5. N. nasal

Mandibular
9. N. auriculotemporal
10. N. bucal
11. N. mentual

Maxilar
6. N. zigomático-temporal
7. N. infra-orbital
8. N. zigomático-facial

Nervos Cervicais
12. N. occipital maior
13. N. occipital menor
14. N. auricular maior

ventrais dorsais
ramos principais

Reproduzido de *Gray's Anatomy of the Human Body*, 28ª ed.

© 2005 Florence P. Kendall.

Músculos da Deglutição

Músculo	Origem	Inserção	Ação	Inervação Motora	Inervação Sensorial	Papel na Deglutição
LÍNGUA						
Longitudinal superior	Intrínseca	Intrínseca	Encurta a língua / Eleva as laterais e a ponta da língua	Hipoglosso XII	Sensibilidade geral: 2/3 anteriores – Trigêmeo V / 1/3 posterior – Glossofaríngeo IX / Base – Vago X / Sensibilidade especial (paladar) / 2/3 anteriores – Facial VII / 1/3 posterior – Glossofaríngeo IX / Base – Vago X	**Preparação do Bolo** / Durante esta fase, os músculos da língua e bucinadores mantêm o alimento entre os dentes molares, o qual é esmagado e moído pela ação dos músculos da mastigação. Os movimentos látero-laterais alternados e a rotação da língua, realizados principalmente por músculos intrínsecos e pelos estiloglossos atuando unilateralmente, ajudam na mistura do alimento com a saliva e na liberação de partículas maiores da porção suficientemente moída que está pronta para ser incorporada no bolo e deglutida.
Transverso	Intrínseca	Intrínseca	Alonga e estreita a língua			
Vertical	Intrínseca	Intrínseca	Achata e alarga a língua			
Longitudinal inferior	Intrínseca	Intrínseca	Encurta a língua / Vira a ponta da língua para baixo			
Genioglosso	Espinha do mento	Língua e corpo do hióide	Deprime, protrai e retrai a língua e eleva o hióide	Hipoglosso XII		
Hioglosso	Corno maior do hióide	Língua	Deprime e traciona a língua posteriormente			
Estiloglosso	Processo estilóideo	Língua	Deprime e traciona a língua posteriormente			
Palatoglosso	Aponeurose do palato mole	Língua	Eleva e traciona a língua posteriormente e estreita as fauces	Plexo faríngeo IX, X, XI		
PALATO MOLE						
Tensor do véu palatino	Fossa escafóide, espinha do esfenóide, tuba auditiva medial	Aponeurose do palato mole	Tensiona o palato mole	Trigêmeo V	Trigêmeo V Glossofaríngeo IX	**Estágio Voluntário** / Os músculos depressores da língua contraem-se e formam um sulco na porção anterior do dorso da língua, o qual abriga o bolo. Um movimento iniciado pelos músculos intrínsecos eleva a porção anterior e, em seguida, a porção posterior da língua até o palato duro. Esse movimento seqüencial desloca o bolo e o comprime contra as fauces. Na seqüência, a base da língua é elevada e tracionada posteriormente, principalmente pela ação dos músculos estiloglossos forçando o bolo, através das fauces, para o interior da faringe. Simultaneamente a essa elevação da base da língua, ocorre uma elevação moderada do osso hióide e da laringe.
Levantador do véu palatino	Osso temporal, parte petrosa: tuba auditiva medial	Palato mole	Eleva o palato mole	Plexo faríngeo IX, X, XI		
Da úvula	Espinha nasal posterior: aponeurose do palato	Úvula	Encurta o palato mole			
FAUCES						
Palatoglosso		Ver acima				
Palatofaríngeo	Aponeurose do palato mole	Parte posterior da cartilagem tireóidea:	Estreita as fauces	Plexo faríngeo IX, X, XI	Glossofaríngeo IX	
		Parte póstero-lateral da faringe	Eleva a laringe e a faringe			
SUPRA-HIÓIDEOS						
Digástrico, ventre anterior	Borda inferior da mandíbula, próximo da sínfise	Tendão intermediário ao corpo e corno do hióide	Eleva e traciona o hióide anteriormente / Ajuda na depressão da mandíbula	Trigêmeo V		**Estágio Involuntário (Reflexo)** / Enquanto o bolo atravessa as fauces e chega à faringe, ramos dos nervos cranianos V, IX e X são estimulados e produzem impulsos no trajeto aferente do reflexo da deglutição. Ao atingirem o tronco cerebral, esses impulsos são transmitidos por sinapses de fibras eferentes dos nervos cranianos IX, X e XI, completando o arco reflexo e desencadeando os seguintes efeitos automáticos.
Ventre posterior	Processo mastóide		Eleva e traciona o hióide posteriormente	Facial VII		
Milo-hióideo	Linha milo-hióidea da mandíbula	Corpo do hióide e rafe mediana	Eleva o hióide e a língua e deprime a mandíbula	Trigêmeo V		
Genio-hióideo	Crista mediana da mandíbula	Corpo do hióide	Eleva o hióide e a língua e deprime a mandíbula	Alça cervical C1, C2		
Estilo-hióideo	Processo estilo-hióideo do osso temporal	Corpo do hióide	Eleva e traciona o hióide posteriormente	Facial VII		

INFRA-HIÓIDEOS					O palato mole é elevado e entra em contato com a parede faríngea posterior mediante a contração dos mm. tensor e levantador do véu palatino. Essa ação fecha a nasofaringe, garantindo a passagem do bolo para a luz da laringofaringe. Essa passagem é facilitada quando a luz é expandida pela elevação da parede da faringe e pelo movimento craniano e anterior do osso hióide e da laringe. Quando o final do bolo deixa a cavidade oral, a abertura da orofaringe é fechada pela contração dos músculos palatofaríngeos e pela descida do palato mole.
Tiroióideo	Linha oblíqua da cartilagem tireóide	Corno maior do hióide	Eleva a cartilagem tireóide e deprime o hióide	Alça cervical C1, C2	
Esternoióideo	Manúbrio esternal, extremidade medial da clavícula	Borda inferior do corpo do hióide	Deprime o hióide	Alça cervical C1, C2, C3	
Esternotiróideo	Manúbrio esternal, cartilagem costal da primeira costela	Linha oblíqua da cartilagem tireóide	Deprime a cartilagem tireóide		
Omo-hióideo, ventre superior	Borda superior da escápula, próximo da incisura escapular	Tendão intermediário, pela fáscia, até a clavícula	Deprime o hióide		
Ventre inferior	Tendão intermediário, pela fáscia, até a clavícula	Borda inferior do corpo do hióide			
LARINGE					
Ariepiglótico	Ápice da cartilagem aritenóide	Margem lateral da epiglote	Ajuda no fechamento da entrada da laringe		
Tireoepiglótico	Superfície medial da cartilagem tireóide	Margem lateral da epiglote	Ajuda no fechamento da entrada da laringe		
Tireoaritenóide	Superfície medial da cartilagem tireóide	Processo muscular da cartilagem aritenóide	Ajuda no fechamento da glote e encurta as pregas vocais		O movimento craniano da cartilagem tireóide em direção ao osso hióide e dessas duas estruturas em direção à base da língua acarreta a inclinação posterior da epiglote. O peso do bolo, quando ele entra em contato com a superfície anterior da epiglote, ajuda no aumento dessa inclinação posterior. A alteração da posição da epiglote ajuda no direcionamento do bolo ao redor das laterais da faringe para os seios piriformes e sobre a ponta da epiglote para o interior da hipofaringe. Além disso, ela ajuda a impedir que o alimento entre na laringe. Entretanto, o principal mecanismo de proteção da laringe é o fechamento concomitante tipo esfíncter da entrada da laringe até o vestíbulo e o fechamento das pregas vestibulares e vocais da glote.
Aritenóide - oblíquo	Base de uma cartilagem aritenóide	Ápice da cartilagem aritenóide oposta	Ajuda no fechamento da glote mediante a adução das cartilagens aritenóides	Vago X Principalmente o acessório XI, raiz craniana	
Transverso	Superfície posterior e borda lateral de uma cartilagem aritenóide	Superfície posterior e borda lateral da cartilagem aritenóide oposta			Vago X
Cricoaritenóideo lateral	Borda superior do arco da cartilagem cricóide	Processo muscular da cartilagem aritenóide	Aduz e roda medialmente a cartilagem aritenóide, ajudando no fechamento da glote		
Vocais	Superfície medial da cartilagem tireóide	Processo vocal da cartilagem aritenóide	Regula a tensão das pregas vocais		
Cricoaritenóideo posterior	Superfície posterior da lâmina da cartilagem cricóide	Processo muscular da cartilagem aritenóide	Abduz a cartilagem aritenóide, alargando a glote		
Cricotiróideo – reto oblíquo	Partes anterior e lateral do arco da cartilagem cricóide	Borda anterior, corno inferior da cartilagem tireóide / Borda inferior da lâmina da cartilagem tireóide	Eleva o arco cricóide e alonga as pregas vocais		
FARINGE					
Salpingofaríngeo	Tuba auditiva	Parede da faringe	Eleva a faringe	Plexo faríngeo IX, X, XI	
Palatofaríngeo	Ver acima				
Estilofaríngeo	Processo estilóide	Borda posterior da cartilagem tireóide; parede póstero-lateral da faringe	Eleva a faringe e a laringe	Glossofaríngeo IX	Simultaneamente aos eventos acima, ocorre a contração seqüencial dos constritores superior, médio e inferior, a qual promove a remoção do bolo da faringe em direção ao esôfago. Fibras horizontais encontradas entre o constritor inferior e o esôfago foram denominadas m. cricofaríngeo. Esse músculo atua como esfíncter e, do ponto de vista funcional, está relacionado mais com o esôfago que com a faringe. Ele relaxa quando o bolo atinge a extremidade caudal da hipofaringe, permitindo sua entrada no esôfago.
Constritor superior	Placa pterigóide medial, rafe pterigomandibular e mandíbula	Tubérculo faríngeo / Rafe faríngea	Contrai em seqüência a nasofaringe, a orofaringe e a laringofaringe	Plexo faríngeo IX, X, XI	Plexo faríngeo IX e X
Constritor médio	Cornos do hióide	Rafe faríngea			
Constritor inferior	Cartilagens tireóide e cricóide	Rafe faríngea			
Cricofaríngeo	Arco da cartilagem cricóide	Arco da cartilagem cricóide	Atua como esfíncter para impedir a entrada de ar no esôfago e relaxa durante a deglutição		

Referências Bibliográficas

1. Bourban B. Musculoskeletal analysis: the temporomandibular joint and cervical spine. In: Scully R, Barnes M, eds. *Physical Therapy*. Philadelphia: JB Lippincott; 1989.
2. Rocabado M. Arthrokinematics of the temporomandibular joint. *Dent Clin North Am*. 1983;27:573–594.
3. Yustin D, Rieger M, McGuckin R. Determination of the existence of hinge movements of the temporomandibular joint during normal opening by cine-MRI and computer digital addition. *J Prosthodont*. 1993;2: 190–195.
4. Travell J. Temporomandibular joint pain referred from muscles of the head and neck. *The Journal of Prosthetic Dentistry*. 1960;10(4):745–763.
5. Grace E, Sarlani E, Reid B, Read B. The use of an oral exercise device in the treatment of muscular TMD. *The Journal of Craniomandibular Practice*. 2002;20(3):204–208.

4
Pescoço

CONTEÚDO

Introdução   **143**

Seção I: **Inervação e Movimentos**   **144**

  Medula Espinal e Raízes Nervosas   144

  Quadro de Nervos Espinais e Músculos   144

  Plexo Cervical   145

  Movimentos Articulares da Coluna Cervical   146

  Amplitude de Movimento do Pescoço   147

Seção II: **Músculos do Pescoço**   **148**

  Músculos Anteriores e Laterais do Pescoço,
    Quadros   148-150

  Músculos Supra-Hióideos e Infra-Hióideos   151

  Extensão e Flexão da Coluna Cervical   152

  Posições Defeituosas da Cabeça e do Pescoço   153

Seção III: **Testes para os Músculos do Pescoço**   **154**

  Músculos Flexores Anteriores do Pescoço   154

  Erro no Teste dos Músculos Flexores do Pescoço   155

  Músculos Flexores Ântero-Laterais do Pescoço   156

  Músculos Flexores Póstero-Laterais do Pescoço   157

  Parte Superior do M. Trapézio   158

Seção IV: **Condições Dolorosas**   **159**

  Contração dos Músculos Posteriores do Pescoço   159

  Distensão da Parte Superior do M. Trapézio   160

  Compressão de Raiz Nervosa Cervical   160

  Ergonomia do Computador   161

Seção V: **Tratamento**   **162**

  Massagem nos Músculos do Pescoço   162

  Exercícios para Alongar os Músculos do Pescoço   163

Referências Bibliográficas   **164**

INTRODUÇÃO

A coluna cervical e os músculos do pescoço formam uma estrutura notável que provê movimentos da cabeça em todas as direções e estabilidade em várias posições. O pescoço suporta o *peso da cabeça* na posição ereta. Para o ginasta que realiza parada de três apoios, o pescoço suporta o *peso do corpo* momentaneamente!

A posição padrão da cabeça, também chamada de normal, é aquela na qual a cabeça está "nivelada", baseando-se no fato de que "os olhos buscam o nível do olhar". O pescoço está numa posição de discreta curvatura anterior e a região dorsal, numa posição de discreta curvatura posterior.

Na postura defeituosa típica, o alinhamento da cabeça não se altera, e sim o do pescoço, em resposta à alteração das posições da região dorsal. Quando a região dorsal é reta, o pescoço permanece reto. Quando a região dorsal se curva posteriormente, numa posição cifótica, a extensão do pescoço aumenta proporcionalmente, de modo que uma cifose acentuada pode acarretar uma posição de extensão completa do pescoço com a cabeça mantendo uma posição nivelada. (Ver p. 153, Figuras B e D.)

Problemas crônicos do pescoço podem ser decorrentes de postura defeituosa da região dorsal. Como pode ser visto em radiografias na p. 153, a extensão ocorre na área cervical inferior, e as vértebras superiores mantêm uma posição nivelada para suporte da cabeça.

Uma das características do pescoço é sua vulnerabilidade ao estresse e à lesão grave. Atividades ocupacionais ou recreativas por vezes requerem posições da cabeça que acarretam problemas de alinhamento e de desequilíbrio muscular. (Ver exemplos de posições incorretas e corrigidas numa situação de trabalho na p. 161.)

O estresse emocional pode causar uma dor de início agudo acompanhada de espasmo dos músculos do pescoço. O problema pode ser apenas temporário ou o estresse pode ser de longa duração e causar problemas crônicos. O uso adequado de massagem nos estágios iniciais pode ser uma parte importante do tratamento. (Ver p. 162).

A lesão em *chicote* do pescoço ocorre comumente quando a traseira de um veículo que está parado ou movendo-se muito lentamente é atingida por um veículo em alta velocidade. Pelo impacto, a cabeça é subitamente impulsionada para trás, acarretando *hiperextensão* do pescoço, e logo em seguida recebe um impulso para frente, que acarreta *hiperflexão* do pescoço. O trauma causado por uma lesão do tipo *chicote* pode acarretar sintomas temporários e relativamente leves ou problemas graves e crônicos.

Este capítulo apresenta a avaliação básica e os procedimentos terapêuticos em relação a posturas defeituosas e condições dolorosas do pescoço.

MEDULA ESPINAL E RAÍZES NERVOSAS

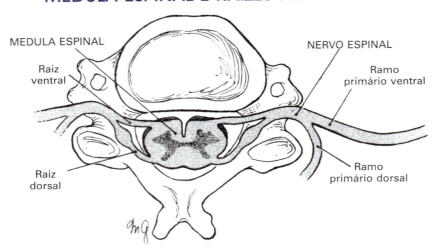

QUADRO DE NERVOS ESPINAIS E MÚSCULOS

PESCOÇO E DIAFRAGMA

Nome   Data

		NERVOS PERIFÉRICOS															CÓDIGO	

CÓDIGO:
- D. = Ramo Dorsal Primário
- V. = Ramo Ventral Primário
- R.P.= Raiz de Plexo
- T.S.= Tronco Superior
- P. = Cordão Posterior
- L. = Cordão Lateral
- M. = Cordão Medial

SEGMENTO ESPINAL

MÚSCULO	Cervical (T 1-8)	Cervical (D 1-8)	Cervical (V 1-4)	Frênico (V 3,4,5)	Torácico Longo (R.P. 5,6,7,(8))	Dorsal da esc. (R.P. 4,5)	Subclav. (T.S. 5,6)	Supra-escapular (T.S. 4,5,6)	Infra-escapular (P. (4),5,6,(7))	Toracodorsal (P. (5),6,7,8)	Subescap. (P. 5,6,(7))	Peitoral Lat. (L. 5,6,7)	Peitoral Med. (M. (6),7,8)	Axilar (P. 5,6)	Musculocutâneo (L. (4),5,6)	Radial (P. 5,6,7,8)	Mediano (L.M. 5,6,7,8)	Ulnar (M. 7,8 1)	C1	C2	C3	C4	C5	C6	C7	C8	T1
EXTENSORES DA CABEÇA E DO PESCOÇO	●																		1	2	3	4	5	6	7	8	1
MÚSCULOS INFRA-HIÓIDEOS		●																	1	2	3						
RETOS ANTERIOR E LATERAL DA CABEÇA		●																	1	2							
LONGO DA CABEÇA		●																	1	2	3	(4)					
LONGO DO PESCOÇO			●																	2	3	4	5	6	(7)		
LEVANTADOR DA ESCÁPULA		●			●																3	4	5				
ESCALENOS (AMP)		●																			3	4	5	6	7	8	
ESTERNOCLEIDOMASTÓIDEO		●																	(1)	2	3						
TRAPÉZIO (PARTES INF., MÉDIA E SUP.)		●																		2	3	4					
DIAFRAGMA				●																	3	4	5				

Nervos Cervicais

© 2005 Florence P. Kendall.

PLEXO CERVICAL

O **plexo cervical** é formado pelos ramos primários ventrais dos nervos espinais C1 a C4, com uma pequena contribuição de C5. Nervos periféricos que emergem do plexo cervical inervam a maior parte dos músculos anteriores e laterais do pescoço e fornecem fibras sensoriais para parte da cabeça e do pescoço.

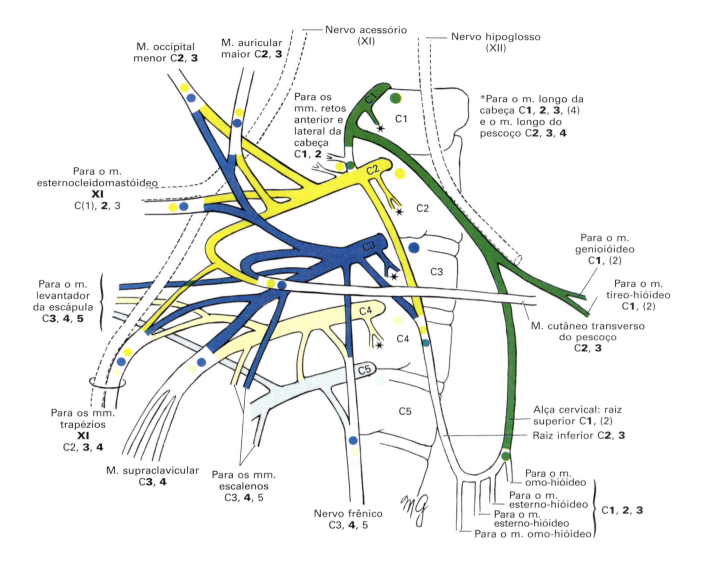

MOVIMENTOS ARTICULARES DA COLUNA CERVICAL

A curva anterior normal da coluna cervical produz uma posição ligeiramente estendida. A **extensão da coluna cervical** é o movimento na direção do aumento da curva anterior normal. Pode ocorrer mediante inclinação da cabeça para trás, levando o occipício em direção à sétima vértebra cervical, na posição sentada ou em pé por arredondamento da região dorsal, com a cabeça posicionada para frente e com o movimento da sétima vértebra cervical em direção ao occipício.

A **flexão da coluna cervical** é o movimento da coluna vertebral na direção posterior, diminuindo a curva anterior normal. O movimento pode continuar até o ponto de retificação da coluna cervical (amplitude final da flexão normal) e, em alguns casos, progredir até o ponto em que a coluna se curva convexamente para trás (posição de cifose leve). Gore *et al.*, por meio de radiografias cervicais, descreveram a cifose cervical como uma variante normal em indivíduos assintomáticos (1).

Harrison *et al.* utilizaram radiografias para detectar estresses produzidos por diferentes posturas cervicais e observaram que o estresse na região de cifose cervical era de seis a dez vezes maior que aquele nas regiões de lordose cervical (2).

O movimento da coluna vertebral no plano frontal é denominado **flexão lateral**. Em conformidade com a geometria das facetas vertebrais, a flexão lateral ocorre principalmente entre o occipício e C1 e entre C1 e C2 (3). Ao se observar a flexão lateral, é importante estabilizar as colunas torácica e lombar e analisar a flexão lateral, e não a elevação do ombro (4). A **rotação cervical** ocorre num plano transverso sobre um eixo vertical entre C2 e C7 (5). Em decorrência da orientação coronal e oblíqua das articulações facetárias cervicais, a rotação cervical é combinada com a flexão lateral. (Para a flexão e a extensão do pescoço, ver p. 152. Para a rotação e a flexão lateral do pescoço, ver p. 163.)

AMPLITUDE DE MOVIMENTO DO PESCOÇO

É importante manter uma boa amplitude de movimento do pescoço. Constantemente, somos desafiados pela necessidade de virar a cabeça para olhar para os lados ou de inclthe-la para olhar para baixo a fim de evitar colisão ou tropeço. Por essa razão, é aconselhável estabelecer e justificar um meio pelo qual mensurações possam ser realizadas para se determinar a amplitude de movimento do pescoço em relação a padrões estabelecidos.

Vários métodos foram empregados para se mensurar a amplitude de movimento da coluna cervical: radiografias, goniômetros, eletrogoniômetros, inclinômetros, fitas métricas, dispositivos de amplitude de movimento cervical, ultra-sonografia e instrumentos óptico-eletrônicos digitais, assim como estimativas simples de movimentos observáveis (6). A ampla gama de instrumentos e a falta de procedimentos uniformes em estudos descritivos e de confiabilidade contribuíram para as diversas normas publicadas sobre a amplitude de movimento ativa e passiva do pescoço. Entretanto, a tabela abaixo fornece exemplos de três fontes que se fundamentam.

A realização de mensurações de um grande número de indivíduos não é a resposta, porque existem muitas variáveis. Dvorak *et al.* observaram "diferenças significativas entre sexos e faixas etárias" (7). Além disso, há variações entre os pescoços longos e finos em comparação com os curtos e grossos.

É essencial que o indivíduo seja colocado o mais próximo possível do alinhamento postural ideal da região dorsal e do pescoço antes de a amplitude de movimento ser mensurada. Iniciar com a cabeça posicionada para frente limita o movimento em todos os planos.

Se a região dorsal estiver rígida e numa posição de cifose, tratar os extensores do pescoço contraídos com massagem e alongamento suave pode ser apenas paliativo, no entanto, vale a pena. Quando a postura da região dorsal é habitualmente defeituosa, mas o indivíduo consegue assumir um alinhamento normal, os esforços devem ser direcionados para a manutenção do bom alinhamento. É possível que o uso temporário de um suporte para ajudar a corrigir a postura defeituosa do ombro e da região dorsal seja benéfico.

AMPLITUDE DE MOVIMENTO CERVICAL: COMPARAÇÃO DE "NORMAS"

Movimentos Cervicais	Palmer & Eppler 2ª ed. (1998) (8)	Clarkson 2ª ed. (2000) (9)	Reese & Bandy (2002) (10)
Flexão	Cervical 0° a 45°	0° a 45°	0° a 45°-50°
Extensão	Cervical 0° a 45°	0° a 45°	0° a 45°-75°
Flexão Lateral	0° a 45°-60°	0° a 45°	0° a 45°
Rotação	0° a 60°-75°	0° a 60°	0° a 80°

SEÇÃO II: MÚSCULOS DO PESCOÇO

ORIGENS E INSERÇÕES

Músculo	Origem	Inserção
Reto posterior menor da cabeça	Tubérculo sobre o arco posterior do atlas	Parte medial da linha nucal inferior do osso occipital
Reto posterior maior da cabeça	Processo espinhoso do áxis	Parte lateral da linha nucal inferior do osso occipital
Oblíquo superior da cabeça	Superfície superior do processo transverso do atlas	Entre as linhas nucais superior e inferior do osso occipital
Oblíquo inferior da cabeça	Ápice do processo espinhoso do áxis	Parte ínfero-posterior do processo transverso do atlas
Longo da cabeça[a]	Tubérculos anteriores do processo transverso da terceira à sexta vértebras cervicais	Superfície interior da parte basilar do osso occipital
Longo do pescoço[a]	*Porção oblíqua superior:* tubérculos anteriores do processo transverso da terceira à quinta vértebras torácicas. *Porção oblíqua inferior:* superfície anterior do corpo das primeiras duas ou três vértebras torácicas. *Porção vertical:* superfície anterior do corpo das primeiras três vértebras torácicas e das últimas três vértebras cervicais	Tubérculo sobre o arco anterior do atlas Tubérculos anteriores do processo transverso da quinta e da sexta vértebras cervicais. Superfície anterior do corpo da segunda à quarta vértebras cervicais
Reto anterior da cabeça[a]	Raiz do processo transverso; superfície anterior do atlas	Superfície interior da parte basilar do osso occipital
Reto lateral da cabeça[a]	Superfície superior do processo transverso do atlas	Superfície inferior do processo jugular do osso occipital
Platisma[b]	Fáscia que recobre a parte superior do peitoral maior e do deltóide	Margem inferior da mandíbula; pele da parte inferior da face e canto da boca
Esternocleidomastóideo[b]	*Cabeça medial ou esternal:* parte cranial do manúbrio esternal *Cabeça lateral ou clavicular:* terço medial da clavícula	Superfície lateral do processo mastóide; metade lateral da linha nucal superior do osso occipital
Escaleno anterior[a]	Tubérculos anteriores do processo transverso da terceira à sétima vértebras cervicais	Tubérculo do escaleno e crista cranial da primeira costela
Escaleno médio[a]	Tubérculos posteriores do processo transverso da segunda à sétima vértebras cervicais	Primeira costela, superfície cranial entre o tubérculo e o sulco subclávio
Escaleno posterior[a]	Por dois ou três tendões dos tubérculos posteriores do processo transverso das duas ou três últimas vértebras cervicais	Superfície externa da segunda costela
Trapézio, parte superior	Protuberância occipital externa, terço medial da linha nucal superior, ligamento da nuca e processo espinhoso da sétima vértebra cervical	Terço lateral da clavícula; acrômio da escápula

[a]Ver ilustração na página 150.
[b]Ver ilustração na página 123.

MÚSCULOS DO PESCOÇO

AÇÕES E NERVOS

| Músculo | Ação Bilateral | | | Ação Unilateral | | Nervos |
| | | | | Rotação Para | | |
	Extensão	Flexão	Flexão Lateral	Mesmo Lado	Lado Oposto	
Reto posterior menor da cabeça	X					Suboccipital
Reto posterior maior da cabeça	X			X		Suboccipital
Oblíquo superior da cabeça	X		X			Suboccipital
Oblíquo inferior da cabeça				X		Suboccipital
Longo da cabeça		X		X		Cervical, 1, 2, 3
Longo do pescoço		X	X	X		Cervical, 2-7
Reto anterior da cabeça		X		X		Cervical, 1, 2
Reto lateral da cabeça			X			Cervical, 1, 2
Platisma		X				Facial
Esternocleidomastóideo	X	X	X		X	Acessório e Cervical, 1, 2
Escaleno anterior		X	X		X	Cervical, inferior
Escaleno médio			X		X	Cervical, inferior
Escaleno posterior			X		X	Cervical, 6, 7, 8
Trapézio, parte inferior	X		X		X	Cranial, (1) Cervical, 3, 4

MÚSCULOS ANTERIORES E LATERAIS DO PESCOÇO

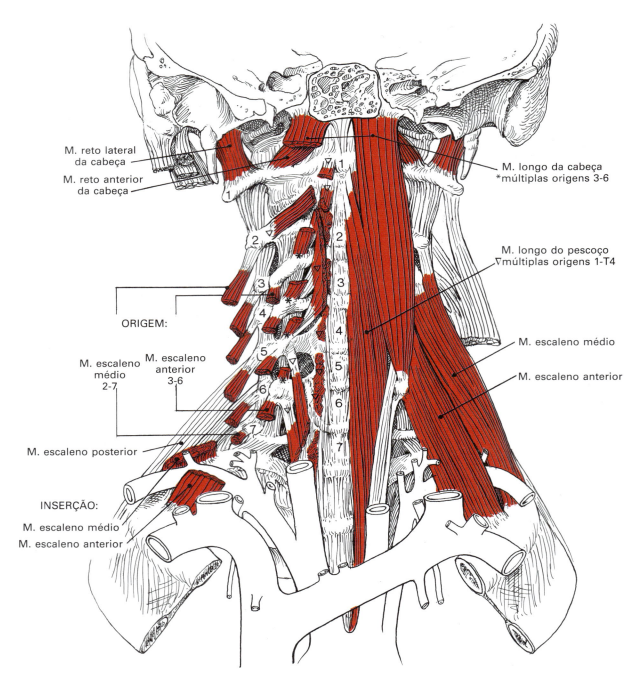

Ver páginas 148 e 149 para origens, inserções, ações e nervos desses músculos (11).

MÚSCULOS SUPRA-HIOÍDEOS E INFRA-HIOÍDEOS

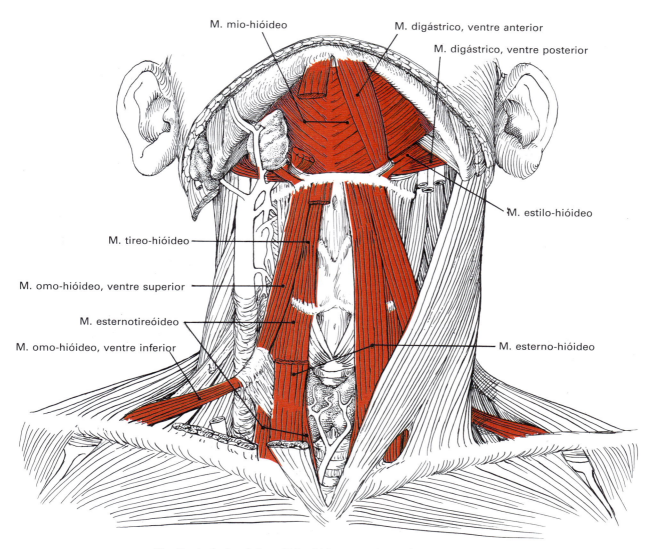

Ver Capítulo 3, páginas 138 e 139, para origens, inserções, ações, nervos e papéis na deglutição desses músculos (11).

EXTENSÃO E FLEXÃO DA COLUNA CERVICAL

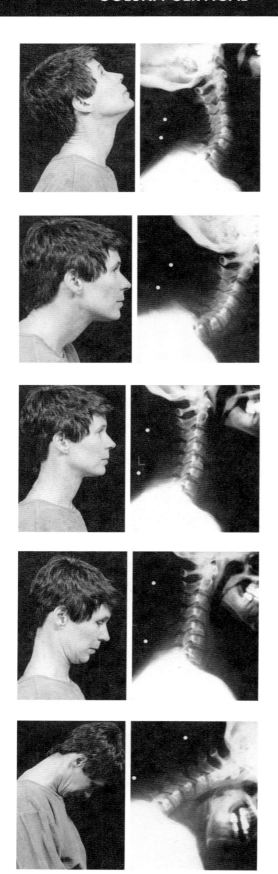

Um indivíduo com flexibilidade normal foi fotografado e submetido a uma radiografia em cinco posições do pescoço. "Marcadores" foram colocados na linha do cabelo e sobre a C7.

Extensão da coluna cervical com inclinação da cabeça na direção posterior. Observar a aproximação dos marcadores na radiografia.

Extensão da coluna cervical na postura típica com a cabeça para frente. Observe a similaridade da curva e das posições dos marcadores com as do exemplo acima. Muitas vezes, essa postura caída é erroneamente denominada flexão da coluna cervical inferior e extensão da coluna cervical superior. No entanto, a extensão é mais pronunciada na região cervical inferior que na superior.

Bom alinhamento da coluna cervical.

Flexão (retificação) da coluna cervical com inclinação da cabeça na direção anterior.

Flexão da coluna cervical e da coluna torácica superior quando o queixo é levado em direção ao tórax.

POSIÇÕES DEFEITUOSAS DA CABEÇA E DO PESCOÇO

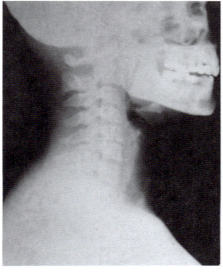 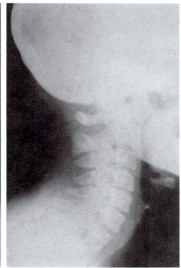

Posições Boa e Defeituosa da Coluna Cervical: Para a radiografia à esquerda, o indivíduo sentou-se ereto, com a cabeça e a parte superior do tronco em bom alinhamento. Para a radiografia à direita, o mesmo indivíduo sentou-se numa posição caída (relaxada), com arredondamento do dorso e a cabeça para frente. Como ilustrado, a coluna cervical está em extensão.

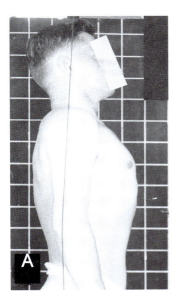 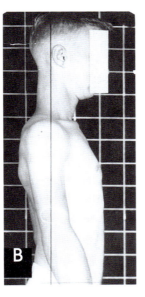 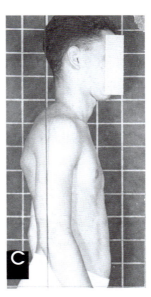 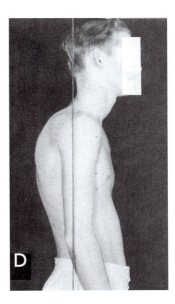

Extensão da Coluna Cervical: na Figura A, a cabeça está inclinada para trás, a coluna cervical está hiperestendida e o tórax e os ombros, elevados.

Coluna Cervical Reta (Flexionada): na Figura B, a cabeça está em discreta inclinação anterior, as escápulas são proeminentes e a região dorsal está reta. (Ver p. 334 para uma vista posterior de um indivíduo com região dorsal reta e escápulas proeminentes.)

Cabeça para Frente com Tentativa de Correção: na Figura C, parece que o indivíduo está tentando corrigir o que é, basicamente, uma posição para frente. A curva do pescoço começa de um modo típico na região cervical inferior, mas ocorre uma angulação aguda proximalmente no nível da sexta vértebra cervical. Acima desse nível, a curva parece muito diminuída. O queixo é pressionado contra a região anterior do pescoço. Esta posição distorcida, e não corrigida, do pescoço é decorrente de uma falha em corrigir a posição defeituosa da parte superior do tronco.

Cabeça Para Frente Acentuada: na Figura D, o indivíduo apresenta um alinhamento extremamente defeituoso do pescoço e da coluna torácica. O grau de deformidade da coluna torácica sugere epifisite. Este paciente foi tratado por causa da dor na região posterior do pescoço e na região occipital.

MÚSCULOS FLEXORES ANTERIORES DO PESCOÇO

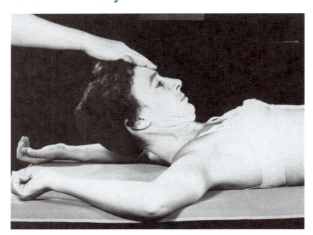
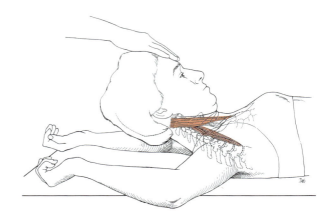

Paciente: decúbito dorsal, com os cotovelos flexionados e as mãos acima da cabeça, repousando sobre a mesa.

Fixação: os músculos anteriores do abdome devem ser suficientemente fortes para proporcionar fixação anterior do tórax até a pelve antes de a cabeça poder ser elevada pelos flexores do pescoço. Se os músculos abdominais estiverem fracos, o examinador pode prover fixação exercendo uma pressão firme sobre o tórax. Para crianças com aproximadamente 5 anos de idade e mais novas, a fixação do tórax deve ser provida pelo examinador.

Teste: flexão da coluna cervical pela elevação da cabeça da mesa, com o queixo deprimido e levado em direção ao esterno.

Pressão: contra a fronte, na direção posterior. (Para a gradação, ver página ao lado.)

Teste Modificado: nos casos de fraqueza acentuada, o paciente deve fazer um esforço para retificar a coluna cervical sobre a mesa, aproximando o queixo do esterno.

Pressão: contra o queixo, na direção da extensão do pescoço.

> **Nota:** *Os músculos flexores vertebrais anteriores do pescoço são: músculos longo da cabeça, longo do pescoço e reto anterior da cabeça. Neste movimento, eles são auxiliados pelos músculos esternocleidomastóideo, escaleno anterior, os músculos supra-hióideos e infra-hióideos. Os mm. platisma também tentam ajudar quando os músculos flexores são muito fracos.*

Fraqueza: hiperextensão da coluna cervical, resultando numa posição com a cabeça para frente.

Contratura: raramente se observa contratura em flexão do pescoço, exceto unilateralmente, como no torcicolo.

TESTES PARA OS MÚSCULOS DO PESCOÇO

ERRO NO TESTE DOS MÚSCULOS FLEXORES DO PESCOÇO

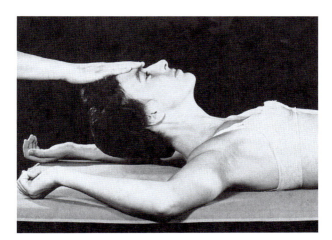
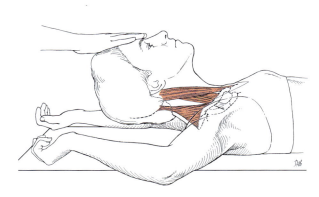

ERRADO

Se os músculos flexores vertebrais anteriores do pescoço estiverem fracos e os músculos esternocleidomastóideos estiverem fortes, um indivíduo consegue elevar a cabeça da mesa (como ilustrado) e mantê-la contra pressão. Entretanto, este não é um teste preciso para os músculos flexores do pescoço, porque a ação é realizada principalmente pelos mm. esternocleidomastóideos, auxiliados pelos escalenos anteriores e pelas porções claviculares da parte superior do trapézio.

---

p.154, *continuação*

Gradação: como a maior parte dos graus 10 é baseada em padrões para adultos, é necessário reconhecer que um grau inferior a 10 é normal em crianças de determinada idade. Isso se aplica principalmente à força dos músculos anteriores do pescoço e anteriores do abdome. O tamanho da cabeça e do tronco em relação aos membros inferiores, assim como a longa extensão e a protrusão normal da parede abdominal, afeta a força relativa desses músculos. Os músculos anteriores do pescoço podem possuir um grau de aproximadamente 3 numa criança de 3 anos e de aproximadamente 5 numa criança de 5 anos. O grau aumenta então gradualmente e atinge o padrão de desempenho 10 em torno dos 10 aos 12 anos de idade. Muitos adultos, entretanto, apresentam no máximo um grau 6. Contudo, esse dado não deve ser interpretado como neurogênico, pois geralmente está associado a uma postura defeituosa da cabeça e da região dorsal.

MÚSCULOS FLEXORES ÂNTERO-LATERAIS DO PESCOÇO

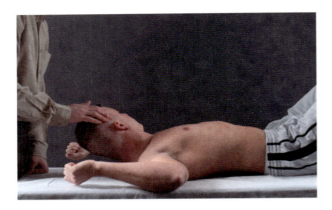

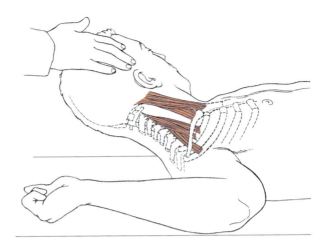

Os músculos que atuam neste teste são principalmente o esternocleidomastóideo e os escalenos.

Paciente: decúbito dorsal, com os cotovelos flexionados e as mãos ao lado da cabeça, repousando sobre a mesa.

Fixação: se os músculos anteriores do abdome estiverem fracos, o examinador pode prover fixação exercendo uma pressão firme sobre o tórax.

Teste: flexão ântero-lateral do pescoço.

Pressão: contra a região temporal da cabeça, obliquamente na direção posterior.

> **Nota:** *com músculos do pescoço suficientemente fortes apenas para manter mas não para flexionar-se completamente, o paciente consegue levantar a cabeça da mesa elevando os ombros. Ele fará isso principalmente durante testes para os músculos flexores direitos e esquerdos do pescoço, transferindo certo peso para o cotovelo ou a mão para empurrar o ombro da mesa. Para evitar esse movimento, manter o ombro do paciente apoiado sobre a mesa.*

Contratura e Fraqueza: uma contratura do m. esternocleidomastóideo direito produz um torcicolo direito. A face fica direcionada para a esquerda e a cabeça, inclinada para a direita. Portanto, um torcicolo direito produz uma escoliose cervical convexa para a esquerda com o m. esternocleidomastóideo esquerdo alongado e fraco.

A contratura do m. esternocleidomastóideo esquerdo com fraqueza do direito produz um torcicolo esquerdo com escoliose cervical convexa para a direita.

Num paciente com uma postura habitualmente defeituosa e a cabeça para frente, os mm. esternocleidomastóideos permanecem numa posição encurtada e tendem a desenvolver encurtamento.

MÚSCULOS FLEXORES PÓSTERO-LATERAIS DO PESCOÇO

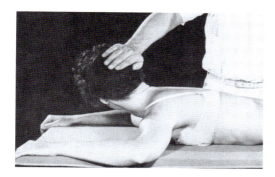 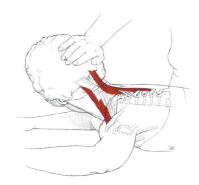

Os músculos que atuam neste teste são principalmente os esplênios da cabeça e do pescoço, os semi-espinais da cabeça e do pescoço e o eretor da espinha cervical. (Ver p. 176 e 177.)

Paciente: decúbito ventral, com os cotovelos flexionados e as mãos acima da cabeça, repousando sobre a mesa.

Fixação: não é necessária.

Teste: extensão póstero-lateral do pescoço com a face direcionada para o lado que estiver sendo testado. (Ver *Nota*.)

Pressão: contra a face póstero-lateral da cabeça, na direção ântero-lateral.

Encurtamento: o esplênio da cabeça direito e a parte superior do trapézio esquerdo com frequência são curtos, juntamente com o m. esternocleidomastóideo, num torcicolo esquerdo. Os músculos opostos são curtos num torcicolo direito.

> **Nota:** *a parte superior do trapézio, que também é um m. extensor póstero-lateral do pescoço, é testada com a face voltada para o lado oposto ao que estiver sendo testado. (Ver p. 158.)*

PARTE SUPERIOR DO M. TRAPÉZIO

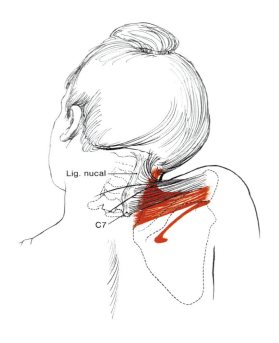
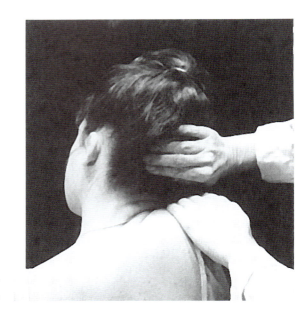

Paciente: sentado.

Fixação: não é necessária.

Teste: elevação da extremidade acromial da clavícula e da escápula e extensão póstero-lateral do pescoço, levando o occipício em direção ao ombro elevado com a face voltada para a direção oposta.

A parte superior do m. trapézio pode se diferenciar de outros músculos elevadores da escápula porque é a única que eleva a extremidade acromial da clavícula e da escápula. Ela também gira a escápula lateralmente conforme a eleva, em oposição à elevação direta que ocorre quando todos os músculos elevadores contraem, por exemplo, no ato de encolher os ombros.

Pressão: contra o ombro, na direção da depressão, e contra a cabeça, na direção da flexão ântero-lateral.

Fraqueza: unilateralmente, a fraqueza diminui a capacidade de aproximar o acrômio e o occipício. Bilateralmente, ela diminui a capacidade de estender a coluna cervical, por exemplo, elevar a cabeça a partir do decúbito ventral.

Encurtamento: acarreta uma elevação da cintura escapular, comumente observada em boxeadores e nadadores. Numa postura defeituosa com a cabeça para frente e cifose, a coluna cervical estende-se e a parte superior do trapézio fica numa posição encurtada.

Contratura: a contratura unilateral é freqüentemente observada em casos de torcicolo. Por exemplo, a parte superior do m. trapézio comumente está contraída, juntamente com o m. esternocleidomastóideo e os mm. escalenos direitos. (Ver também p. 156.)

SEÇÃO IV: CONDIÇÕES DOLOROSAS

Problemas musculares associados à dor na região posterior do pescoço são essencialmente de dois tipos: um relacionado à contração muscular e o outro, à distensão muscular. Os sintomas e indicações de tratamento diferem segundo o defeito subjacente. Ambos os tipos são bem prevalentes. O associado à contração muscular geralmente apresenta um início gradual dos sintomas, enquanto aquele relacionado à distensão muscular apresenta comumente um início agudo.

CONTRAÇÃO DOS MÚSCULOS POSTERIORES DO PESCOÇO

A dor no pescoço e as cefaléias associadas à contração dos músculos posteriores do pescoço são mais comumente observadas em pacientes com a cabeça para frente e arredondamento da região dorsal. Como mostrado nas páginas 152 e 153, a posição compensatória da cabeça associada a uma região dorsal arredondada acarreta extensão da coluna cervical.

A mecânica defeituosa relacionada a essa condição consiste principalmente na *compressão* indevida posteriormente sobre as facetas articulares e superfícies posteriores dos corpos vertebrais, na *fraqueza de alongamento* dos músculos flexores vertebrais anteriores do pescoço e na *contração* dos músculos extensores do pescoço, incluindo a parte superior do trapézio, o m. esplênio da cabeça e o m. semi-espinal da cabeça.

As cefaléias associadas a essa contração muscular são basicamente de dois tipos: **cefaléia occipital** e **cefaléia tensional**. O nervo occipital maior, o qual é sensorial e motor, inerva os mm. semi-espinal e esplênio da cabeça. Ele atravessa os mm. semi-espinal da cabeça e o trapézio próximo de suas fixações no osso occipital. Esse nervo também inerva o couro cabeludo posteriormente até o topo da cabeça. Na cefaléia occipital, geralmente ocorre dor e sensibilidade à palpação na área em que o nervo atravessa os músculos e dor no couro cabeludo, na área inervada por tal nervo. Na cefaléia tensional, além da postura defeituosa da cabeça e do pescoço e da contração dos músculos posteriores do pescoço, também há o envolvimento de um componente de estresse. Esse fato implica uma tendência de flutuação da cefaléia tensional em períodos de maior ou menor estresse. Em qualquer caso, os músculos contraídos geralmente respondem ao tratamento que ajuda esses músculos a relaxar.

Além da dor, pode haver outros sintomas na cefaléia tensional: "Ocasionalmente, cefaléias devidas à contração muscular são acompanhadas por náusea, vômito e turvamento da visão, mas não ocorre síndrome pré-cefaléia como na enxaqueca" (12).

Uma outra fonte afirma que foi observado que a posição com a cabeça para frente "causa alteração na posição de repouso da mandíbula, respiração torácica superior com conseqüente hiperatividade dos músculos acessórios da respiração e respiração bucal com perda da posição de repouso da língua (...) e pode acarretar osteoartrose e remodelação da junta temporomandibular" (13).

À palpação, os músculos posteriores estão contraídos. Os movimentos do pescoço geralmente estão limitados em todas as direções, excetuando-se a extensão. A dor pode ser de baixa intensidade quando o paciente está deitado, mas tende a estar presente independentemente da posição que o paciente assume.

O paciente deve usar um travesseiro que permite uma posição confortável para o pescoço. Ele *não* deve dormir sem travesseiro, pois a cabeça cairá para trás com a extensão do pescoço. Por outro lado, o uso de um travesseiro muito alto deve ser desaconselhado, pois pode acarretar acentuação da posição com a cabeça para frente. Um travesseiro cervical, que pode até ser feito em casa, pode proporcionar o conforto necessário e manter o pescoço em boa posição. O travesseiro deve ser achatado no centro para prover suporte tanto posterior quanto lateralmente.

O tratamento ativo consiste na aplicação de calor, massagem e alongamento. A massagem deve ser suave e relaxante no início e depois progredir para uma pressão mais profunda. O alongamento dos músculos contraídos deve ser gradual, com movimentos ativos e assistidos. O paciente deve tentar ativamente alongar os músculos posteriores do pescoço mediante esforços para retificar a coluna cervical (tracionando o queixo para baixo e para dentro). (Ver p. 163.) Essa ação é comparável ao esforço para retificar a coluna lombar em casos de lordose e pode ser realizada em decúbito dorsal, na posição sentada ou em pé, mas não em decúbito ventral. *Exercícios que hiperestendem a coluna cervical são contra-indicados.*

Como é comum que a posição defeituosa da cabeça compense uma cifose torácia, a qual, por sua vez pode resultar de desvios posturais na região lombar ou na pelve, o tratamento freqüentemente deve começar com a correção dos defeitos associados. Talvez seja necessário iniciar o tratamento para o pescoço com exercícios para fortalecer os músculos abdominais inferiores e o uso de um bom suporte abdominal que permita ao paciente assumir uma melhor posição da região dorsal e torácica.

A *contração unilateral* de músculos póstero-laterais do pescoço vem se tornando cada vez mais comum em conseqüência do apoio do telefone sobre o ombro. Nessa posição, o ombro é elevado e a cabeça é inclinada para o mesmo lado. (Ver p. 161.) O m. escapular que é o oponente mais direto da parte superior do trapézio é a parte inferior deste, a qual atua deprimindo a escápula posteriormente. O oponente mais direto da parte superior do trapézio que atua para deprimir o ombro e a cintura escapular diretamente para baixo no plano coronal é o m. grande dorsal. Testes de força desse músculo freqüentemente revelam fraqueza no lado do ombro elevado e exercícios para fortalecê-lo são indicados, juntamente com outros exercícios para alongar os músculos flexores laterais do pescoço. (Ver p. 163 para o exercício para o grande dorsal e exercícios para alongar os músculos flexores laterais do pescoço.)

DISTENSÃO DA PARTE SUPERIOR DO M. TRAPÉZIO

A parte superior do m. trapézio é a parte que se estende do occipício até o terço lateral da clavícula e o acrômio da escápula. A distensão desse músculo acarreta dor, comumente aguda, na região póstero-lateral do pescoço.

O estresse que dá origem a essa distensão freqüentemente é uma combinação de contração e de tensão sobre o músculo. O alongamento lateral para alcançar um objeto enquanto a cabeça é inclinada na direção oposta pode causar tal episódio, por exemplo, uma pessoa no chão tentando recuperar um objeto que está em baixo de uma escrivaninha ou uma pessoa sentada na frente de um veículo tentando pegar algo no assento traseiro). A abdução do membro superior exige fixação escapular pela ação do m. trapézio, e a inclinação lateral da cabeça tensiona o músculo.

O músculo desenvolve um "nó" ou uma câimbra, mais bem descritos como um espasmo segmentar do músculo. (Ver p. 35.) Aplicação de calor ou massagem em toda a área tendem a aumentar a dor, porque o músculo está distendido. Deve-se tratar a parte que está em espasmo. Como é difícil localizar o calor de modo eficaz em uma área tão pequena, a massagem isoladamente é indicada. Deve-se iniciar com uma massagem suave e com pouca pressão, aumentando em seguida conforme a tolerância do paciente.

Pode-se utilizar um colar improvisado se a distensão permanecer muito dolorosa e não responder de modo favorável à massagem.

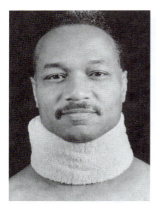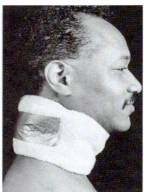

Um colar simples pode ser feito com uma pequena toalha dobrada. A toalha é colocada firmemente em torno do pescoço e, em seguida, é mantida no local com uma fita adesiva ou esparadrapo forte. Pode-se tornar o colar mais firme colocando-se um pedaço de cartolina no interior da toalha. O colar pode ser necessário por apenas dois ou três dias.

COMPRESSÃO DE RAIZ NERVOSA CERVICAL

A dor no membro superior causada pela compressão de raiz nervosa cervical é basicamente um problema neurológico. A postura defeituosa da coluna cervical pode atuar como um fator contribuinte quando o início não estiver associado a um trauma súbito. A extensão da coluna cervical como a observada na posição típica com a cabeça para frente (ver p. 152) produz compressão indevida sobre as facetas e superfícies posteriores dos corpos das vértebras cervicais.

Quando a condição é aguda, pode-se obter alívio significativo mediante uso de calor úmido (confortavelmente quente), para reduzir o espasmo muscular protetor; massagem suave, para ajudar a relaxar os músculos, e tração manual ou mecânica de baixa intensidade, para diminuir a compressão. Geralmente é preciso usar um colar nos estágios iniciais, para ajudar a imobilizar a coluna cervical, prevenir a hiperextensão e transmitir o peso da cabeça para a cintura escapular. Quando os sintomas são subagudos ou crônicos, o tratamento também deve incluir exercícios para corrigir o desequilíbrio muscular e defeitos de alinhamento subjacentes. O tratamento conservador pode ser adequado ou adjuvante de medidas cirúrgicas.

CONDIÇÕES DOLOROSAS

ERGONOMIA DO COMPUTADOR

Em razão do aumento da dependência de computadores em muitos ambientes de trabalho, freqüentemente ocorrem desconforto no pescoço e na região dorsal e cefaléias quando regras ergonômicas básicas são ignoradas. A disposição do escritório abaixo foi escolhida como um exemplo de como corrigir o alinhamento e aliviar a tensão. Para melhorar a postura, uma cadeira adequada é essencial, que se ajuste à altura do indivíduo e possua braços para os membros superiores e suporte para as costas. O uso de um fone de ouvido diminui a distensão do pescoço.

INCORRETO

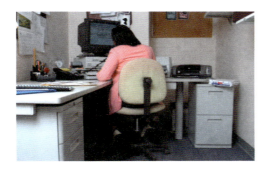 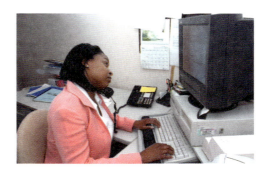

Telefone no ombro, computador e monitor no canto sobre uma plataforma. Pescoço inclinado para a esquerda, virado para a direita e estendido; ombros elevados, com pressão sobre os cotovelos e punhos; pés apoiados nos pés da cadeira.

CORRETO

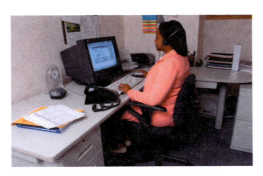 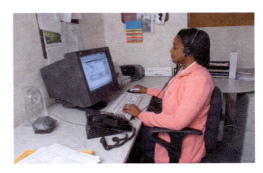

Computador colocado em cima da mesa, monitor retirado do canto e plataforma removida. Monitor no nível dos olhos ou abaixo deste. Uso de fone de ouvido para aliviar a distensão do pescoço. A cadeira possui suporte e braços para os membros superiores, adequados para remover seu peso do pescoço e dos ombros. Os membros inferiores estão sobre um apoio para os pés embaixo da mesa.

MASSAGEM NOS MÚSCULOS DO PESCOÇO

A massagem é uma modalidade de tratamento importante de condições dolorosas do pescoço. Os efeitos calmantes de uma massagem suave podem ajudar a relaxar músculos tensos. Os músculos extensores do pescoço freqüentemente encurtam em razão da postura defeituosa com a cabeça para frente. A massagem, juntamente com exercícios adequados, pode ser utilizada para ajudar a relaxar e alongar músculos contraídos e restaurar a amplitude de movimento normal. (Sobre massagem, ver Capítulo 1, p. 36.)

As fotografias abaixo mostram várias posições para a realização eficaz de massagem para ajudar a aliviar a tensão e rigidez do pescoço. A pessoa está sentada em um banco ao lado da mesa de tratamento. Os travesseiros em cima da mesa são ajustados em um nível que seja confortável para a pessoa quando ela se inclina para frente para repousar a cabeça sobre as mãos. A massagem é aplicada nos músculos posteriores e laterais do pescoço, principalmente na parte superior do m. trapézio. (Para a flexão e extensão do pescoço, ver p. 152; para a rotação e flexão lateral, ver p. 163.)

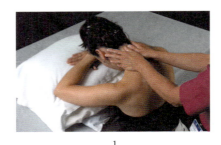

1

Iniciar a massagem nas fixações occipitais da parte superior dos trapézios. Começar com uma massagem percussiva firme e suave.

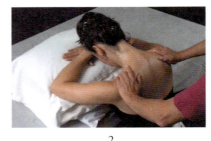

2

Continuar a massagem pelas partes do m. trapézio, até as fixações sobre as clavículas e escápulas.

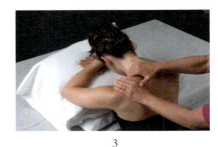

3

Repetir a massagem utilizando a técnica de amassamento e compressão sobre a parte superior do m. trapézio – direito e esquerdo.

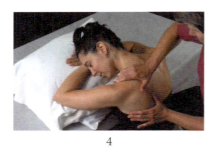

4

Com a face voltada para a esquerda para provocar um leve alongamento do m. trapézio esquerdo, repetir a massagem de amassamento e compressão.

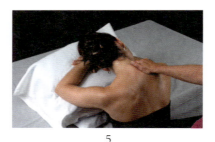

5

Com a face voltada para a direita para alongar o m. trapézio direito, repetir a massagem de amassamento e compressão.

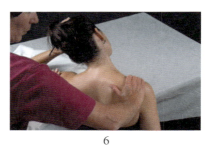

6

Sentar com o lado esquerdo na direção da mesa. Com o cotovelo na mesa, repousar a cabeça na mão. Com a cabeça inclinada para a esquerda, massagear os músculos laterais direitos do pescoço. Inverter a posição para massagear os músculos laterais esquerdos do pescoço.

EXERCÍCIOS PARA ALONGAR OS MÚSCULOS DO PESCOÇO

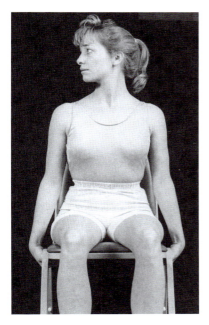

Alongamento dos Mm. Rotadores do Pescoço: sentar-se em uma cadeira com as mãos segurando o assento para manter os ombros para baixo e nivelados. Sem inclinar a cabeça, virá-la para ambos os lados utilizando rotadores do pescoço opostos.

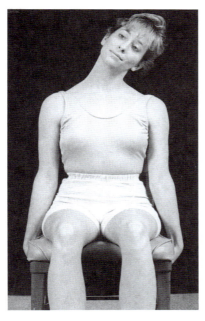

Alongamento dos Músculos Flexores Laterais do Pescoço: sentar-se em uma cadeira com os ombros para trás e as mãos segurando o assento para manter os ombros para baixo e nivelados. Inclinar a cabeça diretamente para o lado para alongar os músculos flexores laterais do pescoço opostos. Exercícios para o alongamento desses músculos flexores podem ser modificados para que haja inclinação ântero-lateralmente para alongar os músculos póstero-laterais opostos.

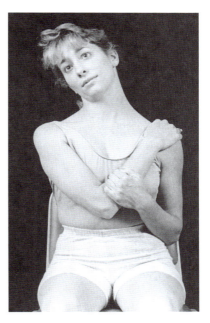

Alongamento dos Músculos Flexores Laterais do Pescoço: na posição sentada ou em pé, colocar a mão direita sobre o ombro esquerdo para mantê-lo para baixo. Auxiliar com a mão esquerda, segurando o antebraço direito próximo ao cotovelo e tracionando-o para baixo. Inclinar a cabeça diretamente para a direita a fim de alongar os músculos flexores laterais esquerdos do pescoço. Inverter as mãos e a posição da cabeça para alongar o lado direito.

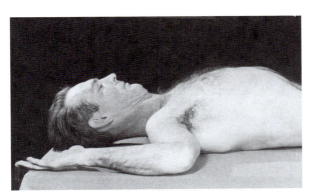

Alongamento dos Músculos Extensores do Pescoço: deitar em decúbito dorsal ou sentar-se em um banco com as costas contra uma parede. Com as mãos para cima, ao lado da cabeça, e a região lombar retificada, pressionar a cabeça para trás com o queixo para baixo e para dentro, utilizando os músculos flexores anteriores do pescoço para retificar o pescoço.

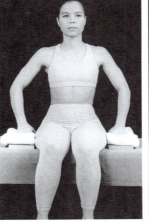
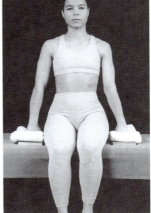

Alongamento da Parte Superior do Trapézio por meio do Fortalecimento do M. Grande Dorsal: sentar-se em uma mesa com blocos acolchoados ao lado dos quadris, sob as mãos. Manter o corpo ereto, com os ombros bem alinhados. Pressionar para baixo, estendendo os cotovelos, e elevar as nádegas da mesa. (Ver também p. 159, 324 e 325.)

Referências Bibliográficas

1. Gore DR, Sepic SB, Gardner GM. Roentgenographic findings of the cervical spine in asymptomatic people. *Spine* 1986;11:521–524.
2. Harrison DE, Harrison DD, Janik TJ, et al. Comparison of axial and flexural stresses in lordosis and three configurations of the cervical spine. *Clin Biomech* 2001;16: 276–284.
3. Soderberg GL. *Kinesiology — Application to Pathological Motion*. 2nd Ed. Baltimore: Williams & Wilkins, 1997.
4. Magee DJ. *Orthopedic Physical Assessment*. Philadelphia: Saunders, 2002.
5. Norkin C, White DJ. *Measurement of Joint Motion: A Guide to Goniometry*. Ed. Philadelphia: F.A. Davis, 1985.
6. Sforza C, Grassi G, Fragnito N, et al. Three-dimensional analysis of active head and cervical spine range of motion; effect of age in healthy male subjects. *Clin Biomech* 17;611–614, 2002.
7. Dvorak J, Antinnes J, Panjabi M, et al. Age and gender-related normal motion of the cervical spine. *Spine* 1992; 17:393–398.
8. Palmer ML, Epler ME. *Fundamentals of Musculoskeletal Assessment Techniques*. 2nd Ed. Lippincott: Philadelphia, 1998. pp. 221–224.
9. Clarkson HM. *Musculoskeletal Assessment*. 2nd ed. Baltimore: Lippincott Williams & Wilkins, 2000, p. 402.
10. Reese NB, Bandy WD. *Joint Range of Motion and Muscle Length Testing*. Philadelphia: W.B. Saunders, 2002. p. 408.
11. Sobotta-Figge. *Atlas of Human Anatomy,* Vol 1. Munich: Urban & Schwarzenberg, 1974.
12. Margolis S, Moses S, eds. *Johns Hopkins Medical Handbook*. New York: Rebus, 1992, pp. 128, 129.
13. Ayub E, Glasheen-Wray M, Kraus S. Head posture: a case study of the effects on the rest position of the mandible. *J Orthop Sports Phys Ther* 1984;6:179–183.

5

Músculos Respiratórios e do Tronco

CONTEÚDO

Introdução	**167**
***Seção I:* Tronco**	**168**
Inervação, *Quadro*	168
Juntas da Coluna Vertebral	168
Amplitude de Movimento do Tronco: Flexão e Extensão	169
Movimentos da Coluna Vertebral	170, 171
Movimentos da Coluna Vertebral e da Pelve	172, 173
Teste de Flexão Anterior para o Comprimento dos Músculos Posteriores	174
Variações de Comprimento dos Músculos Posteriores	175
Músculos do Tronco	176
Extensores do Pescoço e das Costas, *Ilustração*	177
Extensores do Pescoço e das Costas, *Quadros*	178, 179
Extensores das Costas e do Quadril	180
Extensores das Costas: Teste e Graduação	181
Diagnóstico Errôneo de Extensores das Costas Fortes	182
Quadrado do Lombo	183
Flexores Laterais do Tronco e Músculos Abdutores do Quadril	184
Flexores Laterais do Tronco: Teste e Graduação	185
Flexores Oblíquos do Tronco: Teste e Graduação	186
***Seção II:* Músculos Abdominais**	**187**
Análise de Movimentos e Ações Musculares Durante *Sit-Ups* com o Tronco Curvado	187
Movimentos Durante *Sit-Ups* com o Tronco Curvado	188, 189
Músculos Acionados Durante *Sit-Ups* com o Tronco Curvado	190-192
Movimentos do Tronco	193
Reto do Abdome, *Ilustração*	194
Oblíquo Externo, *Ilustração*	195
Oblíquo Interno, *Ilustração*	196
Transverso do Abdome, *Ilustração*	197
Oblíquos: Fraqueza e Encurtamento	198
Divisões dos Músculos Abdominais, *Ilustração*	199
Diferenciação dos Abdominais Superiores e Inferiores	200, 201

Músculos Abdominais Superiores: Teste e Graduação	202, 203
Fraqueza dos Músculos Abdominais: Elevação do Tronco	204
Desequilíbrio dos Abdominais e Músculos Flexores do Quadril	205
Exercícios de *Sit-Up*	206-208
Exercícios Terapêuticos: Encurvamento do Tronco	209
Músculos Abdominais Durante o Abaixamento dos Membros Inferiores	210, 211
Músculos Abdominais Inferiores: Teste e Graduação	212, 213
Fraqueza dos Músculos Abdominais: Abaixamento dos Membros Inferiores	214
Exercícios Terapêuticos: Inclinação Pélvica Posterior	215
Exercícios Terapêuticos: Rotação do Tronco	216
Fraqueza Acentuada da Musculatura Abdominal: Teste e Graduação	217, 218
***Seção III:* Condições Dolorosas da Região Lombar**	**219**
O Enigma da Região Lombar	219
Lombalgia	220-222
Inclinação Pélvica Anterior	223-225
Suportes para as Costas	226
Fraqueza dos Extensores do Quadril	227
Inclinação Pélvica Posterior	227, 228
Inclinação Pélvica Lateral	229
Levantamento de Peso	230, 231
Tratamento	232
***Seção IV:* Músculos da Respiração**	**233**
Introdução	233
Objetivos Terapêuticos	234
Músculos Principais da Respiração	235-237
Músculos Acessórios da Respiração	237, 238
Músculos Respiratórios, *Quadro*	239
Músculos da Respiração	240, 241
Exercícios Corretivos	**242, 243**
Referências Bibliográficas	**244**

INTRODUÇÃO

A inervação dos músculos do tronco não inclui um plexo interveniente entre a medula espinal e os nervos periféricos, como os plexos cervical, braquial, lombar e sacral. Os músculos abdominais são inervados por ramos torácicos da divisão ventral dos nervos espinais.

Com base nas estruturas esqueléticas, o tronco é composto por duas partes. A coluna torácica e a caixa torácica constituem a parte superior; a coluna lombar e a pelve, a parte inferior.

A coluna vertebral, juntamente com os músculos extensores, controla em grande parte a postura e os movimentos do tronco. Este capítulo examina o papel dos músculos do tronco no movimento e no suporte deste, e o papel dos músculos do quadril que atuam simultaneamente com os do tronco nos movimentos e no suporte da pelve.

É interessante observar que os músculos que trabalham em uníssono em certos *movimentos* atuam em oposição no *suporte* do bom alinhamento. Por exemplo, no decúbito ventral, durante o *movimento* de extensão da coluna vertebral, os músculos extensores do quadril estabilizam a pelve no fêmur. No decúbito dorsal, durante o *movimento* de flexão da coluna vertebral, os músculos flexores do quadril estabilizam a pelve. Por outro lado, no *suporte* do bom alinhamento postural na posição em pé, os músculos extensores do quadril atuam com os músculos abdominais; e os músculos flexores do quadril, com os músculos extensores das costas. No *movimento* de elevação lateral do tronco, os músculos laterais flexionam lateralmente o tronco enquanto os músculos abdutores do quadril estabilizam a pelve. No *suporte* do bom alinhamento na posição em pé, músculos laterais do tronco são auxiliados pelos músculos abdutores do quadril do lado oposto.

Fotografias e desenhos ilustram claramente os movimentos e as alterações que ocorrem quando existe um desequilíbrio entre músculos que normalmente atuam em uníssono e as diferenças entre os movimentos normais que ocorrem durante os testes. Em muitos casos, por causa das interações de alguns músculos do tronco, os testes de grupo são mais úteis que os testes de músculos individuais.

Em relação ao tronco, uma das maiores preocupações é a lombalgia. Sabe-se que uma parte da população adulta sofre de lombalgia em determinado momento. Para muitos, o tratamento de escolha consiste na restauração do bom alinhamento postural e do equilíbrio muscular. (Ver "O Enigma da Região Lombar", p. 219.)

A seção sobre Músculos da Respiração pertence legitimamente a este capítulo. Os pulmões e o diafragma estão localizados no tronco. O alinhamento defeituoso das estruturas esqueléticas e problemas de desequilíbrio muscular podem afetar adversamente o sistema respiratório.

O Quadro de Músculos Respiratórios (ver p. 239) apresenta uma lista de 23 músculos, cada qual possuindo um componente direito e um componente esquerdo, e mais o diafragma representando os músculos da respiração. A maioria desses músculos também tem uma função relacionada à postura e ao equilíbrio muscular.

INERVAÇÃO

Quadro de Nervos Espinais e Músculos: Tronco

Nome _____ Data _____

	GRAU DA FORÇA MUSCULAR	MÚSCULO	NERVOS PERIFÉRICOS																CÓDIGO / SEGMENTO ESPINAL								
			D. T1-12, L1-5, S1-3	V. T1, 2, 3, 4	V. T5, 6	V. T7, 8	V. T9, 10, 11, 12	V. Ílio-hipogástrico T12 L1	V. Ilioinguinal T(12) L1	V. Plexo lombar T(12) L1, 2, 3, 4	P. Femoral L(1), 2, 3, 4	A. Obturador L(1), 2, 3, 4	P. Glúteo sup. L4, 5, S1	P. Glúteo inf. L5, S1, 2	V. Plexo sacral L4, 5, S1, 2, 3	P. Isquiático L4, 5, S1, 2, 3	A. Isquiático L4, 5, S1, 2, 3	P. Fibular curto L4, 5, S1, 2, 3	A. Tibial	L1	L2	L3	L4	L5	S1	S2	S3
		ERETOR DA ESPINHA	●																	1	2	3	4	5	1	2	3
Nervos Torácicos		SERRÁTIL POST. SUP.		●																							
		TRANSVERSO DO TÓRAX		●	●	●																					
		INTERCOSTAIS INT.		●	●	●	●																				
		INTERCOSTAIS EXT.		●	●	●	●																				
		SUBCOSTAIS		●	●	●	●																				
		LEV. DA COSTELA		●	●	●	●																				
		OBL. EXT. DO ABDOME		(●)	●	●																					
		RETO DO ABDOME		●	●	●																					
		OBL. INT. DO ABDOME			●	●	●	(●)												1							
		TRANSV. DO ABDOME			●	●	●	(●)												1							
		SERRÁTIL POST. INF.				●																					
Plexo Lombar		QUADRADO DO LOMBO						●												1	2	3					
		PSOAS MENOR						●												1	2						
		PSOAS MAIOR						●												1	2	3	4				

CÓDIGO
D. Ramo Prim. Dorsal
V. Ramo Prim. Ventral
A. Divisão Anterior
P. Divisão Post.

SENSORIAL

© Florence P. Kendall 2005.

DEFINIÇÕES

As seguintes definições estão relacionadas ao tronco e às juntas do quadril. Elas são consideradas essenciais para a compreensão das funções dos músculos do tronco.

O **tronco**, ou torso, é o corpo excluindo-se a cabeça, o pescoço e os membros. O **tórax** (caixa torácica), o **abdome** (ventre), a **pelve** (ossos do quadril) e a **região lombar** fazem parte do tronco. O termo **elevação do tronco** pode ser utilizado para descrever um movimento contra a força da gravidade a partir de várias posições: do decúbito dorsal, elevação do tronco para trás; do decúbito lateral, elevação lateral do tronco; e do decúbito ventral, elevação do tronco para frente. Na posição em pé, o termo também pode ser aplicado à elevação do tronco a partir da flexão anterior, flexão lateral ou flexão posterior para a posição ereta.

O tórax é **elevado** para cima e para frente mediante a retificação da região dorsal, livrando a caixa torácica de uma posição "largada". O tórax é **deprimido** quando o indivíduo senta ou fica em pé numa posição "largada" ou pode ser tracionado para baixo pela ação de certos músculos abdominais.

O tronco une-se às coxas nas juntas do quadril. O movimento de **flexão do quadril** significa flexionar para frente no local da junta do quadril. Pode ser realizado levando-se a frente da coxa em direção à pelve, como na elevação do membro inferior para frente, ou inclinando-se a pelve em direção à coxa, como no movimento de *sit-up*. (Posições da pelve em alinhamentos posturais bom e defeituoso são ilustradas nas p. 64 e 173.)

JUNTAS DA COLUNA VERTEBRAL

As juntas da coluna vertebral incluem juntas sinoviais bilaterais dos arcos vertebrais, nas quais as facetas inferiores de uma vértebra se unem às facetas superiores da vértebra adjacente, e juntas fibrosas entre corpos vertebrais sucessivos unem-se por discos fibrocartilaginosos intervertebrais. O movimento entre duas vértebras adjacentes é discreto e determinado pela inclinação das facetas e pela flexibilidade dos discos intervertebrais. Entretanto, a amplitude de movimento da coluna como um todo é considerável, e os movimentos permitidos são flexão, extensão, flexão lateral e rotação.

As juntas entre as duas primeiras vértebras da coluna são exceções à classificação geral. A **junta atlantoccipital**, entre os côndilos do osso occipital e as facetas superiores do atlas, é classificada como **junta condilóide**. Os movimentos permitidos são flexão e extensão com movimento lateral muito discreto. A **junta atlantoaxial** é composta por três juntas. As duas laterais encaixam-se na descrição geral das juntas da coluna vertebral. A terceira, uma junta mediana formada pelo dente do áxis e a fóvea do dente do atlas, é classificada como **junta trocóide** e permite a rotação.

As flexões anterior e posterior são utilizadas para se avaliar a amplitude do movimento de flexão e extensão da coluna vertebral. Há diversas variações desses testes.

AMPLITUDE DE MOVIMENTO DO TRONCO: FLEXÃO E EXTENSÃO

AMPLITUDE DE MOVIMENTO NA FLEXÃO DO TRONCO

A flexão anterior na **posição sentada com os membros inferiores estendidos** envolve a flexão da junta do quadril com a flexão da região dorsal. Deve-se tentar desconsiderar o movimento da junta do quadril ao se observar o contorno das costas. (Ver Amplitude de Movimento Normal, p. 174.)

A amplitude de movimento e o contorno das costas também podem ser observados solicitando-se ao indivíduo que se flexione para frente na posição **em pé**. No entanto, como posição de teste, esta apresenta algumas desvantagens. Se a pelve não estiver nivelada ou estiver rodada, o plano da flexão anterior será alterado, e o teste não será tão satisfatório quanto o realizado na posição sentada com os membros inferiores estendidos, na qual a pelve está nivelada e a rotação é mais bem controlada.

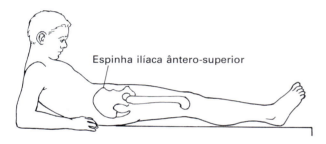

Para avaliar a flexão das costas sem flexão da junta do quadril concomitante, é preciso colocar o indivíduo em decúbito dorsal, apoiando os antebraços com os cotovelos flexionados em ângulo reto e mantendo os membros superiores próximos do corpo. Se o indivíduo conseguir flexionar a coluna vertebral nessa posição com a pelve achatada sobre a mesa, ou seja, sem flexão do quadril, a amplitude de movimento é considerada boa.

Algumas vezes é necessário averiguar a amplitude da flexão das costas passivamente. Com o indivíduo em decúbito dorsal, o examinador eleva a parte superior do tronco em flexão até o final da amplitude de movimento do indivíduo, que deve relaxar para que o examinador obtenha a flexão completa.

AMPLITUDE DE MOVIMENTO NA EXTENSÃO DO TRONCO

Como os músculos da região lombar raramente são fracos, a amplitude da extensão das costas pode ser determinada pelo teste de força ativo no decúbito ventral. (Ver p. 181) Independente de a amplitude ser normal, limitada ou excessiva, o indivíduo consegue se mover pela amplitude existente. As espinhas ilíacas ântero-superiores não devem ser elevadas da mesa durante a extensão das costas, pois esse movimento adiciona a amplitude de movimento da extensão do quadril à da extensão das costas.

A extensão das costas freqüentemente é observada na **posição em pé**. O teste é útil como uma avaliação a grosso modo, não sendo muito específico. Inclinar-se para frente a partir das juntas dos quadris é quase uma necessidade para o equilíbrio durante a flexão posterior, entretanto, quando o indivíduo o faz, adiciona a extensão do quadril ao teste ou os joelhos caso flexione um pouco se os quadris não se estenderem.

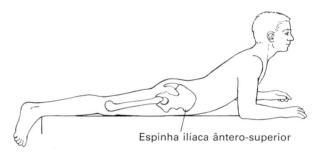

Similar ao teste para determinar a amplitude de movimento da flexão da coluna vertebral, um teste pode ser realizado para determinar a amplitude da extensão da coluna vertebral. O indivíduo coloca-se em decúbito ventral sobre uma mesa, apoiando os antebraços com os cotovelos flexionados em ângulo reto e mantendo os membros superiores próximos do corpo. Se ele conseguir estender a coluna vertebral o suficiente apoiado sobre os antebraços e com a pelve achatada sobre a mesa (espinhas ilíacas ântero-superiores sobre a mesa), a amplitude de movimento em extensão é considerada boa.

Ocasionalmente, é necessário determinar a magnitude da extensão passiva das costas com o indivíduo em decúbito ventral sobre a mesa, mediante a elevação dele em extensão pela amplitude de movimento disponível.

A instabilidade escapular e, especificamente, a fraqueza do serrátil anterior podem interferir no teste de extensão das costas, como pode ser visto na fotografia ao lado.

Nota: Push-ups *não devem ser realizados por indivíduos que apresentam este tipo de fraqueza.*

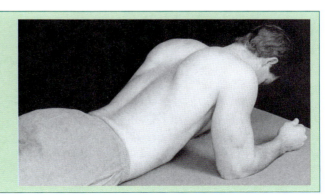

MOVIMENTOS DA COLUNA VERTEBRAL

FLEXÃO

Segundo o *Stedman's Medical Dictionary*, "flexionar" significa curvar e "estender" significa endireitar (1). Entretanto, há certa ambigüidade na descrição de posições e movimentos da coluna cervical e lombar.

Na **região cervical**, a flexão da coluna vertebral é o movimento na direção da *diminuição da curva anterior normal*. O movimento continua até o ponto de retificação ou achatamento dessa região da coluna, mas normalmente ele não progride até o ponto em que a coluna se curva convexamente para trás. (Para exceções, ver Capítulo 4, p. 146 a 153.)

Na **região torácica**, a flexão da coluna vertebral é o movimento na direção do *aumento da curva posterior normal*. Na flexão normal, a coluna vertebral curva-se convexamente para trás, produzindo um contorno suavemente arredondado e contínuo ao longo da área torácica. (Para exceções, ver Capítulo 4, p. 153.)

Na **região lombar**, a flexão da coluna vertebral é o movimento na direção da *diminuição da curva anterior normal*. Ela progride até o ponto de retificação, ou achatamento, da região lombar. Normalmente, a coluna lombar não deve se curvar convexamente para trás, mas a flexão excessiva da região lombar não é incomum. Certos tipos de atividade ou exercícios, como *sit-ups* (Ver Glossário) com os joelhos flexionados, podem causar flexão além da amplitude normal e tornar as costas vulneráveis à distensão em decorrência de movimentos de elevação pesados. (Ver p. 174, 175.)

EXTENSÃO

A extensão da coluna vertebral é o movimento da cabeça e do tronco na direção posterior, enquanto a coluna se move curvando-se convexamente para frente.

Na **região cervical**, a extensão é o movimento na direção do *aumento da curva anterior normal*. Ela ocorre mediante a inclinação da cabeça para trás, levando o occipício em direção à sétima vértebra cervical. Ela pode ocorrer, na posição sentada ou em pé, pelo arredondamento da região dorsal e pela posição da cabeça para frente, o que acarreta a aproximação da sétima vértebra cervical ao occipício.

Na **região torácica**, a extensão é o movimento da coluna vertebral na direção da *diminuição da curva posterior normal* por meio da retificação da região dorsal. O movimento pode progredir para a posição retificada, ou achatada, mas geralmente não vai além dela.

Na **região lombar**, a extensão é o movimento na direção do *aumento da curva anterior normal*. Ela ocorre mediante a flexão posterior do tronco ou a inclinação anterior da pelve. Como indicado nas fotografias da página ao lado, a amplitude da extensão é altamente variável, dificultando o estabelecimento de um padrão com o propósito de mensuração. Além disso, essas variações podem existir sem queixas de dor ou incapacidade, dificultando determinar até que ponto o movimento limitado ou excessivo constitui uma incapacidade. Freqüentemente, a avaliação da extensão das costas é inexata ou arbitrária.

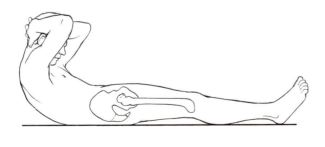

A partir do decúbito dorsal, a flexão normal permite um encurvamento suficiente do tronco para elevar as escápulas da superfície de apoio. A área da sétima vértebra cervical é elevada aproximadamente 20 a 25 cm.

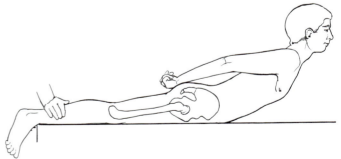

A partir do decúbito dorsal, a extensão normal permite que a cabeça e o tórax sejam elevados o suficiente para erigir o processo xifóide do esterno aproximadamente 5 a 10 cm da mesa.

HIPEREXTENSÃO

A **hiperextensão** da coluna vertebral é o movimento além da amplitude normal do movimento de extensão. Também pode referir-se a uma posição superior à curva anterior normal. A hiperextensão varia de discreta a extrema. A extensão excessiva na posição em pé é obtida mediante a inclinação pélvica anterior e é uma posição de lordose. É importante observar que a amplitude da extensão das costas observada no teste não significa necessariamente o mesmo grau de lordose na posição em pé. Outros fatores, como o comprimento dos músculos flexores do quadril e a força dos músculos abdominais, também afetam a posição da coluna lombar.

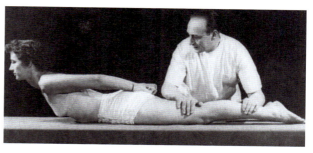

Amplitude de movimento da extensão das costas menor que a média, mas com força muscular normal.

FLEXÃO LATERAL

A flexão lateral e a rotação são descritas separadamente, apesar de ocorrerem em combinação e não serem consideradas movimentos puros.

A **flexão lateral** da coluna vertebral, a qual ocorre num plano coronal, é o movimento no qual a cabeça e o tronco se flexionam para um lado enquanto a coluna vertebral se encurva convexamente para o lado oposto. Uma curva convexa para a direita equivale à flexão lateral para a esquerda. A partir da posição em pé com os pés afastados aproximadamente 10 cm, o corpo ereto e os membros ao lado do corpo, a flexão lateral normal (flexão diretamente lateral) permite que as pontas dos dedos da mão atinjam proximalmente o joelho.

A flexão lateral varia de acordo com a região da coluna vertebral. Ela é mais livre nas regiões cervical e lombar e restringida na região torácica pela caixa torácica.

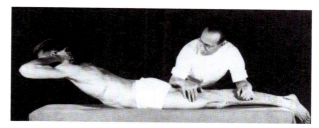

Amplitude de movimento da extensão das costas média, com as espinhas ilíacas ântero-superiores em contato com a mesa.

ROTAÇÃO

A **rotação** é um movimento no plano transverso. Ela é mais livre na região torácica e discreta na região lombar. A rotação da região cervical permite uma amplitude de movimento de aproximadamente 90° da cabeça e é denominada rotação da face para a direita ou para a esquerda. A rotação do tórax sobre a pelve é descrita como horária (para o lado esquerdo) ou anti-horária (para o lado direito).

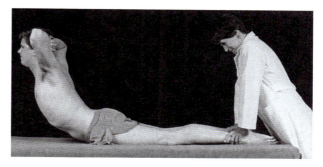

Amplitude de movimento da extensão das costas excessiva e extensão da junta do quadril, que eleva as espinhas ilíacas ântero-superiores da mesa. Esta pessoa é um mergulhador e também apresenta flexão excessiva das costas. (Ver p. 175.)

MOVIMENTOS DA COLUNA VERTEBRAL E DA PELVE

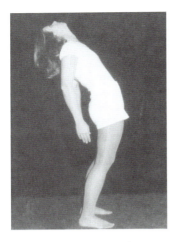
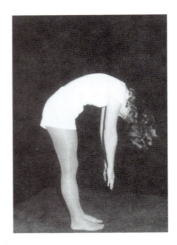
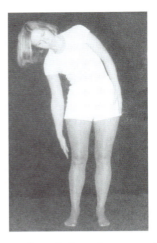

A flexão posterior na posição em pé requer que a pelve e as coxas sejam deslocadas para frente para o equilíbrio. A extensão da coluna vertebral deve ser diferenciada da flexão posterior. A magnitude da flexão posterior da coluna cervical depende da amplitude de movimento disponível e do comprimento dos músculos abdominais. Quanto o corpo consegue se flexionar para trás depende do comprimento dos flexores do quadril e dos itens citados anteriormente.

Este indivíduo não está tentando tocar as pontas dos dedos da mão no chão, o que exigiria maior flexão da junta do quadril, mas a sua coluna está totalmente flexionada. A flexão é normal, o que pode ser evidenciado pela retificação da coluna lombar, e há uma curva contínua e suave na região torácica (Para a flexão excessiva, ver p. 175 e 377. Para a flexão lombar limitada, ver p. 175, no canto inferior direito.)

A flexão lateral da coluna vertebral depende da amplitude de movimento disponível na coluna e do comprimento dos flexores laterais do tronco opostos. Quanto o corpo consegue se flexionar lateralmente depende do comprimento dos músculos abdutores do quadril opostos e dos itens citados. Para se usar o encurvamento lateral para mensurar a flexão lateral, a pelve deve estar nivelada e os pés afastados na distância padronizada.

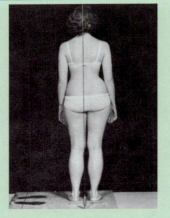

Esta mulher apresenta um quadril alto à direita. Se ela tivesse de realizar uma flexão lateral com mensuração da distância entre as pontas dos dedos da mão e o chão, a medida seria menor à direita que à esquerda. Posteriormente, se essas mensurações fossem lidas como flexão lateral da coluna vertebral, seriam registradas – incorretamente – como flexão lateral mais limitada à direita que à esquerda. Em razão do quadril alto à direita, a coluna vertebral já está em flexão lateral, de modo que o ombro e o membro superior não se movem para baixo tanto quanto o fariam se a pelve estivesse nivelada.

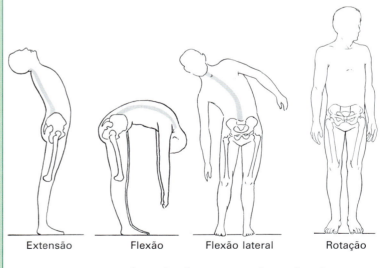

Extensão   Flexão   Flexão lateral   Rotação

Mensurações adequadas da extensão e flexão da coluna vertebral, assim como da flexão lateral, não devem incluir movimentos das juntas do quadril, os quais ocorrem nos movimentos de flexão ilustrados acima.

Vários dispositivos foram desenvolvidos na esperança de se obter mensurações objetivas significativas. Goniômetros, inclinômetros, réguas flexíveis, fitas métricas e radiografias foram utilizados num esforço de se estabelecer um método de mensuração adequado. Sem definir primeiramente a flexão normal da coluna lombar, no entanto, as mensurações podem não ser significativas.

MOVIMENTOS DA COLUNA VERTEBRAL E DA PELVE

PELVE

A **posição neutra** da pelve é aquela na qual as espinhas ilíacas ântero-superiores estão no mesmo plano transverso e as espinhas e a sínfise púbica, no mesmo plano vertical. **Inclinação pélvica anterior** é uma posição da pelve na qual o plano vertical por meio das espinhas ilíacas ântero-superiores é anterior ao plano vertical por meio da sínfise púbica. **Inclinação pélvica posterior** é uma posição da pelve na qual o plano vertical por meio das espinhas ilíacas ântero-superiores é posterior ao plano vertical pela sínfise púbica. Na posição em pé, a inclinação pélvica anterior está associada à hiperextensão da coluna lombar e flexão das juntas do quadril, enquanto a inclinação pélvica posterior está associada à flexão da coluna lombar e extensão das juntas do quadril. (Ver p. 64-70.)

Na **inclinação pélvica lateral**, a pelve não está nivelada látero-lateralmente. Em vez disso, uma espinha ântero-superior é mais alta que a outra. Na posição em pé, a inclinação lateral está associada à flexão lateral da coluna lombar e à adução e abdução das juntas do quadril. Por exemplo, numa inclinação lateral da pelve na qual o lado direito é mais alto que o esquerdo, a coluna lombar é flexionada lateralmente e produz uma curva convexa para a esquerda. A junta do quadril direita está em adução e a esquerda, em abdução.

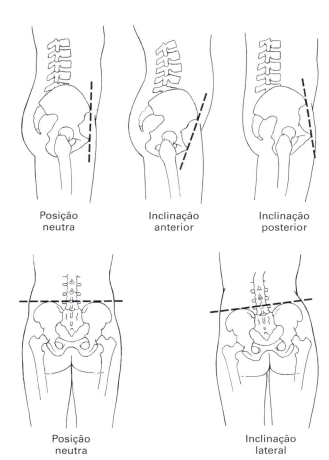

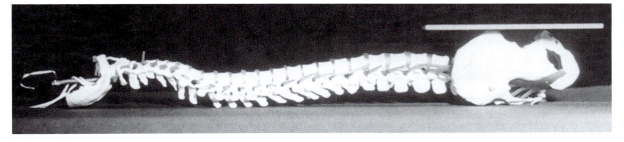

A pelve está em posição neutra, e a coluna lombar apresenta uma curva anterior normal.

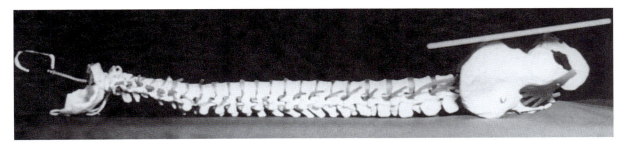

A pelve está em inclinação posterior de 10°, e a região lombar está retificada (flexão normal).

TESTE DE FLEXÃO ANTERIOR PARA O COMPRIMENTO DOS MÚSCULOS POSTERIORES

FLEXIBILIDADE DAS COSTAS E COMPRIMENTO DOS MÚSCULOS POSTERIORES DA COXA

Equipamentos: Os mesmos utilizados no teste de comprimento dos músculos posteriores da coxa mais uma régua, usada para mensurar a distância entre as pontas dos dedos da mão e o hálux ou além dele. Essa mensuração é feita somente como um registro para mostrar a flexão anterior global. De maneira alguma ele indica onde ocorre o movimento limitado ou excessivo.

Posição Inicial: sentada com os membros inferiores estendidos e os pés em ângulo reto ou num ângulo um pouco menor.

Razão: para padronizar a posição dos pés e dos joelhos.

Movimento de Teste: mover-se para frente, com os joelhos estendidos, e tentar tocar a base dos hálux ou além com as pontas dos dedos da mão, movendo-se tanto quanto a amplitude do comprimento dos músculos permitir.

Razão: os músculos das costas e os posteriores da coxa alongam-se ao máximo.

Amplitude de Movimento Normal da Flexão Anterior: o comprimento normal dos músculos posteriores da coxa permite que a pelve se flexione em direção à coxa de maneira que o ângulo entre o sacro e a mesa seja de aproximadamente 80°. A flexão normal da coluna lombar permite que esta retifique. A flexão normal da coluna torácica permite um aumento da convexidade posterior, a qual é vista como uma curva suave contínua nessa área. Um adulto na média conseguirá tocar as pontas dos dedos da mão nos dedos dos pés na flexão anterior com os joelhos estendidos se a flexibilidade das costas e o comprimento dos músculos posteriores da coxa forem normais. (Ver figura na coluna esquerda.)

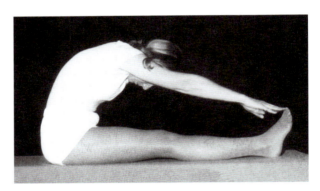

A capacidade de tocar as pontas dos dedos da mão nos dedos dos pés é uma habilidade desejável para a maioria dos adultos. Esta pessoa apresenta comprimento dos músculos posteriores da coxa e flexibilidade das costas dentro dos limites normais.

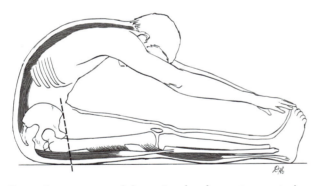

Comprimento normal dos músculos das costas, posteriores da coxa, gastrocnêmios e sóleos.

Variações da Flexão Anterior

Músculos posteriores da coxa e das costas normais.
Músculos posteriores da coxa e das costas excessivamente flexíveis.
Músculos posteriores da coxa contraídos e músculos das costas excessivamente flexíveis.
Músculos posteriores da coxa normais e músculos da região dorsal excessivamente flexíveis.
Músculos posteriores da coxa e das costas contraídos.
Músculos posteriores da coxa com comprimento excessivo e músculos da região lombar contraídos.

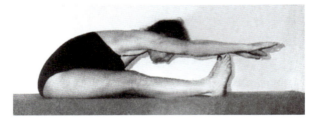

Na flexão anterior, o comprimento excessivo dos músculos posteriores da coxa permite a flexão excessiva da pelve em direção à coxa (flexão da junta do quadril). Esta pessoa também apresenta flexão excessiva da região média das costas (toracolombar).

VARIAÇÕES DE COMPRIMENTO DOS MÚSCULOS POSTERIORES

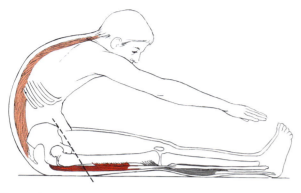

Comprimento excessivo dos músculos das costas, músculos posteriores da coxa curtos e comprimento normal do m. gastrocnêmio e do m. sóleo.

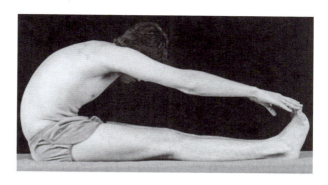

A flexibilidade excessiva das costas supercompensa o encurtamento dos músculos posteriores da coxa.

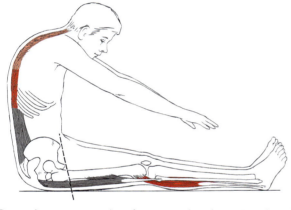

Comprimento excessivo dos músculos da região dorsal, encurtamento discreto dos músculos da região toracolombar, do m. gastrocnêmio e do sóleo. Os músculos posteriores da coxa e da região lombar são normais.

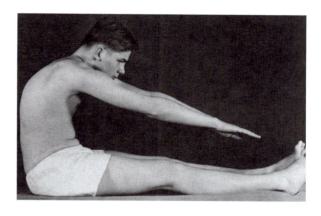

Este indivíduo não consegue tocar os dedos dos pés por causa do encurtamento dos mm. gastrocnêmio e sóleo e da discreta limitação de flexibilidade da área toracolombar. A região dorsal apresenta certa flexão excessiva.

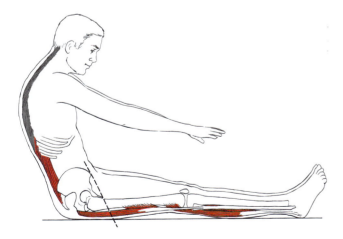

Comprimento normal dos músculos da região dorsal, e encurtamento dos músculos da região lombar, músculos posteriores da coxa, m. gastrocnêmio e m. sóleo.

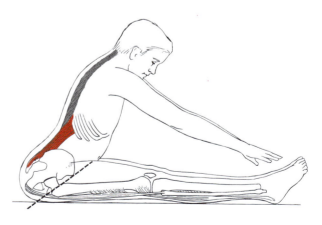

Comprimento normal dos músculos da região dorsal e contratura dos músculos da região lombar com paralisia e comprimento excessivo dos músculos das extremidades.

MÚSCULOS DO TRONCO

Os músculos do tronco consistem nos extensores das costas que flexionam o tronco para trás, nos flexores laterais que o flexionam para o lado, nos abdominais anteriores que o flexionam para frente ou o inclinam para trás e nas combinações desses músculos que rotam o tronco no sentido horário ou anti-horário. Todos esses músculos desempenham uma função na estabilização do tronco, entretanto os extensores das costas são os mais importantes. A perda de estabilidade que acompanha a paralisia ou a fraqueza acentuada dos músculos das costas representa uma evidência dramática de sua importância. Felizmente, a fraqueza acentuada desses músculos ocorre raramente.

O termo **costas fracas**, freqüentemente utilizado em conexão com a lombalgia, sugere erroneamente uma fraqueza dos músculos da região lombar. A sensação de fraqueza que ocorre na lombalgia está associada ao alinhamento defeituoso que o corpo assume e, comumente, é causada pela fraqueza dos músculos abdominais. Indivíduos que têm postura defeituosa com arredondamento da região dorsal podem apresentar fraqueza nos músculos extensores dessa região, mas contam com força normal naqueles da região lombar.

Apesar de os músculos da região lombar serem os estabilizadores mais importantes do tronco, um espaço relativamente pequeno será dedicado a eles neste capítulo em comparação com o dos músculos abdominais. O teste dos músculos das costas é menos complicado que o dos músculos abdominais e, no campo dos exercícios, ocorrem poucos erros relativos aos exercícios para as costas. Entretanto, há muitos conceitos errôneos e erros efetivos em relação aos exercícios abdominais adequados. Além disso, em comparação com os músculos das costas, é importante saber como testar a força e prescrever exercícios adequados para os músculos abdominais, por causa do efeito que a fraqueza desses músculos causa sobre a postura global e da relação de tal fraqueza com problemas posturais dolorosos.

Para que o objetivo seja atingido, são utilizadas ilustrações, definições e descrições de conceitos básicos. Tanto as ilustrações dos músculos do tronco apresentadas a seguir quanto o texto provêm informações detalhadas sobre as origens, as inserções e as ações desses músculos. Essas informações são essenciais para a compreensão das funções desses importantes músculos do tronco.

Ântero-posteriores: músculos da região lombar que se opõem aos músculos abdominais anteriores.

Laterais: músculos laterais do tronco que se opõem entre si.

Rotatórios: músculos que produzem rotação horária e que se opõem àqueles que produzem rotação anti-horária.

MÚSCULOS DO TRONCO FIXADOS À PELVE

Com a pelve rodando sobre os fêmures, os grupos oponentes de músculos não apenas atuam em oposição direta ântero-posterior, mas também combinam suas trações para inclinar a pelve para frente, para trás e lateralmente. Existem quatro grupos principais de músculos em **oposição ântero-posterior**:

1. Os elevadores da espinha, o m. quadrado do lombo e outros músculos posteriores das costas fixados à parte póstero-superior da pelve exercem uma tração ascendente posterior.

2. Os abdominais anteriores, especialmente o m. reto do abdome com sua inserção na sínfise púbica e o m. oblíquo externo com sua fixação na crista ilíaca anterior, exercem uma tração ascendente anterior.

3. O glúteo máximo e os posteriores da coxa, com fixações na parte posterior do ílio, sacro e ísquio, exercem uma tração descendente posterior.

4. Os flexores do quadril, incluindo o m. reto da coxa, o m. tensor da fáscia lata e o sartório, com fixações nas espinhas anterior, superior e inferior do ílio, e o m. iliopsoas, com fixação na coluna lombar e superfície interna do ílio, exercem uma tração descendente anterior.

Os músculos da região lombar atuam com os músculos flexores do quadril, especialmente o m. psoas, com sua tração direta da coluna lombar para o fêmur, para inclinar a pelve para baixo e para frente (inclinação anterior). A ação deles é contida pela tração combinada dos músculos abdominais anteriores, tracionando para cima anteriormente, e dos músculos posteriores da coxa e do m. glúteo máximo, tracionando para baixo posteriormente, até o nível da pelve, a partir de uma posição de inclinação anterior.

Existem dois grupos principais de músculos pélvicos em **oposição lateral**:

1. Os músculos abdutores do membro inferior (principalmente os glúteos mínimo e médio), os quais se originam da superfície lateral da pelve, tracionam para baixo a pelve quando o membro inferior é fixado como na posição em pé.

2. Os músculos laterais do tronco, fixados à crista lateral do ílio, tracionam para cima e lateralmente a pelve.

Os músculos abdutores do quadril de um lado e os músculos laterais do tronco do outro lado combinam-se para inclinar a pelve lateralmente: os músculos abdutores direitos tracionam para baixo no lado direito da pelve enquanto os músculos laterais do tronco tracionam para cima no lado esquerdo e vice-versa. Essas ações são auxiliadas pelos músculos adutores do quadril do mesmo lado dos músculos laterais do tronco.

Em combinação, os músculos abdutores do quadril direito, os adutores do quadril esquerdo e os laterais esquerdos do tronco opõem-se aos músculos abdutores do quadril esquerdo, adutores do quadril direito e laterais direitos do tronco.

EXTENSORES DO PESCOÇO E DAS COSTAS

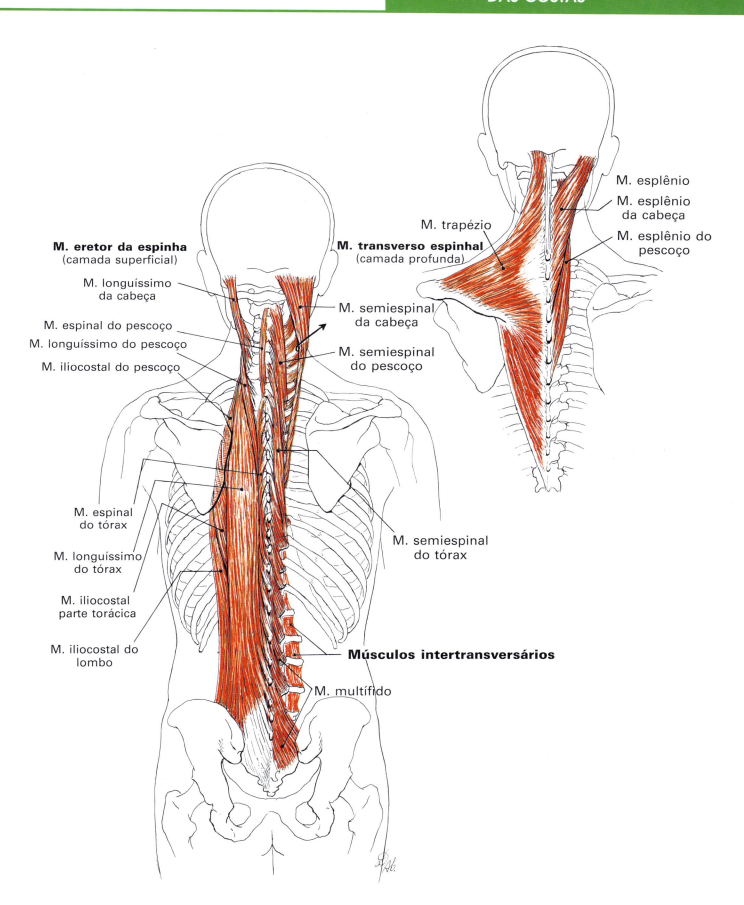

EXTENSORES DO PESCOÇO E DAS COSTAS

Músculos/*Nervos*	Origem	Inserção	Ação
Eretor da espinha (superficial) Iliocostal do lombo/*Espinal*	Origem comum da superfície anterior do tendão largo fixado à crista medial do sacro, processos espinhosos das vértebras lombares e das 11ª e 12ª vértebras torácicas, parte posterior do lábio medial da crista ilíaca, ligamento supra-espinhoso e cristas laterais do sacro.	Pelos tendões nas bordas inferiores de ângulos das últimas seis ou sete costelas.	Extensão da coluna vertebral na área torácica inferior; traciona as costelas para baixo.
Iliocostal parte torácica/ *Espinal*	Pelos tendões das bordas superiores de ângulos das seis últimas costelas.	Bordas craniais de ângulos das seis costelas superiores e dorso do processo transverso da sétima vértebra cervical.	Extensão e flexão lateral da coluna vertebral na área torácica superior; traciona as costelas para baixo.
Iliocostal do pescoço/*Espinal*	Ângulos da terceira a sexta costela.	Tubérculos posteriores de processos transversos da quarta à sexta vértebra cervical.	Extensão da coluna vertebral nas áreas torácica superior e cervical inferior.
Longuíssimo do tórax/*Espinal*	Na região lombar, misturado com o iliocostal lombar, superfícies posteriores dos processos transversos e acessórios das vértebras lombares e camada anterior da fáscia toracolombar.	Por tendões nas pontas dos processos transversos de todas as vértebras torácicas e digitações musculares de nove ou dez costelas inferiores entre os tubérculos e os ângulos.	Extensão e flexão lateral da coluna vertebral na área torácica; traciona as costelas para baixo.
Longuíssimo do pescoço/*Espinal*	Pelos tendões dos processos transversos da quarta e da quinta vértebras torácicas.	Por tendões nos tubérculos posteriores de processos transversos da segunda à sexta vértebra cervical.	Extensão e flexão lateral da coluna vertebral na área cervical; traciona as costelas para baixo.
Longuíssimo da cabeça/*Cervical*	Pelos tendões dos processos transversos da quarta e quinta vértebras torácicas e processos articulares de três ou quatro vértebras cervicais inferiores.	Margem posterior do processo mastóide, profundamente ao m. esplênio da cabeça e ao m. esternocleidomastóideo.	Extensão, flexão lateral e rotação da coluna cervical; rotação da cabeça para olhar para o mesmo lado.
Espinal co Tórax/*Espinal*	Pelos tendões dos processos espinhosos das primeiras duas vértebras lombares e das duas últimas vértebras cervicais.	Processos espinhosos de quatro a oito vértebras torácicas superiores (variável).	Extensão da coluna vertebral na área torácica.
Espinal do pescoço/*Espinal*	Ligamento da nuca, parte inferior; processo espinhoso da sétima vértebra cervical e, ocasionalmente, dos processos espinhosos da primeira e segunda vértebras torácicas.	Processo espinhoso do áxis e, ocasionalmente, processos espinhosos de C3 e C4.	Extensão da coluna vertebral na área cervical superior.
Espinal da cabeça/*Espinal*	Inseparavelmente conectado ao semiespinal da cabeça (ver página ao lado).	Igual à do semiespinal da cabeça (ver página ao lado).	Igual à do semiespinal da cabeça (ver página ao lado).

EXTENSORES DO PESCOÇO E DAS COSTAS

Músculos/*Nervos*	Origem	Inserção	Ação
Transverso espinal (profundo) Primeira camada Semiespinal do tórax/*Espinal*	Processos transversos de seis a dez vértebras torácicas inferiores.	Pelos tendões nos processos espinhosos das primeiras quatro vértebras torácicas e das duas últimas vértebras cervicais.	Extensão da coluna vertebral e rotação em direção ao lado oposto da área torácica.
Semiespinal do pescoço/*Espinal*	Processos transversos de cinco ou seis vértebras torácicas superiores.	Processos espinhosos cervicais da segunda à quinta vértebra cervical.	Extensão da coluna vertebral e rotação em direção ao lado oposto das áreas torácica superior e cervical.
Semiespinal do pescoço/*Cervical*	Pontas dos processos transversos de seis ou sete vértebras torácicas superiores e da sétima vértebra cervical e processos articulares da quarta à sexta vértebra cervical.	Entre as linhas nucais superior e inferior do osso occipital.	Extensão do pescoço e rotação da cabeça para o lado oposto.
Segunda camada Multífidos/*Espinal*	*Região sacral:* superfície posterior do sacro, superfície medial da espinha ilíaca posterior e ligamentos sacroilíacos posteriores. *Regiões lombar, torácica e cervical:* processos transversos de L5 a C4.	Extensão a duas ou quatro vértebras. Inserção nos processos espinhosos de uma das vértebras acima da última lombar até o áxis (segunda vértebra cervical).	Extensão da coluna vertebral e rotação para o lado oposto.
Terceira camada Rotadores/*Espinal*	Processos transversos de vértebras.	Base do processo espinhoso da vértebra acima.	Extensão da coluna vertebral e rotação para o lado oposto
Interespinais/ *Espinal*	Situados em pares entre processos espinhosos de vértebras contíguas nas regiões cervical, torácica e lombar. *Cervical:* seis pares. *Torácica:* dois ou três pares; entre a primeira e a segunda (segunda e terceira) e a 11ª e a 12ª vértebras. *Lombar:* quatro pares.		Extensão da coluna vertebral.
Intertransversários anterior e posterior/*Espinal*	Pequenos músculos situados entre processos transversos de vértebras contíguas nas regiões cervical, torácica e lombar.		Flexão lateral da coluna vertebral.
Esplênio do pescoço/*Cervical*	Processos espinhosos da terceira à sexta vértebra torácica.	Tubérculos posteriores dos processos transversos das duas ou três primeiras vértebras cervicais.	Extensão, flexão lateral e rotação do pescoço, com a face virada para o mesmo lado. Ação conjunta de ambos os lados, atuando juntos, extensão do pescoço.
Esplênio da cabeça/*Cervical*	Metade caudal do ligamento da nuca, processo espinhoso da sétima vértebra cervical e processo espinhoso das três ou quatro primeiras vértebras torácicas.	Osso occipital inferior ao terço lateral da linha nucal superior; processo mastóide do osso temporal.	Extensão, flexão lateral e rotação do pescoço, com a face virada para o mesmo lado. Ação conjunta de ambos os lados, extensão do pescoço.

EXTENSORES DAS COSTAS E DO QUADRIL

Para os músculos extensores das costas elevarem o tronco no decúbito ventral, os músculos extensores do quadril devem fixar a pelve em extensão na coxa.

Normalmente, a extensão das juntas do quadril e a extensão da coluna lombar são iniciadas simultaneamente, e não como dois movimentos separados.

As ilustrações nesta página mostram as variações que ocorrem em função da força dos dois principais grupos musculares.

Se houver uma contratura discreta dos músculos flexores do quadril, não há amplitude de extensão na junta do quadril, e todo o movimento na direção da elevação do membro inferior para trás é realizado pela hiperextensão da coluna lombar e pela inclinação pélvica.

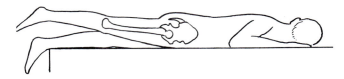

Para os músculos extensores do quadril elevarem a extremidade para trás no decúbito ventral por meio de alguns graus de extensão genuína da junta do quadril ($\approx 10°$), os músculos extensores das costas devem estabilizar a pelve no tronco.

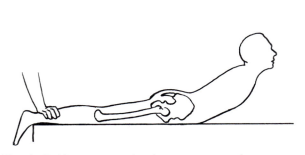

Um indivíduo com músculos extensores das costas e músculos extensores do quadril fortes pode elevar o tronco em extensão.

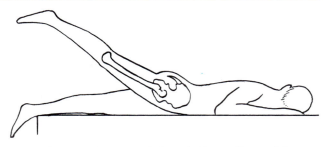

A maior elevação da extremidade é obtida mediante a hiperextensão da coluna lombar e a inclinação anterior da pelve. Nesse último movimento, os músculos extensores das costas são auxiliados pelos músculos flexores do quadril do lado oposto, que ajudam a inclinar a pelve anteriormente.

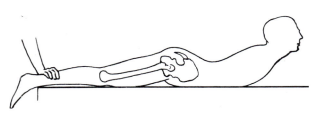

Um indivíduo com músculos extensores das costas fortes e músculos extensores do quadril acentuadamente fracos ou paralisados pode hiperestender a coluna lombar. Entretanto, o tronco não pode ser muito elevado da mesa.

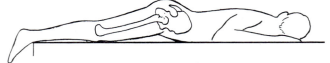

Num esforço para elevar a extremidade, os músculos das costas contraem-se para fixar a pelve ao tronco, entretanto, com pouca ou nenhuma força dos músculos extensores do quadril, a coxa não pode ser estendida sobre a pelve. A tração sem oposição dos músculos das costas acarreta hiperextensão da região, e a junta do quadril é colocada passivamente em flexão apesar do esforço para estendê-la.

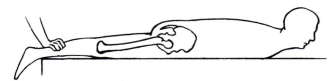

Um indivíduo com músculos extensores das costas fracos ou paralisados e músculos extensores do quadril fortes não consegue elevar o tronco em extensão. Os extensores do quadril, em sua ação para fixar a pelve, não sofrem oposição. A pelve inclina-se posteriormente, e a coluna lombar flexiona-se.

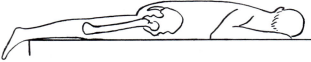

Num esforço para elevar a extremidade, os extensores do quadril contraem-se. No entanto, a extremidade não pode ser elevada, porque os músculos das costas são incapazes de estabilizar a pelve. Em vez de inclinar-se anteriormente, como faria se os músculos extensores das costas fossem normais, a pelve inclina-se posteriormente por causa da tração dos músculos extensores das costas e do peso da extremidade.

EXTENSORES DAS COSTAS: TESTE E GRADUAÇÃO

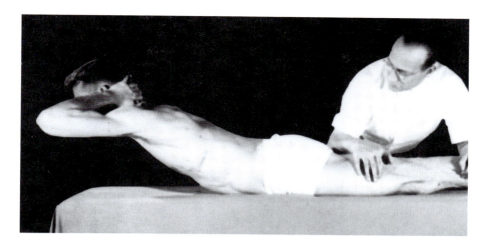

No teste de extensão do tronco para os músculos extensores das costas, os músculos eretores da espinha são auxiliados pelos músculos grande dorsal quadrado lombar e trapézio.

No decúbito ventral, a região lombar assume uma curva anterior normal.

Para evitar a interpretação errônea dos resultados do teste, pode ser necessário realizar alguns testes preliminares. Entretanto, não é necessário fazê-los de maneira rotineira, porque a observação atenta do indivíduo em decúbito ventral e dos movimentos que ocorrem durante a extensão do tronco indicará se são necessários testes de comprimento dos músculos flexores do quadril (p. 377) e de força dos músculos extensores do quadril (p. 436).

Paciente: em decúbito ventral, mãos cruzadas atrás das nádegas (ou atrás da cabeça).

Fixação: os músculos extensores do quadril devem prover fixação da pelve às coxas. O examinador estabiliza os membros inferiores firmemente sobre a mesa.

Movimento de Teste: extensão do tronco até a amplitude de movimento total do indivíduo.

Resistência: força da gravidade. Mãos atrás da cabeça ou da região lombar.

Gradação: a capacidade de completar o movimento e manter a posição com as mãos atrás da cabeça ou atrás das costas pode ser considerada como força normal. Os músculos da região lombar raramente são fracos, entretanto, se parecer que existe fraqueza, a contração dos músculos flexores do quadril e a fraqueza dos músculos extensores do quadril devem ser descartadas primeiramente. A fraqueza real geralmente pode ser determinada com o examinador elevando o tronco do indivíduo em extensão (até a amplitude máxima do indivíduo) e, em seguida, solicitando ao indivíduo que mantenha a posição final de teste. A incapacidade de manter essa posição indica fraqueza. A fraqueza é mais bem descrita como discreta, moderada ou acentuada, com base no julgamento do examinador.

Se a amplitude de movimento parecer limitada, uma segunda pessoa deve segurar os membros inferiores em baixo (ou os membros inferiores devem ser mantidos em posição com faixas) enquanto o examinador eleva passivamente o tronco do indivíduo em extensão até a extensão completa de sua coluna vertebral.

Se os músculos extensores do quadril forem fracos, é possível que o examinador estabilize a pelve firmemente na direção da inclinação posterior para as coxas, desde que os membros inferiores também tenham sido firmemente mantidos em baixo por uma outra pessoa ou por faixas. (Ver p. 182.) Alternativamente, o indivíduo pode ser colocado na extremidade da mesa, com o tronco em posição prona, os membros inferiores pendentes e os joelhos flexionados conforme a necessidade. Em seguida, o examinador estabiliza a pelve e solicita ao indivíduo que eleve o tronco em extensão e mantenha a posição contra a pressão. Na ocorrência de contração dos músculos flexores do quadril, as costas assumirão um grau de extensão (lordose) proporcional à magnitude da contração. Em outras palavras, a região lombar estará em extensão antes de começar o movimento de extensão do tronco. Nesse caso, o indivíduo estará limitado na altura em que o tronco pode ser elevado, e a interpretação errônea pode ser a de que os músculos das costas são fracos.

Uma situação similar pode ocorrer se os músculos extensores do quadril estiverem fracos. Para a extensão forte das costas, os músculos extensores do quadril devem estabilizar a pelve em direção às coxas. Se os músculos extensores do quadril não conseguirem prover essa estabilização, a pelve será tracionada para cima pelos músculos extensores das costas, numa posição de extensão das costas. Novamente, como no caso da contração dos músculos flexores do quadril, se as costas já estiverem em certa extensão antes do movimento de elevação do tronco ser iniciado, o tronco não será levantado tão alto da mesa quanto seria se a pelve fosse fixada em extensão sobre as coxas. (Ver p. 180 e 182.)

Fraqueza: a fraqueza bilateral dos músculos extensores das costas acarreta cifose lombar e aumento da cifose torácica. A fraqueza unilateral acarreta curvatura lateral com convexidade para o lado fraco.

Contratura: a contratura bilateral de músculos da região lombar ocasiona lordose. A contratura unilateral ocasiona escoliose com convexidade para o lado oposto.

DIAGNÓSTICO ERRÔNEO DE EXTENSORES DAS COSTAS FORTES

FRAQUEZA DO M. GLÚTEO MÁXIMO

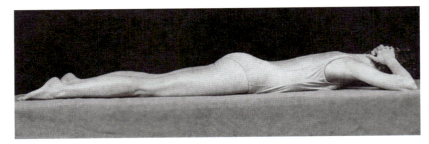

Em decúbito ventral sobre a mesa, esta pessoa apresenta uma curva anterior normal na região lombar.

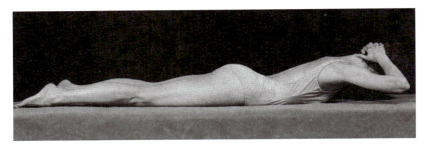

No momento em que a extensão das costas é iniciada, a curva na região lombar aumenta por causa da fraqueza do m. glúteo máximo.

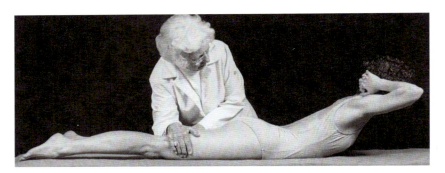

Quando a extensão é continuada, a pessoa pode elevar o tronco mais alto, mas não até o final da amplitude de movimento.

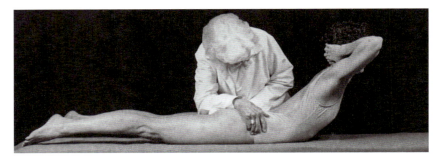

Manter a pelve na direção da inclinação pélvica posterior, da maneira propiciada por um m. glúteo máximo forte, permite à pessoa completar a amplitude total de movimento.

QUADRADO DO LOMBO

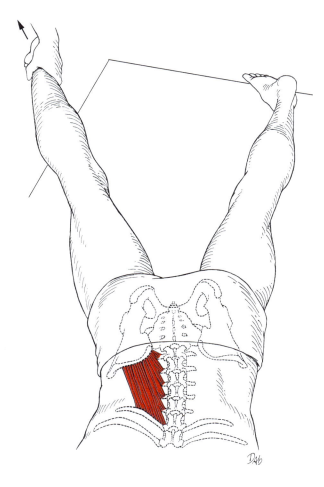
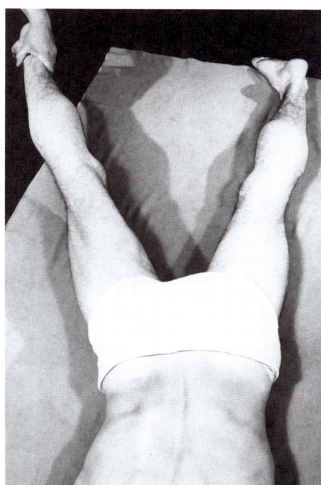

Origem: ligamento iliolombar, crista ilíaca. Ocasionalmente, origina-se dos bordos superiores dos processos transversos das últimas três ou quatro vértebras lombares.

Inserção: bordo inferior da última costela e processos transversos das quatro vértebras lombares superiores.

Ação: auxilia na extensão, flexiona lateralmente a coluna lombar e deprime a última costela. Bilateralmente, ao atuar com o diafragma, fixa as últimas duas costelas durante a respiração.

Nervo: plexo lombar, T12, L**1**, **2**, **3**.

Paciente: em decúbito ventral.

Fixação: pelos músculos que mantêm o fêmur firmemente no acetábulo.

Movimento de Teste: elevação lateral da pelve. A extremidade é posicionada em discreta extensão e no grau de abdução que corresponde à linha de fibras do m. quadrado do lombo.

Resistência: sob a forma de tração da extremidade, opondo-se diretamente à linha de tração do m. quadrado do lombo. Se os músculos do quadril forem fracos, a pressão pode ser exercida contra a crista ilíaca pósterolateral oposta à linha de tração do músculo.

O m. quadrado do lombo atua com outros músculos na flexão lateral do tronco. É difícil palpá-lo, porque está localizado profundamente, abaixo do m. eretor da espinha. Embora o m. quadrado do lombo participe do movimento de elevação da pelve na posição em pé ou durante a marcha, a posição em pé não é satisfatória para o teste. A elevação do lado direito da pelve na posição em pé, por exemplo, depende tanto (se não mais) da tração descendente dos músculos abdutores da junta do quadril esquerdo quanto da tração ascendente dos músculos abdominais laterais direitos.

O teste não deve ser considerado como limitado à ação do m. quadrado do lombo, mas como aquele que fornece a diferenciação mais satisfatória que pode ser obtida.

Graduação: a graduação numérica da força desse músculo não é recomendada. Simplesmente registre se ele se apresenta fraco ou forte.

FLEXORES LATERAIS DO TRONCO E MÚSCULOS ABDUTORES DO QUADRIL

MÚSCULOS LATERAIS DO TRONCO E ABDUTORES DO QUADRIL FORTES

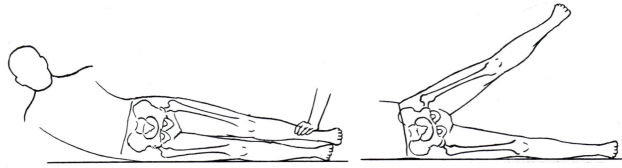

Flexão lateral do tronco por meio da amplitude total de movimento do indivíduo.

Abdução do quadril por meio da amplitude total de movimento do indivíduo.

MÚSCULOS LATERAIS DO TRONCO FORTES E ABDUTORES DO QUADRIL PARALISADOS

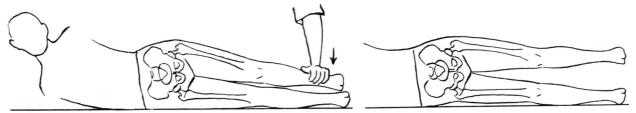

O indivíduo consegue flexionar o tronco lateralmente, mas o ombro inferior não será muito elevado da mesa. A pelve será levada para cima à medida que a cabeça for elevada lateralmente, e a crista ilíaca e a margem costal serão aproximadas.

Na tentativa de elevar o membro inferior em abdução, ocorre o movimento de elevação da pelve pelos músculos laterais do tronco. A extremidade pode ser levada para cima, na posição ilustrada, mas a junta do quadril não é abduzida. De fato, a coxa cai para uma posição de adução e é mantida nessa posição pela estrutura articular, e não pela ação dos músculos do quadril.

MÚSCULOS LATERAIS DO TRONCO FRACOS E ABDUTORES DO QUADRIL FORTES

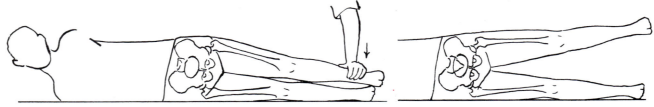

O indivíduo não consegue elevar o tronco em flexão lateral genuína. Sob certas circunstâncias, é possível que o paciente consiga elevar o tronco da mesa lateralmente apesar de os músculos laterais do tronco serem muito fracos. Se o tronco for mantido rígido, os músculos abdutores do quadril podem elevá-lo em abdução sobre a coxa. A caixa torácica e a crista ilíaca não são aproximadas lateralmente como o são quando os músculos laterais do tronco são fortes. Ao diminuir a pressão que mantém a fixação dos músculos abdutores do quadril, o examinador pode tornar necessário para os abdominais laterais tentar o início do movimento.

A extremidade pode ser elevada em abdução do quadril. No entanto, sem fixação pelos músculos laterais do abdome, ela não pode ser elevada muito alto da mesa. Por causa da fraqueza dos músculos laterais do tronco, o peso da extremidade inclina a pelve para baixo.

FLEXORES LATERAIS DO TRONCO: TESTE E GRADUAÇÃO

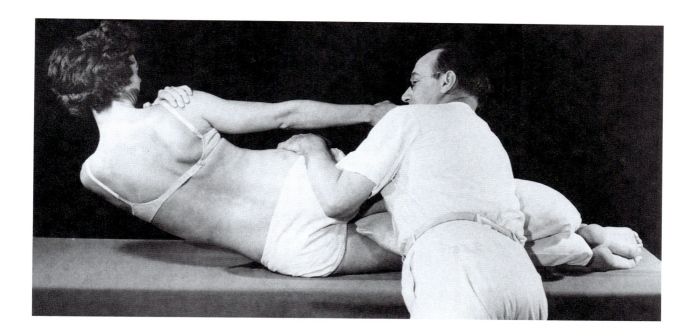

Antes do teste dos músculos laterais do tronco, deve-se testar a força dos músculos abdutores, adutores e flexores do quadril, laterais do pescoço e a amplitude de movimento da flexão lateral.

A elevação lateral do tronco é uma combinação de flexão lateral do tronco e abdução do quadril, que é produzida pela inclinação para baixo da pelve sobre a coxa. Os músculos laterais do tronco que participam do movimento são as fibras laterais dos oblíquos externo e interno, o m. quadrado do lombo, o grande dorsal, o reto do abdome e o eretor da espinha do lado que estiver sendo testado.

Paciente: em decúbito lateral, com um travesseiro entre as coxas e as pernas e com a cabeça, a parte superior do tronco, a pelve e os membros inferiores numa linha reta. O membro superior de cima é estendido para baixo, ao longo da lateral do corpo, e os dedos da mão são fechados de modo que o paciente não se apóie na coxa nem tente ajudar com a mão. O membro superior de baixo é colocado à frente, cruzando o tórax, com a mão segurando o ombro de cima para descartar a ajuda pelo esforço com o cotovelo.

Fixação: os músculos abdutores do quadril devem fixar a pelve à coxa. Os músculos adutores opostos também ajudam a estabilizar a pelve. Os membros inferiores devem ser mantidos em baixo pelo examinador, para contrabalançar o peso do tronco, mas não de forma tão firme que impeça o membro inferior de cima de se mover discretamente para baixo para se acomodar ao deslocamento descendente da pelve daquele lado. Se a pelve for tracionada para cima ou se não for permitido que ela incline para baixo, o indivíduo não conseguirá elevar o tronco lateralmente mesmo se os músculos laterais do abdome forem fortes.

Movimento de Teste: elevação lateral do tronco sem rotação.

Resistência: o peso corporal oferece resistência suficiente.

Grau Normal (10)*: capacidade de elevar o tronco lateralmente a partir do decúbito lateral até um ponto de flexão lateral máxima.

Grau Bom (8): igual ao anterior exceto pelo fato de o ombro de baixo elevar-se aproximadamente 10 cm da mesa.

Grau Regular (5): igual ao anterior, exceto pelo fato de o ombro de baixo elevar-se aproximadamente 5 cm da mesa. (Para testes e graus em casos de fraqueza acentuada dos músculos laterais do tronco, ver p. 217.)

> **Nota:** Testes para os músculos laterais do tronco podem revelar desequilíbrio dos músculos oblíquos. Na elevação lateral do tronco, se os membros inferiores e a pelve forem mantidos estáveis (não é permitido que eles rodem para frente ou para trás a partir da posição em decúbito lateral), o tórax pode rodar para frente ou para trás conforme o tronco for flexionado lateralmente. Uma rotação para frente do tórax indica uma tração mais forte pelo m. oblíquo externo; uma rotação para trás indica uma tração mais forte pelo m. oblíquo interno. Se ocorrer hiperextensão das costas quando o paciente elevar o tronco, o m. quadrado do lombo e o grande dorsal apresentam uma tração mais forte, indicando que os músculos anteriores do abdome não conseguem contrabalançar essa tração para manter o tronco em linha reta com a pelve.
>
> O teste de força dos músculos flexores laterais do tronco é importante em casos de escoliose.

---

*Ver equivalentes numéricos das palavras utilizadas em *Código para a Graduação Muscular* na p. 23.

FLEXORES OBLÍQUOS DO TRONCO: TESTE E GRADUAÇÃO

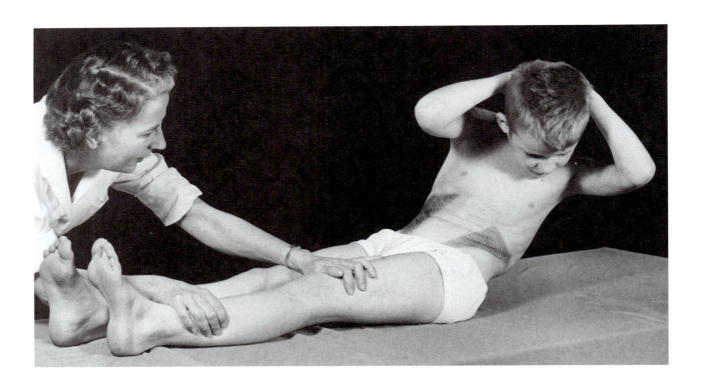

A elevação do tronco obliquamente combina a flexão e a rotação do tronco. Ela é realizada pela ação do m. reto do abdome e do m. oblíquo externo de um lado, combinada com a do m. oblíquo interno do lado oposto.

Paciente: em decúbito dorsal. (Para a posição do membro superior, ver a discussão sobre os graus abaixo).

Fixação: um assistente estabiliza os membros inferiores enquanto o examinador coloca o paciente na posição de teste. (O examinador não é mostrado na fotografia.)

Teste: o paciente cruza as mãos atrás da cabeça. *O examinador coloca-o na posição precisa de teste,* flexionando e rodando o tronco, e depois solicita ao paciente que mantenha a posição. Se os músculos forem fracos, o paciente não consegue manter a rotação e ocorre extensão do tronco. Pode haver um aumento da flexão da pelve sobre as coxas num esforço para manter o tronco estendido acima da mesa.

Resistência: nenhuma além do peso do tronco. A resistência varia de acordo com a posição do membro superior.

Grau Normal (10)*: capacidade de manter a posição de teste com as mãos cruzadas atrás da cabeça.

Grau Bom (8): igual ao anterior, exceto pelo fato de os membros superiores serem flexionados no tórax.

Grau Regular+ (6): igual ao anterior, exceto pelo fato de os membros superiores serem estendidos para frente. (Ver ilustração de posições dos membros superiores, p. 203.)

Grau Regular (5): capacidade de manter o tronco em flexão e rotação suficientes para elevar ambas as regiões escapulares da mesa. (Para testes e graus em casos de fraqueza acentuada dos músculos oblíquos do tronco, ver p. 217.)

> **Nota:** *O teste de força para os músculos oblíquos do abdome é importante em casos de escoliose.*

---

*Ver equivalentes numéricos das palavras utilizadas em *Código para a Graduação Muscular* na p. 23.

ANÁLISE DE MOVIMENTOS E AÇÕES MUSCULARES DURANTE *SIT-UPS* COM O TRONCO CURVADO

As ilustrações nas páginas 188 e 189 revelam os vários estágios do movimento da coluna vertebral e das juntas do quadril que ocorrem durante um *sit-up* com o tronco curvado. Nas páginas 190-192, as ilustrações são repetidas com um texto que descreve as ações musculares associadas.

Sumários das características básicas foram elaborados a partir de fotografias. Ilustrações do fêmur e da pelve e uma linha pontilhada representando a parte da coluna vertebral foram adicionadas. A linha contínua da espinha ilíaca ântero-superior até a sínfise púbica é a linha de referência para a pelve. Uma linha pontilhada paralela à linha contínua foi desenhada da pelve até a junta do quadril e ela continua como uma linha de referência através do fêmur para indicar o ângulo da junta do quadril, ou seja, o ângulo de flexão, nos vários estágios do movimento.

Graus específicos, baseados nas amplitudes de movimento médias normais apresentadas neste capítulo e no Capítulo 2, ajudam a explicar os movimentos que ocorrem. Por causa de variações individuais em relação à amplitude de movimento de juntas da coluna vertebral e do quadril, a maneira com que o indivíduo realiza esses movimentos também varia.

Para essa análise particular, supõe-se que os músculos abdominais e eretores da espinha, assim como os flexores e extensores do quadril, apresentem comprimentos e forças normais. Supõe-se também que as juntas da coluna vertebral e do quadril permitam uma amplitude de movimento normal.

A extensão considerada normal da junta do quadril é de 10°. Do ponto de vista da estabilidade na posição em pé, é desejável que se tenha apenas alguns graus de extensão.

Na posição ereta ou no decúbito dorsal com os quadris e joelhos estendidos, uma inclinação pélvica posterior de 10° acarreta extensão da junta do quadril de 10°. Isso ocorre porque a pelve é inclinada posteriormente em direção à face posterior da coxa em vez de a coxa ser movida posteriormente em direção à pelve. A retificação da coluna lombar acompanha a inclinação pélvica posterior. A flexão até o ponto da retificação da região lombar é considerada normal, tendo como base o fato de ser uma amplitude de movimento aceitável e desejável.

Com o joelho flexionado, a junta do quadril pode se flexionar aproximadamente 125° a partir da posição zero até um ângulo de aproximadamente 55° entre o fêmur e a pelve. Com o joelho estendido, como no teste de elevação do membro inferior estendido para o comprimento dos músculos posteriores da coxa, o membro inferior pode ser elevado aproximadamente 80° da mesa. O equivalente é um movimento de elevação do tronco, com os membros inferiores estendidos, no qual a pelve é flexionada em direção às coxas mediante uma amplitude de aproximadamente 80° da mesa.

Por conveniência na mensuração do movimento das juntas, a tendência é utilizar a posição anatômica como zero. Portanto, a posição estendida da junta do quadril é considerada a posição zero. Entretanto, é necessário que haja adesão a termos geométricos ao se descreverem ângulos e o número de graus dos ângulos.

Nas páginas 188 e 189, a coluna da direita sob o título *Juntas do Quadril* refere-se ao ângulo de flexão anterior entre a linha de referência através da pelve e a linha através do fêmur. Os graus são expressos em termos geométricos. Alterações no ângulo de flexão representam alterações correspondentes no comprimento dos flexores do quadril. A coluna da esquerda sob o título *Juntas do Quadril* lista o número de graus da posição anatômica a partir do qual a junta do quadril se moveu, primeiramente em extensão e posteriormente em flexão.

MOVIMENTOS DURANTE *SIT-UPS* COM O TRONCO CURVADO E OS MEMBROS INFERIORES ESTENDIDOS

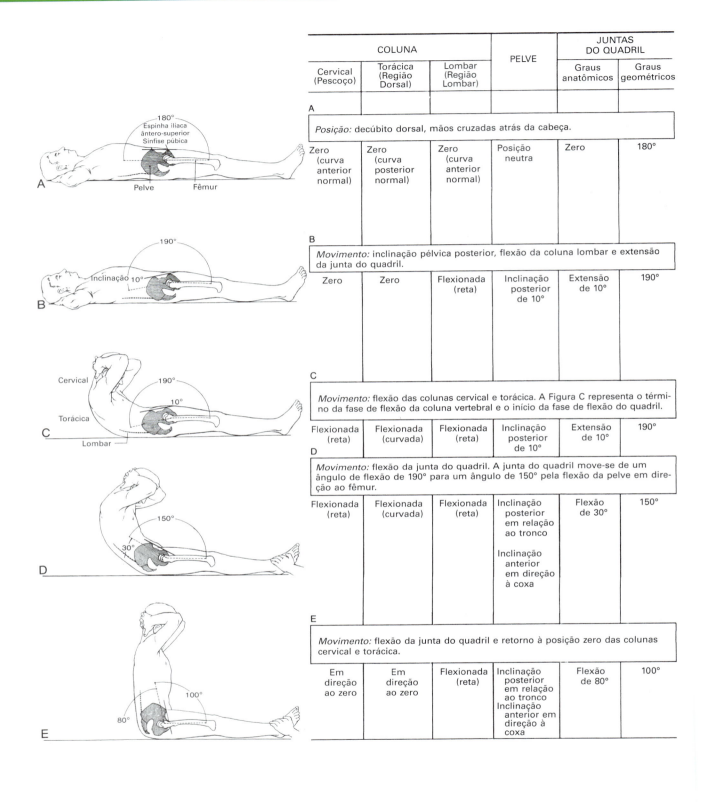

	COLUNA			PELVE	JUNTAS DO QUADRIL	
	Cervical (Pescoço)	Torácica (Região Dorsal)	Lombar (Região Lombar)		Graus anatômicos	Graus geométricos
A	*Posição:* decúbito dorsal, mãos cruzadas atrás da cabeça.					
	Zero (curva anterior normal)	Zero (curva posterior normal)	Zero (curva anterior normal)	Posição neutra	Zero	180°
B	*Movimento:* inclinação pélvica posterior, flexão da coluna lombar e extensão da junta do quadril.					
	Zero	Zero	Flexionada (reta)	Inclinação posterior de 10°	Extensão de 10°	190°
C	*Movimento:* flexão das colunas cervical e torácica. A Figura C representa o término da fase de flexão da coluna vertebral e o início da fase de flexão do quadril.					
	Flexionada (reta)	Flexionada (curvada)	Flexionada (reta)	Inclinação posterior de 10°	Extensão de 10°	190°
D	*Movimento:* flexão da junta do quadril. A junta do quadril move-se de um ângulo de flexão de 190° para um ângulo de 150° pela flexão da pelve em direção ao fêmur.					
	Flexionada (reta)	Flexionada (curvada)	Flexionada (reta)	Inclinação posterior em relação ao tronco. Inclinação anterior em direção à coxa	Flexão de 30°	150°
E	*Movimento:* flexão da junta do quadril e retorno à posição zero das colunas cervical e torácica.					
	Em direção ao zero	Em direção ao zero	Flexionada (reta)	Inclinação posterior em relação ao tronco Inclinação anterior em direção à coxa	Flexão de 80°	100°

MOVIMENTOS DURANTE *SIT-UPS* COM O TRONCO CURVADO E QUADRIS E JOELHOS FLEXIONADOS

	COLUNA			PELVE	JUNTAS DO QUADRIL	
	Cervical (Pescoço)	Torácica (Região Dorsal)	Lombar (Região Lombar)		Graus anatômicos	Graus geométricos

A

Posição: decúbito dorsal, mãos cruzadas atrás da cabeça, joelhos flexionados.

Zero (curva anterior normal)	Zero (curva posterior normal)	Zero (curva anterior normal)	Posição neutra	50°	130°

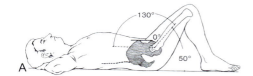

B

Movimento: flexão da coluna lombar e diminuição de 10° da flexão da junta do quadril por causa da inclinação pélvica posterior

Zero	Zero	Flexionada (reta)	Inclinação posterior de 10°	Flexão da coxa de 50°	140°

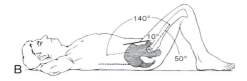

C

Movimento: flexão das colunas cervical e torácica. A Figura C representa o término da flexão da coluna e o início da flexão da pelve em direção à coxa flexionada.

Flexionada (reta)	Flexionada (curvada)	Flexionada (reta)	Inclinação posterior de 10°	Flexão da coxa de 50°	140°

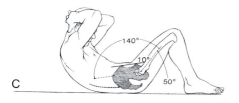

D

Movimento: flexão da junta do quadril. A junta do quadril move-se de um ângulo de flexão de 140° para um ângulo de 100° pela flexão da pelve em direção ao fêmur.

Flexionada (reta)	Flexionada (curvada)	Flexionada (reta)	Inclinação posterior em relação ao tronco Inclinação anterior em direção à coxa	80° (50° coxa + 30° pelve)	100°

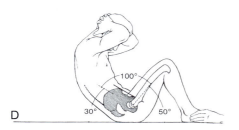

E

Movimento: flexão da junta do quadril e retorno à posição zero das colunas cervical e torácica. Tomando-se 125° como flexão completa, a junta do quadril atinge a posição de flexão completa.

Em direção ao zero	Em direção ao zero	Flexionada (reta)	Inclinação posterior em relação ao tronco Inclinação anterior em direção à coxa	125° (50° coxa + 75° pelve)	55°

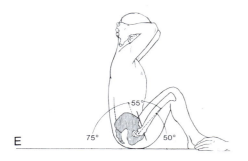

POSIÇÃO ZERO DA COLUNA VERTEBRAL, PELVE E JUNTAS DO QUADRIL

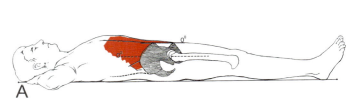

As **Figuras A** e **A¹** podem ser vistas como posições iniciais hipotéticas. Na realidade, especialmente com os joelhos flexionados, a região lombar tende a achatar (a coluna lombar flexiona-se) quando um indivíduo normalmente flexível assume o decúbito dorsal.

Na **Figura A**, o comprimento dos flexores do quadril corresponde à posição zero das juntas do quadril.

POSIÇÃO ZERO DA COLUNA VERTEBRAL E PELVE E FLEXÃO DAS JUNTAS DO QUADRIL

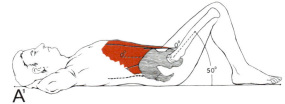

Na **Figura A¹**, por causa da posição flexionada dos quadris, os músculos flexores do quadril monoarticulares são mais curtos que os da **Figura A**. Em relação ao seu comprimento global, o ilíaco está a aproximadamente 40% de sua amplitude de movimento, isto é, no terço médio da amplitude global.

INCLINAÇÃO PÉLVICA POSTERIOR, FLEXÃO DA COLUNA LOMBAR E EXTENSÃO DA JUNTA DO QUADRIL

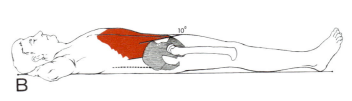

As **Figuras B** e **B¹** representam um estágio do movimento no qual a pelve é inclinada posteriormente antes de começar a elevar o tronco. (Observar a inclinação pélvica posterior de 10°). No teste, esse movimento é comumente realizado como um estágio separado para assegurar a flexão da coluna lombar.

Quando a inclinação posterior não é realizada como um movimento separado, como é mostrado nas **Figuras B** e **B¹**, ela ocorre simultaneamente à fase inicial da elevação do tronco (fase de encurvamento do tronco), *exceto* se os músculos abdominais forem extremamente fracos ou os músculos flexores do quadril forem tão curtos que impeçam a inclinação posterior quando o indivíduo estiver em decúbito dorsal com os membros inferiores estendidos.

Na **Figura B**, os músculos flexores do quadril aumentaram de comprimento e os músculos flexores do quadril monoarticulares (principalmente o ilíaco) atingiram o limite do comprimento permitido pela extensão da junta do quadril. Nesse comprimento, eles ajudam a estabilizar a pelve restringindo uma maior inclinação pélvica posterior.

INCLINAÇÃO PÉLVICA POSTERIOR, FLEXÃO DA COLUNA LOMBAR E FLEXÃO DA JUNTA DO QUADRIL

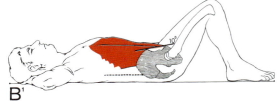

Na **Figura B¹**, o comprimento dos músculos flexores do quadril é discretamente maior que o da **Figura A¹**, pois a pelve inclinou-se 10° posteriormente ao fêmur. É comum que exercícios de inclinação pélvica posteriores sejam realizados com a intenção de fortalecer os músculos abdominais. No entanto, muito freqüentemente, a inclinação é feita sem qualquer benefício para os abdominais. O indivíduo realiza o movimento contraindo os músculos das nádegas (extensores do quadril) e, no caso da posição com os joelhos flexionados, empurrando com os pés para ajudar a "trazer" a pelve de volta para a inclinação posterior.

Para se assegurar que a inclinação pélvica seja realizada pelos músculos abdominais, esses músculos devem realizar uma tração ascendente e para dentro, com a face anterior e as laterais do abdome inferior tornando-se muito firmes. (Ver p. 215.)

É necessário desestimular o uso dos músculos das nádegas para forçar a ação dos abdominais durante a realização da inclinação pélvica posterior.

MÚSCULOS ABDOMINAIS E MÚSCULOS FLEXORES DO QUADRIL DURANTE *SIT-UPS* COM O TRONCO CURVADO

FASE DE FLEXÃO DA COLUNA VERTEBRAL (ENCURVAMENTO DO TRONCO) FINALIZADA

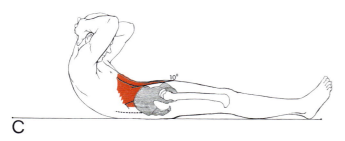

C

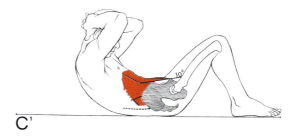

C¹

Nas **Figuras C** e **C¹**, o pescoço (coluna cervical), a região dorsal (coluna torácica) e a região lombar (coluna lombar) estão flexionados. A região lombar permanece com o mesmo grau de flexão mostrado nas **Figuras B** e **B¹**, no qual ela atinge a flexão máxima deste indivíduo.

Nas **Figuras C** e **C¹**, os músculos abdominais encurtaram-se em sua extensão máxima com o término da flexão da coluna vertebral. Na **Figura C**, os músculos flexores do quadril permaneceram alongados na mesma extensão mostrada na **Figura B**.

Na **Figura C¹**, os músculos flexores do quadril monoarticulares não atingiram o limite de seu comprimento, portanto não atuam passivamente para restringir a inclinação posterior. Os músculos flexores do quadril contraem-se para estabilizar a pelve, e a palpação dos flexores superficiais do quadril fornece evidências de contração firme conforme o indivíduo começa a elevar a cabeça e os ombros da mesa.

FASE DE FLEXÃO DO QUADRIL (*SIT-UP*) INICIADA

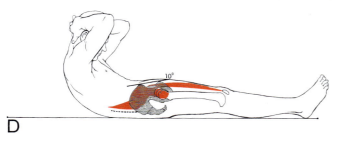

D

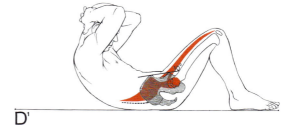

D¹

Na flexão completa da coluna vertebral (como mostram as **Figuras C, C¹, D** e **D¹**), nenhum movimento adicional na direção da posição sentada pode ocorrer, exceto por meio da flexão das juntas do quadril.

Como os músculos abdominais não cruzam a junta do quadril, não podem ajudar na flexão do quadril.

A partir do decúbito dorsal, a flexão do quadril pode ser realizada somente pelos músculos flexores do quadril, que atuam levando a pelve em flexão em direção às coxas.

As **Figuras D** e **D¹** representam o início da fase de *sit-up*, assim como o fim da fase de encurvamento do tronco.

MÚSCULOS ABDOMINAIS E MÚSCULOS FLEXORES DO QUADRIL DURANTE *SIT-UPS* COM O TRONCO CURVADO

FASE DE FLEXÃO DO QUADRIL (*SIT-UP*) CONTINUADA

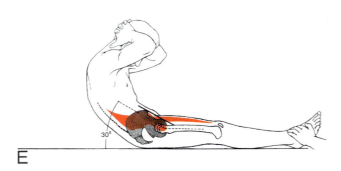

E

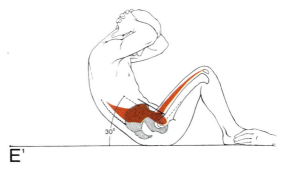

E¹

As **Figuras E** e **E¹** mostram um ponto no arco do movimento entre o encurvamento completo do tronco (mostrado nas **Figuras C, C¹, D** e **D¹**) e o *sit-up* completo. Os músculos abdominais mantêm o tronco em flexão, e os músculos flexores do quadril levantam o tronco flexionado, em direção à posição sentada, mediante um arco de aproximadamente 30° em relação à mesa.

Quando necessário, os pés podem ser mantidos para baixo no início da fase de flexão do quadril e durante esta. (Ver p. 208.). Antes da fase de flexão do quadril, os pés não devem ser mantidos para baixo.

FASE DE FLEXÃO DO QUADRIL (*SIT-UP*) FINALIZADA

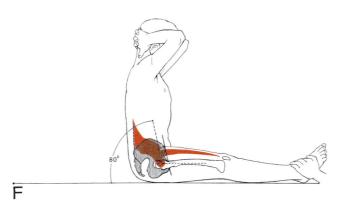

F

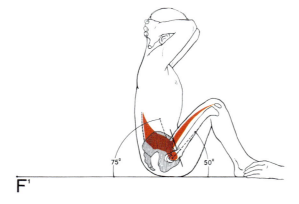

F¹

Nas **Figuras F** e **F¹**, conforme o indivíduo atinge a posição sentada, as colunas cervical e torácica não estão totalmente flexionadas e os músculos abdominais relaxam um pouco.

Na **Figura F**, os músculos flexores do quadril colocam a pelve em flexão em direção à coxa, completando um arco de aproximadamente 80° em relação à mesa. Nessa posição, com os joelhos estendidos e a coluna lombar flexionada, a junta do quadril está totalmente flexionada, pois a amplitude do comprimento dos músculos posteriores da coxa normais permite. A coluna lombar permanece flexionada, uma vez que a mudança da posição flexionada da região lombar para a posição zero (curva anterior normal) exigiria que a pelve se inclinasse mais 10° em flexão em direção à coxa, o que o comprimento dos posteriores da coxa não permite.

Na **Figura F¹**, os músculos flexores do quadril colocaram a pelve em flexão em direção à coxa mediante um arco de aproximadamente 75° em relação à mesa. A coluna lombar permanece em flexão, pois a junta do quadril já atingiu a flexão total de 125°. A flexão adicional das juntas do quadril por meio da inclinação anterior da pelve (fazendo a região lombar apresentar uma curva anterior normal) só poderia ser realizada se a flexão da coxa fosse diminuída movendo-se os calcanhares mais para longe das nádegas na posição sentada.

DEFINIÇÕES E DESCRIÇÕES DE MOVIMENTOS DO TRONCO

O **encurvamento do tronco** refere-se à flexão apenas da coluna vertebral, ou seja, a região dorsal encurva-se convexamente para trás e a região lombar é retificada. Quando os músculos abdominais são fortes e os músculos flexores do quadril são fracos, apenas o encurvamento do tronco pode ser completado durante a tentativa de realizar um *sit-up*. (Ver p. 205.)

A posição sentada é aquela na qual o tronco fica ereto e os quadris flexionados. O termo *sit down* (sentar na cadeira) significa passar de uma posição ereta para uma posição sentada flexionando as juntas do quadril. No entanto, esse movimento pode não exigir ação dos músculos flexores do quadril. O termo *sit up* (sentar na cama) significa passar de uma posição reclinada para uma posição sentada flexionando as juntas do quadril. Se não houver assistência, esse movimento pode ser realizado apenas pelos músculos flexores do quadril. Ressalta-se que o termo *sit* (sentar) deve ser utilizado apenas em relação ao movimento que envolve a flexão da junta do quadril.

Por essa razão, o **exercício de *sit up*** é o movimento de passagem do decúbito dorsal para a posição sentada mediante a flexão das juntas do quadril e é realizado pelos músculos flexores do quadril. Ele pode ser combinado corretamente com a posição do tronco e dos membros inferiores (ilustrado abaixo) ou incorretamente (ilustrado na página 210).

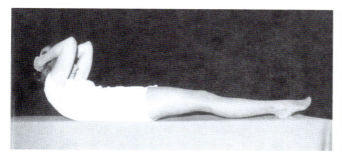

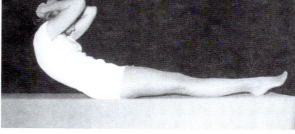

Um *sit-up* com o tronco curvado e com os membros inferiores estendidos consiste na flexão da coluna vertebral (encurvamento do tronco) realizada pelos músculos abdominais seguida pela flexão das juntas do quadril (*sit-up*) realizada pelos músculos flexores do quadril (2-4).

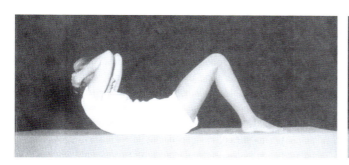

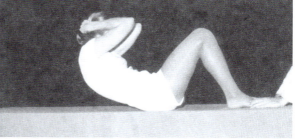

Um *sit-up* com o tronco curvado e os quadris e joelhos flexionados (*sit-up* com joelhos flexionados) é iniciado a partir de uma posição de flexão dos quadris (flexão das coxas em direção à pelve) e consiste na flexão da coluna vertebral (encurvamento do tronco) realizada pelos músculos abdominais seguida pela maior flexão das juntas do quadril (pela flexão da pelve em direção às coxas) realizada pelos músculos flexores do quadril (2, 3).

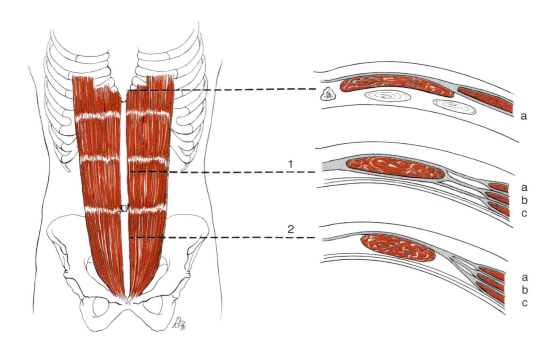

M. RETO DO ABDOME

Origem: crista e sínfise púbica.

Inserção: cartilagens costais da quinta à sétima costela e processo xifóide do esterno.

Direção das Fibras: vertical.

Ação: flexiona a coluna vertebral aproximando o tórax e a pelve anteriormente. Com a pelve fixa, o tórax move-se em direção a ela; com o tórax fixo, a pelve move-se em direção a ele.

Nervo: T5, 6, **T7-11**, T12, ramos ventrais.

Fraqueza: a fraqueza deste músculo acarreta diminuição da capacidade de flexionar a coluna vertebral. Em decúbito dorsal, a capacidade de inclinar a pelve posteriormente ou de aproximar o tórax em direção à pelve diminui, dificultando a elevação da cabeça e da parte superior do tronco. Para que os flexores anteriores do pescoço elevem a cabeça a partir do decúbito dorsal, os músculos abdominais anteriores, particularmente o reto do abdome, devem fixar o tórax. Com fraqueza acentuada dos músculos abdominais, um indivíduo pode ser incapaz de elevar a cabeça apesar de os músculos flexores do pescoço serem fortes. Na posição ereta, a fraqueza deste músculo permite inclinação pélvica anterior e postura lordótica (aumento da convexidade anterior da coluna lombar).

CORTE TRANSVERSO DO RETO DO ABDOME E DE SUA BAINHA

Acima da linha arqueada (1), a aponeurose do m. oblíquo interno (b) divide-se. Sua lâmina anterior funde-se com a aponeurose do m. oblíquo externo (a) para formar a camada ventral da bainha do m. reto do abdome. Sua lâmina posterior funde-se com a aponeurose do m. transverso do abdome (c) para formar a camada dorsal da bainha do m. reto do abdome.

Abaixo da linha arqueada (2), as aponeuroses dos três músculos fundem-se para formar a camada ventral da bainha do m. reto do abdome, e a fáscia transversal forma a camada dorsal (Ver também p. 197).

OBLÍQUO EXTERNO

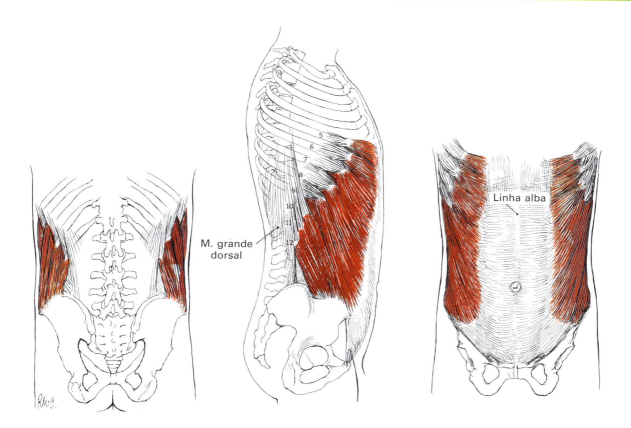

M. OBLÍQUO EXTERNO, FIBRAS ANTERIORES

Origem: superfícies externas da quinta à oitava costela, formando interdigitações com o m. serrátil anterior.

Inserção: numa aponeurose larga e chata, terminando na linha alba, a qual é uma ráfia tendinosa que se estende a partir do processo xifóide.

Direção das Fibras: obliquamente para baixo e medialmente, com as fibras mais superiores sendo mais mediais.

Ação: atuando *bilateralmente*, as fibras anteriores flexionam a coluna vertebral (aproximando o tórax e a pelve anteriormente), suportam e comprimem as vísceras abdominais, deprimem o tórax e auxiliam na respiração. Atuando *unilateralmente* com as fibras anteriores do m. oblíquo interno do lado oposto, as fibras anteriores do m. oblíquo externo rodam a coluna vertebral, levando o tórax para frente (quando a pelve está fixada) ou a pelve para trás (quando o tórax está fixado). Por exemplo, com a pelve fixada, o m. oblíquo externo direito roda o tórax no sentido anti-horário e o m. oblíquo externo esquerdo, no sentido horário.

Nervos para as Fibras Anteriores e Laterais: (T5, 6), T7-11, T12.

M. OBLÍQUO EXTERNO, FIBRAS LATERAIS

Origem: superfície externa da nona costela, formando interdigitações com o m. serrátil anterior; e superfícies externas da 10ª à 12ª costela, formando interdigitações com o grande dorsal.

Inserção: como o ligamento inguinal, na espinha ilíaca ântero-superior e tubérculo púbico e no lábio externo da metade anterior da crista ilíaca.

Direção das Fibras: as fibras estendem-se obliquamente para baixo e medialmente, mas mais para baixo que as fibras anteriores.

Ação: atuando *bilateralmente*, as fibras laterais do m. oblíquo externo flexionam a coluna vertebral com uma maior influência sobre a coluna lombar, inclinando a pelve posteriormente. (Ver também a ação em relação à postura, p. 71.) Atuando *unilateralmente* com as fibras laterais do m. oblíquo interno do mesmo lado, essas fibras do m. oblíquo externo flexionam lateralmente a coluna vertebral, aproximando o tórax e a crista ilíaca. Essas fibras oblíquas externas também atuam com o m. oblíquo interno do lado oposto para rotar a coluna vertebral. O m. oblíquo externo, em sua ação sobre o tórax, é comparável ao m. esternocleidomastóideo em sua ação sobre a cabeça.

OBLÍQUO INTERNO

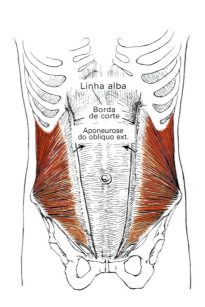
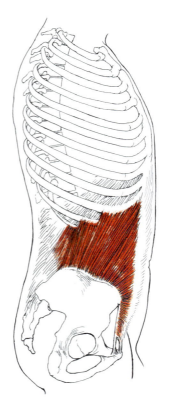
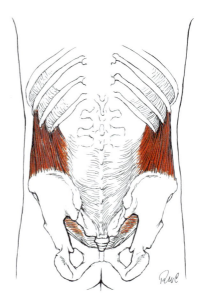

M. OBLÍQUO INTERNO, FIBRAS ANTERIORES INFERIORES

Origem: 2/3 laterais do ligamento inguinal e fixação curta sobre a crista ilíaca, próximo da espinha ântero-superior.

Inserção: com o m. transverso do abdome na crista do púbis, parte medial da linha pectínea, e na linha alba por meio de uma aponeurose.

Direção das Fibras: transversal, atravessando o abdome inferior.

Ação: as fibras anteriores inferiores comprimem e suportam as vísceras do abdome inferior com o m. transverso do abdome.

M. OBLÍQUO INTERNO, FIBRAS ANTERIORES SUPERIORES

Origem: um terço anterior da linha intermediária da crista ilíaca.

Inserção: linha alba por meio de uma aponeurose.

Direção das Fibras: Oblíqua medialmente e para cima.

Ação: atuando *bilateralmente*, as fibras anteriores superiores flexionam a coluna vertebral (aproximando o tórax e a pelve anteriormente), suportam e comprimem as vísceras abdominais, deprimem o tórax e auxiliam na respiração. Atuando *unilateralmente* com as fibras anteriores do m. oblíquo externo do lado oposto, as fibras anteriores superiores do m. oblíquo interno rotam a coluna vertebral, levando o tórax para trás (quando a pelve está fixada) ou a pelve para frente (quando o tórax está fixado). Por exemplo, o m. oblíquo interno direito rota o tórax no sentido horário e o m. oblíquo interno esquerdo, no sentido anti-horário sobre uma pelve fixa.

M. OBLÍQUO INTERNO, FIBRAS LATERAIS

Origem: 1/3 médio da linha intermediária da crista ilíaca e fáscia toracolombar.

Inserção: bordas inferiores da 10ª à 12ª costela e a linha alba por intermédio de uma aponeurose.

Direção das Fibras: oblíqua, para cima e medialmente, mas mais para cima que as fibras anteriores.

Ação: atuando *bilateralmente*, as fibras laterais flexionam a coluna vertebral (aproximando o tórax e a pelve anteriormente) e deprimem o tórax. Atuando *unilateralmente* com as fibras laterais do m. oblíquo externo do mesmo lado, essas fibras do m. oblíquo interno flexionam lateralmente a coluna vertebral, aproximando o tórax e a pelve. Essas fibras também atuam com o m. oblíquo externo do lado oposto para rodar a coluna vertebral.

Nervos Para as Fibras Anteriores e Laterais: T7, 8, T9-12, L1, ílio-hipogástrico e ilioinguinal e ramos ventrais.

TRANSVERSO DO ABDOME

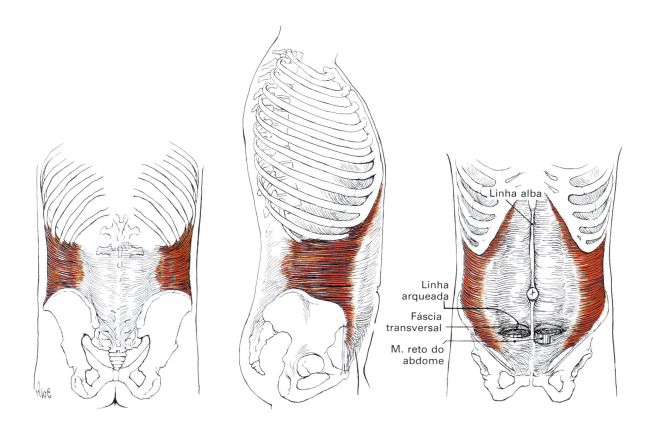

M. TRANSVERSO DO ABDOME

Origem: superfícies internas das cartilagens das seis últimas costelas, formando interdigitações com o diafragma; fáscia toracolombar; 3/4 anteriores do lábio interno da crista ilíaca e 1/3 lateral do ligamento inguinal.

Inserção: linha alba por meio de uma aponeurose larga, crista púbica e linha pectínea do púbis.

Direção das Fibras: transversal (horizontal).

Ação: atua como uma cinta para achatar a parede abdominal e comprime as vísceras do abdome. A porção superior ajuda a diminuir o ângulo infra-esternal das costelas, como na expiração. Esse músculo não tem função na flexão lateral do tronco, exceto comprimir as vísceras e estabilizar a linha alba, permitindo uma melhor ação pelos músculos ântero-laterais do tronco.

Nervos: T7-12, L1 ílio-hipogástrico e ilioinguinal, divisões ventrais.

Fraqueza: permite a protrusão da parede abdominal anterior, o que indiretamente tende a aumentar a lordose. (Ver a fotografia ao lado.) Durante a flexão em decúbito dorsal e a hiperextensão em decúbito ventral, tende a ocorrer uma protrusão se o m. transverso do abdome for fraco.

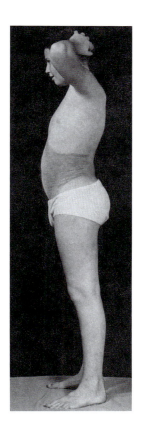

OBLÍQUOS EXTERNO E INTERNO: FRAQUEZA E ENCURTAMENTO

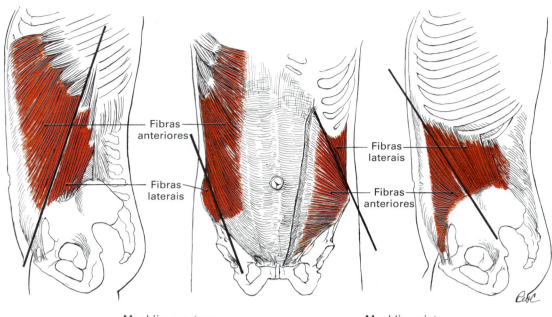

M. oblíquo externo   M. oblíquo interno

Fraqueza: A fraqueza moderada ou acentuada tanto do m. oblíquo externo quanto do interno diminuem a eficácia respiratória e o suporte às vísceras abdominais.

A *fraqueza bilateral dos músculos oblíquos externos* diminui a capacidade de flexionar a coluna vertebral e de inclinar a pelve posteriormente. Na posição em pé, ela acarreta inclinação pélvica anterior ou desvio anterior da pelve em relação ao tórax e aos membros inferiores. (Ver p. 71.)

A *fraqueza bilateral dos oblíquos internos* diminui a capacidade de flexionar a coluna vertebral.

A *fraqueza transversal* do m. oblíquo externo de um lado e do m. oblíquo interno do outro permite a separação da margem costal da crista ilíaca oposta, acarretando rotação e desvio lateral da coluna vertebral. Com a fraqueza do m. oblíquo externo direito e do m. oblíquo interno esquerdo (como visto na escoliose torácica direita e lombar esquerda), ocorre uma separação da margem costal direita da crista ilíaca esquerda. O tórax desvia-se para a direita e roda posteriormente à direita. Com a fraqueza do m. oblíquo externo esquerdo e o m. oblíquo interno direito, ocorre o inverso.

A *fraqueza unilateral das fibras laterais* dos músculos oblíquos interno e externo do mesmo lado permite a separação do tórax e da crista ilíaca lateralmente, ocasionando uma curva C convexa para o lado da fraqueza. A fraqueza das fibras laterais dos músculos oblíquos interno e externo esquerdos dá origem a uma curva C esquerda.

Encurtamento: o *encurtamento bilateral* das fibras anteriores dos músculos oblíquos interno e externo deprime o tórax anteriormente, contribuindo para a flexão da coluna vertebral. Na posição em pé, isso é visto como uma tendência à cifose e à depressão torácica. Na postura cifótica-lordótica, as porções laterais do m. oblíquo interno são encurtadas e as porções laterais do m. oblíquo externo são alongadas. Esses mesmos achados podem ser observados na postura *sway-back* (relaxada) com desvio anterior da pelve e desvio posterior do tórax.

O *encurtamento transversal* do m. oblíquo externo de um lado e do m. oblíquo interno do outro produz rotação e desvio lateral da coluna vertebral. O encurtamento do m. oblíquo externo esquerdo e do m. oblíquo interno direito (como é visto em casos avançados de escoliose torácica direita e lombar esquerda) produz rotação do tórax para a esquerda.

O *encurtamento unilateral* das fibras laterais dos músculos oblíquos interno e externo do mesmo lado provoca aproximação da crista ilíaca e do tórax lateralmente, acarretando uma curva C convexa em direção ao lado oposto. O encurtamento das fibras laterais dos músculos oblíquos interno e externo direitos pode ser observado em uma curva C esquerda.

DIVISÃO DOS MÚSCULOS ABDOMINAIS

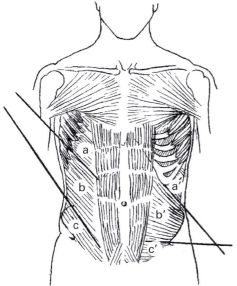

Vista anterior do abdome mostrando a divisão do m. oblíquo externo direito em porções a, b e c e do m. oblíquo interno esquerdo em porções a, b e c.

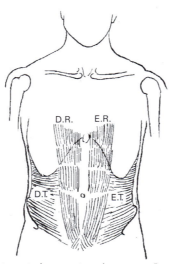

Vista anterior mostrando as porções esquerda e direita (E.R. e D.R.) do m. reto do abdome e as porções esquerda e direita (E.T. e D.T.) do m. transverso do abdome.

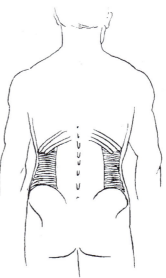

Vista posterior mostrando fibras posteriores do m. transverso do abdome.

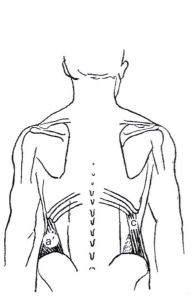

Vista posterior mostrando fibras posteriores do m. oblíquo interno esquerdo (a) e m. oblíquo externo direito (c)

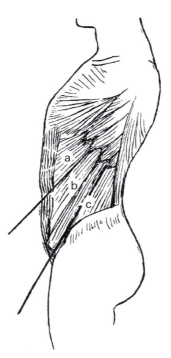

Vista lateral do m. oblíquo externo esquerdo mostrando as porções a, b e c.

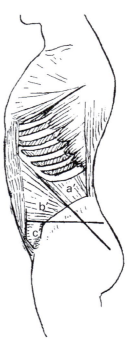

Vista lateral do m. oblíquo interno esquerdo mostrando as porções a, b e c.

DIFERENCIAÇÃO DAS AÇÕES DOS ABDOMINAIS SUPERIORES E INFERIORES

Os termos *superior* e *inferior* diferenciam dois testes de força importantes para os músculos abdominais. Freqüentemente, existe uma diferença entre os graus de força atribuídos aos músculos abdominais superiores em comparação aos atribuídos aos abdominais inferiores.

Se os mesmos músculos realizarem ambos os testes e a diferença de força resultar de uma diferença na dificuldade dos testes, deve haver uma relação bem constante entre as duas mensurações.

Por ordem de freqüência, as seguintes combinações de força e fraqueza são observadas:

1. Superiores fortes e inferiores fracos.

2. Superiores e inferiores fracos.

3. Superiores e inferiores fortes.

4. Inferiores fortes e superiores fracos.

A diferença de força pode ser notável. Um indivíduo que consegue realizar 50 ou mais *sit-ups* com o tronco curvado pode receber uma graduação inferior à regular no teste de abaixamento do membro inferior. Entretanto, pode aumentar a força dos músculos abdominais inferiores até o normal realizando exercícios localizados específicos para o m. oblíquo externo.

Como os músculos oblíquos abdominais possuem basicamente uma forma de leque, uma parte do músculo pode ter um papel um pouco diferente que o de uma outra parte. O conhecimento das fixações e da linha de tração das fibras, juntamente com observações clínicas de pacientes com fraqueza acentuada e com boa força, leva a conclusões no tocante à ação de músculos e de segmentos de músculos abdominais.

O m. reto do abdome faz parte de ambos os testes. No entanto, existe uma diferença entre a ação do m. oblíquo interno e a do m. oblíquo externo, como é mostrado pelos dois testes.

Ao analisar quais músculos ou partes de músculos farão parte dos diversos testes, é necessário observar os movimentos que ocorrem e a linha de tração dos músculos que participam do movimento.

Quando a flexão do tronco é iniciada pela elevação lenta da cabeça e dos ombros a partir do decúbito dorsal, o tórax é deprimido e tracionado em direção à pelve. Simultaneamente, a pelve inclina posteriormente. Esses movimentos evidentemente são resultantes da ação do m. reto do abdome (ver figura abaixo).

Com a depressão do tórax, as costelas abrem e o ângulo infra-esternal aumenta. Esses movimentos são compatíveis com a ação do m. oblíquo interno.

Nenhum movimento de teste pode causar uma aproximação de partes nas quais fibras transversas inferiores do m. oblíquo interno estão fixadas, pois essas fibras atravessam o abdome inferior, de um ílio ao outro, como as fibras do m. transverso do abdome. Na inclinação pélvica posterior e nos movimentos de elevação do tronco, no entanto, essa parte do m. oblíquo interno atuará com o transverso para comprimir o abdome inferior.

Estudos eletromiográficos podem confirmar ou modificar as conclusões estabelecidas a partir de observações clínicas.

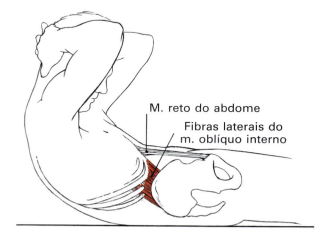

DIFERENCIAÇÃO DAS AÇÕES DOS ABDOMINAIS SUPERIORES E INFERIORES

Conforme o encurvamento do tronco é completado e o movimento entra na fase de flexão do quadril, pode-se observar que a caixa torácica, a qual se abriu, agora está sendo tracionada para dentro e que o ângulo infraesternal está diminuindo. As fibras anteriores do m. oblíquo externo entram em ação.

Se o m. oblíquo interno e o m. reto forem fortes (como é indicado pela capacidade de realizar diversos *sit-ups* com o tronco curvado) e parte do m. oblíquo externo também for acionada durante esse movimento, onde está a fraqueza responsável pela diferença acentuada nos resultados dos testes para os músculos abdominais superiores e inferiores?

As fibras póstero-laterais do m. oblíquo externo são alongadas conforme a coluna torácica se flexiona durante o encurvamento do tronco (ver figura abaixo). Essas fibras do m. oblíquo externo ajudam a levar a parte posterior da caixa torácica em direção à crista ilíaca anterior e, ao fazê-lo, elas tendem a estender e não a flexionar a coluna torácica. As fotografias da página 71 indicam a linha de tração das fibras póstero-laterais do m. oblíquo externo em bom alinhamento e o alongamento dessas fibras na posição defeituosa.

A ação do m. oblíquo externo também pode ser observada em casos de escoliose com desequilíbrio muscular entre os músculos oblíquos externos direito e esquerdo. É comum observar que a flexão da coluna vertebral pode se iniciar com uma tração bem simétrica. No entanto, quando é feito um esforço para elevar o tronco em flexão em direção às coxas, ocorre uma rotação anterior do tórax com extensão da coluna torácica no lado do m. oblíquo externo mais forte.

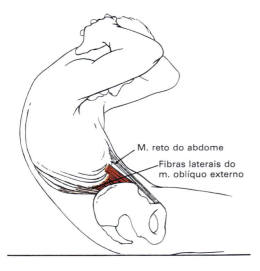

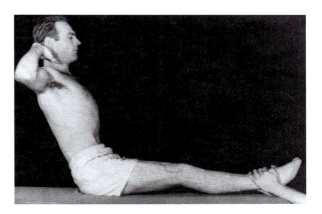

Com o tronco mantido em flexão durante a fase de flexão do quadril da elevação do tronco, o m. reto do abdome, as fibras anteriores do m. oblíquo externo e as fibras anteriores superiores e laterais do m. oblíquo interno encurtam-se. Em contrapartida, as fibras póstero-laterais do m. oblíquo externo alongam-se. Isso ajuda a explicar por que um indivíduo pode conseguir realizar muitos *sit-ups* e falhar no teste de abaixamento dos membros inferiores.

Esta fotografia mostra um indivíduo com músculos oblíquos externos fortes realizando um *sit-up* com o tronco mantido reto e o abdome inferior tracionado para cima e para dentro. Esse movimento contrasta com o *sit-up* com o tronco curvado, mostrado na figura da esquerda, ou com o *sit-up* com as costas arqueadas, mostrado na parte inferior da página 204.

ANÁLISE DO MOVIMENTO DE ELEVAÇÃO DO TRONCO

Antes de realizar este teste, examine a flexibilidade das costas, de modo que qualquer restrição de movimento não seja interpretada como fraqueza muscular.

O *movimento de elevação do tronco*, quando realizado adequadamente como um teste, consiste em duas partes: flexão da coluna vertebral (encurvamento do tronco) pelos músculos abdominais e flexão do quadril (*sit-up*) pelos músculos flexores do quadril.

Durante a *fase de encurvamento do tronco*, os músculos abdominais se contraem e encurtam, flexionando a coluna vertebral. A região dorsal é arredondada; a região lombar, torna-se plana; e a pelve, inclinada posteriormente. No término do encurvamento, a coluna vertebral está totalmente flexionada, com a região lombar e a pelve apoiadas sobre a mesa. Os músculos abdominais atuam apenas na flexão da coluna vertebral. Durante esta fase, os calcanhares devem permanecer em contato com a mesa.

O encurvamento do tronco é seguido pela *fase de flexão do quadril*, durante a qual os músculos flexores do quadril se contraem e encurtam, elevando o tronco e a pelve da mesa mediante a flexão das juntas do quadril e da tração da pelve em direção à inclinação anterior. Como os músculos abdominais não cruzam as juntas do quadril, eles não podem auxiliar no movimento de *sit-up*. Entretanto, se os músculos abdominais forem suficientemente fortes, eles podem continuar a manter o tronco curvado.

A fase de flexão do quadril é incluída neste teste porque provê resistência contra os músculos abdominais. O ponto crucial do teste é o momento no qual a fase de flexão do quadril é iniciada. Neste ponto, os pés de alguns indivíduos podem começar a sair da mesa. Os pés podem ser mantidos para baixo se a força exercida pelos membros inferiores estendidos não contrabalancear aquela exercida pelo tronco flexionado. Entretanto, se os pés forem mantidos para baixo, deve-se atentar para que o tronco mantenha o encurvamento, porque neste ponto a força dos músculos flexores do quadril pode superar a capacidade dos músculos abdominais de manter o encurvamento. Se isso ocorre, a pelve rapidamente inclina-se para frente, as costas arqueiam-se e o indivíduo continua o movimento de *sit-up* com os pés estabilizados.

O teste de elevação do tronco para os músculos abdominais é valioso quando realizado corretamente. No entanto, se a capacidade de realizar um *sit-up – independentemente da maneira como ele é realizado* – equivale a uma boa força abdominal, esse teste perde o seu valor (Ver página ao lado e p. 104).

Durante um *sit-up* com tronco curvado e membros inferiores estendidos, a pelve primeiramente se inclina posteriormente, acompanhada pelo achatamento da região lombar e pela extensão das juntas do quadril. Completada a fase de encurvamento do tronco, a pelve inclina-se anteriormente (para frente), em direção às coxas, em flexão do quadril, mas permanece em inclinação posterior em relação ao tronco, mantendo a posição com o dorso plano (ver **Figuras C** e **D**, p. 191).

Durante um *sit-up* com a região lombar arqueada, a pelve inclina-se anteriormente, em direção às coxas, quando o *sit-up* começa, e permanece inclinada anteriormente.

TESTE PARA OS MÚSCULOS ABDOMINAIS SUPERIORES

Paciente: em decúbito dorsal com os membros inferiores estendidos. Se os músculos flexores do quadril forem curtos e impedirem a inclinação pélvica posterior com retificação da coluna lombar, coloque um rolo sob os joelhos para flexionar passivamente os quadris o suficiente para permitir a retificação das costas. (As posições dos membros superiores são descritas sob o título *Graduação*.)

Fixação: não é necessária fixação durante a fase inicial do teste (encurvamento do tronco), na qual a coluna vertebral é flexionada e a pelve e o tórax são aproximados. *Não mantenha os pés para baixo durante a fase de encurvamento do tronco*. A estabilização dos pés permite que os músculos flexores do quadril iniciem a elevação do tronco por meio da flexão da pelve sobre as coxas.

Movimento de Teste: solicitar ao indivíduo que curve o tronco *lentamente*, completando a flexão da coluna vertebral e, em conseqüência, a amplitude de movimento que pode ser realizada pelos músculos abdominais. Sem interromper o movimento, pedir ao indivíduo que inicie a fase de flexão do quadril (*sit-up*) para obter forte resistência contra os músculos abdominais e, conseqüentemente, um teste de força adequado.

Resistência: durante a fase de encurvamento do tronco, a resistência é provida pelo peso da cabeça e da parte superior do tronco e pelos membros superiores colocados em várias posições. Contudo, a resistência oferecida pelo peso da cabeça, dos ombros e dos membros superiores não é suficiente para prover um teste adequado para a força dos músculos abdominais.

A fase de flexão do quadril provê uma forte resistência contra os abdominais. Os músculos flexores do quadril tracionam fortemente para baixo sobre a pelve conforme os músculos abdominais trabalham para manter o tronco em flexão e a pelve na direção da inclinação posterior. (Ver página ao lado.)

Graduação: ver página ao lado.

MÚSCULOS ABDOMINAIS SUPERIORES: TESTE E GRADUAÇÃO

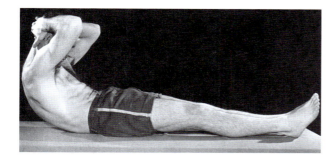

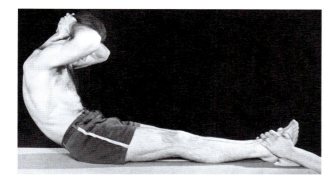

Grau Normal (10)*: com as mãos cruzadas atrás da cabeça, o indivíduo consegue flexionar a coluna vertebral (figura de cima) e mantê-la flexionada enquanto entra na fase de flexão do quadril e chega à posição sentada (figura de baixo). Se necessário, os pés podem ser mantidos para baixo durante a fase de flexão do quadril, mas deve-se atentar para que o indivíduo mantenha a flexão do tronco.

Como muitas pessoas conseguem realizar um *sit-up* com o tronco curvado e as mãos cruzadas atrás da cabeça, geralmente é permitido ao indivíduo que inicialmente coloque as mãos nessa posição e tente realizar o teste. Se a dificuldade desse teste for uma preocupação, deve-se solicitar ao indivíduo que comece com os membros superiores estendidos para frente, progrida colocando os membros superiores cruzados no tórax e, em seguida, coloque as mãos atrás da cabeça.

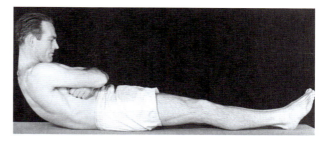

Grau Bom (8): com os membros superiores cruzados no tórax, o indivíduo consegue flexionar a coluna vertebral *e mantê-la flexionada enquanto entra na fase de flexão do quadril e atinge a posição sentada*. A maior força contra os músculos abdominais ocorre no momento em que os músculos flexores do quadril começam a elevar o tronco. Realizar apenas o encurvamento do tronco não é suficiente para testar a força.

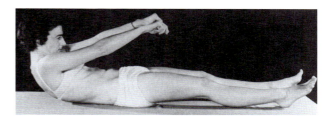

Grau Regular+ (6): com os membros superiores estendidos para frente, o indivíduo consegue flexionar a coluna vertebral *e mantê-la flexionada enquanto entra na fase de flexão do quadril e atinge a posição sentada*.

Grau Regular (5): com os membros superiores estendidos para frente, o indivíduo consegue flexionar a coluna vertebral, mas é incapaz de manter a flexão enquanto tenta entrar na fase de flexão do quadril.

Ver testes e graus em casos de fraqueza acentuada dos músculos anteriores do tronco na p. 217.

---

*Veja os valores em palavras (símbolos) equivalentes aos valores numéricos na página de Códigos para a Graduação Muscular (p. 23).

FRAQUEZA DOS MÚSCULOS ABDOMINAIS: ELEVAÇÃO DO TRONCO

Quando os músculos abdominais são muito fracos para curvar o tronco, os músculos flexores do quadril inclinam a pelve para frente e hiperestendem a região lombar conforme elevam o tronco até a posição sentada. Alguns indivíduos não conseguem realizar *sit-ups*, exceto quando os pés são segurados para baixo desde o início. Geralmente, esses indivíduos apresentam fraqueza acentuada dos músculos abdominais. Eles devem praticar somente o encurvamento do tronco e evitar a realização de *sit-up* da maneira aqui ilustrada.

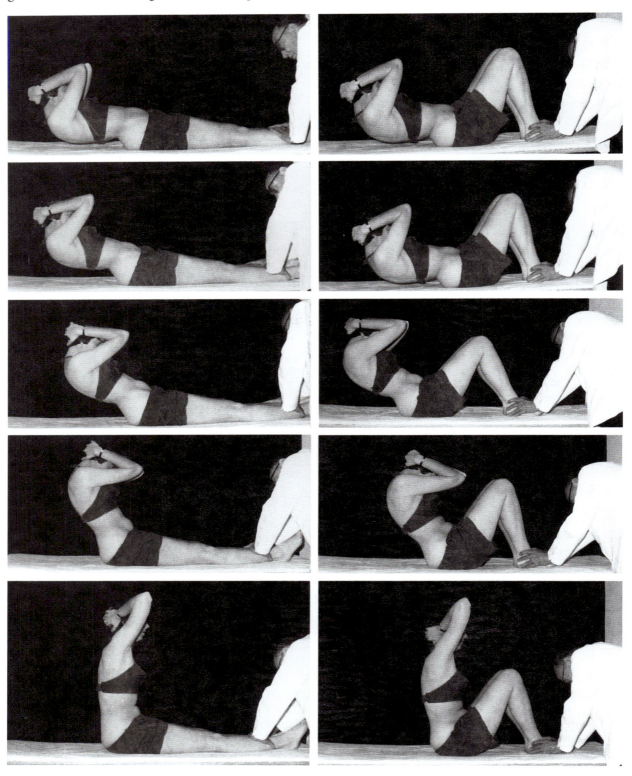

MÚSCULOS ABDOMINAIS FORTES, FLEXORES DO QUADRIL PARALISADOS

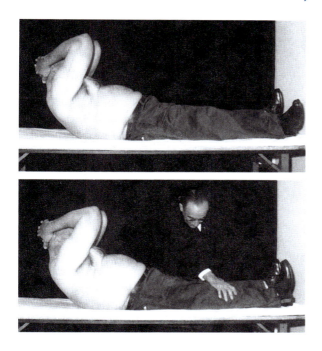
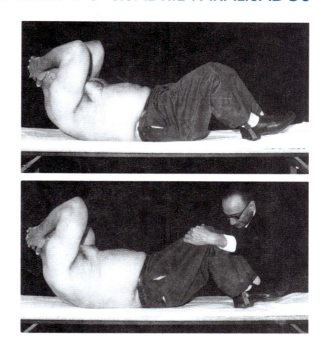

Um indivíduo com músculos abdominais fortes e músculos flexores do quadril paralisados consegue realizar apenas o encurvamento do tronco. A flexão do tronco em direção às coxas (flexão da junta do quadril) requer a ação de músculos que cruzam a junta do quadril (músculos flexores do quadril). Como os músculos abdominais não cruzam essa junta, não podem auxiliar no movimento.

Não importa se os membros inferiores estão estendidos, flexionados ou mesmo mantidos para baixo, porque não é possível haver flexão das juntas do quadril na ausência de músculos flexores do quadril.

Nota-se que o indivíduo não eleva o tronco tão alto da mesa com os membros inferiores flexionados quanto o faz com os membros inferiores estendidos. A pelve move-se mais livremente em inclinação posterior com os membros inferiores flexionados. Quando os músculos abdominais se encurtam, tanto a pelve quanto o tórax se movem e, em conseqüência, o tórax não é elevado tão alto da mesa quanto seria caso a pelve fosse estabilizada com os membros inferiores estendidos. (Imobilizadores de membros inferiores foram mantidos nas fotografias para estabilizar os membros inferiores com os joelhos flexionados.)

MÚSCULOS FLEXORES DO QUADRIL FORTES E ABDOMINAIS FRACOS

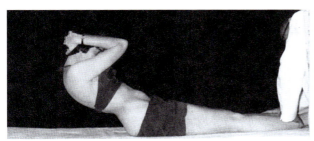
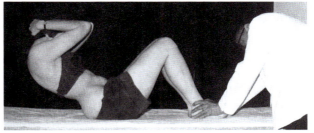

O *sit-up* com a região lombar arqueada (com membros inferiores estendidos ou flexionados) ocorre quando os músculos abdominais são muito fracos. O movimento consiste na flexão das juntas do quadril mediante a ação dos músculos flexores do quadril acompanhada pela hiperextensão da região lombar (lordose). Com músculos flexores do quadril fortes, todo o movimento de elevação do tronco pode ser realizado. (Comparar com as fotografias acima, nas quais não ocorre flexão do quadril na ausência de músculos flexores do quadril.)

EXERCÍCIOS DE *SIT-UP*

Por muitos anos, os *sit-ups* eram mais freqüentemente realizados com os membros inferiores estendidos. Recentemente, foi enfatizada a realização desse exercício com os joelhos flexionados, o que automaticamente flexiona os quadris no decúbito dorsal. Quer com os membros inferiores estendidos, quer com eles flexionados, o *sit-up* é um forte exercício de flexão do quadril. A diferença entre as duas posições dos membros inferiores é o arco do movimento da junta do quadril ao longo do qual os músculos flexores do quadril atuam. Com os membros inferiores estendidos, os músculos flexores do quadril atuam ao longo de um arco de zero a 80° aproximadamente. Com os quadris e os joelhos flexionados, eles atuam ao longo de um arco de aproximadamente 50° (a posição inicial) a 125°, uma amplitude de movimento total de aproximadamente 75°.

Ironicamente, o *sit-up* com os joelhos flexionados foi defendido como um meio de minimizar a ação dos músculos flexores do quadril. Durante muitos anos, tanto entre profissionais quanto entre leigos, persistiu a idéia de que flexionar os quadris e os joelhos em decúbito dorsal tornaria os músculos flexores do quadril "flácidos" e eliminaria sua ação durante a realização de um *sit-up* e que, nessa posição, o *sit-up* seria realizado pelos músculos abdominais. *Essas idéias não são fundamentadas em fatos; são falsas e enganosas.* Os músculos abdominais somente conseguem curvar o tronco. Eles não conseguem realizar a fase de flexão do quadril, a fase principal, do movimento de elevação do tronco. (Ver ilustrações na página ao lado.) Além disso, espera-se que o ilíaco, um músculo monoarticular, complete o movimento de flexão do quadril e não fique "flácido". O m. reto femoral, um músculo biarticular, também não se torna "flácido", porque é alongado sobre a junta do joelho enquanto é encurtado sobre a junta do quadril.

Se os músculos flexores do quadril não forem curtos, um indivíduo, ao iniciar o movimento de elevação do tronco com os membros inferiores estendidos, curva o tronco e retifica a coluna lombar antes do início da fase de flexão do quadril. O risco de hiperextensão existe apenas quando os abdominais são muito fracos para manter o encurvamento, um motivo para não continuar com o *sit-up*.

O problema real na realização de *sit-ups* com os membros inferiores estendidos em comparação com a aparente vantagem da flexão dos quadris e dos joelhos é que existem muitos indivíduos que têm músculos flexores do quadril curtos. No decúbito dorsal, um indivíduo com músculos flexores do quadril curtos deita-se com a região lombar hiperestendida (arqueada para frente). Realizando-se *sit-ups* a partir dessa posição, há risco de que os músculos flexores do quadril hiperestendam ainda mais a região lombar, causando um estresse na área durante o exercício, e aumentem a tendência a uma postura lordótica na posição em pé. No entanto, a posição com os joelhos flexionados libera a tração descendente dos músculos flexores do quadril curtos – permitindo que a pelve seja inclinada posteriormente e a região lombar, retificada – e, conseqüentemente, alivia a tensão sobre a região lombar.

Em vez de reconhecer e tratar o problema de músculos flexores do quadril curtos, a "solução" foi "aceitar" a flexão dos quadris e joelhos. No entanto, essa solução apresenta problemas. Os joelhos flexionados estão sujeitos ao mesmo risco de hiperextensão da região lombar, o que ocorre quando os músculos abdominais são muito fracos para curvar o tronco (Ver p. 204). Na tentativa de levantar, o indivíduo exige uma pressão maior que a usual para manter os pés para baixo ou uma maior extensão dos membros inferiores, ou ele é auxiliado pela realização rápida do movimento com momento adicionado na posição linear. Algumas vezes, defende-se – embora não seja aconselhável – que os membros superiores sejam colocados acima da cabeça e trazidos rapidamente para frente para ajudar na realização do *sit-up*. Esse momento linear adicionado permite que o indivíduo realize o *sit-up*, mas a região lombar é hiperestendida, causando tensão nos músculos abdominais e estresse na região lombar.

EXERCÍCIOS DE SIT-UP

INDICAÇÕES E CONTRA-INDICAÇÕES

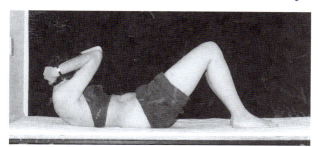

Este indivíduo, com os membros superiores numa posição de teste de grau normal ou 10 e os joelhos flexionados, consegue flexionar a coluna vertebral, mas não consegue elevar o tronco da mesa além do ilustrado na fotografia.

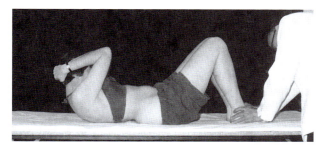

Com os pés segurados para baixo, o indivíduo começa imediatamente a fase de flexão do quadril e pode continuar até a posição sentada completa, como pode ser visto na sua série de fotografias na p. 204.

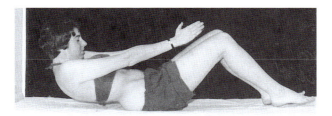

O indivíduo está fazendo um esforço para sentar-se com os membros superiores em uma posição de teste fácil e os seus pés não são segurados para baixo. É evidente que ele vai imediatamente para a fase de flexão do quadril. Os membros inferiores tendem a estender-se num esforço para mover o centro de gravidade dos membros inferiores mais distalmente e neutralizar a força exercida pelo tronco. Ocorrem esses mesmos problemas em relação à estabilização dos pés, seja com joelhos estendidos, seja com joelhos flexionados.

A capacidade de realizar o *sit-up* com o tronco curvado deve ser considerada um feito normal. As pessoas devem ser capazes de se sentar facilmente a partir da posição supina sem ter de virar-se para o lado ou contar com a ajuda dos membros superiores. Quando há fraqueza de um ou ambos os grupos musculares envolvidos no *sit-up* com o tronco curvado, ou seja, músculos abdominais e músculos flexores do quadril, devem ser feitos esforços para se corrigir a fraqueza e restaurar a capacidade de realizar o movimento corretamente. Os músculos flexores do quadril podem apresentar alguma fraqueza associada a problemas posturais, mas raramente isso ocorre em um grau que interfira no *sit-up* (flexão do quadril). O problema na realização do encurvamento do tronco decorre da fraqueza dos músculos abdominais. Usar o exercício de *sit-up* para corrigir a fraqueza abdominal é um erro, pois, quando existe uma fraqueza acentuada, os músculos flexores do quadril iniciam e realizam o movimento com a região lombar hiperestendida.

O *sit-up* é um exercício forte para os músculos flexores do quadril, quer com os joelhos flexionados, quer com os membros inferiores estendidos. A junta do quadril move-se para o término da sua flexão com os quadris e joelhos flexionados, fazendo esse tipo de *sit-up* acarretar maior propensão ao desenvolvimento do encurtamento do m. iliopsoas que o *sit-up* com os joelhos e quadris estendidos.

A flexibilidade normal das costas é uma característica desejável, mas a flexibilidade excessiva não. Os riscos do *sit-up* com os joelhos flexionados também estão relacionados ao risco de hiperflexão do tronco, ou seja, a coluna vertebral curva-se convexamente para trás. Com o corpo na posição anatômica ou em decúbito dorsal com os membros inferiores estendidos, o centro de gravidade é discretamente anterior ao primeiro ou segundo segmento sacral. Com os quadris e joelhos flexionados, o centro de gravidade move-se em direção à cabeça. *Os membros inferiores exercem menos força para contrabalançar o tronco durante um* sit-up *com os quadris e joelhos flexionados que durante um* sit-up *com os membros inferiores estendidos.* Existem duas alternativas para o *sit-up* a partir da posição com os joelhos flexionados: uma pressão externa deve ser exercida para manter os pés para baixo (maior do que a requerida para aqueles que a necessitam com os membros inferiores estendidos) ou o tronco deve ser curvado excessivamente para mover o centro de gravidade para baixo. Essa flexão excessiva é representada por uma curva torácica exagerada (arredondamento acentuado da região dorsal) e/ou por uma flexão anormal envolvendo a área toracolombar (o arredondamento estende-se até a região lombar). A flexão anormal envolvendo a área toracolombar é acentuada quando o *sit-up* com os joelhos flexionados é realizado sem que os pés sejam mantidos para baixo e com os calcanhares posicionados próximos das nádegas.

EFEITO DA MANUTENÇÃO DOS PÉS PARA BAIXO DURANTE A ELEVAÇÃO ANTERIOR DO TRONCO

Geralmente, considera-se o centro de gravidade do corpo localizado aproximadamente no nível do primeiro segmento sacral, acima da junta do quadril. Se 50% do peso corporal estiver acima do centro de gravidade, mais de 50% do peso corporal estará acima da junta do quadril. (Basmajian afirma que os membros inferiores constituem aproximadamente um terço do peso corporal [5].) Para a maioria das pessoas, isso significa que a força exercida pelo tronco no decúbito dorsal é maior que a força exercida por ambos os membros inferiores. Geralmente, a elevação de ambos os membros com os joelhos estendidos pode ser iniciada sem desequilíbrio do peso do tronco no decúbito dorsal. Raramente, no entanto, o tronco reto ou hiperestendido – ver página ao lado – pode ser elevado a partir do decúbito dorsal em direção à posição sentada sem que seja aplicada alguma força externa, como pressão descendente dos pés, além daquela exercida pelas extremidades estendidas.

Por outro lado, se o tronco se curvar suficientemente quando é iniciada a sua elevação, o centro de gravidade do corpo move-se para baixo, abaixo das juntas do quadril ou em direção a estas. Quando isso ocorre, o tronco curvado pode ser elevado pela flexão em direção às coxas, de modo que não é necessário que os pés sejam segurados para baixo. A maioria dos adolescentes, principalmente os com membros inferiores longos em relação ao tronco, e a maioria das mulheres conseguem realizar um *sit-up* com os membros inferiores estendidos sem que os pés sejam segurados para baixo. Em contrapartida, muitos homens necessitam de uma pequena força adicional aplicada onde o encurvamento do tronco é completado e a fase de flexão do quadril é iniciada.

Para que o *sit-up* com o tronco curvado seja utilizado como um teste de força dos músculos abdominais, deve-se assegurar a mensuração da capacidade de curvar o tronco. O encurvamento do tronco deve preceder a fase de flexão do quadril do movimento de elevação do tronco. Quando os pés não são segurados para baixo, a pelve inclina-se posteriormente conforme a cabeça e os ombros são elevados no início do encurvamento do tronco. Com os pés segurados para baixo, os músculos flexores do quadril são fixados e a elevação do tronco pode imediatamente se tornar um *sit-up* com as costas arqueadas e a flexão das juntas do quadril. Por essa razão, *para ajudar a garantir que o teste determine a capacidade de curvar o tronco antes do início da fase de flexão do quadril, os pés não devem ser segurados para baixo durante a fase de flexão do tronco.*

Questiona-se freqüentemente se causa algum problema segurar os pés para baixo, se a força abdominal for normal. É provável que não, se o indivíduo realizar apenas alguns *sit-ups*. Um ou dois *sit-ups* com o tronco curvado e adequadamente realizados determinam a força normal, e não a resistência. Um indivíduo pode apresentar grau normal e realizar vários *sit-ups* adequadamente. Com *sit-ups* repetidos, no entanto, os músculos abdominais podem entrar em fadiga e esse mesmo indivíduo pode passar a realizar *sit-ups* com as costas arqueadas. Essa situação ocorre freqüentemente, pois os músculos abdominais não possuem a mesma resistência que os músculos flexores do quadril.

A transição para um *sit-up* com as costas arqueadas poderia e deveria passar despercebida se os pés fossem segurados para baixo desde o início do *sit-up*. Entretanto, se eles não fossem segurados para baixo durante a fase inicial de flexão da coluna vertebral, a incapacidade de curvar o tronco se tornaria evidente à medida que o indivíduo fosse se cansando. Um indivíduo pode conseguir realizar até cem *sit-ups* com os pés segurados para baixo, mas não mais do que cinco sem serem segurados. Isso indicaria que a elevação do tronco tornou-se um *sit-up* com arqueamento das costas após os primeiros cinco.

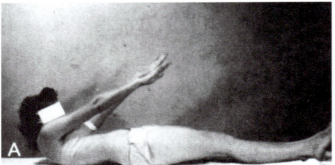

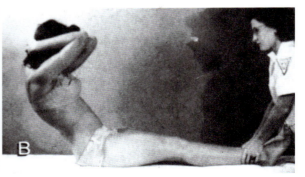

Mulher com fraqueza acentuada dos músculos abdominais. Com os membros superiores numa posição de teste relativamente fácil (grau 6 ou regular+), é incapaz de flexionar a coluna lombar e completar o *sit-up* quando seus pés não são segurados para baixo.

Mesma mulher mostrada na **Figura A**. Com os membros superiores numa posição de teste de grau normal ou 10, é capaz de realizar o *sit-up* pela ação dos músculos flexores do quadril porque seus pés são segurados para baixo. Como teste, este mede apenas a força dos músculos flexores do quadril.

EXERCÍCIOS TERAPÊUTICOS: ENCURVAMENTO DO TRONCO

Para fortalecer os músculos abdominais que apresentam fraqueza no teste de encurvamento do tronco, recomenda-se, na maioria das vezes, que o indivíduo realize apenas a parte de encurvamento do tronco do movimento, o que traz a vantagem do exercício para os músculos abdominais sem o exercício pesado para os músculos flexores do quadril. Além disso, segundo Nachemson e Elfstron, há menos pressão intradiscal quando apenas o encurvamento do tronco é realizado em comparação com o *sit-up* completo (6).

Quando o indivíduo consegue realizar o encurvamento do tronco até o término da flexão da coluna vertebral, a resistência pode ser aumentada cruzando-se os antebraços no tórax e completando o encurvamento. Posteriormente, mais resistência pode ser adicionada colocando-se as mãos atrás da cabeça e completando o encurvamento. Em cada estágio, deve-se tentar obter certa resistência (término do encurvamento, manutenção da posição durante alguns segundos e repetição do exercício aproximadamente dez vezes).

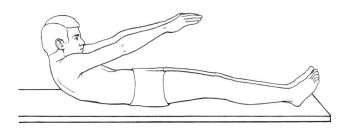

Exercício Abdominal e Encurvamento do Tronco: em decúbito dorsal, colocar um pequeno rolo sob os joelhos. Inclinar a pelve para retificar a região lombar sobre a mesa tracionando para cima e para dentro com os músculos do abdome inferior. Com os membros superiores estendidos para frente, elevar a cabeça e os ombros da mesa. Elevar a parte superior do tronco o mais alto possível enquanto as costas se flexionam, *mas não tentar chegar à posição sentada*.

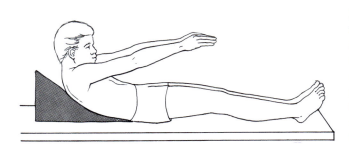

Exercício Abdominal e Encurvamento do Tronco Assistido: se os músculos abdominais forem muito fracos e o indivíduo não conseguir elevar os ombros da mesa, modificar o exercício acima colocando um travesseiro em forma de cunha (ou equivalente) sob a cabeça e os ombros. Esta posição permite ao indivíduo realizar o exercício dentro de uma pequena amplitude de movimento. À medida que a capacidade de manter o encurvamento completo aumenta, utilizar um travesseiro menor e fazer o indivíduo flexionar-se até o término do encurvamento.

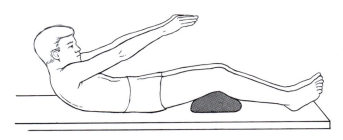

Exercício Abdominal e Flexores do Quadril Curtos: quando os músculos flexores do quadril são curtos e restringem a inclinação pélvica posterior, modificar o exercício de encurvamento do tronco da figura acima colocando temporariamente um travesseiro sob os joelhos para flexionar passivamente os quadris, conforme a ilustração.

MÚSCULOS ABDOMINAIS DURANTE O ABAIXAMENTO DOS MEMBROS INFERIORES

DEFINIÇÕES E DESCRIÇÕES

A **elevação de ambos os membros inferiores** a partir do decúbito dorsal é a flexão dos quadris com os joelhos estendidos. Com os extensores do joelho mantendo os joelhos estendidos, os músculos flexores do quadril elevam os membros inferiores. Nenhum músculo abdominal cruza as juntas do quadril, de modo que esses músculos não podem auxiliar diretamente no movimento de elevação do membro inferior. Como visto na ilustração abaixo, o papel dos músculos flexores do quadril torna-se evidente observando-se a perda de função quando eles estão paralisados.

Para realizar o movimento de elevação de ambos os membros inferiores a partir do decúbito dorsal, a pelve deve ser estabilizada de alguma maneira. Os músculos abdominais não podem participar diretamente do movimento de elevação do membro inferior, mas a força ou a fraqueza desses músculos afeta diretamente a posição do tronco e a maneira na qual a pelve é estabilizada. A elevação do membro inferior por meio da ação dos músculos flexores do quadril exerce uma forte tração descendente sobre a pelve em direção à sua inclinação anterior. Os músculos abdominais tracionam a pelve para cima, na direção de sua inclinação posterior.

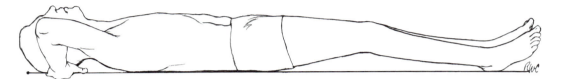

Um indivíduo com músculos abdominais fortes e músculos flexores do quadril muito fracos ou paralisados não consegue elevar os membros inferiores a partir do decúbito dorsal. Na tentativa de fazê-lo, o único movimento que ocorre é a inclinação posterior forçada da pelve. Passivamente, as coxas podem ser discretamente elevadas da mesa em consequência da inclinação da pelve, como ilustrado acima, ou podem permanecer em contato com a mesa se as estruturas anteriores da junta do quadril estiverem relaxadas.

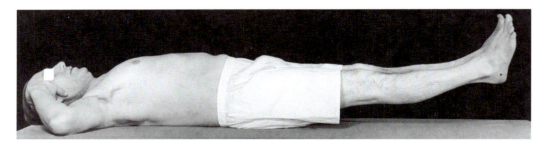

Se o indivíduo possuir músculos abdominais fortes, as costas podem ser mantidas apoiadas sobre a mesa com os abdominais mantendo a pelve em inclinação posterior durante o movimento de elevação dos membros inferiores.

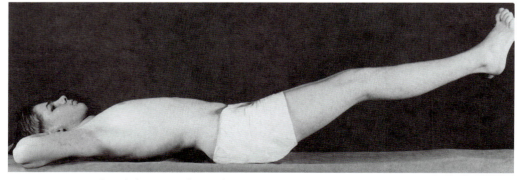

Se os músculos abdominais forem fracos, a pelve inclina-se anteriormente conforme os membros inferiores são elevados. Quando essa inclinação ocorre, as costas hiperestendem-se, freqüentemente causando dor, e os músculos abdominais fracos são alongados e estão vulneráveis à distensão.

MÚSCULOS ABDOMINAIS DURANTE O ABAIXAMENTO DOS MEMBROS INFERIORES

AÇÕES

Ao analisar as ações dos músculos abdominais, é necessário reconhecer que vários segmentos da musculatura abdominal estão intimamente aliados e interdependentes. No entanto, o m. oblíquo externo possui uma forma básica em leque, e diferentes segmentos podem realizar diferentes ações. A pelve pode ser inclinada posteriormente por uma tração ascendente sobre o púbis, por uma tração oblíqua numa direção ascendente e posterior da crista ilíaca anterior ou por uma tração descendente posteriormente sobre o ísquio. Os músculos (ou partes deles) que estão alinhados nessas direções de tração são o m. reto do abdome, as fibras laterais do m. oblíquo externo e os músculos extensores do quadril. Esses músculos podem inclinar a pelve posteriormente, quer o paciente esteja na posição ereta, quer o paciente esteja em decúbito dorsal. No entanto, em decúbito dorsal, durante o abaixamento dos membros inferiores, os músculos extensores do quadril não estão em uma posição para ajudar a manter a flexão da coluna lombar e a inclinação pélvica posterior. Conseqüentemente, o m. reto do abdome e o m. oblíquo externo assumem um papel principal na manutenção da posição da região lombar e da pelve durante o movimento de abaixamento dos membros inferiores.

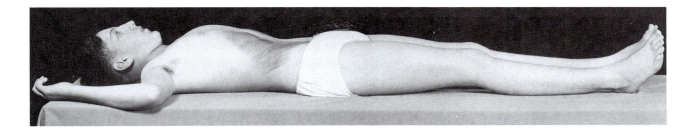

As fibras laterais do m. oblíquo externo atuam para inclinar a pelve posteriormente, com pouca ou nenhuma ajuda do m. reto do abdome. Os membros superiores do indivíduo são colocados acima da cabeça para expor o desenho no abdome. (Para a posição dos membros superiores durante o teste dos músculos abdominais inferiores, ver p. 213 e 214.)

A ação do m. reto do abdome e do m. oblíquo externo é requerida para manter a pelve em inclinação posterior e a região lombar achatada sobre a mesa, enquanto os membros inferiores são elevados ou abaixados.

MÚSCULOS FLEXORES LATERAIS DO TRONCO: TESTE DA MUSCULATURA ABDOMINAL INFERIOR

A flexão anterior do tronco pelos músculos abdominais inferiores está centrada na capacidade desses músculos de flexionar a coluna lombar, apoiando a região lombar sobre a mesa e, em seguida, mantendo-a achatada contra a resistência progressiva provida pelo movimento de abaixamento dos membros inferiores.

Paciente: em decúbito dorsal sobre uma superfície firme. Pode-se utilizar um cobertor dobrado, mas não a almofada muito macia. Os antebraços são flexionados sobre o tórax para garantir que os cotovelos não repousem sobre a mesa para suporte.

> **Nota:** *Evitar estender os membros superiores acima da cabeça ou cruzar as mãos atrás da cabeça.*

Fixação: nenhuma fixação deve ser aplicada ao tronco, pois este teste determina a capacidade dos músculos abdominais de fixar a pelve em aproximação ao tórax contra a resistência provida pelo abaixamento dos membros inferiores. Prover estabilização ao tronco seria prover assistência, assim como permitir que o paciente segure a mesa ou repouse as mãos ou os cotovelos sobre esta.

Movimento de Teste: o examinador auxilia o paciente a elevar os membros inferiores até a posição vertical ou pede ao paciente que eleve um membro por vez até essa posição, mantendo os joelhos estendidos. A contração dos posteriores da coxa interfere na obtenção da posição inicial completa.

Solicitar ao indivíduo que incline a pelve posteriormente para retificar a coluna lombar sobre a mesa por meio da contração dos músculos abdominais e, em seguida, manter a região lombar plana enquanto abaixa os membros inferiores lentamente. Atentar para a posição da região lombar e da pelve enquanto os membros inferiores são abaixados. O indivíduo não deve elevar a cabeça e os ombros durante o teste.

Resistência: a força exercida pelos músculos flexores do quadril e pelo abaixamento dos membros inferiores tende a inclinar a pelve anteriormente e atua como uma forte resistência contra os músculos abdominais, os quais estão tentando manter a pelve em inclinação posterior. À medida que os membros inferiores são abaixados pela contração excêntrica (alongamento) dos músculos flexores do quadril, a alavancagem aumenta e eleva a resistência contra os músculos abdominais com o objetivo de graduar a força desses músculos.

Graduação: a força é graduada baseando-se na capacidade de manter a região lombar retificada sobre a mesa durante o abaixamento lento de ambos os membros inferiores a partir da posição vertical, ou seja, ângulo de 90°.

O ângulo entre os membros inferiores estendidos e a mesa é observado no momento em que a pelve se inclina anteriormente e a região lombar se arqueia. Para ajudar na detecção do momento em que isso ocorre, o examinador pode colocar uma mão na região lombar, e não sob ela, e a outra mão com o polegar logo abaixo da espinha ilíaca ântero-superior. Contudo, ao testar pacientes com fraqueza ou dor, colocar o polegar de uma mão logo abaixo da espinha ântero-superior e deixar a outra mão livre para apoiar os membros inferiores no momento em que as costas começarem a se arquear.

O teste de abaixamento dos membros inferiores para a força abdominal não é aplicável em crianças muito pequenas. O peso de seus membros é baixo em relação ao do tronco, e as costas não arqueiam quando os membros inferiores são elevados ou abaixados. Além disso, em torno dos 6 ou 7 anos de idade, quando o teste tem alguma significância, não é fácil para a criança diferenciar as ações de vários músculos e tentar manter as costas em dorso plano durante o abaixamento dos membros inferiores. Entre cerca de 8 e 10 anos de idade, é possível utilizar o teste em muitas crianças. Conforme a adolescência se aproxima e os membros inferiores aumentam de comprimento em relação ao tronco, o quadro é o inverso ao da primeira infância e a alavancagem exercida pelos membros inferiores, quando são abaixados, é maior em relação ao tronco. Nessa idade, graus regular+ ou bom– em testes de abaixamento dos membros inferiores devem ser considerados "normais para a idade" para muitas crianças, especialmente aquelas que cresceram muito rápido. Dos 14 aos 16 anos de idade, os homens devem apresentar grau normal e as mulheres, grau bom. Por causa da distribuição do peso corporal, os homens possuem uma vantagem no teste de abaixamento dos membros inferiores e as mulheres, no teste de elevação do tronco. Staniszewski *et al.* concluíram que o teste de abaixamento dos membros inferiores é confiável e válido para adultos (7).

MÚSCULOS ABDOMINAIS INFERIORES: TESTE E GRADUAÇÃO

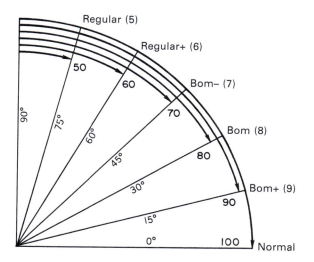

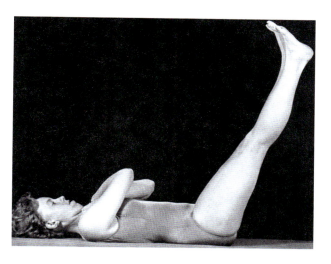

Ver os equivalentes numéricos para as palavras utilizadas em *Código para a Graduação Muscular,* na página 23.

Grau Regular+ (6): com os membros superiores cruzados sobre o tórax, o indivíduo consegue manter a região lombar apoiada sobre a mesa enquanto abaixa os membros inferiores até um ângulo de 60° em relação à mesa.

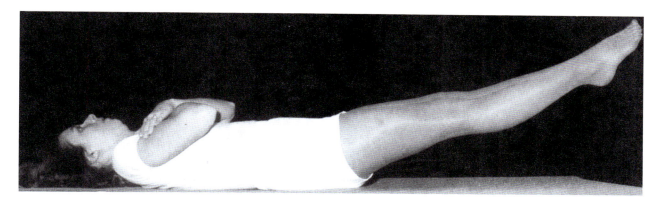

Grau Bom (8): com os membros superiores cruzados sobre o tórax, o indivíduo consegue manter a região lombar plana enquanto abaixa os membros inferiores até um ângulo de 30° em relação à mesa. (Nesta fotografia, os membros inferiores estão num ângulo de 20°.)

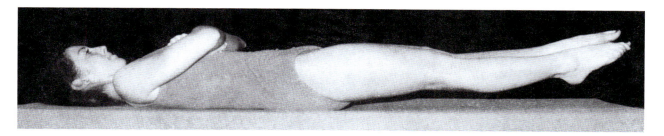

Grau Normal (10): com os membros superiores cruzados sobre o tórax, o indivíduo consegue manter a região lombar plana enquanto abaixa os membros inferiores até o nível da mesa. (Nesta fotografia, os membros inferiores estão elevados alguns graus.)

FRAQUEZA DOS MÚSCULOS ABDOMINAIS: ABAIXAMENTO DOS MEMBROS INFERIORES

Um indivíduo com fraqueza acentuada dos músculos abdominais e músculos flexores do quadril fortes pode manter os membros estendidos em flexão sobre a pelve e abaixá-las lentamente, mas a região lombar arqueia-se progressivamente à medida que os membros inferiores se aproximam da horizontal. A força exercida pelo peso dos membros e pelos músculos flexores do quadril que as mantêm em flexão sobre a pelve, inclina a pelve anteriormente, superando a força dos músculos abdominais fracos que estão tentando tracionar na direção da inclinação posterior.

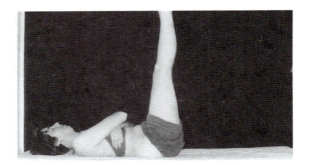

1

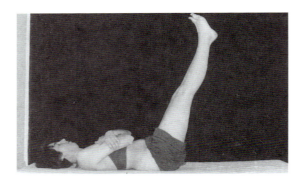

2

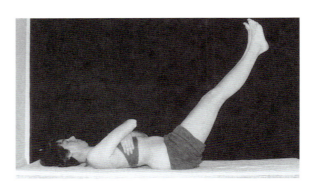

3

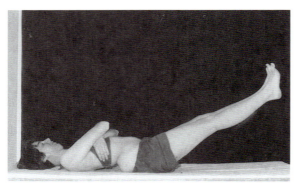

4

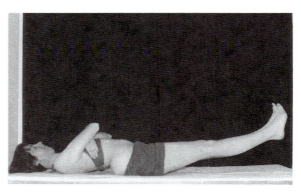

5

EXERCÍCIOS TERAPÊUTICOS: INCLINAÇÃO PÉLVICA POSTERIOR

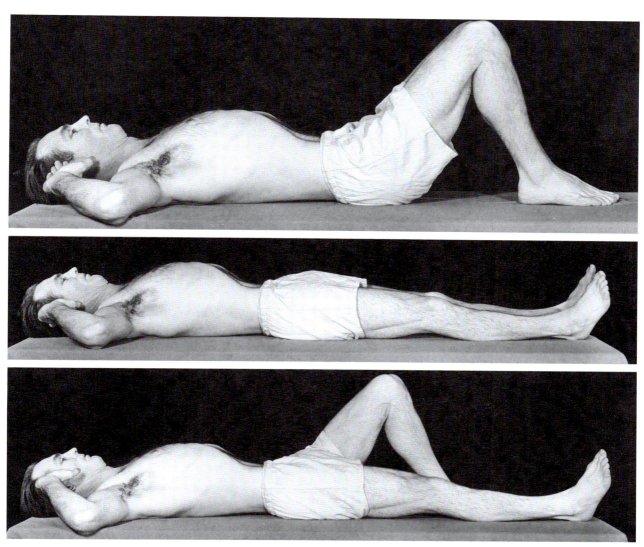

Exercício de inclinação pélvica posterior e deslizamento do membro inferior realizado corretamente para trabalhar o m. oblíquo externo.

O abdome inferior é tracionado para cima e para dentro, e a pelve é inclinada posteriormente para apoiar a região lombar sobre a mesa pela ação do m. oblíquo externo (especialmente as fibras laterais posteriores).

Deve-se ensinar ao indivíduo apalpar as fibras laterais do m. oblíquo para assegurar a sua ação e evitar o uso do m. glúteo máximo para inclinar a pelve durante a realização deste exercício.

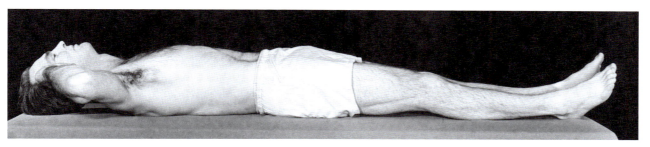

A inclinação pélvica pode ser realizada com o m. reto do abdome, no entanto, não deve ser feita dessa maneira quando se tenta fortalecer o m. oblíquo externo.

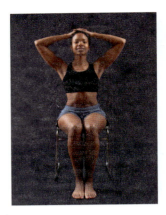 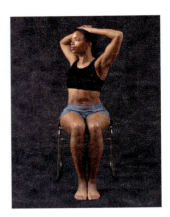 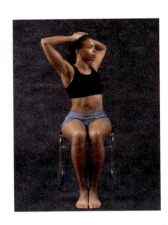

EXERCÍCIO DE FORTALECIMENTO DO M. OBLÍQUO EXTERNO

Os músculos oblíquos externos fortes têm um papel importante na manutenção do bom alinhamento postural e na prevenção da lombalgia. O exercício para fortalecer esses músculos deve ser específico, como ilustrado acima. A fraqueza do m. oblíquo externo é comum em indivíduos que realizam exercícios de *sit-up* excessivamente, porque as fibras póstero-laterais desse músculo alongam-se durante o encurvamento do tronco. (Ver p. 201.)

A posição sentada oferece resistência aos músculos oblíquos externos mantendo o abdome inferior "para cima e para dentro" e a região lombar retificada. Além disso, a rotação do tórax sobre a pelve, como ilustrado acima, exige uma ação forte unilateral alternada entre os músculos oblíquos externos direito e esquerdo.

Posição Inicial: sentar-se ereto em uma cadeira ou um banco, olhando para frente, com os pés apoiados no chão e os membros inferiores unidos. Esta posição estabiliza a pelve. Colocar as mãos no topo da cabeça para ajudar a manter o tórax elevado e a região dorsal em bom alinhamento.

Exercício: para fortalecer o m. oblíquo externo esquerdo, rodar lentamente a parte superior do tronco para a direita (sentido horário) e manter a posição durante alguns segundos. Relaxar e retornar à linha média. Para exercitar o m. oblíquo externo direito, rodar lentamente a parte superior do tronco para a esquerda (sentido anti-horário) e manter a posição durante alguns segundos. Relaxar e retornar à linha média.

> **Nota:** *Exercícios podem ser realizados na posição em pé, entretanto é mais difícil fixar a parte superior do tronco, porque a pelve roda na mesma direção que o m. oblíquo externo.*

POSICIONAMENTO TEMPORÁRIO DOS JOELHOS FLEXIONADOS

Quando os músculos flexores do quadril monoarticulares são curtos, mantêm a pelve em inclinação anterior e a região lombar em hiperextensão na posição em pé ou em decúbito dorsal com os membros inferiores estendidos. A partir dessa posição, é difícil, se não impossível, realizar exercícios de inclinação pélvica posterior para fortalecer os músculos abdominais. Como o movimento de elevação da cabeça e dos ombros envolve uma inclinação pélvica posterior simultânea, também ocorre interferência nesse exercício.

Quando se faz um esforço para inclinar a pelve, os músculos flexores do quadril curtos tornam-se tensos e impedem o movimento. Para liberar essa restrição e tornar a inclinação da pelve mais fácil, a posição com os joelhos flexionados tem sido amplamente defendida.

Essa posição obviamente acarreta músculos flexores do quadril contraídos e curtos. Também facilita a inclinação, geralmente apenas pela pressão dos pés contra a mesa para "jogar a pelve para trás". Com o encurtamento dos músculos flexores do quadril, os quadris e os joelhos devem ser flexionados, *apenas o necessário*, para permitir a inclinação pélvica posterior. Essa posição deve ser mantida passivamente mediante o uso de um rolo ou de um travesseiro suficientemente largo sob os joelhos. A partir dessa posição, exercícios de inclinação pélvica e de encurvamento do tronco podem ser realizados para fortalecer os músculos abdominais.

Embora a flexão dos quadris e dos joelhos seja inicialmente necessária e justificável, essa posição não deve ser mantida indefinidamente. Portanto, a extensão e a duração da modificação do exercício são importantes. Os objetivos devem ter por base o resultado final desejado, e os exercícios devem ser direcionados para tal. Um resultado final desejado na posição em pé é a capacidade de manter um bom alinhamento da pelve com os membros inferiores estendidos (com as juntas do quadril e do joelho em bom alinhamento). Para alcançar esse objetivo, deve-se minimizar e, em seguida, diminuir gradualmente o grau de flexão do quadril permitida pela posição com os joelhos flexionados.

Inclinar a pelve posteriormente com os membros inferiores estendidos o máximo possível move a pelve na direção do alongamento dos músculos flexores do quadril, enquanto fortalece os abdominais. Esse movimento não é

FRAQUEZA ACENTUADA DA MUSCULATURA ABDOMINAL: TESTE E GRADUAÇÃO

suficiente para alongar os músculos flexores do quadril, mas ajuda a estabelecer o padrão necessário de ação muscular durante a tentativa de se corrigir uma postura lordótica defeituosa na posição em pé. Concomitantemente com o exercício abdominal adequado, os músculos flexores do quadril devem ser alongados para que, em tempo, o indivíduo consiga realizar a inclinação posterior com os membros inferiores estendidos. (Ver p. 381.)

A graduação objetiva dos músculos abdominais ântero-laterais não é difícil quando a força é regular, ou seja, grau 5 ou maior. Abaixo de uma força regular, é mais difícil realizar a graduação precisa. Os testes e os graus descritos aqui representam orientações para a graduação de músculos fracos.

Havendo desequilíbrio acentuado dos músculos abdominais, deve-se observar desvios do umbigo (ver página anterior) e basear-se na palpação para a graduação.

Antes de realizar os testes citados abaixo, é necessário testar a força dos músculos anteriores do pescoço.

MÚSCULOS ABDOMINAIS ANTERIORES (PRINCIPALMENTE O M. RETO DO ABDOME)

Grau Regular– (4): em decúbito dorsal com os joelhos discretamente flexionados (com uma toalha enrolada sob os joelhos se necessário), o paciente consegue inclinar a pelve posteriormente e manter a pelve e o tórax próximos enquanto a cabeça é elevada da mesa.

Grau Ruim (2): na mesma posição, o paciente consegue inclinar a pelve posteriormente. No entanto, conforme a cabeça é elevada, os músculos abdominais não conseguem manter a posição contra a resistência anterior, e o tórax afasta-se da pelve.

Grau Vestigial: em decúbito dorsal, quando o paciente tenta deprimir o tórax ou inclinar a pelve posteriormente, uma contração pode ser sentida nos músculos abdominais anteriores, mas não se observa aproximação da pelve e do tórax.

MÚSCULOS ABDOMINAIS OBLÍQUOS

Grau Regular– (4): em decúbito dorsal, com o examinador exercendo uma resistência moderada contra uma tração descendente diagonal do membro superior, a tração transversa dos músculos abdominais oblíquos será muito firme na palpação e tracionará a margem costal em direção à crista ilíaca oposta. Se o membro superior for fraco, a tração do ombro para frente numa direção diagonal, em direção ao quadril oposto, mantendo-o contra a pressão, pode ser substituída pelo movimento do membro superior.

Com o paciente em decúbito dorsal e um membro inferior mantido estendido com uma flexão do quadril aproximada de 60°, o examinador aplica uma pressão moderada contra a coxa numa direção descendente e para fora. Os músculos oblíquos devem ser suficientemente fortes para tracionar a crista ilíaca em direção à margem costal oposta. (Esse teste pode ser feito apenas se a força dos músculos flexores do quadril for boa.)

Grau Ruim (2): o paciente consegue aproximar a crista ilíaca em direção à margem costal oposta.

Grau Vestigial: pode-se sentir uma contração no m. oblíquo quando o paciente faz um esforço para tracionar a margem costal em direção à crista ilíaca oposta, o que significa um discreto desvio lateral do tórax sobre a pelve, mas sem aproximação dessas partes.

MÚSCULOS LATERAIS DO TRONCO

Grau Regular– (4): em decúbito lateral, a fixação firme e a aproximação da caixa torácica e da crista ilíaca lateralmente serão observadas durante a abdução ativa do membro inferior e da adução do membro superior contra resistência.

Grau Ruim (2): em decúbito dorsal, o paciente consegue aproximar a crista ilíaca e a caixa torácica lateralmente, à medida que se esforça para elevar a pelve lateralmente ou aduzir o membro superior contra resistência.

Grau Vestigial: em decúbito dorsal, pode-se sentir uma contração nos músculos abdominais laterais quando se faz um esforço para elevar a pelve lateralmente ou aduzir o membro superior contra resistência, mas não se observa aproximação do tórax e da crista ilíaca lateral.

REGISTRO DO GRAU DA FORÇA DA MUSCULATURA ABDOMINAL

Os graus da musculatura abdominal são registrados de dois modos; o método escolhido depende da intensidade da força.

Quando a força é regular (grau 5) ou maior nos testes de elevação do tronco e abaixamento dos membros inferiores, geralmente é suficiente graduar e registrar baseando-se nesses testes. (Ver **Figura A**.) O desequilíbrio intrínseco entre as partes do m. reto do abdome ou dos músculos oblíquos raramente necessita de uma graduação separada das partes se esses testes revelarem um grau regular ou acima de regular.

Quando há fraqueza ou desequilíbrio acentuados, é necessário indicar os achados do teste em relação a músculos específicos. (Ver **Figura B**.) e (Ver p. 199.)

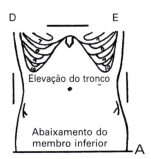 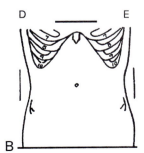

DESEQUILÍBRIO DA MUSCULATURA ABDOMINAL E DESVIOS DA CICATRIZ UMBILICAL

Na fraqueza e no desequilíbrio acentuados da musculatura abdominal, é possível, até certo ponto, determinar a extensão do desequilíbrio por meio da observação de desvios da cicatriz umbilical. A cicatriz umbilical desvia-se em direção a um segmento forte e afasta-se de um segmento fraco. Por exemplos, se três segmentos – os oblíquos externo esquerdo e internos esquerdo e direito – forem igualmente fortes e o externo direito for acentuadamente fraco, a cicatriz umbilical desvia-se em direção ao interno esquerdo. Isso ocorre não porque o interno esquerdo é o mais forte, mas porque não existe oposição do externo direito. Ocorrem desvios para afastar-se do segmento fraco.

Por outro lado, desvios podem significar que um segmento é forte e os outros três são fracos, e o desvio ocorre em direção ao segmento mais forte. Nesse caso, as forças relativas devem ser determinadas pela palpação e pela extensão do desvio da cicatriz umbilical durante a realização de movimentos de teste localizados.

Ocasionalmente, a cicatriz umbilical desvia-se não por causa da contração muscular ativa, mas sim de um alongamento do músculo. O examinador deve se certificar de que os músculos que estão sendo testados estão se contraindo ativamente antes de utilizar desvios da cicatriz umbilical para indicar força ou fraqueza.

Para se obter desvios verdadeiros, os músculos abdominais devem primeiramente estar numa posição relaxada. Os joelhos devem estar suficientemente flexionados para relaxar as costas, as quais devem estar em contato com a mesa. Em seguida, solicita-se ao paciente que tente elevar a cabeça ou inclinar a pelve posteriormente, apesar de as costas já estarem planas. Se movimentos de resistência do membro superior ou inferior forem utilizados nos testes, devem ser iniciados a partir da posição relaxada e produzir encurtamento real do músculo. Se a fraqueza for muito aparente, o teste inicial deve ser um movimento ativo leve com aplicação gradual da resistência. Deve-se observar primeiramente até que ponto o músculo consegue aproximar a sua origem e a sua inserção e, em seguida, quanto de pressão pode ser aplicado antes de a tração "romper" e o músculo começar a alongar-se.

Um profissional não familiarizado com o exame dos músculos abdominais pode achar muito difícil certificar-se dos desvios da cicatriz umbilical. Se uma fita ou um cordão for mantido transversalmente e depois diagonalmente sobre a cicatriz umbilical durante a realização dos movimentos de teste, talvez seja mais fácil determinar a direção dos desvios. A cicatriz umbilical pode se desviar para cima ou para baixo da fita transversa, revelando uma tração desigual das porções superior e inferior do m. reto do abdome. O desvio da fita mantida diagonalmente sobre a cicatriz umbilical significa um desequilíbrio entre os músculos oblíquos.

Linhas feitas com tinta ou com um marcador de pele nas cristas ilíacas anteriores, nas margens costais, logo acima do púbis, e abaixo do esterno também podem ajudar o examinador. À medida que o teste é realizado, a fita é mantida entre a cicatriz umbilical e as várias marcas. O encurtamento ou o alongamento real dos segmentos podem então ser detectados conforme se tenta realizar um movimento.

MOVIMENTOS DO MEMBRO SUPERIOR NO TESTE DA MUSCULATURA ABDOMINAL

Movimentos do membro superior são realizados contra resistência ou mantidos contra pressão durante o teste da musculatura abdominal, porque movimentos do membro superior sem resistência não exigem ação apreciável dos músculos do tronco para a fixação.

Normalmente, um movimento ascendente dos membros superiores no plano anterior exige fixação pelos músculos das costas, e um movimento descendente no plano anterior exige fixação pelos músculos abdominais. No entanto, na fraqueza abdominal, os músculos das costas podem propiciar a fixação para a tração ou o empurrão do membro superior para baixo. Por exemplo, se um paciente estiver em decúbito dorsal e oferecer resistência a uma tração descendente de ambos os membros superiores, os músculos abdominais normais irão se contrair para fixar o tórax firmemente em direção à pelve. Entretanto, na fraqueza abdominal acentuada, as costas arqueiam-se em relação à mesa, e o tórax é tracionado afastando-se da pelve até ser firmemente fixado pela extensão da coluna torácica. O arqueamento das costas alonga os músculos abdominais, os quais podem se tornar tensos e firmes à palpação. O examinador deve atentar para não confundir a tensão com a firmeza que acompanha a contração dos músculos.

Em movimentos transversos ou diagonais do membro superior, se os músculos abdominais forem normais, o m. oblíquo externo do mesmo lado do membro superior e o m. oblíquo interno contralateral contraem-se para fixar o tórax à pelve. Entretanto, na fraqueza transversa naquela linha de tração, os músculos oblíquos podem atuar para prover fixação. Para realizar um exame preciso, o examinador deve conhecer essas ações substitutas.

O ENIGMA DA REGIÃO LOMBAR

As causas de muitas condições dolorosas da região lombar permanecem obscuras. A lombalgia, um dos tipos mais comuns de dor, continua a confundir os especialistas. Apesar da vasta quantidade de informações atualmente disponíveis em razão da tecnologia moderna, os sinais e sintomas são amplamente utilizados como base para determinar tratamento conservador (não-cirúrgico). Mesmo quando esses sinais e sintomas são objetivos, freqüentemente são observadas divergências entre examinadores quanto à interpretação apropriada de sua importância clínica. Em muitos casos, a interpretação desses sinais e sintomas ainda não é adequada para propiciar um diagnóstico conclusivo. DeRosa e Porterfield afirmam que "no momento, a identificação precisa dos tecidos envolvidos na maioria das lombalgias é praticamente impossível" (8).

A incapacidade de se estabelecer um diagnóstico definitivo contribui para vários sistemas de tratamento – suportados por evidências de sucesso. O tratamento difere: repouso e medicamentos, mobilização bem-sucedida (i. e., manipulação), aplicação imediata de um suporte para imobilização ou tratamento suave que emprega várias modalidades e procedimentos que aliviam a dor. Afirma-se freqüentemente que uma alta porcentagem dos casos, cerca de 80%, apresenta recuperação em duas semanas, com ou sem tratamento. Tendo em vista essas estatísticas, não é surpreendente que exista uma alta taxa de sucesso, independentemente da abordagem ou do sistema de tratamento. Para aqueles que obtiveram alívio para uma dor intensa, entretanto, não existem dúvidas de que o tratamento ajudou.

Independentemente da abordagem terapêutica, na literatura constam diversas referências sobre a necessidade da correção postural. Ocasionalmente, o tratamento imediato inclui a correção do alinhamento, mas a correção duradoura e a prevenção de problemas futuros são aspectos ainda mais importantes do tratamento. Trata-se da área com a qual este livro basicamente se preocupa.

A correção de defeitos posturais envolve o exame do alinhamento e testes de comprimento e força muscular. A preservação do bom alinhamento depende de estabelecer e manter bom equilíbrio muscular. Esta foi a tese básica apresentada pelos autores originais deste livro no folheto *Study and Treatment of Muscle Imbalance in Cases of Low Back and Sciatic Pain* (1936) e em *Posture and Pain* (1952) (9, 10).

A mecânica da região lombar é inseparável da mecânica da postura global, mas especialmente da pelve e dos membros inferiores. Como conseqüência, a avaliação da postura defeituosa deve incluir o exame de todo o corpo.

Embora os sintomas e os defeitos comumente apareçam na mesma área, os defeitos podem não estar limitados àquelas áreas nas quais os sintomas se manifestaram. Por exemplo, uma dor em um membro inferior pode ser causada por um problema cuja origem esteja nas costas. Uma distensão funcional ou mecânica que provoca desequilíbrio muscular em uma parte do corpo pode acarretar em pouco tempo alterações compensatórias em outras partes. Em contrapartida, sintomas que se manifestam na região lombar podem ser causados por defeitos mecânicos dos pés, dos membros inferiores ou da pelve.

O desequilíbrio pode começar com fraqueza ou distensão da musculatura abdominal devida a uma cirurgia ou à obesidade. Entre as mulheres, a gestação pode ser a causa. Freqüentemente ocorre lombalgia após o trabalho de parto, e a dor das pacientes é aliviada mediante tratamento para fortalecer a musculatura abdominal e corrigir a postura defeituosa.

Em adultos, pouquíssimas atividades exigem o uso extenuante dos músculos abdominais, mas a maior parte delas tende a fortalecer os músculos das costas. Um fator importante a ser considerado como uma causa predisponente ao encurtamento dos músculos das costas e ao relaxamento dos músculos abdominais é que os músculos eretores da espinha são numerosos e curtos e fixam-se a uma estrutura óssea sólida. Contudo, os músculos abdominais são longos, com fixações fasciais fortes, mas sem uma estrutura óssea de suporte. Além disso, os músculos abdominais suportam a tensão do peso das vísceras abdominais e, nas mulheres, da distensão e da tensão muscular que acompanham a gestação.

Esta seção trata da avaliação e do tratamento baseados nos achados de testes de alinhamento, amplitude de movimento, comprimento muscular e força muscular. Ela não rotula a maior parte dos tipos de condições dolorosas da região lombar, nomeando apenas os problemas de alinhamento e de desequilíbrio muscular associados às inclinações pélvicas anterior, posterior e lateral. Os problemas da dor no membro inferior são os associados à compressão ou ao alongamento do m. tensor da fáscia lata e do trato iliotibial; à dor ciática relacionada a uma protrusão discal; ou ao alongamento do piriforme, com dor e fraqueza na região posterior do glúteo médio e problemas de joelho e pé nos quais o alinhamento defeituoso e o desequilíbrio muscular são fatores consideráveis. (Para mostrar as complexidades do alinhamento postural, o Capítulo 2 foi dedicado à esse assunto, e descrições detalhadas de vários testes citados neste capítulo são encontradas nos Capítulo 2, 6 e 7.)

Esta seção inclui a distensão lombossacra, a distensão sacroilíaca e, resumidamente, o deslizamento facetário e a coccialgia. A distenção lombossacra pode ter origem postural. Os outros três tipos não são basicamente considerados problemas posturais, mas existem problemas associados de alinhamento e desequilíbrio muscular que freqüentemente os afetam.

DISTENSÃO LOMBOSSACRA

A distensão lombossacra é o problema mais comum na região lombar. Entretanto, o termo *distensão*, o qual denota uma tensão lesiva, não engloba os defeitos mecânicos que estão presentes. Essencialmente, existem dois problemas: **compressão indevida** sobre estruturas ósseas, especialmente na sustentação de peso, nas posições em pé ou sentada, e **tensão indevida** sobre músculos e ligamentos durante a sustentação de peso e o movimento. (Ver também p. 34.)

As costas podem apresentar um bom alinhamento durante a sustentação de peso, no entanto, se os músculos da região lombar estiverem contraídos, serão submetidos a uma tensão indevida numa tentativa súbita e sem resistência de flexionar-se para frente, de modo que pode ocorrer distensão muscular aguda.

As costas podem apresentar um alinhamento defeituoso, lordose, por exemplo, sem contração dos músculos da região lombar. O movimento talvez não cause distensão, mas a permanência em pé por qualquer período pode originar a dor. É possível que o estresse compressivo resultante do alinhamento defeituoso, se acentuado ou constante, desencadeie sintomas dolorosos. Esse tipo de postura é mais comum em mulheres que em homens. O defeito é freqüentemente associado à fraqueza dos músculos abdominais. Geralmente, o início dos sintomas é gradual, e não agudo, e é comum que se tornem crônicos. A dor é menor quando o indivíduo está ativo do que quando ele permanece em pé e imóvel. Ela é aliviada pelo decúbito ou pela posição sentada.

Naqueles que apresentam uma combinação de alinhamento defeituoso e contratura muscular, tanto a posição quanto o movimento podem causar dor, que tende a ser constante, embora possa variar de intensidade com a mudança de posição. Estresse que não seria excessivo em circunstâncias comuns pode originar a dor. Um ato aparentemente sem conseqüência pode desencadear a dor de modo agudo.

DISTENSÃO SACROILÍACA

O tipo de junta e a intensidade do movimento permitida pela junta sacroilíaca são pontos centrais em qualquer discussão relativa ao reconhecimento e ao tratamento da distensão sacroilíaca.

Junta Sacroilíaca

Basmajian descreve duas áreas articulares na junta sacroilíaca. Vistas de lado, as asas do sacro apresentam uma área anterior e uma posterior. A área anterior possui a forma de uma orelha e é denominada **superfície auricular**. Sua junta com o ílio é denominada **junta sacroilíaca sinovial**. A área posterior é irregular e denominada **tuberosidade**. Esta junta com o ílio é denominada **junta sacroilíaca fibrosa** e "prové fixação a ligamentos interósseos e sacroilíacos posteriores sólidos que unem os ossos e permitem apenas um movimento mínimo" (11).

A distinção ajuda a esclarecer a confusão que resulta quando a junta é descrita como uma **sindesmose** (imóvel), uma **sincondrose** (discretamente móvel) ou uma **junta sinovial** (totalmente móvel).

Reconhece-se que o movimento normalmente ocorre durante o trabalho de parto e que alguns problemas recorrentes da junta sacroilíaca em mulheres são resultantes de um ou mais trabalhos de parto. Hipócrates acreditava que a junta era imóvel, exceto durante a gestação (12).

Anatomistas referem-se a esta junta de modo variável. Gray considera-a uma sincondrose (13). Sabotta afirma que se trata de uma junta quase imóvel e que as tuberosidades são unidas anteriormente por uma junta e posteriormente por uma sindesmose (14).

Em comparação a outros especialistas, os ortopedistas, como grupo, têm experiência em tratar de problemas da junta sacroilíaca. As citações a seguir expressam os pontos de vista de ortopedistas eminentes de 1918 a 1986:

> Davis: "Na maior parte dos casos, é possível haver um movimento de pequena magnitude..." (15).

> Jones e Lovett: "... o consenso é que o relaxamento sacroilíaco é um fenômeno raro" (16).

> Ober, em *Lovett's Lateral Curvature of the Spine*: "A sólida junta entre o sacro e o ílio pela qual todo o peso corporal é transmitido é uma sincondrose. Está bem estabelecido que ela permite certo movimento, mas sua magnitude é pequena" (17).

> Steindler: "Trata-se de uma junta verdadeira, com facetas articulares, revestimento sinovial e cápsula. No entanto, sua superfície é tão irregular, com numerosas elevações e indentações interconectadas, que o movimento dessa junta é praticamente impossível em condições normais" (18).

> Hoppenfeld: "Para todos os efeitos, a junta sacroilíaca e a sínfise púbica são praticamente juntas imóveis e, apesar de serem envolvidas patologicamente, elas raramente causam dor ou restrição da função" (19).

Cyriax, proeminente na área da medicina física e da reabilitação: "Ocorre movimento na junta sacroilíaca; nos extremos da flexão e extensão do tronco, há rotação entre o sacro e o ílio... Nenhum músculo distende a junta. Não existe menisco intra-articular. Levando-se tudo em consideração, não há muito que possa dar errado. A única condição encontrada com certa freqüência é a espondilite ancilosante" (20).

Hinwood: "A junta move-se apenas alguns poucos milímetros e de uma maneira tridimensional" (21).

Segundo Saunders: "... se a junta sacroilíaca se move não é uma questão de especulação... Como é uma junta sinovial, a junta sacroilíaca pode ser lesada da mesma maneira que qualquer outra junta sinovial" (22). O termo *junta sinovial* implica uma junta que se move livremente. No entanto, quando é aplicado à junta sacroilíaca, o termo deve ser qualificado de modo que não indique que esta se mova livremente.

De acordo com Norkin, um outro fisioterapeuta, "a junta sacroilíaca é em parte sinovial e em parte fibrosa" (23). O fato de serem descritas duas superfícies articulares com diferentes tipos de revestimento – um sinovial e o outro, uma fina camada cartilaginosa – não significa que se trata, do ponto de vista funcional, de duas juntas móveis independentes. A sacroilíaca, considerada funcionalmente como uma junta, é discretamente móvel.

Quando a amplitude de movimento é citada em termos de milímetros, a medida é muito pequena. Cyriax afirma que "ocorre rotação entre o sacro e o ílio, mas ela é limitada a 0,25 mm" (20). Lovett refere-se a um estudo de Klein, o qual observou que

25 kg de força aplicados sobre a sínfise com o sacro fixo produziram uma rotação dos ílios sobre o sacro, cuja média, mensurada pela excursão da sínfise, foi de 3,9 mm nos homens e de 5,8 mm nas mulheres. Mensurada na junta sacroilíaca, essa excursão foi de aproximadamente um sexto desse valor, isto é, nos homens a magnitude média do movimento sacroilíaco, mensurada na parte posterior da junta, foi de aproximadamente 0,6 mm (16).

Cox afirma que "atualmente é aceito que ocorra movimento tanto do sacro quanto do ílio. No entanto, esse movimento é somente na faixa de 1 a 2 mm e, por essa razão, é muito difícil de ser mensurado" (12).

Para aqueles que pensam em termos de polegadas, 1 mm equivale a aproximadamente 1/25 de uma polegada. Certamente, essas mensurações colocam essa junta na classificação de quase imóvel ou, no máximo, de discretamente móvel. Quando se considera que as juntas sacroilíacas e a sínfise púbica, como a sutura sagital do crânio, mantêm unidas as duas metades do corpo, o conceito de uma junta quase imóvel é muito importante.

Base Racional do Tratamento

A distensão sacroilíaca existe. Como afirmado pelos autores de *Posture and Pain*, "pelo fato de a amplitude normal de movimento da junta ser pequena, é necessário muito pouco para que se torne excessiva. Uma tensão suficiente para provocar distensão ligamentar pode não aparecer na radiografia" (10).

O tratamento varia da abordagem conservadora sem qualquer intervenção, como aplicação de um suporte em forma de cinto, colete ou imobilizador, até o uso de técnicas sofisticadas de mobilização.

Provavelmente, a maior parte das distensões sacroilíacas é conseqüência da tensão indevida dos ligamentos sem qualquer deslocamento. Não há como saber quantos casos não chamaram a atenção de profissionais e tiveram resolução espontânea. Comumente, a aplicação de um cinto ou de algum outro tipo de suporte provê alívio imediato. Essa resposta à imobilização é um forte indicador de que existe apenas distensão.

As opiniões variam amplamente em relação à necessidade de mobilização. Em alguns casos, ela pode ser o tratamento de escolha adequado; em outros, pode ser desnecessária e injustificada. Se a mobilização, e não o cinto, prover alívio, pode-se pensar que um deslocamento menor foi corrigido pela mobilização. O uso de um suporte após o tratamento com mobilização ajuda muitos indivíduos. Um indivíduo sujeito a crises recorrentes precisa mais de um suporte para evitar que a junta fique muito móvel que um indivíduo que apresenta uma simples distensão.

A junta sacroilíaca é suportada por ligamentos fortes. Nenhum músculo cruza diretamente a junta para suportá-la. Não haveria uma função útil para o tecido elástico contrátil (p. ex., músculo) atuar sobre uma junta que quase não apresenta movimento. Entretanto, a fraqueza ou a contração de músculos em outros locais pode afetar a junta sacroilíaca. Quando o movimento é restrito a uma área adjacente, como as costas ou as juntas do quadril, o estresse sobre as juntas sacroilíacas aumenta durante qualquer movimento de flexão anterior.

A distensão sacroilíaca em indivíduos com postura com o dorso plano e músculos posteriores da coxa contraídos tende a ser mais comum em homens que em mulheres. Por outro lado, a distensão sacroilíaca em indivíduos com lordose é observada com mais freqüência em mulheres que em homens. A distensão sacroilíaca pode ser bilateral, mas comumente é unilateral. É possível que haja mais dor na posição sentada que na posição em pé ou durante a marcha. A distensão pode ser causada pelo ato de sentar-se em flexão da região lombossacra sem suporte, por exemplo, sentar-se no chão, como um alfaiate, ficar de cócoras ou sentar-se em uma cadeira ou um sofá que seja muito profundo.

Geralmente, a área sacroilíaca afetada apresenta sensibilidade. Também pode haver dor difusa, que não é facilmente definida, por meio da pelve, nádega e coxa. A dor pode ser atribuída ao abdome inferior e a região inguinal e, ocasionalmente, ser associada a sintomas isquiáticos. Em alguns casos, o indivíduo sente dor durante a flexão do quadril.

Para a imobilização com cinto, existem cintos comerciais disponíveis e adequados para os homens. Para as mulheres, é mais difícil evitar que o cinto se desloque da posição de suporte.

Estas fotografias mostram uma cinta com faixa de aproximadamente 7,5 cm de largura fixada à cintura com três tiras de velcro. Uma é fixada no centro posteriormente e as outras duas são fixadas em cada lado ântero-lateralmente. A faixa permanece no local tanto

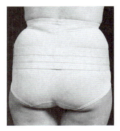
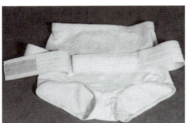

na posição sentada quanto em pé. Se o indivíduo usar um colete para um problema da região lombar, a faixa pode ser fixada a ele.

DESLIZAMENTO FACETÁRIO

As juntas ou facetas que conectam uma vértebra com outra podem apresentar desvios de alinhamento anormais, denominados **deslizamentos facetários**, que podem ocorrer no limite da amplitude da flexão ou da hiperextensão. Como um defeito na hiperextensão, ele pode ser consequência de um movimento súbito naquela direção ou de uma lordose lombar grave persistente, a qual pode ser observada em radiografias (24). Os espaços intervertebrais diminuem, e a lordose é tão acentuada que a força de compressão faz as estruturas articulares se deslocarem e permitirem o "deslocamento" de uma faceta sobre a outra.

O início abrupto, a dor aguda e a ausência de sintomas neuromusculares prévios sugerem que alguns casos de lombalgia aguda decorrem do deslizamento facetário. A descrição do paciente de "ter ouvido um clique, como se algo tivesse saído do lugar" sugere a ocorrência de um defeito de alinhamento. Geralmente, esses incidentes têm duração momentânea e, como tal, não são confirmados em radiografias. O diagnóstico é estabelecido baseando-se necessariamente em achados subjetivos e não objetivos.

O movimento do corpo e a direção do estresse indicam a direção do defeito de alinhamento. Com freqüência, ele ocorre durante a flexão e o paciente afirma ser incapaz de endireitar o corpo.

Quando o estresse é decorrente de um movimento de hiperextensão, o chamado "bloqueio das costas" pode ser um espasmo muscular ou envolver um movimento excessivo sob a forma de deslizamento facetário.

Os defeitos de alinhamento e de mobilidade que acarretam movimento articular excessivo são os fatores básicos que devem ser levados em consideração na correção ou na prevenção de defeitos deste tipo.

COCCIALGIA

A coccialgia ou coccigodinia refere-se à dor no cóccix ou em área adjacente. Diversos fatores, incluindo trauma, são responsáveis pela coccialgia. Talvez a posição defeituosa do corpo não tenha relação com o início dos sintomas, mas pode ocorrer secundariamente e tornar-se um fator importante.

Um indivíduo com coccialgia persistente tende a sentar-se numa posição bem ereta, com hiperextensão (lordose) da coluna vertebral num esforço para evitar a pressão indevida sobre o cóccix doloroso. Anos nessa posição podem acarretar contratura da região lombar e fraqueza dos músculos glúteos máximos.

O tratamento conservador consiste na provisão de um coxim para o cóccix com o uso de um colete, o qual é usado baixo para manter as nádegas bem aproximadas.

O colete deve ser apertado com o paciente em pé. Dessa forma, os músculos glúteos formam um coxim para o cóccix na posição sentada. Um coxim macio também pode ser incorporado ao colete. Muitas vezes a dor é aliviada com esse procedimento simples.

INCLINAÇÃO PÉLVICA ANTERIOR

POSTURA CIFÓTICA-LORDÓTICA

Quatro grupos musculares suportam a pelve em alinhamento ântero-posterior. Posteriormente, os extensores da região lombar tracionam a pelve, para cima e os posteriores da coxa tracionam para baixo. Anteriormente, os músculos abdominais tracionam para cima e os músculos flexores do quadril tracionam para baixo. No bom equilíbrio muscular, a pelve é mantida em bom alinhamento; no desequilíbrio muscular, a pelve inclina-se anterior ou posteriormente. Na inclinação pélvica anterior, a região lombar arqueia-se para frente em uma posição de lordose. Nessa posição, ocorrem compressão indevida posteriormente sobre vértebras e facetas articulares e tensão indevida sobre o ligamento longitudinal anterior na área lombar.

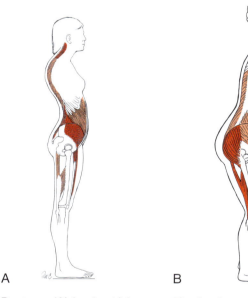

A
Postura cifótica-lordótica

B
Flexão do quadril com inclinação do tronco para frente

Os desequilíbrios musculares associados à inclinação anterior podem incluir todos ou alguns dos seguintes fatores: fraqueza dos músculos abdominais anteriores, contração dos músculos flexores da coxa (sobretudo do m. iliopsoas), contração dos músculos da região lombar e fraqueza dos músculos extensores do quadril.

As figuras acima evidenciam tais desequilíbrios musculares. A **Figura A** mostra uma lordose acentuada. A lordose mostrada na **Figura B** também seria acentuada se o indivíduo assumisse uma posição ereta. Quando todos os quatro grupos musculares estão envolvidos, a correção da inclinação pélvica anterior exige fortalecimento dos músculos abdominais anteriores e dos extensores do quadril e alongamento dos músculos contraídos da região lombar e dos músculos flexores do quadril. Qualquer um dos citados pode ser um fator primário, mas é menos provável que a contração dos músculos da região lombar e a fraqueza dos extensores do quadril o sejam.

Frank Ober afirmou que "é bem sabido que uma coluna vertebral lordótica pode ser dolorosa, mas isso, evidentemente, não é verdade em todos os casos" (25). Farni e Trueman enfatizaram a associação comum entre o aumento da lordose lombar e a lombalgia (26). Alguns indivíduos com lordose queixam-se de lombalgia, enquanto outros com uma lordose mais grave podem não se queixar de dor. A lordose pode ser habitual, entretanto, se os músculos das costas forem flexíveis o suficiente para que a posição seja alterada de tempos em tempos, é possível que o indivíduo não apresente sintomas. No entanto, quando há uma contração das costas que mantém a posição lordótica fixa, esta tende a produzir lombalgia independentemente da posição do corpo.

O melhor índice em relação a uma lombalgia não é o grau de lordose ou outro defeito mecânico visível no exame de alinhamento. Em vez disso, a extensão da contração muscular mantém um alinhamento ântero-posterior fixo e a extensão da fraqueza muscular permite a ocorrência e a persistência da posição defeituosa.

MÚSCULOS ABDOMINAIS ANTERIORES FRACOS

A fraqueza dos músculos abdominais anteriores possibilita que a pelve se incline para frente. Esses músculos são incapazes de exercer a tração ascendente sobre a pelve necessária para ajudar a manter um bom alinhamento. Conforme a pelve se inclina para frente, a região lombar é levada a uma posição de lordose.

O indivíduo com uma lordose cujo problema principal seja fraqueza de músculos abdominais geralmente se queixa de dor na região lombar. Durante os estágios iniciais, essa dor é descrita como fadiga; posteriormente, como dor, que pode progredir ou não para uma dor aguda.

É comum que a dor piore no final do dia, sendo aliviada pelo decúbito de tal modo que, após uma noite de repouso, o indivíduo pode não apresentar sintomas. Dormir sobre um colchão firme possibilita que as costas achatem, e essa mudança da posição lordótica provê alívio e conforto ao paciente.

As costas podem ser aliviadas na posição sentada, com o indivíduo apoiando-as contra o encosto da cadeira e evitando a posição sentada ereta, a qual tende a arquear a região lombar. O alívio da dor também pode ocorrer com a utilização de um suporte adequado, que ajude a corrigir o alinhamento defeituoso e alivie a tensão sobre os músculos abdominais fracos. (Os suportes *William's Flexion Brace* e o *Goldthwait Brace* foram desenhados para suportar o abdome e corrigir a lordose.) (Ver também p. 226.)

Quando há fraqueza acentuada, o paciente deve iniciar um programa de exercício e continuar a usar o suporte durante certo período enquanto trabalha para aumentar a força muscular. Esse conselho contraria a advertência freqüente de que os músculos se tornarão mais fracos se um suporte for utilizado. A fraqueza decorrente do uso de suporte ocorre apenas quando o indivíduo não se exercita para fortalecer os músculos. *O uso de suporte ajuda a manter o alinhamento e a aliviar o alongamento e a distensão dos músculos fracos, até que recuperem a força por meio do exercício.*

Após a gestação, ocorre fraqueza da musculatura abdominal com duração variável. Conscientes desse fato, os médicos freqüentemente fornecem às pacientes uma lista de exercícios destinados a fortalecer esses músculos. Infelizmente, essas listas incluem exercícios de *sit-ups* e de elevação dos membros inferiores, os quais não devem ser indicados quando os músculos abdominais são muito fracos. (Ver p. 209, 215 e 216 para exercícios de fortalecimento da musculatura abdominal.)

Quando existe retração dos músculos extensores da coluna ou flexores dos quadris, é necessário tratar esses músculos para restaurar o comprimento normal antes que possa se esperar que os músculos abdominais funcionem de forma ideal. (Ver p. 381, 242 e 243 para exercícios de fortalecimento.)

FLEXORES DO QUADRIL MONOARTICULARES RETRAÍDOS (PRINCIPALMENTE O ILIOPSOAS)

Os músculos flexores de quadril monoarticulares retraídos provocam uma inclinação anterior da pelve na posição em pé. A coluna lombar apresenta lordose quando a pessoa fica em pé ereta. Ocasionalmente, um indivíduo se inclina para a frente fletindo os quadris, evitando a posição ereta que poderia resultar em uma lordose acentuada. (Ver **Figuras A** e **B** na p. 59.)

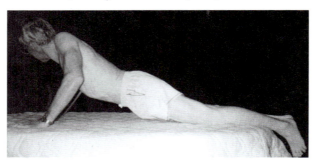

O indivíduo ilustrado acima apresenta retração acentuada nos músculos flexores do quadril, que é limitada pela extensão da junta do quadril. Ele também apresenta limitação da extensão da coluna. Para erguer-se da mesa, o movimento ocorre na junta do joelho. Como exercício, esse movimento não é apropriado nesse caso.

A gravidade da lordose depende diretamente da extensão da retração nos músculos flexores do quadril. O estresse sobre a coluna lombar na posição lordótica é geralmente aliviado quando a tensão nos músculos flexores do quadril cede. Em pé, isso é possível fletindo levemente os joelhos. Na posição sentada, os quadris são fletidos e os músculos flexores ficam com "folga". Algumas pessoas podem sentar por longos períodos de tempo sem dor ou desconforto, mas têm dor quando ficam em pé por um curto período. Nesses casos, deve-se examinar se há encurtamento dos músculos flexores do quadril. O decúbito dorsal ou lateral com quadris e joelhos fletidos relaxa a tração dos músculos flexores do quadril retraídos sobre a coluna lombar. Os pacientes geralmente buscam esse meio para aliviar a dor na coluna e fazem isso legitimamente no estágio agudo. Contudo, o problema é que ceder à retração por meio da flexão dos quadris nessas diferentes posições agrava o problema muscular de fundo, permitindo encurtamento adaptativo adicional aos mesmos músculos que estão causando o problema.

Quando os joelhos são flexionados para aliviar o desconforto das costas, deve-se fazer um esforço para não flexioná-los mais do que o necessário. Depois dos músculos flexores do quadril serem alongados mediante exercícios adequados, não é necessário flexionar os quadris e os joelhos para se sentir confortável no decúbito dorsal.

No decúbito dorsal com os quadris flexionados o suficiente para permitir o achatamento das costas, o paciente se sentirá mais confortável sobre um colchão firme que sobre um colchão macio. Neste, a pelve afunda e inclina-se anteriormente, provocando uma posição lordótica da região lombar.

O decúbito ventral não é tolerado, pois os músculos flexores do quadril contraídos mantêm as costas em posição lordótica. No entanto, este pode se tornar confortável colocando-se um travesseiro firme diretamente sob o abdome para ajudar a retificar a coluna lombar e permitir a flexão discreta dos quadris.

Um suporte para as costas pode prover certo alívio para costas dolorosas que são mantidas em lordose pelos músculos flexores do quadril, mas não ajuda a alongar os músculos flexores do quadril contraídos. (Para exercícios de alongamento para os músculos flexores do quadril, ver p. 381. Para exercícios de fortalecimento dos músculos abdominais inferiores, ver p. 215, 216 e 381.)

Tentar obter o alongamento dos músculos flexores do quadril contraídos com períodos ocasionais de tratamento é difícil quando a ocupação do paciente exige que permaneça em posição sentada. O encurtamento adaptativo dos músculos flexores do quadril é um problema comum apresentado por pacientes em cadeiras de rodas. O paciente deve perceber que talvez seja necessário alongar diariamente os músculos contraídos para contrabalançar os efeitos de uma posição sentada contínua.

FLEXORES DO QUADRIL BIARTICULARES CONTRAÍDOS

O grau de contração comumente observado nos músculos flexores do quadril biarticulares – músculos reto femoral e tensor da fáscia lata – não causa lordose na posição em pé, pois os músculos não são alongados acima da junta do joelho quando ele está estendido. A contração deve ser intensa para haver contração sobre ambas as juntas.

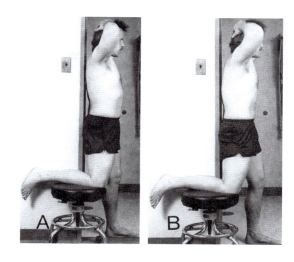

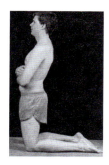

A contração causa uma lordose quando o indivíduo se ajoelha. Quando há queixa de que somente a posição ajoelhada causa dor na região lombar, é importante examinar o encurtamento dos músculos flexores do quadril biarticulares. (Ver teste de comprimento dos músculos flexores do quadril, p. 376-380.)

Ocasionalmente, a contração é muito acentuada e o alongamento deve ser realizado de uma maneira que não estresse a patela durante a flexão do joelho. Recomenda-se que o joelho seja colocado em flexão, como mostra a **Figura A**, de modo que a patela possa se mover sobre a junta do joelho antes de iniciar um alongamento maior. Deve-se alongar os músculos flexores do quadril tracionando para cima e para dentro com os músculos abdominais inferiores, para inclinar a pelve posteriormente e estender a junta do quadril, como mostra a **Figura B**.

MÚSCULOS DA REGIÃO LOMBAR CONTRAÍDOS

Quando contraídos, os músculos da região lombar produzem uma inclinação anterior da pelve e mantêm a região lombar em posição de lordose. Esses músculos cruzam juntas da coluna vertebral, mas não cruzam uma outra na qual poderiam causar contração. Independentemente da posição do corpo, a região lombar permanece em um grau de extensão que corresponde ao grau de contração desses músculos. Na flexão anterior, a região lombar permanece em curva anterior e não endireita. (Ver p. 175.)

Nos casos em que a contração dos músculos da região lombar é um fator primário, a dor pode ser crônica, mas o seu início geralmente é agudo. A dor tende a ser iniciada e é intensificada por um movimento, e não pela permanência na posição em pé ou sentada. O problema tende a ser mais comum em homens que em mulheres.

A dor pode ser aliviada ou piorar com o decúbito. O alívio da dor com o decúbito é decorrente da remoção de parte da tensão causada pelo movimento ou pela ação muscular para manter a posição ereta. O aumento da dor com o decúbito ocorre se o peso corporal na posição supina impõe uma distensão após músculos das costas. Durante o repouso no estágio agudo, certo alívio é obtido com a colocação de um pequeno rolo sob as costas, o qual deve se adaptar ao contorno da região lombar e prover suporte a ela. A pressão contra a região lombar produz alívio. Quando um suporte para as costas (colete ou dispositivo corretor) é indicado, ocasionalmente é aconselhável utilizá-lo em decúbito e também em condições em que há suporte de peso.

Além da restrição do movimento, a dor é aliviada pela pressão do suporte contra a região lombar. Os fios de aço dos suportes para costas (ver ilustração na p. 62) devem ser flexionados para se adaptar a elas e um coxim pode ser adicionado para proporcionar maior conforto.

SUPORTES PARA AS COSTAS

O alívio da dor que acompanha a imobilização – e o temor de repetir o movimento que desencadeou a crise aguda – pode impressionar o paciente de tal maneira que ele relute em cooperar com o tratamento para restaurar o movimento. A recuperação depende da cooperação e não será obtida a menos que o paciente compreenda o procedimento.

Aceitar a posição lordótica das costas e manter essa posição para o alívio da dor não deve ser o objetivo do tratamento. O alongamento dos músculos da região lombar para restaurar a flexibilidade normal e o aumento da força da musculatura abdominal são os objetivos a longo prazo. (Ver p. 242 para o alongamento da região lombar e p. 215 e 216 para o fortalecimento dos músculos abdominais inferiores.)

A seguir, são apresentados vários tipos de suportes abdominais e para as costas.

A imobilização com fita adesiva pode ser utilizada por aqueles que necessitam apenas de um suporte temporário ou até que um suporte mais rígido seja obtido.

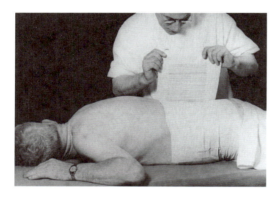

Uma peça de musselina é colocada sob o abdome com o paciente em decúbito ventral. As fitas adesivas são fixadas à musselina em ambos os lados. Uma série de pequenos aplicadores de madeira finos, colocados sobre um pedaço adicional de fita adesiva, é então colocada sobre a faixa na região lombar.

Os aplicadores são quebrados com uma pressão delicada para que se adaptem ao ápice da curva da região lombar e, em seguida, mais faixas de fita adesiva são aplicadas. A musselina atua como um suporte abdominal e, com a fixação da fita adesiva a ela, há menor chance de irritação causada pela fita.

Indivíduos com lordose comumente se queixam de ter "costas fracas". O termo é utilizado por causa da sensação de dor e fadiga na região lombar e da incapacidade de levantar objetos pesados sem sentir dor. Esse tipo de costas é mecanicamente fraco e ineficiente por causa do alinhamento defeituoso, entretanto os *músculos da região lombar não são fracos*. A conotação do termo *fraco* é que os músculos das costas necessitam de fortalecimento. Ao contrário, esses músculos são fortes, hiperdesenvolvidos e curtos. *Exercícios de extensão das costas são contra-indicados*.

A postura em lordose com músculos da região lombar contraídos tende a originar a dor no movimento ou posição. A alteração da posição corporal não provê alívio se a contração for acentuada. As costas permanecem imobilizadas em alinhamento defeituoso pela contração muscular esteja o paciente em pé, sentado ou deitado.

Anos atrás, era comum observar contração da região lombar. Fatores ambientais e culturais afetam hábitos posturais. Entretanto, a contração da musculatura da região lombar suficiente para manter a região numa curva anterior fixa não é mais um achado comum. É possível que a permanência na posição sentada no trabalho e em veículos e a ênfase dada aos exercícios que flexionam a coluna vertebral (especialmente *sit-ups* com joelhos flexionados) tenham revertido esses problemas – e criado novos – em relação à lombalgia.

MÚSCULOS EXTENSORES DO QUADRIL FRACOS

Os extensores do quadril consistem nos músculos glúteo máximo (monoarticular) e posteriores da coxa (biarticulares). A fraqueza desses músculos é raramente observada como o fator primário da inclinação pélvica anterior, entretanto, quando observada com encurtamento dos músculos flexores do quadril ou fraqueza dos músculos abdominais, a inclinação pélvica e a lordose associadas tendem a ser mais exacerbadas do que quando não há fraqueza dos extensores do quadril.

A fraqueza discreta a moderada dos músculos glúteo máximo e posteriores da coxa possibilita que a pelve se incline para frente na posição em pé. A fraqueza dos músculos posteriores da coxa isoladamente não afeta a posição pélvica na mesma extensão. A fraqueza acentuada ou a paralisia dos

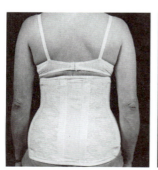 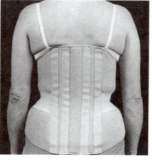 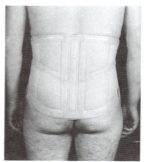 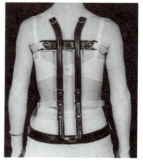

FRAQUEZA DOS EXTENSORES DO QUADRIL

músculos extensores do quadril apresenta o quadro oposto. Na fraqueza acentuada, a única posição estável dos quadris é obtida mediante o deslocamento da pelve para frente e da parte superior do tronco para trás (como na postura *sway-back* ou "relaxada"), distribuindo o peso corporal no centro da gravidade com a junta do quadril bloqueada em extensão e a pelve em inclinação posterior. (Ver p. 434 para um exemplo comparável de fraqueza acentuada dos músculos abdutores do quadril.)

A fraqueza dos músculos posteriores do quadril decorre mais do alongamento excessivo que da falta de exercício. O primeiro passo para fortalecer esses músculos é *evitar* movimentos ou posições que os alongam excessivamente. Exercícios que fortalecem os posteriores da coxa podem então ser adicionados sob a forma de flexão do joelho resistida com o quadril flexionado ou flexão do joelho em decúbito ventral com o quadril estendido. No decúbito ventral, o joelho não deve ser flexionado até a extensão em que o músculo biarticular é colocado numa posição encurtada e ineficaz. A posição ideal para o fortalecimento e o teste é a flexão do joelho num ângulo de aproximadamente 50° a 70° em decúbito ventral. (Ver comprimento normal dos músculos posteriores da coxa na p. 384. Ver posições ideais de teste e exercício nas p. 418 e 419.)

Na posição em pé, os músculos posteriores da coxa podem parecer *tensos quando alongados ou encurtados*. No exame postural, essa tensão é geralmente interpretada como contração dos músculos posteriores da coxa, resultando no tratamento para alongá-los como medida corretiva. Contudo, quando essa tensão está associada aos músculos posteriores da coxa alongados, o alongamento é contra-indicado. O teste preciso do comprimento dos músculos posteriores da coxa, descrito no Capítulo 7, é necessário para o diagnóstico exato e a prescrição rigorosa de exercícios terapêuticos. O alinhamento postural defeituoso é indicativo do comprimento dos músculos posteriores da coxa: uma lordose com joelhos hiperestendidos sugere músculos posteriores da coxa alongados, mas a postura com o dorso plano ou a postura *sway-back* sugerem músculos posteriores da coxa curtos.

INCLINAÇÃO PÉLVICA POSTERIOR

Dois tipos de postura apresentam inclinação pélvica posterior, extensão da junta do quadril e fraqueza do m. iliopsoas.

A **postura com o dorso plano**, como o nome indica, consiste na retificação das áreas lombar e torácica, excetuando-se o fato de um certo grau de flexão na região torácica superior acompanhar a posição da cabeça para frente.

A **postura** *sway-back* **ou "relaxada"** é aquela na qual ocorre um deslocamento posterior da parte superior do tronco e deslocamento anterior da pelve. Uma cifose longa estende-se até a região lombar superior, e a região lombar inferior é retificada. As fibras póstero-laterais do m. oblíquo externo são alongadas. (Ver ilustrações nas p. 70 e 71.)

POSTURA *SWAY-BACK* OU "RELAXADA"

No passado, os termos *lordose* e *sway-back* eram utilizados intercambiavelmente ao se referir à curvatura da região lombar e da região torácica inferior. As diferenças posturais entre a lordose e a postura *sway-back* foram reconhecidas em *Posture and Pain*, mas o nome *sway-back* somente foi utilizado na terceira edição de *Muscles, Testing, and Function*, publicada em 1983. O uso diferenciado desses termos também distinguia as duas posturas, as quais são, de fato, bem diferentes em relação à inclinação ântero-posterior da pelve, à posição da junta do quadril e aos desequilíbrios musculares concomitantes. A fraqueza do m. iliopsoas é um achado constante na postura *sway-back*, em contraste com o m. iliopsoas forte na postura lordótica. Como determinado pelo teste da musculatura abdominal inferior, o m. oblíquo externo comumente é fraco tanto na postura lordótica quanto na *sway-back*.

As posturas assemelham-se, uma vez que ambas envolvem uma curvatura nas costas. Na postura lordótica, a curva anterior da região lombar aumenta. Entretanto, na postura *sway-back* ocorre um aumento da curva posterior das regiões torácica e toracolombar. Na postura lordótica, a tensão geralmente é sentida na região lombar; na postura *sway-back*, na área da junção toracolombar.

O tratamento visa restaurar o bom alinhamento, com a região lombar em uma curva anterior normal e a região dorsal em correção da cifose longa. Deve-se consi-

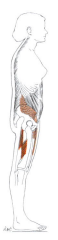

Postura com o dorso plano

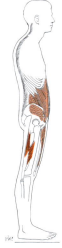

Postura *sway-back*

derar um suporte adequadamente ajustado se a postura se tornar dolorosa ou se os músculos abdominais inferiores forem muito fracos para manter a correção postural. Exercícios para fortalecer os músculos iliopsoas e abdominais inferiores geralmente são indicados para indivíduos com postura *sway-back*. A elevação alternada dos membros inferiores (não de ambos concomitantemente) em decúbito dorsal com a região lombar achatada sobre a mesa pode ser utilizada para o fortalecimento dos músculos flexores do quadril.

A partir de uma posição neutra da pelve, a amplitude de movimento na direção da inclinação posterior é menor do que na direção da inclinação anterior. Os mesmos quatro grupos musculares suportam a pelve anterior e posteriormente: músculos anteriores do abdome, músculos flexores do quadril (principalmente o m. iliopsoas), músculos da região lombar e extensores do quadril.

POSTURA COM O DORSO PLANO

Ao descrever a postura com o dorso plano, é necessário que sejam reconhecidos dois tipos: um flexível, que é o mais comum, e a retificação lombar rígida. Como a flexão normal é definida como o achatamento ou a retificação da coluna lombar, ambos os tipos de postura com o dorso plano apresentam flexão normal. No tipo flexível, a extensão não é limitada, mas no tipo rígido, ela o é. (Este último não está incluído na discussão a seguir.)

A postura com o dorso plano flexível parece ser mais comum em determinadas culturas. Os asiáticos, por exemplo, parecem apresentar esse tipo de postura mais freqüentemente que os norte-americanos e os europeus. Essa postura com o dorso plano não origina muitos problemas de lombalgia como as posturas lordótica e *sway-back*. A amplitude de movimento em extensão geralmente é normal e pode até ser excessiva.

Os músculos da região lombar são fortes. Os abdominais, especialmente os inferiores, tendem a ser mais fortes que a média. Os músculos extensores do quadril comumente são mais fortes e os posteriores da coxa freqüentemente apresentam encurtamento. De modo consistente, os músculos flexores do quadril monoarticulares (principalmente o iliopsoas) são fracos. Essa fraqueza não é evidente no teste usual do grupo dos músculos flexores do quadril, mas é evidente no teste para o m. iliopsoas em decúbito dorsal (ver p. 423) e no teste que exige a flexão completa da junta do quadril na posição sentada (ver p. 424). Se os músculos posteriores da coxa estiverem contraídos, indicam-se exercícios de alongamento (ver p. 390).

A observação a seguir foi feita pelo autor sênior deste livro em uma publicação de 1936:

> Em minha experiência, não tive contato com um paciente que apresentasse a chamada postura com o dorso plano *flexível*, com um equilíbrio entre a força dos músculos das costas e abdominais, que se queixasse de lombalgia crôni-

ca (...) A linha de suporte de peso do corpo é quase normal nesses pacientes e eles não apresentam o tipo de lombalgia crônica associado à postura extremamente defeituosa (9).

Deve-se considerar cuidadosamente os achados do exame ao se planejar um esquema terapêutico. É um erro presumir que exercícios de extensão devem ser indicados — eles podem ser desnecessários ou até mesmo contra-indicados. A postura com o dorso plano é aquela na qual a junta do quadril está em extensão e os músculos posteriores da coxa são fortes e geralmente curtos.

Se ocorrer esse tipo de postura sem a presença de lombalgia, não é preciso alterá-la. Se o indivíduo apresentar dor nas costas, no entanto, e a restauração da curva anterior normal for indicada, a medida de escolha deve ser o fortalecimento dos músculos flexores do quadril fracos. Os problemas da extensão das costas em decúbito ventral são, primeiro, que ela envolve a extensão da sólida junta do quadril e a ação dos músculos extensores para estabilizar a pelve à coxa para que o tronco seja elevado e, segundo, que a extensão do quadril alonga o já fraco m. iliopsoas.

Se a extensão da região lombar for indicada, por qualquer razão, ela pode ser realizada na posição sentada ou pela ação estabilizadora da região lombar durante a elevação alternada dos membros inferiores em decúbito ventral — elevando o membro inferior apenas cerca de 10° em extensão.

FLEXÃO EXCESSIVA (HIPERFLEXÃO)

A flexão excessiva (hiperflexão) da coluna lombar é comum. Ela é vista como uma cifose da região lombar na posição sentada, mas raramente se manifesta como uma cifose na posição em pé. (Ver fotografia, p. 377.) Na maior parte dos casos de flexão excessiva da região lombar, os músculos extensores das costas não são fracos, mas os músculos posteriores da coxa freqüentemente estão contraídos. (Ver p. 175 e 389.)

Alguns indivíduos com flexão excessiva na posição sentada têm uma postura lordótica em pé. Determinados exercícios promovem a flexão excessiva da região lombar à medida que fortalecem e tendem a encurtar os músculos flexores do quadril. Notavelmente, o *sit-up* com o tronco curvado partir da posição com os joelhos flexionados exige um encurvamento completo do tronco, incluindo a coluna lombar, e exercita o iliopsoas na flexão da junta do quadril praticamente até a conclusão da amplitude de movimento.

Para uma região lombar dolorosa e hipermobilidade em flexão, o tratamento de escolha é o suporte que impede a amplitude de movimento excessiva. Se os músculos posteriores da coxa estiverem contraídos e forem realizados exercícios para alongá-los, deve-se evitar a flexão anterior e usar um suporte durante a elevação ativa ou passiva dos membros inferiores. (Ver p. 390.)

INCLINAÇÃO PÉLVICA LATERAL

Problemas de lombalgia postural associada à inclinação pélvica lateral são comuns, mas muitos desses casos passam despercebidos. O problema mecânico é principalmente de compressão indevida das facetas articulares da coluna vertebral no lado alto da pelve. Geralmente, o ponto doloroso que corresponde à área de maior compressão é a faceta articular da quinta vértebra lombar no lado alto.

Nos casos de inclinação pélvica lateral, comumente ocorrem desequilíbrios musculares de músculos laterais ou póstero-laterais do tronco e laterais ou ântero-laterais da coxa. Os músculos póstero-laterais do tronco e a fáscia lombodorsal* estão mais contraídos no lado alto da pelve, ao passo que os abdutores do membro inferior e o m. tensor da fáscia lata estão mais contraídos no lado baixo desta. No lado alto, o membro inferior assume uma posição de adução postural em relação à pelve, e os músculos abdutores (principalmente a parte posterior do glúteo médio) apresentam fraqueza. (Ver figura, p. 435.) Também pode ser observado um desequilíbrio dos músculos adutores do quadril.

O padrão mais freqüentemente observado em indivíduos destros é a contração do m. tensor esquerdo, um m. glúteo médio direito fraco e músculos adutores do quadril e laterais do tronco direitos mais fortes. Os indivíduos canhotos tendem a apresentar o padrão inverso. No entanto, seus padrões adquiridos de desequilíbrio muscular tendem a ser menos fixos que os dos indivíduos destros. Se houver um elemento de assimetria envolvido, equipamentos e ferramentas são mais freqüentemente fabricados para uso de indivíduos destros, de modo que os canhotos são obrigados a utilizá-los como se fossem destros.

Como conseqüência de um alinhamento lateral defeituoso e de desequilíbrios musculares, a dor pode se manifestar na região lombar ou no membro inferior. O exame cuidadoso normalmente revela problemas em ambas as áreas, independentemente da área na qual está localizada a queixa principal.

O tratamento visa, principalmente, ao realinhamento e consiste basicamente na elevação do calcanhar do calçado do lado baixo da pelve. Raramente é necessária ou aconselhável uma elevação superior a 3 músculos. Um coxim de borracha firme ou de couro inserido no calçado geralmente é o suficiente.

A diferença no nível das espinhas posteriores, como a observada quando o paciente permanece em pé com os joelhos estendidos, deve prover a base para a determinação da necessidade e do grau de elevação do calçado. Infelizmente, mensurações do comprimento aparente do membro inferior realizadas com o indivíduo em decúbito dorsal não servem de base para determinar o lado de aplicação da elevação, pois muitas vezes são enganosas. (Ver análise da noção falsa a esse respeito, p. 438.)

Quando o m. tensor da fáscia lata está contraído em um lado, o alinhamento defeituoso não será corrigido automaticamente com o uso de um elevador de calçado. Talvez seja necessário tratar a contração mesmo se o indivíduo não apresentar sintomas específicos na área. Esse tratamento deve preceder ou acompanhar o uso de um elevador de calçado e pode consistir meramente em exercícios ativos ou assistidos de alongamento. (Ver p. 398 e 450.)

FRAQUEZA DO M. GLÚTEO MÉDIO

O desconforto ou, em alguns casos, a dor podem estar presentes na área da porção posterior do m. glúteo médio. Os sintomas podem iniciar como um desconforto incômodo na posição em pé e evoluir para a dor na posição em pé ou no decúbito lateral, independentemente do lado em que o indivíduo dorme. O hábito de ficar em pé e deixar o peso recair mais sobre um membro inferior que sobre o outro ocasiona fraqueza de alongamento que, quando persistente, pode acarretar uma queixa de desconforto ou dor. O tratamento pode ser simples, como eliminar o hábito de permanecer em pé com o peso desviado para o lado afetado.

A fraqueza do m. glúteo médio, geralmente presente no lado alto da pelve, deve ser corrigida para se manter um bom alinhamento lateral. Uma elevação do calçado do lado oposto, utilizada para nivelar a pelve, remove simultaneamente o elemento de tensão sobre o m. glúteo médio mais fraco desde que o indivíduo permaneça em pé apoiando-se uniformemente sobre ambos os pés e evite permanecer em pé em adução no lado do m. glúteo médio fraco. Como regra geral, exercícios específicos para o m. glúteo médio não são necessários para indivíduos que são normalmente ativos. Muitas vezes o exercício envolvido na atividade funcional comum da marcha é suficiente para fortalecer o músculo.

Aconselha-se um mínimo de seis semanas para o uso de um elevador de calçado. A extensão desse período depende em grande parte de quanto tempo o problema postural imediato existe, se o indivíduo apresenta uma diferença real de comprimento dos membros inferiores e se atividades ocupacionais ou hábitos posturais podem ser mudados para permitir a manutenção do bom alinhamento.

Embora discreto, um certo grau de rotação da pelve sobre os fêmures comumente acompanha a inclinação pélvica lateral. A pelve tende a rodar para frente no lado do quadril alto. Em outras palavras, geralmente ocorre uma rotação da pelve no sentido anti-horário quando o quadril direito é alto e o membro inferior esquerdo está em adução postural na pelve. Essa rotação tende a desaparecer quando a pelve é nivelada lateralmente.

---

* N.R.C.: A Nomina Anatômica atual denomina a fáscia lombodorsal como aponeurose toracolombar.

Como a lombalgia é freqüentemente causada ou desencadeada pelo ato de levantar peso, uma discussão breve sobre esse tópico é justificada.

Muito foi escrito sobre como levantar peso, condições no local de trabalho que necessitam ser corrigidas e problemas que afetam o indivíduo que levanta peso. O peso do objeto a ser levantado, a freqüência e a duração do levantamento e o nível a partir do qual o objeto deve ser levantado são questões preocupantes no que concerne à maneira como o levantador é afetado.

Por causa das muitas variáveis envolvidas no levantamento, não existe uma única maneira correta para se levantar peso. Entretanto, há alguns pontos consensuais relacionados ao levantador e ao objeto que deve ser levantado:

Ficar em pé o mais próximo possível do objeto.

Posicionar-se com os pés afastados e um pé ligeiramente à frente do outro.

Flexionar os joelhos.

Começar a levantar o objeto lentamente, sem impulsos abruptos.

Evitar a rotação na posição em flexão anterior.

Também existe um consenso de que o levantamento de peso a partir do chão apresenta muitos riscos. É preferível que os objetos não estejam no chão. Se não houver essa opção, um dispositivo auxiliar deve ser utilizado quando for possível.

As opiniões diferem em relação ao agachamento ou à flexão anterior e se a região lombar deve ficar reta ou curvada anteriormente, na direção da lordose. O agachamento envolve a flexão moderada dos joelhos. A flexão anterior envolve a flexão anterior dos quadris ou da cintura (ou de ambos) e a flexão discreta dos joelhos.

O levantamento com agachamento foi defendido como uma maneira de colocar a carga mais sobre os membros inferiores e reduzir a carga sobre costas. A posição de agachamento para o levantamento, no entanto, coloca os músculos quadríceps em uma desvantagem mecânica e os sujeita à distensão grave. Além disso, muitos indivíduos apresentam problemas de joelho que impedem o levantamento a partir da posição agachada. Alguns podem tolerar essa posição, mas não possuem a força necessária nos músculos quadríceps para um trabalho que requer esse tipo de levantamento. A flexão profunda do joelho é desestimulada em programas de exercício há muito tempo, e a posição agachada não deve se aproximar da flexão profunda do joelho para o levantamento.

Em muitos casos, o levantamento a partir da posição agachada não é uma opção, e a única alternativa é a flexão anterior. Levantar um bebê de um cercado, ajudar um paciente a levantar-se de uma cadeira e levantar objetos a partir do nível das coxas até um nível mais alto são exemplos de situação nas quais a flexão anterior é necessária.

A mecânica do levantamento é importante, mas a mecânica corporal do levantador é ainda mais importante. A decisão sobre como levantar o objeto deve considerar a capacidade ou a vulnerabilidade do levantador. São extremamente importantes a mobilidade, a estabilidade e a força do levantador. Na população em geral, a mobilidade da região lombar varia amplamente, indo de excessiva a limitada. A flexão e a extensão excessivas representam problemas potenciais relacionados ao levantamento. A limitação do movimento até a extensão da rigidez da coluna lombar apresenta o problema da tensão indevida em outro local quando não na própria região lombar.

Na inclinação para a frente, algumas pessoas exibem flexão excessiva (i. e., hiperflexão) na qual a coluna lombar curva-se convexamente em sentido posterior e assume uma posição de cifose lombar. Essa condição não é rara. Embora os músculos lombares permaneçam fortes, os ligamentos posteriores são alongados e a coluna fica vulnerável à distensão durante o levantamento de peso. Quando existe essa condição, o tratamento escolhido é um suporte que impeça a flexão excessiva durante o levantamento. A alternativa é tentar manter a coluna em posição neutra por meio de forte co-contração dos músculos da coluna e do abdome.

Alguns indivíduos apresentam extensão excessiva na qual a coluna lombar se curva convexamente na direção anterior e assume uma posição de lordose acentuada. Referindo-se ao trabalho de Farni, Pope *et al.* pode-se afirmar que "à medida que a lordose lombar aumenta, o plano dos discos L5 e S1 torna-se mais vertical e sujeito a maiores forças de cisalhamento e de torção cíclica, enquanto segmentos não-lordóticos estão sujeitos a forças compressivas" (26, 27). Pope *et al.* também afirmaram que "cargas de flexão e de torção são de particular interesse, uma vez que diversos achados experimentais sugerem que elas, e não as forças compressivas, são as mais lesivas para os discos" (27, 28).

A curva anterior normal da região lombar é uma curva discreta convexa anteriormente. Trata-se de uma posição não estável — pode ocorrer movimento tanto na direção anterior quanto na posterior. Além disso, as restrições ligamentares não conferem estabilidade em nenhuma direção. Os músculos do tronco devem ser acionados para estabilizá-lo.

Quando se defende a manutenção das costas com uma curva anterior normal (ou com um certo grau de lordose), questiona-se quais músculos, precisamente, devem entrar em ação para manter a posição exata. Se os músculos das costas se contraírem sem oposição, a curva e a inclinação pélvica anteriores aumentam, assim como o risco de trabalho excessivo dos músculos e de lesão da região lombar, predispondo o indivíduo a um problema adicional. Referindo-se ao trabalho de Poulson *et al.* e Tishauer *et al.*, Chaffin afirmaram que "os músculos lombares, como todos os músculos esqueléticos, causam dor isquêmica quando contraídos estaticamente durante períodos prolongados de carregamento de cargas moderadas a pesadas" (29-31).

A força oponente que impede o aumento da curva deve ser proporcionada pelos músculos abdominais anteriores, mais especificamente os abdominais inferiores. Testes e exercícios específicos para esses músculos devem ser aplicados. A fraqueza dos músculos abdominais inferiores é um achado comum em indivíduos fortes e traz risco potencial em relação ao levantamento. Entretanto, o fortalecimento dos músculos abdominais pode afetar mais do que apenas a estabilidade das costas. Pope *et al.* observaram que "a pressão intradiscal cai quando a pressão abdominal aumenta. Por essa razão, na postura em pé, a pressão intradiscal cai concomitantemente com o aumento da atividade muscular abdominal" (27).

As fotografias ao lado apresentam um levantador de peso que sentiu dor nas costas e teve de parar com o levantamento até aumentar a força de seus músculos abdominais. Posteriormente, ele voltou a realizar levantamento de peso e demonstrou a maneira pela qual ele levantaria um objeto pesado do chão. Para aqueles com fraqueza dos músculos abdominais que continuam a levantar peso, é aconselhável o uso de um suporte que forneça estabilização abdominal e das costas.

Muitos indivíduos apresentam a região lombar plana na posição de flexão anterior. A flexão da coluna lombar é o movimento em direção ao fortalecimento da coluna lombar, e uma região lombar achatada representa a flexão normal. Quando a região lombar é achatada até o ponto de retificação — *mas não além deste* —, a estabilidade é provida por essa limitação de movimento, assim como ocorre estabilidade da junta do joelho se este não hiperestender. Nas costas, a limitação acarreta um "encosto fabricado" que confere estabilidade durante o levantamento com as costas retas.

Há risco de distensão dos músculos, dos ligamentos da região lombar na hiperflexão e de dor isquêmica na lordose das costas. Problemas discais podem ocorrer em conseqüência de ambas (32).

Do ponto de vista da prevenção, deve-se avaliar como alguns exercícios afetam de modo adverso o corpo em relação aos riscos potenciais do levantamento. O *sit-up* com joelhos flexionados conduz à flexão excessiva da região lombar e também ao desenvolvimento exagerado e encurtamento dos músculos flexores do quadril. Muitos adolescentes têm membros inferiores longos em relação ao tronco e uma tendência à contração dos posteriores da coxa. A flexão anterior para alcançar ou ir além dos dedos dos pés geralmente acarreta flexão excessiva das costas. *Press-ups** em decúbito ventral que enfatizam a extensão das costas até o ponto de estenderem totalmente os cotovelos estimulam uma amplitude de movimento excessiva em extensão.

Enfatizando-se a manutenção ou restauração da boa mecânica corporal e do equilíbrio muscular ou a compensação de déficits por meio de imobilização, por exemplo, ocorrem menos problemas de lombalgia decorrentes do levantamento de peso.

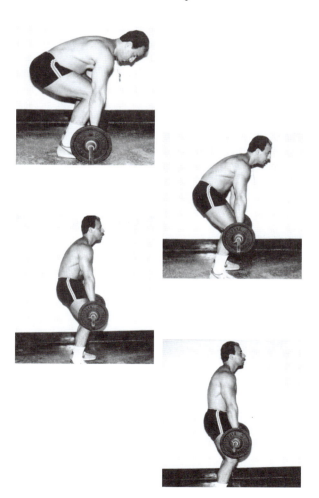

* Ver glossário.

TRATAMENTO DA FRAQUEZA DAS COSTAS

A fraqueza da região lombar raramente é observada em problemas comuns de postura defeituosa.

Os músculos da região lombar são uma exceção à regra de que os músculos que são alongados além da faixa normal tendem a apresentar fraqueza. Como um exemplo notável, ver na p. 377, fotografias de um indivíduo que apresenta flexão excessiva, mas força normal dos músculos das costas (ver p. 171).

Não se observa fraqueza excessiva dos músculos eretores da espinha exceto quando há ligação com problemas neuromusculares. Mesmo em casos de envolvimentos extensos em determinadas condições neuromusculares, os músculos extensores das costas são freqüentemente poupados.

A partir do decúbito ventral, um indivíduo deve ser capaz de elevar o tronco para trás até a extensão em que a amplitude de movimento das costas permite. Se ele não tiver força para realizar esse movimento e não houver contra-indicação, exercícios de extensão das costas são adequados. A força adequada dos músculos das costas é importante para a manutenção da postura ereta.

Quando existe um envolvimento grave, é necessário suporte. O tipo, a rigidez e o comprimento deste dependem da gravidade da fraqueza. Geralmente, toda a musculatura do tronco está envolvida quando os músculos eretores da espinha são fracos. O colapso do tronco ocorre na direção ântero-posterior e na direção lateral.

Exercícios que aumentam a força dos músculos extensores devem ser determinados de acordo com a tolerância e a resposta do paciente. O bom alinhamento deve ser preservado em posições em decúbito, e suportes devem ser providos nas posições sentada ou em pé para ajudar a manter qualquer benefício produzido pelos exercícios.

A firmeza de um colchão é um fator importante ao se considerar a postura no decúbito. Uma boa posição ao dormir implica a manutenção das várias partes do corpo aproximadamente no mesmo plano horizontal. Qualquer colchão de mola que perdeu a resiliência ou é muito macio pode permitir o mau alinhamento corporal.

Constatou-se que muitos indivíduos que tinham lombalgia postural apresentaram diminuição ou eliminação da dor ao trocarem um colchão pouco resiliente por um colchão firme. Outros que se habituaram a dormir sobre um colchão firme observaram que a dor podia ser desencadeada pelo ato de dormir sobre um colchão mole ou pouco resiliente. Um travesseiro sob a cintura quando o indivíduo dorme em decúbito ventral ou entre os joelhos quando ele dorme em decúbito lateral pode ajudar na manutenção de um alinhamento mais normal e alivia o estresse sobre as costas.

Para alguns indivíduos, particularmente aqueles que apresentam defeitos estruturais fixos de alinhamento, como curvas exageradas da coluna lombar, um colchão mais macio pode ser necessário, pois provê mais suporte e conforto, adaptando-se às curvas em vez de uni-las.

Um adulto pode se sentir confortável sem um travesseiro ao dormir em decúbito dorsal ou ventral, mas provavelmente não se sentirá confortável em decúbito lateral. O uso de um travesseiro muito alto ou de mais de um travesseiro pode contribuir para posições defeituosas da cabeça e dos ombros. No entanto, um indivíduo que está acostumado a dormir com a cabeça alta não deve passar a usar abruptamente um travesseiro baixo nem a dormir sem travesseiro. Uma pessoa com defeito postural fixo com a cabeça para frente e arredondamento da região dorsal não deve dormir sem travesseiro. É importante que ele seja suficientemente alto para compensar o arredondamento da região dorsal e a posição da cabeça para frente. Sem um travesseiro ou se este for muito baixo, a cabeça cairá para trás na hiperextensão do pescoço.

INTRODUÇÃO

A **respiração** refere-se à troca de gases entre as células de um organismo e o ambiente externo. Numerosos componentes neurais, químicos e musculares estão envolvidos. Entretanto, esta seção refere-se especificamente ao papel dos músculos.

A respiração consiste na ventilação e na circulação. A **ventilação** é o movimento dos gases para dentro e para fora dos pulmões; a **circulação** é responsável pelo transporte desses gases para os tecidos. Embora o movimento dos gases nos pulmões e tecidos ocorra por difusão, o seu transporte para dentro dos pulmões e para o exterior e por todo o corpo exige o trabalho das bombas respiratória e cardíaca.

A bomba respiratória é composta por músculos da respiração e pelo tórax, o qual é constituído pelas costelas, escápulas, clavículas, esterno e coluna torácica. A bomba musculoesquelética provê gradientes de pressão necessários para mover gases para dentro e para fora dos pulmões a fim de assegurar uma difusão adequada de oxigênio e de dióxido de carbono no interior destes.

O trabalho respiratório realizado pelos músculos da respiração para superar as resistências pulmonares, da parede torácica e das vias aéreas normalmente ocorre apenas durante a inspiração. O esforço muscular é necessário para alargar a cavidade torácica e reduzir a pressão intratorácica. A expiração é conseqüência da retração elástica dos pulmões durante o relaxamento dos músculos inspiratórios. Contudo, os músculos expiratórios são ativos quando as demandas da respiração aumentam. O trabalho pesado, o exercício, o ato de assoar o nariz, a tosse e o canto envolvem um trabalho considerável dos músculos expiratórios. Além disso, em condições como o enfisema, nas quais a retração elástica é comprometida, técnicas como a respiração com os lábios contraídos são utilizadas para melhorar a respiração e minimizar o esforço.

O *Quadro de Músculos Respiratórios* da p. 239 mostra a divisão dos músculos segundo seus papéis principais inspiratórios ou expiratórios na ventilação. Entretanto, essa divisão não significa que os músculos listados atuam apenas naquela capacidade específica. Por exemplo, os músculos abdominais, que são os principais músculos expiratórios, também têm um papel na inspiração. Os intercostais inspiratórios, assim como o diafragma, também exercem uma importante função "frenadora" durante a expiração.

A divisão adicional apresentada no quadro, entre músculos principais e acessórios, mostra os diversos músculos que podem reforçar o processo ventilatório. Os músculos participantes e a extensão de sua participação dependem não apenas da demanda da respiração, mas também de diferenças individuais relativas a necessidades ou hábitos respiratórios.

O fato da respiração poder ser alterada por modificações de posição, estado emocional, grau de atividade, doenças e mesmo o uso de vestimentas apertadas significa que há uma vasta gama de padrões respiratórios. Por exemplo, Duchenne observou que a respiração normal de mulheres em meados do século XIX era "do tipo costal superior" por causa da compressão de espartilhos na parte inferior do tórax (33).

Segundo Shneerson, "é melhor considerar os músculos respiratórios como capazes de serem recrutados de acordo com o padrão de ventilação, postura, estado de alerta ou estágio do sono, força muscular, resistência ao fluxo aéreo e complacência dos pulmões e da parede torácica" (34).

Algumas autoridades no assunto discutem o papel acessório de determinados músculos, sobretudo da porção superior do m. trapézio e do serrátil anterior. Outros músculos também são freqüentemente omitidos em textos sobre os músculos respiratórios acessórios. Por exemplo, o m. rombóide, não incluído no *Quadro de Músculos Respiratórios* deste livro, tem um papel na estabilização da escápula para auxiliar o m. serrátil na inspiração forçada.

Todos os músculos listados no quadro possuem a capacidade de serem recrutados, quando necessário, para facilitar a respiração. Muitos deles desempenham papéis vitais na estabilização de partes do corpo, de modo que a força adequada seja provida para mover o ar para dentro e para fora dos pulmões. À medida que o trabalho respiratório aumenta, volumes maiores de gás devem ser movidos mais rapidamente e uma maior geração de pressão é requerida. Os músculos ventilatórios trabalham mais intensamente, e músculos adicionais são recrutados para suprir as demandas da respiração.

A citação a seguir enfatiza a importância de *todos* os músculos respiratórios: "O corredor em busca de ar... pode utilizar inclusive o platisma para expandir seu tórax, e o paciente em crises de tosse provavelmente contrai todos os músculos do tronco, do tórax e da cintura peitoral durante a expiração forçada" (35). Embora os diversos músculos das vias aéreas superiores, especialmente os músculos intrínsecos e extrínsecos da laringe, não sejam aqui discutidos, eles têm um papel importante ao permitirem o fluxo de ar livre tanto para dentro quanto para fora dos pulmões. (Ver músculos laríngeos na p. 139.)

Em alguns indivíduos e sob certas circunstâncias, músculos acessórios podem ser utilizados como músculos principais. Se o diafragma ou os músculos intercostais estiverem paralisados, por exemplo, a respiração ainda é possível mediante o aumento da utilização dos músculos acessórios. A importância desses músculos foi bem documentada no caso de um paciente com uma traqueostomia permanente e nenhum movimento do diafragma ou dos músculos intercostais. Surpreendentemente, ele apresentava uma capacidade vital maior que a esperada, respirando com os músculos escalenos inervados pelos nervos cervicais e com os músculos esternocleidomastóideos e a porção superior do músculos trapézio inervados pelo nervo espinal acessório (36).

Uma variedade de técnicas, procedimentos e dispositivos mecânicos é utilizada para auxiliar a função pulmonar. O tratamento deve ser específico para os problemas ventilatórios do paciente, mas certos princípios e práticas são básicos para todas as terapias respiratórias.

Diminuir o Medo: o primeiro passo na redução do trabalho respiratório e na instituição de um tratamento eficaz é reduzir o medo e a ansiedade do paciente para se obter sua confiança e adesão. Problemas respiratórios existentes são gravemente exacerbados pela sustentação da respiração, pela dificuldade respiratória e pelo aumento da tensão dos músculos acessórios, os quais freqüentemente acompanham um estado de medo. Quando a confiança e a cooperação do paciente são obtidas, outras medidas terapêuticas serão muito mais eficazes.

Aumentar o Relaxamento: o relaxamento produz uma diminuição do consumo de oxigênio dos músculos esqueléticos e um aumento da complacência da parede torácica. Quando indicados, exercícios de respiração diafragmática podem auxiliar no relaxamento e dar ao paciente uma sensação de controle da respiração. Esses exercícios enfatizam a expansão abdominal em vez da expansão da caixa torácica e são úteis em casos de uso excessivo dos músculos acessórios do pescoço e da parte superior do tórax. A prática de um padrão de respiração profunda e de suspiro pode reduzir o trabalho respiratório e ajudar um paciente que tem crises de dificuldade respiratória ou de sustentação da respiração a relaxar.

Melhorar a Postura: a capacidade respiratória ideal deriva de uma postura com equilíbrio muscular ideal. Uma musculatura equilibrada é mais eficiente em termos de consumo energético.

O desequilíbrio da musculatura decorrente da contração, fraqueza ou paralisia pode afetar de modo adverso os volumes e pressões que podem ser atingidos e mantidos. Músculos abdominais muito fracos e protrusos não são capazes de gerar pressões expiratórias máximas para suprir a demanda elevada da respiração causada pelo esforço ou por doença. A fraqueza dos músculos eretores da espinha da região dorsal e das porções média e inferior do m. trapézio interfere na capacidade de retificação da região dorsal, limitando o potencial de elevar e expandir o tórax e, conseqüentemente, de maximizar a capacidade pulmonar. Problemas posturais associados a cifose, cifoescoliose, osteoporose e peito escavado restringem a respiração e acarretam diminuição da complacência da parede torácica.

Melhorar a Força e a Resistência dos Músculos Respiratórios: "A força é necessária para movimentos respiratórios súbitos como, por exemplo, a tosse e o espirro, e para episódios breves de esforço extremo, ao passo que a resistência é necessária para o exercício mais prolongado ou para superar um aumento da resistência ao fluxo aéreo ou uma diminuição da complacência" (34).

Músculos fortes e bem condicionados são mais eficientes e exigem menos oxigênio para determinada quantidade de trabalho que músculos com pouco condicionamento.

Os relatos são diversos em relação à eficácia do treinamento de força muscular para os músculos respiratórios, mas tal treinamento pode ser benéfico se a fraqueza dos músculos respiratórios limitar o exercício ou diminuir a capacidade inspiratória.

Quanto mais fortes forem os músculos abdominais, maior será a sua capacidade de comprimir o abdome e, conseqüentemente, de gerar pressão adicional durante a expiração. Exercícios que fortalecem esses músculos podem ajudar a melhorar a tosse e outras manobras expulsivas necessárias para limpar as vias aéreas e facilitar a respiração.

Se houver fraqueza acentuada desses músculos abdominais, os exercícios devem ser suplementados com um suporte que reduza a tração descendente do abdome e ajude a manter o diafragma na posição mais vantajosa tanto para a inspiração quanto para a expiração. Essa assistência geralmente ajuda a minimizar problemas respiratórios associados à obesidade.

A fadiga dos músculos respiratórios pode desencadear insuficiência respiratória. O treinamento de resistência visa aumentar a capacidade de resistência à fadiga dos músculos. Foi comprovado que o treinamento beneficia aproximadamente 40% dos pacientes que sofrem de obstrução crônica do fluxo aéreo e foi observada uma melhora discreta da resistência em pacientes com fibrose cística (34).

Em distúrbios dos músculos respiratórios, "a insuficiência respiratória geralmente está relacionada com o grau de fraqueza dos músculos respiratórios, mas, ocasionalmente, ocorre apenas um leve comprometimento da função muscular" (34). Por causa do alto risco de insuficiência respiratória associado à fraqueza dos músculos respiratórios, exercícios para fortalecê-los podem ser fundamentais, entretanto devem ser muito conservadores e atentamente monitorados.

Melhorar a Coordenação: o consumo de oxigênio durante a realização de uma tarefa pode ser maior que o normal em indivíduos que se movem de modo não coordenado. Quando padrões ineficazes de respiração e movimento são identificados, pode-se instituir tratamento corretivo, e o trabalho respiratório será gradualmente reduzido.

Melhorar o Condicionamento Global: o condicionamento cardiovascular pode ser melhorado com exercícios do corpo inteiro, como marcha e ciclismo, para fortalecer a capacidade ventilatória e sua eficiência. Exercícios que envolvem os membros inferiores em vez dos membros superiores são os preferidos no início, de maneira que os músculos acessórios podem ajudar na respiração.

Reduzir o Peso: problemas respiratórios associados à obesidade geralmente são muito graves. Segundo Cherniack, o consumo de oxigênio da respiração em um indivíduo obeso é aproximadamente três vezes superior ao consumo de oxigênio normal (37). Ao contrário de alguns distúrbios respiratórios esqueléticos e neuromusculares, a obesidade é uma condição que ocasionalmente pode ser revertida, conseqüentemente melhorando a respiração.

MÚSCULOS PRINCIPAIS DA RESPIRAÇÃO

Dos mais de vinte músculos principais e acessórios mostrados no *Quadro de Músculos Respiratórios*, quase todos possuem uma função postural. Somente o diafragma e os intercostais anteriores podem ser puramente respiratórios. Vinte desses músculos têm origem ou inserções integral ou parcialmente nas costelas ou cartilagens costais. Qualquer músculo fixado à caixa torácica influencia a mecânica da respiração num certo grau. Esses músculos devem ser capazes de ajudar a suportar as estruturas esqueléticas da bomba ventilatória e gerar pressões que garantam a troca gasosa contínua adequada nos alvéolos.

Essas pressões podem ser substanciais. Para duplicar o fluxo aéreo, requere-se normalmente um aumento de quatro vezes da pressão. Se o fluxo aéreo tiver de permanecer constante diante de uma diminuição de duas vezes do raio de uma via aérea, deve haver um aumento de 16 vezes na pressão (35).

Complicações respiratórias podem originar-se de várias doenças obstrutivas e restritivas, assim como de distúrbios neuromusculares e esqueléticos. Estabelecido o diagnóstico, o tratamento é destinado a preservar a função pulmonar existente e a eliminar ou reduzir o problema que está comprometendo a respiração. O objetivo é melhorar a capacidade do paciente de ventilar os pulmões.

Diminuir o trabalho respiratório é fundamental e, conseqüentemente, reduzir o consumo energético (consumo de oxigênio) dos músculos respiratórios. O distúrbio respiratório pode ser elástico, resistivo, mecânico ou alguma combinação desses que necessite ser aliviada. A insuficiência respiratória pode ocorrer quando o aumento do trabalho respiratório acarreta hipoventilação alveolar e hipóxia.

M. DIAFRAGMA

O m. diafragma (ver p. 236), em virtude de sua fixação e de suas ações, serve como um divisor de pressão e transmissor de força. O comprimento e a força normais desse músculo são essenciais para tais funções. A excursão limitada ou excessiva do m. diafragma reduz sua eficácia na inspiração e expiração.

Em certos distúrbios respiratórios, como o enfisema, o m. diafragma não consegue recuperar o contorno em forma de abóbada durante o relaxamento, mantendo-se em uma posição encurtada e achatada. Tanto a capacidade de geração de pressão quanto a capacidade inspiratória são reduzidas, pois os pulmões permanecem parcialmente

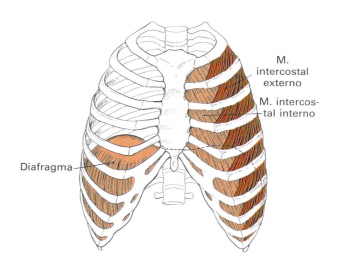

insuflados em repouso. Além disso, a capacidade do m. diafragma de atuar como um transmissor de força e de auxiliar no esvaziamento pulmonar é reduzida.

As vísceras abdominais, suportadas pelos músculos abdominais, normalmente limitam a descida do m. diafragma durante a inspiração e auxiliam no movimento ascendente durante a expiração. Em circunstâncias anormais, pode inclusive haver uma ação reversa do m. diafragma. Um exemplo dramático foi observado em um lactente com poliomielite que foi colocado num respirador. Os músculos abdominais, geralmente fracos em lactentes, estavam paralisados. Durante a fase de pressão positiva, o ar era forçado para fora dos pulmões e o m. diafragma, movido para cima. Durante a fase de pressão negativa, o ar era levado para os pulmões com uma expansão momentânea da caixa torácica, seguida por uma descida excessiva do m. diafragma para o interior da cavidade abdominal. O abdome distendia quando as vísceras deslocavam-se para baixo. Por causa da fixação do m. diafragma à parede interna do tórax, as costelas eram deslocadas para baixo e para dentro, causando uma depressão da caixa torácica quando o m. diafragma descia para o interior da cavidade abdominal, anulando totalmente a função desse músculo. Em questão de horas, um suporte sob a forma de um pequeno colete foi elaborado e aplicado para restringir a distensão do abdome e ajudar na prevenção da descida excessiva do m. diafragma e do efeito devastador desta sobre a caixa torácica.

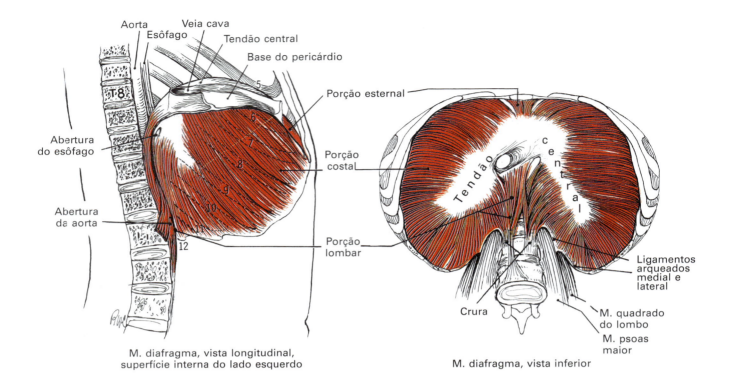

M. diafragma, vista longitudinal, superfície interna do lado esquerdo

M. diafragma, vista inferior

M. DIAFRAGMA

Origem da Parte Esternal: duas faixas carnudas do dorso até o processo xifóide.

Origem da Parte Costal: superfícies internas das últimas seis cartilagens costais e das seis últimas costelas de cada lado, formando interdigitações com o m. transverso do abdome.

Origem da Parte Lombar: Duas cruras musculares a partir dos corpos das vértebras lombares superiores e dois arcos fibrosos em cada lado, conhecidos como ligamentos arqueados medial e lateral, os quais vão das vértebras até os processos transversos e destes até a 12ª costela.

Inserção: no tendão central, o qual é uma aponeurose fina e resistente sem fixação óssea. Como as fibras musculares anteriores do diafragma são mais curtas que as posteriores, o tendão central está localizado mais próximo da parte ventral que da parte dorsal do tórax.

Ação: o diafragma em forma de cúpula separa as cavidades torácica e abdominal e é o principal músculo da respiração. Durante a inspiração, o músculo contrai-se e a cúpula desce, aumentando o volume e diminuindo a pressão da cavidade torácica, enquanto diminui o volume e aumenta a pressão da cavidade abdominal. A descida da cúpula ou do tendão central é limitada pelas vísceras abdominais e, quando tal descida ocorre, o tendão central torna-se a porção mais fixa do músculo. Na contração contínua, as fibras verticais que estão fixadas às costelas se elevam e evertem a margem costal. As dimensões do tórax aumentam constantemente no sentido craniocaudal, ântero-posterior e transversal. Durante a expiração, o diafragma relaxa e a cúpula sobe, diminuindo o volume e aumentando a pressão da cavidade torácica enquanto aumenta o volume e diminui a pressão da cavidade abdominal.

Nota: *em casos de patologia pulmonar, como enfisema, a cúpula do diafragma é tão deprimida que a margem costal ou a base do tórax não podem ser expandidas.*

Nervo: frênico, C3, **4**, 5

Testes: ver p. 240 e 241.

Músculos Principais da Respiração

Músculos Intercostais

Os *músculos intercostais externos* originam-se das bordas inferiores das costelas e fixam-se nas bordas superiores das costelas inferiores. Similarmente, os *músculos intercostais internos* originam-se da superfície interna das costelas e cartilagens costais e inserem-se nas bordas superiores das costelas adjacentes inferiores. O corpo possui duas camadas desses músculos da caixa torácica "exceto anteriormente, na região intercondral, e posteriormente, nas áreas mediais ao ângulo costal" (38).

Esses músculos desempenham papel importante na postura e respiração, pois estabilizam e mantêm a forma e a integridade da caixa torácica. Anatomicamente, parecem ser extensões dos músculos oblíquos externos e internos.

Ainda não há um consenso sobre a exata função respiratória desses músculos. Parece que pelo menos a porção anterior exposta dos intercostais internos – paraesternal e intercartilaginosa – atua como um músculo inspiratório com os intercostais externos, elevando as costelas e expandindo o tórax. A porção posterior – interóssea – dos músculos intercostais internos deprime as costelas e atua na capacidade expiratória.

Sugere-se que a função desses músculos varie com o volume pulmonar e a profundidade da respiração à medida que a posição e a inclinação das costelas às quais eles estão fixados são alteradas. Esses músculos estão sempre ativos durante a fala. Durante a expiração controlada, eles exercem uma importante "ação frenadora" que minimiza a retração estática dos pulmões e da parede torácica. Os cantores utilizam muito essa ação expiratória dos intercostais.

A respiração é possível quando os intercostais estão paralisados, mas a capacidade de sugar e de espirrar diminui. O movimento da caixa torácica também é limitado e a capacidade de estabilizar a caixa torácica, reduzida.

Músculos Abdominais

Os músculos abdominais são os músculos oblíquos internos, oblíquos externos, m. reto do abdome e músculos transverso do abdome. (Ver p. 194-198.) São os principais músculos expiratórios, mas também estão ativos no final da inspiração. Os músculos mais importantes no final da inspiração e no começo da expiração são aqueles com nenhuma ou pouca ação flexora. Especificamente, as fibras inferiores dos músculos oblíquos internos e do transverso são mais ativas, juntamente com as fibras laterais dos músculos oblíquos externos.

Esses músculos conseguem contrair-se suficientemente para elevar a pressão intra-abdominal a fim de suprir o aumento da demanda da respiração, especialmente atos expulsivos súbitos. A pressão gerada dessa maneira é transmitida à caixa torácica pelo diafragma para ajudar no esvaziamento dos pulmões.

O m. transverso origina-se das cartilagens das últimas seis costelas e forma interdigitações com o diafragma. O m. quadrado do lombo, em virtude de sua inserção na 12ª costela, fixa a caixa torácica e, conseqüentemente, ajuda na ação diafragmática tanto na inspiração quanto na expiração.

Os músculos oblíquos externos cobrem uma parte considerável da porção inferior do tórax porque algumas fibras formam interdigitações com a porção inferior do m. serrátil anterior. O aumento da atividade abdominal, particularmente do m. oblíquo externo, reduz a flutuação do volume da caixa torácica e ajuda a manter a pressão constante.

Músculos Acessórios da Respiração

Músculos Escalenos

Os músculos escalenos anterior, médio e posterior são músculos acessórios da *inspiração* que atuam como uma unidade. Elevando e firmando fixamente a primeira e a segunda costelas, eles ajudam na inspiração profunda. Constatou-se que os escalenos estão ativos durante a respiração calma e eles foram classificados por alguns pesquisadores como músculos principais, e não acessórios.

Os músculos escalenos também podem tornar-se ativos durante esforços *expiratórios*. Segundo Egan, "a função expiratória dos músculos escalenos é fixar as costelas contra a contração dos músculos abdominais e impedir a herniação do ápice do pulmão durante a tosse" (39). (Ver também p. 148-150.)

M. Esternocleidomastóideo

Este músculo é considerado por muitos autores como o músculo acessório mais importante da *inspiração*. Para que o m. esternocleidomastóideo atue, a cabeça e o pescoço devem ser mantidos numa posição estável pelos músculos flexores e extensores do pescoço. O músculo "traciona a partir de suas inserções no crânio e eleva o esterno, aumentando o diâmetro ântero-posterior do tórax" (39). Ele se contrai durante a inspiração moderada e profunda. Quando os pulmões estão hiperinsuflados, o m. esternocleidomastóideo está particularmente ativo. Ocasionalmente, a atividade elétrica é evidente durante a inspiração calma (34). Esse músculo não está ativo durante a expiração. (Ver p. 125, 148 e 149.)

M. Serrátil Anterior

Este músculo origina-se das oito ou nove costelas superiores e insere-se na superfície costal da borda medial da escápula. A sua ação principal é abduzir e rodar a escápula e manter a borda medial firmemente contra a caixa torácica.

Alguns estudos "refutaram" o papel respiratório do m. serrátil anterior. No entanto, o *Gray's Anatomy* (37ª ed.) observa que um desses estudos (Catton e Gray, 1957) "ignora os efeitos da fixação das escápulas quando o indivíduo se segura numa grade de leito ou numa barra, como os asmáticos e os atletas certamente fazem!" (40).

Quando a escápula é estabilizada em adução pelos músculos rombóides e, por essa razão, a sua inserção é fixada, o m. serrátil pode auxiliar na *inspiração* forçada. Ele ajuda a expandir a caixa torácica tracionando a origem em direção à inserção. Como é necessário um m. serrátil mais forte para mover a caixa torácica do que para mover a escápula, é possível que um indivíduo com uma força apenas regular consiga mover a escápula em abdução, mas tenha dificuldade para expandir a caixa torácica com as escápulas fixas em adução. Conseqüentemente, a fraqueza desse músculo diminui sua chance de ser recrutado para suprir o aumento das demandas inspiratórias. (Ver p. 333.)

M. Peitoral Maior

O m. peitoral maior é um músculo largo em forma de leque que está ativo na *inspiração* profunda ou forçada, mas não na expiração. Egan considera este o terceiro músculo acessório mais importante e descreve o seu mecanismo de ação da seguinte maneira: "quando os membros superiores e ombros são fixados, por exemplo, apoiando-se sobre os cotovelos ou segurando firmemente uma mesa, o m. peitoral maior pode utilizar sua inserção como uma origem e tracionar com bastante força a parede anterior do tórax, elevando as costelas e o esterno e aumentando o diâmetro torácico ântero-posterior" (39).

M. Peitoral Menor

O m. peitoral menor ajuda na *inspiração* forçada elevando as costelas e, conseqüentemente, movendo a origem em direção à inserção. A inserção deve ser fixada pela estabilização da escápula numa posição ideal que impeça a inclinação anterior com depressão do processo coracóide para baixo e para frente. Essa estabilização é realizada pelas porções inferior e média do m. trapézio. (Ver p. 329 e 330.)

Porção Superior do M. Trapézio Inferior

O m. trapézio já foi discutido detalhadamente nas p. 326 a 331. O papel ventilatório da porção superior do trapézio é auxiliar na inspiração forçada, ajudando a elevar a caixa torácica. A inserção das fibras superiores no terço lateral da clavícula assegura a participação dessa porção do músculo sempre que a respiração clavicular for necessária para a ventilação.

M. Grande Dorsal

Embora o papel respiratório do m. grande dorsal seja essencial na expiração forçada, ele também atua na inspiração profunda. As fibras anteriores, que estão ativas durante a flexão do tronco, ajudam na expiração. As fibras posteriores, que estão ativas durante a extensão do tronco, ajudam na *inspiração*. (Ver p. 324 e 325.)

Músculos Eretores da Espinha (Torácicos)

Os músculos eretores da espinha (torácicos) estendem a coluna torácica e ajudam na *inspiração* elevando a caixa torácica para permitir a expansão completa do tórax. (Ver p. 177-179.)

M. Iliocostal do Lombo

Este músculo eretor da espinha insere-se nos ângulos inferiores das últimas seis ou sete costelas e pode atuar como um músculo acessório da *expiração*. (Ver p. 178, 179.)

M. Quadrado do Lombo

O m. quadrado do lombo fixa as fibras posteriores do m. diafragma mantendo a 12ª costela baixa, de modo que ela não é elevada com as outras durante a respiração. (Ver p. 183.)

Outros Músculos Acessórios

Os músculos a seguir não podem ser testados manualmente e são inacessíveis à palpação.

M. Serrátil Posterior Superior: este músculo *inspiratório* está fixado da segunda à quinta costela e origina-se das espinhas da sétima vértebra cervical e das duas ou três vértebras torácicas superiores. Está localizado abaixo das fibras dos músculos rombóides e do m. trapézio e expande o tórax elevando as costelas nas quais ele está fixado.

M. Serrátil Posterior Inferior: este músculo insere-se nas quatro últimas costelas e origina-se das espinhas das duas vértebras torácicas inferiores e das duas ou três vértebras lombares superiores. Atua tracionando as costelas para trás e para baixo. Geralmente, é tido como um músculo acessório da *expiração*, embora algumas pesquisas o considerem um músculo inspiratório (34, 41).

Músculos Levantadores das Costelas: esses doze músculos fortes em forma de leque são paralelos às bordas posteriores dos intercostais externos. A sua ação é elevar e abduzir as costelas e estender e flexionar lateralmente a coluna vertebral. São considerados músculos *inspiratórios*. Originam-se dos processos transversos da sétima vértebra cervical e das onze vértebras torácicas superiores e inserem-se na costela imediatamente abaixo de cada vértebra.

M. Transverso do Tórax: este músculo (e outros músculos da camada mais interna do tórax), atua em uma capacidade *expiratória* para diminuir o volume da cavidade torácica. O m. transverso do tórax (triangular do esterno) é um músculo expiratório localizado na parede ventral do tórax. Ele estreita o tórax deprimindo da segunda até a sexta costela. Origina-se da cartilagem xifóide e do esterno e insere-se nas bordas inferiores das cartilagens costais daquelas costelas. As suas fibras caudais formam uma continuidade com o m. transverso do abdome.

Nessa camada, também estão os músculos intercostais íntimos e os músculos subcostais. Esses últimos, na parede torácica dorsal inferior, unem dois ou três espaços intercostais e atuam tracionando as costelas em conjunto.

M. Subclávio: trata-se de um músculo da cintura escapular que se origina na primeira costela e cartilagem e insere-se na superfície inferior da clavícula. Ele traciona a clavícula para baixo e a estabiliza. A ação desse músculo sugere que ele é importante para evitar a respiração tipo clavicular quando esta não é adequada.

QUADRO DE MÚSCULOS RESPIRATÓRIOS

Nome do Paciente _____ Clínica nº _____

Esquerdo					Direito				
				Examinador					
				Data					
				Músculos Inspiratórios Principais					
				Diafragma					
				Levantadores das costelas (3)					
				Intercostais externos					
				Intercostais internos, ant. (1)					
				Acessórios					
				Escalenos					
				Esternocleidomastóideo					
				Trapézio					
				Serrátil anterior					
				Serrátil posterior, superior (3)					
				Peitoral maior					
				Peitoral menor					
				Grande dorsal					
				Eretores da espinha (torácicos)					
				Subclávio (3)					
				Músculos Expiratórios Principais					
				Músculos abdominais					
				Oblíquo interno					
				Oblíquo externo					
				Reto do abdome					
				Transverso do abdome					
				Intercostais internos, post. (2)					
				Transverso do tórax (3)					
				Acessórios					
				Grande dorsal					
				Serrátil posterior inferior (3)					
				Quadrado do lombo					
				Iliocostal do lombo					

Notas: _____
_____
_____
_____

(1) Também denominados paraesternais ou intercartilaginosos _____
(2) Também denominados interósseos_____
(3) Não podem ser testados manualmente_____

MÚSCULOS DA RESPIRAÇÃO

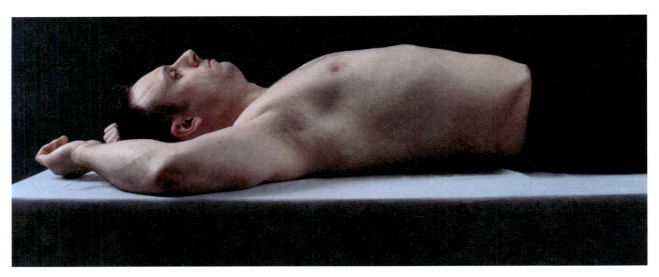

Inspiração normal: intercostal e diafragmática.

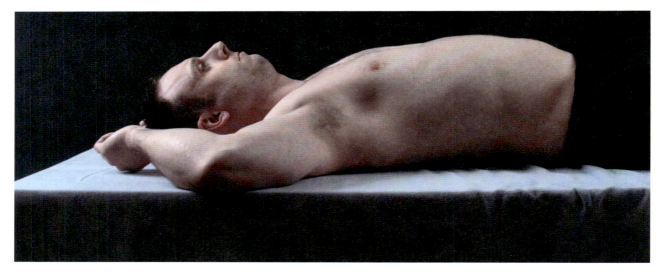

Inspiração: diafragmática.

MÚSCULOS DA RESPIRAÇÃO

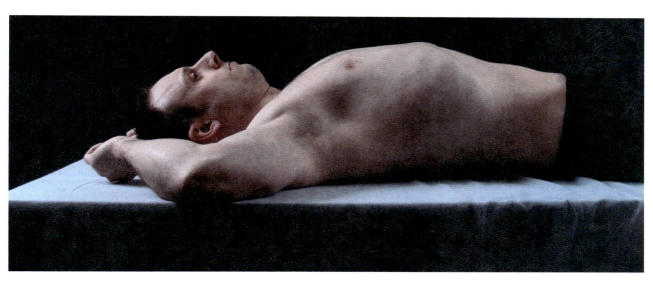

Inspiração: intercostal.

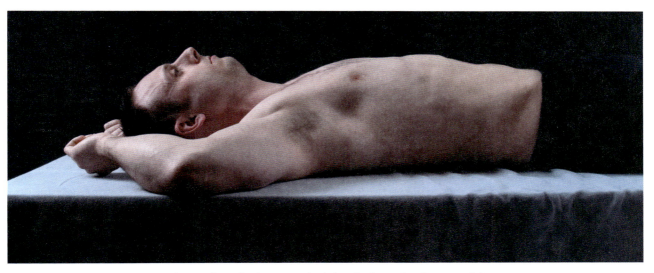

Expiração forçada: intercostal, abdominal e músculos acessórios.

EXERCÍCIOS CORRETIVOS: REGIÃO LOMBAR E ABDOMINAIS

Exercícios em decúbito devem ser feitos sobre uma superfície firme, como uma prancha sobre a cama, uma mesa de tratamento ou o chão com um colchonete fino ou um cobertor dobrado colocado sobre a superfície dura para o conforto do indivíduo.

Exercícios de alongamento devem ser precedidos por calor suave e massagem para ajudar a relaxar músculos contraídos. (Evitar o uso de calor em músculos fracos e hiperdistendidos). O alongamento deve ser realizado gradualmente, com um esforço consciente para relaxar. Continuar até sentir uma "tração" firme, porém tolerável, respirando confortavelmente durante a manutenção do alongamento e, em seguida, retornando lentamente à posição inicial.

Exercícios de fortalecimento também devem ser executados lentamente, com um esforço para sentir uma forte "tração" dos músculos que estão sendo exercitados. Deve-se manter a posição final durante alguns segundos e, posteriormente, relaxar e repetir o exercício o número de vezes indicado pelo terapeuta.

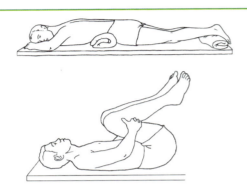

Alongamento da Região Lombar

Decúbito Ventral: colocar um travesseiro firme sob o abdome, e não sob os quadris, e uma toalha enrolada sob os tornozelos. Deitar-se sobre um travesseiro firme e colocar os músculos da região lombar em discreto alongamento.

Decúbito Dorsal: Levar lentamente os joelhos em direção ao tórax, alongando delicadamente os músculos da região lombar apenas o suficiente para retificá-la sobre a mesa.

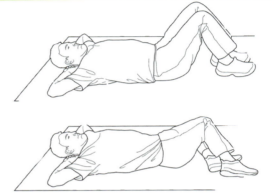

Rotação do Tronco em Decúbito Dorsal

Posição Inicial: deitar-se no chão com os joelhos flexionados e os pés apoiados no chão.

Mover lentamente os joelhos para a esquerda, rodando a parte inferior do tronco. Retornar à linha média e repetir o movimento para o outro lado. NÃO mover os membros superiores da posição inicial e manter os pés no chão durante o exercício.

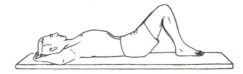

Exercício para o Abdome Inferior e Alongamento da Região Lombar

Decúbito Dorsal: flexionar os joelhos e manter os pés em contato com a mesa. Com as mãos para cima ao lado da cabeça, inclinar a pelve para retificar a região lombar sobre a mesa, *tracionando-a para cima e para dentro com os músculos abdominais inferiores*. Manter a região lombar retificada e deslizar os tornozelos ao longo da mesa. Estender os membros inferiores o máximo possível com o dorso mantido plano. Manter o dorso plano e retornar os joelhos à posição flexionada, *deslizando um membro inferior por vez*. (NÃO utilizar os músculos glúteos para inclinar a pelve e NÃO tirar os pés do chão.)

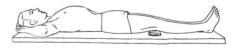

Exercício para o Abdome Inferior

Decúbito Dorsal: colocar uma toalha enrolada ou um pequeno travesseiro sob os joelhos. Com as mãos para cima ao lado da cabeça, inclinar a pelve para retificar a região lombar sobre a mesa *tracionando-a para cima e para dentro com os músculos abdominais inferiores*. Manter o dorso plano e respirar tranqüilamente, relaxando os músculos abdominais superiores. Deve ocorrer uma boa expansão torácica durante a inspiração, mas as costas não devem se arquear. (NÃO utilizar os músculos glúteos para inclinar a pelve.)

© 2005 Florence P. Kendall and Patricia G. Provance. Os autores permitem a reprodução para uso pessoal, mas não para venda.

EXERCÍCIOS DE FORTALECIMENTO ABDOMINAL

Exercícios Posturais Apoiado Contra a Parede

Ficar em pé com as costas contra uma parede, calcanhares afastados aproximadamente 7,5 cm desta. Os joelhos devem permanecer estendidos, mas *não bloqueados*. Colocar as mãos para cima ao lado da cabeça com os cotovelos tocando a parede. Inclinar a pelve para retificar a região lombar contra a parede *tracionando para cima e para dentro com os músculos abdominais inferiores*. Manter os membros superiores em contato com a parede e movê-los lentamente até uma posição diagonal acima da cabeça.

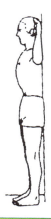

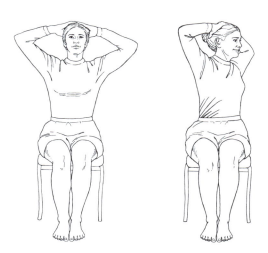

Fortalecimento do M. Oblíquo Externo Abdominal

Sentado em uma cadeira com os pés apoiados no chão, os joelhos juntos e olhando para frente, rodar lentamente o tronco para a esquerda, utilizando músculos abdominais diagonais. Manter a posição. Retornar à linha média e repetir o movimento para o outro lado.

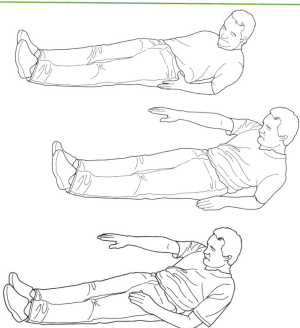

Fortalecimento Abdominal Superior Modificado (apoio do antebraço no caso de fraqueza acentuada)

Manter o tronco na posição curvada sem elevação ou rotação do tronco.
Posição inicial: apoio do antebraço com o tronco curvado. Cabeça na posição neutra.

1. Estender o membro superior direito para frente, mantendo o tronco curvado. Manter a posição. Retornar à posição inicial. Repetir com o membro superior esquerdo.

2. Estender o membro superior direito para frente. Manter a posição. Estender o membro superior esquerdo. Retornar o membro superior direito e depois o membro superior esquerdo à posição inicial.

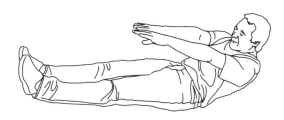

Fortalecimento da Musculatura Abdominal Superior

Em decúbito dorsal, inclinar a pelve para retificar a coluna lombar sobre a mesa tracionando para cima e para dentro com os músculos abdominais inferiores. Com os membros superiores para frente, elevar a cabeça e os ombros da mesa. NÃO tentar assumir a posição sentada, mas elevar a parte superior do tronco o suficiente para provocar o encurvamento das costas. À medida que a força aumenta, os membros superiores podem ser flexionados sobre o tórax e, posteriormente, colocados atrás da cabeça para aumentar a resistência durante o exercício.

© 2005 Florence P. Kendall and Patricia G. Provance. Os autores permitem a reprodução para uso pessoal, mas não para venda.

Referências Bibliográficas

1. *Stedman's Medical Dictionary.* 25th Ed. Baltimore: Williams & Wilkins, 1990.
2. Guimaraes ACS, et al. The contribution of the rectus abdominis and rectus femoris in twelve selected abdominal exercises. *J Sports Med Phys Fitness* 1991;31:222–230.
3. Andersson EA, et al. Abdominal and hip flexor muscle activation during various training exercises. *Eur J Appl Physiol* 1997;75:115–123.
4. Wickenden D, Bates S, Maxwell L. An electromyographic evaluation of upper and lower rectus abdominus during various forms of abdominal exercises. *N Z J Physiother* 1992;August:17–21.
5. Boileau J, Basmajian JV. *Grant's Methods of Anatomy.* 7th Ed. Baltimore: Williams & Wilkins, 1965.
6. Nachemson A, Elfstron G. *Intravital Dynamic Pressure Measurements in Lumbar Discs.* Stockholm: Almqvista Wiksell, 1970.
7. Staniszewski B, Mozes J, Tippet S. The relationship between modified sphygmomanometer values and biomechanical assessment of pelvic tilt and hip angle during Kendall's leg lowering test of abdominal muscle strength. Proceedings of the Illinois Chapter of APTA, Fall, 2001.
8. Derosa C, Porterfield JA. A physical therapy model for the treatment of low back pain. *Phys Ther* 1992; 72(4):263.
9. Kendall H, Kendall F. *Study and Treatment of Muscle Imbalance in Cases of Low Back and Sciatic Pain.* Baltimore: Privately Printed, 1936.
10. Kendall H, Kendall F, Boynton D. *Posture and Pain.* Baltimore: Williams & Wilkins, 1952, pp. 2–73, 156–159.
11. Basmajian JV. *Primary Anatomy.* 5th Ed. Baltimore: Williams & Wilkins, 1964, pp. 29, 61.
12. Cox JM. *Low Back Pain—Mechanism, Diagnosis, and Treatment.* 5th Ed. Baltimore: Williams & Wilkins, 1990, pp. 215, 224, 225.
13. Goss CM, ed. *Gray's Anatomy of the Human Body.* 28th Ed. Philadelphia: Lea & Febiger, 1966, pp. 277, 311, 319, 380–381, 968.
14. Sabotta J. *Atlas of Human Anatomy.* New York: GE Stechert, 1933, p. 142.
15. Davis G. *Applied Anatomy.* Philadelphia: JB Lippincott, 1918, p. 433.
16. Jones R, Lovett RW. *Orthopedic Surgery.* 2nd Ed. New York: William Wood and Co, 1929, p. 693.
17. Ober F, ed. *Lovett's Lateral Curvature of the Spine.* 5th Ed. Philadelphia: P. Blakiston's Son & Co. 1931, p. 13.
18. Steindler A. *Diseases and Deformities of the Spine and Thorax.* St. Louis, MO: CV Mosby, 1929, p. 547.
19. Hoppenfeld S. *Physical Examination of the Spine and Extremities.* Norwalk, CT: Appleton-Century-Crofts, 1976, pp. 144, 167.
20. Cyriax J, Cyriax P. *Illustrated Manual of Orthopaedic Medicine.* Boston: Butterworths, 1983, p. 76.
21. Hinwood J. Sacroiliac joint biomechanics. *Dig Chiro Econ* 1983;25(5):41–44.
22. Saunders H. *Evaluation, Treatment and Prevention of Musculoskeletal Disorders.* 2nd Ed. Edina, MN: Educational Opportunities, 1985, pp. 86, 131.
23. Norkin CC, Levangie PK. *Joint Structure & Function—A Comprehensive Analysis.* Philadelphia: F.A. Davis, 1983, p. 148.
24. Williams PC. Lesions of the lumbosacral spine. Part II. Chronic traumatic (postural) destruction of the lumbosacral intervertebral disc. *J Bone Joint Surg,* 1937;19:690–703.
25. Ober FR. Relation of the fascia lata to conditions of the lower part of the back. *JAMA* 1937;109(8):554–555.
26. Fahrni WH, Trueman GE. Comparative radiological study of spines of a primitive population with North Americans and North Europeans. *J Bone Joint Surg [Br]* 1965;47-B:552.
27. Pope M, Wilder D, Booth J. The biomechanics of low back pain. In: White AA, Gordon SL, eds. *Symposium on Idiopathic Lower Back Pain.* St. Louis, MO: C.V. Mosby, 1982.
28. Farfan HF. Mechanical disorders of the low back. Philadelphia: Lea & Febiger, 1973.
29. Chaffin DB. Occupational biomechanics of low back injury. In: White AA, Gordon SL, eds. *Symposium on Idiopathic Low Back Pain.* St. Louis, Missouri: C.V. Mosby, 1982.
30. Poulson E, Jorgensen K. Back muscle strength, lifting and stoop working positions. *App Ergonomics* 1971;133–137.
31. Tichauer ER, Miller M, Nathan IM. Lordosimetry: a new technique for the measurement of postural response to materials handling. *AM Ind Hyg Assoc J* 1973;34:1–12.
32. Adams MA. Hutton WC. Prolapsed invertebral disc: a hyperflexion injury. In: *Industrial Rehabilitation American Therapeutics* 1989, pp. 1031–1038. Presented at the 8th annual meeting of the international society for the study of the lumbar spine. Paris, May 18, 1981.
33. Duchenne GB. *Physiology of Motion.* Philadelphia: J.B. Lippincott, 1949, p. 480.
34. Shneerson J. *Disorders of Ventilation.* London: Blackwell Scientific Publications, 1988, pp. 22, 31, 155, 287, 289.
35. Youmans WD, Siebens AA. Respiration. In: Brobeck, ed. *Best and Taylors Physiological Basis of Medical Practice.* 9th Ed. Williams & Wilkins: Baltimore, 1973, pp. 6–30, 6–35.
36. Guz A, Noble M, Eisele J, Trenchard D. The role of vagal inflation reflexes. In: Porter R, ed. *Breathing: Hering-Breuer Centenary Symposium. A CIBA Foundation Symposium.* London: JA Churchill, 1970, pp. 155, 235, 246, 287, 289.
37. Cherniack RM, et al. *Respiration in Health and Disease.* 2nd Ed. Philadelphia: W.B. Saunders, 1972: 410.
38. Basmajian JV, De Luca DJ. *Muscles Alive.* 5th Ed. Baltimore: Williams & Wilkins, 1985, pp. 255, 414.
39. Egan DF. *Fundamentals of Respiratory Therapy.* 3rd Ed. St. Louis, MO: C.V. Mosby. 1977.
40. Williams PL, Warwick R, Dyson M, Bannister L, eds. *Gray's Anatomy.* 37th Ed. New York: Churchill Livingston, 1989, pp. 552–553, 563, 564, 573, 612.
41. Moore KL. *Clinically Oriented Anatomy.* 2nd Ed. Baltimore: Williams & Wilkins, 1985.

6

Membro Superior e Cintura Escapular

CONTEÚDO

Introdução **247**
Seção I: **Inervação** **248**
  Plexo Braquial (Nervos) 248, 249
  Distribuição Cutânea 250
  Quadro de Nervos Espinais e Pontos Motores 251
  Nervos para Músculos: Motores e
    Sensoriais e Apenas Motores 252, 253
  Quadro de Músculos Escapulares 253
  Quadro de Músculos do Membro Superior 254, 255
  Nervos Cutâneos do Membro Superior 256, 257

Seção II: **Mão, Punho, Antebraço e Cotovelo** **258**
  Movimento das Juntas do Polegar e dos
    Dedos da Mão 258
  Movimento das Juntas Radioulnar, do
    Punho e do Cotovelo 259
  Quadro de Análise do Desequilíbrio Muscular 260
  Testes de Força dos Músculos:
    Do Polegar 261-268
    Do Dedo Mínimo 269-271
    Interósseos Dorsais e Palmares 272, 273
    Lumbricais e Interósseos 274-276
    Palmares Longo e Curto 277
    Extensores do Indicador e Dedo Mínimo 278
    Extensores dos Dedos 279
    Flexores Superficial dos Dedos 280
    Flexores Profundo dos Dedos 281
    Flexores Radial e Ulnar do Carpo 282, 283
    Extensores Radiais Longo e Curto do Carpo 284
    Extensor Ulnar do Carpo 285
    Pronadores Redondo e Quadrado 286, 287
    Supinador e Bíceps 288, 289
    Bíceps Braquial e Braquial 290
    Flexores do Cotovelo 291
    Tríceps Braquial e Ancôneo 292, 293
    Braquiorradial 294
  Quadro de Amplitude de Movimento 295
  Teste de Força do Polegar e dos Dedos da Mão 295
  Quadro de Mensuração da Junta 296

Seção III: **Ombro** **297**
  Juntas e Articulações 297-299
  Quadros de Articulações da Cintura Escapular 300, 301
  Combinações de Músculos Escapulares
    e do Ombro 302
  Junta Esternoclavicular e Escápula 303
  Movimentos da Junta Glenoumeral 304, 305
  Teste de Comprimento dos Músculos:
    Umerais e Escapulares 306
    Peitoral Menor 307
  Teste de Contração de Músculos que Deprimem
    o Processo Coracóide Anteriormente 307

Teste de Comprimento dos Músculos:
  Peitoral Maior 308
  Redondo Maior, Grande Dorsal e Rombóides 309
  Rotadores do Ombro 310, 311
  Quadro de Músculos do Membro Superior 312
Testes de Força – Ombro:
  Coracobraquial 313
  Supra-espinal 314
  Deltóide 315-317
  Peitoral Maior, Superior e Inferior 318, 319
  Peitoral Menor 320
  Rotadores Laterais do Ombro 321
  Rotadores Mediais do Ombro 322
  Redondo Maior e Subescapular 323
  Grande Dorsal 324, 325
  Rombóides, Levantador da Escápula
    e Trapézio 326-331
  Serrátil Anterior 332-337

Seção IV: **Condições Dolorosas da Região Dorsal**
  e do Membro Superior **338**
  Fraqueza da Região Dorsal 338
    Mm. Rombóides Curtos 338
  Distensão das Partes Média e Inferior
    do M. Trapézio 339
  Dor na Região Dorsal Média e Superior
    Devida à Osteoporose 340
  Condições Dolorosas dos Músculos
    do Membro Superior
  Síndrome do Desfiladeiro Torácico 341
  Síndrome da Compressão Coracóide 342, 343
  Síndrome do M. Redondo
      (Síndrome do Espaço Quadrilateral) 344
  Dor Devida à Subluxação do Ombro 345
  Contração dos Mm. Rotadores
    Laterais do Ombro 345
  Costela Cervical 345

Seção V: **Estudos de Caso** **346**
  Caso nº1: Lesão do Nervo Radial 347
  Caso nº2: Lesão dos Nervos Radial,
    Mediano e Ulnar 348, 349
  Caso nº3: Lesão Provável de C5 350
  Caso nº4: Lesão dos Cordões Lateral e Medial 351
  Caso nº5: Lesão Parcial do Plexo Braquial 352-354
  Caso nº6: Fraqueza de Alongamento
    Sobreposta a um Nervo Periférico 355
  Lesões por Uso Excessivo 356

Exercícios Corretivos **357**

Referências Bibliográficas **358**

246

INTRODUÇÃO

O diagnóstico diferencial de problemas da cintura escapular (atualmente denominada cíngulo do membro superior) requer uma atenção especial à inervação dos músculos. A cintura escapular e os membros superiores possuem **muitos** músculos inervados por nervos apenas motores. Sem inervação sensorial, o resultado pode ser uma perda de função sem sintomas de dor. Um exemplo é a fraqueza extrema do m. serrátil anterior, ilustrada na parte inferior da página 336. (Ao contrário de muitos músculos do membro superior, somente quatro músculos do membro inferior possuem inervação apenas motora. Ver p. 251-254.)

Comumente, os termos *juntas* e *articulações* são utilizados de modo intercambiável. No entanto, este capítulo faz uma distinção entre os dois, a qual tem um objetivo especial. Com o termo *junta* referindo-se a uma conexão esquelética e *articulação* a uma conexão musculoesquelética, onde o papel do músculo torna-se muito claro. O uso desses termos é definido e ilustrado nas páginas 297 a 299. Os quadros nas páginas 300 e 301 fornecem informações sobre as dez classificações de 25 articulações da cintura escapular.

A cintura escapular não deve mais ser considerada incompleta. O reconhecimento das articulações vertebroescapulares e vertebroclaviculares posteriormente e das articulações costoescapulares e costoclaviculares anteriormente torna a cintura escapular completa. Não é mais necessária a referência a fixações de músculos escapulares à região dorsal do tórax pela "junta escapulotorácica".

A junta glenoumeral confere liberdade de movimento em todas as direções para o membro superior. A estabilidade em certas posições é obtida pela ação coordenada de músculos. A junta do cotovelo confere liberdade de movimento na direção da flexão e estabilidade na posição de extensão zero (ângulo de 180°). Em virtude da supinação e pronação do antebraço, a mão estendida pode mover-se da posição direcionada para frente para a posição direcionada para trás. As juntas do punho permitem a flexão, extensão, abdução e adução, mas não a rotação. O texto e os quadros na página 295 são dedicados à amplitude de movimentos articulares e ao teste de força dos dedos das mãos e do polegar.

Este capítulo inclui discussões sobre condições defeituosas ou dolorosas da região dorsal e do membro superior. Breves revisões de vários casos de lesões nervosas mostram o valor do *Quadro de Nervos Espinais e Músculos* no diagnóstico diferencial.

PLEXO BRAQUIAL

O *plexo braquial* origina-se ao lado do m. escaleno anterior. Os ramos ventrais de C5, C6, C7 e C8 e a maior parte de T1, assim como uma alça comunicante de C4 a C5 e uma de T2 (sensorial) a T1, formam sucessivamente raízes, troncos, divisões, cordões e ramos do plexo.

Ramos ventrais contendo fibras de C5 e C6 unem-se para formar o *tronco superior*. Aqueles que contêm fibras de C7 formam o tronco médio, e os que contêm fibras de C8 e T1 unem-se originando o *tronco inferior*. As divisões anteriores dos troncos superior e médio, compostos por fibras de C5, C6 e C7, unem-se para formar o *cordão lateral*. A divisão anterior do tronco inferior, constituída por fibras de C8 e T1, forma o *cordão medial*, e as divisões posteriores de todos os três troncos, compostos por fibras de C5 a C8 (mas não de T1), unem-se para formar o *cordão posterior*.

Em seguida, os cordões dividem-se e voltam a unir-se em *ramos* que se tornam *nervos periféricos*. O cordão posterior ramifica-se nos nervos radial e axilar. Depois de receber um ramo do cordão lateral, o cordão medial termina como o nervo ulnar. Um ramo do cordão lateral torna-se o *nervo musculocutâneo*. O outro ramo junta-se a um do cordão medial para formar o *nervo mediano*. Outros nervos periféricos emergem diretamente de vários componentes do plexo e alguns, diretamente dos ramos ventrais. (Ver a coluna esquerda e a parte superior do *Quadro de Nervos Espinais e Músculos*, p. 27.)

As divisões anteriores, os cordões lateral e medial e os nervos periféricos que se originam deles inervam *músculos anteriores* ou *flexores* do membro superior. A divisão posterior, o cordão posterior e os nervos periféricos provenientes deles inervam os *músculos posteriores* ou *extensores* do membro superior.

PLEXO BRAQUIAL

Músculo	Nervo Periférico	Segmento Espinal
Serrátil Anterior	Torácico Longo	5, 6, 7, 8
Rombóides Maior e Menor	Dorsal da esc.	4, 5
Subclávio	N. p/ o subclávio	5, 6
Supra-espinal	Supra-escapular	4, 5, 6
Infra-espinal	Supra-escapular	(4), 5, 6
Subescapular	Subescapular S.	(4), 5, 6, (7)
Grande Dorsal	Toracodorsal	(5), 6, 7, 8
Redondo Maior	Subescapular Inf.	5, 6, (7)
Peitoral Maior (Superior)	Peitoral Lateral	5, 6, 7
Peitoral Maior (Inferior)	Peitoral Medial	(6), 7, 8
Peitoral Menor	Peitoral Medial	(6), 7, 8, 1

Código:
- D. = Ramo Primário Dorsal
- V. = Ramo Primário Ventral
- R.P. = Raiz do Plexo
- T.S. = Tronco Superior
- P. = Cordão Posterior
- L. = Cordão Lateral
- M. = Cordão Medial

© 2005 Florence P. Kendall.

PLEXO BRAQUIAL

NERVOS

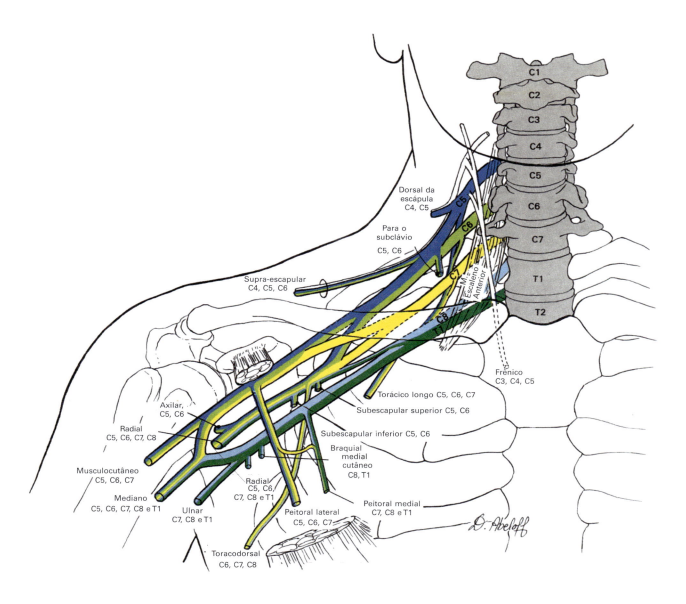

DERMÁTOMOS E DISTRIBUIÇÃO CUTÂNEA

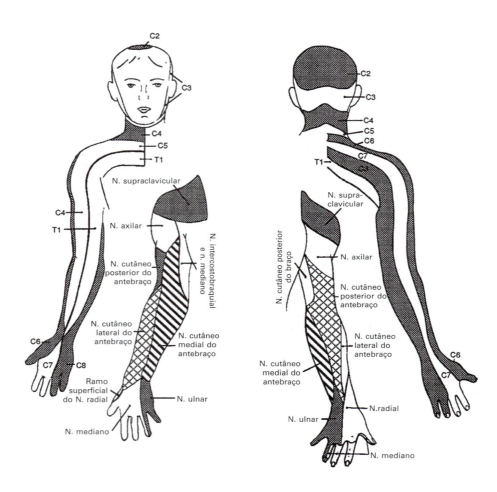

QUADRO DE NERVOS ESPINAIS E PONTOS MOTORES

251

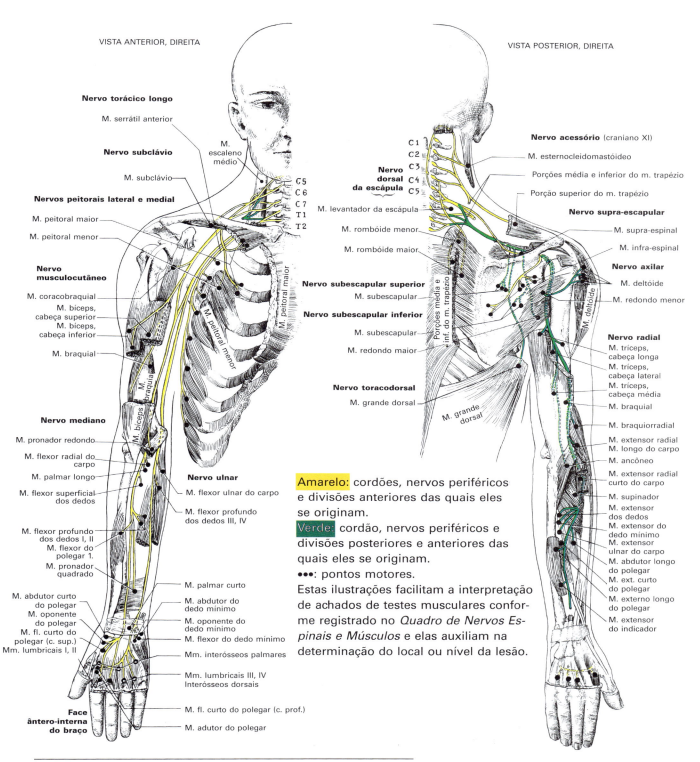

© 1993 Florence P. Kendall. A autora permite a reprodução para uso pessoal, mas não para a venda.

MOTORES E SENSORIAIS

A seguir, descreveremos brevemente a relação entre nervos e músculos. Este material é oriundo principalmente do livro *Gray's Anatomy* (1).

N. Axilar: deixa a axila, atravessando o espaço limitado pelo colo cirúrgico do úmero, pelo m. redondo maior, pelo m. redondo menor e pela cabeça longa do m. tríceps e inerva o m. deltóide e o m. redondo menor.

N. Musculocutâneo: perfura o m. coracobraquial e o inerva, assim como o m. bíceps e o m. braquial.

N. Radial: o ramo *interósseo posterior* divide-se num ramo muscular e num ramo articular. O ramo muscular inerva o m. extensor radial curto do carpo e o m. supinador antes de passar entre as camadas superficial e profunda do m. supinador. Feito isso, ele supre os músculos remanescentes, inervados pelo nervo radial.

N. Mediano: passa entre as duas cabeças do m. pronador redondo e sob o retináculo do m. flexor. Ele é distribuído para o antebraço e a mão. (Ver *Quadro de Nervos Espinais e Músculos*, p. 251, para uma lista de músculos inervados.)

N. Acessório espinal: textos de anatomia descrevem o nervo acessório espinal como sendo puramente motor. Entretanto, um estudo realizado por Bremner-Smith e Unwin (1999) "mostra que o nervo acessório espinal não contém apenas fibras motoras. Ele também contém fibras C não mielinizadas associadas às respostas reflexas à dor, à variação de temperatura e mecanorreceptoras" (2).

APENAS MOTORES

Durante anos, o autor sênior deste livro coletou informações sobre músculos inervados por nervos puramente motores. Algumas páginas listando os nervos periféricos e sua condição (sensorial, motor ou ambos) datam do final da década de 1930, mas não apresentam fontes. O *Dorland's Medical Dictionary* de 1932 contava com uma tabela de nervos que incluía a seguinte informação (3): Um artigo sobre a paralisia do m. serrátil anterior afirmou que "o nervo torácico longo, ou o nervo respiratório externo de Bell, é praticamente único, pois origina-se diretamente de raízes nervosas espinais, não possui fibras sensoriais conhecidas e vai a apenas um músculo, sendo a única inervação deste em conseqüência" (4). Posteriormente, uma tabela foi encontrada no dicionário de Taber (5). A edição do *Dorland's* de 1988 não apresentava as tabelas da edição anterior, mas a informação era encontrada com a descrição de cada nervo (6). Por fim, algumas informações esparsas foram coletadas de alguns dos muitos livros e artigos sobre lesões, compressões e encarceramento de nervos (7-13).

Surpreendentemente, à medida que as informações eram coletadas, foi observado um padrão muito interessante. O quadro na página seguinte mostra que os nervos derivados de raízes, troncos e cordões do plexo braquial para músculos são nervos motores. Além disso, os nervos interósseo anterior e posterior, os quais são ramos dos nervos mediano e radial, respectivamente, são puramente motores para os músculos que inervam (5, 11-13). Vários nervos possuem ramos sensoriais para juntas. Sobre o nervo supra-escapular, Hadley *et al.* afirmam que ele "fornece ramos motores para os músculos e ramos sensoriais para as juntas acromioclavicular e do ombro" (8). Dawson *et al.* afirmam que "como não existe território cutâneo para esse nervo, não há sintomas sensoriais ou achados característicos em nenhuma lesão desse nervo" (14). Conway *et al.* observam que "o encarceramento do nervo interósseo posterior é puramente motor e não existe perda sensorial de dor disestética" (15).

A falta de fibras sensoriais explica a ausência de sintomas sensoriais nos músculos inervados por nervos apenas motores. (Ver discussão e exemplos, p. 337-339). Pode haver um ramo sensorial para uma ou mais juntas, mas não para o músculo.

NERVOS PARA MÚSCULOS

Fonte		Segmento Espinal	Nervo	Motor/Sensorial para Músculo	Músculo
Plexo cervical	Nervos cervicais	C(1), C2, C3	Acessório espinal	Motor e sensorial	Esternocleidomastóideo
		C2, C3, C4		Motor e sensorial	Trapézio
Plexo braquial	Raízes do plexo	C3, C4, C5	Dorsal da escápula	Motor	Levantador
		C4, C5	Dorsal da escápula	Motor	Rombóides
		C5, C6, C7, (8)	Torácico longo	Motor	Serrátil Anterior
	Tronco superior	C5, C6	Subclávio	Motor[a]	Subclávio
		C4, C5, C6	Supra-escapular	Motor[b]	Supra-espinal, infra-espinal
	Cordão posterior	C5, C6, C7	Subescapular, superior e inferior	Motor	Subescapular, redondo maior
	Cordão posterior	C6, C7, C8	Toracodorsal	Motor	Grande dorsal
	Cordão lateral	C5, C6, C7	Peitoral lateral	Motor[b]	Peitoral maior, superior
	Cordão medial	C(6), C7, C8, T1	Peitoral medial	Motor	Peitoral maior, inferior peitoral menor
Ramos terminais C5, C6		Axilar	Motor e sensorial	Deltóide, redondo menor	
		C6, C7	Musculocutâneo	Motor e sensorial	Coracobraquial
		C5, C6	Musculocutâneo	Motor e sensorial	Bíceps, braquial
		C5, C6, C7, C8, T1	Radial	Motor e sensorial	17 músculos
		C6, C7, C8, T1	Mediano	Motor e sensorial	12 músculos
		C8, T1	Ulnar	Motor e sensorial	18 músculos
Ramo do nervo radial		C5, C6, C7, C8, T1	Interósseo, posterior	Motor[c]	9 músculos
Ramo do nervo mediano		C7, C8, T1	Interósseo, anterior	Motor[c]	Pronador quadrado, flexor longo do polegar, profundo 1 e 2

[a]Sensorial para a junta esternoclavicular.
[b]Sensorial para as juntas acromioclavicular e do ombro.
[c]Sensorial para as juntas intercarpais do punho.

© 2005 Florence P. Kendall

QUADRO DE MÚSCULOS ESCAPULARES

Músculos Escapulares	Segmento Espinal Cervical 2 3 4 5 6 7 8	T 1	Elevação	Adução	Para Baixo ou Medial Rotação	Para Cima ou Lateral Rotação	Depressão	Abdução	Inclinação Anterior
Trapézio	2 **3** **4**		Porção superior do trapézio	Trapézio		Trapézio	Porção inferior do trapézio		
Levantador da escápula	**3** **4** **5**		Levantador da escápula		Levantador da escápula				
Rombóides, maior e menor	**4** **5**		Rombóides	Rombóides	Rombóides				
Serrátil anterior	**5** **6** **7** 8		Porção superior do serrátil anterior			Serrátil anterior	Porção inferior do serrátil anterior	Serrátil anterior	
Peitoral menor	(6) **7** **8**	1							Peitoral menor

MÚSCULOS DO MEMBRO SUPERIOR

Listados de acordo com a inervação do segmento espinal e agrupados conforme a ação da junta

C4	C5	C6	C7	C8	T1	MÚSCULO	OMBRO – Abdução	Rotação Lateral	Flexão	Rotação Medial	Extensão	Adução	COTOVELO – Flexão	Extensão	ANTEBRAÇO – Supinação	Pronação
4	5	6				Supra-espinal	Supra-espinal									
(4)	5	6				Infra-espinal		Infra-espinal								
	5	6				Redondo menor		Redondo menor								
	5	6				Deltóide	Deltóide	Deltóide, posterior		Deltóide anterior	Deltóide posterior					
	5	6				Biceps	Bíceps, cabeça longa		Biceps			Bíceps, cabeça curta	Biceps		Biceps	
	5	6				Braquial							Braquial			
	5	6				Braquirradial							Braquiorradial		Braquiorradial	Braquiorradial
	5	6	7			Peitoral maior, superior			Peitoral maior, superior	Peitoral maior, superior		Peitoral maior, superior				
	5	6	7			Subescapular				Subescapular						
	5	6	(7)			Supinador									Supinador	
	5	6	7			Redondo maior				Redondo maior	Redondo maior	Redondo maior				
	5	6	7	8		Ext. rad. longo e curto do carpo							Ext. rad. longo e curto do carpo			
		6	7			Coracobraquial			Coracobraquial			Coracobraquial				
		6	7			Pronador redondo							Pronador redondo			Pronador redondo
		6	7	8		Flexor radial do carpo							Flexor radial do carpo			Flexor radial do carpo
		6	7	8		Grande dorsal				Grande dorsal	Grande dorsal	Grande dorsal				
		6	7	8		Extensor dos dedos										
		6	7	8		Extensor do dedo mínimo										
		6	7	8		Extensor ulnar do carpo										
		6	7	8		Abdutor longo do polegar										
		6	7	8		Extensor curto do polegar										
		6	7	8		Extensor longo do polegar										
		6	7	8		Extensor do indicador										
		6	7	8	1	Peitoral maior, inferior					Peitoral maior, inferior					
		6	7	8	1	Tríceps					Tríceps, cabeça longa	Tríceps, cabeça longa		Tríceps		
		(6)	7	8	1	Palmar longo							Palmar longo			
		(6)	7	8	1	Flexor longo do polegar										
		(6)	7	8	1	Lumbricais I e II										
		6	7	8	1	Abdutor curto do polegar										
		6	7	8	1	Oponente do polegar										
		6	7	8	1	Flexor curto do polegar (s.h.)										
			7	8		Ancôneo								Ancôneo		
			7	8	1	Flexor ulnar do carpo							Flexor ulnar do carpo			
			7	8	1	Flexor superficial dos dedos										
			7	8	1	Flexor profundo dos dedos										
			7	8	1	Pronador quadrado										Pronador quadrado
			(7)	8	1	Abdutor do dedo mínimo										
			(7)	8	1	Oponente do dedo mínimo										
			(7)	8	1	Flexor do dedo mínimo										
			(7)	8	1	Lumbricais III e IV										
				8	1	Interósseos dorsais										
				8	1	Interósseos palmares										
				8	1	Flexor curto do polegar (d.h.)										
				8	1	Adutor do polegar										

© Florence P. Kendall. A autora permite a reprodução para uso pessoal, mas não para a venda.

MÚSCULOS DO MEMBRO SUPERIOR

Listados de acordo com a inervação do segmento espinal e agrupados conforme a ação da junta (continuação)

PUNHO				JUNTAS METACARPOFALÂNGICAS E CARPOMETACARPAIS DO POLEGAR E DO DEDO MÍNIMO					JUNTAS INTERFALÂNGICAS PROXIMAIS DO 2° AO 5° DEDO DA MÃO		JUNTAS INTERFALÂNGICAS DISTAIS DO 1° AO 5° DEDO DA MÃO	
Extensão	Flexão	Abdução	Adução	Extensão	Abdução	Flexão	Oposição	Adução	Extensão	Flexão	Extensão	Flexão
Ext. rad. longo e curto do carpo		Ext. rad. longo e curto do carpo										
	Flexor radial do carpo	Flexor radial do carpo										
Extensor dos dedos		Extensor dos dedos		Extensor dos dedos	Extensor dos dedos				Extensor dos dedos		Extensor dos dedos	
				Extensor do dedo mínimo	Extensor do dedo mínimo				Extensor do dedo mínimo		Extensor do dedo mínimo	
Extensor ulnar do carpo			Extensor ulnar do carpo									
	Abdutor longo do polegar	Abdutor longo do polegar		Abdutor longo do polegar	Abdutor longo do polegar							
		Extensor curto do polegar		Extensor curto do polegar	Extensor curto do polegar							
Extensor longo do polegar		Extensor longo do polegar		Extensor longo do polegar							Extensor longo do polegar	
				Extensor do indicador				Extensor do indicador	Extensor do indicador		Extensor do indicador	
	Palmar longo											
	Flexor longo do polegar					Flexor longo do polegar						Flexor longo do polegar
						Lumbricais I e II			Lumbricais I e II		Lumbricais I e II	
				Abdutor curto do polegar	Abdutor curto do polegar	Abdutor curto do polegar	Abdutor curto do polegar				Abdutor curto do polegar	
							Oponente do polegar					
						Flexor curto do polegar (s)	Flexor curto do polegar (s)				Flexor curto do polegar (s)	
	Flexor ulnar do carpo		Flexor ulnar do carpo									
	Flex. superficial dos dedos					Flex. superficial dos dedos				Flex. superficial dos dedos		
	Flexor profundo dos dedos					Flexor profundo dos dedos				Flexor profundo dos dedos		Flexor profundo dos dedos
					Abdutor do dedo mínimo	Abdutor do dedo mínimo			Abdutor do dedo mínimo		Abdutor do dedo mínimo	
							Oponente do dedo mínimo					
						Flexor do dedo mínimo	Flexor do dedo mínimo					
						Lumbricais III e IV			Lumbricais III e IV		Lumbricais III e IV	
					Interósseos dorsais	Interósseos dorsais			Interósseos dorsais		Interósseos dorsais	
						Interósseos palmares		Interósseos palmares	Interósseos palmares		Interósseos palmares	
						Flexor curto do polegar (d)	Flexor curto do polegar (d)					
				Adutor do polegar		Adutor do polegar	Adutor do polegar	Adutor do polegar				

© Florence P. Kendall. A autora permite a reprodução para uso pessoal, mas não para a venda.

NERVOS CUTÂNEOS DO MEMBRO SUPERIOR: VISTA ANTERIOR

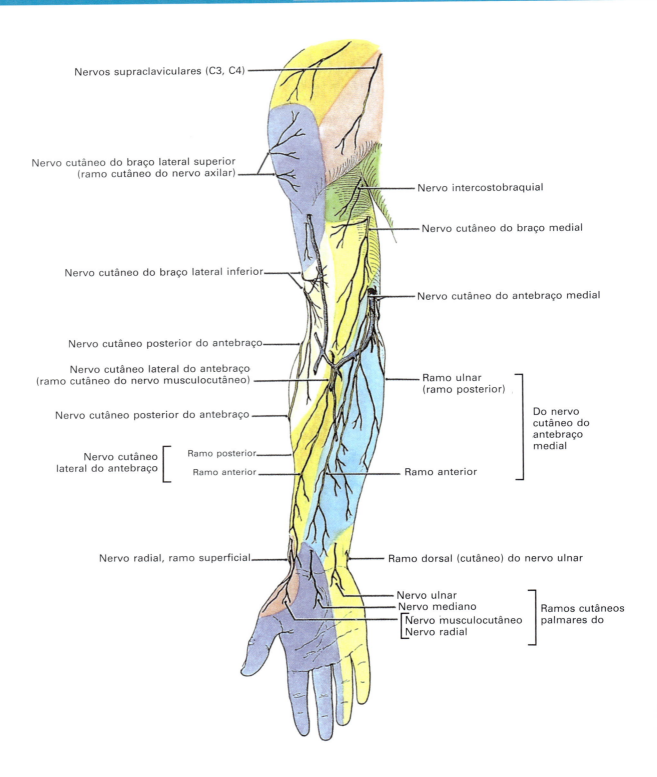

Dos cinco ramos terminais do plexo braquial – nervos musculocutâneo, mediano, ulnar, radial e axilar –, os quatro primeiros contribuem com ramos cutâneos para a mão.

O cordão posterior do plexo é representado por cinco nervos cutâneos. Um deles, o nervo cutâneo lateral do braço superior do braço, é um ramo do nervo axilar.

De *Grant's Atlas of Anatomy* (16), com permissão.

NERVOS CUTÂNEOS DO MEMBRO SUPERIOR: VISTA POSTERIOR

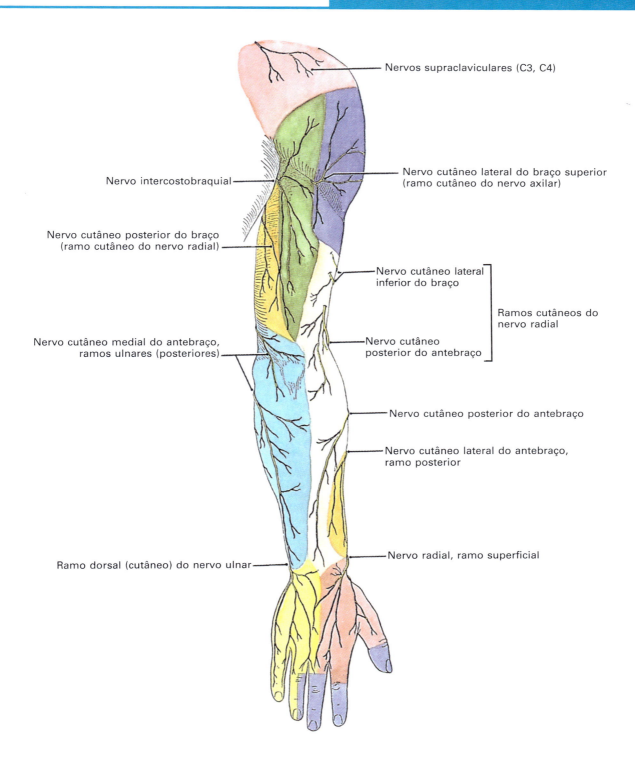

Os outros ramos do cordão posterior são o nervo cutâneo posterior do braço, o nervo cutâneo lateral inferior do braço, o nervo cutâneo posterior do antebraço e o ramo superficial do nervo radial.

De *Grant's Atlas of Anatomy* (16), com permissão.

MOVIMENTOS DAS JUNTAS DO POLEGAR E DOS DEDOS DA MÃO

Juntas Metacarpofalângica e Interfalângica do Polegar

A junta metacarpofalângica do polegar é uma junta condilóide entre a extremidade distal do metacarpal I e a extremidade adjacente da falange proximal. A junta interfalângica do polegar é uma junta gínglimo ou do tipo dobradiça entre as falanges proximal e distal.

A *flexão* e a *extensão* são movimentos nas direções ulnar e radial, respectivamente. Atinge-se a posição zero de extensão quando o polegar se move no plano da palma da mão até o desvio radial máximo. Da extensão zero, a junta metacarpofalângica permite uma flexão de aproximadamente 60° e a interfalângica, de aproximadamente 80°. A junta metacarpofalângica também propicia discreta abdução, adução e rotação.

Junta Carpometacarpal do Polegar

A junta carpometacarpal do polegar é uma junta em sela ou de recepção recíproca formada pela união do m. trapézio com o osso metacarpal I. A posição zero de extensão é a que o polegar se moveu na direção radial e está no plano da palma da mão. A flexão é o movimento na direção ulnar, com uma amplitude de aproximadamente 45° a 50° a partir da extensão zero. O polegar pode ser totalmente flexionado somente quando esse movimento é acompanhado por algum grau de abdução e rotação medial.

A *adução* e a *abdução* são movimentos perpendiculares ao plano da palma da mão, com a adução em direção à palma e a abdução em direção oposta. Com a posição de adução como zero, a amplitude da abdução é de aproximadamente 80°.

A amplitude de rotação da junta carpometacárpica é discreta e esse movimento não ocorre independentemente. Entretanto, a *discreta rotação* resultante de uma combinação de movimentos básicos é importante.

No polegar e no dedo mínimo, a *oposição* é uma combinação de abdução e flexão com rotação medial das juntas carpometacarpais e flexão da junta metacarpofalângica. Para garantir a oposição do polegar e do dedo mínimo, as superfícies palmares (e não as pontas) das falanges distais devem se tocar. O ato de tocar as pontas do polegar e do dedo mínimo pode ser feito sem qualquer ato de oposição.

Os movimentos de oposição são realizados mediante ações combinadas dos músculos oponentes respectivos e músculos flexores metacarpofalângicos. No polegar, eles são o m. oponente do polegar, o m. abdutor curto do polegar e o m. flexor curto do polegar. No dedo mínimo, eles são o m. oponente do dedo mínimo, o m. flexor do dedo mínimo, o quarto m. lumbrical e quarto m. interósseo palmar, auxiliados pelo m. abdutor do dedo mínimo.

A *circundução* é uma combinação de movimentos que inclui flexão, abdução, extensão e adução, realizadas em seqüência, por essa junta do tipo sela. Com o ápice da junta carpometacarpal, o osso metacarpal I descreve um cone, e a ponta do polegar descreve um círculo.

Juntas Interfalângicas dos Dedos das Mãos

As juntas interfalângicas dos dedos das mãos são do tipo gínglimo ou dobradiça e formadas pela união das superfícies adjacentes das falanges.

A *flexão* e a *extensão* ocorrem sobre um eixo coronal. Elas descrevem um arco de 0° de extensão até aproximadamente 100° de flexão para as juntas interfalângicas proximais e de 80° para as juntas interfalângicas distais.

Juntas Metacarpofalângicas dos Dedos das Mãos

As juntas metacarpofalângicas dos dedos das mãos são condilóides e formadas pela união das extremidades distais dos metacarpais com as extremidades adjacentes das falanges proximais.

A *flexão* e a *extensão* ocorrem sobre um eixo coronal, com a flexão na direção anterior e a extensão na direção posterior. Com a posição estendida como zero, as juntas metacarpofalângicas flexionam-se aproximadamente 90°. Na maioria dos indivíduos, certa extensão além de zero é possível, mas, para objetivos práticos, a extensão reta dessa junta, quando as juntas interfalângicas também estão estendidas, é considerada extensão normal.

A *abdução* e a *adução* ocorrem sobre um eixo sagital. A linha de referência para a abdução e a adução dos dedos da mão é a linha axial que atravessa o terceiro dedo da mão. A abdução é o movimento no plano da palma da mão, distanciando-se da linha axial e separando os dedos da mão. O terceiro dedo da mão pode mover-se em abdução tanto no sentido ulnar quanto no radial a partir da linha axial. A adução é o movimento no plano da palma da mão em direção à linha axial, ou seja, o fechamento conjunto dos dedos da mão estendidos lateralmente.

A *circundução* é a combinação dos movimentos de flexão, abdução, extensão e adução realizados consecutivamente, em qualquer direção, no nível das juntas metacarpofalângicas dos dedos da mão. A extensão dessas juntas condilóides é um pouco limitada e, por essa razão, a base do cone descrita pela ponta do dedo é relativamente pequena.

Juntas Carpometacarpais dos Dedos da Mão

As juntas carpometacarpais dos dedos da mão são formadas pela união da fileira distal de ossos do carpo com os ossos metacarpais II, III, IV e V e permitem movimentos de deslizamento. A junta entre o osso hamato e o metacarpal V tem a forma de uma sela e também permite a flexão, a extensão e uma discreta rotação.

MOVIMENTOS DAS JUNTAS RADIOULNAR, DO PUNHO E DO COTOVELO

Junta do Punho

O punho é uma junta condilóide formada pelo rádio e pela superfície distal do disco articular, unindo o escafóide, o semilunar e o piramidal.

A *flexão* e a *extensão* são movimentos sobre um eixo coronal. A partir da posição anatômica, a flexão é o movimento na direção anterior, aproximando a superfície palmar da mão à superfície anterior do antebraço. A extensão é o movimento na direção posterior, aproximando o dorso da mão à superfície posterior do antebraço. Iniciando com o punho reto (como na posição anatômica) como posição zero, a amplitude da flexão é aproximadamente 80° e a da extensão, aproximadamente 70°. Os dedos da mão tendem a estender-se ao se mensurar a flexão do punho e a flexionar-se ao se mensurar a extensão deste.

A *abdução (desvio radial)* e a *adução (desvio ulnar)* são movimentos sobre um eixo sagital. Com a mão na posição anatômica, o movimento em direção ao lado ulnar também a move em direção à linha média do corpo e, conseqüentemente, ocorre adução. Mover a mão em direção ao lado radial implica abdução. Com a posição anatômica como posição zero, a amplitude da adução é de aproximadamente 35° e a da abdução, aproximadamente 20°.

A *circundução* combina movimentos sucessivos de flexão, abdução, extensão e adução das juntas radiocarpal e mediocarpal. Seus movimentos estão bastante relacionados e permitem que a mão descreva um cone. A abdução é mais limitada que a adução, pois o processo estilóide radial estende-se mais caudalmente que o processo estilóide ulnar.

Junta Radioulnar

As juntas radioulnares são do tipo trocóide ou pivô e formadas pela união do rádio e da ulna, tanto proximal quanto distalmente. O eixo de movimento estende-se da cabeça do rádio (proximalmente) até a cabeça da ulna (distalmente) e possibilita a rotação do rádio sobre o eixo.

A *supinação* e a *pronação* são movimentos de rotação do antebraço. Na pronação, a extremidade distal do rádio move-se de uma posição lateral, como na posição anatômica, a uma posição medial. Na supinação, a extremidade distal do rádio move-se de uma posição medial a uma posição lateral. A palma da mão direciona-se para frente na supinação e para trás na pronação.

Movimentos de rotação do ombro podem acarretar movimentos do antebraço que se assemelham à supinação e à pronação. Para garantir apenas movimentos do antebraço, deve-se colocar os membros superiores diretamente nas laterais do corpo, com os cotovelos flexionados em ângulo reto e os antebraços estendidos para frente, e virar as palmas das mãos diretamente para cima para a supinação completa e diretamente para baixo para a pronação completa.

A posição neutra, ou zero, está localizada a meio caminho entre a supinação e a pronação, isto é, a partir da posição anatômica com o cotovelo estendido, o polegar é direcionado para frente, e, a partir da posição anatômica com o cotovelo flexionado em ângulo reto, o polegar é direcionado para cima. A amplitude normal de movimento é de 90° a partir da posição zero em qualquer direção.

Junta do Cotovelo

O cotovelo é uma junta do tipo gínglimo formada pela união do úmero com a ulna e o rádio.

A *flexão* e a *extensão* ocorrem sobre um eixo coronal, e há dois movimentos permitidos para esta junta. A flexão é o movimento na direção anterior, a partir da posição zero com o cotovelo reto até uma posição de flexão completa, de aproximadamente 145°. A extensão é o movimento na direção posterior, a partir da posição de flexão completa, até a posição de cotovelo reto.

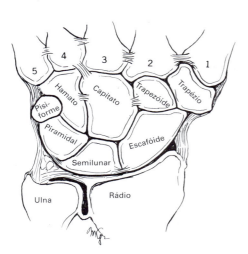

QUADRO DE ANÁLISE DO DESEQUILÍBRIO MUSCULAR

Nome: .... Data do Primeiro Exame: .... Data do Segundo Exame: ....

Diagnóstico: .... Início: .... Exame da Extremidade ....

	Músculo		Segundo Exame	Primeiro Exame	Primeiro Exame	Segundo Exame	Músculo		
	FLEXOR CURTO DO POLEGAR						EXTENSOR CURTO DO POLEGAR		
	FLEXOR LONGO DO POLEGAR						EXTENSOR LONGO DO POLEGAR		
	OPONENTE DO POLEGAR						ADUTOR DO POLEGAR		
	ABDUTOR LONGO DO POLEGAR						1 INTERÓSSEO PALMAR		
	ABDUTOR CURTO DO POLEGAR						1 INTERÓSSEO DORSAL (ADT. DO POLEGAR)		
	INTERÓSSEO PALMAR	2					1 INTERÓSSEO DORSAL (ABD. DO INDICADOR)		
	INTERÓSSEO DORSAL	3					2 INTERÓSSEO DORSAL		
	INTERÓSSEO DORSAL	2					3 INTERÓSSEO DORSAL		
	INTERÓSSEO PALMAR	3					4 INTERÓSSEO DORSAL		
	INTERÓSSEO PALMAR	4					ABDUTOR DO DEDO MÍNIMO		
	FLEXOR PROFUNDO DOS DEDOS	1					1	EXTENSORES DA JUNTA INTERFALÂNGICA DISTAL	
		2					2		
		3					3		
		4					4		
	FLEXOR SUPERFICIAL DOS DEDOS	1					1	EXTENSORES DA JUNTA INTERFALÂNGICA PROXIMAL	
		2					2		
		3					3		
		4					4		
	LUMBRICAIS E INTERÓSSEOS E FLEXOR DO DEDO MÍNIMO	1					1 EXT. DOS DEDOS E INDICADOR		
		2					2 EXT. DOS DEDOS		
		3					3 EXT. DOS DEDOS		
		4					4 EXT. DOS DEDOS E DO DEDO MÍNIMO		
	OPONENTE DO DEDO MÍNIMO								
	PALMAR CURTO								
	PALMAR LONGO						EXT. RADIAIS LONGO E CURTO DO CARPO		
	FLEXOR ULNAR DO CARPO								
	FLEXOR RADIAL DO CARPO						EXTENSOR ULNAR DO CARPO		
	BÍCEPS .... SUPINADORES SUPINADOR						PRONADORES { .... QUADRADO .... REDONDO		
	BRAQUIORRADIAL ..... FLEXORES BRAQUIAL .... DO BÍCEPS .... COTOVELO						EXTENSORES DO COTOVELO { .... TRÍCEPS .... ÂNCONEO		
	CORACOBRAQUIAL								
	DELTÓIDE ANTERIOR								
	DELTÓIDE MÉDIO						GRANDE DORSAL		
	DELTÓIDE POSTERIOR						PEITORAL MAIOR CLAVICULAR		
	SUPRA-ESPINAL						PEITORAL MAIOR ESTERNAL		
	REDONDO MENOR E INFRA-ESPINAL						REDONDO MAIOR E SUBESCAPULAR		
	SERRÁTIL ANTERIOR						ROMBÓIDE E LEV. DA ESCÁPULA		
	PARTE SUPERIOR DO TRAPÉZIO						GRANDE DORSAL		
	PARTE MÉDIA DO TRAPÉZIO						PEITORAL MAIOR		
	PARTE INFERIOR DO TRAPÉZIO						PEITORAL MENOR		

© Florence P. Kendall, 1993. A autora permite a reprodução para uso pessoal, mas não para a venda.

M. ADUTOR DO POLEGAR

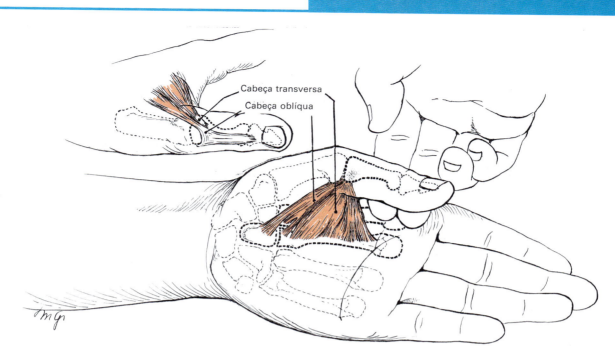

M. ADUTOR DO POLEGAR

Origem das Fibras Oblíquas: osso capitato e bases dos ossos metacarpais II e III.

Origem das Fibras Transversas: superfície palmar do osso metacarpal III.

Inserção: cabeça transversa, no lado ulnar da base da falange proximal do polegar, e cabeça oblíqua, na expansão do extensor.

Ação: aduz a junta carpometacarpal e aduz e auxilia na flexão da junta metacarpofalângica, de modo que o polegar se move em direção ao plano da palma da mão. Auxilia na oposição do polegar em direção ao dedo mínimo. Em virtude da fixação das fibras oblíquas na expansão do extensor, pode ajudar na extensão da junta interfalângica.

Nervo: ulnar, C8, T1.

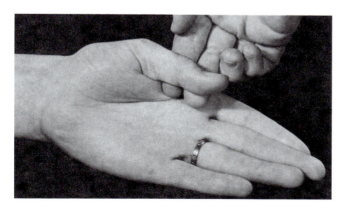

Paciente: sentado ou em decúbito dorsal.

Fixação: a mão pode ser estabilizada pelo examinador ou repousar sobre a mesa para suporte (conforme a ilustração).

Teste: adução do polegar em direção à palma da mão.

Pressão: contra a superfície medial do polegar, na direção da abdução, distanciando-se da palma da mão.

Fraqueza: acarreta incapacidade de apertar o polegar firmemente sobre o punho fechado.

Encurtamento: deformidade em adução do polegar.

> **Nota:** *um teste freqüentemente utilizado para determinar a força do m. adutor do polegar é segurar uma folha de papel entre o polegar e o metacarpal II. No entanto, em um indivíduo com o adutor bem desenvolvido, o volume do músculo em si impede a aproximação dessas partes.*

M. ABDUTOR CURTO DO POLEGAR

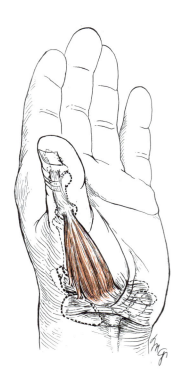

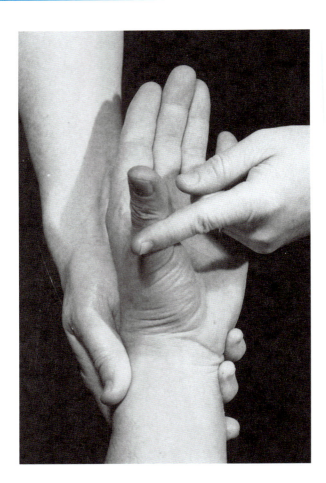

M. ABDUTOR CURTO DO POLEGAR

Origem: retináculo flexor, tubérculo do osso trapézio e tubérculo do osso escafóide.

Inserção: base da falange proximal do polegar, lado radial e expansão do m. extensor.

Ação: abduz as juntas carpometacarpal e metacarpofalângica do polegar na direção ventral, perpendicular ao plano da palma da mão. Em virtude de sua fixação na expansão do m. extensor dorsal, estende a junta interfalângica do polegar. Ajuda na oposição e pode auxiliar na flexão e na rotação medial da junta metacarpofalângica.

Nervo: mediano, C6, C7, C8 e T1.

Paciente: sentado ou em decúbito dorsal.

Fixação: o examinador estabiliza a mão e o punho.

Teste: abdução do polegar ventralmente a partir da palma da mão.

Pressão: contra a falange proximal, na direção da adução à palma da mão.

Fraqueza: diminui a capacidade de abduzir o polegar, dificultando a preensão de um objeto grande. Uma deformidade em adução do polegar pode ser conseqüência de fraqueza acentuada.

M. OPONENTE DO POLEGAR

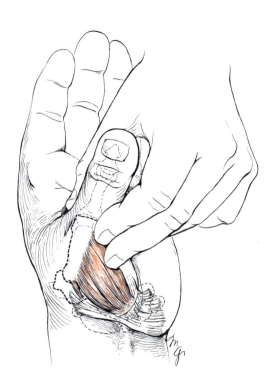

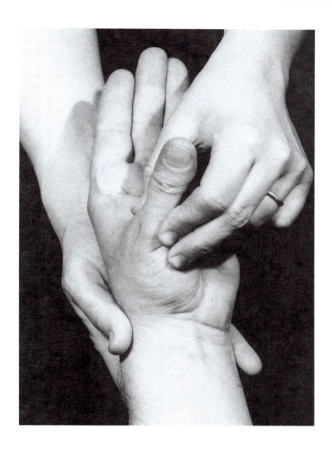

M. OPONENTE DO POLEGAR

Origem: retináculo flexor e tubérculo do osso trapézio.

Inserção: toda a extensão do osso metacarpal I, lado radial.

Ação: realiza a oponência, isto é, flexiona e abduz com discreta rotação medial a junta carpometacarpal do polegar, colocando-o numa posição de modo que, pela flexão da junta metacarpofalângica, ele pode opor-se aos dedos da mão. Para a oposição verdadeira do polegar e do dedo mínimo, os coxins desses dedos entram em contato. A aproximação das pontas desses dedos pode ser feita sem ação do m. oponente.

Nervo: mediano, C6, C7, C8 e T1.

Paciente: sentado ou em decúbito dorsal.

Fixação: o examinador estabiliza a mão e o punho.

Teste: flexão, abdução e discreta rotação medial do osso metacarpal, de modo que a unha do polegar seja vista na visão palmar.

Pressão: contra o osso metacarpal, na direção da extensão e adução com rotação lateral.

Fraqueza: acarreta achatamento da eminência tenar, extensão e adução do metacarpal I e dificuldade de segurar um lápis para escrever ou de segurar objetos firmemente entre o polegar e os dedos da mão.

> **Nota:** a fixação do m. palmar longo e do m. oponente do polegar ao retináculo flexor é responsável pela contração do m. palmar longo durante o teste do oponente.

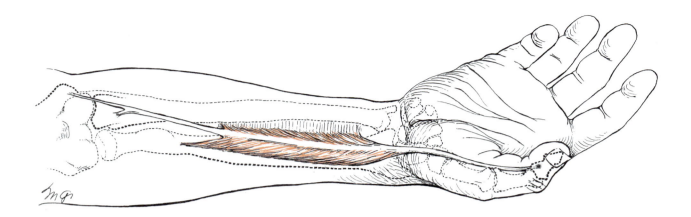

M. FLEXOR LONGO DO POLEGAR

Origem: superfície anterior do corpo do rádio, abaixo da tuberosidade, membrana interóssea, borda medial do processo coronóide da ulna e/ou epicôndilo medial do úmero.

Inserção: base da falange distal do polegar, superfície palmar.

Ação: flexiona a junta interfalângica do polegar. Ajuda na flexão das juntas metacarpofalângica e carpometacarpal e pode auxiliar na flexão do punho.

Nervo: mediano, C(6), **C7**, **C8** e **T1**.

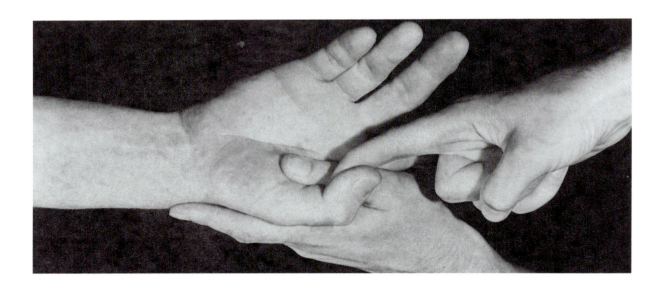

Paciente: sentado ou em decúbito dorsal.

Fixação: a mão pode repousar sobre a mesa para suporte (como na ilustração), com o examinador estabilizando o osso metacarpal e a falange proximal do polegar em extensão. Uma alternativa, é a mão repousar sobre seu lado ulnar, com o punho em discreta extensão e o examinador estabilizando a falange proximal do polegar em extensão.

Teste: flexão da junta interfalângica do polegar.

Pressão: contra a superfície palmar da falange distal, na direção da extensão.

Fraqueza: diminui a capacidade de flexionar a falange distal, dificultando segurar um lápis para escrever ou segurar objetos pequenos entre o polegar e os dedos da mão. A fraqueza acentuada pode acarretar deformidade em hiperextensão da junta interfalângica.

Contratura: deformidade em flexão da junta interfalângica.

M. FLEXOR CURTO DO POLEGAR

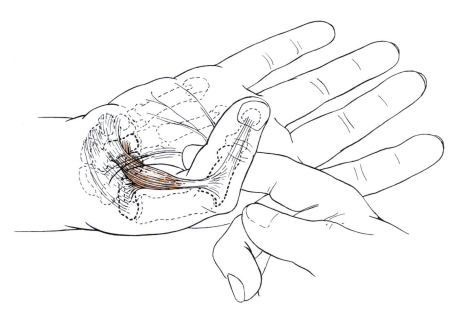

M. FLEXOR CURTO DO POLEGAR

Origem da Cabeça Superficial: retináculo flexor e osso trapézio.

Origem da Cabeça Profunda: ossos trapezóide e capitato.

Inserção: base da falange proximal do polegar, lado radial, e expansão do m. extensor.

Ação: flexiona as juntas metacarpofalângica e carpometacarpal do polegar e auxilia na oposição do polegar em direção ao dedo mínimo. Por causa de sua fixação na expansão do m. extensor dorsal, pode estender a junta interfalângica.

Nervo para a Cabeça Superficial: mediano, C6, C7, C8 e T1.

Nervo para a Cabeça Profunda: ulnar, C**8** e **T1**.

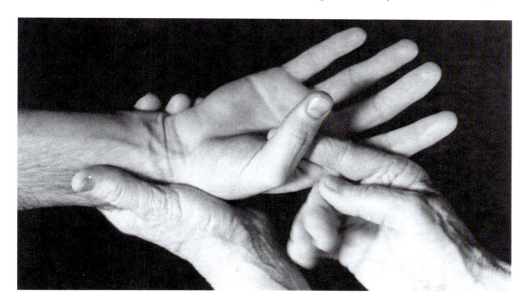

Paciente: sentado ou em decúbito dorsal.

Fixação: o examinador estabiliza a mão.

Teste: flexão da junta metacarpofalângica do polegar sem flexão da junta interfalângica.

Pressão: contra a superfície palmar da falange proximal, na direção da extensão.

Fraqueza: diminui a capacidade de flexionar a junta metacarpofalângica, dificultando segurar firmemente objetos entre o polegar e os dedos da mão. A fraqueza acentuada pode acarretar deformidade em hiperextensão da junta metacarpofalângica.

Contratura: deformidade em flexão da junta metacarpofalângica.

M. EXTENSOR LONGO DO POLEGAR

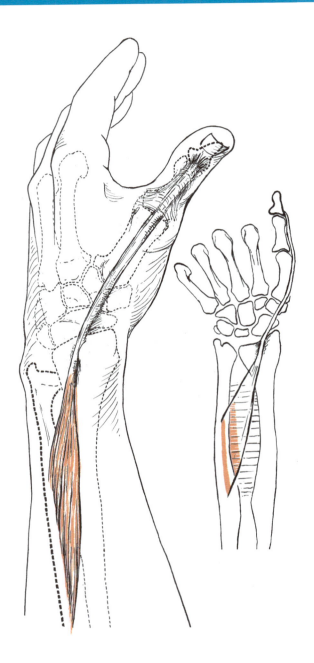

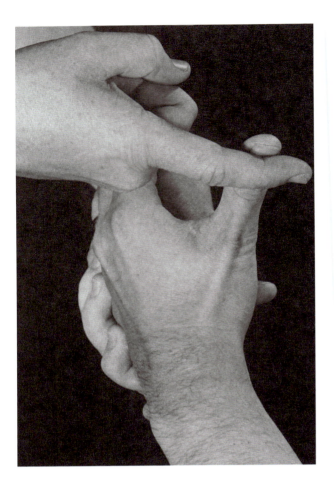

Paciente: sentado ou em decúbito dorsal.

Fixação: o examinador estabiliza a mão e produz uma contrapressão contra a superfície palmar do metacarpal I e da falange proximal.

Teste: extensão da junta interfalângica do polegar.

Pressão: contra a superfície dorsal da junta interfalângica do polegar, na direção da flexão.

Fraqueza: diminui a capacidade de estender a junta interfalângica e pode acarretar deformidade em flexão dessa junta.

M. EXTENSOR LONGO DO POLEGAR

Origem: terço médio da superfície posterior da ulna, distal à origem do m. abdutor longo do polegar e à membrana interóssea.

Inserção: base da falange distal do polegar, superfície dorsal.

Ação: estende a junta interfalângica e auxilia na extensão das juntas metacarpofalângica e carpometacarpal do polegar. Ajuda na abdução e na extensão do punho.

Nervo: radial, C6, **C7** e **C8**.

> **Nota:** numa lesão do nervo radial, a junta interfalângica do polegar pode ser estendida pela ação do m. abdutor curto do polegar, do m. flexor curto do polegar, das fibras oblíquas do m. adutor do polegar ou do primeiro músculo interósseo palmar em razão de suas inserções na expansão do m. extensor do polegar. A extensão da junta interfalângica numa lesão completa do nervo radial não deve ser interpretada como regeneração ou comprometimento parcial se apenas essa ação for observada.

M. EXTENSOR CURTO DO POLEGAR

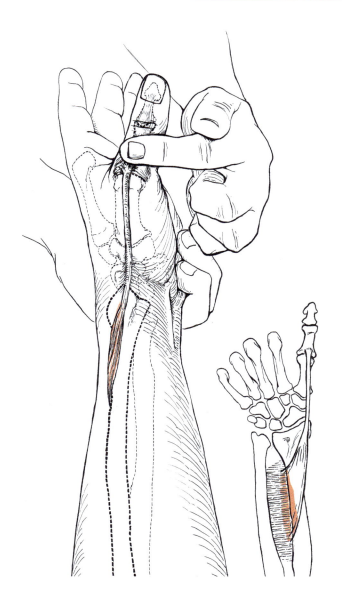
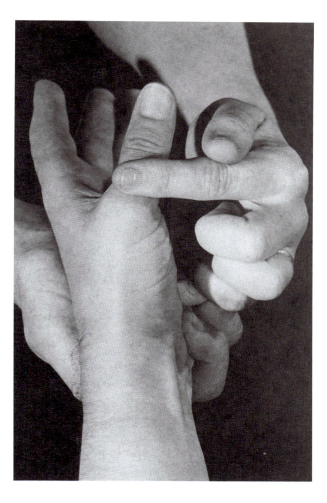

M. EXTENSOR CURTO DO POLEGAR

Origem: superfície posterior do corpo do rádio, distal à origem do m. abdutor longo do polegar e à membrana interóssea.

Inserção: base da falange proximal do polegar, superfície dorsal.

Ação: estende a junta metacarpofalângica do polegar e estende e abduz a junta carpometacarpal. Além disso, auxilia na abdução (desvio radial) do punho.

Nervo: radial, C6, C**7** e C**8**.

Paciente: sentado ou em decúbito dorsal.

Fixação: o examinador estabiliza o punho.

Teste: extensão da junta metacarpofalângica do polegar.

Pressão: contra a superfície dorsal da falange proximal, na direção da flexão.

Fraqueza: diminui a capacidade de estender a junta metacarpofalângica e pode acarretar posição em flexão dessa junta.

M. ABDUTOR LONGO DO POLEGAR

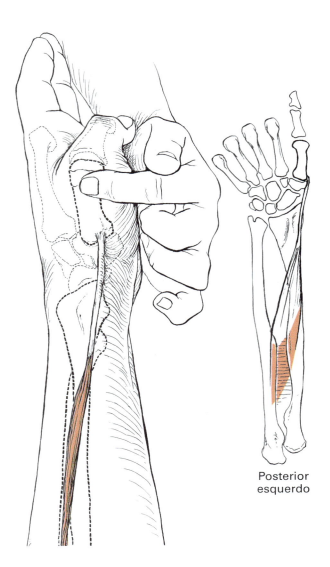

Posterior esquerdo

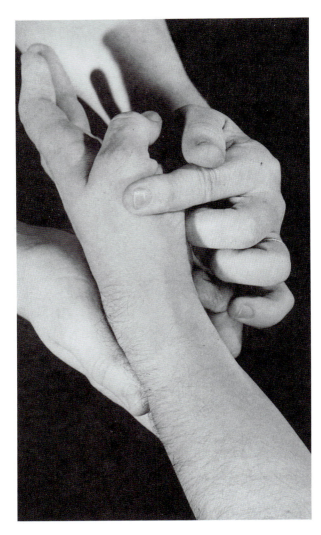

M. ABDUTOR LONGO DO POLEGAR

Origem: superfície posterior do corpo da ulna, distal à origem do supinador, membrana interóssea e superfície posterior do terço médio do corpo do rádio.

Inserção: base do osso metacarpal I, lado radial.

Ação: abduz e estende a junta carpometacarpal do polegar e abduz (desvio radial) e ajuda a flexão do punho.

Nervo: radial, C6, C7 e C8.

Paciente: sentado ou em decúbito dorsal.

Fixação: o examinador estabiliza o punho.

Teste: abdução e extensão discreta do osso metacarpal I.

Pressão: contra a superfície lateral da extremidade distal do metacarpal I, na direção da adução e da flexão.

Fraqueza: diminui a capacidade de abduzir o metacarpal I e o punho.

Contratura: posição em abdução e discreta extensão do metacarpal I, com discreto desvio radial da mão.

M. OPONENTE DO DEDO MÍNIMO

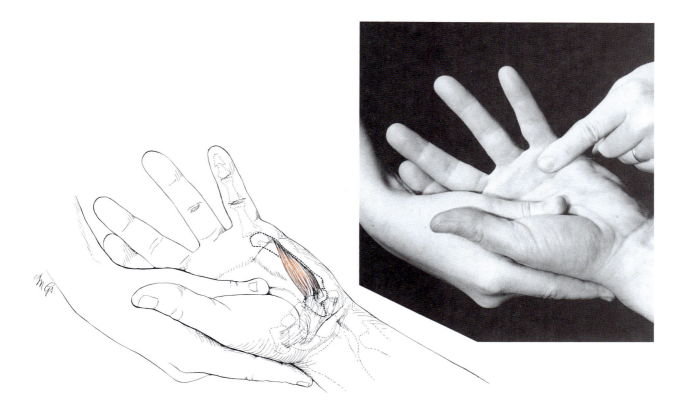

M. OPONENTE DO DEDO MÍNIMO

Origem: gancho do osso hamato e retináculo flexor.

Inserção: toda a extensão do osso metacarpal V, lado ulnar.

Ação: faz a oponência, isto é, flexiona com rotação discreta a junta carpometacarpal do dedo mínimo, elevando a borda ulnar da mão até uma posição na qual os flexores metacarpofalângicos podem opor o dedo mínimo ao polegar. Ajuda a fechar a palma da mão em forma de concha.

Nervo: ulnar, C(7), C**8** e T**1**.

Paciente: sentado ou em decúbito dorsal.

Fixação: a mão pode ser estabilizada pelo examinador ou repousar sobre a mesa para suporte. O examinador segura o metacarpal I firmemente.

Teste: oposição do metacarpal V em direção ao metacarpal I.

Pressão: contra a superfície palmar, ao longo do metacarpal V, na direção do achatamento da mão. Na ilustração, a pressão com um dedo foi utilizada para evitar o obscurecimento do ventre do músculo. Geralmente, o polegar é utilizado para aplicar pressão ao longo do metacarpal V.

Fraqueza: acarreta achatamento da palma da mão e dificulta, quando não impossibilita, a oposição do dedo mínimo ao polegar.

M. ABDUTOR DO DEDO MÍNIMO

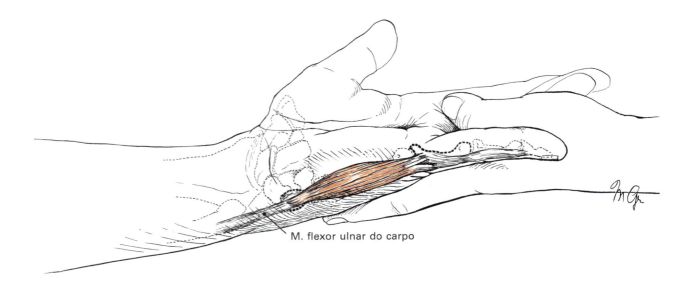

M. flexor ulnar do carpo

M. ABDUTOR DO DEDO MÍNIMO

Origem: tendão do flexor ulnar do carpo e osso pisiforme.

Inserção: por duas camadas – uma na base da falange proximal do dedo mínimo, lado ulnar, e outra na borda ulnar da expansão do m. extensor.

Ação: abduz, ajuda na oposição e pode auxiliar na flexão da junta metacarpofalângica do dedo mínimo. Em virtude de sua inserção na expansão do m. extensor, pode ajudar na extensão das juntas interfalângicas.

Nervo: ulnar, C(7), C**8** e T**1**.

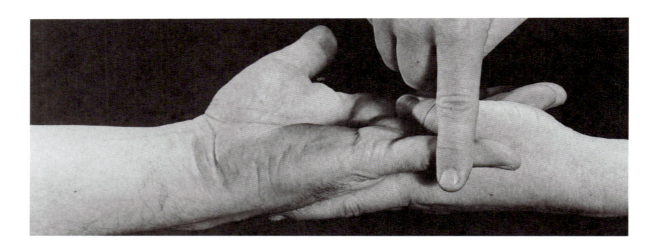

Paciente: sentado ou em decúbito dorsal.

Fixação: a mão pode ser estabilizada pelo examinador ou repousar sobre a mesa para suporte.

Teste: abdução do dedo mínimo.

Pressão: contra o lado ulnar do dedo mínimo, na direção da adução no sentido da linha média da mão.

Fraqueza: diminui a capacidade de abduzir o dedo mínimo e acarreta adução desse dedo.

> **Nota:** *deve-se ser consistente em relação à localização da pressão durante testes de abdução e adução dos dedos da mão. A pressão contra os lados das falanges médias parece ser a mais adequada para todos esses testes.*

M. FLEXOR DO DEDO MÍNIMO

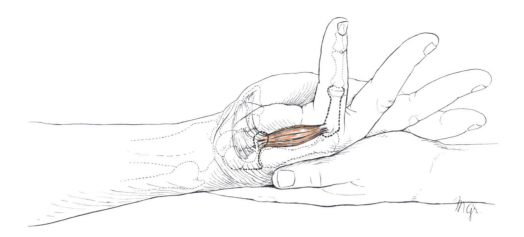

M. FLEXOR DO DEDO MÍNIMO

Origem: gancho do osso hamato e retináculo flexor.

Inserção: base da falange proximal do dedo mínimo, lado ulnar.

Ação: flexiona a junta metacarpofalângica do dedo mínimo e auxilia na oposição do dedo mínimo em direção ao polegar.

Nervo: ulnar, C(7), C**8** e T**1**.

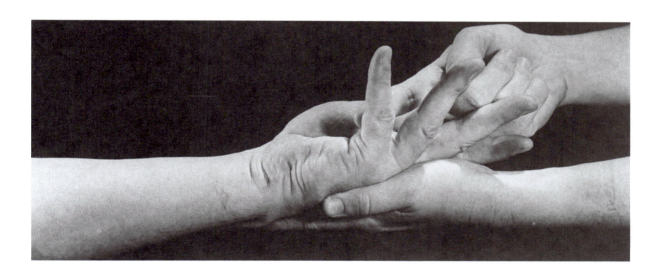

Paciente: sentado ou em decúbito dorsal.

Fixação: a mão pode repousar sobre a mesa para suporte ou ser estabilizada pelo examinador.

Teste: flexão da junta metacarpofalângica, com as juntas interfalângicas estendidas.

Pressão: contra a superfície palmar da falange proximal, na direção da extensão.

Fraqueza: diminui a capacidade de flexionar o dedo mínimo e de opô-lo em direção ao polegar.

MM. INTERÓSSEOS DORSAIS

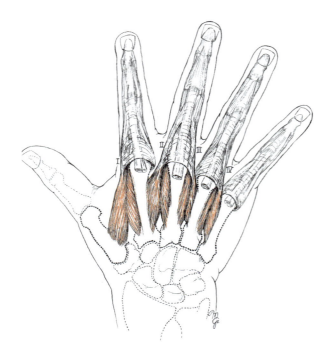

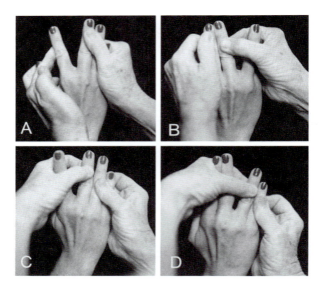

MÚSCULOS INTERÓSSEOS DORSAIS

Origens:

Primeiro, cabeça lateral: metade proximal da borda ulnar do osso metacarpal I.

Primeiro, cabeça medial: borda radial do osso metacarpal II.

Segundo, terceiro e quarto: lados adjacentes dos ossos metacarpais em cada interespaço.

Inserções: na expansão do m. extensor e até a base da falange proximal, da seguinte maneira:

Primeiro: lado radial do dedo indicador, principalmente até a base da falange proximal.

Segundo: lado radial do dedo médio.

Terceiro: lado ulnar do dedo médio, principalmente até a expansão do m. extensor.

Quarto: lado ulnar do dedo anular.

Ação: abduz os dedos indicador, médio e anular a partir da linha axial por meio do terceiro dedo da mão. Auxilia na flexão das juntas metacarpofalângicas e na extensão das juntas interfalângicas dos mesmos dedos da mão. O primeiro auxilia na adução do polegar.

Nervo: ulnar, C**8** e T**1**.

Paciente: sentado ou em decúbito dorsal.

Fixação: em geral, estabilização dos dedos da mão adjacentes para proporcionar fixação do dedo da mão em direção ao qual este é movido e para impedir o auxílio pelo dedo da mão do outro lado.

Teste e Pressão ou Tração: contra a falange média.

Primeiro: (Figura A) abdução do dedo indicador em direção ao polegar. Aplicar pressão contra o lado radial do dedo indicador, na direção do dedo médio.

Segundo: (Figura B) abdução do dedo médio em direção ao dedo indicador. Segurar o dedo médio e tracionar na direção do dedo anular.

Terceiro: (Figura C) abdução do dedo médio em direção ao dedo anular. Segurar o dedo médio e tracionar na direção do dedo indicador.

Quarto: (Figura D) abdução do dedo anular em direção ao dedo mínimo. Segurar o dedo anular e tracionar em direção ao dedo médio.

Fraqueza: diminui a capacidade de abduzir os dedos indicador, médio e anular. Reduz a força de extensão das juntas interfalângicas e a flexão das juntas metacarpofalângicas dos dedos indicador, médio e anular.

Encurtamento: abdução dos dedos indicador e anular.

MM. INTERÓSSEOS PALMARES

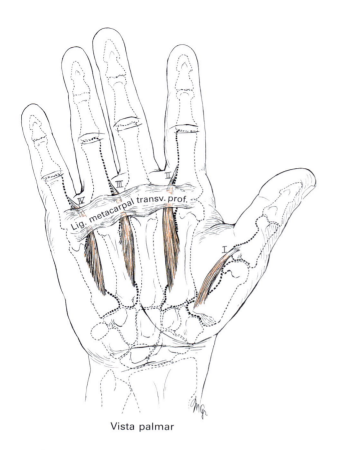

Vista palmar

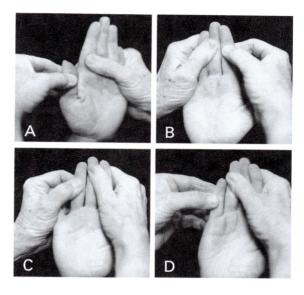

MÚSCULOS INTERÓSSEOS PALMARES

Origens:

Primeiro: base do osso metacarpal I, lado ulnar.

Segundo: extensão do osso metacarpal II, lado ulnar.

Terceiro: extensão do osso metacarpal IV, lado radial.

Quarto: extensão do osso metacarpal V, lado radial.

Inserções: principalmente na expansão do m. extensor do dedo da mão respectivo, com possível fixação na base da falange proximal da seguinte maneira:

Primeiro: lado ulnar do polegar.

Segundo: lado ulnar do dedo indicador.

Terceiro: lado radial do dedo anular.

Quarto: lado radial do dedo mínimo.

Ação: faz adução do polegar e dos dedos indicador, anular e mínimo em direção à linha axial por meio do terceiro dedo da mão. Auxilia na flexão das juntas metacarpofalângicas e na extensão das juntas interfalângicas desses três dedos da mão.

Nervos: ulnar, C**8** e T**1**.

Paciente: sentado ou em decúbito dorsal.

Fixação: em geral, estabilização dos dedos da mão adjacentes para proporcionar fixação do dedo da mão em direção ao qual este é movido e para impedir o auxílio pelo dedo da mão do outro lado.

Teste e Tração: contra a falange média.

Primeiro: (Figura A) adução do polegar em direção ao dedo indicador, atuando com o m. adutor do polegar e o primeiro m. interósseo dorsal. Segurar o polegar e tracionar na direção radial.

Segundo: (Figura B) adução do dedo indicador em direção ao dedo médio. Segurar o dedo indicador e tracionar na direção do polegar.

Terceiro: (Figura C) adução do dedo anular em direção ao dedo médio. Segurar o dedo anular e tracionar na direção do dedo mínimo.

Quarto: (Figura D) adução do dedo mínimo em direção ao dedo anular. Segurar o dedo mínimo e tracionar na direção ulnar.

Fraqueza: diminui a capacidade de aduzir o polegar e os dedos indicador, anular e mínimo. Reduz a força de flexão das juntas metacarpofalângicas e a extensão das juntas interfalângicas dos dedos indicador, anular e mínimo.

Encurtamento: dedos da mão mantidos em adução. Pode ser decorrente do uso de um aparelho gessado com os dedos da mão mantidos em adução.

MM. LUMBRICAIS

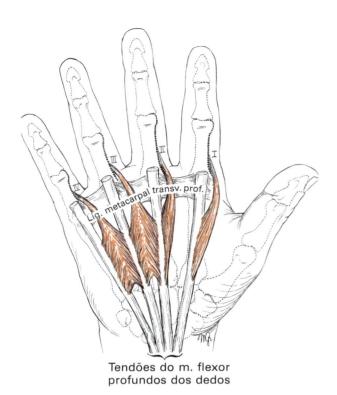
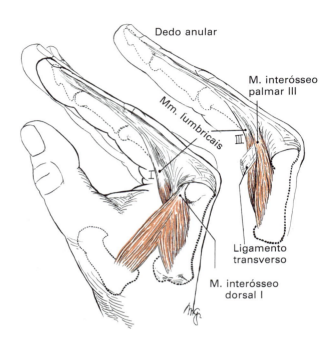

Tendões do m. flexor profundos dos dedos

MM. LUMBRICAIS

Origens:
Primeiro e segundo: superfície radial dos tendões do m. flexor profundo dos dedos – indicador e médio, respectivamente.
Terceiro: lados adjacentes dos tendões do m. flexor profundo dos dedos – médio e anular.
Quarto: lados adjacentes dos tendões do m. flexor profundo dos dedos – anular e mínimo.

Inserção: na borda radial da expansão do m. extensor, no dorso dos respectivos dedos da mão.

Ação: estendem as juntas interfalângicas e simultaneamente flexionam as juntas metacarpofalângicas do segundo ao quinto dedos da mão. Os mm. lumbricais também estendem as interfalângicas quando as juntas metacarpofalângicas são estendidas. À medida que todas as juntas dos dedos da mão são estendidas, os tendões do m. flexor profundo dos dedos oferecem uma forma de resistência passiva a esse movimento. Como os mm. lumbricais estão fixados aos tendões do m. flexor profundo dos dedos, podem reduzir essa tensão resistente contraindo e tracionando os tendões distalmente. A liberação da tensão diminui a força contrátil necessária aos músculos que estendem as juntas dos dedos da mão.

Nervos:
Primeiro e segundo: mediano, C(6), C7, **C8** e **T1**.
Terceiro e quarto: ulnar, C(7), **C8** e **T1**.

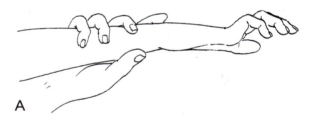

Hiperextensão das juntas metacarpofalângicas, resultante da fraqueza dos mm. lumbricais e interósseos, impedindo a função normal do m. extensor dos dedos de estender as juntas interfalângicas.

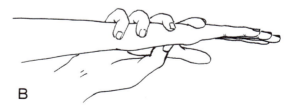

Quando o examinador proporciona uma fixação que normalmente é conferida pelos mm. lumbricais e interósseos, um m. extensor dos dedos forte estenderá os dedos da mão.

MM. LUMBRICAIS E INTERÓSSEOS   275

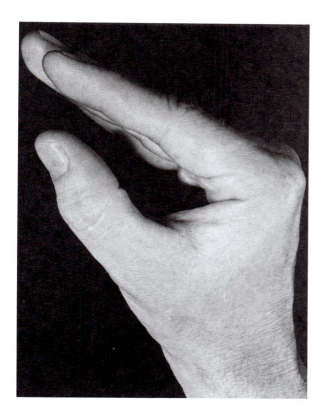

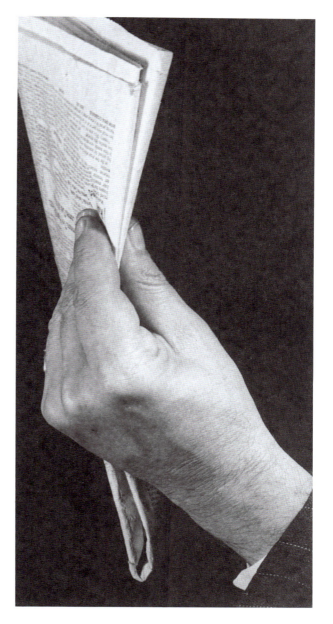

MM. LUMBRICAIS E INTERÓSSEOS

Paciente: sentado ou em decúbito dorsal.

Fixação: o examinador estabiliza o punho em discreta extensão se houver fraqueza dos músculos do punho.

Teste: extensão das juntas interfalângicas, com flexão simultânea das juntas metacarpofalângicas.

Pressão: primeiro, contra a superfície dorsal das falanges média e distal, na direção da flexão. Segundo, contra a superfície palmar das falanges proximais, na direção da extensão. A pressão não é ilustrada na fotografia porque é *aplicada em dois estágios*, e não simultaneamente.

Fraqueza: acarreta deformidade do tipo mão em garra.

Encurtamento: flexão da junta metacarpofalângica com extensão da junta interfalângica. (Ver página seguinte.)

Nota: *uma função importante dos mm. lumbricais e interósseos é ilustrada na fotografia acima. Com fraqueza acentuada ou paralisia desses músculos, um indivíduo não consegue segurar com uma mão um jornal ou um livro em pé. A queixa do paciente de que não conseguia segurar o jornal com uma mão indica esse tipo de fraqueza.*

TESTES DE COMPRIMENTO DOS MM. LUMBRICAIS E INTERÓSSEOS

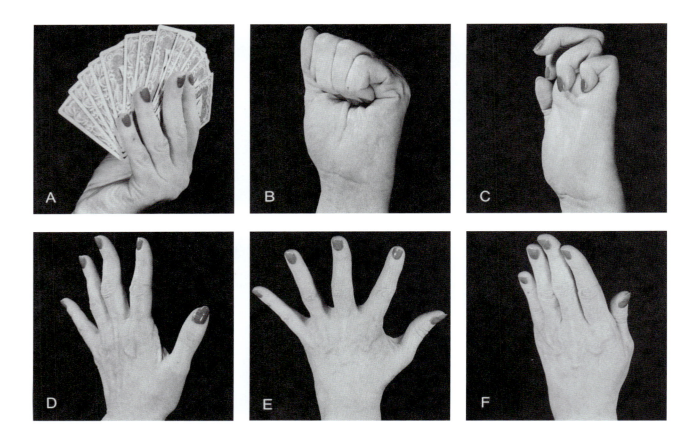

ENCURTAMENTO DOS MÚSCULOS INTRÍNSECOS DA MÃO

Neste caso, ilustrado pelas fotografias acima, uma mulher de meia-idade apresentou-se com queixa de que seu dedo médio ocasionalmente doía intensamente e de que ela sentia uma sensação de "tração" constante nas laterais desse dedo. Ela não sentia que a dor estivesse realmente nas juntas do dedo. Um *check up* médico não revelou artrite. Essa paciente era uma ávida jogadora de cartas, e a sua queixa referia-se à mão esquerda, com a qual ela segurava as cartas.

A **Figura A** mostra a posição da mão da paciente ao segurar cartas. Essa posição acarreta forte ação dos mm. lumbricais e interósseos. Assim como no ato de segurar um jornal, o dedo médio é o que se opõe fortemente ao polegar.

No teste do comprimento dos músculos intrínsecos, foram observadas evidências de encurtamento, principalmente dos músculos do dedo médio.

Como mostra a **Figura B**, a paciente podia fechar a mão. Essa ação era possível apesar de existir certo encurtamento dos mm. lumbricais e interósseos, pois os músculos foram alongados somente sobre as juntas interfalângicas, não sobre as metacarpofalângicas.

Quando a paciente tentou fechar a mão numa posição de mão em garra, como mostra a **Figura C**, o encurtamento tornou-se aparente. Ao fechar as mãos nessa posição, os mm. lumbricais e os interósseos devem se alongar sobre as três juntas ao mesmo tempo. O dedo médio apresenta a maior limitação. O dedo anular apresenta uma discreta limitação, demonstrada pela ausência de flexão da junta distal e pela diminuição da hiperextensão da junta metacarpofalângica.

Como mostra a **Figura D**, a paciente conseguiu estender os dedos da mão. Isso foi possível porque os músculos foram alongados sobre as juntas metacarpofalângicas apenas, não sobre as juntas interfalângicas. Na **Figura D**, a falange distal do dedo médio, o qual se opõe ao polegar no ato de segurar cartas, está em discreta hiperextensão.

O fato de os dedos da mão poderem ser mantidos separados (**Figura E**) e fechados lateralmente (**Figura F**) sugere que o encurtamento dos mm. lumbricais pode ter sido maior que o dos interósseos.

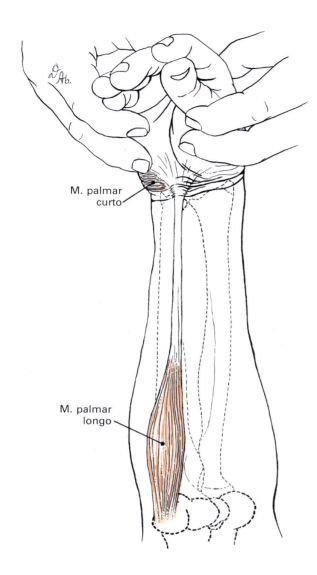
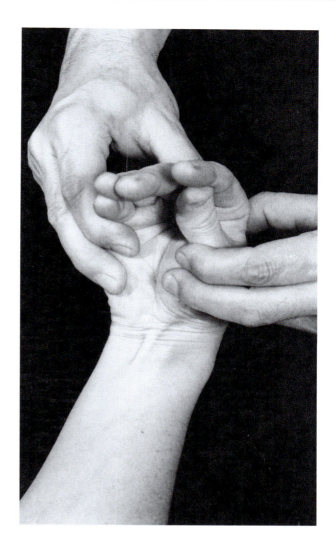

M. PALMAR LONGO

Origem: tendão do músculo flexor comum, a partir do epicôndilo medial do úmero e da fáscia antebraquial profunda.

Inserção: retináculo flexor e aponeurose palmar.

Ação: tensiona a fáscia palmar, flexiona o punho e pode auxiliar na flexão do cotovelo.

Nervo: mediano, C(6), **C7**, **C8** e T1.

M. PALMAR CURTO

Origem: borda ulnar da aponeurose palmar e superfície palmar do retináculo flexor.

Inserção: pele na borda ulnar da mão.

Ação: enruga a pele no lado ulnar da mão.

Nervo: ulnar, C(7), **8** e **T1**.

TESTE DO M. PALMAR LONGO

Paciente: sentado ou em decúbito dorsal.

Fixação: o antebraço repousa sobre a mesa para suporte, em posição de supinação.

Teste: tensão da fáscia palmar pelo fechamento forte da palma da mão e flexão do punho.

Pressão: contra as eminências tênar e hipotênar, na direção do achatamento da palma da mão, e contra a mão, na direção da extensão do punho.

Fraqueza: diminui a capacidade de fechar a palma da mão e a força da flexão do punho.

MM. EXTENSORES DO INDICADOR E DO DEDO MÍNIMO

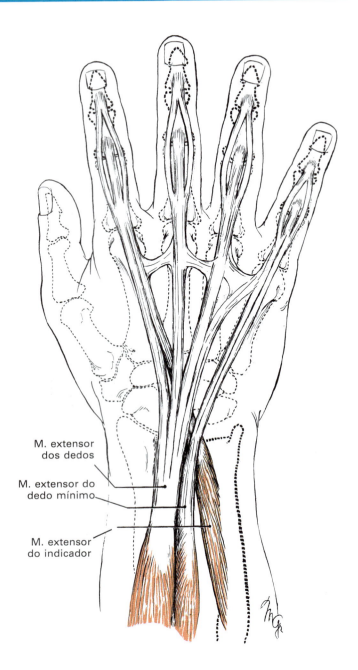

M. extensor dos dedos
M. extensor do dedo mínimo
M. extensor do indicador

M. EXTENSOR DO INDICADOR

Origem: superfície posterior do corpo da ulna, distal à origem do m. extensor longo do polegar, e membrana interóssea.

Inserção: na expansão do m. extensor do dedo indicador com o tendão do m. extensor longo dos dedos.

Ação: estende a junta metacarpofalângica e, com os mm. lumbricais e interósseos, estende as juntas interfalângicas do dedo indicador. Pode auxiliar na adução do dedo indicador.

Nervo: radial, C6, **C7**, **C8**.

M. EXTENSOR DO DEDO MÍNIMO

Origem: tendão do músculo extensor comum, a partir do epicôndilo lateral do úmero, e fáscia profunda do antebraço.

Inserção: na expansão do m. extensor do dedo mínimo com o tendão do m. extensor dos dedos.

Ação: estende a junta metacarpofalângica e, com os mm. lumbricais e interósseos, estende as juntas interfalângicas do dedo mínimo. Auxilia na abdução do dedo mínimo.

Nervo: radial, C6, **C7**, **C8**.

M. EXTENSOR DOS DEDOS

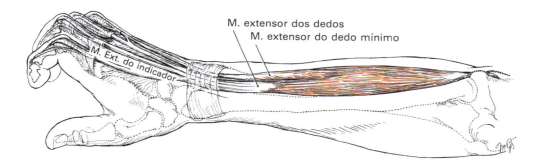

M. EXTENSOR DOS DEDOS

Origem: tendão do músculo extensor comum, a partir do epicôndilo lateral do úmero, e fáscia profunda do antebraço.

Inserção: por quatro tendões, cada um penetrando uma expansão membranosa no dorso do segundo ao quinto dedos da mão e se dividindo sobre a falange proximal em uma faixa medial e duas laterais. A faixa medial insere-se na base da falange média; as faixas laterais reúnem-se na falange média e inserem-se na base da falange distal.

Ação: estende as juntas metacarpofalângicas e, com os mm. lumbricais e interósseos, estende as juntas interfalângicas do segundo ao quinto dedos da mão. Auxilia na abdução dos dedos indicador, anular e mínimo e na extensão e na abdução do punho.

Nervo: radial, C**6**, C**7** e C**8**.

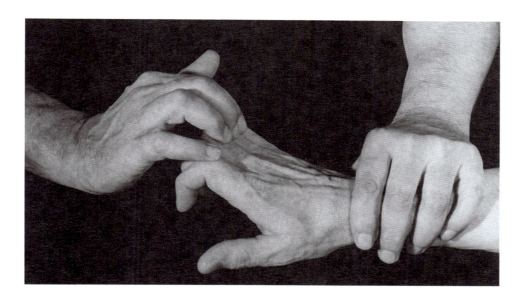

Paciente: sentado ou em decúbito dorsal.

Fixação: o examinador estabiliza o punho, evitando a extensão completa.

Teste: extensão das juntas metacarpofalângicas do segundo ao quinto dedos da mão com as juntas interfalângicas relaxadas.

Pressão: contra as superfícies dorsais das falanges proximais, na direção da flexão.

Fraqueza: diminui a capacidade de estender as juntas metacarpofalângicas do segundo ao quinto dedos da mão e pode acarretar posição em flexão dessas juntas. A força de extensão do punho também diminui.

Contratura: deformidade em hiperextensão das juntas metacarpofalângicas.

Encurtamento: hiperextensão das juntas metacarpofalângicas se o punho estiver flexionado, ou extensão do punho se as juntas metacarpofalângicas estiverem flexionadas.

M. FLEXOR SUPERFICIAL DOS DEDOS

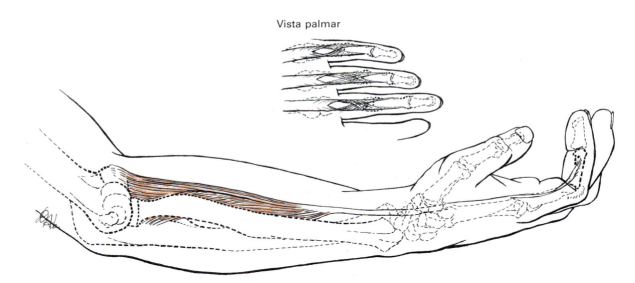

Vista palmar

M. FLEXOR SUPERFICIAL DOS DEDOS

Origem da Cabeça Umeral: tendão do músculo flexor comum, a partir do epicôndilo medial do úmero, ligamento colateral ulnar da junta do cotovelo e fáscia profunda do antebraço.

Origem da Cabeça Ulnar: lado medial do processo coronóide.

Origem da Cabeça Radial: linha oblíqua do rádio.

Inserção: por quatro tendões, nos lados das falanges médias do segundo ao quinto dedos da mão.

Ação: flexiona as juntas interfalângicas proximais do segundo ao quinto dedos da mão e auxilia na flexão das juntas metacarpofalângicas e na flexão do punho.

Nervo: mediano, C7, C8 e T1.

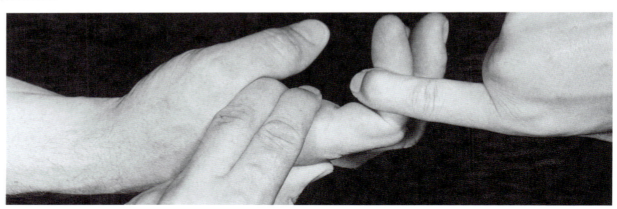

Paciente: sentado ou em decúbito dorsal.

Fixação: o examinador estabiliza as juntas metacarpofalângicas, com o punho em posição neutra ou em discreta extensão.

Teste: flexão da junta interfalângica proximal, com a junta interfalângica distal estendida, do segundo, terceiro, quarto e quinto dedos da mão. (Ver *Nota*.) Cada dedo da mão é testado da maneira ilustrada para o dedo indicador.

Pressão: contra a superfície palmar da falange média, na direção da extensão.

Fraqueza: diminui a força de preensão e de flexão do punho. Interfere na função dos dedos da mão em atividades nas quais a junta interfalângica proximal é flexionada enquanto a junta distal é estendida, como digitar, tocar piano ou algum instrumento de cordas. A fraqueza ocasiona perda da estabilidade articular nas juntas interfalângicas proximais dos dedos da mão, de maneira que, durante a extensão destes, essas juntas hiperestendem-se.

Contratura: deformidade em flexão das falanges médias dos dedos da mão.

Encurtamento: flexão das falanges médias dos dedos da mão se o punho estiver estendido ou flexão do punho se os dedos da mão estiverem estendidos.

> **Nota:** *é comum não se obter ação isolada do m. flexor superficial do quinto dedo da mão.*

M. FLEXOR PROFUNDO DOS DEDOS

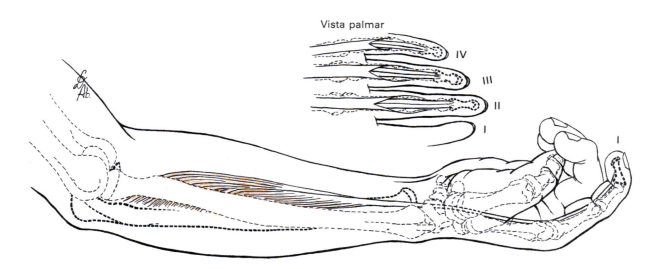

M. FLEXOR PROFUNDO DOS DEDOS

Origem: superfícies anterior e medial dos três quartos proximais da ulna, membrana interóssea e fáscia profunda do antebraço.

Inserção: por quatro tendões, nas bases das falanges distais, superfície anterior.

Ação: flexiona as juntas interfalângicas distais dos dedos indicador, médio, anular e mínimo e auxilia na flexão das juntas interfalângicas proximais e metacarpofalângicas. Pode ajudar na flexão do punho.

Nervos:

Primeiro e segundo: mediano, C7, **C8** e T**1**.

Terceiro e quarto: ulnar, C7, **C8** e T**1**.

Paciente: sentado ou em decúbito dorsal.

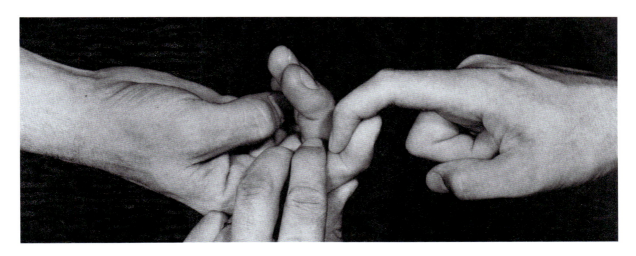

Fixação: com o punho em discreta extensão, o examinador estabiliza as falanges proximal e média.

Teste: flexão da junta interfalângica distal do segundo, terceiro, quarto e quinto dedos da mão. Cada dedo é testado da maneira ilustrada acima para o dedo indicador.

Pressão: contra a superfície palmar da falange distal, na direção da extensão.

Fraqueza: reduz a capacidade de flexionar as juntas distais dos dedos da mão em proporção direta à extensão da fraqueza, porque este é o único músculo que flexiona as juntas interfalângicas distais. A força de flexão das juntas interfalângica proximal, metacarpofalângica e do punho pode diminuir.

Contratura: deformidade em flexão das falanges distais dos dedos da mão.

Encurtamento: flexão dos dedos da mão se o punho estiver estendido ou extensão do punho se os dedos estiverem estendidos.

M. FLEXOR RADIAL DO CARPO

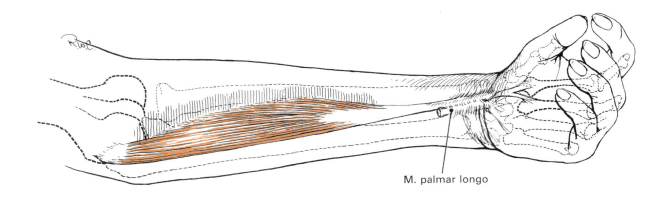

M. palmar longo

M. FLEXOR RADIAL DO CARPO

Origem: tendão do músculo flexor comum, a partir do epicôndilo medial do úmero, e fáscia do antebraço. (A fáscia é indicada pelas linhas paralelas.)

Inserção: base do osso metacarpal II e uma faixa até a base do osso metacarpal III.

Ação: flexiona e abduz o punho e pode auxiliar na pronação do antebraço e na flexão do cotovelo.

Nervo: mediano, C**6**, C**7** e C**8**.

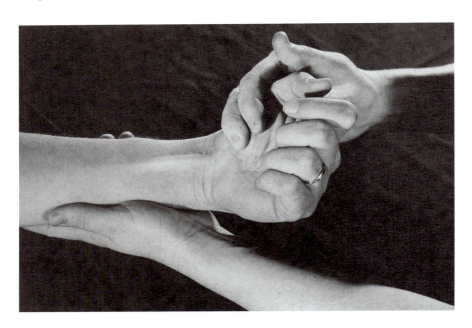

Paciente: sentado ou em decúbito dorsal.

Fixação: o antebraço é colocado em posição um pouco abaixo da supinação completa e pode repousar sobre a mesa para suporte ou é segurado pelo examinador.

Teste: flexão do punho em direção ao lado radial. (Ver Nota na página ao lado.)

Pressão: contra a eminência tênar, na direção da extensão ao lado ulnar.

Fraqueza: reduz a força de flexão do punho, e a força de pronação pode diminuir. Permite um desvio ulnar da mão.

Encurtamento: flexão do punho em direção ao lado radial.

> **Nota:** *o m. palmar longo não pode ser desconsiderado neste teste.*

M. FLEXOR ULNAR DO CARPO

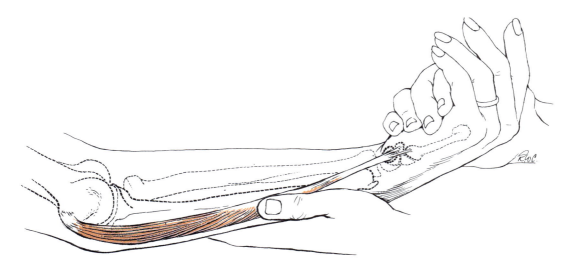

M. FLEXOR ULNAR DO CARPO

Origem da Cabeça Umeral: tendão do m. flexor comum, a partir do epicôndilo medial do úmero.

Origem da Cabeça Ulnar: pela aponeurose, a partir da margem medial do olécrano, dois terços proximais da borda posterior da ulna e da fáscia profunda do antebraço.

Inserção: osso pisiforme e, por ligamentos, até os ossos hamato e metacarpal V.

Ação: flexiona e aduz o punho e pode auxiliar na flexão do cotovelo.

Nervo: ulnar, C7, **C8** e T1.

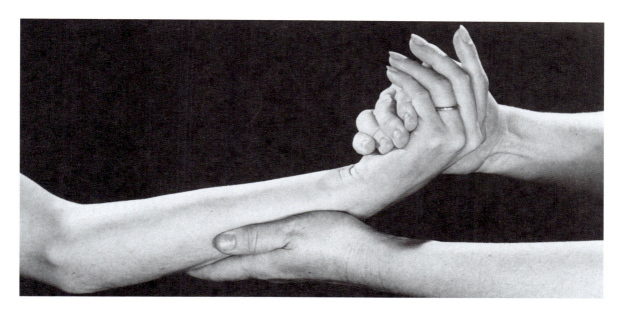

Paciente: sentado ou em decúbito dorsal.

Fixação: o antebraço é colocado em supinação completa e pode repousar sobre a mesa para suporte ou ser segurado pelo examinador.

Teste: flexão do punho em direção ao lado ulnar.

Pressão: contra a eminência hipotênar, na direção da extensão ao lado radial.

Fraqueza: diminui a força de flexão do punho e pode acarretar desvio radial da mão.

Encurtamento: flexão do punho em direção ao lado ulnar.

> **Nota:** *normalmente, os dedos da mão relaxam quando o punho é flexionado. Entretanto, se os dedos da mão se flexionarem ativamente quando a flexão do punho for iniciada, os mm. flexores profundo e superficial dos dedos da mão estarão tentando substituir os músculos flexores do punho.*

MM. EXTENSORES RADIAIS LONGO E CURTO DO CARPO

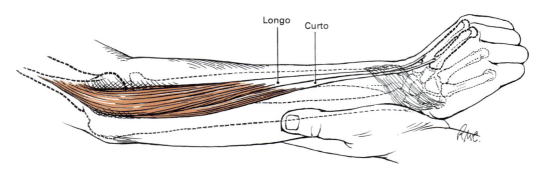

M. EXTENSOR RADIAL LONGO DO CARPO

Origem: terço distal do sulco supracondilar lateral do úmero e septo intermuscular lateral.

Inserção: superfície dorsal da base do osso metacarpal II, lado radial.

Ação: estende e abduz o punho e auxilia na flexão do cotovelo.

Nervo: radial, C5, **C6**, **C7** e C8.

M. EXTENSOR RADIAL CURTO DO CARPO

Origem: tendão do músculo extensor comum, a partir do epicôndilo lateral do úmero, do ligamento colateral radial da junta do cotovelo e da fáscia profunda do antebraço.

Inserção: superfície dorsal da base do osso metacarpal III.

Ação: estende e auxilia na abdução do punho.

Nervo: radial, **C6**, **C7** e C8.

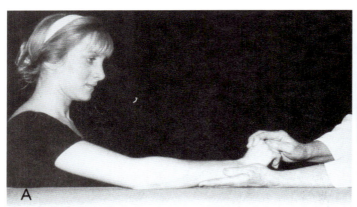

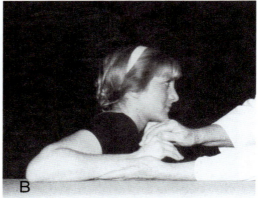

MM. EXTENSORES RADIAIS LONGO E CURTO DO CARPO

Paciente: sentado, com o cotovelo a aproximadamente 30° a partir da extensão zero (Figura A).

Fixação: o antebraço é colocado numa posição um pouco abaixo da pronação completa e repousa sobre a mesa para suporte.

Teste: extensão do punho em direção ao lado radial. Deve-se permitir que os dedos da mão se flexionem quando o punho é estendido.

Pressão: contra o dorso da mão, ao longo dos ossos metacarpais II e III, na direção da flexão ao lado ulnar.

Fraqueza: diminui a força de extensão do punho e permite um desvio ulnar da mão.

Encurtamento: extensão do punho com desvio radial.

M. EXTENSOR RADIAL CURTO DO CARPO

Paciente: sentado, com o cotovelo totalmente flexionado (Figura B). Solicitar ao indivíduo que se incline para frente para flexionar o cotovelo.

Fixação: o antebraço é colocado numa posição um pouco abaixo da pronação completa e repousa sobre a mesa para suporte.

Teste: extensão do punho em direção ao lado radial. A flexão do cotovelo torna o extensor radial longo do carpo menos eficaz ao colocá-lo em uma posição encurtada.

Pressão: contra o dorso da mão, ao longo dos ossos metacarpais II e III, na direção da flexão ao lado ulnar.

M. EXTENSOR ULNAR DO CARPO

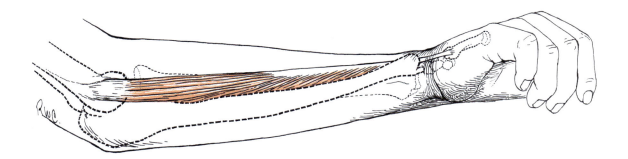

M. EXTENSOR ULNAR DO CARPO

Origem: tendão do músculo extensor comum, a partir do epicôndilo lateral do úmero, pela aponeurose a partir da borda posterior da ulna e fáscia profunda do antebraço.

Inserção: base do osso metacarpal V, lado ulnar.

Ação: estende e aduz o punho

Nervo: radial, C6, **C7** e **C8**.

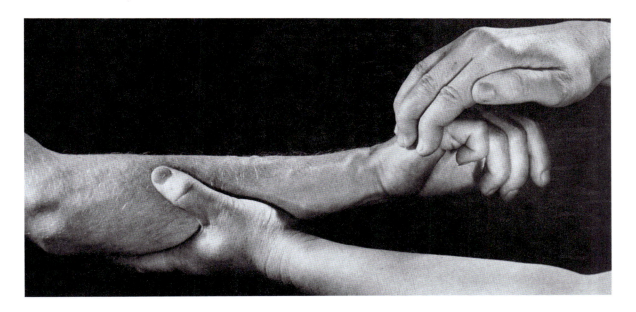

Paciente: sentado ou em decúbito dorsal.

Fixação: o antebraço é colocado em pronação completa e pode repousar sobre a mesa para suporte ou ser segurado pelo examinador.

Teste: extensão do punho em direção ao lado ulnar.

Pressão: contra o dorso da mão, ao longo do osso metacarpal V, na direção da flexão para o lado radial.

Fraqueza: diminui a força de extensão do punho e pode acarretar desvio radial da mão.

Encurtamento: desvio ulnar da mão com discreta extensão.

> **Nota:** *normalmente, os dedos da mão ficam numa posição de flexão passiva quando o punho é estendido. Entretanto, se os dedos da mão se estenderem ativamente quando a extensão do punho for iniciada, os músculos extensores (dos dedos, do indicador e do dedo mínimo) estarão tentando substituir os músculos extensores do punho.*

M. PRONADOR REDONDO

Origem da Cabeça Umeral: imediatamente acima do epicôndilo medial do úmero, tendão do músculo flexor comum e fáscia profunda do antebraço.

Origem da Cabeça Ulnar: lado medial do processo coronóide da ulna.

Inserção: meio da superfície lateral do rádio.

Ação: prona o antebraço e auxilia na flexão da junta do cotovelo.

Nervo: mediano, C6 e C7.

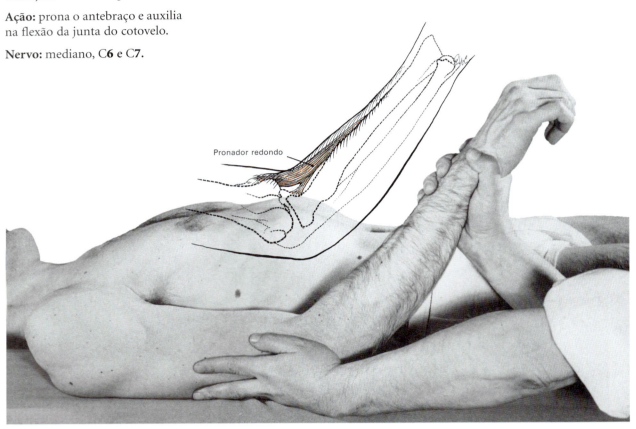

MM. PRONADORES REDONDO E QUADRADO

Paciente: em decúbito dorsal ou sentado.

Fixação: o cotovelo deve ser mantido bem ao lado do paciente ou ser estabilizado pelo examinador, para evitar qualquer movimento de abdução do ombro.

Teste: pronação do antebraço, com o cotovelo parcialmente flexionado.

Pressão: na porção inferior do antebraço, acima do punho (para evitar a torção do punho), na direção da supinação do antebraço.

Fraqueza: permite a supinação do antebraço e interfere em muitas atividades do dia-a-dia, como girar uma maçaneta, utilizar uma faca para cortar carne e virar a mão para baixo para pegar uma xícara ou outro objeto.

Encurtamento: com o antebraço mantido em pronação, interfere acentuadamente em muitas funções normais da mão e do antebraço que exigem a passagem da pronação para a supinação.

> **Nota:** evitar comprimir concomitantemente o rádio e a ulna porque pode causar dor.

M. PRONADOR QUADRADO

Origem: lado medial, superfície anterior do quarto distal da ulna.

Inserção: lado lateral, superfície anterior do quarto distal do rádio.

Ação: prona o antebraço.

Nervos: mediano, C7, **C8** e **T1**.

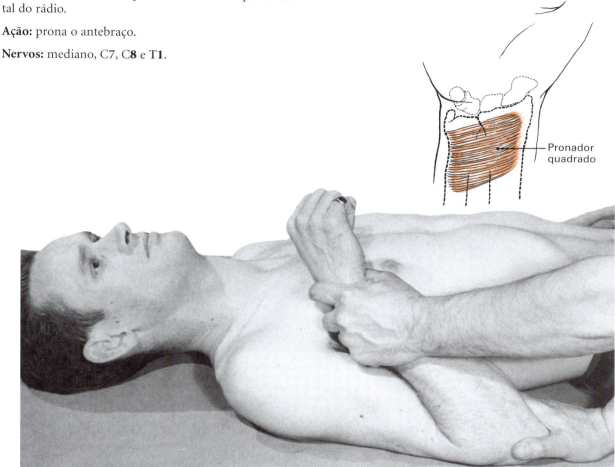

Paciente: em decúbito dorsal ou sentado.

Fixação: o cotovelo deve ser mantido bem ao lado do paciente, por este ou pelo examinador, para evitar a abdução do ombro.

Teste: pronação do antebraço, com o cotovelo completamente flexionado para tornar a cabeça umeral do pronador redondo menos eficaz, por ficar numa posição encurtada.

Pressão: na parte inferior do antebraço, acima do punho (para evitar a torção deste), na direção da supinação do antebraço.

> **Nota:** *evitar comprimir concomitantemente o rádio e a ulna porque pode causar dor.*

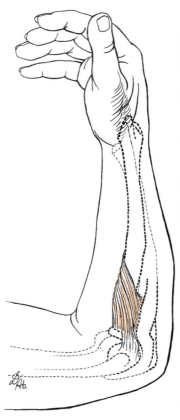 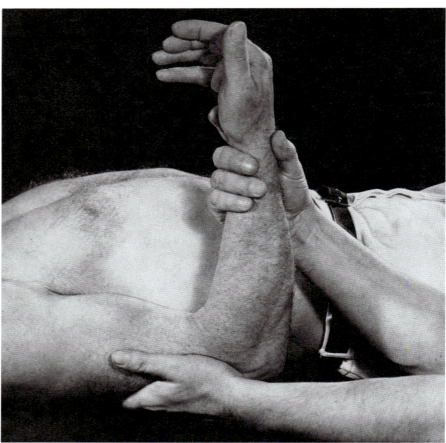

M. SUPINADOR

Origem: epicôndilo lateral do úmero, ligamento colateral radial da junta do cotovelo, ligamento anular do rádio e crista do m. supinador da ulna.

Inserção: superfície lateral do terço superior do corpo do rádio, cobrindo parte das superfícies anterior e posterior.

Ação: supina o antebraço.

Nervo: radial, C5, C**6** e C7.

MM. SUPINADOR E BÍCEPS

Paciente: em decúbito dorsal.

Fixação: o cotovelo deve ser mantido bem ao lado do paciente para evitar o movimento do ombro.

Teste: supinação do antebraço, com o cotovelo em ângulo reto ou discretamente abaixo.

Pressão: na extremidade distal do antebraço, acima do punho (para evitar a torção do punho), na direção da pronação do antebraço.

Fraqueza: permite que o antebraço permaneça em pronação. Interfere em muitas funções da extremidade, principalmente as envolvidas na alimentação.

Contratura: flexão do ombro com supinação do antebraço. Interfere acentuadamente em funções da extremidade que envolvem a passagem da supinação para a pronação do antebraço.

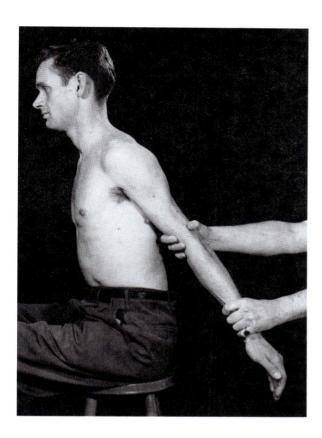

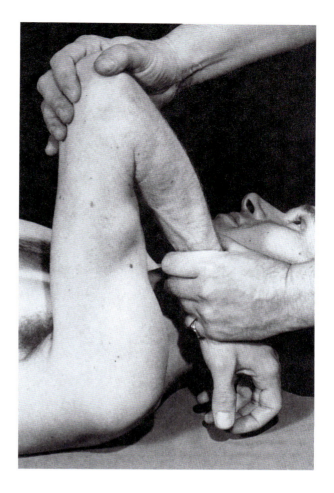

M. SUPINADOR

Testado com o bíceps alongado.

Paciente: sentado ou em pé.

Fixação: o examinador mantém o ombro e o cotovelo estendidos.

Teste: supinação do antebraço.

Pressão: na extremidade distal do antebraço, acima do punho, na direção da pronação. *É possível que o indivíduo tente rodar o úmero lateralmente para parecer que o antebraço permanece em supinação à medida que a pressão é aplicada e o antebraço começa a pronar.*

M. SUPINADOR

Testado com o bíceps em uma posição encurtada.

Paciente: em decúbito dorsal.

Fixação: o examinador mantém o ombro em flexão, com o cotovelo completamente flexionado. Geralmente, é aconselhável que o indivíduo feche a mão, para evitar que os dedos da mão toquem a mesa, o que pode ser feito num esforço para imobilizar o antebraço na posição de teste.

Teste: supinação do antebraço.

Pressão: na extremidade distal do antebraço, acima do punho, na direção da pronação. *Evitar* a pressão máxima porque, quando uma pressão forte é aplicada, o bíceps entra em ação e, nessa posição encurtada, pode acarretar câimbra. Uma câimbra intensa pode deixar o músculo dolorido por vários dias. O teste deve ser utilizado meramente como auxílio no diagnóstico diferencial.

> **Nota:** *numa lesão do nervo radial envolvendo o m. supinador, a posição de teste não pode ser mantida. O antebraço não consegue manter a supinação completa apesar de o m. bíceps ser normal.*

MM. BÍCEPS BRAQUIAL E BRAQUIAL

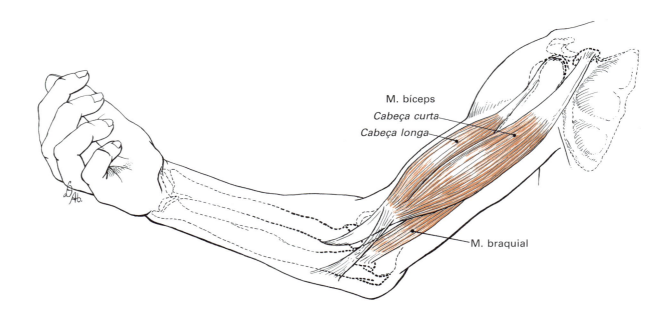

M. BÍCEPS BRAQUIAL

Origem da Cabeça Curta: ápice do processo coracóide da escápula.

Origem da Cabeça Longa: tubérculo supraglenóide da escápula.

Inserção: tuberosidade do rádio e aponeurose do bíceps braquial (fáscia bicipital).

Ação: flexiona a junta do ombro. A cabeça curta ajuda na adução do ombro. A *cabeça longa* pode auxiliar na abdução se o úmero for rodado lateralmente. *Com a origem fixada*, flexiona-se a junta do cotovelo, movendo o antebraço em direção ao úmero e supinando o antebraço. *Com a inserção fixada*, flexiona-se a junta do cotovelo, movendo o úmero em direção ao antebraço, como nos exercícios de flexão no chão *(pull-up)* ou *flexão em barra fixa*.

Nervo: Musculocutâneo, C5 e C6.

M. BRAQUIAL

Origem: metade distal da superfície anterior do úmero e septo intermuscular medial e lateral.

Inserção: tuberosidade e processo coronóide da ulna.

Ação: *com a origem fixada*, flexiona a junta do cotovelo, movendo o antebraço em direção ao úmero. *Com a inserção fixada*, flexiona a junta do cotovelo, movendo o úmero em direção ao antebraço, como nos exercícios de *pull-up* e *flexão em barra fixa*.

Nervos: musculocutâneo, pequenos ramos do radial, C5 e C6.

MM. BÍCEPS BRAQUIAL E BRAQUIAL

Paciente: em decúbito dorsal ou sentado.

Fixação: o examinador coloca uma mão sob o cotovelo para protegê-lo contra a pressão da mesa.

Teste: flexão do cotovelo levemente inferior ou em ângulo reto com o antebraço em supinação.

Pressão: contra a porção inferior do antebraço, na direção da extensão.

Fraqueza: diminui a capacidade de flexionar o antebraço contra a força da gravidade. Interfere acentuadamente nas atividades diárias, como alimentar-se ou pentear o cabelo.

Encurtamento: deformidade na flexão do cotovelo.

> **Nota:** *se o m. bíceps e o m. braquial forem fracos, como ocorre numa lesão musculocutânea, o paciente prona o antebraço antes de flexionar o cotovelo usando o m. braquiorradial, o m. extensor radial longo do carpo, o m. pronador redondo e os músculos flexores do punho.*

MM. FLEXORES DO COTOVELO

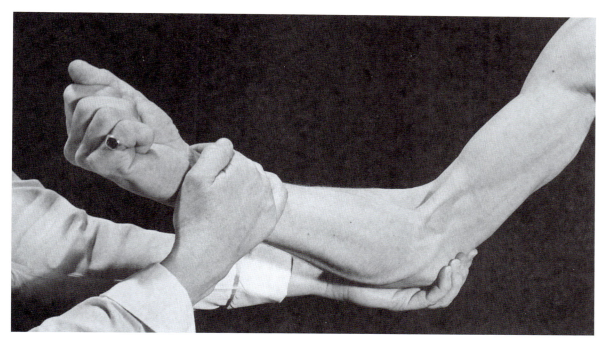

Flexão do cotovelo com o antebraço supinado.

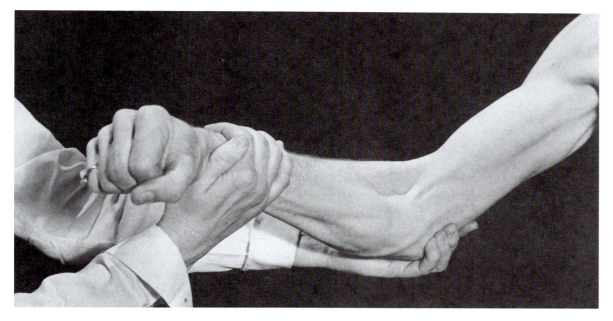

Flexão do cotovelo com o antebraço pronado.

A figura inferior ilustra que, contra a resistência, o m. bíceps atua em flexão apesar de o antebraço estar em pronação. Como o m. braquial insere-se na ulna, a posição do antebraço, seja em supinação, seja em pronação, não afeta a ação deste músculo na flexão do cotovelo. O m. braquiorradial parece ter uma ação levemente mais forte na posição pronada do antebraço durante o teste de flexão do cotovelo que na posição supinada, embora sua ação mais forte em flexão seja com o antebraço na posição média.

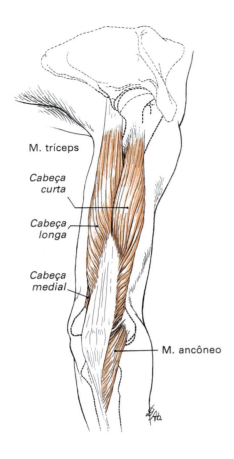
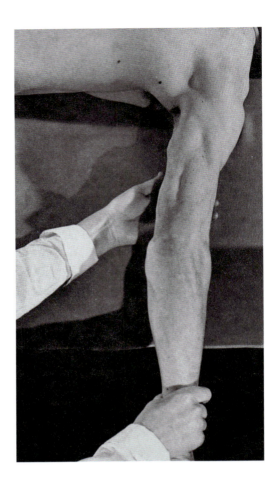

M. TRÍCEPS BRAQUIAL

Origem da Cabeça Longa: tubérculo infraglenóide da escápula.

Origem da Cabeça Curta: superfícies lateral e posterior da metade proximal do corpo do úmero e septo intermuscular lateral.

Origem da Cabeça Medial: dois terços distais das superfícies medial e posterior do úmero, abaixo do sulco radial, e a partir do septo intermuscular medial.

Inserção: superfície posterior do olécrano da ulna e fáscia do antebraço.

Ação: estende a junta do cotovelo. A cabeça longa também auxilia na adução e na extensão da junta do ombro.

Nervo: radial, C6, C7, C8 e T1.

M. ANCÔNEO

Origem: epicôndilo lateral do úmero, superfície posterior.

Inserção: lado lateral do olécrano e quarto superior da superfície posterior do corpo da ulna.

Ação: estende a junta do cotovelo e pode estabilizar a ulna durante a pronação e a supinação.

Nervo: radial, C7 e C8.

MM. TRÍCEPS BRAQUIAL E ANCÔNEO

Paciente: em decúbito ventral.

Fixação: o ombro está em abdução de 90°, neutro em relação à rotação, e com o braço apoiado entre o ombro e o cotovelo sobre a mesa. O examinador coloca uma mão sob o braço, próximo do cotovelo, para protegê-lo contra a pressão da mesa.

Teste: extensão da junta do cotovelo até uma posição levemente inferior à extensão completa.

Pressão: contra o antebraço, na direção da flexão.

MM. TRÍCEPS BRAQUIAL E ANCÔNEO (CONTINUAÇÃO)

Paciente: em decúbito ventral.

Fixação: o ombro está a aproximadamente 90° de flexão, com o membro superior suportado numa posição perpendicular à mesa.

Teste: extensão do cotovelo até uma posição levemente inferior à extensão completa.

Pressão: contra o antebraço, na direção da flexão.

Fraqueza: acarreta incapacidade de estender o antebraço contra a força da gravidade. Interfere nas funções diárias que envolvem a extensão do cotovelo, por exemplo, tentar pegar um objeto numa prateleira alta. Causa perda da capacidade de atirar objetos ou de empurrá-los com o cotovelo estendido. Além disso, impossibilita o indivíduo de usar muletas ou bengala, em razão da incapacidade de estender o cotovelo e transferir o peso para a mão.

Contratura: deformidade em extensão do cotovelo. Interfere acentuadamente nas funções diárias que envolvem a flexão do cotovelo.

> **Nota:** *quando o ombro é abduzido horizontalmente (ver página ao lado), a cabeça longa do m. tríceps é encurtada sobre as juntas do ombro e do cotovelo. Quando o ombro é flexionado (aduzido horizontalmente), a cabeça longa do m. tríceps é encurtada sobre a junta do cotovelo, mas é alongada sobre a junta do ombro. Por causa dessa ação em duas juntas, a cabeça longa torna-se menos eficaz na posição de pronação por ser encurtada sobre ambas as juntas e, em conseqüência, o m. tríceps sofre menos pressão quando testado na posição de pronação que quando testado na posição de supinação.*
>
> *O m. tríceps e o m. ancôneo atuam em conjunto na extensão da junta do cotovelo, mas deve-se saber diferenciar esses dois músculos. Como o ventre do m. ancôneo está abaixo da junta do cotovelo, pode ser distinguido do m. tríceps na palpação. O ramo do nervo radial para o ancôneo emerge próximo da região média do úmero e é bem longo. É possível que uma lesão envolva apenas esse ramo, não afetando o m. tríceps. A paralisia do m. ancôneo reduz a força de extensão do cotovelo. Pode-se observar que uma boa força de extensão do cotovelo é realmente o resultado de um m. tríceps normal e de um m. ancôneo paralisado.*

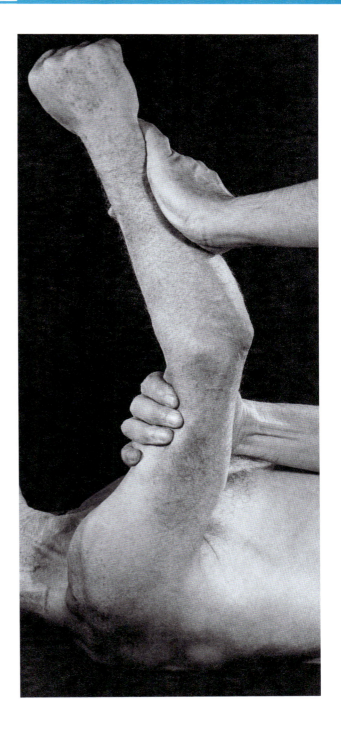

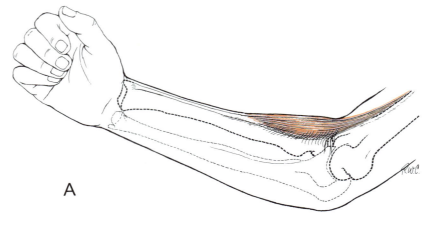

A

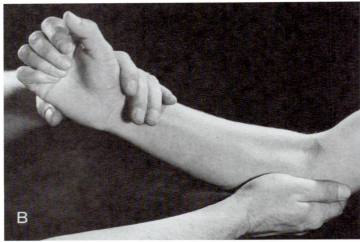

B

M. BRAQUIORRADIAL

Origem: dois terços proximais da crista supracondilar lateral do úmero e septo intermuscular lateral.

Inserção: lado lateral da base do processo estilóide do rádio.

Ação: flexiona a junta do cotovelo e auxilia na pronação e supinação do antebraço quando há resistência a esses movimentos.

Nervo: radial, C5 e C6.

Paciente: em decúbito dorsal ou sentado.

Fixação: o examinador coloca uma mão sob o cotovelo para protegê-lo contra a pressão da mesa.

Teste: flexão do cotovelo, com o antebraço em posição neutra entre a pronação e a supinação. O ventre do braquiorradial (Figura B) deve ser visto e sentido durante este teste, porque o movimento também pode ser realizado por outros músculos que flexionam o cotovelo.

Pressão: contra a porção inferior do antebraço, na direção da extensão.

Fraqueza: diminui a força de flexão do cotovelo e da supinação ou pronação resistente até a linha média.

AMPLITUDE DE MOVIMENTO DOS DEDOS DA MÃO

Junta		Kendall	Palmer (17)	Reese (18)	Clarkson (19)	AAOS (20)	AMA (21)
	Polegar						
CMC	Flexão	15	0–15	0–15	0–15	0–15	
	Extensão	20	0–70	0–20	0–20	0–20	
	Abdução	60	0–60	0–70	0–70	0–70	0–50
	Oposição	Coxim do polegar até coxim do 5º dedo da mão					
MCF	Flexão	50	0–50	0–50	0–50	0–50	0–60
	Extensão	0	50–0	0		0	0
IF	Flexão	80	0–80	0–65	0–80	0–80	0–80
	Extensão	0	80–0	0–10–20		0–20	0–10
	2º– 5º Dedos da mão						
MCF	Flexão	90	0–90	0–90	0–90	0–90	0–90
	Extensão	0	90–0	0–20	0–45	0–45	
	Abdução	20	0–20				
IFP	Flexão	100	0–120	0–100	0–100	0–100	0–100
	Extensão	0	120–0	0		0	
IFD	Flexão	70	0–80	0–70	0–90	0–90	0–70
	Extensão	0	80–0	0	0		

As referências deste quadro demonstram a falta de consenso em relação aos valores normativos para a amplitude de movimento do polegar e dos dedos da mão. Os autores escolheram amplitudes que representam fontes estabelecidas e a prática clínica. Quando a mobilidade é limitada, a mensuração deve ser documentada em parênteses. Quando ela é excessiva, a hipermobilidade deve ser indicada por um círculo em torno do valor mensurado.

TESTES DE FORÇA: DEDOS DA MÃO

Grau	Descrição
0	Nenhuma contração é sentida no músculo.
1	Contração fraca no ventre muscular ou o tendão é proeminente.
2	O músculo se move por meio de um pequeno arco de movimento.
3	O músculo se move por meio de um arco moderado de movimento.
4	O músculo se move por meio de um arco de movimento quase completo.
5	O músculo se move por meio de um arco de movimento completo.
6–7	Move-se por meio de um arco de movimento completo e mantém uma pressão discreta.
8–9	Igual ao anterior, mas mantém uma pressão moderada.
10	Igual ao anterior contra uma pressão máxima.

A força da gravidade não é uma consideração importante durante o teste da força dos músculos do polegar e dos dedos da mão, porque o peso dos metacarpais e das falanges é insignificante em comparação com a força dos músculos. Na primeira edição deste livro, notou-se que "músculos dos dedos da mão e do polegar e os rotadores do antebraço compreendem aproximadamente 40% dos testes de extremidade descritos". Para melhorar a confiabilidade do teste deve-se seguir as orientações de Kendall, segundo as Recomendações de Avaliação Clínica da American Society of Hand Therapists (22).

A fraqueza acentuada do dedo da mão ou do polegar freqüentemente indica laceração de tendão ou encarceramento de nervo. Nos casos em que mensurações objetivas da força de preensão funcional são requeridas, dinamômetros que mensuram a força de preensão e de pinçamento são úteis.

QUADRO DE MENSURAÇÃO DA JUNTA

MEMBRO SUPERIOR
(Exceto Dedos da Mão)

Nome_____   Identificação #_____

Diagnóstico _____   Idade _____

Início _____   Médico _____

				Data	Movimento*	Amplitude Normal	Data				
				Examinador		em Graus	Examinador				
				Ombro Esquerdo	Extensão	45°	Ombro Direito				
					Flexão	180°					
					Amplitude Total	225°					
					Abdução	180°					
					Adução	0°					
					Amplitude Total	180°					
					Abdução Horizontal	90°					
					Adução Horizontal	30°					
					Amplitude Total	120°					
					Rotação Lateral	90°					
					Rotação Medial	70°					
					Amplitude Total	160°					
				Cotovelo Esquerdo	Extensão	0°	Cotovelo Direito				
					Flexão	145°					
					Amplitude Total	145°					
				Antebraço Esquerdo	Supinação	90°	Antebraço Direito				
					Pronação	90°					
					Amplitude Total	180°					
				Punho Esquerdo	Extensão	70°	Punho Direito				
					Flexão	80°					
					Amplitude Total	150°					
					Desvio Ulnar	45°					
					Desvio Radial	20°					
					Amplitude Total	65°					

*A posição zero é o plano de referência. Quando uma parte se move em direção à posição zero, mas não consegue atingi-la, os graus obtidos que designam o movimento da junta são registrados com o sinal de menos e subtraídos no cálculo da amplitude total do movimento.

SEÇÃO III: OMBRO

JUNTAS

A *cintura escapular* (ou *cíngulo do membro superior*), é uma estrutura complexa, eficaz na realização de muitos movimentos, mas vulnerável à lesão por causa de diversos estresses a que é submetida.

Para descrever a estrutura e examinar as funções da cintura escapular, é necessário primeiramente identificar certos termos técnicos comumente utilizados:

Esterno – esterno

Costal – costela

Clavicular – clavícula

Acromial – acrômio (processo da escápula)

Gleno – cavidade glenóide da escápula

Umeral – úmero, osso longo do braço

Vertebral – vértebra, coluna vertebral

Condro – cartilagem

Em geral, o nome da junta não inclui referência ao tipo de tecido que une os ossos. No entanto, uma exceção é mencionada freqüentemente: o tecido cartilaginoso entre o esterno e as costelas. A inclusão pode ser justificada tomando-se como base o fato de que a cartilagem é muito extensa. Entretanto, se a junta entre o esterno e a cartilagem (junta esternocondral) fosse nomeada como parte da estrutura, seria necessário adicionar a junção da cartilagem à costela (i. e., costocondral ou junta costocondral) em todas as situações, o que não deveria ser necessário.

Dessa forma, este livro define uma *junta* como uma conexão esquelética do tipo osso com osso que é unida por tecido fibroso, cartilaginoso ou sinovial. As juntas são nomeadas segundo as estruturas esqueléticas que são unidas. As juntas da cintura escapular são:

1. *Esternocostal:* conecta o esterno com as extremidades esternais de 10 costelas (sete diretamente e três indiretamente).
2. *Esternoclavicular:* conecta o manúbrio do esterno com a extremidade medial da clavícula.
3. *Acromioclavicular:* conecta o acrômio da escápula com a extremidade lateral da clavícula.
4. *Glenoumeral:* conecta a cabeça do úmero e o soquete da cavidade glenóide (portanto, uma junta do tipo bola e soquete).
5. *Costovertebral:* inclui as conexões da cabeça de cada costela com dois corpos vertebrais adjacentes e a conexão do tubérculo de cada costela com o processo transverso da vértebra.

ARTICULAÇÕES

O *Stedman's Concise Medical Dictionary* define uma articulação da seguinte maneira:

Articulação 1. Sin. Junta. 2. Uma união frouxa que permite movimento entre as partes (23).

Pela definição 1, os termos junta e articulação foram – e sem dúvida continuam sendo – usados como sinônimos. No entanto, a definição 2 proporciona um uso legítimo do termo com um significado mais amplo. Neste livro, articulação é definida como uma *conexão musculoesquelética, de osso com músculo com osso*. Elas são nomeadas segundo o osso da origem muscular e o osso da inserção muscular.

Fazer distinção entre junta e articulação é, didaticamente, muito útil. Sempre que o termo articulação é utilizado, ele indica ao leitor que músculos provêem o tecido que conecta os ossos. Ver páginas 56 e 57 para quadros de articulações da cintura escapular mostrando dez classificações de acordo com os ossos envolvidos e 25 articulações de acordo com os músculos envolvidos.

O termo "glenoumeral" aplicado à junta é correto. No entanto, o termo "articulação glenoumeral" não deve ser utilizado em referência a qualquer articulação da cintura escapular. Os dois músculos que têm suas origens na cavidade glenóide não se fixam ao úmero. Em vez disso, um insere-se no rádio e o outro, na ulna.

JUNTAS E ARTICULAÇÕES DA CINTURA ESCAPULAR

Juntas
1. Acromioclavicular
2. Glenoumeral
3. Esternoclavicular

Articulações
1. Vertebroclavicular
2. Vertebroescapular
3. Costoclavicular

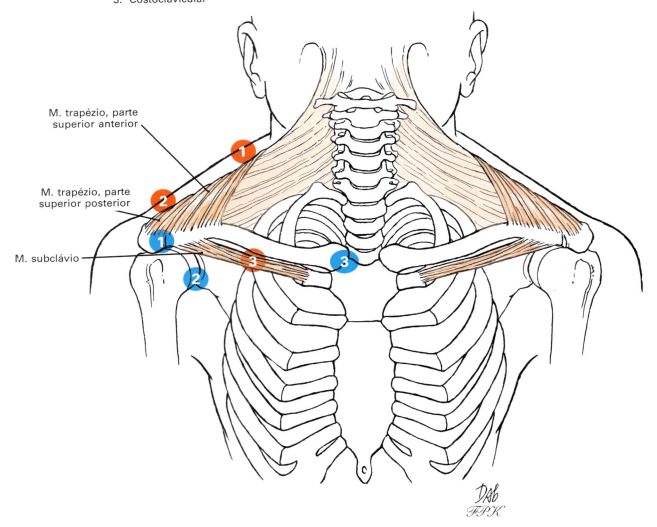

JUNTAS E ARTICULAÇÕES DA CINTURA ESCAPULAR

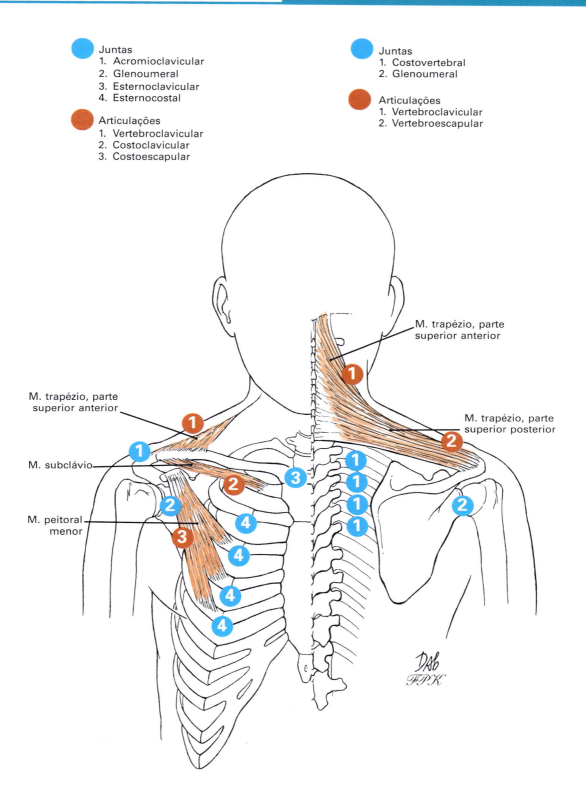

ARTICULAÇÕES MUSCULOESQUELÉTICAS DA CINTURA ESCAPULAR

Articulação	Músculo	Origem	Inserção	Ação
Claviculoumeral	Deltóide anterior	Terço lateral da clavícula, borda anterior	Tuberosidade deltóide do úmero	Abdução da junta do ombro
	Peitoral maior, superior	Superfície anterior da metade esternal da clavícula	Crista do tubérculo maior do úmero	Flexão, rotação medial e adução horizontal
Esternoumeral	Peitoral maior, inferior	Esterno, cartilagens de seis ou sete costelas	Crista do tubérculo maior do úmero	Depressão da cintura escapular e adução do úmero obliquamente para baixo
Escapuloumeral	Coracobraquial	Ápice do processo coracóide da escápula	Parte média da diáfise do úmero, oposta à tuberosidade deltóide	Flexão e adução da junta do ombro
	Deltóide médio	Acrômio, margem lateral e superfície superior	Tuberosidade deltóide do úmero	Abdução da junta do ombro
	Deltóide posterior	Espinha da escápula, lábio inferior da borda posterior	Tuberosidade deltóide do úmero	Abdução da junta do ombro
	Supra-espinal	Fossa supra-espinal da escápula, dois terços mediais	Tubérculo maior do úmero, cápsula da junta do ombro	Abdução da junta do ombro
	Infra-espinal	Fossa infra-espinal da escápula, dois terços mediais	Tubérculo maior do úmero, cápsula da junta do ombro	Rotação lateral da junta do ombro
	Subescapular	Fossa subescapular da escápula	Tubérculo menor do úmero, cápsula da junta do ombro	Rotação medial da junta do ombro
	Redondo maior	Ângulo inferior e borda lateral da escápula	Crista do tubérculo menor do úmero	Rotação medial, adução e extensão da junta do ombro
	Redondo menor	Superfície dorsal, borda lateral da escápula, dois terços superiores	Tubérculo maior do úmero, cápsula da junta do ombro	Rotação lateral da junta do ombro
Vertebrocostoumeral	Grande dorsal	Processos espinhosos da 7ª à 12ª vértebra torácica, por meio da fáscia das vértebras lombar e sacral, últimas três ou quatro costelas, terço posterior da crista ilíaca e cobertura do ângulo inferior da escápula	Sulcos intertuberculares do úmero	Rotação medial, adução e extensão da junta do ombro

© 2005 Florence P. Kendall.

ARTICULAÇÕES MUSCULOESQUELÉTICAS DA CINTURA ESCAPULAR

Articulação	Músculo	Origem	Inserção	Ação
Costoclavicular	Subclávio	Primeira cartilagem costal	Superfície inferior da extremidade acromial da clavícula	Traciona o ombro para frente e para baixo
Costoescapular	Peitoral menor	Terceira a quinta costelas, próximo da cartilagem	Processo coracóide da escápula	Traciona o ombro para frente e para baixo
	Serrátil anterior	Oito ou nove costelas superiores	Bordo medial, superfície costal da escápula	Abdução e rotação escapular (para cima pelas fibras superiores e para baixo pelas fibras inferiores)
Escapulorradial	Bíceps, cabeça longa	Tubérculo supraglenóide da escápula	Tuberosidade do rádio e fáscia bicipital	Flexão e auxílio na abdução da junta do ombro
	Bíceps, cabeça curta	Ápice do processo coracóide da escápula	Tuberosidade do rádio e fáscia bicipital	Flexão e auxílio na adução da junta do ombro
Escapuloulnar	Tríceps, cabeça longa	Tubérculo infraglenóide da escápula	Olécrano da ulna, fáscia antebraquial	Adução e extensão do ombro; extensão do cotovelo
Vertebroclavicular	Trapézio, parte superior anterior	Occipício e vértebras cervicais	Terço lateral da clavícula	Elevação da clavícula
Vertebroescapular	Trapézio, parte superior posterior	Protuberância occipital, linha nucal superior, ligamento nucal, processo espinhoso de C7	Acrômio da escápula	Elevação e rotação lateral da escápula
	Trapézio, parte transversa	Processos espinhosos de T1-T5	Margem medial do acrômio e lábio superior da espinha	Adução e auxílio na rotação lateral da escápula
	Trapézio, parte inferior	Processos espinhosos de T6-T12	Tubérculo no ápice da espinha da escápula	Adução, depressão e auxílio na rotação lateral da escápula
	Levantador da escápula	Processos transversos de C1-C4	Bordo medial entre o ângulo superior e a raiz da espinha	Elevação e auxílio na rotação para baixo da escápula
	Rombóide menor	Ligamento nucal e processos espinhosos de C7 e T1	Raiz da espinha da escápula, bordo medial	Adução, elevação e rotação para baixo da escápula
	Rombóide maior	Vértebras torácicas, processos espinhosos de T1-T5	Escápula, bordo medial entre a espinha e o ângulo inferior	Adução, elevação e rotação para baixo da escápula

© 2005 Florence P. Kendall.

COMBINAÇÕES DE MÚSCULOS ESCAPULARES E DO OMBRO

Movimento	Músculos do Ombro	Músculos Escapulares
Flexão completa (180°)	*Flexores:* Deltóide anterior Bíceps Peitoral maior, superior Coracobraquial *Rotadores Laterais:* Infra-espinal Redondo menor Deltóide posterior	*Abdutor:* Serrátil anterior *Rotadores laterais:* Serrátil anterior Trapézio
Abdução completa (180°)	*Abdutores:* Deltóide Supra-espinal Bíceps, cabeça longa *Rotadores Laterais:* Infra-espinal Redondo menor Deltóide posterior	*Adutor:* Trapézio, atuando para estabilizar a escápula em adução *Rotadores laterais:* Trapézio Serrátil anterior
Extensão completa (45°)	*Extensores:* Deltóide posterior Redondo maior Grande dorsal Tríceps, cabeça longa	*Adutores, rotadores mediais e elevadores:* Rombóides Levantador da escápula *Inclinação anterior da escápula pelo:* Peitoral menor
Adução completa para o lado contra resistência	*Adutores:* Peitoral maior Redondo maior Grande dorsal Tríceps, cabeça longa Bíceps, cabeça curta	*Adutores:* Rombóides Trapézio

Nota: *evitar os termos "protração" e "retração" para descrever movimentos da escápula, porque pecam pela falta de precisão e detalhe necessários para explicar a posição e o movimento escapular. A escápula deve ser abduzida para que ocorra a "protração" do membro superior e do ombro, mas a rotação lateral do ângulo inferior, a inclinação anterior e a elevação também podem estar presentes. A "retração" do membro superior e do ombro requer a adução e, geralmente, a rotação medial da escápula, com a possibilidade de elevação ou depressão.*

JUNTA ESTERNOCLAVICULAR

A junta esternoclavicular permite o movimento nas direções anterior e posterior sobre um eixo longitudinal, nas direções cefálica e caudal sobre um eixo sagital e em rotação sobre um eixo coronal. Esses movimentos são discretamente melhorados e transmitidos pela junta acromioclavicular à escápula. Os movimentos adicionais da cintura escapular aqui descritos são os da escápula.

ESCÁPULA

A escápula conecta-se com o úmero na junta glenoumeral e com a clavícula na junta acromioclavicular.

Com a região dorsal em bom alinhamento, as escápulas repousam contra o tórax aproximadamente entre a segunda e a sétima costelas. Além disso, as bordas mediais são basicamente paralelas e afastadas cerca de 10 centímetros.

Os músculos que fixam a escápula ao tórax anteriormente e à coluna vertebral posteriormente proporcionam suporte e movimento. Eles possuem uma orientação oblíqua, de modo que as suas direções de tração podem produzir movimentos rotatórios e lineares do osso. Como conseqüência, os movimentos atribuídos à escápula não ocorrem individualmente, como movimentos puros. Em razão de o contorno do tórax ser arredondado, um certo grau de rotação ou inclinação da escápula acompanha a abdução e a adução e, em menor escala, a elevação e a depressão.

Embora não ocorram movimentos lineares puros, são descritos sete movimentos básicos da escápula:

1. *Adução:* movimento de deslizamento no qual a escápula se move em direção à coluna vertebral.
2. *Abdução:* movimento de deslizamento no qual a escápula se afasta da coluna vertebral e, seguindo o contorno do tórax, assume uma posição póstero-lateral em abdução completa.
3. *Rotação lateral ou para cima:* movimento sobre um eixo sagital no qual o ângulo inferior se move lateralmente e a cavidade glenóide se move na direção cefálica.
4. *Rotação medial ou para baixo:* movimento sobre um eixo sagital no qual o ângulo inferior se move medialmente e a cavidade glenóide se move na direção caudal.
5. *Inclinação anterior:* movimento sobre um eixo coronal no qual o processo coracóide se move nas direções anterior e caudal enquanto o ângulo inferior se move nas direções posterior e cefálica. Pode-se dizer que o processo coracóide é deprimido anteriormente. Este movimento está associado à elevação.
6. *Elevação:* movimento de deslizamento no qual a escápula se move na direção cefálica, como no movimento de "encolher" os ombros.
7. *Depressão:* movimento de deslizamento no qual a escápula se move na direção caudal. Este movimento é o oposto da elevação e da inclinação anterior.

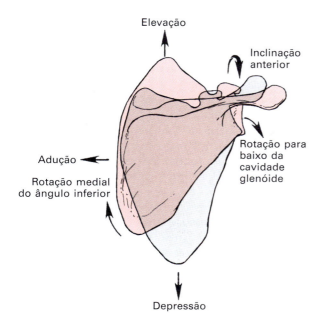
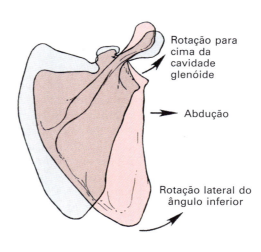

Movimentos da Escápula

JUNTA GLENOUMERAL

A junta do ombro, também denominada glenoumeral, é uma junta esferóide ou do tipo bola e soquete formada pela cabeça do úmero e pela cavidade glenóide da escápula. É a junta mais móvel e menos estável do corpo, muito vulnerável à lesão e dependente das articulações musculoesqueléticas vizinhas para a estabilidade e o posicionamento. Por causa da mobilidade desta junta e dos diversos movimentos realizados pelos músculos escapulares e do ombro, a manutenção de uma musculatura equilibrada é vital para a estabilidade dessa região. Ações dos músculos do pescoço e do ombro estão bastante relacionadas e pode haver substituição em casos de fraqueza ou acomodação em casos de encurtamento muscular. Além dos seis movimentos básicos da junta, é necessário definir circundução e dois movimentos no plano horizontal.

A *flexão* e a *extensão* são movimentos sobre um eixo coronal. A flexão é o movimento na direção anterior e pode começar a partir de uma posição de 45° de extensão, ou seja, com o membro superior estendido para trás. Ela descreve um arco para frente por meio da posição anatômica zero e até a posição de 180° acima da cabeça. No entanto, a posição de 180° acima da cabeça é alcançada apenas pelos movimentos combinados da junta do ombro e da cintura escapular. A junta glenoumeral pode ser flexionada apenas até aproximadamente 120°. Os 60° restantes são obtidos como resultado da abdução e da rotação lateral da escápula, o que permite que a cavidade glenóide fique direcionada mais anteriormente e o úmero se flexione até uma posição totalmente vertical. O movimento escapular é variável no início, entretanto, após 60° de flexão, existe uma relação relativamente constante entre o movimento do úmero e o da escápula. Inman *et al.* observaram que, entre a amplitude de flexão de 30° e 170°, a junta glenoumeral provê 10° e a rotação escapular provê 5° para cada 15° de movimento (24).

A *extensão* é o movimento na direção posterior e, tecnicamente, refere-se ao arco de movimento de 180° de flexão a 45° de extensão. Se a junta do cotovelo for flexionada, a amplitude da extensão da junta do ombro aumentará, porque a tensão do m. bíceps será liberada.

A *abdução* e a *adução* são movimentos sobre um eixo sagital. A *abdução* é o movimento na direção lateral por meio de uma amplitude de 180° até uma posição vertical acima da cabeça. Essa posição final é a mesma atingida na flexão e ela coordena os movimentos da cintura escapular e da junta glenoumeral. A *adução* é o movimento em direção ao plano sagital médio na direção medial e, tecnicamente, refere-se ao arco de movimento da elevação completa acima da cabeça por meio da posição anatômica zero até uma posição oblíqua para cima e através da frente do corpo.

A *abdução* e a *adução horizontais* são movimentos no plano transverso sobre um eixo longitudinal. A *abdução horizontal* é o movimento nas direções lateral e posterior e a *adução horizontal*, nas direções anterior e medial. A posição final da adução horizontal completa é a mesma que da adução oblíqua para cima através do corpo. Em uma situação, o membro superior move-se horizontalmente para aquela posição; em outra, move-se obliquamente para cima daquela posição.

A amplitude da abdução horizontal, determinada em grande parte pelo comprimento do peitoral maior, é extremamente variável. Com o úmero em 90° de flexão como posição zero para mensuração, a amplitude normal deve ser de cerca de 90° de abdução horizontal, julgada mais rapidamente pela capacidade de colocar a palma da mão no alto do ombro oposto.

As *rotações medial* e *lateral* são movimentos sobre o eixo longitudinal através do úmero. A *rotação medial* é o movimento no qual a superfície anterior do úmero gira em direção ao plano sagital médio. A *rotação lateral* é o movimento no qual a superfície anterior do úmero gira e se afasta do plano sagital médio.

A extensão da rotação medial ou lateral varia com o grau de elevação em abdução ou flexão. Para mensuração do movimento da junta, a posição zero é aquela em que o ombro está em abdução de 90°; o cotovelo, flexionado em ângulo reto; e o antebraço, em ângulo reto em relação ao plano coronal. A partir dessa posição, a rotação lateral do ombro descreve um arco de 90° até uma posição na qual o antebraço fique paralelo à cabeça. A rotação medial descreve um arco de aproximadamente 70° se o movimento da cintura escapular não for possível. Se for possível a escápula se inclinar anteriormente, o antebraço pode descrever um arco de 90° até uma posição na qual ele fique paralelo à lateral do corpo.

Quando o membro superior é abduzido ou flexionado a partir da posição anatômica, a rotação lateral continua a ser livre, mas a medial é limitada. À medida que o membro superior é aduzido ou estendido, a amplitude da rotação medial permanece livre e a da rotação lateral diminui. No tratamento para restaurar o movimento de uma junta do ombro restrita, deve-se atentar para obter rotação lateral, como um pré-requisito para a flexão ou a abdução completas.

A *circundução* combina, consecutivamente, os movimentos de flexão, abdução, extensão e adução conforme o membro superior circunscreve um cone com seu ápice na junta glenoumeral. A sucessão de movimentos pode ser realizada em qualquer direção e é utilizada para aumentar a amplitude de movimento global da junta do ombro, como nos exercícios de Codman ou de roda de ombro.

MOVIMENTOS DA JUNTA GLENOUMERAL

JUNTA GLENOUMERAL

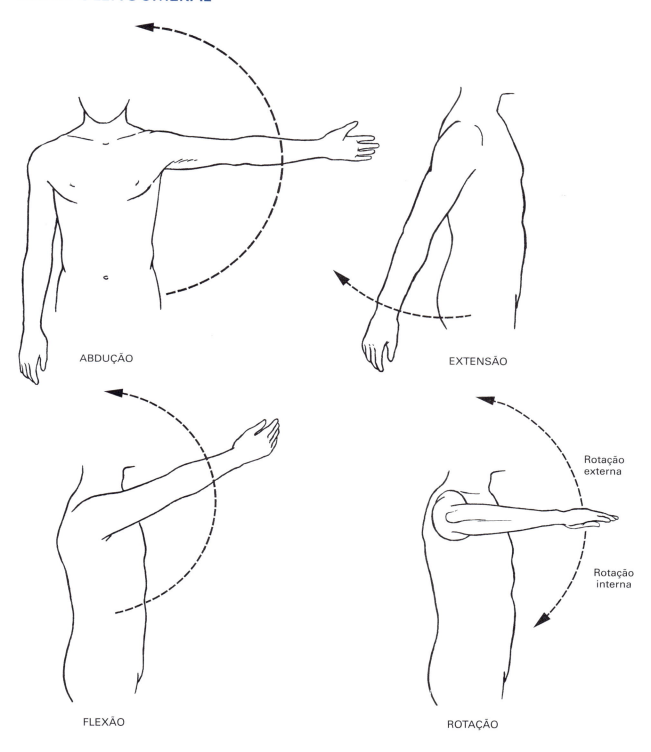

ABDUÇÃO

EXTENSÃO

FLEXÃO

ROTAÇÃO

Rotação externa

Rotação interna

NOTA: A adução e a abdução horizontais não estão ilustradas.

COMPRIMENTO DOS MÚSCULOS UMERAIS E ESCAPULARES

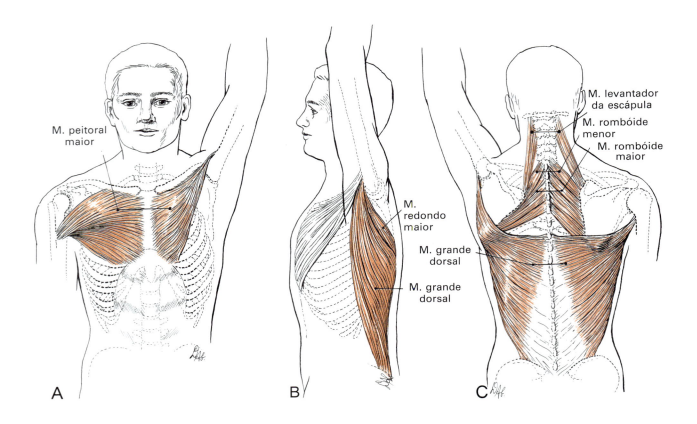

A amplitude total do movimento escapuloumeral e escapular para a elevação normal do membro superior acima da cabeça em flexão ou em abdução requer um comprimento adequado dos mm. peitoral maior, peitoral menor, m. grande dorsal, redondo maior, subescapular e rombóides.

A amplitude total de movimento na rotação lateral demanda um comprimento normal dos músculos rotadores mediais, isto é, o peitoral maior, o grande dorsal, o redondo maior e o subescapular. A amplitude total de movimento na rotação medial requer um comprimento normal dos músculos rotadores laterais, isto é, o redondo menor, o infra-espinal e o deltóide posterior.

Para se testar precisamente os vários movimentos, não deve ocorrer substituição por movimentos do tronco. A posição do tronco deve ser padronizada, com o indivíduo em decúbito dorsal, os joelhos flexionados e a região lombar retificada sobre uma superfície reta. A mesa não deve possuir um coxim macio. No entanto, pode-se utilizar um lençol dobrado para o conforto do indivíduo.

Caso a região lombar se arqueie, a magnitude da flexão ou da rotação lateral do ombro parecerá maior e a magnitude da rotação medial parecerá menor do que a amplitude real do movimento escapular e do ombro. Se o tórax for deprimido, a magnitude da flexão e da rotação externa do ombro parecerá menor e a magnitude da rotação medial parecerá maior do que a amplitude real do movimento.

Se o tronco se flexionar lateralmente com convexidade para o lado testado, a magnitude da abdução parecerá maior do que a amplitude real do movimento escapular e do ombro.

TESTE DE COMPRIMENTO DO M. PEITORAL MENOR

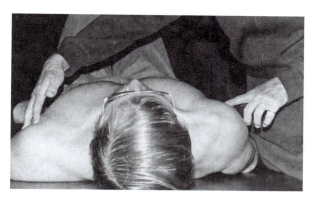

À esquerda, comprimento normal; à direita, encurtamento, mantendo o ombro para frente.

Equipamento: mesa firme sem coxim.

Posição Inicial: decúbito dorsal, com os membros superiores lateralmente ao corpo, cotovelos estendidos, palmas viradas para cima, joelhos flexionados e região lombar retificada sobre a mesa.

Teste: o examinador coloca-se na cabeceira da mesa e observa a posição da cintura escapular. Esta figura mostra o comprimento normal do m. peitoral menor esquerdo e o encurtamento do direito. A magnitude da contração é mensurada pela extensão pela qual o ombro é elevado da mesa e pela magnitude da resistência à pressão descendente sobre o ombro. A contração pode ser registrada como leve, moderada ou acentuada.

TESTE DE CONTRAÇÃO DE MÚSCULOS QUE DEPRIMEM O PROCESSO CORACÓIDE ANTERIORMENTE

1

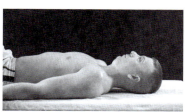

O indivíduo coloca-se em decúbito dorsal sobre uma mesa firme com os membros superiores nas laterais do corpo, cotovelos estendidos, palmas das mãos viradas para cima, joelhos flexionados e região lombar retificada sobre a mesa. Parece haver certa inclinação anterior do ombro, o que sugere contração do peitoral menor.

2

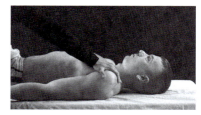

O examinador posiciona-se no lado esquerdo do indivíduo, coloca a palma da mão esquerda na região anterior do ombro do indivíduo e pressiona-o firmemente para baixo, de modo a colocar a região do ombro de volta à inclinação anterior correta. A magnitude da resistência indica a contração do grupo de músculos fixados ao processo coracóide.

3

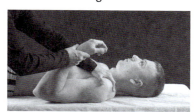

A fim de atentar para o m. peitoral menor, é necessário que todos os outros músculos estejam relaxados. Mantendo a pressão contínua com a mão esquerda na região anterior do ombro, com a mão direita o examinador flexiona o cotovelo do indivíduo até a flexão completa para relaxar o m. bíceps. Se a região do ombro puder ser deslocada um pouco para baixo, prova-se que o m. bíceps é parte do problema.

4

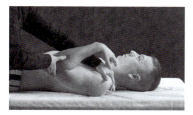

Mantendo uma pressão contínua sobre a região anterior do ombro, o examinador levanta o cotovelo do indivíduo aproximadamente 15 a 20 centímetros da mesa para relaxar o m. coracobraquial. Se o ombro puder ser deprimido um pouco mais, prova-se que o m. coracobraquial é parte do problema. Qualquer contração remanescente deve ser atribuída ao m. peitoral menor.

TESTE DE COMPRIMENTO DO M. PEITORAL MAIOR

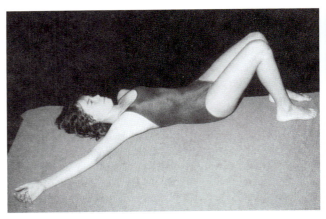
Comprimento normal das fibras inferiores.

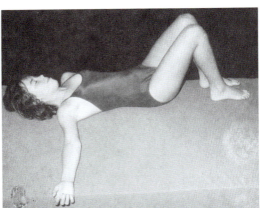
Comprimento normal das fibras superiores.

M. PEITORAL MAIOR

Equipamento: mesa firme sem coxim macio.

Posição Inicial: decúbito dorsal, com os joelhos flexionados e a região lombar retificada sobre a mesa.

Movimento de Teste Para a Parte Inferior (Esternal): o examinador coloca o membro superior do indivíduo numa posição de aproximadamente 135° de abdução (de acordo com as fibras inferiores), com o cotovelo estendido. O ombro permanece em rotação lateral.

Comprimento Normal: o membro superior cai até o nível da mesa, com a região lombar permanecendo retificada sobre esta.

Encurtamento: o membro superior estendido não cai até o nível da mesa. A limitação é registrada como leve, moderada ou acentuada. Pode ser mensurada em graus, com o auxílio de um goniômetro, ou em centímetros, com o auxílio de uma régua para registrar a distância entre o epicôndilo lateral e a mesa.

Movimento de Teste Para a Parte Superior (Clavicular): o examinador coloca o membro superior do indivíduo em abdução horizontal, com o cotovelo estendido e o ombro em rotação lateral (palma da mão virada para cima).

Comprimento Normal: abdução horizontal completa, com rotação lateral; membro superior apoiado na mesa e sem rotação do tronco.

Encurtamento: o membro superior não cai até o nível da mesa. A limitação é registrada como leve, moderada ou acentuada. Pode ser mensurada em graus, com o auxílio de um goniômetro, ou em centímetros, com o auxílio de uma régua para registrar a distância entre o epicôndilo lateral e a mesa. A limitação acentuada é raramente observada neste teste.

> **Nota:** *a contração da fáscia acromioclavicular pode interferir no teste do comprimento da porção clavicular.*

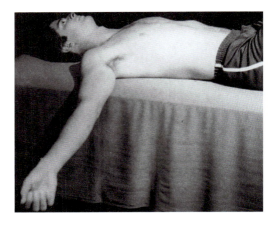
Comprimento excessivo da parte superior (clavicular) do peitoral maior.

Teste Para o Comprimento Excessivo: posicionar o indivíduo com a junta do ombro na borda da mesa, de modo que o membro superior possa abduzir horizontalmente abaixo do nível da mesa. Registrar a amplitude excessiva como leve, moderada ou acentuada ou mensurar em graus com o auxílio de um goniômetro. A amplitude de movimento excessiva é comum.

TESTE DE COMPRIMENTO DOS MM. REDONDO MAIOR, GRANDE DORSAL E ROMBÓIDES

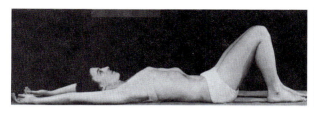

Comprimento normal

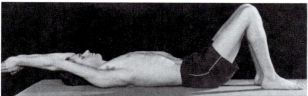

Encurtamento

Equipamento: mesa firme, sem coxim.

Posição Inicial: decúbito dorsal, com os membros superiores nas laterais do corpo, cotovelos estendidos, joelhos flexionados e região lombar retificada na mesa.

Movimento de Teste: o indivíduo eleva ambos os membros superiores flexionados acima da cabeça, mantendo-os próximos da cabeça e levando-os em direção à mesa (manter a região lombar retificada).

Comprimento Normal: capacidade de levar os membros superiores até o nível da mesa, mantendo-os próximo da cabeça.

Encurtamento: indicado pela incapacidade de levar os membros superiores até o nível da mesa. Registrar as mensurações como leve, moderada ou acentuada. Mensurar o ângulo entre a mesa e o úmero para determinar os graus de limitação ou mensurar em centímetros a distância entre a mesa e o epicôndilo lateral.

> **Nota:** a contração dos músculos abdominais superiores deprime o tórax e tende a tracionar o ombro para frente, interferindo no teste. Da mesma forma, uma cifose da região dorsal impossibilita levar o ombro até a mesa.
>
> Um m. peitoral menor contraído inclina a escápula anteriormente, tracionando a cintura escapular para baixo e para frente. Com a alteração de alinhamento da cintura escapular, a flexão da junta glenoumeral parece limitada, mesmo se a amplitude for, na realidade, normal, pois o membro superior não consegue tocar a mesa.
>
> A contração do m. peitoral menor é um fator importante em muitos casos de dor do membro superior. Com a fixação do m. peitoral menor no processo coracóide, a contração desse músculo deprime o m. coracóide anteriormente, causando pressão e impacto nos cordões do plexo braquial e nos vasos sangüíneos axilares localizados entre o processo coracóide e a caixa torácica. (Ver p. 342 e 343.)

TESTES DE COMPRIMENTO DOS MÚSCULOS ROTADORES DO OMBRO

MÚSCULOS ROTADORES MEDIAIS

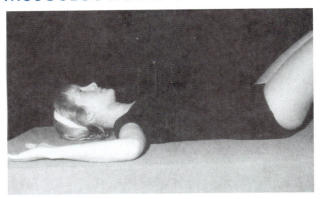

Equipamento: mesa firme, sem coxim macio.

Posição Inicial: decúbito dorsal, com a região lombar retificada na mesa, membro superior no nível do ombro (abdução de 90°), cotovelo na borda da mesa e flexionado a 90° e antebraço perpendicular à mesa.

Teste Para o Comprimento dos Rotadores Mediais: rotação lateral do ombro, levando o antebraço em direção à mesa, paralelo à cabeça. Não permitir que as costas se arqueiem.

Amplitude Normal de Movimento: 90° (antebraço apoiado na mesa com a região lombar mantida retificada sobre esta).

> **Nota:** caso o teste de contração do m. redondo maior e m. grande dorsal (ver p. 309) revele limitação, mas a rotação externa (como acima) apresente amplitude normal, a contração é do m. grande dorsal e não do redondo maior.

MÚSCULOS ROTADORES LATERAIS

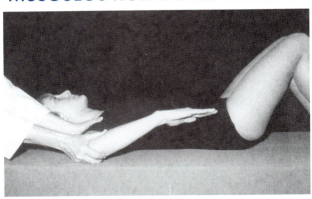

Equipamento: mesa firme, sem coxim macio.

Posição Inicial: decúbito dorsal, com a região lombar retificada na mesa, membro superior no nível do ombro (abdução de 90°), cotovelo na borda da mesa e flexionado a 90° e antebraço perpendicular à mesa.

Teste Para o Comprimento dos Rotadores Laterais: rotação medial do ombro, levando o antebraço em direção à mesa, enquanto o examinador mantém o ombro para baixo, para evitar a substituição pela cintura escapular. Não permitir que as costas se arqueiem.

Amplitude Normal de Movimento: 70° (antebraço num ângulo de 20° em relação à mesa).

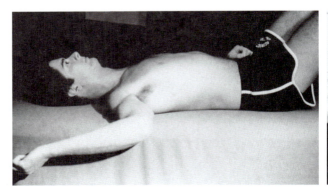

Para testar a amplitude de movimento excessiva da rotação lateral, é necessário que o cotovelo fique levemente além da borda da mesa, para permitir que o antebraço caia abaixo do nível da mesa. A rotação lateral excessiva é freqüentemente observada.

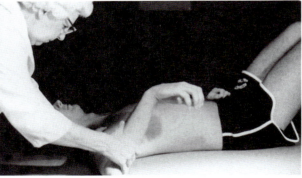

Este indivíduo apresentava limitação acentuada da rotação medial e rotação lateral excessiva, um desequilíbrio muitas vezes observado em jogadores de beisebol.

TESTES PARA O COMPRIMENTO DOS ROTADORES DO OMBRO

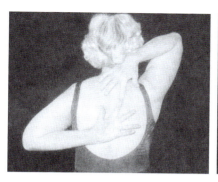 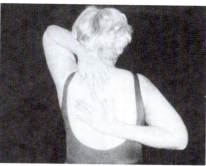

Colocar as mãos nas costas, como ilustrado, exige uma amplitude normal da junta do ombro sem movimento anormal da cintura escapular.

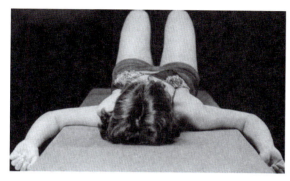 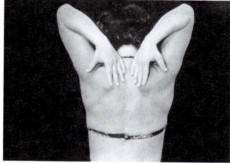

Rotação lateral da junta do ombro ligeiramente excessiva. As mãos são facilmente colocadas na região dorsal.

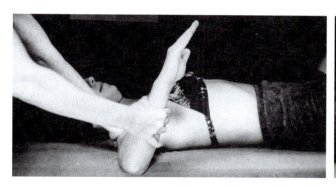 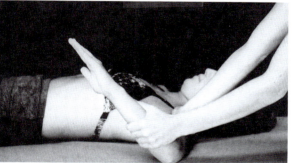

Rotação medial da junta do ombro limitada, mais no direito que no esquerdo. A cintura escapular é mantida para baixo para evitar a substituição do movimento da cintura escapular pelo da junta do ombro.

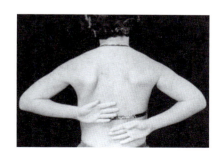

A substituição do movimento da cintura escapular possibilita que o indivíduo coloque as mãos nas costas. Entretanto, estimular ou permitir tal substituição acarreta efeitos adversos, contribuindo para o hiperdesenvolvimento do m. peitoral menor. (Ver m. peitoral menor, p. 307.)

QUADRO DE MÚSCULOS DO MEMBRO SUPERIOR

NOME DO PACIENTE

PRONTUÁRIO Nº

ESQUERDO   **DIREITO**

							Músculo							
							Examinador							
							Data							
							Trapézio, parte superior							
							Trapézio, parte média							
							Trapézio, parte inferior							
							Serrátil anterior							
							Rombóides							
							Peitoral menor							
							Peitoral maior							
							Grande dorsal							
							Rotadores mediais do ombro							
							Rotadores laterais do ombro							
							Deltóide, anterior							
							Deltóide, médio							
							Deltóide, posterior							
							Bíceps							
							Tríceps							
							Braquiorradial							
							Supinadores							
							Pronadores							
							Flexor radial do carpo							
							Flexor ulnar do carpo							
							Extensor radial do carpo							
							Extensor ulnar do carpo							
						1	Flexor profundo dos dedos	1						
						2	Flexor profundo dos dedos	2						
						3	Flexor profundo dos dedos	3						
						4	Flexor profundo dos dedos	4						
						1	Flexor superficial dos dedos	1						
						2	Flexor superficial dos dedos	2						
						3	Flexor superficial dos dedos	3						
						4	Flexor superficial dos dedos	4						
						1	Extensor dos dedos	1						
						2	Extensor dos dedos	2						
						3	Extensor dos dedos	3						
						4	Extensor dos dedos	4						
						1	Lumbrical	1						
						2	Lumbrical	2						
						3	Lumbrical	3						
						4	Lumbrical	4						
						1	Interósseo dorsal	1						
						2	Interósseo dorsal	2						
						3	Interósseo dorsal	3						
						4	Interósseo dorsal	4						
						1	Interósseo palmar	1						
						2	Interósseo palmar	2						
						3	Interósseo palmar	3						
						4	Interósseo palmar	4						
							Flexor longo do polegar							
							Flexor curto do polegar							
							Extensor longo do polegar							
							Extensor curto do polegar							
							Abdutor longo do polegar							
							Abdutor curto do polegar							
							Adutor do polegar							
							Oponente do polegar							
							Flexor do dedo mínimo							
							Abdutor do dedo mínimo							
							Oponente do dedo mínimo							

Notas:

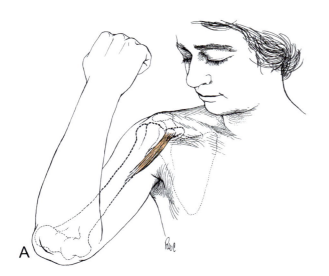
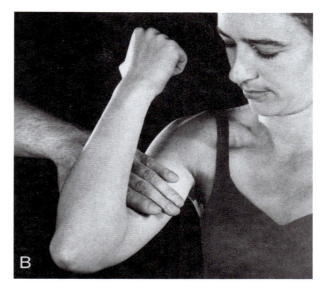

M. CORACOBRAQUIAL

Origem: ápice do processo coracóide da escápula.

Inserção: superfície medial do meio da diáfise do úmero, oposta à tuberosidade deltóide.

Ação: flexiona e aduz a junta do ombro.

Nervos: musculocutâneo, C**6** e C**7**.

Paciente: sentado ou em decúbito dorsal.

Fraqueza: diminui a força da flexão do ombro, particularmente em movimentos que envolvem a flexão e a supinação completa do cotovelo, como pentear o cabelo.

Encurtamento: o processo coracóide é deprimido anteriormente quando o membro superior está posicionado para baixo na lateral do corpo.

Fixação: não é necessária se o tronco estiver estável.

Teste: flexão do ombro em rotação lateral, com o cotovelo totalmente flexionado e o antebraço supinado. O auxílio do m. bíceps na flexão do ombro diminui nessa posição de teste, porque a flexão completa do cotovelo e a supinação do antebraço encurtam muito o músculo para que ele seja efetivo na flexão do ombro.

Pressão: contra a superfície ântero-medial do terço inferior do úmero, na direção da extensão e da abdução discreta (Figura B).

Origem: dois terços mediais da fossa supra-espinal da escápula.

M. SUPRA-ESPINAL

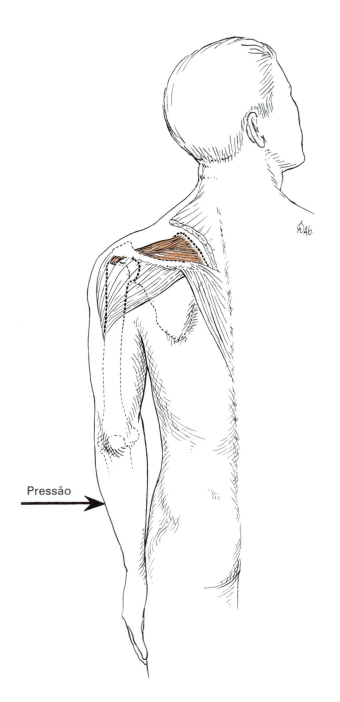

Inserção: faceta superior do tubérculo maior do úmero e cápsula da junta do ombro.

Ação: abduz a junta do ombro e estabiliza a cabeça do úmero na cavidade glenóide durante os movimentos dessa junta.

Nervos: supra-escapular, C4, **C5** e C6.

Paciente: sentado ou em pé, com o membro superior na lateral do corpo, a cabeça e o pescoço estendidos e flexionados lateralmente em direção ao mesmo lado e a face virada para o lado oposto.

> **Nota:** *não é feito qualquer esforço para distinguir entre os mm. supra-espinal e deltóide no teste de força com objetivo de gradação, porque esses músculos atuam simultaneamente na abdução do ombro. Entretanto, o m. supra-espinal pode ser palpado para se determinar se é ativo. Como ele é totalmente coberto pelas fibras ascendentes e transversas do m. trapézio, este deve estar bem relaxado para que o m. supra-espinal possa ser palpado. Isso é feito estendendo e flexionando lateralmente a cabeça e o pescoço, de modo que a face vire para o lado oposto, como ilustrado, e palpando o m. supra-espinal no início do movimento de abdução, quando a atividade do m. trapézio está num nível baixo. Os mm. deltóide e o supra-espinal atuam em conjunto no início da abdução, e este teste não é destinado a indicar que o m. supra-espinal é responsável pelos primeiros graus de abdução.*

Movimento de Teste: início da abdução do úmero.

Resistência: contra o antebraço, na direção da adução.

Fraqueza: o tendão do m. supra-espinal é firmemente fixado à superfície superior da cápsula da junta do ombro. A fraqueza do músculo ou a ruptura do tendão diminui a estabilidade da junta do ombro, permitindo que a cabeça do úmero altere sua relação com a cavidade glenóide.

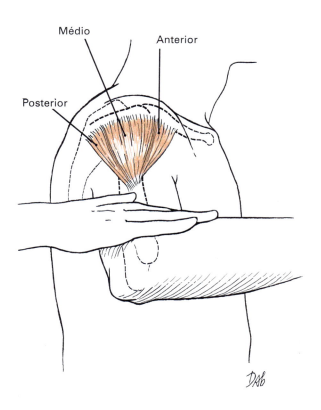
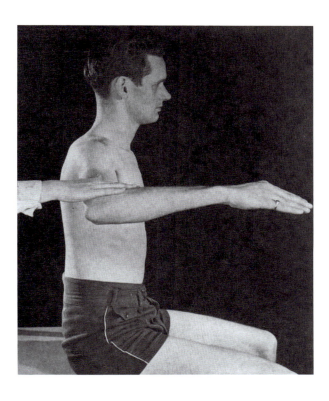

M. DELTÓIDE*

Origem das Fibras Anteriores (parte clavicular): borda anterior, superfície superior e terço lateral da clavícula.

Origem das Fibras Médias (parte acromial): margem lateral e superfície superior do acrômio.

Origem das Fibras Posteriores (parte espinal): lábio inferior da borda posterior da espinha da escápula.

Inserção: tuberosidade deltóide do úmero

Ação: abdução da junta do ombro, realizada principalmente pelas fibras médias, com estabilização pelas fibras anteriores e posteriores. Além disso, as fibras anteriores flexionam-se e, na posição de supinação, rodam medialmente a junta do ombro. As fibras posteriores estendem-se e, na posição de pronação, rodam lateralmente a junta do ombro.

Nervo: axilar, C**5** e C**6**.

Paciente: sentado.

Fixação: a posição do tronco em relação ao membro superior neste teste é tal que um tronco estável necessita de maior estabilização pelo examinador. Se os músculos de fixação escapular estiverem fracos, o examinador deve então estabilizar a escápula.

Teste: abdução do ombro sem rotação. Ao posicionar o ombro na posição de teste, o cotovelo deve ser flexionado para indicar a posição neutra da rotação. No entanto, o ombro pode ser estendido depois de a sua posição ser estabelecida, de modo que a extremidade estendida pode ser usada como uma alavanca mais longa. O examinador deve aplicar uma técnica sólida durante testes subseqüentes.

Pressão: contra a superfície dorsal da extremidade distal do úmero se o cotovelo estiver flexionado, ou contra o antebraço se o cotovelo estiver estendido.

Fraqueza: acarreta incapacidade de elevar o membro superior em abdução contra a força da gravidade. Na paralisia de todo o m. deltóide e m. supra-espinal, o úmero tende a subluxar para baixo se o membro superior permanecer sem suporte, pendente. A cápsula da junta do ombro proporciona uma separação de quase 2,5 centímetros entre a cabeça do úmero e a cavidade glenóide. Em casos de comprometimento do nervo axilar nos quais o m. deltóide é fraco mas o m. supra-espinal não é afetado, o relaxamento da junta não é acentuado, mas tende a progredir quando a força do m. deltóide não retorna.

---

*N.R.C.: Embora a nova nômina anatômica denomine as partes do músculo deltóide como parte clavicular, parte acromial e parte espinal, as antigas denominações serão mantidas, respeitando a escolha dos autores pela fácil compreensão do texto.

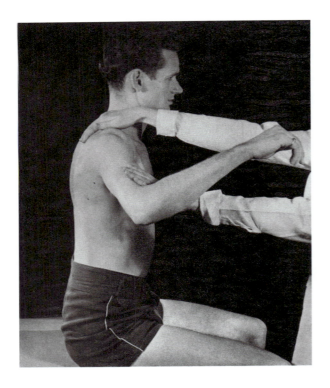 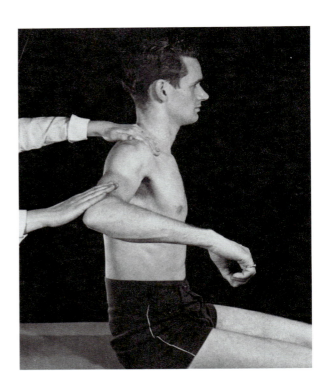

M. DELTÓIDE ANTERIOR

Paciente: sentado.

Fixação: se os músculos de fixação escapular estiverem fracos, a escápula deve ser estabilizada pelo examinador. À medida que a pressão é aplicada no membro superior, uma contrapressão é aplicada posteriormente na cintura escapular.

Teste: abdução do ombro com discreta flexão, com o úmero em ligeira rotação lateral. Na posição sentada ereta, é necessário colocar o úmero em ligeira rotação lateral para aumentar o efeito da força da gravidade nas fibras anteriores. (A ação anatômica do m. deltóide anterior, a qual requer uma leve rotação medial, faz parte do teste do m. deltóide anterior em decúbito dorsal. Ver página ao lado.)

Pressão: contra a superfície ântero-medial do membro superior, na direção da adução e da extensão discreta.

M. DELTÓIDE POSTERIOR

Paciente: sentado.

Fixação: se os músculos de fixação escapular estiverem fracos, a escápula deve ser estabilizada pelo examinador. À medida que a pressão é aplicada no membro superior, uma contrapressão é aplicada anteriormente na cintura escapular.

Teste: abdução do ombro com discreta extensão, com o úmero em ligeira rotação medial. Na posição sentada ereta, é necessário posicionar o úmero em ligeira rotação medial para colocar as fibras posteriores em uma posição antigravitacional. (A ação anatômica do m. deltóide posterior, a qual requer uma leve rotação lateral, faz parte do teste do m. deltóide posterior em decúbito dorsal. Ver página ao lado.)

Pressão: contra a superfície póstero-lateral do membro superior, acima do cotovelo, na direção da adução e da flexão discreta.

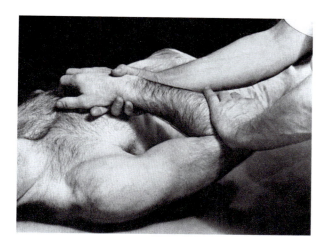

M. DELTÓIDE ANTERIOR

Paciente: em decúbito dorsal.

Fixação: os mm. trapézio e serrátil anterior estabilizam a escápula *em todos os testes do m. deltóide*, entretanto, caso esses músculos estejam fracos, o examinador deve estabilizar a escápula.

Teste: abdução do ombro na posição de flexão discreta e rotação medial. O examinador coloca uma mão sob o punho do paciente para assegurar que o cotovelo não será elevado pela ação reversa dos músculos extensores do punho, o que pode ocorrer se o paciente puder pressionar sua mão sobre o tórax.

Pressão: contra a superfície anterior do membro superior, logo acima do cotovelo, na direção da adução à lateral do corpo.

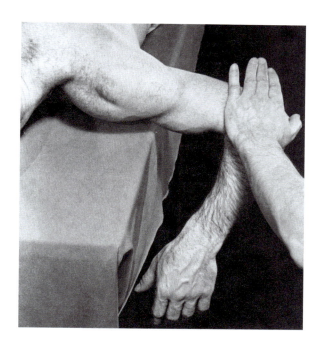

M. DELTÓIDE POSTERIOR

Paciente: em decúbito ventral.

Fixação: a escápula deve ser mantida estável, seja pelos músculos escapulares, seja pelo examinador.

Teste: abdução horizontal do ombro com discreta rotação lateral.

Pressão: contra a superfície póstero-lateral do membro superior, numa direção oblíqua para baixo e a meio caminho entre a adução e a adução horizontal.

M. PEITORAL MAIOR SUPERIOR

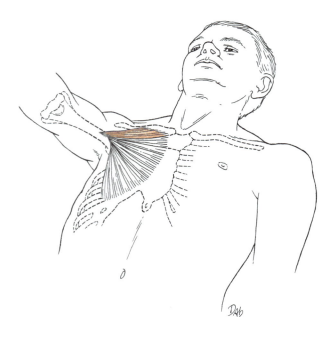
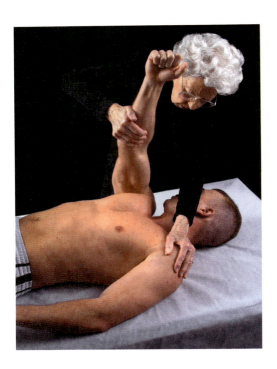

M. PEITORAL MAIOR SUPERIOR

Origem das Fibras Superiores (Porção Clavicular): superfície anterior da metade esternal da clavícula.

Inserção das Fibras Superiores: crista do tubérculo maior do úmero. As fibras são mais anteriores e caudais na crista que as fibras inferiores.

Ação das Fibras Superiores: flexionam e rodam medialmente a junta do ombro e aduzem horizontalmente o úmero em direção ao ombro oposto.

Inervação para as Fibras Superiores: peitoral lateral, C**5**, C**6** e C**7**.

Ação do Músculo Como um Todo: *com a origem fixada*, o m. peitoral maior aduz e roda medialmente o úmero. Com a *inserção fixada*, ele pode auxiliar na elevação do tórax, como na inspiração forçada. Na marcha com muletas ou no trabalho em barra paralela, ele auxilia no suporte do peso do corpo.

Paciente: em decúbito dorsal.

Fixação: o examinador mantém o ombro oposto firmemente sobre a mesa. O m. tríceps mantém o cotovelo estendido.

Teste: iniciando com o cotovelo estendido e com o ombro em flexão de 90° e discreta rotação medial, o úmero é aduzido horizontalmente em direção à extremidade esternal da clavícula.

Pressão: contra o antebraço, na direção da abdução horizontal.

Fraqueza: diminui a capacidade de levar o membro superior em adução horizontal atravessando o tórax, dificultando tocar o ombro oposto com a mão. Diminui a força de flexão e a rotação medial do ombro.

Encurtamento: a amplitude de movimento da abdução horizontal e da rotação lateral do ombro diminui. O encurtamento do m. peitoral maior mantém o úmero em rotação medial e adução e, secundariamente, acarreta abdução da escápula a partir da coluna vertebral.

> **Nota:** *os autores viram um paciente com ruptura e um outro com fraqueza da parte inferior do m. peitoral maior decorrentes de "queda de braço". O membro superior estava em posição de rotação lateral e abdução quando foi feito um grande esforço para rodá-lo medialmente e aduzi-lo.*

M. PEITORAL MAIOR INFERIOR

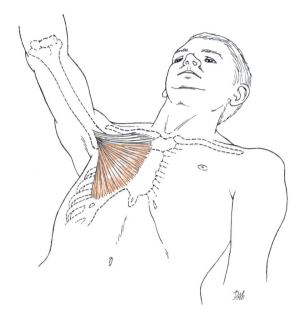

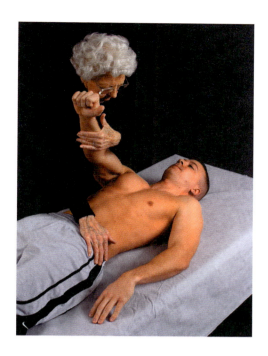

M. PEITORAL MAIOR INFERIOR

Origem das Fibras Inferiores (Porção Esternocostal): superfície anterior do esterno, cartilagens das primeiras seis ou sete costelas e aponeurose do m. oblíquo externo.

Inserção das Fibras Inferiores: crista do tubérculo maior do úmero. As fibras rodam sobre si mesmas e são mais posteriores e cefálicas que as fibras superiores.

Ação das Fibras Inferiores: deprimem a cintura escapular por causa da fixação no úmero e aduzem obliquamente o úmero em direção à crista ilíaca oposta.

Nervos Para as Fibras Inferiores: peitoral lateral e medial, C**6**, **7**, **8** e T**1**.

Ação do Músculo como um Todo: *com a origem fixada,* o m. peitoral maior aduz e roda medialmente o úmero. *Com a inserção fixada,* ele pode auxiliar na elevação do tórax, como na inspiração forçada. Na marcha com muletas ou no trabalho em barra paralela, ele auxilia no suporte do peso do corpo.

Paciente: em decúbito dorsal.

Fixação: o examinador coloca uma mão sobre a crista ilíaca oposta para manter a pelve firmemente na mesa. As partes anteriores dos mm. oblíquos interno e externo estabilizam o tórax em relação à pelve. Em casos de fraqueza abdominal, o tórax, em vez da pelve, deve ser estabilizado. O m. tríceps mantém o cotovelo estendido.

Teste: iniciando com o cotovelo estendido e com o ombro flexionado e em discreta rotação medial, adução do membro superior obliquamente em direção à crista ilíaca oposta.

Pressão: obliquamente contra o antebraço, nas direções lateral e cefálica.

Fraqueza: diminui a força de adução obliquamente em direção ao quadril oposto. Há uma perda de continuidade da ação muscular a partir do m. peitoral maior ao m. oblíquo externo do mesmo lado e o m. oblíquo interno do lado oposto. Em conseqüência, é difícil realizar os movimentos de cortar e golpear fortemente. A partir do decúbito dorsal, se o membro superior do indivíduo estiver posicionado diagonalmente acima da cabeça, será difícil elevá-lo da mesa. O indivíduo também tem dificuldade para segurar qualquer objeto grande ou pesado com ambas as mãos no nível ou próximo do nível da cintura.

Encurtamento: uma depressão anterior da cintura escapular devida à tração do m. peitoral maior sobre o úmero freqüentemente acompanha a tração de um m. peitoral menor contraído sobre a escápula. A amplitude de movimento da flexão e da abdução acima da cabeça é limitada.

M. PEITORAL MENOR

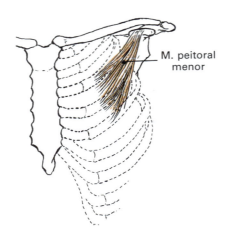
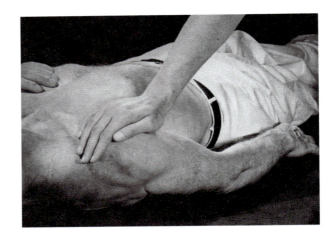

M. PEITORAL MENOR

Origem: margens superiores; superfícies externas da terceira, quarta e quinta costelas, próximo das cartilagens; e fáscia sobre os músculos intercostais correspondentes.

Inserção: borda medial, superfície superior do processo coracóide da escápula.

Ação: *com a origem fixada*, inclina a escápula anteriormente, ou seja, roda a escápula sobre um eixo coronal, de modo que o processo coracóide se move anterior e caudalmente enquanto o ângulo inferior se move posterior e medialmente. Com a escápula estabilizada, *para fixar a inserção*, o m. peitoral menor auxilia na inspiração forçada.

Nervo: peitoral medial, com fibras de um ramo comunicante do peitoral lateral; C(6), C**7**, C**8** e T1. (Para explanação, ver apêndice.)

Paciente: em decúbito dorsal.

Fixação: nenhuma pelo examinador, exceto quando os músculos abdominais forem fracos; neste caso, a caixa torácica do mesmo lado deve ser mantida para baixo firmemente.

Teste: impulso para frente do ombro, com o membro superior na lateral do corpo. O indivíduo não deve exercer pressão sobre a mão para forçar o ombro para frente. Se necessário, elevar a mão e o cotovelo do indivíduo da mesa.

Pressão: contra a face anterior do ombro, para baixo, em direção à mesa.

Fraqueza: a forte extensão do úmero depende da fixação da escápula pelos rombóides e pelo levantador da escápula posteriormente e pelo m. peitoral menor anteriormente. Com a fraqueza do m. peitoral menor, a força de extensão do membro superior diminui.

Mediante a estabilização da escápula numa posição de bom alinhamento, o m. peitoral menor atua como um músculo acessório da inspiração. Sua fraqueza aumenta a dificuldade respiratória de pacientes que já sofrem de comprometimento dos músculos respiratórios.

Encurtamento: com a origem deste músculo nas costelas e a inserção no processo coracóide da escápula, uma contratura tende a deprimir o processo coracóide para frente e para baixo. Essa contratura muscular é um importante fator contribuinte em muitos casos de dor no membro superior. Com os cordões do plexo braquial e os vasos sangüíneos axilares localizados entre o processo coracóide e a caixa torácica, a contratura do m. peitoral menor pode afetar esses grandes vasos e nervos.

Um m. peitoral menor contraído restringe a flexão da junta do ombro, limitando a rotação escapular e impedindo que a cavidade glenóide atinja a orientação cefálica necessária para a flexão completa da junta.

MÚSCULOS ROTADORES LATERAIS DO OMBRO (TESTE DO GRUPO)

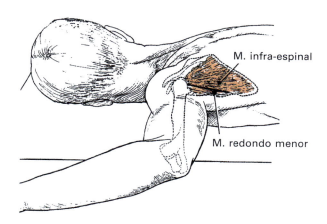

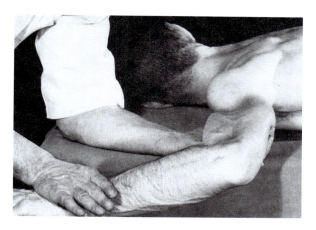

M. INFRA-ESPINAL

Origem: dois terços mediais da fossa infra-espinal da escápula.

Inserção: faceta medial do tubérculo maior do úmero e cápsula da junta do ombro.

Ação: roda lateralmente a junta do ombro e estabiliza a cabeça do úmero na cavidade glenóide durante movimentos dessa junta.

Nervo: supra-escapular, C(4), **C5** e **C6**.

Paciente: decúbito ventral.

Fixação: o membro superior repousa na mesa. O examinador coloca uma mão esquerda sobre o braço do paciente, perto do cotovelo, e estabiliza o úmero para assegurar a rotação, prevenindo os movimentos de adução ou abdução. A mão do examinador atua como um amortecedor contra a pressão da mesa. Este teste exige uma forte fixação exercida pelos músculos escapulares, particularmente das fibras médias e anteriores do m. trapézio e, durante a realização do teste, deve-se observar se os músculos rotadores laterais da escápula ou os músculos rotadores laterais do ombro falham ou apresentam fraqueza quando a pressão é aplicada.

Teste: rotação lateral do úmero com o cotovelo mantido em ângulo reto.

Pressão: usando o antebraço como alavanca, a pressão é aplicada na direção da rotação medial do úmero.

M. REDONDO MENOR

Origem: dois terços superiores, superfícies dorsais do bordo lateral da escápula.

Inserção: faceta inferior do tubérculo maior do úmero e cápsula da junta do ombro.

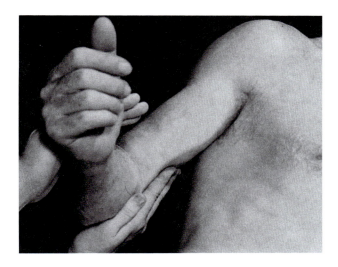

Ação: roda lateralmente a junta do ombro e estabiliza a cabeça do úmero na cavidade glenóide durante movimentos dessa junta.

Nervo: axilar, **C5** e **C6**.

Paciente: em decúbito dorsal.

Fixação: a contrapressão é aplicada pelo examinador contra a face interna da extremidade distal do úmero para garantir a rotação.

Teste: rotação lateral do úmero com o cotovelo mantido em ângulo reto.

Pressão: usando o antebraço como alavanca, a pressão é aplicada na direção da rotação medial do úmero.

Fraqueza: o úmero assume uma posição de rotação medial. A rotação lateral, em posições contra a força da gravidade, é difícil ou impossível.

Com o propósito de graduar objetivamente um grupo rotador lateral fraco contra a força da gravidade e palpar os músculos rotadores, prefere-se o teste realizado com o indivíduo em decúbito ventral enquanto que o teste dos mm. redondo menor e infra-espinal são realizados em decúbito dorsal. Para a avaliação da ação desses dois rotadores sem muito auxílio do m. deltóide posterior e sem a necessidade de fixação máxima do m. trapézio, prefere-se o teste em decúbito dorsal.

ROTADORES MEDIAIS DO OMBRO (TESTE DO GRUPO)

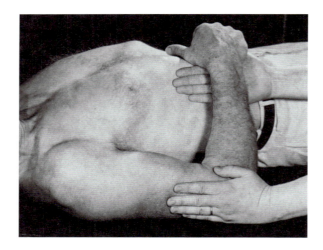
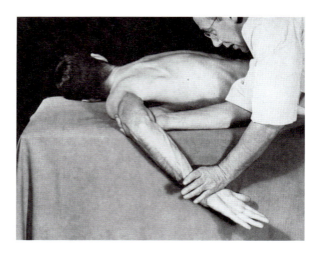

Os principais músculos que atuam neste teste da rotação medial do ombro são o m. grande dorsal, o m. peitoral maior, o m. subescapular e o m. redondo maior.

Paciente: em decúbito dorsal.

Fixação: o examinador aplica uma contrapressão contra a face externa da extremidade distal do úmero para garantir o movimento de rotação.

Teste: rotação medial do úmero, com o membro superior na lateral do corpo e o cotovelo mantido em ângulo reto.

Pressão: utilizando o antebraço como uma alavanca, a pressão é aplicada na direção da rotação lateral do úmero.

> **Nota:** *para graduar objetivamente um grupo rotador medial contra a força da gravidade, prefere-se o teste em decúbito ventral (ver foto acima, à direita) ao teste em decúbito dorsal. Para um teste de força máxima, prefere-se o teste em decúbito dorsal, porque é necessária uma menor fixação escapular.*

Paciente: em decúbito ventral.

Fixação: o membro superior repousa na mesa. O examinador coloca uma mão sob o membro superior, próximo do cotovelo, protegendo-o contra a pressão da mesa e estabiliza o úmero para garantir a rotação e evitar adução ou abdução. Os músculos rombóides provêm a fixação da escápula.

Teste: rotação medial do úmero, com o cotovelo mantido em ângulo reto.

Pressão: utilizando o antebraço como uma alavanca, a pressão é aplicada na direção da rotação lateral do úmero.

Fraqueza: como os músculos rotadores mediais também são adutores fortes, a capacidade de realizar a rotação medial e a adução diminui.

Encurtamento: a amplitude da flexão do ombro acima da cabeça e da rotação lateral diminui.

MÚSCULOS REDONDO MAIOR E SUBESCAPULAR

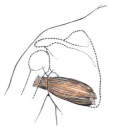

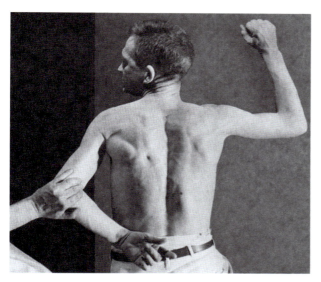

M. REDONDO MAIOR

Origem: superfícies dorsais do ângulo inferior e terço inferior da borda lateral da escápula.

Inserção: crista do tubérculo menor do úmero.

Ação: roda medialmente, aduz e estende a junta do ombro.

Nervo: subescapular inferior, C5, C6 e C7.

Paciente: em decúbito ventral.

Fixação: geralmente não é necessária, pois o peso do tronco provê fixação suficiente. Caso fixação adicional seja necessária, o ombro oposto pode ser mantido para baixo na mesa.

Teste: extensão e adução do úmero na posição de rotação medial, com a mão na crista ilíaca posterior.

Pressão: contra o membro superior, acima do cotovelo, na direção da abdução e da flexão.

Fraqueza: diminui a força da rotação medial, da adução e da extensão do úmero.

Encurtamento: impede a amplitude total da rotação lateral e da abdução do úmero. Com a contração do m. redondo maior, a escápula começa a rodar lateralmente quase simultaneamente com a flexão ou a abdução. Os movimentos escapulares que acompanham a flexão e a abdução do ombro são influenciados pelo grau de encurtamento muscular dos mm. redondo maior e subescapular.

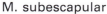

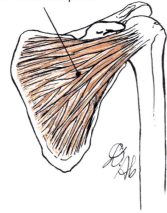

M. subescapular

M. SUBESCAPULAR

Origem: fossa subescapular da escápula.

Inserção: tubérculo menor do úmero e cápsula da junta do ombro.

Ação: roda medialmente a junta do ombro e estabiliza a cabeça do úmero na cavidade glenóide durante os movimentos dessa junta.

Nervos: subescapulares superior e inferior, C5, C6 e C7.

M. GRANDE DORSAL

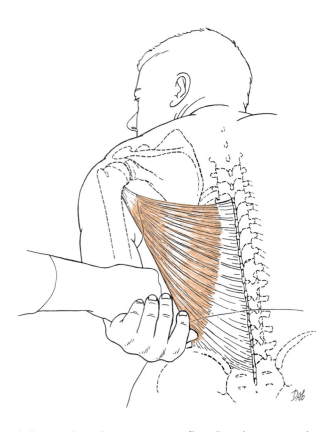

A ilustração acima mostra as fixações do m. grande dorsal do dorso à coluna vertebral e à pelve, enfatizando a importância deste músculo em relação às suas diversas funções.

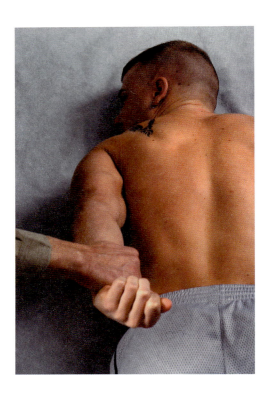

Observe a posição preferida do antebraço na página ao lado.

M. GRANDE DORSAL

Origem: processos espinhosos das últimas seis vértebras torácicas, três ou quatro últimas costelas, através da fáscia toracolombar a partir das vértebras lombares e sacrais e terço posterior do lábio externo da crista ilíaca e uma cobertura do ângulo inferior da escápula.

Inserção: sulco intertubercular do úmero.

Ação: *com a origem fixada*, roda medialmente, aduz e estende a junta do ombro. Pela ação contínua, deprime a cintura escapular e auxilia na flexão lateral do tronco. (Ver p. 185.) *Com a inserção fixada*, auxilia na inclinação anterior e lateral da pelve. Atuando bilateralmente, este músculo ajuda na hiperextensão da coluna vertebral e na inclinação anterior da pelve ou na flexão da coluna vertebral, dependendo de sua relação com os eixos de movimento.

Adicionalmente, o m. grande dorsal pode atuar como um músculo acessório da respiração.

Nervo: toracodorsal, C6, C7 e C8.

Paciente: em decúbito ventral.

Fixação: uma mão do examinador pode aplicar uma contrapressão lateral sobre a pelve.

Teste: adução do membro superior, com extensão, na posição de rotação medial.

Pressão: contra o antebraço, na direção da abdução, e discreta flexão do membro superior.

Fraqueza: a fraqueza interfere em atividades que envolvem a adução do membro superior em direção ao corpo ou do corpo em direção ao membro superior. A força da flexão lateral do tronco diminui.

> **Nota:** ver a página ao lado em relação ao encurtamento do m. grande dorsal.

M. GRANDE DORSAL

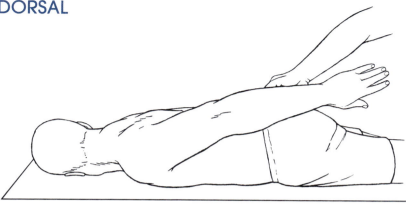

Vista lateral da posição de teste.

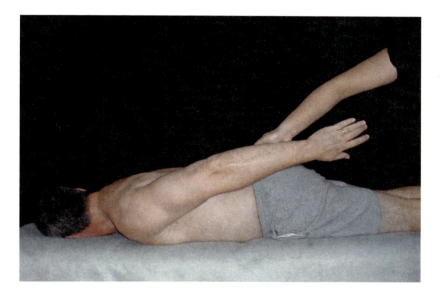

Posição preferida para o antebraço.

O encurtamento do m. grande dorsal acarreta limitação da elevação do membro superior em flexão e abdução e tende a deprimir a cintura escapular para baixo e para frente. Numa curva C direita da coluna vertebral, as fibras laterais do m. grande dorsal esquerdo com freqüência se encurtam. Numa cifose acentuada, as fibras anteriores encurtam-se bilateralmente. O encurtamento deste músculo pode ser observado em indivíduos que caminharam com muletas durante um período prolongado, por exemplo, paciente com paraplegia que utiliza uma marcha em três pontos.

Este músculo é importante em relação a movimentos como subir escadas, andar com muletas e elevar o corpo em barras paralelas, nos quais os músculos atuam para elevar o corpo em direção aos membros superiores fixos. A força do m. grande dorsal é um fator a ser considerado nos movimentos forçados do membro superior, como nadar, remar e picar um alimento. Todos os músculos adutores e rotadores mediais atuam nesses movimentos fortes, entretanto o m. grande dorsal pode ser fundamental.

No plano coronal, o m. grande dorsal é o oponente mais direto da parte ascendente do m. trapézio. Deve-se testar a força do m. grande dorsal quando o ombro estiver elevado, como nos casos de contração da parte superior do m. trapézio durante o ato de segurar o telefone com o ombro. A restauração do equilíbrio muscular pode exigir alongamento do m. trapézio e fortalecimento do m. grande dorsal.

MM. ROMBÓIDES, LEVANTADOR DA ESCÁPULA E TRAPÉZIO

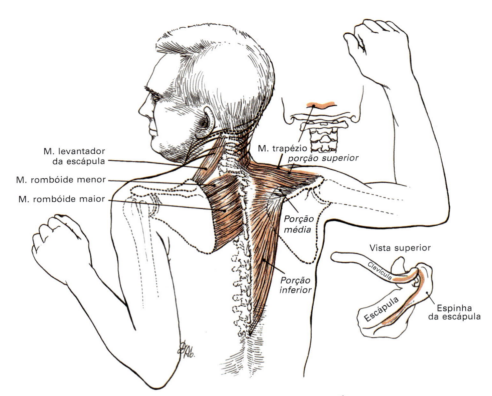

MM. ROMBÓIDES MAIOR E MENOR

Origem do Maior: processos espinhosos da segunda a quinta vértebras torácicas.

Inserção do Maior: por fixações fibrosas até a borda medial da escápula, entre a espinha e o ângulo inferior.

Origem do Menor: ligamento da nuca, processos espinhosos da sétima vértebra cervical e da primeira vértebra torácica.

Inserção do Menor: borda medial à raiz da espinha da escápula.

Ação: aduzem e elevam a escápula e rodam-na de modo que a cavidade glenóide assume a direção caudal.

Nervo: dorsal da escápula, C4 e C5.

M. LEVANTADOR DA ESCÁPULA

Origem: processos transversos das primeiras quatro vértebras cervicais.

Inserção: borda medial da escápula, entre o ângulo e a raiz da espinha da escápula.

Ação: *com a origem fixada*, eleva a escápula e auxilia na rotação, de modo que a cavidade glenóide assume uma direção caudal. *Com a inserção fixada e atuando unilateralmente*, flexiona lateralmente as vértebras cervicais e roda para o mesmo lado. *Atuando bilateralmente*, o m. levantador pode auxiliar na extensão da coluna cervical.

Nervos: cervicais, 3 e 4 e escapular dorsal, C4 e C5.

M. TRAPÉZIO

Origem das Fibras Superiores: protuberância occipital externa, terço medial da linha nucal superior, ligamento da nuca e processo espinhoso da sétima vértebra cervical.

Origem das Fibras Médias: processos espinhosos da primeira à quinta vértebras torácicas.

Origem das Fibras Inferiores: processos espinhosos da 6ª à 12ª vértebras torácicas.

Inserção das Fibras Superiores: terço lateral da clavícula e do acrômio.

Inserção das Fibras Médias: margem medial do acrômio e lábio superior da espinha da escápula.

Inserção das Fibras Inferiores: tubérculo no ápice da espinha da escápula.

Ação: *com a origem fixada*, há adução da escápula, realizada principalmente pelas fibras médias, com estabilização pelas fibras superiores e inferiores. Ocorre também rotação da escápula, de modo que a cavidade glenóide assume uma direção cefálica, realizada principalmente pelas fibras superiores e inferiores, com estabilização pelas fibras médias. Além disso, as fibras superiores elevam e as inferiores deprimem a escápula. *Com a inserção fixada e atuando unilateralmente*, as fibras superiores estendem, fixam lateralmente e rodam a cabeça e as juntas das vértebras cervicais, de modo que a face gira para o lado oposto. *Com a inserção fixa atuando bilateralmente*, a parte superior do m. trapézio estende o pescoço. O m. trapézio também atua como um músculo acessório da respiração.

Nervos: porção espinal do nervo craniano XI (acessório) e ramo ventral, C2, C3 e C4.

MM. ROMBÓIDES E LEVANTADOR DA ESCÁPULA

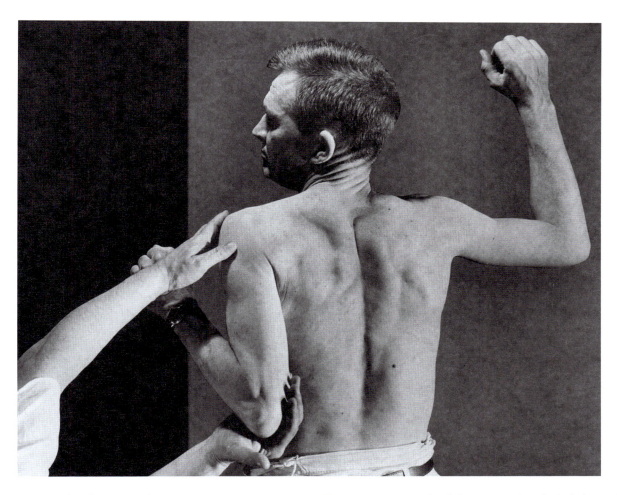

Paciente: em decúbito ventral.

Fixação: não é necessária, mas supõe-se que os músculos adutores da junta do ombro foram testados e constatou-se que são suficientemente fortes para manter o membro superior como uma alavanca neste teste.

Teste: adução e elevação da escápula, com rotação medial do ângulo inferior. Para obter esta posição da escápula e a alavancagem para a pressão no teste, o membro superior é posicionado na posição ilustrada. Com o cotovelo flexionado, o úmero é aduzido em direção à lateral do corpo em extensão discreta e leve rotação lateral.

O teste visa a determinar a capacidade dos músculos rombóides de manter a escápula na posição de teste à medida que a pressão é aplicada no membro superior. (Ver teste alternado, p. 328.)

Pressão: o examinador aplica pressão com uma mão contra o membro superior do paciente, na direção da abdução da escápula e da rotação lateral do ângulo inferior, e contra o ombro do paciente, com a outra mão na direção da depressão.

Fraqueza: a escápula abduz-se e o ângulo inferior roda lateralmente. A força da adução e da extensão do úmero diminui em decorrência da perda da fixação da escápula pelo m. rombóide. A função comum do membro superior é menos afetada em decorrência da perda da força dos músculos rombóides que pela perda da força do m. trapézio ou do m. serrátil anterior.

Encurtamento: a escápula é levada a uma posição de adução e elevação. O encurtamento tende a acompanhar a paralisia ou a fraqueza do m. serrátil anterior, pois os músculos rombóides são oponentes diretos do m. serrátil. (Ver p. 336.)

Teste Modificado: Se os músculos do ombro estiverem fracos, o examinador coloca a escápula em posição de teste e tenta abduzi-la, deprimi-la e abaixá-la.

> **Nota:** *a fotografia acima mostra os músculos rombóides em contração. (Ver p. 306 para os músculos rombóides direitos em posição neutra e os músculos rombóides esquerdos em posição alongada.)*

TESTE ALTERNATIVO DOS MÚSCULOS ROMBÓIDES

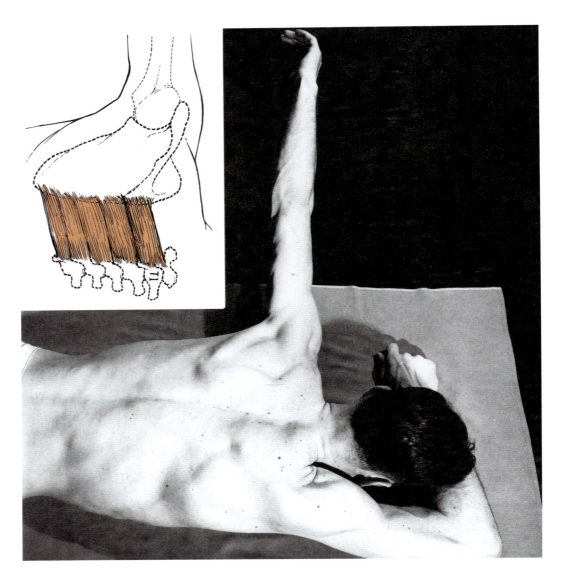

TESTE ALTERNATIVO DOS MÚSCULOS ROMBÓIDES

Se for permitida uma posição de rotação medial do úmero e de elevação da escápula durante o teste da parte média do m. trapézio, ele deixa de ser um teste para o m. trapézio. Como observado nesta ilustração, o úmero é rodado medialmente e a escápula é elevada, deprimida anteriormente e aduzida pela ação dos músculos rombóides, e não pela ação da parte média do m. trapézio. Uma comparação desta fotografia com a da página ao lado mostra a obtenção de uma ação específica na qual um músculo é o principal responsável pelo movimento.

A diferença acentuada que geralmente existe entre a força dos músculos rombóides e a do m. trapézio é demonstrada de modo decisivo pelo teste cuidadoso.

Paciente: em decúbito ventral.

Fixação: igual à da parte média do m. trapézio, exceto pelo fato de o m. deltóide médio não auxiliar como um músculo interveniente, e os músculos extensores do cotovelo são necessários para auxiliar na fixação do membro superior.

Teste: adução e elevação da escápula, com rotação para baixo (rotação medial do ângulo inferior). A posição da escápula é obtida colocando-se o ombro em abdução de 90° e em *rotação medial* suficiente para mover a escápula para a posição de teste. A palma da mão assume a direção caudal.

Pressão: contra o antebraço, numa direção descendente em direção à mesa.

PARTE MÉDIA DO M. TRAPÉZIO

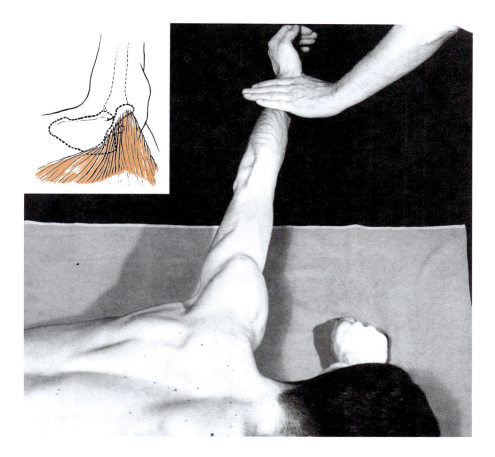

Paciente: em decúbito ventral.

Fixação: os extensores intervenientes da junta do ombro (mm. deltóide posterior, redondo menor e infra-espinal, com auxílio do deltóide médio) devem prover a fixação necessária do úmero para que a escápula utilize o membro superior como alavanca. Em uma menor proporção, talvez seja preciso que os músculos extensores do cotovelo proporcionem fixação do antebraço ao úmero. Entretanto, com o ombro rodado lateralmente, o cotovelo também é rodado numa posição em que a pressão descendente sobre o antebraço é exercida contra o cotovelo lateralmente, e não na direção da flexão do cotovelo.

O examinador prové fixação colocando uma mão na área escapular oposta para evitar a rotação do tronco, como ilustrado acima. (A mão do examinador na fotografia apenas indica a direção descendente da pressão.)

Teste: adução da escápula, com rotação ascendente (rotação lateral do ângulo inferior) e sem elevação da cintura escapular.

A posição de teste é obtida colocando-se o ombro em abdução de 90° e em rotação lateral suficiente para colocar a escápula em rotação lateral do ângulo inferior.

O m. redondo maior é um rotador medial fixado ao longo da borda axilar da escápula. A tração desse músculo à medida que o membro superior é rodado lateralmente coloca a escápula em rotação lateral. O grau de rotação do ombro necessário para produziu um efeito na escápula varia de acordo com a contração ou frouxidão dos músculos rotadores mediais. Geralmente, a rotação do membro superior e da mão numa posição em que a palma da mão assume a direção cefálica indica bom posicionamento da escápula.

Tanto o m. trapézio quanto os músculos rombóides aduzem a escápula, mas sua ação de rotação é diferente. A diferenciação desses músculos no teste é baseada nas suas ações de rotação.

Além de colocar as partes na posição de teste precisa, é necessário observar a escápula durante o teste para assegurar que a rotação é mantida conforme a pressão é aplicada.

Pressão: contra o antebraço, numa direção descendente à mesa.

Fraqueza: acarreta abdução da escápula e uma posição anterior do ombro.

As partes média e inferior do trapézio reforçam os músculos extensores da coluna torácica. A fraqueza dessas fibras do m. trapézio aumenta a tendência à cifose.

PARTE INFERIOR DO M. TRAPÉZIO

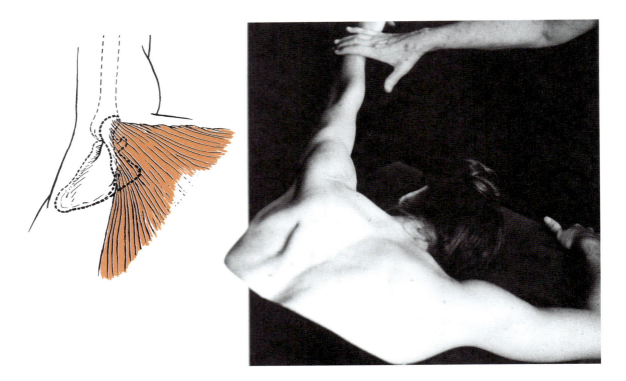

TESTE DA PARTE INFERIOR DO M. TRAPÉZIO

Paciente: em decúbito ventral.

Fixação: os mm. extensores do ombro intervenientes, particularmente o m. deltóide posterior, devem fornecer a fixação necessária do úmero à escápula e, em um menor grau, os músculos extensores do cotovelo devem manter o cotovelo em extensão. (Ver p. 329.)

O examinador provê a fixação colocando uma mão abaixo da escápula do lado oposto (não ilustrado).

Teste: adução e depressão da escápula, com rotação lateral do ângulo inferior. O membro superior é posicionado diagonalmente acima da cabeça, em linha com as fibras inferiores do trapézio. A rotação lateral da junta do ombro ocorre com a elevação, portanto geralmente não é necessário rodar mais o ombro para colocar a escápula em rotação lateral. (Ver explicação na página anterior.)

Pressão: contra o antebraço, numa direção descendente à mesa.

Fraqueza: permite que a escápula suba e se incline para frente, com depressão do processo coracóide. Se a parte superior do m. trapézio estiver contraída, ela ajuda a tracionar a escápula para cima e atua como oponente à parte inferior do m. trapézio que está fraco.

> **Nota:** testes para as partes inferior e média são especialmente importantes durante o exame de casos com posição defeituosa do ombro ou com dor na região dorsal ou no membro superior.

TESTE MODIFICADO DO M. TRAPÉZIO (NÃO ILUSTRADO)

A ser usado quando mm. posteriores da junta do ombro estiverem fracos.

Paciente: em decúbito ventral, com o ombro na borda da mesa e o membro superior pendente na sua lateral.

Fixação: nenhuma.

Teste: sustentando o peso do membro superior, o examinador coloca a escápula em adução, com certa rotação lateral do ângulo inferior e sem elevação da cintura escapular.

Pressão: quando o suporte do membro superior é removido, o peso do membro suspenso exerce uma força que tende a abduzir a escápula. Um m. trapézio muito fraco não mantém a escápula aduzida contra essa força. Caso o m. trapézio consiga manter a escápula aduzida contra o peso do membro superior suspenso, deve-se resistir à parte transversa pressionando numa direção diagonal à abdução e à elevação. Ao registrar o grau de força, observar que a pressão foi aplicada sobre a escápula, pois o membro superior não pôde ser utilizado como alavanca.

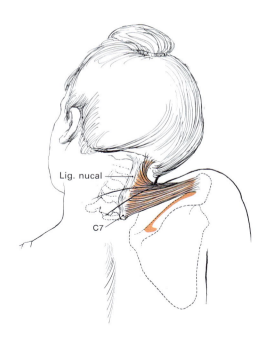
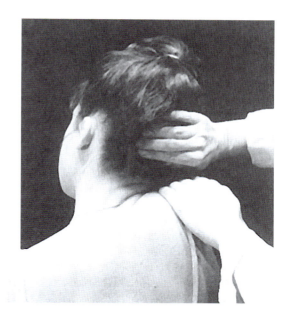

PARTE SUPERIOR DO M. TRAPÉZIO

Paciente: sentado.

Fixação: não é necessária.

Teste: elevação da extremidade acromial da clavícula e da escápula e extensão póstero-lateral do pescoço, levando o occipício ao ombro elevado com a face virada na direção oposta.

A parte superior do m. trapézio diferencia-se dos outros levantadores da escápula porque é a única que eleva a extremidade acromial da clavícula e a escápula. Ela também roda lateralmente a escápula quando ela sobe, em oposição à elevação direta que ocorre quando todos os levantadores se contraem, como no ato de encolher os ombros.

Pressão: contra o ombro, na direção da depressão, e contra a cabeça, na direção da flexão ântero-lateral.

Fraqueza: *unilateralmente*, a fraqueza reduz a capacidade de aproximar o acrômio e o occipício. *Bilateralmente*, a fraqueza diminui a capacidade de estender a coluna cervical (elevar a cabeça a partir do decúbito ventral, por exemplo).

Encurtamento: acarreta uma posição de elevação da cintura escapular, comumente observada em boxeadores e nadadores. Em postura defeituosa com a cabeça para frente e cifose, a coluna cervical está em extensão e a parte superior do m. trapézio, encurtada bilateralmente.

Contratura: a contratura unilateral é observada com freqüência em casos de torcicolo. Por exemplo, a parte superior do m. trapézio direito muitas vezes está contraída com a contratura do m. esternocleidomastóideo e dos músculos escalenos direitos. (Ver p. 156.)

Fraqueza de Todo M. Trapézio: acarreta abdução e rotação medial da escápula, com depressão do acrômio, e interfere na capacidade de elevar o membro superior em abdução acima da cabeça. (Ver postura do ombro quando todo o m. trapézio está paralisado na p. 337.)

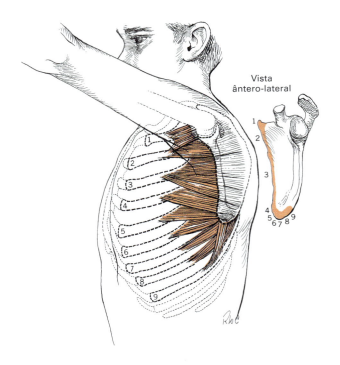
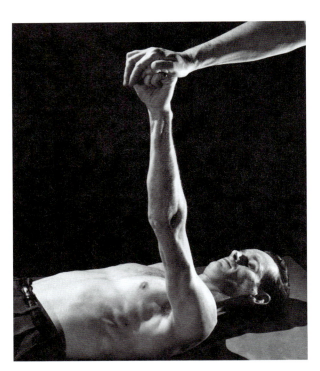

M. SERRÁTIL ANTERIOR

Origem: superfícies e bordas superiores externas de oito ou nove costelas superiores.

Inserção: superfície costal da borda medial da escápula.

Ação: *com a origem fixada*, abduz a escápula, roda lateralmente o ângulo inferior e a cavidade glenóide na direção cefálica e mantém a borda medial da escápula firmemente contra a caixa torácica. Além disso, as fibras inferiores podem deprimir a escápula e as superiores, elevá-la discretamente.

Começando de uma posição com o úmero fixado em flexão e as mãos em uma parede (ver o teste do m. serrátil na posição em pé, p. 334), o m. serrátil atua deslocando o tórax posteriormente à medida que é feito um esforço para afastar o corpo da parede. Um outro exemplo desse tipo de ação é o *push-up* (flexão no solo) realizado de modo adequado.

Com a escápula estabilizada em adução pelos músculos rombóides, *fixando a inserção*, o m. serrátil pode atuar na inspiração forçada.

Nervo: torácico longo, C**5**, C**6**, C**7** e C8.

Paciente: em decúbito dorsal.

Fixação: não é necessária, exceto quando os músculos do ombro ou do cotovelo forem fracos; neste caso, o examinador sustenta a extremidade na posição perpendicular durante o teste.

Teste: abdução da escápula, projetando o membro superior anteriormente (para cima). *O movimento da escápula deve ser observado e o ângulo inferior, palpado para garantir que a escápula esteja se abduzindo.* A projeção da extremidade pode ser obtida pela ação do m. peitoral menor, auxiliado pelo m. levantador da escápula e pelos músculos rombóides, quando o m. serrátil estiver fraco. Neste caso, a escápula inclina-se para frente no nível do processo coracóide e o ângulo inferior move-se posteriormente e na direção da rotação medial. A superfície firme da mesa sustenta a escápula, portanto não há alamento da escápula, e a pressão contra a mão pode desencadear o que parece ser uma força normal. Como esse tipo de substituição pode ocorrer durante o teste, prefere-se o teste na posição sentada (descrito na página ao lado) por ser mais preciso.

Pressão: contra o punho cerrado do indivíduo, transmitindo a pressão para baixo pela extremidade até a escápula na direção de sua adução. Uma *leve* pressão pode ser aplicada contra a borda lateral da escápula e o punho cerrado.

M. SERRÁTIL ANTERIOR

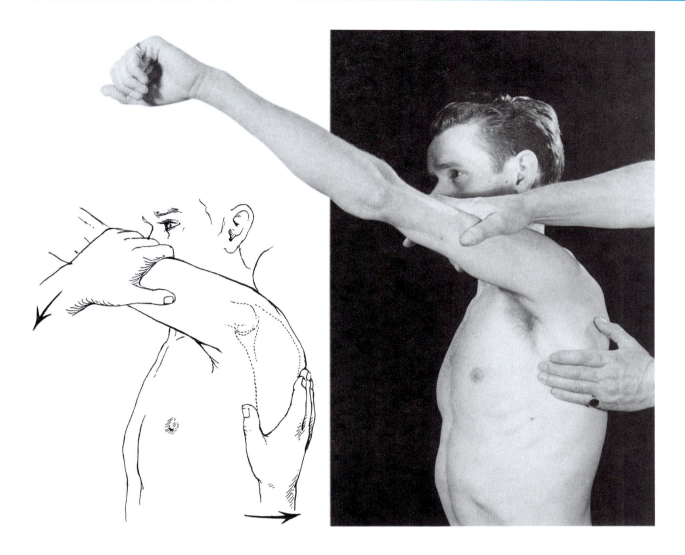

TESTE PREFERIDO

Paciente: sentado.

Fixação: não é necessária se o tronco estiver estável. Entretanto, os músculos flexores do ombro devem ser fortes para se utilizar o membro superior como uma alavanca neste teste. Permitir que o indivíduo segure a mesa com uma mão.

Teste: da capacidade do m. serrátil de estabilizar a escápula numa posição de abdução e rotação lateral, com o membro superior numa posição de aproximadamente 120° a 130° de flexão. Este teste enfatiza a rotação ascendente do m. serrátil na posição abduzida, em comparação com a abdução mostrada durante os testes em decúbito dorsal ou na posição sentada.

Pressão: contra a superfície dorsal do membro superior, entre o ombro e o cotovelo, para baixo na direção da extensão, e *discreta* pressão contra a borda lateral da escápula, na direção da rotação medial do ângulo inferior. O polegar contra a borda lateral (como é mostrado na ilustração) atua mais para seguir o movimento da escápula do que para oferecer pressão.

Para os propósitos da fotografia, o examinador colocou-se atrás do indivíduo e aplicou pressão com as pontas dos dedos na escápula. Entretanto, na prática, é preferível posicionar-se ao lado do indivíduo e aplicar pressão como mostrado na ilustração. Não é aconselhável utilizar uma alavanca longa para aplicar pressão no antebraço ou no punho, pois os músculos flexores intervenientes do ombro comumente se rompem antes do m. serrátil.

Fraqueza: dificuldade de elevar o membro superior flexionado. Acarreta alamento da escápula. Na fraqueza acentuada, a posição de teste não pode ser mantida. Na fraqueza moderada ou leve, a escápula não consegue manter a posição quando a pressão é aplicada no membro superior. Como os músculos rombóides são oponentes diretos do m. serrátil, eles se encurtam em alguns casos de fraqueza do m. serrátil. (Ver também p. 338.)

M. SERRÁTIL ANTERIOR

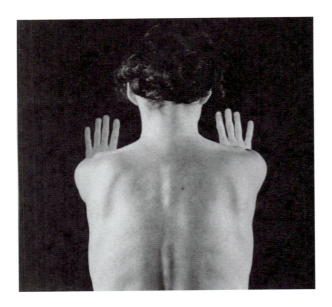
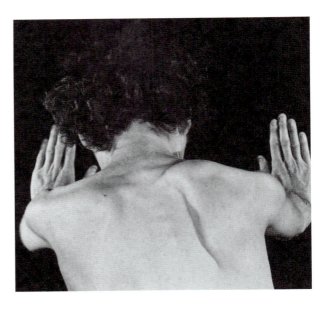

TESTE NA POSIÇÃO EM PÉ

Paciente: em pé.

Fixação: não é necessária.

Movimento de Teste: em frente a uma parede, o paciente, com os cotovelos estendidos, coloca ambas as mãos na parede na altura dos ombros ou discretamente acima. Para começar, é permitido que o tórax se incline para frente, de modo que as escápulas fiquem posicionadas com certa adução. Em seguida, o indivíduo faz força contra a parede, deslocando o tórax para trás, até as escápulas posicionarem-se em abdução.

Resistência: o tórax atua como resistência neste teste. Por meio da fixação das mãos e da extensão dos cotovelos, as escápulas tornam-se relativamente fixas e a caixa torácica ântero-lateral é movida para trás, em direção a elas. Em oposição, a escápula é tracionada para frente, em direção à caixa torácica fixa, durante o impulso anterior do membro superior no teste em decúbito dorsal (ver p. 332). Uma vez que a resistência de deslocamento do peso do tórax torna este teste extenuante, ele apenas diferencia os graus forte e fraco.

Fraqueza: alamento da escápula direita, como pode ser observado na fotografia acima.

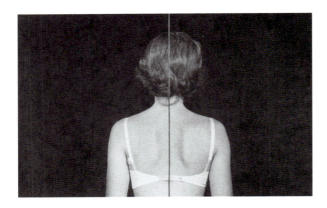

A fotografia ilustra a postura dos ombros e das escápulas observada em alguns casos de fraqueza leve do m. serrátil. O alamento discreto das escápulas é prontamente visível porque a região dorsal está reta. Entretanto, não se deve presumir a existência de fraqueza do m. serrátil baseando-se apenas na aparência. Quando a região dorsal estiver retificada, as escápulas podem ser proeminentes mesmo se a força do m. serrátil for normal.

Com uma região dorsal arredondada, as escápulas são elevadas e aduzidas pelos mm. rombóides, oponentes diretos do m. serrátil anterior.

A fraqueza leve do m. serrátil é mais prevalente do que geralmente se supõe e tende a ser maior no m. serrátil esquerdo que no direito, independentemente da dominância manual. Quando há fraqueza, ela pode ser agravada pela tentativa de realizar exercícios extenuantes, como flexão no solo *(push-ups)*.

M. SERRÁTIL ANTERIOR

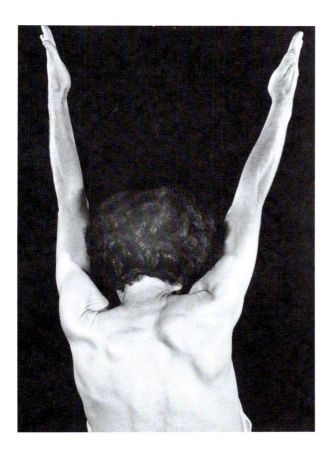

A fotografia acima mostra a extensão em que o membro superior direito pode ser elevado acima da cabeça com o indivíduo sentado. Na paralisia do m. serrátil anterior direito, o membro superior não pode ser elevado diretamente para frente e a escápula direita não pode ser abduzida nem rodada completamente como no lado normal (esquerdo). De certa forma, o m. trapézio compensa a rotação da escápula pela ação das fibras superiores e inferiores, as quais se tornam bem proeminentes. No entanto, ao se repetir o movimento cinco ou seis vezes, o músculo se fatiga e a capacidade de elevar o membro superior acima do nível do ombro diminui.

Indivíduos sem paralisia apresentam uma ampla faixa de força nas partes inferior e média do m. trapézio. Essa variação de força está associada ao estresse postural ou ocupacional desses músculos. O grau de força varia de regular a normal. Por causa dessas diferenças amplas, variações também são observadas na capacidade de elevar o membro superior acima da cabeça entre os que apresentam fraqueza acentuada ou paralisia isolada do m. serrátil. Se um indivíduo já tem fraqueza acentuada do m. trapézio de natureza postural ou ocupacional e, subseqüentemente, sofre paralisia do m. serrátil, ele não consegue elevar o membro superior acima da cabeça como na ilustração ao lado.

O m. serrátil anterior ajuda na elevação do membro superior no plano anterior por meio de suas ações de abdução e rotação para cima. Pela abdução, ele move o membro superior na direção anterior, protraindo-o. Pela ação reversa, durante flexões no solo *(push-ups)*, ele ajuda a mover a parte superior do tronco na direção posterior. Quando o *push-up* é realizado adequadamente, as escápulas abduzem-se enquanto o corpo é empurrado para cima. No entanto, quando as escápulas permanecem em adução durante o *push-up*, a excursão do movimento do tronco não é tão grande como quando as escápulas se abduzem.

O autor sênior deste livro testou o m. serrátil anterior em centenas de indivíduos "normais". O teste em decúbito dorsal, da maneira como é tradicionalmente realizado (ver p. 332), *raramente* revela fraqueza. Não ocorre alamento da escápula, pois ela é suportada por uma mesa, e o m. peitoral menor forte inclina o ombro para frente para manter o membro superior para frente na posição de teste (aparente) contra pressão. Quando o mesmo grupo de indivíduos é testado na posição de teste preferida (membro superior em aproximadamente 120° de flexão), os resultados são muito diferentes.

Em grupos de cerca de 20 indivíduos, um ou dois podem ser fortes em ambos os lados e um pode ser mais fraco no lado direito que no esquerdo, independentemente da dominância manual. O restante pode ser aproximadamente dividido de modo igual entre mais fracos no lado esquerdo que no direito ou bilateralmente fracos (com certa propensão de o lado esquerdo ser mais fraco).

Com exceção da distribuição usual, foi necessário, algumas vezes, ter uma categoria separada de indivíduos que apresentam força boa ao longo de parte da amplitude do movimento de abdução enquanto tentam suportar o peso do membro superior em flexão. A escápula pode ser trazida passivamente para frente até a posição de teste por meio da tração do membro superior diagonalmente para cima e para frente, mas ela imediatamente desliza para trás quando o indivíduo tenta manter o membro na posição de teste. Essa deficiência pode ser melhor descrita como uma fraqueza de alongamento do m. serrátil. O alongamento que ocorre é ilustrado na página seguinte. Invariavelmente, os classificados na categoria especial são indivíduos que realizaram muitos *push-ups*, *levantamento de supino* ou atividades que envolvem uma forte ação do m. rombóide. Um indivíduo pode começar a realizar *push-ups* adequadamente, mas, quando o m. serrátil se fadiga, as escápulas permanecem aduzidas e o *push-up* é continuado pela ação dos mm. peitoral maior e tríceps, em detrimento do m. serrátil.

M. SERRÁTIL ANTERIOR

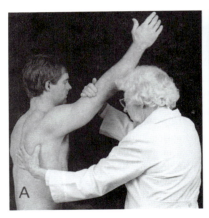 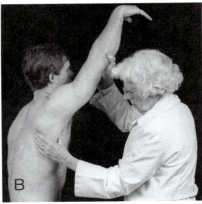 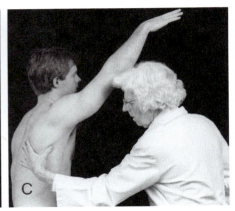

Figura A: quando o membro superior é elevado flexionado, para posicionar a escápula para o teste do m. serrátil, esta não se move para a posição normal de abdução. (Ver p. 333.) Entretanto, o m. serrátil parece ser forte nessa posição, provavelmente por causa do hiperdesenvolvimento dos músculos flexores do ombro. A Figura F mostra o mesmo indivíduo. O alamento da escápula indica claramente fraqueza do m. serrátil anterior.

Figura B: a escápula pode ser levada para frente, até quase a abdução normal, se o indivíduo relaxar o peso do membro superior e permitir que o examinador leve o membro diagonalmente para frente até a posição de teste.

Figura C: A escápula não pode ser mantida na posição de abdução e rotação para cima quando o examinador libera o membro superior e o indivíduo tenta mantê-lo em posição.

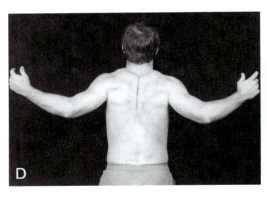 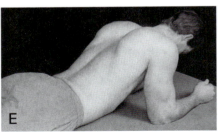 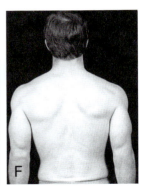

Figura D: este indivíduo realizava rotineiramente exercícios de levantamento de supino e de adução do ombro, incluindo remo sentado e exercícios de simulação de remo com alta carga de peso. Como visto nas fotografias (Figuras D a F), os músculos rombóides tornaram-se hiperdesenvolvidos. Eles são oponentes diretos do m. serrátil, e esse tipo de exercício é contra-indicado na ocorrência de fraqueza deste.

Figura E: em decúbito ventral, com o paciente repousando sobre os antebraços, o alamento da escápula é observado. O m. serrátil é incapaz de manter a abdução contra resistência propiciada pelo peso do tronco nessa posição.

Figura F: esta fotografia mostra a posição anormal que a escápula assume em repouso.

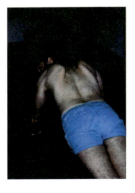

As figuras (à direita e à esquerda) mostram duas vistas do mesmo indivíduo. Ele realizou flexão no solo *(push-up)*, sem queixa de dor, apesar da fraqueza extrema do m. serrátil anterior.

Nota: ver p. 252 a respeito de músculos inervados por nervos apenas motores.

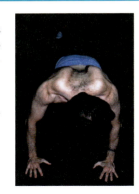

PARALISIA DOS MM. TRAPÉZIO E SERRÁTIL ANTERIOR DIREITOS

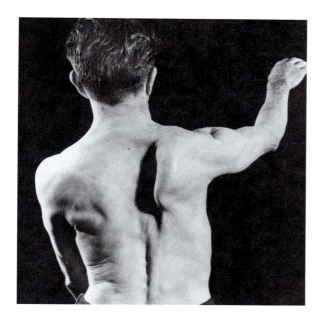

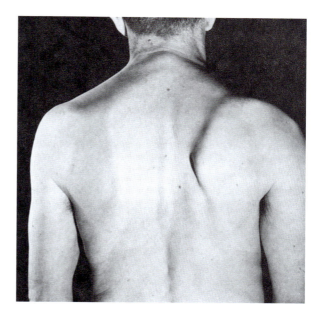

Esta fotografia mostra a incapacidade do indivíduo de elevar o membro superior acima da cabeça quando o m. serrátil e o m. trapézio estão paralisados. O alamento da borda medial da escápula faz parecer que os músculos rombóides são fracos quando, na realidade, não o são. (Ver foto à direita.)

Esta fotografia mostra a posição anormal da escápula direita resultante de paralisia do m. trapézio e do m. serrátil anterior. A extremidade acromial é abduzida e deprimida. O ângulo inferior é rodado medialmente e elevado. Os músculos rombóides são fortes.

PARALISIA DO M. TRAPÉZIO DIREITO COM M. SERRÁTIL DIREITO NORMAL

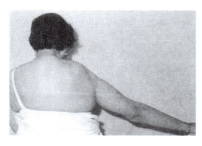 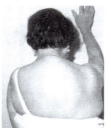

Elevar o membro superior lateralmente no plano coronal exige *abdução* da junta do ombro e rotação para cima da escápula em *adução*. Na paralisia do m. trapézio, a escápula não pode ser rodada em adução. Assim, o movimento de abdução do ombro é limitado, como mostra a fotografia acima à esquerda.

A elevação do membro superior para frente no plano sagital requer que a escápula rode para cima em abdução. Com o m. serrátil intacto, o membro superior pode ser elevado mais alto em flexão que em abdução, como mostra a fotografia acima à direita.

Com um m. serrátil fraco e um m. trapézio forte, o membro superior pode ser elevado mais alto em abdução que em flexão.

CASOS DE PARALISIA DO M. SERRÁTIL ANTERIOR

Durante o período de atuação hospitalar, os Kendalls examinaram e trataram numerosos casos de paralisia do m. serrátil anterior. Em função da etiologia, alguns pacientes apresentavam dor associada à paralisia, mas não na área do músculo em si; outros, não se queixaram de dor antes, durante ou depois do início da paralisia. As queixas iniciais relacionavam-se à incapacidade de utilizar o membro superior normalmente. Em certos casos, nos quais o início foi gradual, os pacientes não se queixaram até a fraqueza se tornar cada vez mais pronunciada. Quando os efeitos da fraqueza do m. serrátil causaram problemas secundários envolvendo outras estruturas, os pacientes se queixaram de dor ou desconforto em outras áreas que não o músculo, pescoço e ombro. O importante dessa história é o fato de que o *nervo torácico longo é puramente motor*. (Ver p. 252 e o Apêndice B.)

SEÇÃO IV: CONDIÇÕES DOLOROSAS DA REGIÃO DORSAL E DO MEMBRO SUPERIOR

O tratamento de condições dolorosas do membro superior requer uma avaliação cuidadosa, incluindo uma anamnese detalhada, observação e testes objetivos. Embora seja necessário testar a amplitude de movimento e a força antes de estabelecer um diagnóstico, o tratamento da dor, por meio de suporte e proteção da parte lesada ou dolorosa, deve ser a primeira prioridade. Saber que o início da dor pode ser retardado em condições que envolvem nervos puramente motores que inervam músculos (ver p. 252) é uma consideração importante no que diz respeito à duração do problema.

As razões e as fontes da dor na região dorsal permanecem uma questão de conjecturas. Ao contrário de áreas em que os músculos são supridos por nervos sensoriais e motores, os mm. rombóides e o serrátil anterior são supridos por nervos apenas motores. Conseqüentemente, os sintomas sensoriais usuais associados ao alongamento ou à contração dos músculos não estão presentes nessas condições (ver p. 252). O nervo acessório espinal para o m. trapézio contém algumas fibras sensoriais e motoras. A inervação sensorial também ocorre por meio de ramos de nervos espinais (ver p. 26).

A dor pode ocorrer nas juntas, em suas adjacências ou em áreas bastante relacionadas, em conseqüência de alterações de alinhamento da escápula e da cintura escapular. Alternativamente, a dor pode ser mais pronunciada na área de fixação do músculo ao osso.

A perda de movimento normal em uma área pode acarretar movimento excessivo em outra. Qualquer que seja a causa da dor relatada, o tratamento de escolha é a restauração do equilíbrio muscular para facilitar o movimento normal, por meio do alongamento de músculos contraídos e do fortalecimento de músculos fracos além de, quando indicado, o uso de suportes.

As sugestões de tratamento nesta seção enfocam os fundamentos básicos de proteção, suporte, alinhamento e restauração do comprimento e da força, enfatizando um programa domiciliar de correção a ser realizado pelo paciente. Geralmente, essa abordagem é suficiente para se obter um resultado positivo. (Não é o objetivo deste livro incluir opções de tratamento como estimulação elétrica, exercícios isocinéticos, treinamento de peso e condicionamento físico.)

CONDIÇÕES DOLOROSAS DA REGIÃO DORSAL

FRAQUEZA DO M. ERETOR DA ESPINHA DA REGIÃO DORSAL

A fraqueza do m. eretor da espinha da região dorsal causa inclinação anterior dos ombros e arredondamento da região dorsal. Caso as costas não tenham se tornando fixas na posição defeituosa, indicam-se exercícios para ajudar a fortalecer os músculos extensores da região dorsal e alongar os músculos anteriores do tronco oponentes se eles tiverem começado a contrair-se. Suportes adequados para os ombros são indicados quando os músculos são muito fracos.

As porções média e inferior do m. trapézio reforçam os músculos extensores da região dorsal e ajudam a manter os ombros para trás. A maneira pela qual esses músculos são exercitados é muito importante. (Exercícios do tipo controle da postura nas posições sentada e em pé *(wall-sitting* e *wall-standing)* são ilustrados nas p. 116 e 357.)

É necessário verificar se a contração oposta limita a amplitude de movimento antes de tentar realizar os exercícios. Testes de comprimento dos músculos grande dorsal, redondo maior, peitoral maior e peitoral menor devem ser realizados. (Ver p. 306 e 309.) A contração dos músculos súpero-anteriores do abdome e a restrição da expansão torácica também interferem nos esforços para endireitar a região dorsal.

Como regra geral, exercícios para os músculos rombóides não são indicados. Embora tais músculos tracionem os ombros para trás, eles o fazem de uma maneira que eleva a cintura escapular e tende a empurrá-la para frente numa postura defeituosa. Além disso, os músculos rombóides geralmente são fortes.

MÚSCULOS ROMBÓIDES CURTOS

Os músculos rombóides podem se encurtar em conseqüência de exercícios forçados na direção da adução, elevação e rotação para baixo da escápula. Também podem se encurtar em decorrência de fraqueza ou paralisia do m. serrátil anterior, um oponente direto dos músculos rombóides. Indica-se tratamento por meio de massagem e alongamento dos músculos rombóides. Colocar o membro superior para frente com flexão do ombro normalmente direciona a escápula para abdução. Quando os músculos rombóides estão contraídos, é difícil obter abdução somente por meio do posicionamento do membro superior. Para alongar os músculos rombóides, é necessário aplicar certa pressão contra a borda vertebral da escápula, na direção da abdução.

DISTENSÃO DAS PARTES MÉDIA E INFERIOR DO M. TRAPÉZIO

A distensão das partes média e inferior do m. trapézio refere-se à dorsalgia resultante da tensão gradual e contínua das partes média e inferior do m. trapézio. A condição é bem prevalente e, comumente, crônica. Ela não tem início agudo, exceto quando associada a uma lesão, mas os sintomas crônicos podem ser muito dolorosos.

Sintomas álgicos não aparecem precocemente. Pode haver fraqueza durante algum tempo sem muitas queixas. No entanto, parece que a queixa de dor está associada à tração do músculo sobre suas fixações ósseas ao longo da coluna vertebral. Pacientes podem queixar-se de uma área dolorosa ou a palpação pode desencadear dor ou sensibilidade aguda nas áreas das fixações vertebrais ou escapulares das partes média e inferior do m. trapézio.

A fraqueza de alongamento do músculo que precede a distensão muscular crônica pode ser decorrente de uma posição habitual com os ombros para frente, arredondamento da região dorsal ou uma combinação desses dois defeitos. Outra possibilidade é que seja consequência da tração dos ombros para frente pelos mm. anteriores curtos hiperdesenvolvidos da cintura escapular. Movimentos repetitivos associados a alguns esportes, o beisebol, por exemplo, podem contribuir para o hiperdesenvolvimento dos músculos adutores do ombro. Ocupações que exigem movimento contínuo com os membros superiores na posição para frente, como tocar piano, contribuem para o alongamento dos músculos trapézios.

Algumas profissões exigem a manutenção de certas posições durante longos períodos. Um exemplo é a flexão anterior do dentista sobre o paciente, distendendo os músculos da região dorsal e estressando as superfícies anteriores dos corpos vertebrais torácicos.

Para alguns, o decúbito ou a mudança da posição sentada pode remover a tensão contínua sobre o m. trapézio, entretanto, em indivíduos com contração dos músculos adutores do ombro e da fáscia coracoclavicular, a tensão está presente de forma contínua. A mudança de posição não altera o alinhamento da parte quando existe essa contratura. A dor pode ser aliviada um pouco pelo decúbito.

Testes de comprimento dos músculos adutores do ombro e dos rotadores internos devem ser realizados para determinar se existe contração. (Ver p. 309 e 310.) Caso haja contração, indica-se o alongamento gradual dos músculos e fáscias contraídos. Certo alívio efetivo da dor provavelmente será obtido num curto período de tempo se houver um tratamento suave diariamente.

Na fraqueza acentuada das partes média e inferior do m. trapézio, independentemente da existência de contração oposta, um suporte de ombro é comumente indicado. Esse suporte pode auxiliar a manter os ombros para trás numa posição que alivia a tensão sobre os músculos.

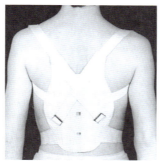 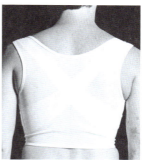

Suporte de ombros com apoios nas costas para ajudar a sustentar a região dorsal e manter os ombros para trás.

Suporte elástico tipo colete para ajudar a manter os ombros para trás.

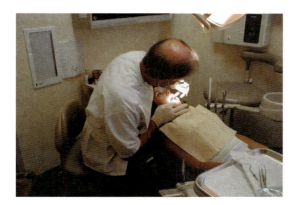

Nota: *evitar a aplicação de calor e massagem na região dorsal, na área de alongamento muscular. Essas medidas apenas relaxam os músculos que já estão alongados. Após a colocação de um suporte e o início do tratamento para corrigir a contração dos músculos opostos, devem ser prescritos exercícios para fortalecer as partes média e inferior do m. trapézio. (Ver p. 116 e 357.)*

CONDIÇÕES DOLOROSAS DA REGIÃO DORSAL

DOR NA REGIÃO DORSAL MÉDIA E SUPERIOR DEVIDA À OSTEOPOROSE

A cifose torácica é uma deformidade primária na osteoporose, comumente acompanhada por extensão compensatória da coluna cervical. Queixas de dor na região dorsal média e baixa são comuns e podem ser mais bem tratadas com esforços brandos para reduzir a deformidade postural e evitar a progressão antes que a postura defeituosa se torne um defeito estrutural fixo. Se for possível usar suporte, encorajar o paciente a utilizar um que ajude a manter o melhor alinhamento possível. Caso sejam indicados, exercícios devem ser realizados para auxiliar na manutenção da amplitude funcional de movimento e desenvolver a força.

Para pacientes com cifose fixa da coluna vertebral, geralmente idosos, pode-se obter pouca correção. É possível corrigir a postura com os ombros para frente, mas os defeitos básicos não podem ser alterados. Um imobilizador do tipo Taylor (ver p. 226) pode ser utilizado para prevenir a progressão da deformidade e prover certo alívio dos sintomas que causam dor.

Para algumas mulheres, mamas pesadas que não são sustentadas adequadamente contribuem para a posição defeituosa da região dorsal, do pescoço e dos ombros (ver p. 343).

Indivíduos com arredondamento da região dorsal geralmente desenvolvem sintomas na região posterior do pescoço. À medida que a coluna torácica se flexiona em uma cifose, a cabeça é levada para frente, os olhos buscam o nível do olhar para preservar a posição ereta da cabeça e a coluna cervical é estendida (ver p. 152 e 153). Sintomas associados a esse problema são descritos em *Contração dos Mm. Posteriores do Pescoço*, na página 159.

A mulher fotografada apresenta uma postura típica de osteoporose – cifose torácica, inclinação pélvica posterior com protrusão do abdome e hiperextensão compensatória do pescoço. Como a deformidade era de certa forma flexível, a correção foi obtida unindo um suporte para a região dorsal com suportes posteriores a uma cinta utilizando faixas macias e velcro. Ele provê suporte para a coluna torácica nas posições em pé e sentada, com melhoria do alinhamento da cabeça e do pescoço.

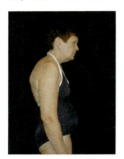
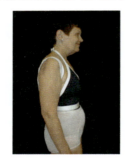
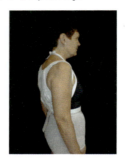
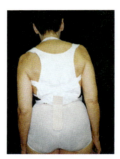
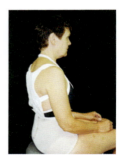

Um suporte de postura da região dorsal do tipo colete também pode ser eficaz para melhorar o alinhamento.

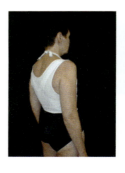
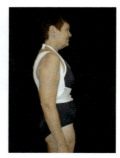

CONDIÇÕES DOLOROSAS DO MEMBRO SUPERIOR

A dor localizada no membro superior irradiada deste, geralmente, é conseqüência de um alinhamento defeituoso que provoca compressão ou tensão em nervos, vasos sangüíneos ou tecidos moles de suporte. O alinhamento defeituoso pode ocorrer principalmente no pescoço, na região dorsal ou na cintura escapular. Entretanto, mais comumente, as três áreas estão envolvidas e o tratamento deve ser direcionado à correção global.

Em condições normais, mediante a amplitude de movimento normal, pode-se supor que um músculo não irritará um nervo que está muito próximo deste ou que o perfura. No entanto, um músculo tenso que se torna firme pode exercer uma força de compressão ou atrito. Um músculo que desenvolveu encurtamento adaptativo move-se por uma amplitude menor e tensiona-se antes de atingir o comprimento normal. Um músculo alongado move-se por uma amplitude maior que a normal antes de tensionar-se. Um músculo tenso, sobretudo um que suporta peso, pode causar atrito em um nervo durante movimentos repetitivos.

Em casos leves, os sintomas incluem desconforto e dor surda em vez de uma dor aguda quando os músculos se contraem ou alongam. A dor aguda pode ser desencadeada por movimentos vigorosos. Entretanto, mais freqüentemente, tende a ser intermitente, pois o indivíduo encontra maneiras de evitar os movimentos dolorosos.

O reconhecimento desse fenômeno durante os estágios iniciais possibilita neutralizar ou prevenir os problemas mais dolorosos ou incapacitantes que ocorrem posteriormente. Fisioterapeutas que trabalham com exercícios de alongamento e fortalecimento têm a oportunidade de observar sinais precoces de impacto em seus pacientes. Exemplos desse impacto incluem:

M. redondo maior com o nervo axilar

M. supinador com o nervo radial (14, 25)

M. pronador com o nervo mediano (11, 14, 25)

M. flexor ulnar do carpo com o nervo ulnar (26)

Cabeça lateral do m. tríceps com o nervo radial (14, 25)

M. trapézio com o nervo occipital maior (26)

M. escaleno médio com raiz de C5 e C6 do plexo e nervo torácico longo (26)

M. coracobraquial com o nervo musculocutâneo (11, 14)

SÍNDROME DO DESFILADEIRO TORÁCICO

A síndrome do desfiladeiro torácico é resultante da compressão da artéria subclávia ou do plexo braquial no interior do canal limitado pelos mm. escaleno anterior e posterior na altura da primeira costela. O diagnóstico muitas vezes é confuso e controverso. Ele compreende numerosas entidades clínicas similares, incluindo as síndromes do escaleno anterior, de hiperabdução, costo-clavicular, da saída costodorsal, do m. peitoral menor e da costela cervical.

Os sintomas variam e podem ser de origem neurogênica ou vascular. A parestesia e a dor difusa em todo o membro superior são comuns. A condição é agravada pelos atos de carregar e levantar peso ou participar de atividades como tocar um instrumento musical.

Quando presente, a atrofia muscular comumente afeta todos os mm. intrínsecos da mão. Reflexos tendinosos não são alterados. A compressão arterial é uma causa menos comum, no entanto sintomas como resfriamento, dor muscular e perda de força com o uso contínuo podem refletir um comprometimento vascular. Como Dawson *et al.* afirmam: "O teste diagnóstico adequado deve visar a obtenção dos sintomas neurológicos da abdução do membro superior, independentemente de haver alteração do pulso ou surgimento de sopro" (14).

A menos que os sintomas sejam graves ou claramente definidos, o tratamento conservador deve enfatizar o aumento do espaço da saída torácica por meio da melhora da postura, da correção do desequilíbrio muscular e da modificação de hábitos ocupacionais, recreativos e de sono que afetam de modo adverso a postura da cabeça, do pescoço e da região dorsal. A cooperação do paciente é essencial para o sucesso. Deve-se ensinar a ele exercícios de auto-alongamento para aliviar a contração dos músculos escalenos, dos esternocleidomastóideos, dos peitorais e dos extensores do pescoço. (Ver p. 116 e 357). Aprender a respiração diafragmática diminui o comprometimento dos músculos respiratórios acessórios, alguns dos quais necessitam de alongamento. Deve-se evitar dormir em decúbito ventral e realizar atividades que envolvem a elevação dos membros superiores acima da cabeça. De acordo com Dawson *et al.*, uma pesquisa revelou que "com a terapia conservadora [e]... exercícios destinados a corrigir a postura de inclinação dos ombros... pelo menos dois em cada três pacientes apresentaram um grau satisfatório de melhoria" (14).

SÍNDROME DA COMPRESSÃO CORACÓIDE

A síndrome da compressão coracóide (ver *Kendall Clássico* nesta página) é uma condição de dor no membro superior que envolve a compressão do plexo braquial. Está associada ao desequilíbrio muscular e ao alinhamento postural defeituoso (27).

Na região da fixação do m. peitoral menor no processo coracóide da escápula, os três cordões do plexo e a artéria e a veia axilares passam entre essas estruturas e a caixa torácica. (Ver figura ao lado.) No alinhamento normal da cintura escapular, não deve haver compressão dos nervos ou vasos sangüíneos. A depressão anterior do processo coracóide, a qual ocorre em alguns tipos de alinhamentos posturais defeituosos, tende a estreitar esse espaço.

O processo coracóide pode ser inclinado para baixo e para frente porque a contração de certos músculos ou a fraqueza de outros permite que ele alcance essa posição. As condições caracterizadas por dor no membro superior são mais freqüentemente observadas quando a compressão é predominante.

O m. peitoral menor é o músculo que atua de forma mais ativa para deprimir o processo coracóide anteriormente. A tração para cima dos mm. rombóides e levantador da escápula posteriormente ajudam no desvio para cima da escápula, que ocorre com a inclinação anterior. A contração do m. grande dorsal afeta a posição indiretamente por meio de sua ação de deprimir a cabeça do úmero. A contração da parte esternal do peitoral maior atua de maneira similar. Em alguns casos, a contração dos mm. bíceps e coracobraquial, o qual se origina no processo coracóide com o m. peitoral maior, parece ser um fator a ser considerado. A contração muscular deve ser apurada pelos testes de comprimento dos mm. adutores e rotadores internos do ombro. (Ver p. 309 e 310.)

A fraqueza da parte inferior do m. trapézio contribui para a postura defeituosa do ombro. A fraqueza de alongamento desse músculo permite que a escápula ascenda e incline-se para baixo anteriormente, o que favorece o encurtamento adaptativo do m. peitoral menor.

No estágio agudo, a pressão moderada ou mesmo leve sobre o processo coracóide geralmente desencadeia dor no membro superior. A dor é aguda naquele local e na área descrita pelo m. peitoral menor ao longo da parede torácica.

A dor no membro superior pode ser generalizada ou predominante na distribuição do cordão lateral ou medial. Pode ocorrer formigamento, hipoestesia ou fraqueza. O paciente comumente se queixa de perda de preensão da mão. Evidências de congestão circulatória, com edema da mão e dilatação dos vasos sangüíneos, podem estar presentes. Em casos de distúrbio acentuado, é possível que a mão apresente certo grau de cianose. O paciente irá se queixar de aumento da dor quando estiver vestindo um casaco pesado, tentar levantar peso ou carregar uma mala com o membro. A pressão também pode ser causada por uma mochila ou uma bolsa a tiracolo.

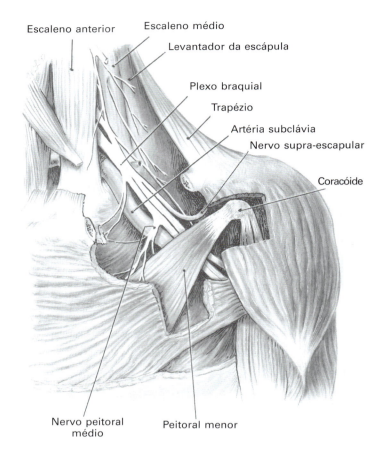

Freqüentemente, a área que se estende do occipício até o acrômio, a qual corresponde à parte superior do m. trapézio, é sensível e dolorosa. Este músculo está em um estado de "espasmo protetor" num esforço de levantar o peso da cintura escapular e, conseqüentemente, aliviar a pressão sobre o plexo. O músculo tende a permanecer em um estado de contração, exceto se for instituído um tratamento eficaz.

Kendall Clássico

A síndrome da pressão coracóide foi descrita pelos Kendall em 1942. Ela foi apresentada num encontro da Baltimore and Philadelphia Orthopedic Society, em 17 de março de 1947, pelo médico E. David Weinberg, e, posteriormente, foi citada em um artigo pelo Dr. Irvin Stein (28).

O tratamento do estágio agudo consiste primeiramente na aplicação de uma tipóia (ver p. 345, Figura B) que suporte o peso do membro superior e da cintura escapular, reduzindo a pressão sobre o plexo e retirando a carga de trabalho da parte superior do m. trapézio. O calor e a massagem podem ser utilizados na parte superior do m. trapézio e em outros músculos contraídos. A massagem deve ser suave e relaxante, progredindo após alguns tratamentos para massagem compressiva e alongamento suaves (ver p. 162). Pode-se iniciar o alongamento passivo e lento do m. peitoral menor (ver abaixo). Se também houver contração do m. peitoral maior e/ou do m. grande dorsal, o membro superior envolvido deve, se possível, ser colocado cuidadosamente acima da cabeça para alongar discretamente os músculos. Uma tração suave é aplicada com uma mão enquanto a massagem é realizada com a outra (ver p. 344). Geralmente é necessário um suporte de ombro (ver p. 339) para ajudar a manter a correção do alinhamento e reduzir a tensão sobre a parte inferior do m. trapézio durante o período de recuperação.

Certos exercícios para alongar o m. peitoral menor são *contra-indicados*. A elevação da cabeça e dos ombros a partir do decúbito dorsal, como no encurvamento do tronco, deve ser evitada, pois esse movimento arredonda a região dorsal e deprime o coracóide anteriormente, aumentando a compressão na região anterior do ombro.

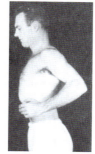

EVITAR exercícios de extensão forçada do ombro, envolvendo ações dos músculos rombóide, peitoral menor e grande dorsal que deprimem a cabeça do úmero e o processo coracóide e aumentam os defeitos existentes. (Ver foto acima.)

Nota: *nas mulheres com mamas grandes, o alinhamento defeituoso pode ser acentuado pela pressão das alças do sutiã. Além disso, o peso das mamas tracionando para frente e para baixo pode contribuir para o desconforto das partes superior e média da região dorsal. Um "sutiã postural ou de sustentação" disponível no comércio, pode prover um suporte eficaz para as mamas e aliviar a pressão das alças.*

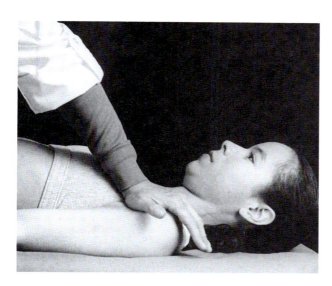

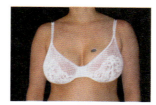
Sutiã – suporte inadequado.

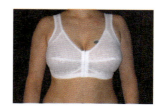
Sutiã postural regular (vista posterior).

ALONGAMENTO DO M. PEITORAL MENOR

Para alongar o m. peitoral menor, deve-se colocar o indivíduo em decúbito dorsal e pressionar seu ombro para trás e para baixo. Em seguida, deve-se formar uma concha com a mão e posicioná-la imediatamente medial à cavidade glenóide, evitando a pressão direta nas juntas do ombro, utilizando uma pressão firme e uniforme que ajude a rodar a cintura escapular para trás.

Depois de a tensão ter sido aliviada pelo suporte e pelo ligamento dos músculos opostos contraídos, exercícios específicos são indicados para as partes média e inferior do m. trapézio. (Ver quadro normal de exercícios, p. 116 e 357.) Caso a postura geral seja defeituosa, é necessário correção postural global.

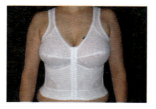
Sutiã postural de linha longa.

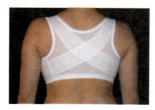
Sutiã postural regular (vista anterior).

SÍNDROME DO M. REDONDO (SÍNDROME DO ESPAÇO QUADRILATERAL)

O espaço quadrilateral (ou quadrangular) da axila é limitado pelos mm. redondo maior, redondo menor, cabeça longa do tríceps e o úmero. O nervo axilar emerge desse espaço para inervar os músculos deltóide e redondo menor. A área de distribuição sensorial do ramo cutâneo do nervo axilar é mostrada na p. 256.

Esta síndrome é caracterizada por dor no ombro e limitação de movimento da junta do ombro, particularmente rotação e abdução. A dor estende-se pela área da distribuição cutânea do ramo sensorial do nervo axilar. A sensibilidade pode ser desencadeada pela palpação do espaço quadrilateral entre os mm. redondo maior e redondo menor. Uma pressão leve ou moderada sobre o espaço pode desencadear uma dor aguda que se irradia para a área do m. deltóide.

O m. redondo maior, um rotador medial, geralmente é contraído e mantém o úmero em rotação interna. Quando o indivíduo está em pé, o membro superior tende a pender na lateral do corpo, numa posição de rotação interna, de maneira que a palma da mão fica direcionada mais para trás do que para a lateral do corpo (ver p. 75). Existe um elemento de tensão sobre o cordão posterior e o ramo axilar, ocasionado pela posição do membro superior. A dor mais acentuada durante um movimento ativo indica atrito no nervo axilar pelo m. redondo em movimento. A rotação interna ou lateral, seja passiva ou ativa, é dolorosa. Com a limitação da rotação externa, os movimentos de abdução também causam dor, pois o úmero não roda para fora, o que faria durante a abdução. Ao alongar um m. redondo maior contraído, o paciente pode queixar-se de uma dor aguda na área da distribuição sensorial cutânea do nervo axilar. Presume-se que o nervo axilar está sendo comprimido ou alongado contra o m. redondo maior contraído. A dor resultante da irritação direta do nervo contrasta com o desconforto freqüentemente associado ao alongamento usual de músculos contraídos. Tal dor não é diferente da observada em casos de bursite subdeltóide.

O tratamento consiste na aplicação de calor e massagem nas áreas de contração muscular e em exercícios ativos assistidos para alongar os músculos rotadores mediais e os adutores do úmero. O alongamento do membro superior acima da cabeça em flexão ou abdução e em rotação lateral é realizado gradualmente.

Na contração do m. redondo maior, a escápula é tracionada em abdução à medida que o membro superior é elevado em flexão ou abdução e rodado lateralmente. Para assegurar que o alongamento seja localizado no m. redondo, é necessário pressionar a borda axilar da escápula durante a elevação do membro superior para restringir a abdução excessiva da escápula. Se esta se mover excessivamente na direção da abdução, o m. redondo, que é um músculo escapuloumeral, não será alongado, e o m. rombóide, que fixa a escápula à coluna vertebral, irá se alongar excessivamente.

ALONGAMENTO ASSISTIDO DO M. REDONDO MAIOR E DO M. GRANDE DORSAL

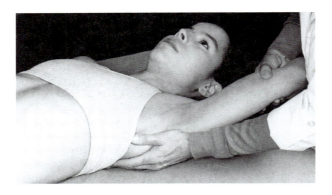

O alongamento assistido do m. redondo maior e do m. grande dorsal é realizado com o paciente em decúbito dorsal, com os quadris e joelhos flexionados, os pés apoiados na mesa e a região lombar retificada. Deve-se segurar a escápula a fim de impedir a abdução excessiva para localizar o alongamento dos músculos adutores da junta do ombro e evitar o alongamento excessivo dos músculos rombóides. O terapeuta traciona o membro superior enquanto o alonga acima da cabeça.

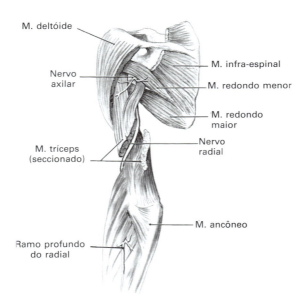

> **KENDALL CLÁSSICO**
>
> A síndrome do m. redondo foi descrita em *Posture and Pain* em 1952 (27). Uma discussão muito interessante sobre essa síndrome está no livro *Quadrilateral Space Syndrome* (29), publicado em 1980.

DOR DEVIDA À SUBLUXAÇÃO DO OMBRO

A dor no ombro resultante da tração na junta do ombro decorrente da perda de tônus e do mau alinhamento da junta requer considerações especiais relativas ao tratamento. A causa pode ser paresia secundária a um acidente vascular cerebral, trauma do plexo braquial ou lesão do nervo axilar. O tratamento eficaz demanda que se mantenha a aproximação da junta durante o repouso e o tratamento, para restaurar o movimento e melhorar o controle motor.

Uma tipóia especial, também denominada suporte ombro-membro superior, ajuda a prover a aproximação da junta e o suporte para proteger o ombro subluxado quando o paciente está sentado ou em pé (30). Quando utilizada para manter o úmero na cavidade glenóide, a cintura escapular suporta o peso do membro superior e a tipóia não força o pescoço (ver Figura A). Mensurações cuidadosas devem ser realizadas para a confecção da tipóia, para que seja obtida a melhor aproximação da junta e prevenir outras distensões, instabilidades e dores no membro superior enfraquecido. As mensurações são realizadas com o cotovelo flexionado em ângulo reto. O examinador coloca uma fita métrica na parte superior do ombro, circunda-a no antebraço e depois retorna a fita ao ombro. A quantidade de centímetros determina o tamanho da tipóia.

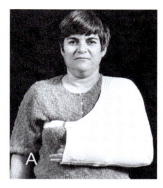
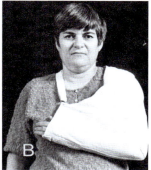

Deve-se ensinar ao paciente como proteger o ombro quando não estiver usando a tipóia. O alinhamento e a aproximação adequados podem ser mantidos quando o indivíduo se senta numa cadeira com braço para apoiar os membros superiores. Nessa posição, o paciente pode utilizar a mão oposta para pressionar para baixo a parte superior do ombro, mantendo o úmero firmemente na cavidade glenóide. Deve-se ensinar o paciente a relaxar o membro superior no braço da cadeira nessa posição e a *evitar* encolher o ombro. A aproximação da junta do ombro deve ser mantida durante exercícios ativos assistidos para que sejam restaurados sua função e movimento (31). *Em outras palavras, não deixe a junta ser subluxada em nenhum momento.*

O peso do membro superior é sustentado pelo pescoço e pelo ombro oposto.

CONTRAÇÃO DOS MÚSCULOS ROTADORES LATERAIS DO OMBRO

Pode haver diferenças consideráveis na amplitude de movimento de acordo com a ocupação do indivíduo. Segundo uma fonte, "jogadores da liga principal de beisebol apresentam diferentes amplitudes de movimento para cada ombro. No braço que arremessa, com o ombro em abdução, há 11 graus a menos de extensão, 15 graus a menos de rotação medial e 9 graus a mais de rotação lateral" (32).

ALONGAMENTO ASSISTIDO DOS MÚSCULOS ROTADORES LATERAIS DO OMBRO

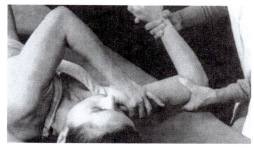

O alongamento assistido dos músculos rotadores laterais do ombro é realizado com o paciente em decúbito dorsal, com os quadris e joelhos flexionados, os pés apoiados na mesa, a região lombar retificada e o membro superior no nível do ombro. Com o membro superior flexionado em ângulo reto e o antebraço numa posição vertical, deve-se solicitar ao indivíduo que mantenha o ombro direito para baixo mediante uma pressão firme de sua mão esquerda para evitar o movimento da cintura escapular. O terapeuta exerce uma tração sobre o membro superior e ajuda o indivíduo a rodar o ombro medialmente.

COSTELA CERVICAL

Costela cervical é uma anormalidade óssea congênita rara que pode dar origem a sintomas de irritação nervosa.

A dor no membro superior que se manifesta num adulto jovem ou de meia-idade ocasionalmente está relacionada à presença de uma costela cervical. A postura do indivíduo com costela cervical geralmente determina se haverá sintomas dolorosos. O surgimento de sintomas somente depois de o indivíduo ter atingido a idade adulta pode ser explicado pelo fato de a postura apresentar progressivamente um alinhamento mais defeituoso e, conseqüentemente, alterar a relação entre a costela e os troncos nervosos adjacentes de modo desfavorável.

Provavelmente, o alinhamento defeituoso que mais causa irritação é o caracterizado por arredondamento da região dorsal e cabeça para frente. O tratamento de um paciente com sintomas dolorosos devidos à costela cervical requer a correção postural da região dorsal e do pescoço. Dessa forma, é possível aliviar totalmente os sintomas e evitar um procedimento cirúrgico.

USO DE QUADROS PARA O DIAGNÓSTICO DIFERENCIAL

Os graus de força muscular são registrados na coluna à esquerda dos nomes dos músculos e podem ser expressos em números ou letras. Qualquer sistema pode ser utilizado, e os graus são traduzidos conforme indicado no Código Para os Símbolos de Gradação, p. 23.

Após o registro dos graus, o comprometimento nervoso é indicado, quando aplicável, por meio de um círculo em torno dos pontos escuros (inervação periférica) e os números (distribuição segmentar espinal) que correspondem a cada músculo envolvido.

O comprometimento de nervos periféricos e/ou de partes do plexo é estabelecido a partir dos pontos escuros marcados com um círculo, seguindo-se as linhas verticais de modo ascendente até o topo do quadro ou as linhas horizontais até a margem esquerda. Quando houver evidência de comprometimento do segmento espinal, o nível da lesão pode ser indicado por uma linha preta grossa traçada verticalmente para separar os segmentos espinais envolvidos dos não envolvidos.

Como regra, pode-se considerar que os músculos com grau bom (8) ou superior não estão envolvidos do ponto de vista neurológico. Esse grau de fraqueza pode ser resultado de fatores como inatividade, fraqueza de alongamento ou falta de fixação por outros músculos. Entretanto, deve-se ter em mente que um grau bom pode indicar déficit de um segmento espinal que inerva minimamente o músculo.

A fraqueza de grau regular ou inferior pode ocorrer como conseqüência de inatividade, atrofia pelo desuso, imobilização ou problemas neurológicos. A postura defeituosa da região dorsal e dos ombros pode causar fraqueza nas partes média e inferior do m. trapézio.

É comum se observar fraqueza bilateral de músculos com grau regular–. É improvável que haja um problema neurológico com o comprometimento do nervo acessório em casos de fraqueza isolada desses músculos, exceto quando existe também comprometimento da parte superior do m. trapézio.

O uso dos *Quadros de Nervos Espinais e Músculos* é ilustrado pelos estudos de caso apresentados a seguir.

Os seis casos são exemplos de problemas neuromusculares diferentes.

Os indivíduos foram encaminhados para o teste muscular manual para ajudar no estabelecimento de um diagnóstico. Eles não foram observados no acompanhamento do tratamento.

Os resultados do teste muscular manual, registrados no *Quadro de Nervos Espinais e Músculos*, tornaram-se uma ferramenta importante na determinação da extensão e local da lesão.

SEÇÃO V: ESTUDOS DE CASO
CASO Nº 1: LESÃO DO NERVO RADIAL

PESCOÇO, DIAFRAGMA E MEMBRO SUPERIOR

Nome _____   Data _____

Direito — MÚSCULO

CÓDIGO:
- D. = Ramo Primário Dorsal
- V. = Ramo Primário Ventral
- R.P. = Raiz de Plexo
- T.S. = Tronco Superior
- P. = Cordão Posterior
- L. = Cordão Lateral
- M. = Cordão Medial

Caso nº1: lesão do nervo radial abaixo do nível dos ramos do m. tríceps após uma fratura do úmero. Inicialmente, o m. tríceps era fraco, mas a recuperação foi completa.

Grupo	Músculo	Nervo	Segmento Espinal
	EXT. DA CABEÇA & DO PESCOÇO	Cervical	1 2 3 4 5 6 7 8 1
Nervos Cervicais	MÚSCULOS INFRA-HIÓIDES	Cervical	1 2 3
	RETO DA CABEÇA ANT. & LAT.	Cervical	1 2
	LONGO DA CABEÇA	Cervical	1 2 3 (4)
	LONGO DO PESCOÇO	Cervical	2 3 4 5 6 (7)
	ELEVADOR DA ESCÁPULA	Cervical	3 4 5
	ESCALENOS (A., M., P.)	Cervical	3 4 5 6 7 8
	ESTERNOCLEIDOMASTÓIDEO	Cervical	(1) 2 3
	TRAPÉZIO (A., T., D.)	Cervical	2 3 4
	DIAFRAGMA	Frênico	3 4 5
Plexo Braquial — Raiz	SERRÁTIL ANTERIOR	Tor. longo	5 6 7 8
	ROMBÓIDES MAIOR & MENOR	Dorsal da esc.	4 5
Tronco	SUBCLÁVIO	Subclav.	5 6
	SUPRA-ESPINHOSO	Supra-esc.	4 5 6
	INFRA-ESPINHOSO	Supra-esc.	(4) 5 6
Cordão P	SUBESCAPULAR	Subesc. sup.	(4) 5 6 (7)
	GRANDE DORSAL	Toracodorsal	(6) 7 8
	REDONDO MAIOR	Subesc. inf.	5 6 (7)
M&L	PEITORAL MAIOR (SUPERIOR)	Peitoral lat.	5 6 7
	PEITORAL MAIOR (INFERIOR)	Peit. med.	(6) 7 8
	PEITORAL MENOR	Peit. med.	(6) 7 8
Axil.	REDONDO MENOR	Axilar	4 5 6
	DELTÓIDE	Axilar	4 5 6
Musculocutâneo	CORACOBRAQUIAL	Musculocut.	6 7
	BÍCEPS	Musculocut.	5 6
	BRAQUIAL	Musculocut.	5 6
Radial — Lat. m.	TRÍCEPS	Radial	6 7 8 1
	ANCÔNEO	Radial	7 8
	BRAQUIAL (PARTE PEQUENA)	Radial	5 6
	BRAQUIORRADIAL	Radial	5 6
	EXT. RADIAL LONGO DO CARPO	Radial	6 7 8
	EXT. RADIAL CURTO DO CARPO	Radial	6 7 (8)
Post. inf.	SUPINADOR	Radial	5 6 (7)
	EXTENSOR DOS DEDOS	Radial	6 7 8
	EXTENSOR DO DEDO MÍNIMO	Radial	6 7 8
	EXT. ULNAR DO CARPO	Radial	6 7 8
	ABDUTOR LONGO DO POLEGAR	Radial	6 7 8
	EXT. CURTO DO POLEGAR	Radial	6 7 8
	EXT. LONGO DO POLEGAR	Radial	6 7 8
	EXT. INDICADOR	Radial	6 7 8
Mediano — A Prof.	PRONADOR REDONDO	Mediano	6 7
	FLEXOR RADIAL DO CARPO	Mediano	6 7 8
	PALMAR LONGO	Mediano	(6) 7 8 1
	FL. SUP. DOS DEDOS	Mediano	7 8 1
	FL. PROF. DOS DEDOS I & II	Mediano	7 8 1
	FLEXOR LONGO DO POLEGAR	Mediano	(6) 7 8 1
	PRONADOR QUADRADO	Mediano	7 8 1
	ABDUTOR CURTO DO POLEGAR	Mediano	6 7 8 1
	OPONENTE DO POLEGAR	Mediano	6 7 8 1
	FL. CURTO DO POL. (FIBRAS SUP.)	Mediano	6 7 8 1
	LUMBRICAIS I & II	Mediano	(6) 7 8 1
Ulnar	FLEXOR ULNAR DO CARPO	Ulnar	7 8 1
	FL. PROF. DOS DEDOS III & IV	Ulnar	7 8 1
	PALMAR CURTO	Ulnar	(7) 8 1
	ABDUTOR DO DEDO MÍNIMO	Ulnar	(7) 8 1
	OPONENTE DO DEDO MÍNIMO	Ulnar	(7) 8 1
	FLEXOR DO DEDO MÍNIMO	Ulnar	(7) 8 1
	INTERÓSSEOS PALMARES	Ulnar	8 1
	INTERÓSSEOS DORSAIS	Ulnar	8 1
	LUMBRICAIS III & IV	Ulnar	(7) 8 1
	ADUTOR DO POLEGAR	Ulnar	8 1
	FL. CURTO DO POL. (HÁLUX PROF.)	Ulnar	8 1

SENSORIAL

Dermátomos reproduzidos de Keegan and Garrett Anat Rec 102, 409, 437, 1948. Distribuição cutânea de nervos periféricos reproduzida de *Gray's Anatomy of the Human Body*. 28ª ed.

© 2005 Florence P. Kendall.

CASO Nº 2: LESÃO DOS NERVOS RADIAL, MEDIANO E ULNAR

PESCOÇO, DIAFRAGMA E MEMBRO SUPERIOR

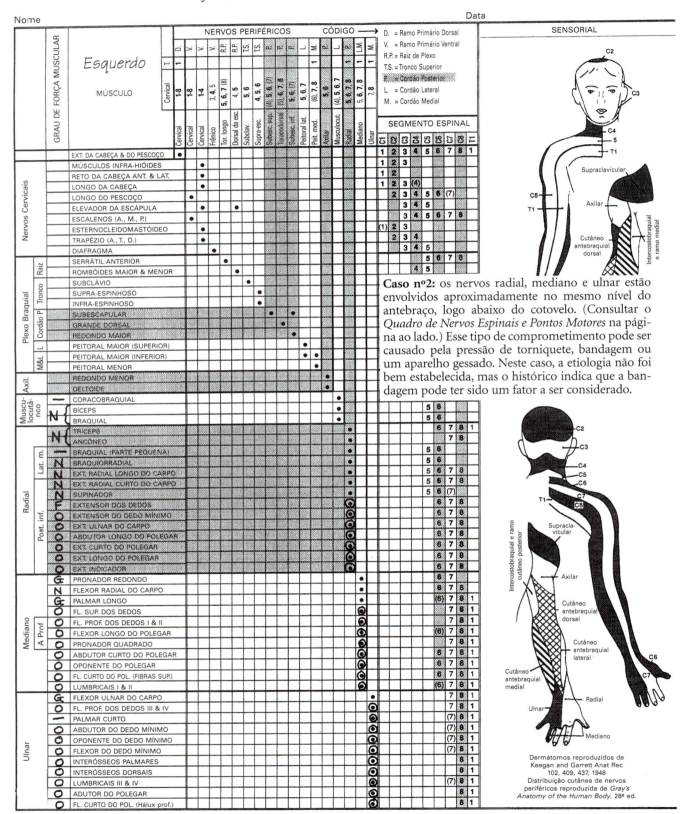

Caso nº2: os nervos radial, mediano e ulnar estão envolvidos aproximadamente no mesmo nível do antebraço, logo abaixo do cotovelo. (Consultar o *Quadro de Nervos Espinais e Pontos Motores* na página ao lado.) Esse tipo de comprometimento pode ser causado pela pressão de torniquete, bandagem ou um aparelho gessado. Neste caso, a etiologia não foi bem estabelecida, mas o histórico indica que a bandagem pode ter sido um fator a ser considerado.

N= normal; F= fraco; G= bom.
© 2005 Florence P. Kendall.

CASO N°2: LESÃO DOS NERVOS RADIAL, MEDIANO E ULNAR

349

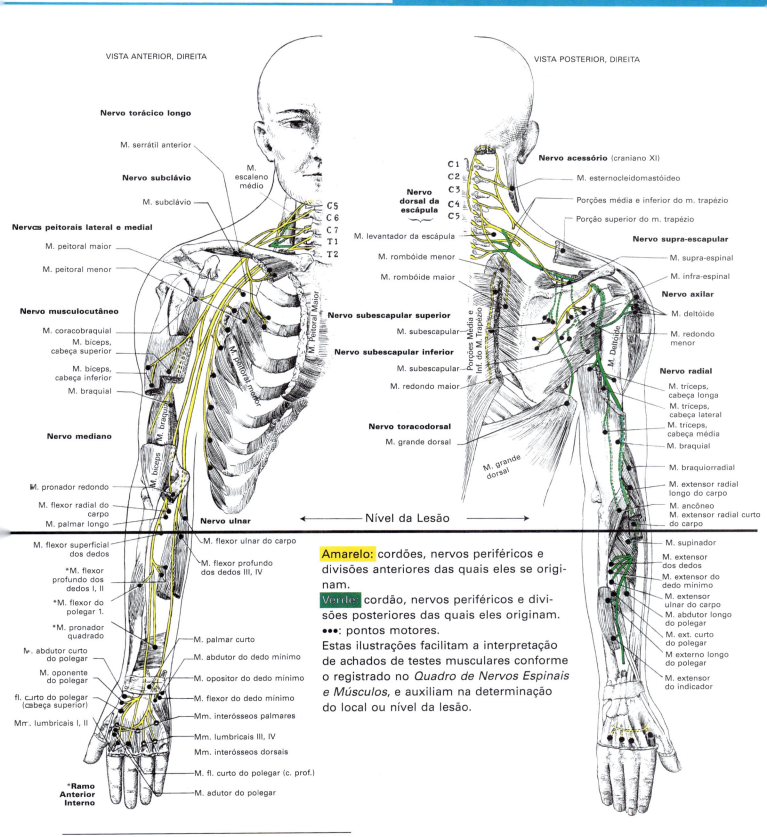

© 2005 Florence P. Kendall.

PESCOÇO, DIAFRAGMA E MEMBRO SUPERIOR

Nome: _____   Data: _____

CASO Nº 3: LESÃO PROVÁVEL DE C5

NERVOS PERIFÉRICOS	CÓDIGO	
D. = Ramo Primário Dorsal		
V. = Ramo Primário Ventral		
R.P. = Raiz de Plexo		
T.S. = Tronco Superior		
P. = Cordão Posterior		
L. = Cordão Lateral		
M. = Cordão Medial		

Esquerdo — MÚSCULO

MÚSCULO	Nervo	Código	Segmento Espinal
EXT. DA CABEÇA & DO PESCOÇO	Cervical	D. / 1-8	1 2 3 4 5 6 7 8 1
MÚSCULOS INFRA-HIÓIDES	Cervical	V. / 1-8	1 2 3
RETO DA CABEÇA ANT. & LAT.	Cervical	V. / 1-4	1 2
LONGO DA CABEÇA	Cervical	V. / 1-4	1 2 3 (4)
LONGO DO PESCOÇO	Cervical	3, 4, 5	2 3 4 5 6 (7)
ELEVADOR DA ESCÁPULA	Cervical	3, 4, 5	3 4 5
ESCALENOS (A., M., P.)	Cervical	3, 4, 5	3 4 5 6 7 8
ESTERNOCLEIDOMASTÓIDEO			(1) 2 3
TRAPÉZIO (A., T., D.) N?			2 3 4
DIAFRAGMA *	Frênico	3, 4, 5	3 4 5
SERRÁTIL ANTERIOR (Raiz) G	Tor. longo	5, 6, 7 (8)	5 6 7 8
ROMBÓIDES MAIOR & MENOR P	Dorsal da esc.	4, 5	4 5
SUBCLÁVIO	Subclav.	5, 6	5 6
SUPRA-ESPINHOSO (Tronco) ?	Supra-esc.	4, 5, 6	4 5 6
INFRA-ESPINHOSO T	Supra-esc.	4, 5, 6	(4) 5 6
SUBESCAPULAR (Cordão P) G	Subesc. sup.	(4), 5, 6 (7)	5 6 7
GRANDE DORSAL G	Toracodorsal	(5), 6, 7, 8	6 7 8
REDONDO MAIOR G	Subesc. inf.	5, 6 (7)	5 6 7
PEITORAL MAIOR (SUP) G	Peitoral lat.	5, 6, 7	5 6 7
PEITORAL MAIOR (INF) G	Peit. med.	(6), 7, 8	6 7 8 1
PEITORAL MENOR G	Peit. med.	(6), 7, 8	(6) 7 8 1
REDONDO MENOR (Axil.) T	Axilar	5, 6	5 6
DELTÓIDE T	Axilar	5, 6	5 6
CORACOBRAQUIAL	Musculocut.	(4), 5, 6, 7	6 7
BÍCEPS P+	Musculocut.	(4), 5, 6, 7	5 6
BRAQUIAL	Musculocut.	(4), 5, 6, 7	5 6
TRÍCEPS G+	Radial	5, 6, 7, 8	6 7 8 1
ANCÔNEO	Radial	5, 6, 7, 8	7 8
BRAQUIAL (PARTE PEQUENA) P	Radial	5, 6, 7, 8	5 6
BRAQUIORRADIAL F-	Radial	5, 6, 7, 8	5 6
EXT. RADIAL LONGO DO CARPO G	Radial	5, 6, 7, 8	5 6 7 8
EXT. RADIAL CURTO DO CARPO G	Radial	5, 6, 7, 8	5 6 7 8
SUPINADOR F+	Radial	5, 6, 7, 8	5 6 (7)
EXTENSOR DOS DEDOS N	Radial		6 7 8
EXTENSOR DO DEDO MÍNIMO N	Radial		
EXT. ULNAR DO CARPO N	Radial		
ABDUTOR LONGO DO POL. N	Radial		
EXT. CURTO DO POLEGAR N	Radial		
EXT. LONGO DO POLEGAR N	Radial		
EXT. INDICADOR N	Radial		
PRONADOR REDONDO N	Mediano	5, 6, 7, 8	
FLEXOR RADIAL DO CARPO N	Mediano		
PALMAR LONGO N	Mediano		
FL. SUP. DOS DEDOS N	Mediano		
FL. PROF. DOS DEDOS I & II N	Mediano		
FLEXOR LONGO DO POLEGAR N	Mediano		
PRONADOR QUADRADO N	Mediano	7, 8	7 8 1
ABDUTOR CURTO DO POLEGAR N	Mediano	7, 8	6 7 8 1
OPONENTE DO POLEGAR N	Mediano	7, 8	6 7 8 1
FL. CURTO DO POL. (FIBRAS SUP.) N	Mediano		6 7 8 1
LUMBRICAIS I & II N	Mediano		(6) 7 8 1
FLEXOR ULNAR DO CARPO N	Ulnar	7, 8	7 8 1
FL. PROF. DOS DEDOS III & IV N	Ulnar		7 8 1
PALMAR CURTO —	Ulnar		(7) 8 1
ABDUTOR DO DEDO MÍNIMO N	Ulnar		(7) 8 1
OPONENTE DO DEDO MÍNIMO N	Ulnar		(7) 8 1
FLEXOR DO DEDO MÍNIMO N	Ulnar		(7) 8 1
INTERÓSSEOS PALMARES N	Ulnar		8 1
INTERÓSSEOS DORSAIS N	Ulnar		8 1
LUMBRICAIS III & IV N	Ulnar		(7) 8 1
ADUTOR DO POLEGAR N	Ulnar		8 1
FL. CURTO DO POL. (HÁLUX PROF.) N	Ulnar		8 1

SENSORIAL

Caso nº3: achados do teste muscular indicam uma provável lesão de C5. Os achados neste caso são similares ao de uma lesão de C5 conhecida.

Dermátomos reproduzidos de Keegan and Garrett Anat Rec 102, 409, 437, 1948
Distribuição cutânea de nervos periféricos reproduzida de *Gray's Anatomy of the Human Body*. 28ª. ed.

---

*A respiração do paciente pareceu estar levemente dificultosa. Ele relatou dificuldade em respirar por cerca de uma semana após a lesão.

© 2005 Florence P. Kendall.

CASO N°4: LESÃO DOS CORDÕES LATERAL E MEDIAL

PESCOÇO, DIAFRAGMA E MEMBRO SUPERIOR

Nome _____ Data _____

Caso nº 4: um teste muscular manual foi realizado antes da cirurgia, e os achados indicaram:

Discreto comprometimento dos músculos inervados pelo nervo radial abaixo do nível de inervação do tríceps.

Comprometimento moderado do cordão lateral abaixo do nível do nervo peitoral lateral.

Provavelmente, comprometimento total do cordão medial acima do nível do nervo peitoral medial, interrompendo a inervação de C8 e T1 (tronco inferior).

O fato de os mm. peitoral menor, flexor ulnar do carpo e flexor profundo dos dedos III e IV apresentarem certa força, pode dar a entender que C8 e T1 estão intactos. Esses músculos, juntamente com alguns dos músculos intrínsecos da mão, também são inervados por C7, e pode haver uma discreta evidência de força nesses músculos de C7, sem que o cordão medial esteja intacto.

Na cirurgia, constatou-se que o cordão medial foi interrompido por um projétil acima do nível do nervo peitoral medial, como havia sido indicado pelo teste muscular.

Dermátomos reproduzidos de Keegan and Garrett Anat Rec 102, 409, 437, 1948. Distribuição cutânea de nervos periféricos reproduzida de *Gray's Anatomy of the Human Body*. 28ª. ed.

© 2005 Florence P. Kendall.

CASO N° 5: LESÃO PARCIAL DO PLEXO BRAQUIAL

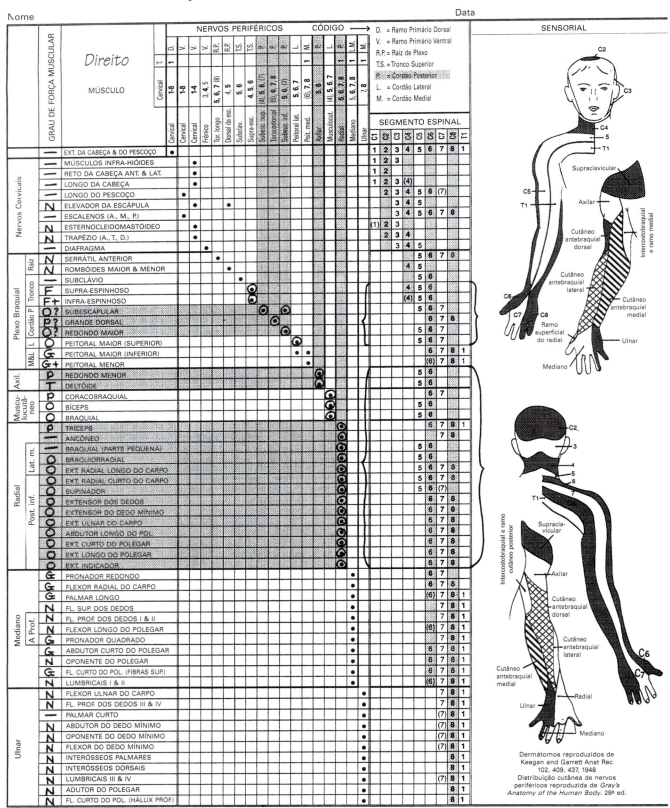

CASO N° 5: LESÃO PARCIAL DO PLEXO BRAQUIAL

Um homem de 30 anos caiu de um automóvel em movimento e permaneceu inconsciente durante cerca de 20 minutos. Suas lesões menores foram tratadas no serviço de emergência de um hospital local e depois ele foi liberado. Durante as três semanas seguintes, ele foi tratado por vários médicos por causa da paralisia e do edema no membro superior direito e dores no tórax e nas costas.

Vinte e dois dias após o acidente, ele foi admitido no University of Maryland Hospital. Uma avaliação neuromuscular, incluindo o teste muscular manual e um estudo eletromiográfico, foi realizada e revelou um comprometimento extenso do membro superior direito.

Decidiu-se postergar a exploração cirúrgica e tratar o paciente de modo conservador com um imobilizador pneumático e terapia de acompanhamento em regime ambulatorial. Infelizmente, o paciente só procurou o serviço ambulatorial cinco meses depois. Subseqüentemente, um teste muscular manual (ver página ao lado), um estudo eletrodiagnóstico e um estudo eletromiográfico foram realizados.

TESTES SENSORIAIS E DE REFLEXOS

A sensibilidade à picada de agulha estava ausente na área da distribuição sensorial dos nervos axilar, musculocutâneo e radial. Não foram observados reflexos tendíneos profundos no m. bíceps ou m. tríceps.

TESTE MUSCULAR MANUAL

O quadro da página ao lado indica, à primeira vista, que os músculos inervados pelo nervo ulnar foram classificados como normais; os inervados pelo nervo mediano, normais ou bons; e os inervados pelo radial, musculocutâneo e axilar, normal ou zero. No plexo braquial, o envolvimento foi mais complicado, conforme constatado pela graduação variando de normal a zero. No entanto, a avaliação concomitante dos nervos periféricos e segmentos espinais envolvidos forneceu informações adicionais e propiciou a base para a determinação dos locais de lesões da seguinte maneira:

1. *Lesão do cordão posterior do plexo braquial:* os músculos inervados pelos nervos subescapulares superior e inferior, toracodorsal, axilar e radial, os quais se originam do cordão posterior, revelam paralisia completa ou fraqueza considerável. O comprometimento do m. subescapular coloca o local da lesão proximal ao ponto de emergência do nervo subescapular superior ("c" na figura abaixo).

2. *Ausência de comprometimento do cordão medial do plexo:* os músculos inervados pelo nervo ulnar, ramo terminal do cordão medial, apresentam graduação normal. A parte esternal do m. peitoral maior e do m. peitoral menor (C5-T1) e alguns músculos inervados pelo nervo mediano (C6-T1) apresentam grau bom. Presume-se que uma discreta fraqueza seja atribuída a um déficit de C5 e C6 e não a um comprometimento do cordão medial.

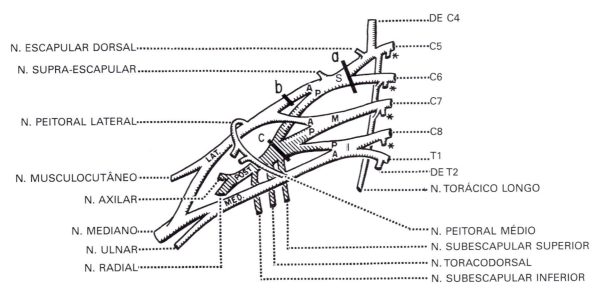

Plexo braquial com possíveis locais de lesão (a, b e c). S = tronco superior; M = tronco médio; L = troncos laterais; A = divisões anteriores; P = divisões posteriores; * = ao longo do pescoço e escalenos; LAT = cordão lateral; MED = cordão medial; POST = cordão posterior. Reproduzido de Coyne JM *et al.* (33), com permissão.

CASO N° 5: LESÃO PARCIAL DO PLEXO BRAQUIAL

3. *Lesão do tronco superior (formado pelas raízes C5 e C6 do plexo) ou da divisão anterior do tronco superior antes de ela se unir à divisão anterior do tronco médio (C7) para formar o cordão lateral.* A confirmação dessa afirmativa requer uma explanação de como se determina que a lesão está localizada nessa área e que não é mais proximal que "a" ou mais distal que "b", como demonstrado na figura da página anterior.

A paralisia completa dos mm. bíceps e braquial (de C5 e C6) levanta a questão do nível de comprometimento desses músculos – nervo musculocutâneo (C5, C6 e C7), cordão lateral (C5, C6 e C7) tronco ou raiz de nervo espinal?

O fato de o n. coracobraquial apresentar certa força descarta o comprometimento total no trajeto do n. musculocutâneo. Uma lesão completa nesse nível do cordão lateral (C5, C6 e C7) é refutada por vários achados que indicam que o componente C7 não está envolvido.

O m. flexor superficial dos dedos, os mm. flexores profundos dos dedos I e II e os mm. lumbricais I e II, inervados por C7, C8 e T1 por meio do nervo mediano, apresentam grau normal. Outros músculos inervados pelo nervo mediano, o qual é suprido por C6, C7, C8 e T1, apresentam grau bom e, indubitavelmente, teriam uma fraqueza maior caso C7 estivesse envolvido.

A parte esternal dos mm. peitoral maior e peitoral menor, inervada principalmente pelo n. peitoral medial (C8 e T1) e, num certo grau, pelo n. peitoral lateral (C5, C6 e C7), apresenta grau bom e bom+. Caso C7 estivesse envolvido, a fraqueza seguramente seria maior.

A presença de força no n. coracobraquial é explicada pela suposição de que o componente C7 está intacto, o que é confirmado posteriormente. A fraqueza de alongamento, superposta a esse músculo pela subluxação da junta do ombro e pela fraqueza dos mm. deltóide e bíceps, poderia ser responsável pela graduação do n. coracobraquial não ser superior a ruim.

Conseqüentemente, com o não-comprometimento de C7, o ponto mais distal da lesão pode ser considerado a letra "b" na figura da página precedente.

A possibilidade do comprometimento de C5 e C6 mais proximal que "a" (ver Figura, p. 353). Nas raízes do plexo está descartada, porque os músculos rombóides e serrátil anterior apresentam um grau normal. Se a lesão é proximal ou distal ao ponto de emergência do nervo supra-escapular depende de o comprometimento dos mm. supra-espinal e infra-espinal ser de base neurogênica ou de fraqueza de alongamento.

Os mm. supra-espinal e infra-espinal (C4, C5 e C6) apresentam grau regular e, caso essa fraqueza parcial for decorrente de um déficit neurológico, a lesão deve ser proximal ao ponto de emergência do nervo supra-escapular. Assim, a presença de força regular seria interpretada como resultado da regeneração durante os sete meses a partir do início do quadro.

Por outro lado, a fraqueza desses músculos pode ser secundária à fraqueza de alongamento e não de caráter neurogênico. O paciente não utilizou o imobilizador pneumático que foi aplicado 23 dias após a lesão e constatou-se que tinha subluxação da junta e distensão da cápsula. Adicionalmente, a fraqueza não era pronunciada como nos outros músculos inervados por C5 e C6, uma contração normal podia ser sentida à palpação e esses músculos tinham sido submetidos a alongamento indevido. Se a fraqueza fosse resultante do alongamento, o local inicial da lesão seria distal ao ponto de emergência do nervo supraescapular.

CASO N°6: FRAQUEZA DE ALONGAMENTO SOBREPOSTA A UM NERVO PERIFÉRICO

O caso a seguir é um exemplo de fraqueza de alongamento sobreposta a uma lesão de nervo *periférico*.

Uma mulher estava levantando uma pedra pesada enquanto realizava um trabalho de jardinagem. Suas mãos estavam em supinação. Subitamente, a pedra caiu e fez com que suas mãos ficassem em pronação. A mulher sentiu uma dor aguda no braço direito. Começou a apresentar fraqueza nos músculos inervados pelo nervo radial abaixo do nível do m. supinador e foi examinada por vários médicos, incluindo um neurocirurgião que disse que já havia visto alguns casos e que tinha conhecimento de outros descritos na literatura, nos quais o nervo radial havia sido envolvido de modo similar no nível onde atravessa o supinador.

A paciente foi examinada pela primeira vez por um fisioterapeuta *18 meses após o início do quadro*. Os mm. extensores do punho e o extensor dos dedos apresentavam fraqueza acentuada, mas não paralisia completa, cuja graduação era ruim e ruim+. Ela passou a usar um imobilizador e, em duas semanas, a força passou a ser de grau ruim+ e regular+. Em seguida, a condição estabilizou-se. A paciente começou a realizar mais atividades com as mãos e ficava sem o imobilizador a maior parte do tempo. Três meses se passaram e, em vez de desistirem, a paciente, o médico e o fisioterapeuta decidiram que deveriam tentar um período de imobilização mais completa. Foi colocado um aparelho gessado, incluindo extensão das juntas metacarpofalângicas. Ele protegia os mm. extensores do punho e o m. extensor dos dedos, no entanto permitia o uso das juntas interfalângicas em flexão e extensão. O aparelho gessado era removível, mas a paciente foi orientada a utilizá-lo o máximo de tempo possível durante as 24 horas e a não mover o punho e os dedos da mão em flexão completa quando estivesse sem o aparelho. Depois de duas semanas, os músculos do punho e dos dedos da mão apresentaram melhora. A paciente conseguiu tocar piano e digitar pela primeira vez em dois anos.

Uma lesão do sistema nervoso central com fraqueza de alongamento superposta é exemplificada no caso a seguir.

Uma criança que apresentou hemiplegia direita no nascimento foi examinada *aos 12 anos de idade* em razão de "punho caído". A mão foi imobilizada com um aparelho gessado e mantida nessa posição durante vários meses, dia e noite, exceto durante períodos de tratamento. Os músculos apresentaram um retorno excelente da força. Os dados a seguir, retirados de seu prontuário, são bem interessantes, pois o paciente foi tratado durante um longo período.

	Graus de Força Muscular	
Idade (anos)	**Extensor Radial do Carpo**	**Extensor Ulnar do Carpo**
12	Ruim−	Regular
13	Bom+	Bom+
16	Normal	Normal
20	Normal	Normal
24	Bom	Bom

LESÕES POR USO EXCESSIVO

A lesão por uso excessivo pode ser definida como um dano causado por movimentos repetitivos realizados durante um período que vai além da tolerância dos tecidos envolvidos. Tal período pode ser curto se a carga levantada ou a força requerida forem excessivas em relação à capacidade do indivíduo. Lesões por uso excessivo geralmente se estendem por um longo período, e a atividade causa irritação ou ruptura muscular, tendínea ou capsular e subseqüente dor e inflamação.

As juntas e os músculos do membro superior são muito vulneráveis a lesões por uso excessivo. Os movimentos repetitivos de mão e membro superior associados a atividades ocupacionais ou recreativas dão origem a uma variedade de distensões, processos inflamatórios ou comprometimentos nervosos que acarretam condições leves a debilitantes.

As lesões por uso excessivo causam numerosos problemas para mais de 2,3 milhões de indivíduos só nos Estados Unidos, os quais apresentam incapacidades que exigem o uso de cadeira de rodas manual (34). Esses usuários de cadeira de rodas dependem dos membros superiores para movimentação, transferência, alívio da pressão e diversas atividades funcionais cotidianas. A patologia que ocorre mais comumente é a síndrome do impacto do ombro envolvendo o manguito rotador, o tendão bicipital e/ou a bursa subacromial.

Para lesões por uso excessivo, como cotovelo de tenista (epicondilite lateral), cotovelo de golfista (epicondilite medial) e ombro de nadador (síndrome do impacto), a lesão por distensão repetitiva devida ao uso excessivo de teclado ou de computador ou o exercício de flexão de solo (push-up) realizado em excesso, o tratamento depende, em parte, da especificidade propriciada pelo teste muscular manual.

Por exemplo, um teste preciso pode ajudar a evitar diagnósticos como a síndrome do túnel do carpo quando o problema é, de fato, uma síndrome do m. pronador redondo. Um estudo da Mayo Clinic revelou que 7 de 35 pacientes que foram operados do túnel do carpo foram diagnosticados posteriormente como portadores da síndrome do m. pronador redondo (35).

O objetivo do tratamento conservador é aliviar a dor, reduzir o uso excessivo e evitar uma maior distensão. O uso periódico de suportes adequados para o punho, o membro superior, o ombro e a região dorsal pode ajudar a minimizar os efeitos debilitantes das lesões por uso excessivo e restaurar a função dos músculos envolvidos.

Abaixo, um resumo das áreas de maior preocupação do membro superior.

Extensão da junta do punho, mm. extensores, n. radial (C5, C6, C7 e C8)
Flexão da junta do punho, mm. flexores, n. ulnar (C7, C8 e T1)

Flexão da junta do punho, mm. flexores, n. mediano (C6, C7 e C8)
    Síndrome do túnel do carpo

Junta radioulnar (antebraço), m. pronador redondo, n. mediano (C6 e C7)
    Síndrome do m. pronador redondo

Junta do cotovelo, mm. flexores, n. musculocutâneo (C4, C5 e C6)
    Epicondilite lateral (cotovelo de tenista)
    Epicondilite medial (cotovelo de golfista)

Junta do ombro, abdutores: supra-espinal, n. musculocutâneo (C4, C5 e C6)

Junta do ombro, rotadores laterais: supra-espinal, infra-espinal (C4, C5 e C6)
        Redondo menor (C5 e C6)

Junta do ombro, rotação medial: subescapular, redondo menor (C5, C6 e C7)
        Grande dorsal (C6, C7 e 8)

EXERCÍCIOS CORRETIVOS: MEMBRO SUPERIOR

Exercícios com o paciente deitado devem ser realizados sobre uma superfície firme, como uma prancha sobre a cama, uma mesa de tratamento ou no chão, com um colchonete fino ou um cobertor dobrado colocado sobre a superfície firme por questão de conforto.

Exercícios de *alongamento* devem ser precedidos por aquecimento e massagem suaves para ajudar a relaxar os músculos contraídos. O uso de calor em músculos fracos e hiperdistendidos não é indicado. O alongamento deve ser realizado de forma gradual, com um esforço consciente para relaxar. Continuar até sentir uma "tração" firme porém tolerável, respirando confortavelmente enquanto o alongamento é mantido e, em seguida, retornar *lentamente* da posição alongada. Exercícios de *fortalecimento* também devem ser realizados lentamente, com um esforço para que os músculos que estiverem sendo exercitados sintam uma forte "tração". Manter a posição final durante alguns segundos e depois relaxar e repetir o exercício de acordo com indicação do terapeuta.

Exercício Postural na Parede (Wall-Sitting)

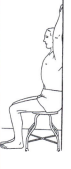

Sente-se em um banco com as costas contra a parede. Retificar a região lombar contra a parede *tracionando para cima com os músculos abdominais inferiores*. Colocar as mãos para cima, ao lado da cabeça. Endireitar a região dorsal tracionando as escápulas para baixo e para trás e colocar os cotovelos contra a parede. Manter os membros superiores em contato com a parede e, lentamente, seguir os padrões abaixo.

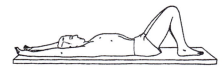

Alongamento do M. Adutor do Ombro

Com os joelhos flexionados e os pés apoiados na mesa, inclinar a pelve para retificar a região lombar sobre a mesa. Manter o dorso plano, colocar ambos os membros superiores acima da cabeça e tentar colocá-los em contato com a mesa com os cotovelos estendidos. Levar os braços o mais próximo possível das laterais da cabeça. (NÃO permitir que as costas se arqueiem.) Seguir os padrões de movimento abaixo.

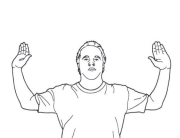 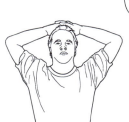 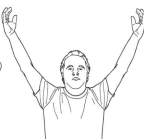 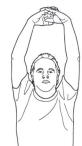 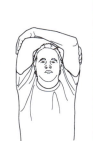

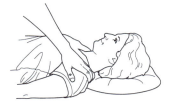

Alongamento Assistido do M. Peitoral Menor

Com o indivíduo em decúbito dorsal (joelhos flexionados, pés apoiados sobre a mesa), o assistente posiciona-se ao lado do ombro a ser alongado e coloca a mão entre o pescoço e a junta do ombro. Ele pressiona o ombro pra trás e para baixo com uma pressão firme e uniforme que ajuda a rodar o ombro para trás. A posição é mantida por 60 segundos.

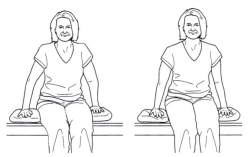

Alongamento da Parte Superior do M. Trapézio Pelo Fortalecimento do M. Grande Dorsal

Sentar-se na mesa com um bloqueio acolchoado ao lado dos quadris. Manter o corpo ereto com os ombros em bom alinhamento. Pressionar para baixo, estendendo os cotovelos, e elevar as nádegas da mesa para cima. Retornar lentamente à posição inicial.

© Florence P. Kendall e Patrícia G. Provance. As autoras permitem a reprodução para uso pessoal, mas não para a venda.

Referências Bibliográficas

1. Goss CM, ed. Gray's Anatomy of the Human Body. 28th Ed. Philadelphia: Lea & Febiger, 1966.
2. Bremner-Smith AT, Unwin AJ, Williams WW. Sensory pathways in the spinal accessory nerve. J Bone Joint Surg [BR] 1999;81-B:226-228.
3. Dorland WA. The American Illustrated Medical Dictionary. Philadelphia: W. B. Saunders, 1932.
4. Johnson JYH, Kendall HO. Isolated paralysis of the serratus anterior muscle. J Bone Joint Surg[Am] 1955;37-A:567; Ortho Appl J 1964;18:201.
5. Taber CW. Taber's Cyclopedic Medical Dictionary. Philadelphia: F.A. Davis, 1969, pp. l-25, Appendix 45-50.
6. Dorland's Illustrated Medical Dictionary. 27th Ed. Philadelphia: W.B. Saunders, 1988;1118-1125.
7. O'Neill DB, Zarins B, GelbermaenRH, Keating TM, Louis D. Compression of the anterior interosseous nerve after use of a sling for dislocation of the acromioclavicular joint. J Bone Joint Surg [Am] 1990;72-A(7)1100.
8. Hadley MN, Sonntag VKH, Pittman HW. Suprascapular nerve entrapment. J Neurosurg 1986;64:843-848.
9. Post M, Mayer J. Suprascapular nerve entrapment. Clin Orthop Realt Res 1987; 223: 126-135.
10. Conway SR, Jones HR. Entrapment and compression neuropathies. In: Tollison CD, ed. Handbook of Chronic Pain Management. Baltimore: Williams & Wilkins, 1989.
11. Sunderland S. Nerve Injuries and Their Repair: A Critical Appraisal. London: Churchill Livingstone, 1991, p. 161.
12. Nakano KK. Neurology of Musculoskeletal and Rheumatic Disorders. Boston: Houghton Mifflin, 1978, pp. 191, 200.
13. Geiringer SR, Leonard JA. Posterior interosseus palsy after dental treatment: case report. Arch Phys Med Rehabil 1985;66.
14. Dawson DM, Hallett M, Millender LH. Entrapment Neuropathies. 2nd Ed. Boston: Little, Brown, 1990.
15. Conway SR, Jones HR. Entrapment and compression neuropathies. In: Tollison CD, ed. Handbook of Chronic Pain Management. Baltimore: Williams & Wilkins, 1989.
16. Agur AMR. Grant's Atlas of Anatomy. 9th Ed. Baltimore: Williams & Wilkins, 1991.
17. Palmer ML, Eppler M. Clinical Assessment Procedures in Physical Therapy. Philadelphia: JB Lippincott Co., 1990, pp. 339-340.
18. Reese NB, Bandy WD. Joint Range of Motion and Muscle Length Testing. Philadelphia: W.B. Saunders, 2002, p. 403.
19. Clarkson HM. Musculoskeletal Assessment. 2nd Ed. Baltimore: Lippincott Williams & Wilkins, 1989, p. 403.
20. AAOS American Academy of Orthopedic Surgeons. As cited in Reese NB, Bandy WD. Joint Range of Motion and Muscle Length Testing. Philadelphia: W.B. Saunders, 2002, p. 404.
21. AMA American Medical Association. As cited in Reese NB, Bandy WD. Joint Range of Motion and Muscle Length Testing. Philadelphia: W.B. Saunders, 2002, p. 404.
22. American Society of Hand Therapists, Fess EG, Movan C, ed. Clinical Assessment Recommendations. 2nd Ed. Garner, NC: The American Society of Hand Therapists, 1992, p. 51.
23. Dirckx JH, ed. Stedman's Concise Medical Dictionary. 4th Ed. Baltimore: Lippincott Williams & Wilkins, 2001, p. 76.
24. Inman VT, Saunders JB, de CM, Abbott LC. Observations on the function of the shoulder joint. J Bone Joint Surg 1944;26:1.
25. Spinner M. Management of nerve compression lesions of the upper extremity. In: Omer GE, Spinner M. Management of Peripheral Nerve Problems. Philadelphia: W.B. Saunders, 1980.
26. Sunderland S. Nerves and Nerve Injuries. 2nd Ed. New York: Churchill Livingstone, 1978.
27. Kendall HO, Kendall FP, Boyton D. Posture and Pain. Baltimore: Williams & Wilkins, 1952.
28. Stein, I. Painful conditions of the shoulder joint. Phys Ther Rev 1948;28(6).
29. Cahill BR. Quadrilateral space syndrome. In: Omer GE, Spinner M. Management of Peripheral Nerve Problems. Philadelphia: W.B. Saunders, 1980, pp. 602-606.
30. CD Denison. Orthopedic Appliance Corporation, 220 W. 28th St. Baltimore, Maryland.
31. Burstein D. Joint compression for treatment of shoulder pain. Clin Man 1985;5(2):9.
32. Brown LP, Niehues SL, Harrah A, et al. Upper extremity range of motion and isokinetic strength of internal and external rotators in major league baseball players. In: McMahon PJ, Sallis RE. The Painful Shoulder, Postgraduate Medicine, 1999; 106(7).
33. Coyne JM, Kendall FP, Latimer RM, Payton OD. Evaluation of brachial plexus injury. J Am Phys Ther Assoc 1968;48:733.
34. Trends and differential use of assistive technology devices: United States, 1994. The National Health Interview Survey on Disability, 1999.
35. Hartz Cr, Linscheid RL, Gramse RR, Daube JR. The pronator teres syndrome: compression neuropathy of the median nerve. J Bone Joint Surg, 1981;63A;885-890.

7

Membro Inferior

CONTEÚDO

Introdução	**361**
***Seção I:* Inervação**	**362**
Plexo Lombar, Plexo Sacral	362, 363
Quadro de Nervos Espinais e Músculos	364
Quadro de Nervos Espinais e Pontos Motores	365
Quadro de Músculos do Membro Inferior	366, 367
Nervos para Músculos: Motores e Sensoriais ou Motores	368
Nervos Cutâneos do Membro Inferior	369
***Seção II:* Movimentos das Juntas**	**370**
Movimentos dos Dedos do Pé, Pé, Tornozelo e Joelho	370, 371
Movimentos da Junta do Quadril	372, 373
Quadro de Mensuração da Junta	374
Tratamento de Problemas de Comprimento Muscular	375
Testes de Comprimento dos Flexores Plantares do Tornozelo	375
Testes de Comprimento para os Músculos Flexores do Quadril	376-380
Alongamento dos Músculos Flexores do Quadril	381
Problemas Associados ao Teste de Comprimento dos Músculos Posteriores da Coxa	382
Testes para o Comprimento dos Músculos Posteriores da Coxa	383, 384
Encurtamento dos Músculos Posteriores da Coxa	385, 386
Efeito do Encurtamento dos Músculos Flexores do Quadril no Comprimento dos Músculos Posteriores da Coxa	387
Erros no Teste de Comprimento dos Músculos Posteriores da Coxa	388, 389
Alongamento dos Músculos Posteriores da Coxa	390
Testes de Ober e de Ober Modificado	391-394
Teste de Comprimento dos Músculos Flexores do Quadril	395-397
Alongamento do M. Tensor da Fáscia Lata	398
***Seção III:* Teste de Força Muscular**	**399**
Quadro de Análise do Desequilíbrio Muscular: Membro Inferior	399
Testes de Força: Músculos dos Dedos do Pé	400-409
Tibial Anterior	410
Tibial Posterior	411
Fibulares Longo e Curto	412

Flexores Plantares do Tornozelo	413-415
Poplíteo	416
Posteriores da Coxa e Grácil	417-419
Quadríceps Femoral	420, 421
Flexores do Quadril	422, 423
Sartório	424
Tensor da Fáscia Lata	425
Adutores do Quadril	426-428
Rotadores Mediais da Junta do Quadril	429
Rotadores Laterais da Junta do Quadril	430, 431
Glúteo Mínimo	432
Glúteo Médio	433
Fraqueza do Glúteo Médio	434
Sinal de Trendelenburg e Fraqueza dos Abdutores do Quadril	435
Glúteo Máximo	436, 437
Mensuração do Comprimento do Membro Inferior	438
Discrepância Aparente do Comprimento do Membro Inferior	439
***Seção IV:* Condições Dolorosas**	**440**
Problemas do Pé	440-443
Condições Defeituosas e Dolorosas do Pé	440
Calçados e Correções de Calçados	444-446
Problemas no Joelho	447, 448
Dor no Membro Inferior	449
Contração do M. Tensor da Fáscia Lata e do Trato Iliotibial	449
Alongamento do M. Tensor da Fáscia Lata e do Trato Iliotibial	450, 451
Protrusão do Disco Intervertebral	452
M. Piriforme e sua Relação com a Ciatalgia	453, 454
Problemas Neuromusculares	454
Caso nº1: Lesão do Nervo Fibular	455
Caso nº2: Lesão Envolvendo Nervos Lombossacros	456, 457
Caso nº3: Possível Lesão de L5	458
Caso nº4: Síndrome de Guillain-Barré	459
Caso nº5: Síndrome de Guillain-Barré	460
Caso nº6: Poliomelite	461
Exercícios Corretivos	**462, 463**
Referências Bibliográficas	**464**

INTRODUÇÃO

O membro inferior provê suporte e mobilidade para o corpo. O cumprimento desses papéis requer que o bom equilíbrio muscular do membro inferior seja estabelecido e mantido.

Ao contrário do membro superior, em que um plexo inerva os músculos do membro superior, o membro inferior é inervado pelos plexos lombar e sacral. O diagnóstico diferencial de problemas de movimento das juntas na região do quadril requer uma atenção especial, por causa das origens distintas dos nervos e da grande quantidade de músculos que podem estar envolvidos. Muitos deles cruzam o quadril e o joelho, e distinguir problemas de contração entre os músculos pode ser desafiador. Problemas diferentes podem dar origem a sintomas similares.

O tratamento eficaz de problemas musculoesqueléticos depende de uma avaliação precisa do comprimento e da força dos músculos. Erros graves podem ocorrer se detalhes forem negligenciados. Um exemplo desse tipo de erro é descrito na p. 389.

Como as ações dos músculos do quadril estão bastante relacionadas, podem surgir substituição, em casos de fraqueza muscular, ou acomodação, em casos de encurtamento muscular. Falhar em detectar essa substituição ou permiti-la por meio de posições ou movimentos de teste incorretos invalidarão o teste.

Para começar o processo do diagnóstico diferencial e elaborar um plano de tratamento bem-sucedido, é necessário um conhecimento abrangente sobre inervação, movimentos das juntas, alinhamento de segmentos do corpo e procedimentos precisos de teste de comprimento e força desses músculos. Estudos de caso únicos, com quadros mostrando achados de testes, foram incluídos neste capítulo com objetivo de demonstrar problemas específicos relacionados à disfunção do membro inferior.

PLEXO LOMBAR

O *plexo lombar* é formado pelos ramos primários ventrais de L1, L2, L3, uma parte de L4 e, freqüentemente, uma pequena contribuição de T12. No interior do m. psoas maior, os ramos dividem-se em anteriores e posteriores. Nervos periféricos das divisões anteriores inervam os músculos adutores no lado medial da coxa. Os das divisões posteriores inervam os músculos flexores do quadril e extensores do joelho na face anterior da coxa.

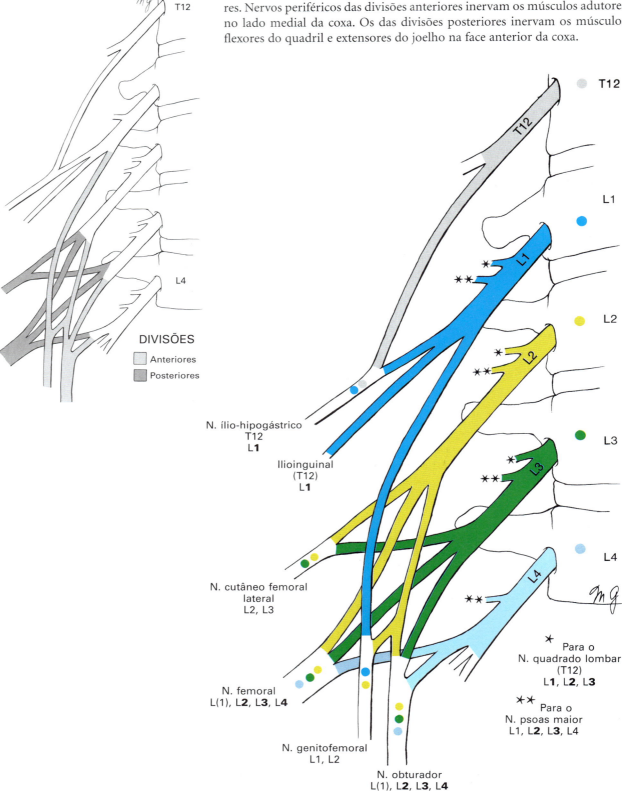

INERVAÇÃO

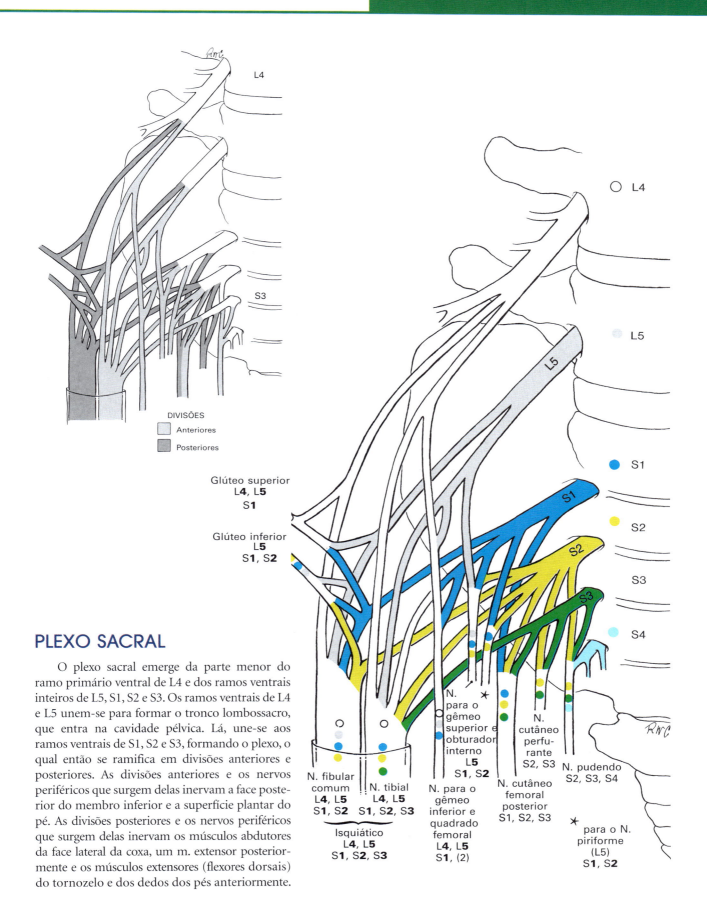

PLEXO SACRAL

O plexo sacral emerge da parte menor do ramo primário ventral de L4 e dos ramos ventrais inteiros de L5, S1, S2 e S3. Os ramos ventrais de L4 e L5 unem-se para formar o tronco lombossacro, que entra na cavidade pélvica. Lá, une-se aos ramos ventrais de S1, S2 e S3, formando o plexo, o qual então se ramifica em divisões anteriores e posteriores. As divisões anteriores e os nervos periféricos que surgem delas inervam a face posterior do membro inferior e a superfície plantar do pé. As divisões posteriores e os nervos periféricos que surgem delas inervam os músculos abdutores da face lateral da coxa, um m. extensor posteriormente e os músculos extensores (flexores dorsais) do tornozelo e dos dedos dos pés anteriormente.

MEMBRO INFERIOR

Nome _____ Data _____

QUADRO DE NERVOS ESPINAIS E MÚSCULOS

CÓDIGO
- D — Ramo Dorsal Primário
- V — Ramo Ventral Primário
- A — Divisão Anterior
- P — Divisão Posterior

		MÚSCULO	NERVOS PERIFÉRICOS	SEGMENTO ESPINAL
Plexo Lombar		QUADRADO DO LOMBO	Plexo Lombar	1 2 3
		PSOAS MENOR	Plexo Lombar	1 2
		PSOAS MAIOR	Plexo Lombar	1 2 3 4
Femoral		ILÍACO	Femoral	(1) 2 3 4
		PECTÍNEO	Femoral (•)	2 3 4
		SARTÓRIO	Femoral	2 3 (4)
		QUADRÍCEPS	Femoral	2 3 4
Obturador	Ant.	ADUTOR CURTO	Obturador	2 3 4
		ADUTOR LONGO	Obturador	2 3 4
		GRÁCIL	Obturador	2 3 4
	Post.	OBTURADOR EXT.	Obturador	3 4
		ADUTOR MAGNO	Obturador / Isquiático	2 3 4 5 1
Glúteos	Sup.	GLÚTEO MÉDIO	Glúteo Sup.	4 5 1
		GLÚTEO MÍNIMO	Glúteo Sup.	4 5 1
		TENSOR DA FÁSCIA LATA	Glúteo Sup.	4 5 1
	Inf.	GLÚTEO MÁXIMO	Glúteo Inf.	5 1 2
Plexo Sacral		PIRIFORME	Plexo Sacral	(5) 1 2
		GÊMEO SUP.	Plexo Sacral	5 1 2
		OBTURADOR INT.	Plexo Sacral	5 1 2
		GÊMEO INF.	Plexo Sacral	4 5 1 (2)
		QUADRADO FEMORAL	Plexo Sacral	4 5 1 (2)
Isquiático	P.	BÍCEPS (CABEÇA CURTA)	Isquiático	5 1 2
	Tibial	BÍCEPS (CABEÇA LONGA)	Isquiático	5 1 2 3
		SEMITENDÍNEO	Isquiático	4 5 1 2
		SEMIMEMBRANÁCEO	Isquiático	4 5 1 2
Fibular comum	Profundo	TIBIAL ANTERIOR	Tibial	4 5 1
		EXT. LONGO DO HÁLUX	Tibial	4 5 1
		EXT. LONGO DOS DEDOS	Tibial	4 5 1
		FIBULAR TERCEIRO	Tibial	4 5 1
		EXT. CURTO DOS DEDOS	Tibial	4 5 1
	Sup.	FIBULAR LONGO	Tibial	4 5 1
		FIBULAR CURTO	Tibial	4 5 1
Tibial	Tibial	PLANTAR	Tibial	4 5 1 (2)
		GASTROCNÊMIO	Tibial	1 2
		POPLÍTEO	Tibial	4 5 1
		SÓLEO	Tibial	5 1 2
		TIBIAL POSTERIOR	Tibial	(4) 5 1
		FL. LONGO DOS DEDOS	Tibial	5 1 (2)
		FL. LONGO DO HÁLUX	Tibial	5 1 2
	Plant. Med.	FL. CURTO DOS DEDOS	Tibial	4 5 1
		ABDUTOR DO HÁLUX	Tibial	4 5 1
		FL. CURTO DO HÁLUX	Tibial	4 5 1
		LUMBRICAIS I	Tibial	4 5 1
	Plant. Lat.	ABD. DO DEDO MÍNIMO	Tibial	1 2
		QUADRADO PLANTAR	Tibial	1 2
		FL. DO DEDO MÍNIMO	Tibial	1 2
		OPON. DO DEDO MÍN.	Tibial	1 2
		ADUTORES DO HÁLUX	Tibial	1 2
		INTERÓSSEOS PLANT.	Tibial	1 2
		INTERÓSSEOS DORSAIS	Tibial	1 2
		LUMBRICAIS II, III, IV	Tibial	(4) (5) 1 2

© 1993 Florence P. Kendall. A autora permite a reprodução para uso pessoal, mas não para venda.

QUADRO DE NERVOS ESPINAIS E PONTOS MOTORES

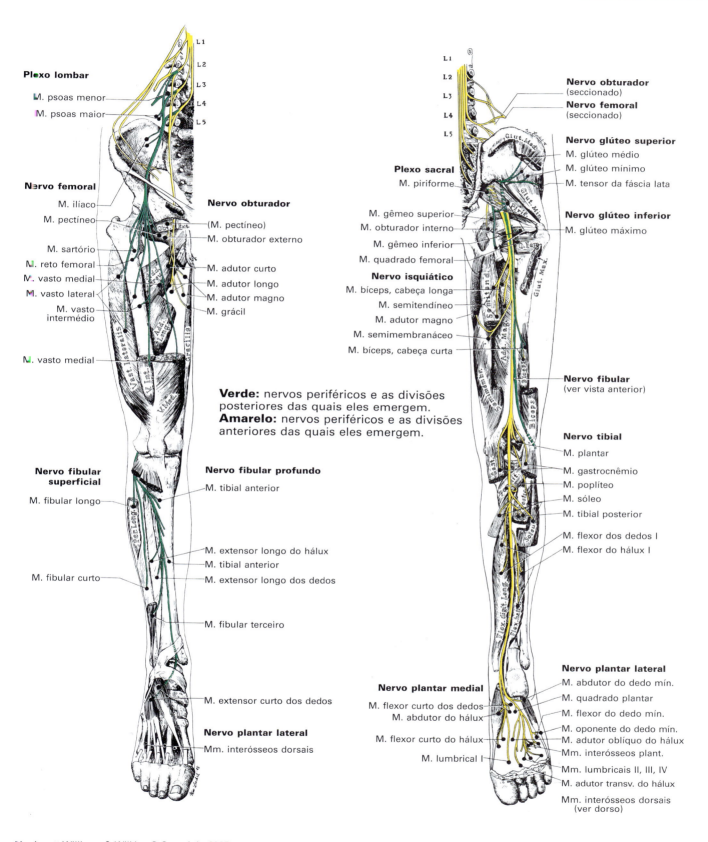

QUADRO DE MÚSCULOS DO MEMBRO INFERIOR

Listados de acordo com a inervação do segmento espinal e agrupados em conformidade com a ação da junta

Segmento espinal

Lombar					Sacral			Músculos	QUADRIL – Flexão	Adução	Rotação Medial	Abdução	Rotação Lateral	Extensão	JOELHO – Extensão	Em flexão – Rotação Lateral	Em flexão – Rotação Medial
1	2	3	4	5	1	2	3										
1	2	3	4					Psoas maior	Psoas maior			Psoas maior	Psoas maior				
(1)	2	3	4					Ilíaco	Ilíaco			Ilíaco	Ilíaco				
	2	3	(4)					Sartório	Sartório			Sartório	Sartório				Sartório
	2	3	4					Pectíneo	Pectíneo	Pectíneo							
	2	3	4					Adutor longo	Adutor longo	Adutor longo	Adutor longo						
	2	3	4					Adutor curto	Adutor curto	Adutor curto	Adutor curto						
	2	3	4					Grácil		Grácil							Grácil
	2	3	4					Quadríceps	Reto femoral						Quadríceps		
	2	3	4					Adutor magno (anterior)	Adutor magno (anterior)	Adutor magno (anterior)							
			4	5	1			Obturador externo		Obturador externo			Obturador externo				
			4	5	1			Adutor magno (posterior)		Adutor magno (posterior)				Adutor magno (posterior)			
			4	5	1			Tibial anterior									
			4	5	1			Tensor da fáscia lata	Tensor da fáscia lata		Tensor da fáscia lata	Tensor da fáscia lata			Tensor da fáscia lata		
			4	5	1			Glúteo mínimo	Glúteo mínimo		Glúteo mínimo	Glúteo mínimo					
			4	5	1			Glúteo médio	Glúteo médio anterior		Glúteo médio anterior	Glúteo médio	Glúteo médio posterior	Glúteo médio posterior			
			4	5	1			Poplíteo									Poplíteo
			4	5	1			Extensor longo dos dedos									
			4	5	1			Fibular terceiro									
			4	5	1			Extensor longo do hálux									
			4	5	1			Extensor curto dos dedos									
			4	5	1			Flexor curto dos dedos									
			4	5	1			Flexor curto do hálux									
			4	5	1			Lumbricais I									
			4	5	1			Abdutor do hálux									
			4	5	1			Fibular longo									
			(4)	5	1	(2)		Fibular curto									
			4	5	1	(2)		Tibial posterior									
			4	5	1	(2)		Gêmeo inferior				Gêmeo inferior	Gêmeo inferior				
			4	5	1	2		Quadrado femoral					Quadrado femoral				
			4	5	1	2		Plantar									
				5	1	(2)		Semimembranáceo	Semi-membranáceo		Semi-membranáceo			Semi-membranáceo			Semi-membranáceo
				5	1	2		Semitendíneo			Semitendíneo			Semitendíneo			Semitendíneo
				5	1	2		Flexor longo dos dedos									
				5	1	2		Glúteo máximo		Glúteo máximo inferior		Glúteo máximo superior	Glúteo máximo	Glúteo máximo			
				5	1	2		Bíceps, cabeça curta								Bíceps, cabeça curta	
				(5)	1	2		Flexor longo do hálux									
				5	1	2		Sóleo									
				5	1	2		Piriforme				Piriforme	Piriforme	Piriforme			
				5	1	2	3	Gêmeo superior				Gêmeo superior	Gêmeo superior				
			(4)	(5)	1	2		Obturador interno				Obturador interno	Obturador interno				
					1	2		Bíceps, cabeça longa					Bíceps, cabeça longa	Bíceps, cabeça longa		Bíceps, cabeça longa	
					1	2		Lumbricais, II, III, IV									
					1	2		Gastrocnêmio									
					1	2		Interósseos dorsais									
					1	2		Interósseos plantares									
					1	2		Abdutor do dedo mínimo									
					1	2		Adutor do hálux									

© 1993 Florence P. Kendall. A autora permite a reprodução para uso pessoal, mas não para venda.

QUADRO DE MÚSCULOS DO MEMBRO INFERIOR

Listados de acordo com a inervação do segmento espinal e agrupados em conformidade com a ação da junta

JOELHO	TORNOZELO		PÉ		JUNTA METATARSOFALÂNGICA				Juntas Interfalângicas Proximais: 2º - 5º dedo do pé		Juntas Interfalângicas Distais: 2º - 5º dedo do pé	
Flexão	Flexão Dorsal	Flexão Plantar	Eversão	Inversão	Extensão	Flexão	Abdução	Adução	Extensão	Flexão	Extensão	Flexão
Sartório												
Grácil												
	Tibial anterior			Tibial anterior								
Poplíteo												
	Extensor longo dos dedos		Extensor longo dos dedos		(2º - 5º dedo) Extensor longo				(2º - 5º dedo) Extensor longo		(2º - 5º dedo) Extensor longo	
	Fibular terceiro		Fibular terceiro									
	Extensor longo do hálux		Extensor longo do hálux		Extensor longo do hálux						Extensor longo do hálux	
					(1º - 4º dedo) Extensor curto				(1º - 4º dedo) Extensor curto		(1º - 4º dedo) Extensor curto	
						(2º - 5º dedo) Flexor curto				(2º - 5º dedo) Flexor curto		
						Flexor curto do hálux						
						(2º dedo) Lumbrical I			(2º dedo) Lumbrical I		(2º dedo) Lumbrical I	
						Abdutor do hálux	Abdutor do hálux					
	Fibular longo	Fibular longo										
	Fibular curto	Fibular curto										
	Tibial posteri-			Tibial posteri-								
Plantar		Plantar										
Semi-membranáceo												
Semitendíneo												
	Flexor longo dos dedos		Flexor longo dos dedos		(2º - 5º dedo) Flexor longo					(2º - 5º dedo) Flexor longo		(2º - 5º dedo) Flexor longo
Bíceps, cabeça curta												
	Flexor longo do hálux		Flexor longo do hálux		Flexor longo do hálux							Flexor longo do hálux
	Sóleo											
Bíceps, cabeça longa												
					(3º - 5º dedo) Lumbricais II-IV				(3º - 5º dedo) Lumbricais II-IV		(3º - 5º dedo) Lumbricais II-IV	
Gastrocnêmio	Gastrocnêmio											
					(2º - 4º dedo) Interósseos dors.	(2º - 4º dedo) Interósseos dors.			(2º - 4º dedo) Interósseos dors.		(2º - 4º dedo) Interósseos dors.	
					(3º - 5º dedo) Interósseos plant.		(3º - 5º dedo) Interósseos plant.		(3º - 5º dedo) Interósseos plant.		(3º - 5º dedo) Interósseos plant.	
							Abdutor do dedo mínimo					
					Adutor do hálux		Adutor do hálux					

© Florence P. Kendall. A autora permite a reprodução para uso pessoal, mas não para venda.

NERVOS PARA MÚSCULOS: MOTORES E SENSORIAIS OU MOTORES

Origem		Segmento Espinal	Nervo	Motor/Sensorial ao Músculo	Músculo
Plexo lombar	Ramo primário ventral	T12, L1	Ílio-hipogástrico	Motor e sensorial	Oblíquo interno, transverso do abdome
		L1, L2, L3, L4	Plexo lombar	Motor e sensorial	Quadrado do lombo, psoas maior, psoas menor
	Divisão posterior	L2, L3, L4	Femoral	Motor e sensorial	Ilíaco, pectíneo, sartório, quadríceps
	Divisão anterior	L2, L3, L4	Obturador	Motor e sensorial	Adutores do quadril
Plexo lombossacro	Divisão posterior	L4, L5, S1	Glúteo, superior	Motor[a]	Glúteo médio, glúteo mínimo, tensor da fáscia lata
	Divisão posterior	L5, S1, S2	Glúteo, inferior	Motor	Glúteo máximo
Nervo isquiático	Divisão posterior	L4, L5, S1, S2	Fibular	Motor e sensorial	Cabeça curta do bíceps, tibial anterior, extensores dos dedos do pé, fibulares
	Divisão anterior	L4, L5, S1, S2, S3	Tibial	Motor e sensorial	Semimembranáceo, semitendíneo, cabeça longa do bíceps, 19 músculos do tornozelo e do pé
Plexo sacral	Ramo primário ventral	L4, L5, S1, S2, S3	Plexo sacral	Motor e sensorial	Piriforme, gêmeos superior e inferior, obturador interno e quadrado femoral

[a] Sensorial para a junta do quadril.

© 1993 Florence P. Kendall. A autora permite a reprodução para uso pessoal, mas não para venda.

Femoral: perfura o m. psoas maior na parte distal do bordo lateral e inerva os mm. ilíaco, pectíneo, sartório e quadríceps femoral. O ramo maior e mais longo do nervo femoral é o *nervo safeno*, o qual inerva a pele sobre o lado medial do membro inferior.

Obturador: de L2 a L4. Por meio de seu ramo *muscular*, ele inerva os mm. obturador externo, adutor magno e, algumas vezes, o adutor curto. Por meio de seu *ramo articular*, ele é distribuído para a membrana sinovial da junta do joelho.

Isquiático: de L4, L5 e S1, S2 e S3. Na maioria das vezes, o nervo isquiático está localizado abaixo do m. piriforme e cruza os mm. obturador interno, gêmeos e quadrado femoral. (Ver ilustração, p. 453.) Entretanto, existem variações nas quais o músculo é dividido, e uma parte, geralmente a fibular, ou ambas as partes do nervo isquiático atravessam o ventre do músculo.

Fibular: passa entre o m. bíceps femoral e a cabeça lateral do m. gastrocnêmio até a cabeça da fíbula e profundamente ao m. fibular longo. (Ver ilustração, p. 449). Ele inerva os músculos flexores dorsais e eversores do tornozelo.

NERVOS CUTÂNEOS DO MEMBRO INFERIOR

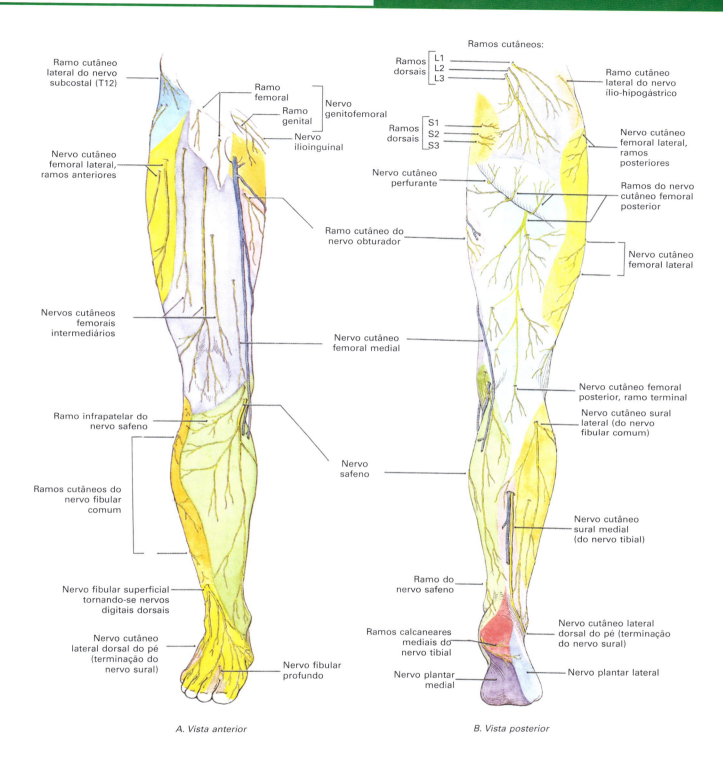

A. Vista anterior

B. Vista posterior

Observe na **Figura B**, que *sural* é o termo latino para panturrilha. Nessa ilustração, o nervo cutâneo sural medial une-se, proximal ao tornozelo, a um ramo comunicante (não indicado) do nervo cutâneo sural lateral para formar o nervo sural. Contudo, o nível da junção é variável, sendo muito baixo na **Figura B**.

A partir de *Grant's Atlas of Anatomy* (1); com permissão.

JUNTAS INTERFALÂNGICAS DOS DEDOS DOS PÉS

As juntas interfalângicas são do tipo gínglimo ou dobradiça que conectam as superfícies adjacentes de falanges.

A *flexão* e a *extensão* são movimentos que ocorrem sobre um eixo coronal, com a flexão sendo o movimento na direção caudal e a extensão na direção cefálica.

JUNTAS METATARSOFALÂNGICAS

As juntas metatarsofalângicas são condilóides e formadas pela união das extremidades distais dos metatarsais com as extremidades adjacentes das falanges proximais.

A *flexão* e a *extensão* são movimentos que ocorrem sobre um eixo coronal. A flexão é o movimento na direção caudal e a extensão, na direção cefálica. Nos adultos, a amplitude de movimento é variável, mas 30° de flexão e 40° de extensão podem ser considerados uma amplitude média para a boa função dos dedos do pé.

A *adução* e a *abdução* são movimentos que ocorrem sobre um eixo sagital. A linha de referência para a adução e a abdução dos dedos do pé é a linha axial projetada distalmente em paralelo ao metatarsal II e estendendo-se pelo segundo dedo do pé. A adução é o movimento em direção à linha axial e a abdução é o movimento para afastar-se dela, como no movimento de afastamento dos dedos do pé. Como a adução dos dedos do pé é restringida pelo uso de calçados, esse movimento é acentuadamente limitado na maioria dos adultos e pouca atenção é dada à falta de capacidade de abduzir.

JUNTA SUBTALAR E JUNTAS TARSAIS TRANSVERSAS

A junta subtalar é uma junta de plano modificado ou deslizante que conecta o tálus e o calcâneo. O tálus também se conecta com o navicular, e a junta talonavicular está envolvida nos movimentos da junta subtalar.

A *supinação* e a *pronação* são movimentos permitidos pelas juntas subtalar e talocalcaneonavicular. A supinação é a rotação do pé na qual a planta do pé move-se na direção medial. A pronação é a rotação do pé na qual a planta do pé se move na direção lateral.

As juntas tarsais transversas são formadas pela união do tálus com o navicular e do calcâneo com o cubóide.

A *adução* e a *abdução* do antepé são movimentos permitidos pelas juntas tarsais transversas. A adução é o movimento do antepé na direção medial e a abdução, seu movimento na direção lateral.

A *inversão* é uma combinação da supinação e da adução do antepé. É mais livre na flexão plantar que na flexão dorsal.

A *eversão* é uma combinação da pronação e da abdução do antepé. É mais livre na flexão dorsal que na flexão plantar.

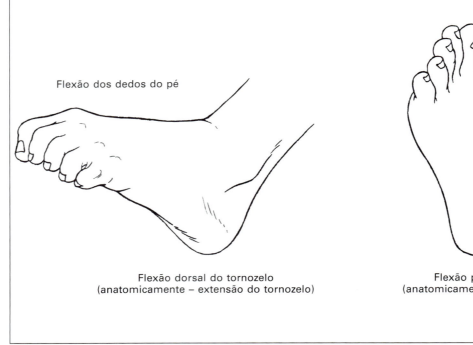

Flexão dos dedos do pé

Flexão dorsal do tornozelo
(anatomicamente – extensão do tornozelo)

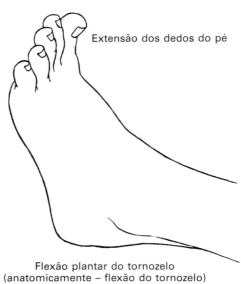

Extensão dos dedos do pé

Flexão plantar do tornozelo
(anatomicamente – flexão do tornozelo)

MOVIMENTOS DA JUNTA DO TORNOZELO

A junta do tornozelo é do tipo gínglimo ou dobradiça e une a tíbia e a fíbula ao tálus. O eixo sobre o qual ocorre o movimento estende-se obliquamente da face póstero-lateral do maléolo da fíbula até a face ânteromedial do maléolo da tíbia.

A *flexão* e a *extensão* são os dois movimentos que ocorrem sobre o eixo oblíquo. A flexão é o movimento do pé no qual a superfície plantar se move nas direções caudal e posterior. A extensão é o movimento do pé no qual a superfície dorsal se move nas direções anterior e cefálica.

Há certa confusão no tocante à terminologia desses dois movimentos da junta do tornozelo. Ocorre uma aparente discrepância porque a diminuição de um ângulo é freqüentemente associada à flexão, enquanto o aumento é associado à extensão. Levar o pé para cima para "flexionar o tornozelo" parece indicar flexão; apontar o pé para baixo para "estender o tornozelo" indica extensão. (Numa revisão de 48 autores, 12 deles utilizam as definições erradas de flexão e extensão do tornozelo.) Para evitar a confusão, o uso dos termos *flexão dorsal* para a extensão e *flexão plantar* para a flexão tem sido amplamente aceito. Este livro segue termos geralmente aceitos.

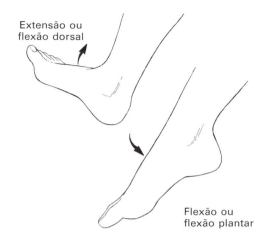

O joelho deve ser flexionado ao se mensurar a flexão dorsal. Com o joelho flexionado, a junta do tornozelo pode ser flexionada dorsalmente aproximadamente 20°. Se o joelho for estendido, o m. gastrocnêmio limita a amplitude de movimento para aproximadamente 10° de flexão dorsal. A amplitude da flexão plantar é de aproximadamente 45°.

MOVIMENTOS DA JUNTA DO JOELHO

A junta do joelho é do tipo gínglimo ou dobradiça modificados e formada pela articulação dos côndilos do fêmur com os côndilos da tíbia e pela articulação da patela com a superfície patelar do fêmur.

A *flexão* e a *extensão* são movimentos que ocorrem sobre um eixo coronal. A flexão é o movimento na direção posterior, aproximando as superfícies posteriores da coxa e panturrilha. A extensão é o movimento na direção anterior até uma posição de alinhamento em linha reta do membro inferior (0°). Da posição de extensão zero, a amplitude de flexão é de aproximadamente 140°. A junta do quadril deve ser flexionada ao se mensurar a flexão total da junta do joelho para evitar a restrição de movimento pelo m. reto femoral, entretanto não deve ser totalmente flexionada ao se mensurar a extensão da junta do joelho para evitar a restrição pelos mm. posteriores da coxa.

A *hiperextensão* é um movimento anormal ou não natural além da posição zero de extensão. Para a manutenção da estabilidade na posição em pé, espera-se que o joelho fique numa posição de apenas alguns poucos graus de extensão além do zero. Se ele for estendido além, diz-se que está hiperestendido. (Ver p. 81.)

A *rotação lateral* e a *rotação medial* são movimentos sobre um eixo longitudinal. Rotação medial é a rotação da superfície anterior do membro inferior em direção ao plano sagital médio. A rotação lateral é a rotação afastando-se do plano sagital médio.

O joelho estendido (na posição zero) é essencialmente bloqueado, impedindo qualquer rotação. A rotação ocorre com a flexão, movimento combinado entre a tíbia e os meniscos e também entre a tíbia e o fêmur.

Com o membro inferior fixo, o movimento que acompanha a flexão é a rotação lateral do fêmur sobre a tíbia. Com a coxa fixa, o movimento que acompanha a flexão é a rotação medial da tíbia sobre o fêmur.

Com a coxa fixa, o movimento que acompanha a extensão é a rotação lateral da tíbia sobre o fêmur. Com o membro inferior fixo, o movimento que acompanha a extensão é a rotação medial do fêmur sobre a tíbia.

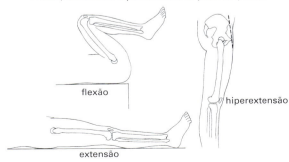

Flexão, extensão e hiperextensão da junta do joelho

MOVIMENTOS DA JUNTA DO QUADRIL

A junta do quadril é uma junta do tipo esferóide ou bola e soquete formada pela articulação do acetábulo da pelve com a cabeça do fêmur.

Comumente, descrições do movimento da junta referem-se ao movimento da parte distal sobre uma parte proximal fixa. Na posição ereta segurando peso, o movimento da parte proximal sobre a parte distal mais fixa torna-se de igual – se não de fundamental – importância. Por essa razão, movimentos da pelve sobre o fêmur são mencionados também como movimentos do fêmur sobre a pelve.

A *flexão* e a *extensão* são movimentos que ocorrem sobre um eixo coronal. A flexão é o movimento na direção anterior. Esse movimento pode ser: levar a coxa em direção à pelve fixa, como na elevação alternada dos membros inferiores, ou levar a pelve em direção às coxas fixas, como na passagem do decúbito dorsal para a posição sentada, na flexão para frente a partir da posição em pé ou na inclinação anterior da pelve na posição em pé. A extensão é o movimento na direção posterior. Esse movimento pode ser: levar a coxa posteriormente, como na elevação para trás do membro inferior, ou o ato de levar o tronco posteriormente, como no retorno da posição em pé em flexão anterior ou na inclinação posterior da pelve na posição em pé ou em decúbito ventral.

A amplitude da flexão da junta do quadril a partir da posição zero é de aproximadamente 125° e da extensão é de aproximadamente 10°, perfazendo uma amplitude total de cerca de 135°. A junta do joelho deve ser flexionada ao se mensurar a flexão do joelho para evitar a restrição do movimento pelos músculos posteriores da coxa, e a junta deve ser estendida ao se medir a extensão da junta do quadril para evitar a restrição de movimento pelo músculo reto femoral.

A *abdução* e a *adução* são movimentos que ocorrem sobre um eixo sagital. A abdução afasta-se de um plano sagital médio na direção lateral. Numa posição supina, o movimento pode ser: mover a coxa lateralmente sobre um tronco fixo ou mover o tronco de modo que a pelve se incline lateralmente (para baixo) em direção a uma coxa fixa. A adução é o movimento da coxa para o plano sagital médio na direção medial. Numa posição supina, o movimento pode ser: mover a coxa medialmente sobre em tronco fixo ou mover o tronco de modo que a pelve se incline lateralmente (para cima) e afaste-se da coxa fixa. (Para a abdução e adução da junta do quadril que acompanham a inclinação pélvica lateral, ver abaixo.)

A partir do zero, a amplitude da abdução é de aproximadamente 45° e a da adução é de aproximadamente 10°, perfazendo uma amplitude total de cerca de 55°.

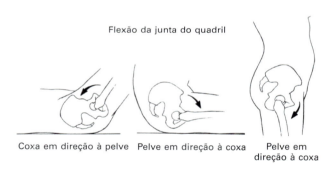

Flexão da junta do quadril
Coxa em direção à pelve — Pelve em direção à coxa — Pelve em direção à coxa

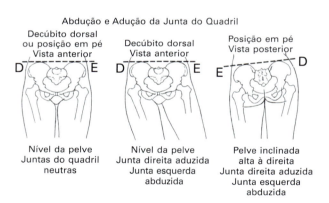

Abdução e Adução da Junta do Quadril
Decúbito dorsal ou posição em pé — Vista anterior — Nível da pelve — Juntas do quadril neutras
Decúbito dorsal — Vista anterior — Nível da pelve — Junta direita aduzida — Junta esquerda abduzida
Posição em pé — Vista posterior — Pelve inclinada alta à direita — Junta direita aduzida — Junta esquerda abduzida

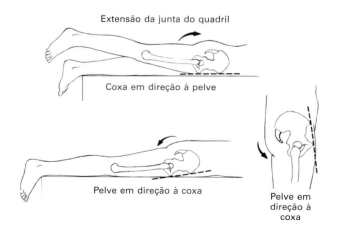

Extensão da junta do quadril
Coxa em direção à pelve — Pelve em direção à coxa — Pelve em direção à coxa

As *rotações lateral* e *medial* são movimentos que ocorrem sobre um eixo longitudinal. A rotação medial é o movimento no qual a superfície anterior da coxa gira em direção ao plano sagital médio. A rotação lateral é o movimento no qual a superfície anterior da coxa se afasta do plano sagital médio. A rotação também pode ser decorrente do movimento do tronco sobre o fêmur. Por exemplo, ao se assumir a posição em pé com os membros inferiores fixos, uma rotação no sentido anti-horário da pelve acarreta rotação lateral da junta do quadril direita e rotação medial da esquerda.

ADUÇÃO DO QUADRIL: AMPLITUDE DE MOVIMENTO

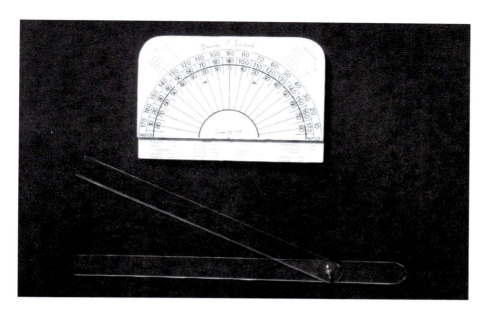

GONIÔMETRO

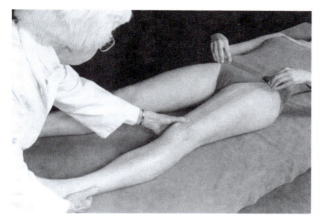
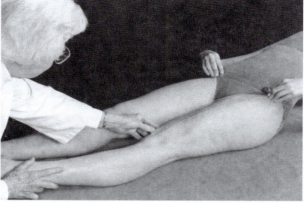

Equipamento: transferidor e compasso (2). As duas peças podem ser encontradas em um único equipamento também denominado goniômetro.

Posição Inicial: decúbito dorsal, com a pelve em posição neutra, como a posição anatômica na posição em pé. Colocar o membro inferior esquerdo em uma posição neutra e o direito em abdução suficiente para permitir a adução do esquerdo. Como mostra a ilustração, o indivíduo mantém o braço direito imóvel firmemente contra a superfície inferior das espinhas ilíacas ântero-superiores. O braço móvel é colocado em um ângulo de 90° (como posição zero) e paralelo à linha média do membro inferior. Alternativamente, o braço móvel pode ser colocado em um ângulo que coincide com o eixo do fêmur, ou seja, certo grau de adução. Nesse caso, deve-se realizar uma leitura antes de mover o membro inferior em adução e subtrair o número de graus do valor mensurado no final da adução.

Teste: o braço móvel do compasso é mantido alinhado à coxa, enquanto o membro inferior é movido passiva e *lentamente* em adução sem qualquer rotação. No momento em que a pelve começa a se mover para baixo no lado do membro inferior aduzido, o movimento do membro em adução é interrompido e o parafuso, apertado. O compasso é então levado ao transferidor para uma leitura.

Amplitude de Movimento Normal: o teste aleatório revelou que a adução raramente é superior a 10° no decúbito dorsal, exceto quando a junta do quadril está flexionada por causa da inclinação pélvica anterior. Nesse caso, a amplitude da adução é de aproximadamente 20°. Com a coxa mantida no plano coronal, como no teste de Ober modificado (ver p. 392), uma abdução de 10° deve ser considerada normal.

QUADRO DE MENSURAÇÃO DA JUNTA

Nome .... Identificação nº ....

Diagnóstico .... Idade ....

Início .... Médico...................................

MEMBRO INFERIOR

					Data	Movimento*	Amplitude Média	Data						
					Examinador			Examinador						
					Quadril Esquerdo	Extensão	10	Quadril Direito						
						Flexão	125							
						Amplitude	135							
						Abdução	45							
						Adução	10							
						Amplitude	55							
						Rotação Lateral	45							
						Rotação Medial	45							
						Amplitude	90							
					Joelho Esquerdo	Extensão	0	Joelho Direito						
						Flexão	140							
						Amplitude	140							
					Tornozelo Esquerdo	Flexão Plantar	45	Tornozelo Direito						
						Flexão Dorsal	20							
						Amplitude	65							
					Pé Esquerdo	Inversão	40	Pé Direito						
						Eversão	20							
						Amplitude	60							

*Use uma base anatômica ou geométrica para a mensuração. Risque a não utilizada. O plano de referência para a base geométrica de mensuração é de 180°. A posição zero é o plano de referência para todas as outras. Quando uma parte se move em direção à posição zero mas não a atinge, os graus indicando o movimento da junta obtido são registrados com o sinal de menos e subtraídos no cálculo da amplitude de movimento.

Notas: _____

_____

_____

_____

_____

_____

_____

_____

_____

_____

_____

_____

_____

TRATAMENTO DE PROBLEMAS DE COMPRIMENTO MUSCULAR

Se o comprimento muscular for excessivo, deve-se trabalhar para corrigir a postura defeituosa e *evitar* exercícios de alongamento e posições posturais que mantêm o alongamento de músculos já alongados. Como esses músculos geralmente são fracos, recomendam-se exercícios de fortalecimento. Entretanto, para indivíduos ativos, é possível aumentar a força simplesmente evitando o alongamento excessivo.

Suportes são indicados para prevenir a amplitude excessiva se o problema não puder ser controlado mediante exercícios corretivos e de posicionamento. Por exemplo, a hiperextensão acentuada do joelho, quando não puder ser evitada na base de suporte de peso, deve ser controlada por um suporte adequado, para permitir que os ligamentos posteriores da junta do joelho e os músculos se encurtem.

Uma região lombar excessivamente flexível será ainda mais alongada se o indivíduo se sentar numa posição "largada", mas, geralmente, não é alongada na posição em pé. (Ver figuras, p. 377.) O posicionamento adequado e o encosto de cadeiras são adequados para evitar um maior alongamento. Entretanto, a falta de encosto adequado de muitas cadeiras e assentos de veículos exige o uso de um encosto de costas com apoios metálicos (ver p. 226) se for impossível evitar a flexão excessiva e, especialmente, se o indivíduo apresentar uma condição dolorosa.

Quando existe encurtamento muscular e exercícios de alongamento são indicados, eles devem ser realizados com precisão, para assegurar que os músculos contraídos são realmente os que estão sendo alongados e para evitar efeitos adversos em outras partes do corpo.

TESTES DE COMPRIMENTO DOS FLEXORES PLANTARES DO TORNOZELO

MÚSCULOS FLEXORES PLANTARES MONOARTICULARES

Mm. Sóleo e Poplíteo:

Ação: flexão plantar do tornozelo.

Teste de Comprimento: flexão dorsal do tornozelo, *com o joelho flexionado*.

Posição Inicial: posição sentada ou decúbito dorsal, com o quadril e o joelho flexionados.

Movimento de Teste: com o joelho flexionado a 90° ou mais para que o m. gastrocnêmio e o m. plantar (duas juntas) se afrouxem sobre a junta do joelho, flexionando o pé dorsalmente.

Amplitude Normal: o pé pode ser flexionado dorsalmente cerca de 20°.

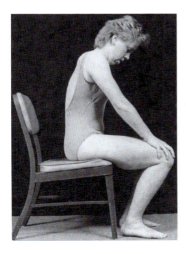

Sentar-se para frente numa cadeira com os joelhos flexionados e os pés colocados para trás, em direção à cadeira, o suficiente para elevar discretamente os calcanhares do solo. Fazer pressão sobre a coxa para ajudar a forçar o calcanhar em direção ao solo.

MÚSCULOS FLEXORES PLANTARES BIARTICULARES

Gastrocnêmio e Plantares

Ação: flexão plantar do tornozelo e flexão do joelho.

Teste de Comprimento: flexão dorsal do tornozelo e extensão do joelho.

Posição Inicial: decúbito dorsal ou posição sentada, com os joelhos estendidos, exceto quando a contração dos músculos posteriores da coxa faz o joelho se flexionar.

Movimento de Teste: com o joelho estendido para alongar os mm. gastrocnêmio e plantares sobre a junta do joelho, flexionar o pé dorsalmente.

Amplitude de Movimento: com o joelho totalmente estendido, o pé pode ser flexionado dorsalmente cerca de 10°.

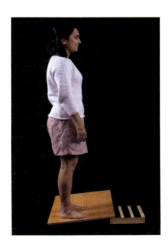

Permanecer ereto em cima de uma prancha inclinada num ângulo de 10° com os pés em desvio lateral de aproximadamente 8° a 10°.

TESTES DE COMPRIMENTO PARA OS MÚSCULOS FLEXORES DO QUADRIL

Os mm. psoas maior, ilíaco, pectíneo, adutores longo e curto, m. reto femoral, tensor da fáscia lata e sartório compõem o grupo de músculos flexores do quadril. Os mm. ilíaco, pectíneo e adutores longo e curto são músculos monoarticulares. Os mm. psoas maior e ilíaco (como o iliopsoas) atuam essencialmente como músculo monoarticular. Os mm. reto femoral, tensor da fáscia lata e sartório são biarticulares, cruzando a junta do joelho e a do quadril. Todos os três músculos flexionam o quadril. No entanto, o m. reto femoral e, numa certa proporção, o m. tensor da fáscia lata estendem o joelho, enquanto o m. sartório o flexiona.

O teste para o comprimento dos músculos flexores do quadril é comumente denominado teste de Thomas (ver Glossário). Testes para diferenciar a contração dos músculos flexores do quadril monoarticular da contração dos biarticulares foram descritos em *Postura e Dor*, em 1952 (3).

M. Iliopsoas

Ação: flexão do quadril.

Teste de comprimento: extensão do quadril, com o joelho em extensão.

M. Reto Femoral

Ação: flexão do quadril e extensão do joelho.

Teste de comprimento: extensão do quadril e flexão do joelho.

M. Tensor da Fáscia Lata

Ação: abdução, flexão e rotação medial do quadril e extensão do joelho.

Teste de comprimento: ver p. 392-397.

M. Sartório

Ação: flexão, abdução e rotação lateral do quadril e flexão do joelho.

Teste de comprimento: extensão, adução e rotação medial do quadril e extensão do joelho. (Ver também p. 380.)

Equipamento: uma mesa sem acolchoamento macio e estável, de modo que ela não se incline com o indivíduo sentado em um dos membros inferiores.

Goniômetro e fita métrica.

Quadro para registrar os achados.

Posição Inicial: sentado na extremidade da mesa, com metade das coxas para fora*. O examinador coloca uma mão atrás das costas do indivíduo e a outra sob um joelho, flexionando a coxa em direção ao tórax e auxiliando o indivíduo a deitar-se. Em seguida, o indivíduo segura a coxa, levando o joelho em direção ao tórax *apenas o suficiente* para retificar a região lombar e o sacro sobre a mesa. (*Não* levar ambos os joelhos em direção ao tórax, pois permite uma inclinação posterior excessiva, a qual acarreta um aparente [não real] encurtamento dos músculos flexores do quadril; ver página ao lado).

> **Nota:** *Ao se testar o comprimento excessivo dos músculos flexores do quadril, a junta do quadril deve estar na borda da mesa, com a coxa para fora. (Ver p. 379 e 380.)*

Movimento de Teste: se o joelho direito for flexionado em direção ao tórax, é permitido que a coxa vá em direção à mesa, com o joelho esquerdo flexionado na extremidade desta. Com quatro músculos envolvidos no teste de comprimento, há variações que requerem interpretações, como é descrito nas páginas seguintes.

---

*Na posição sentada, metade das coxas está fora da mesa porque a posição do corpo muda à medida que o indivíduo se deita e leva um joelho em direção ao tórax. A posição final para o início do teste é com o outro joelho na borda da mesa, de modo que ele fique livre para se flexionar. Toda a coxa está sobre a mesa.

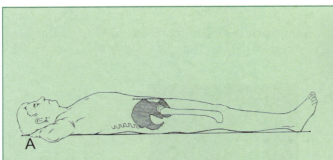 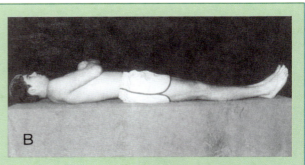

Na **Figura A**, a pelve é mostrada na posição neutra, a região lombar apresenta uma curva anterior normal e a junta do quadril está na posição zero. Considera-se normal a extensão da junta do quadril de aproximadamente 10°. O comprimento normal dos mm. flexores da coxa propicia essa amplitude de movimento da extensão. O comprimento pode ser demonstrado movendo-se a coxa na direção posterior com a pelve em posição neutra ou movendo-se a pelve na direção da inclinação posterior com a coxa na posição zero.

Em um indivíduo com músculos flexores da coxa de comprimento normal, a região lombar tende a retificar-se no decúbito dorsal. Se a região lombar permanecer numa posição lordótica, como na **Figura B**, geralmente há certo encurtamento dos mm. flexores do quadril.

TESTES DE COMPRIMENTO PARA OS MÚSCULOS FLEXORES DO QUADRIL

TESTE CORRETO

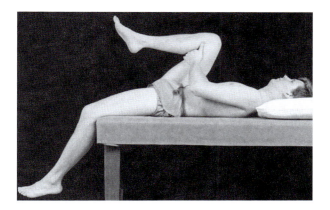

A região lombar e o sacro estão retificados em cima da mesa. A coxa toca-a, o que indica comprimento normal dos músculos flexores do quadril de uma junta. O ângulo de flexão do joelho indica pouca ou nenhuma contração dos músculos flexores do quadril de duas juntas. A fotografia à direita mostra um erro no teste do mesmo indivíduo.

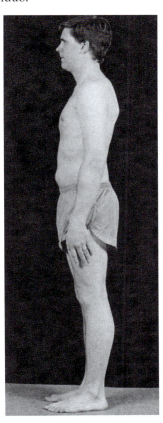

Este indivíduo apresenta um bom alinhamento postural na posição em pé. Contudo, o exame postural na posição em pé não indica a extensão da flexibilidade das costas.

ERRO NO TESTE

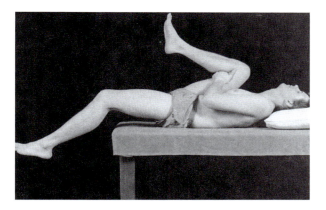

Este indivíduo tem uma flexibilidade excessiva das costas (ver figura à direita abaixo). Quando ele excessivamente leva o joelho em direção ao tórax, a coxa perde o contato com a mesa e o sacro perde sua retificação sobre esta. O resultado é que os músculos flexores do quadril de uma junta, os quais possuem comprimento normal, parecem estar contraídos.

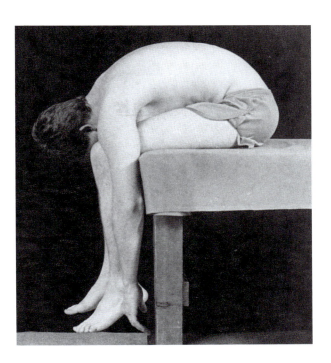

A flexão excessiva da região lombar é claramente demonstrada pelo teste de flexão anterior, como ilustrado acima.

TESTES DE COMPRIMENTO PARA OS MÚSCULOS FLEXORES DO QUADRIL

COMPRIMENTO NORMAL DOS MÚSCULOS FLEXORES DO QUADRIL

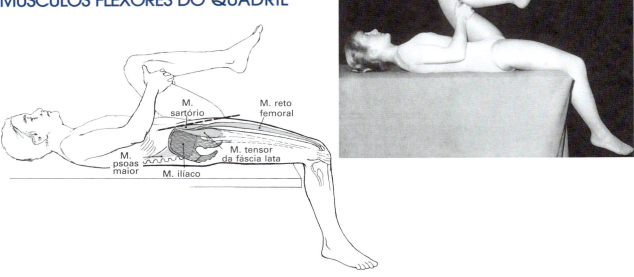

Com a região lombar e o sacro apoiados sobre a mesa, a face posterior da coxa toca a mesa e o joelho flexiona-se passivamente cerca de 80°. Na figura acima, a pelve apresenta uma inclinação posterior de 10°, o que equivale a uma extensão de 10° da junta do quadril e, com a coxa tocando a mesa, representa o comprimento normal dos músculos flexores do quadril de uma junta. Além disso, a flexão do joelho (aproximadamente 80°) indica que o m. reto femoral apresenta um comprimento normal e que o m. tensor da fáscia lata provavelmente também é normal. Para manter a pelve em inclinação posterior com a região lombar e o sacro retificado em cima da mesa, uma coxa é mantida em direção ao tórax durante o teste do comprimento dos músculos flexores do quadril opostos.

ENCURTAMENTO DOS MÚSCULOS FLEXORES DO QUADRIL MONOARTICULARES E BIARTICULARES

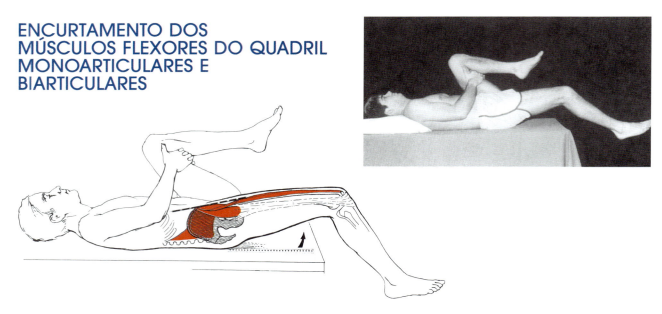

Com a região lombar e o sacro apoiados sobre a mesa, a face posterior da coxa não toca a mesa e o joelho se estende. A figura acima mostra o encurtamento de músculos monoarticulares e biarticulares. Se o quadril permanecer em 15° de flexão com o joelho estendido, faltam aos músculos flexores do quadril *monoarticulares* 15° de comprimento. Caso o joelho se flexione apenas até 70°, faltam aos músculos *biarticulares* 25° de comprimento (15° no quadril e 10° no joelho).

TESTES DE COMPRIMENTO PARA OS MÚSCULOS FLEXORES DO QUADRIL

COMPRIMENTO NORMAL DOS MÚSCULOS FLEXORES DO QUADRIL MONOARTICULARES E ENCURTAMENTO DOS BIARTICULARES

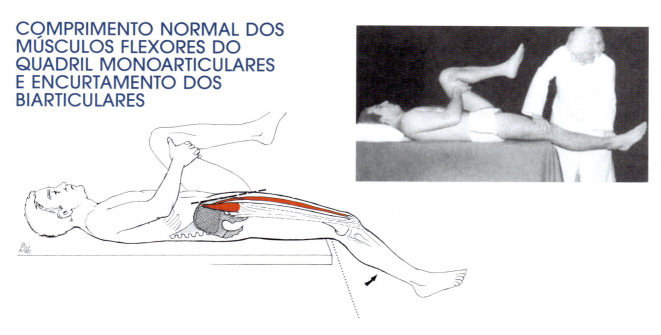

Com a região lombar e o sacro apoiados sobre a mesa e o joelho em extensão, a face posterior da coxa toca a mesa. O encurtamento dos músculos de duas juntas é determinado pela manutenção da coxa em contato com a mesa e pelo fato de o joelho poder se flexionar. O ângulo de flexão do joelho, ou seja, o número de graus inferior a 80°, determina o grau de encurtamento. A fotografia acima mostra um indivíduo cuja junta do quadril pode ser estendida quando é permitido que o joelho se estenda. Isso significa que os músculos flexores do quadril monoarticulares possuem comprimento normal, mas o m. reto femoral é curto.

ENCURTAMENTO DOS MÚSCULOS FLEXORES DO QUADRIL MONOARTICULARES E AUSÊNCIA DE ENCURTAMENTO DOS BIARTICULARES

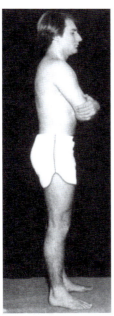 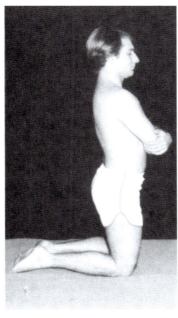

Na posição em pé, o indivíduo não apresenta lordose, o que indica que o encurtamento não ocorre por músculos flexores do quadril monoarticulares.
A posição ajoelhada provoca um alongamento nos mm. reto femoral e tensor da fáscia lata quando estes encontram-se encurtados, e traciona as juntas do quadril e do joelho, levando-as a puxar a pelve em inclinação anterior e posicionar a coluna lombar em posição lordótica.

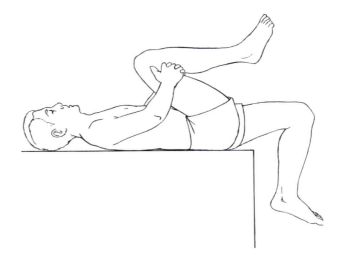

A face posterior da coxa não toca a mesa, e o joelho pode ser flexionado muitos graus além de 80° à medida que o quadril é flexionado. Na figura acima, a coxa é flexionada a 15° e o joelho, a 95°.

COMPRIMENTO EXCESSIVO DOS MÚSCULOS FLEXORES DO QUADRIL

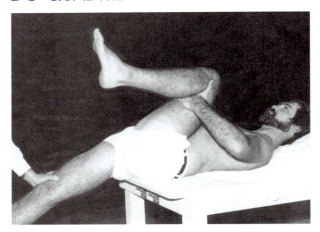

O indivíduo é testado com a região lombar retificada, a junta do quadril na borda da mesa e o joelho estendido. O fato de a coxa cair abaixo do nível da mesa é evidência de comprimento excessivo dos músculos flexores do quadril de uma junta.

ENCURTAMENTO DO M. SARTÓRIO

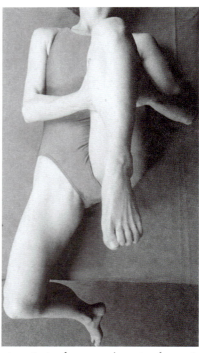

Durante o teste de comprimento dos músculos flexores do quadril, uma combinação de três ou mais das ações a seguir indicam contração do m. sartório: abdução do quadril, flexão do quadril, rotação lateral do quadril e flexão do joelho.

ENCURTAMENTO DO M. TENSOR DA FÁSCIA LATA DURANTE O TESTE DE COMPRIMENTO DOS MÚSCULOS FLEXORES DO QUADRIL

As seguintes variações observadas durante o teste de comprimento dos músculos flexores do quadril indicam encurtamento do m. tensor da fáscia lata, mas não constituem um teste de comprimento para este:

Abdução da coxa quando a junta do quadril se estende: ocasionalmente, a junta do quadril pode ser totalmente estendida durante a abdução. Esse achado indica encurtamento do m. tensor da fáscia lata, mas não do m. iliopsoas.

Desvio lateral da patela: se não for permitido que o quadril abduza durante a extensão, pode ocorrer uma forte tração lateral sobre a patela por causa do encurtamento do m. tensor da fáscia lata. Isso também pode ocorrer mesmo quando o quadril se abduz.

Extensão do joelho: se a coxa for impedida de se abduzir ou for aduzida passivamente quando o quadril for estendido.

Rotação medial da coxa.

Rotação lateral da perna sobre o fêmur.

Encurtamento do M. Tensor da Fáscia Lata e do M. Sartório: Similaridades e Diferenças

M. Tensor da Fáscia Lata	Junta	M. Sartório
Abduz	Quadril	Abduz
Flexiona	Quadril	Flexiona
Roda medialmente	Quadril	Roda lateralmente
Estende	Joelho	Flexiona

Posições Habituais que Predispõem ao Encurtamento Adaptativo Bilateral

Sentar-se na posição "W" ou de "alfaiate reversa" favorece o encurtamento do m. tensor da fáscia lata. Sentar-se em uma "posição de alfaiate" ou de ioga favorece o encurtamento do m. sartório. O hábito de sempre se sentar com o mesmo membro inferior em uma dessas posições conduz ao encurtamento unilateral. A mudança de hábitos posturais é uma parte importante do tratamento.

ALONGAMENTO DOS MÚSCULOS FLEXORES DO QUADRIL

Iniciar em decúbito dorsal, com a região lombar mantida retificada mediante um joelho em direção ao tórax e o outro membro inferior estendido. O indivíduo deve contrair os mm. glúteos para estender ativamente a junta do quadril, levando a coxa para baixo em direção à mesa *sem* arquear as costas. (*Nota:* caso não haja uma mesa disponível, este é o único exercício de alongamento dos mm. flexores do quadril que pode ser realizado em decúbito dorsal. O alongamento afeta apenas os músculos flexores do quadril monoarticulares.)

Para alongar tanto os músculos flexores monoarticulares quanto os biarticulares, a posição de teste pode ser utilizada. Se houver muita contração, deve-se atentar para que o alongamento progrida *gradualmente*, pois pode causar dor no dia seguinte. Além disso, lembre-se de que o m. psoas está fixado aos corpos, processos transversos e discos intervertebrais da coluna lombar e que o alongamento muito vigoroso pode criar ou agravar um problema na região lombar.

O decúbito ventral sobre a mesa é insatisfatório para o alongamento dos músculos flexores do quadril, pois a região lombar, que já apresenta uma curva anterior, não pode ser mantida retificada nem ser controlada em qualquer posição fixa. Se houver uma mesa disponível, o indivíduo pode deitar-se com a face anterior do tronco apoiada na borda da mesa e os membros inferiores pendentes, com os joelhos flexionados o quanto for necessário e os pés apoiados no chão. Deve-se solicitar ao indivíduo que eleve um membro inferior com o quadril estendido, alto o suficiente para alongar os músculos flexores do quadril, com o joelho estendido para o alongamento dos músculos monoarticulares e com o joelho flexionado a aproximadamente 80° para o alongamento dos músculos monoarticulares e biarticulares.

Quando os músculos flexores do quadril biarticulares são curtos, evitar o movimento brusco de ajoelhar. Ele pode ser utilizado para alongar os músculos monoarticulares, contanto que os músculos flexores do quadril monoarticulares não estejam contraídos. Ao empregar esse movimento,

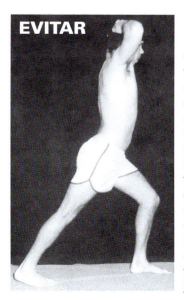

EVITAR

Quando os músculos flexores do quadril de uma junta são curtos, deve-se *evitar* o movimento brusco de ajoelhar. Como a região lombar não está estabilizada, os músculos flexores do quadril contraídos a tracionam e causam lordose. No decúbito dorsal, a região lombar é mantida retificada e a contração manifesta-se na junta do quadril.

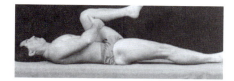

atentar para o risco de distensão da junta sacroilíaca e da região lombar.

Exercício para alongar os músculos flexores do quadril monoarticulares. Contrair o m. glúteo máximo para tracionar a coxa em direção à mesa, mantendo o joelho em extensão e *as costas em dorso plano*.

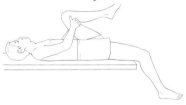

Para alongar os músculos flexores do quadril monoarticulares e biarticulares à direita, colocar-se em decúbito dorsal com o membro inferior direito pendente na borda da mesa. Levar o joelho esquerdo em direção ao tórax apenas o suficiente para retificar a região lombar e o sacro na mesa. Na contração dos músculos flexores do quadril, a coxa levanta-se da mesa. *Mantendo as costas planas e o joelho flexionado*, pressionar a coxa direita para baixo, em direção à mesa, tracionando com os músculos glúteos. Se estiver sendo feito apenas o alongamento dos músculos flexores do quadril monoarticulares, a extensão passiva do joelho é permitida. Para alongar os músculos flexores do quadril esquerdo, inverter o procedimento. (Para alongar músculos. flexores do quadril biarticulares, ver p. 225 e 462.)

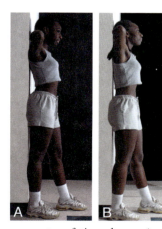

O alongamento efetivo dos músculos flexores do quadril monoarticulares pode ser realizado na posição em pé junto a um batente de porta. Deve-se colocar um membro inferior para frente para ajudar a imobilizar o corpo contra o batente e colocar o outro membro para trás, para estender a junta do quadril. Na posição inicial (**Figura A**), a região lombar é arqueada por causa da contração dos músculos flexores do quadril. Deve-se manter o quadril estendido e tracionar para cima e para dentro com os

PROBLEMAS ASSOCIADOS AO TESTE DE COMPRIMENTO DOS MÚSCULOS POSTERIORES DA COXA

músculos abdominais inferiores a fim de inclinar a pelve posteriormente e alongar os músculos flexores do quadril (**Figura B**). Este exercício requer uma tração *forte* pelos abdominais e é útil para aumentar a força desses músculos, os quais são oponentes diretos dos músculos flexores do quadril na posição em pé.

Existem apenas *duas variáveis no teste de comprimento dos músculos posteriores da coxa em flexão anterior*: a junta do joelho e a junta do quadril. O movimento no joelho é controlado pela manutenção do joelho em extensão durante o movimento de flexão do quadril. A flexão do quadril é obtida pelo movimento da pelve em direção à coxa. Esse teste não é válido quando existe uma diferença de comprimento considerável entre os músculos posteriores da coxa direitos e esquerdos. Nesse caso, o teste de elevação do membro inferior estendido deve ser utilizado.

Há *três variáveis no teste de elevação do membro inferior estendido*: a região lombar, a junta do quadril e a junta do joelho. A junta do joelho é controlada pela sua manutenção em extensão. A pelve é controlada pela manutenção da região lombar e do sacro achatados sobre a mesa. A posição da pelve e da região lombar deve ser controlada. Se a pelve estiver em inclinação anterior e a região lombar hiperestendida, a junta do quadril já está em flexão. Os músculos posteriores da coxa parecem mais curtos do que realmente são quando mensurados pelo ângulo do membro inferior em relação à mesa, porque essa mensuração não inclui a magnitude da flexão da junta do quadril devida à inclinação pélvica anterior.

O encurtamento dos músculos flexores do quadril é a principal causa de inclinação pélvica anterior na posição de supinação, e o grau de encurtamento varia de um indivíduo a outro. Para estabilizar a pelve com a região lombar e o sacro apoiado sobre a mesa, deve-se "aliviar" os mm. flexores do quadril contraídos pela flexão passiva utilizando-se travesseiros ou uma toalha enrolada sob os joelhos, mas *somente* o necessário para se obter a posição requerida da pelve.

Se os quadris e os joelhos forem flexionados para propiciar uma flexão do quadril de aproximadamente 40°, a posição garante que não ocorrerá inclinação pélvica anterior para interferir no teste, mas não previne a inclinação posterior excessiva. Padronizar a posição do quadril e do joelho não garante que a posição da região lombar e da pelve será padronizada.

Os músculos posteriores da coxa parecem mais longos do que realmente são se a pelve estiver em inclinação posterior e a região lombar em flexão excessiva. Quando o teste de elevação do membro inferior estendido é realizado começando-se com um joelho e o quadril flexionados e o pé apoiado na mesa, enquanto o outro membro é elevado, a pelve fica livre para se mover na direção da inclinação posterior. Um indivíduo com uma pequena elevação do membro inferior estendido, por exemplo, 45°, pode parecer ter um comprimento de até 90°. (Ver p. 388.)

TESTES PARA O COMPRIMENTO DOS MÚSCULOS POSTERIORES DA COXA

ELEVAÇÃO DO MEMBRO INFERIOR ESTENDIDO

Equipamentos:

Mesa ou chão.

Um cobertor dobrado pode ser utilizado, mas não um coxim macio. (O examinador não consegue confirmar se a região lombar e o sacro estão achatados quando estão apoiados em um coxim macio.)

Goniômetro para mensurar o ângulo entre o membro inferior estendido e a mesa.

Travesseiro ou toalha enrolada (no caso de encurtamento dos músculos flexores do quadril).

Quadro para registrar os achados.

Posição Inicial: decúbito dorsal com os membros inferiores estendidos e a região lombar e o sacro achatados sobre a mesa. A padronização do teste requer que os joelhos estejam estendidos e que a região lombar e a pelve tenham uma posição fixa para controlar as variáveis criadas pela inclinação pélvica anterior ou posterior. Quando a região lombar e o sacro estão apoiados, *manter* uma coxa firmemente para baixo, usando a restrição passiva dos músculos flexores do quadril para evitar a inclinação pélvica posterior excessiva antes de iniciar a elevação do outro membro inferior.

Movimento de Teste: com a região lombar e o sacro apoiados sobre a mesa e um membro inferior mantido firmemente para baixo, solicitar ao indivíduo que eleve o outro membro com o joelho estendido e o pé relaxado.

Razões: o joelho é mantido estendido para controlar essa variável. O pé é mantido relaxado para evitar o envolvimento do m. gastrocnêmio no nível do joelho. Quando o gastrocnêmio está contraído, a flexão dorsal do pé provoca flexão do joelho e, conseqüentemente, interfere no teste dos músculos posteriores da coxa se o joelho começar a se flexionar, baixar discretamente o membro inferior e solicitar ao indivíduo que estenda totalmente o joelho e eleve novamente o membro inferior, até sentir certa restrição e um leve desconforto.

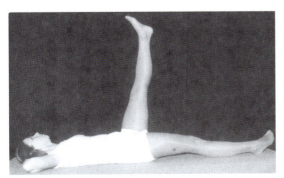

Este teste de elevação do membro inferior estendido, com a região lombar achatada sobre a mesa, revela comprimento normal dos músculos posteriores da coxa, o qual permite a flexão da *coxa em direção à pelve* (flexão da junta da coxa) a um ângulo de aproximadamente 80° em relação à mesa.

FLEXÃO ANTERIOR

Equipamentos:

Mesa (não acolchoada) ou chão.

Prancha com 7,5 cm de largura, 30,5 cm de comprimento e aproximadamente 0,6 cm de espessura, que deve ser colocada contra o sacro.

Goniômetro para mensurar o ângulo entre o sacro e a mesa.

Quadro para registrar achados.

Posição Inicial: paciente sentado com os quadris flexionados e os joelhos totalmente estendidos. Permitir que os pés fiquem relaxados e evitar a flexão dorsal.

Razões: manter o joelho estendido proporciona um alongamento fixo dos músculos posteriores da coxa acima da junta do joelho, eliminando o movimento no nível do joelho como uma variável. Evitar a flexão dorsal do pé impede a flexão do joelho, que pode ocorrer se o m. gastrocnêmio estiver contraído.

Movimento de Teste: solicitar ao indivíduo que tente tocar as pontas dos dedos dos pés ou além delas.

Razões: o indivíduo inclinará a pelve anteriormente, em direção às coxas, flexionando as juntas do quadril até o limite permitido pelo comprimento dos músculos posteriores da coxa.

Mensuração do Arco de Movimento: colocar a prancha com o lado de 7,5 cm sobre a mesa e o lado de 30,5 cm pressionado contra o sacro quando o comprimento dos músculos posteriores da coxa parecer normal ou excessivo. Colocar a prancha com o lado de 30,5 cm sobre a mesa e o de 7,5 cm contra o sacro quando os músculos posteriores da coxa estiverem contraídos. Mensurar o ângulo entre a prancha e a mesa.

Amplitude Normal de Movimento: a pelve flexiona-se em direção à coxa até o ponto em que o ângulo entre o sacro e a mesa seja de aproximadamente 80° — o mesmo ângulo entre o membro inferior e a mesa no teste de elevação do membro inferior estendido).

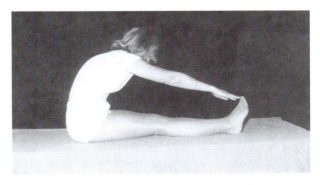

Na flexão anterior, o comprimento normal dos músculos posteriores da coxa permite a flexão da *pelve em direção à coxa* (flexão da junta do quadril), como mostra a ilustração.

COMPRIMENTO NORMAL DOS MÚSCULOS POSTERIORES DA COXA

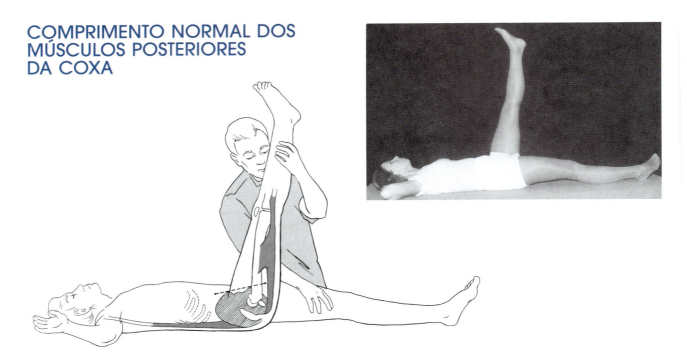

Sem Encurtamento dos Músculos Flexores do Quadril: elevação do membro inferior estendido, com o indivíduo em decúbito dorsal, a região lombar e o sacro apoiados sobre a mesa e o outro membro estendido pelo indivíduo ou mantido abaixado pelo examinador. Um ângulo de aproximadamente 80° entre a mesa e o membro inferior elevado é considerado uma amplitude normal de comprimento dos músculos posteriores da coxa.

COMPRIMENTO EXCESSIVO DOS MÚSCULOS POSTERIORES DA COXA

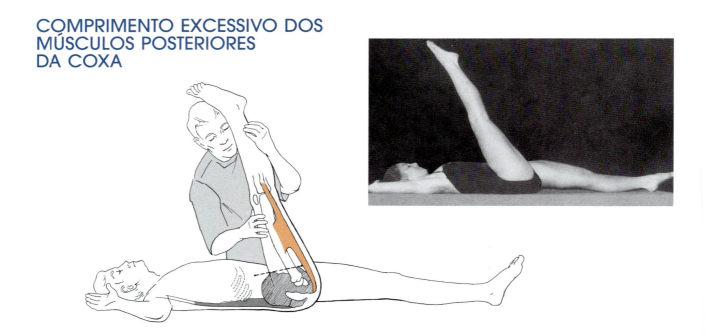

COMPRIMENTO DOS MÚSCULOS POSTERIORES DA COXA: APARENTEMENTE CURTOS, MAS NA REALIDADE NORMAIS

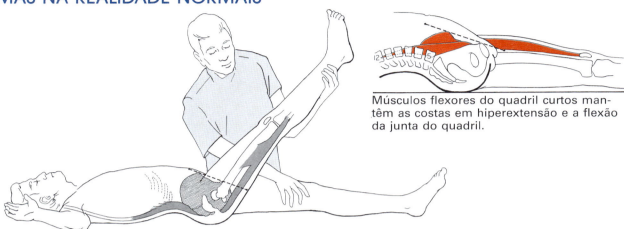

Músculos flexores do quadril curtos mantêm as costas em hiperextensão e a flexão da junta do quadril.

Em decúbito dorsal com os membros inferiores estendidos, a região lombar hiperestendida e a pelve em inclinação anterior, *a junta do quadril já está flexionada*. Se o teste de elevação do membro inferior estendido for realizado com a região lombar e a pelve nessa posição, os músculos posteriores da coxa de comprimento normal parecem curtos.

Com poucas exceções, a inclinação posterior resulta do encurtamento dos músculos flexores da junta do quadril monoarticular e a magnitude da flexão varia com a magnitude do encurtamento dos músculos flexores do quadril.

Se fosse possível estimar os graus de flexão do quadril em decorrência da inclinação pélvica, esse número poderia ser adicionado ao número de graus de elevação do membro inferior estendido na determinação do comprimento dos músculos posteriores da coxa. No entanto, não é possível mensurar essa magnitude de flexão. Assim, a região lombar e a pelve devem permanecer apoiadas sobre a mesa. Para manter a região lombar e o sacro nessa posição em um indivíduo com encurtamento dos músculos flexores do quadril, os quadris devem ser flexionados, mas *somente na magnitude necessária para se obter a posição desejada*. (Ver página ao lado.)

COMPRIMENTO DOS MÚSCULOS POSTERIORES DA COXA: APARENTEMENTE NORMAIS, MAS NA REALIDADE EXCESSIVOS

O comprimento real dos músculos posteriores da coxa é igual ao da figura inferior da página ao lado.

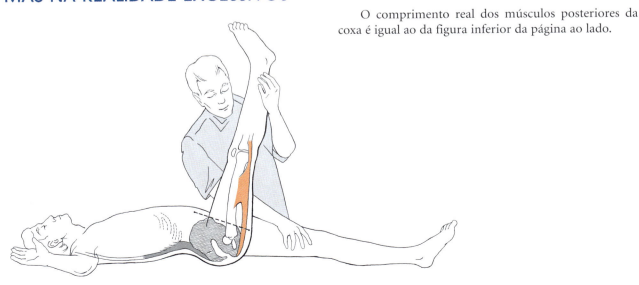

MÚSCULOS POSTERIORES DA COXA CURTOS

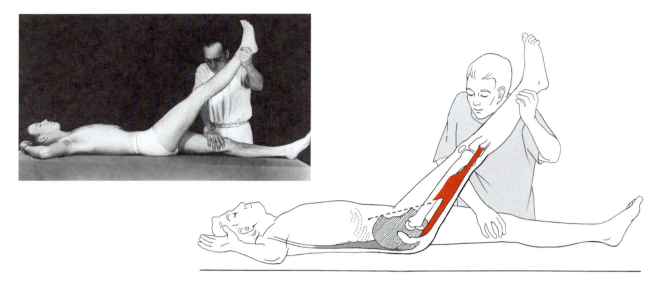

Quando a flexão da junta do quadril atinge o limite do comprimento dos músculos posteriores da coxa na elevação do membro inferior estendido, tais músculos exercem uma tração descendente sobre o ísquio em direção à inclinação posterior da pelve. Para evitar a inclinação pélvica posterior e a flexão das costas excessivas, deve-se estabilizar a pelve mediante a retificação da região lombar, mantendo o membro inferior oposto firmemente para baixo. Se houver encurtamento dos músculos flexores do quadril e um rolo ou travesseiro tiver de ser colocado sob os joelhos para manter as costas retificadas, um membro inferior deve ser mantido firmemente para baixo sobre o travesseiro para evitar a inclinação posterior excessiva.

COMPRIMENTO DOS MÚSCULOS POSTERIORES DA COXA APARENTEMENTE MAIOR DO QUE O COMPRIMENTO REAL

A inclinação posterior excessiva da pelve permite que o membro inferior seja elevado um pouco mais alto aqui do que o mostrado nas figuras acima, apesar de o comprimento dos músculos posteriores da coxa ser igual em ambos os casos. Com o membro inferior oposto mantido firmemente para baixo, não ocorrerá inclinação posterior excessiva, exceto em indivíduos com comprimento excessivo dos músculos flexores do quadril, o que não é comum.

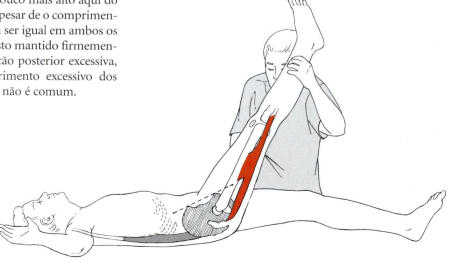

EFEITO DO ENCURTAMENTO DOS MÚSCULOS FLEXORES DO QUADRIL NOS TESTES DE COMPRIMENTO DOS MÚSCULOS POSTERIORES DA COXA

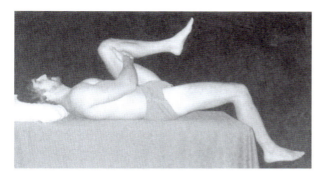

Um teste de comprimento dos músculos flexores do quadril confirma o encurtamento desses músculos. (Ver testes de comprimento dos músculos flexores do quadril nas p. 376 a 380.)

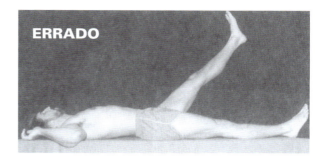

Os músculos posteriores da coxa parecem curtos. Contudo, este teste não é preciso, porque a região lombar não está achatada sobre a mesa. O encurtamento dos músculos flexores do quadril do lado do membro inferior estendido mantém as costas em hiperextensão.

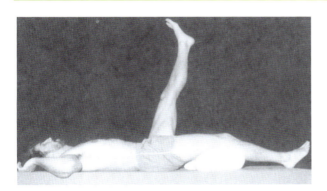

Para acomodar-se ao encurtamento dos músculos flexores do quadril e permitir que a região lombar fique plana, a coxa é flexionada *passivamente* por meio de um travesseiro sob o joelho, *não sendo ativamente* mantida em flexão pelo indivíduo. Com o dorso plano, o teste mostra com precisão que o comprimento dos mm. posteriores da coxa é normal.

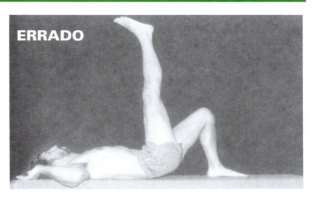

No teste do comprimento dos músculos posteriores da coxa e no exercício para alongar mm. posteriores da coxa curtos, *evitar* colocar um quadril e um joelho na posição flexionada (como ilustrado) durante a elevação do outro membro. Caso contrário, a flexibilidade da região lombar é adicionada à amplitude da flexão do quadril. Não é raro que um indivíduo apresente flexibilidade excessiva das costas juntamente com encurtamento dos músculos posteriores da coxa.

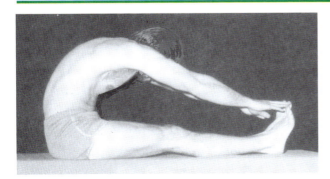

A flexão da pelve em direção à coxa (flexão do quadril) parece ser normal na flexão anterior. Como ambos os quadris estão flexionados durante a flexão anterior, o encurtamento dos músculos flexores do quadril não interfere no movimento da pelve em direção à coxa, como ocorre quando um membro inferior é estendido no decúbito dorsal.

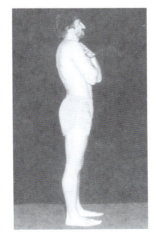

A lordose na posição em pé indica o encurtamento dos músculos flexores do quadril monoarticulares neste indivíduo.

ERROS NO TESTE DE COMPRIMENTO DOS MÚSCULOS POSTERIORES DA COXA

ERRO NO TESTE

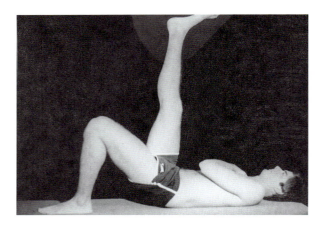

Quando o teste de elevação do membro inferior estendido é realizado iniciando-se com um joelho e um quadril flexionados e o pé permanecendo sobre a mesa enquanto o outro membro é elevado, a pelve permanece livre para se mover na direção da inclinação posterior excessiva, e o sacro não fica mais apoiado na mesa. Dependendo da magnitude da flexibilidade das costas, o comprimento dos músculos posteriores da coxa não parecerá maior do que o real, pois a flexão das costas é adicionada à flexão do quadril. Um indivíduo com um pequeno comprimento real dos músculos posteriores da coxa, 45°, por exemplo, pode parecer apresentar um comprimento de até 90°, como mostra a fotografia acima.

TESTE CORRETO

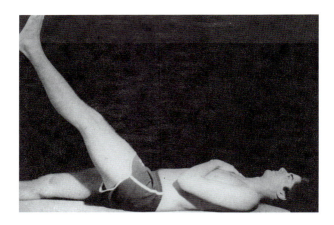

NÃO-PADRONIZAÇÃO DA REGIÃO LOMBAR E DA PELVE

Se o quadril e o joelho estão flexionados para proporcionar uma flexão de quadril de cerca de 40°, a posição assegura um afrouxamento suficiente dos músculos flexores do quadril, de modo que não ocorre inclinação pélvica anterior. Entretanto, isso não garante que não ocorrerá inclinação posterior excessiva. A padronização da magnitude da flexão do quadril e do joelho não implica a padronização da posição da região lombar e da pelve, a qual deve ser feita. O encurtamento dos músculos flexores do quadril é a principal causa de inclinação pélvica anterior no decúbito dorsal, e o grau de encurtamento varia de um indivíduo a outro. Para estabilizar a pelve com a região lombar e o sacro apoiado sobre a mesa, deve-se relaxar os músculos flexores do quadril contraídos utilizando-se um travesseiro ou uma toalha enrolada sob os joelhos, mas *somente o necessário para se obter a posição requerida da pelve*.

TRÊS VARIÁVEIS, NENHUMA CONTROLADA

Ocasionalmente, um esforço é realizado para estimar o comprimento dos músculos posteriores da coxa determinando-se o número de graus a menos na extensão da junta do joelho. A posição inicial é a seguinte: um membro inferior é posicionado em flexão do quadril de aproximadamente 40°, com o joelho flexionado e o pé apoiado sobre a mesa (dando origem aos problemas citados acima). A coxa do membro inferior oposto é elevada até uma posição perpendicular à mesa, a qual pode ou não ser de 90° de flexão real da junta do quadril. O joelho é então movido na direção da extensão. O comprimento dos músculos posteriores da coxa é definido pelo número de graus *a menos* de extensão da junta do joelho.

DIAGNÓSTICO ERRÔNEO DO COMPRIMENTO DOS MÚSCULOS POSTERIORES DA COXA

O conjunto de fotografias a seguir demonstra que é necessário atentar para detalhes durante o teste de comprimento dos músculos posteriores da coxa. Um erro de omissão do examinador pode acarretar uma rotulação **totalmente errônea** do indivíduo.

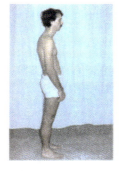
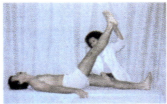
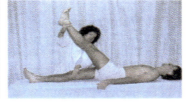
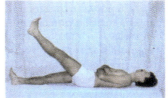

1. Alinhamento postural: a pelve oscila para frente, a porção superior do tronco vai para trás. A pelve está em discreta inclinação posterior, colocando o m. iliopsoas em alongamento de amplitude final e propiciando uma posição encurtada dos músculos posteriores da coxa.

2 e 3. Com a região lombar e um membro inferior apoiados sobre a mesa, o outro membro é elevado passivamente até a extensão permitida pelo comprimento dos músculos posteriores da coxa. Cada membro inferior foi elevado até um ângulo de 60°.

4. Ativamente, o indivíduo eleva o membro inferior até um ângulo de 50°. A incapacidade de completar a amplitude de movimento passivo pode ser decorrente da fraqueza de alongamento discreta do m. iliopsoas. (Ver definição de fraqueza de alongamento no glossário.)

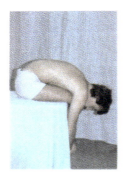
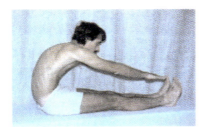
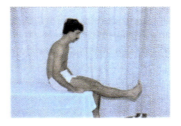
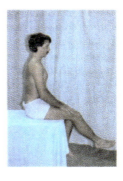

5. Esta fotografia ilustra claramente a flexibilidade excessiva da coluna vertebral, especialmente da coluna lombar.

6. A flexibilidade *excessiva* da coluna lombar permite a inclinação pélvica posterior *excessiva*. Esta posição da pelve afrouxa os músculos posteriores da coxa sobre a junta do quadril e possibilita que o indivíduo, com os joelhos totalmente estendidos, alcance os dedos dos pés apesar do encurtamento dos músculos posteriores da coxa.

7. Quando é permitido que os músculos posteriores da coxa afrouxem sobre a junta do quadril pela inclinação pélvica posterior excessiva, o joelho pode ser totalmente estendido na posição sentada.

8. Com a região lombar e a pelve mantidas em bom alinhamento, o encurtamento dos músculos posteriores da coxa é evidente pela falta de extensão do joelho.

ALONGAMENTO DOS MÚSCULOS POSTERIORES DA COXA

ELEVAÇÃO DO MEMBRO INFERIOR ESTENDIDO

Como ilustrado na figura abaixo, o alongamento dos músculos posteriores da coxa pode ser realizado como um exercício passivo ou como um exercício ativo assistido. Ele pode ser realizado como um exercício ativo quando não houver contra-indicação por causa da contração dos músculos flexores do quadril.

Para alongar os músculos posteriores da coxa direitos, o indivíduo deve deitar-se na mesa com os membros inferiores estendidos e contar com a ajuda de um auxiliar para manter o membro inferior esquerdo para baixo e gradualmente elevar o membro direito com o joelho estendido (ou imobilizar o membro inferior esquerdo com uma faixa e elevar o membro direito ativamente). Para alongar os músculos posteriores da coxa esquerdos, deve-se realizar o mesmo procedimento no membro inferior esquerdo.

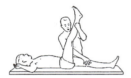

O exercício também pode ser realizado colocando-se o membro inferior numa posição que impõe o alongamento dos músculos posteriores da coxa, como o decúbito dorsal no chão com um membro inferior estendido, o outro elevado e o calcanhar repousando sobre o encosto de uma cadeira; ou em decúbito numa área ao ar livre, com um membro inferior estendido, o outro elevado e o calcanhar repousando contra uma parede. Para aumentar o alongamento, deve-se mover o corpo mais próximo da cadeira ou da parede. *Evitar* colocar ambos os membros inferiores na posição elevada simultaneamente, pois, em vez dos músculos posteriores da coxa, é a região lombar que será alongada. Manter um membro inferior estendido evita a inclinação posterior excessiva da pelve e a flexão excessiva da região lombar. (Ver planilha de exercício nas p. 462 e 463.)

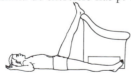

Deitar-se no chão atrás de uma cadeira firme.

EXTENSÃO DO JOELHO NA POSIÇÃO SENTADA

Sentar-se com as costas contra uma parede, como ilustrado pela figura abaixo. Com as costas mantidas eretas e as nádegas tocando a parede, elevar um membro inferior, estendendo o joelho o máximo possível.

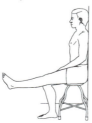

POSIÇÕES QUE DEVEM SER EVITADAS

Evitar a posição em pé, com um calcanhar sobre um banquinho ou uma mesa e com o corpo flexionado para frente. Para pacientes com dor ou incapacidade, esta é uma posição arriscada. Ela impossibilita controlar a posição da pelve para garantir o alongamento adequado dos músculos posteriores da coxa. Além disso, o exercício causa um efeito adverso em qualquer indivíduo com cifose da região dorsal. O exercício deve ser localizado para o alongamento dos músculos posteriores da coxa.

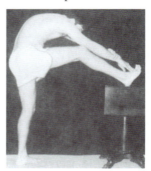

Evitar a posição de "saltador de obstáculos" para o alongamento dos músculos posteriores da coxa. A distensão excessiva é exercida sobre o joelho flexionado, e a região lombar é excessivamente alongada.

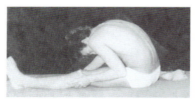

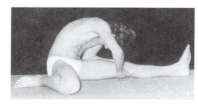

Evitar a flexão anterior para alongar os músculos posteriores da coxa em casos de flexão excessiva das costas, como mostra a figura abaixo.

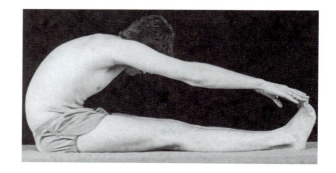

Nota Histórica Sobre o Teste de Ober

No *Journal of the American Medical Association* de 4 de maio de 1935, foi publicado um artigo de Frank Ober, de Boston, intitulado "Distensão Lombar e Ciatalgia" (4). Nele, O Dr. Ober analisou a relação entre a contração do m. tensor da fáscia lata e do trato iliotibial, a lombalgia e a ciatalgia. O teste de contração foi descrito, mas Ober não fazia qualquer menção sobre evitar a flexão ou a rotação medial do quadril quando é permitida a adução da coxa.

Após a publicação do artigo, Henry O. Kendall*, na época fisioterapeuta do Children's Hospital School em Baltimore, expressou certa preocupação com o teste ao seu diretor-médico, George E. Bennet. Para Kendall, permitir que a coxa baixasse em flexão e rotação medial relaxaria o m. tensor da fáscia lata contraído, de modo que o teste não avaliaria precisamente seu comprimento. Entre o final de 1935 e o início de 1936, o Dr. Ober visitou o Children's Hospital School e Kendall expressou-lhe pessoalmente a sua preocupação com o teste.

No *Journal of the American Medical Association*, de 21 de agosto de 1937, foi publicado um outro artigo no qual o Dr. Ober descreveu o teste novamente, entretanto, dessa vez, ele adverte ao examinador que devem ser evitadas a flexão e a rotação medial do quadril durante a adução da coxa (5).

Aparentemente, algumas pessoas que descreveram o teste tiveram acesso ao primeiro artigo, mas não ao segundo. Um texto bem conhecido descreve o posicionamento do membro inferior em abdução, com o quadril em posição neutra e o joelho flexionado a 90° com *liberação* posterior do membro inferior abduzido (6). O texto também afirma que o trato iliotibial normal possibilitará que a coxa passe para a posição de adução (como ilustrado pelo joelho tocando o outro membro ou a mesa). Um tensor da fáscia lata de comprimento normal não permite que a coxa caia na mesa, exceto quando o quadril sofre uma certa rotação medial e flexão.

No primeiro artigo, o Dr. Ober declarava que "a coxa é abduzida e estendida no plano coronal do corpo". Em relação ao que deve ser considerado amplitude de movimento "normal" na direção da adução, o artigo afirmava que "se não houver contração, a coxa aduzirá além da linha média". Essa afirmativa estava relacionada ao teste no qual não era feita qualquer referência sobre a prevenção da flexão e da rotação medial.

No segundo artigo, o Dr. Ober não se referiu especificamente ao plano coronal, mas afirmava que "é permitido que a coxa caia em direção à mesa nesse plano". Pela descrição, ele estava se referindo ao plano coronal. Manter a coxa no plano coronal evita a flexão da junta do joelho.

O segundo artigo não mencionava o quanto a coxa deveria cair em direção à mesa. (Ver a seguir a discussão sobre a amplitude de movimento normal da adução.)

Antes de decidir o que deve ser considerado amplitude normal de adução no teste de Ober, é necessário rever a amplitude de movimento normal da junta do quadril. Contrariamente às informações constantes em vários livros (7-11), a amplitude normal da adução da junta do quadril a partir da posição anatômica (no plano coronal) é – e deve ser – limitada a aproximadamente 10°.

Se a adução for limitada a 10°, em decúbito lateral, com a pelve em posição neutra, o membro estendido não deve cair mais do que 10° abaixo da horizontal se mantida no plano coronal. Em flexão e rotação medial, a amplitude da adução é maior, mas *tal posição deixa de ser um teste de comprimento do m. tensor da fáscia lata*. A ação do músculo é a adução, a flexão e a rotação medial do quadril, assim como o auxílio na extensão do joelho. Ao "contribuir" para a flexão e a rotação medial, o músculo *não está sendo alongado*.

A limitação da amplitude de movimento provê estabilidade impedindo o movimento excessivo. A limitação da extensão da junta do joelho evita a hiperextensão. A limitação da extensão da junta do quadril evita que a pelve se desloque excessivamente para frente na posição em pé. A limitação da adução da junta do quadril provê a estabilidade na posição em pé com apoio sobre um membro por vez.

No artigo de 1937, o Dr. Ober também afirmava que "quando a quantidade máxima de contratura fascial está ao lado e na frente do fêmur, a coluna vertebral é mantida em lordose e que, quando a contratura é póstero-lateral, a curva lombar é retificada. A primeira condição é comum; a segunda é rara. Ambas podem ser associadas com a lombalgia e a ciatalgia. A contratura unilateral pode ocasionar curvatura lateral da coluna vertebral" (5).

Para testar a contração do trato iliotibial pósterolateral, o quadril é discretamente flexionado e rodado medialmente com a adução. A contração desse trato pode ser um fator a ser considerado no teste de elevação do membro inferior estendido para o comprimento dos músculos posteriores da coxa.

Três quartos do m. glúteo máximo inserem-se no trato iliotibial, mas as fibras são oblíquas em relação ao trato e não possuem uma linha de tração direta como o m. tensor da fáscia lata. Além disso, raramente o m. glúteo máximo está contraído.

---

*Autor sênior da primeira e da segunda edição de *Músculos – Provas e Funções* (12, 13).

TESTE DE OBER

A seguir, apresentamos uma descrição do teste, que o Dr. Ober denominou "Teste de Abdução", retirada diretamente do artigo de 1937, para prover ao leitor a descrição exata do autor (5):

Teste de Abdução

1. O paciente posiciona-se em decúbito lateral sobre uma mesa com o ombro e a pelve mantidos perpendiculares a esta.
2. O joelho do membro inferior sobre o qual o paciente está deitado é flexionado e mantido assim para retificar a curva lombar.
3. Se o paciente estiver em decúbito lateral esquerdo, o examinador coloca a mão esquerda sobre o quadril do paciente, na região do trocânter, para estabilizá-lo.
4. O membro inferior direito é flexionado em ângulo reto no nível do joelho. Com a mão direita, o examinador segura o membro logo abaixo do joelho, sendo permitido que o membro inferior e o tornozelo se estendam para trás sob o seu antebraço e cotovelo.
5. A coxa direita é amplamente abduzida e, em seguida, hiperestendida na posição abduzida. O membro inferior deve ser mantido nivelado e a junta do quadril, mantida em posição neutra no tocante à rotação.
6. O examinador desliza a mão direita para trás ao longo do membro inferior até segurar levemente o tornozelo, mas com tensão suficiente para evitar a flexão do quadril.
7. É permitido que a coxa caia em direção à pelve nesse plano. (Advertência: não se apoiar sobre o membro inferior. Se a fáscia lata e o trato iliotibial estiverem contraídos, o membro inferior permanecerá mais ou menos permanentemente abduzido. Se é permitida a flexão ou a rotação medial do quadril, o trato iliotibial relaxa e o membro inferior cai em razão do próprio peso.
8. O mesmo procedimento é realizado no lado oposto em todos os casos.

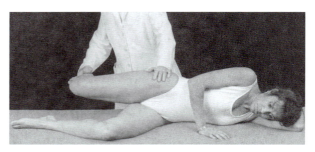

Teste de Ober, Comprimento Normal: com o joelho mantido em ângulo reto, a coxa cai *discretamente* abaixo da horizontal.

TESTE DE OBER MODIFICADO

Uma modificação do teste de Ober foi recomendada pela primeira vez por Kendall em *Posture and Pain* (3). As razões da modificação do teste são válidas, incluindo menor distensão medial na área da junta do joelho, menor tensão sobre a patela e menor interferência de um m. reto femoral contraído. Ademais, para um músculo com múltiplas ações, como o m. tensor da fáscia lata, não é necessário alongar no reverso de todas as ações quando é realizado o teste de comprimento.

Deve-se colocar o indivíduo em decúbito lateral, com o quadril e o joelho do membro inferior de baixo flexionados para retificar a região lombar e, conseqüentemente, estabilizar a pelve contra a inclinação pélvica anterior. A inclinação pélvica anterior equivale à flexão do quadril e deve ser evitada, porque "contribui" para a contração.

A pelve também deve ser estabilizada para evitar a inclinação pélvica lateral para baixo no lado testado. A inclinação lateral para baixo equivale à abdução da junta do quadril e tal movimento "contribui" para um m. tensor da fáscia lata contraído. Para a maioria das pessoas, a região lateral do tronco toca a mesa no decúbito lateral. Indivíduos com quadris largos e cinturas estreitas são exceções.

No lado testado, o examinador coloca uma mão lateralmente na pelve do indivíduo, logo abaixo da crista ilíaca, e empurra para cima o suficiente para estabilizar a pelve e manter a região lateral do tronco em contato com a mesa. O examinador não roda lateralmente a coxa, entretanto evita que ela rode medialmente e a coloca de volta em extensão. Se o m. tensor da fáscia lata estiver contraído, será necessário abduzir o membro inferior em extensão. Deve-se manter o membro inferior estendido em linha com o tronco (no plano coronal) e permitir que o membro caia em adução em direção à mesa.

Nesta figura, a pelve está em posição neutra, o qua-

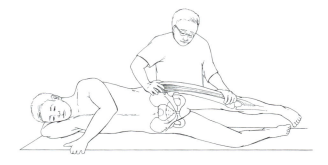

dril está neutro entre a rotação medial e a rotação lateral e o membro inferior está no plano coronal, sendo permitido que caia em adução. Neste caso, ele cai 10° abaixo da horizontal, o que é considerado um comprimento normal para o m. tensor da fáscia lata.

CONTRAÇÃO BILATERAL DO M. TENSOR DA FÁSCIA LATA: TESTE DE OBER POSITIVO

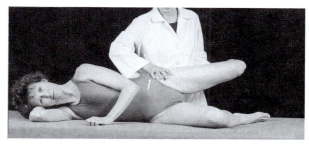 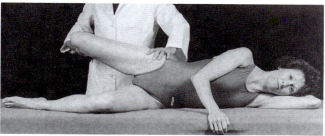

A amplitude de movimento em adução pode ser considerada normal se a coxa cair levemente abaixo da horizontal, mantendo a coxa em rotação neutra no plano coronal e o joelho flexionado a 90°. As coxas do indivíduo permanecem em abdução acentuada por causa da contração bilateral do m. tensor da fáscia lata e do trato iliotibial.

CONTRAÇÃO BILATERAL DO M. TENSOR DA FÁSCIA LATA: TESTE DE OBER MODIFICADO (JOELHO ESTENDIDO)

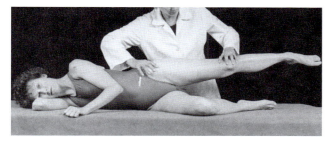 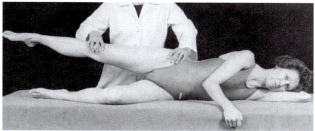

A amplitude de movimento em adução pode ser considerada normal se o membro inferior cair 10° abaixo da horizontal com a coxa em rotação neutra no plano coronal e o joelho estendido. Neste teste, os membros inferiores do indivíduo não caem até a horizontal por causa da contração do m. tensor da fáscia lata e do trato iliotibial.

ERROS NO TESTE DA CONTRAÇÃO DO M. TENSOR DA FÁSCIA LATA E DO TRATO ILIOTIBIAL

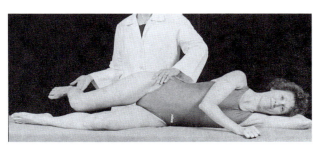 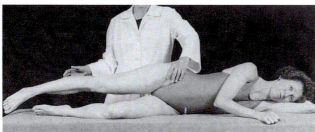

Segundo uma referência, o membro inferior, com o joelho flexionado, é colocado na posição correta do teste de Ober *e depois liberado* (4). Como observado nas fotografias acima, o quadril roda medialmente e flexiona-se quando não é controlado pelo examinador. A coxa deve ser mantida no plano coronal e impedida de rodar medialmente, para se testar com precisão a contração do m. tensor da fáscia lata e do trato iliotibial.

TESTE DE OBER MODIFICADO: TRONCO EM DECÚBITO VENTRAL

Equipamento: mesa de tratamento. Se esta não for acolchoada, colocar uma toalha dobrada ou um travesseiro fino na borda da mesa, como um coxim. Para este teste, é preferível uma mesa que pode ser elevada ou abaixada, por se adequar à altura do indivíduo*. Ajustar a altura da mesa conforme a necessidade do paciente, para que consiga colocar ambos os pés no chão com os joelhos levemente flexionados.

Posição Inicial: o indivíduo posiciona-se na borda da mesa, em contato com esta, e flexiona o tronco anteriormente sobre a mesa. Para que o tronco permaneça totalmente sobre a mesa, os joelhos são flexionados e os pés, posicionados para frente, sob a mesa, o quanto for necessário. O indivíduo estende ambos os membros superiores e segura as laterais da mesa.

Razões: com o tronco em posição de pronação, a região lombar é retificada. A manutenção dos braços totalmente estendidos acima da cabeça tende a impedir a inclinação lateral da pelve. Essa posição em pronação supre as demandas do teste de Ober e é mais estável que o decúbito lateral.

Movimento de Teste: para testar o comprimento do m. tensor da fáscia lata e o trato iliotibial esquerdos, o examinador posiciona-se de maneira que consegue segurar, com o braço esquerdo, a coxa e a perna esquerdas do indivíduo, mantendo o joelho flexionado em ângulo reto. Com a mão direita, o examinador mantém a pelve firmemente para baixo sobre a mesa. Mantendo o joelho flexionado, ele move o membro inferior até o término da abdução do quadril e, em seguida, para cima em extensão. Mantendo a junta do quadril no término da extensão, o examinador a move na direção da adução. (Para testar o membro inferior direito do indivíduo, inverter as instruções.)

Amplitude Normal de Movimento: mover a coxa até a posição de adução zero, ou seja, comparável à horizontal no decúbito lateral. Se o quadril não puder ser totalmente estendido, ocorre uma adução discretamente maior.

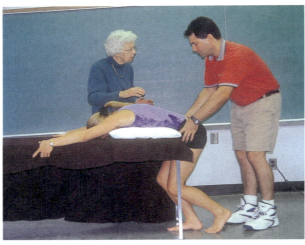

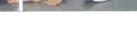
1

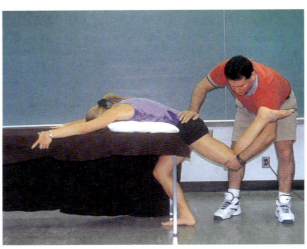
2

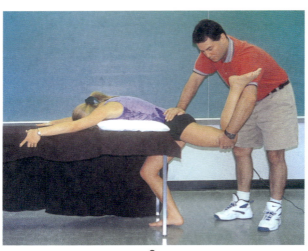

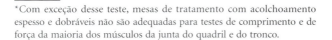
3

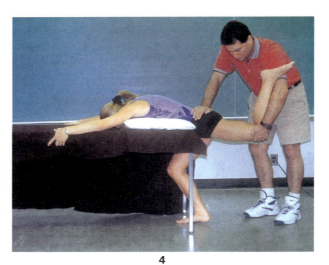
4

*Com exceção desse teste, mesas de tratamento com acolchoamento espesso e dobráveis não são adequadas para testes de comprimento e de força da maioria dos músculos da junta do quadril e do tronco.

TESTE DE COMPRIMENTO DOS MÚSCULOS FLEXORES DO QUADRIL

Um músculo monoarticular contraído limita a amplitude de movimento na direção oposta à de sua ação. Um músculo que cruza duas ou mais juntas pode apresentar contração no nível de apenas uma junta quando a outra (ou as outras) é mantida numa posição de alongamento normal do músculo.

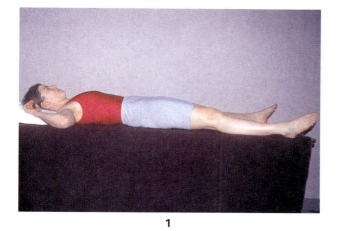

1

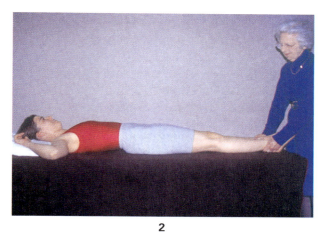

2

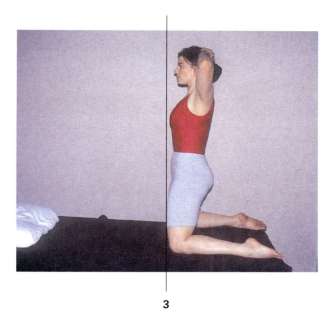

3

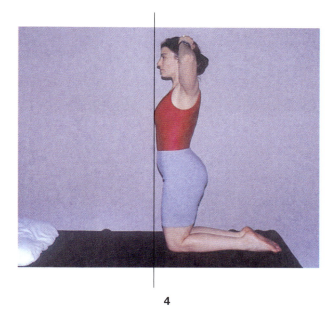

4

Figura 1. O paciente está em decúbito dorsal com os membros inferiores abduzidos. A coluna lombar está apoiada sobre a mesa (flexão normal da região lombar). A pelve está em inclinação posterior e a junta do quadril, estendida. Não há encurtamento aparente dos músculos flexores do quadril.

Figura 2. Os membros inferiores estão em posição neutra, nem aduzidos nem abduzidos. A região lombar não está mais apoiada sobre a mesa, a pelve está em inclinação anterior. Por causa da inclinação pélvica anterior, a junta do quadril está em flexão.

Figura 3. O paciente está ajoelhado com os joelhos flexionados aproximadamente 90° e as coxas estão abduzidas. A pelve e o fêmur estão bem alinhados.

Figura 4. O paciente está ajoelhado com as coxas em posição neutra, nem abduzidas nem aduzidas. O alinhamento do tronco foi desviado para frente. A extensão da região lombar (arqueamento) aumentou, indicando a contração dos músculos flexores do quadril.

Conclusão: a contração é dos músculos que flexionam e abduzem a junta do quadril, sobretudo o m. tensor da fáscia lata.

DIAGNÓSTICO DIFERENCIAL

A flexão da junta do quadril pode ser realizada pela flexão da coxa em direção à pelve ou pela inclinação anterior da pelve em direção à coxa. Os músculos flexores do quadril* são os seguintes:

1. O m. iliopsoas (uma junta) que flexiona a junta do quadril.
2. O m. reto femoral (duas juntas) que flexiona a junta do quadril e estende a junta do joelho.
3. O m. tensor da fáscia lata (duas juntas) que flexiona, abduz e roda medialmente a junta do quadril e auxilia na extensão do joelho.

Testes de Comprimento dos Músculos Flexores do Quadril

Abaixo e na página ao lado, fotografias mostram testes para o diagnóstico diferencial da contração dos músculos flexores do quadril. O mesmo paciente e o mesmo examinador aparecem em ambos os conjuntos de testes.

O paciente também é o mesmo da página anterior. A coluna direita desta e da página seguinte mostra os resultados do primeiro exame. A coluna esquerda inclui os mesmos testes cerca de cinco anos mais tarde.

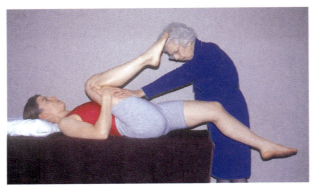

Figura 1a

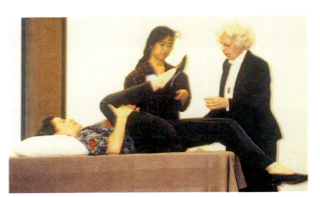

Figura 1b

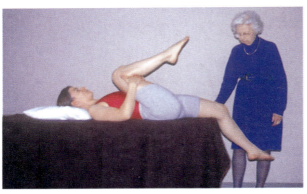

Figura 2a

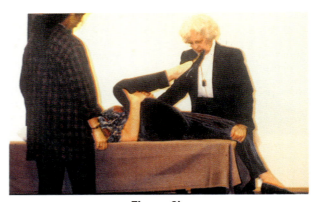

Figura 2b

Figuras 1a e 1b: posição inicial para testes de comprimento dos músculos flexores do quadril. A região lombar está apoiada sobre a mesa e é mantida assim mediante a manutenção do joelho em direção ao tórax, enquanto o membro inferior esquerdo é testado. Existe evidência de encurtamento dos músculos flexores do quadril esquerdo pelo fato de a coxa não tocar a mesa.

Figuras 2a e 2b: o membro inferior foi movido para uma posição de abdução da junta do quadril. Agora, a coxa toca a mesa, evidenciando que não existe contração do m. iliopsoas. O grau de flexão do joelho indica que não há ou há pouca contração do m. reto femoral.

---

* O m. sartório é omitido aqui porque ele atua na flexão e rotação externa da junta do quadril e flexiona a junta do joelho.

TESTE DE COMPRIMENTO DOS MÚSCULOS FLEXORES DO QUADRIL

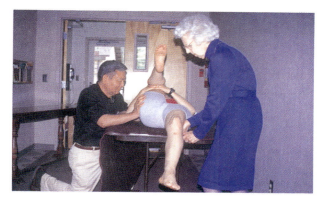

Figura 3a

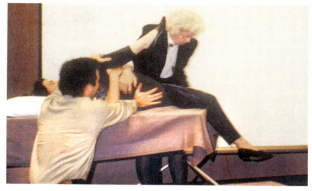

Figura 3b

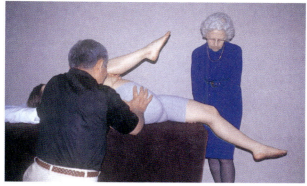

Figura 4a

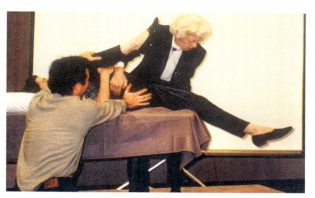

Figura 4b

Figuras 3a e 3b: a coxa continua em contato com a mesa, para manter o comprimento normal do m. iliopsoas. A pelve foi estabilizada para impedir qualquer movimento lateral quando o membro inferior for movido de volta (contra uma quantidade regular de resistência pelo m. tensor da fáscia lata), da posição abduzida para a posição zero.

Figuras 4a e 4b: o comprimento normal do m. tensor da fáscia lata permite a flexão do joelho ao longo da extensão e adução do quadril. Há contração do m. tensor da fáscia lata, revelada pela posição estendida dos joelhos, especialmente evidente no momento do primeiro teste.

ALONGAMENTO DO M. TENSOR DA FÁSCIA LATA

A contração ou mesmo a contratura do trato iliotibial são freqüentemente observadas. A relação com condições dolorosas é analisada na Seção IV (ver p. 449). A discussão a seguir refere-se a exercícios de alongamento do m. tensor da fáscia lata e do trato iliotibial ântero-lateral.

O m. tensor da fáscia lata abduz, flexiona e roda medialmente a junta do quadril e auxilia na extensão do joelho. Quando um músculo possui múltiplas ações, não é necessário alongá-lo em todas as direções opostas a suas ações. Um exercício pode incluir apenas dois ou três movimentos na direção do alongamento. O mais importante é que o alongamento seja especificamente direcionado para a área que precisa ser alongada. Alguns exercícios comumente prescritos não satisfazem essa exigência.

Permanecer em pé com os membros inferiores cruzados coloca as juntas do quadril em adução. Entretanto, nessa posição, os quadris geralmente ficam em rotação medial e apresentam um certo grau de flexão por causa da inclinação anterior da pelve. Se, além da permanência em pé numa posição de adução, o indivíduo inclinar-se lateralmente em direção a uma parede ou a uma mesa, o alongamento provavelmente afetará a porção posterior do m. glúteo médio mais do que o m. tensor da fáscia lata.

pelve será elevado e a junta do quadril esquerda também ficará em abdução (mas sem inclinação lateral).

Para alongar o tensor da fáscia lata esquerdo contraído e o trato tibial anterior, é preciso colocar uma prancha, um livro ou uma revista sob o pé esquerdo e posicionar-se sobre eles. A magnitude da elevação deve ser determinada pela magnitude tolerada. Manter o peso em ambos os pés e os pés e os joelhos (fêmures) em bom alinhamento (os pés em desvio lateral de aproximadamente 8° a 10° em cada lado e as patelas direcionadas totalmente para frente). Em seguida, tentar inclinar a pelve posteriormente, o que acarreta extensão da junta do quadril. A amplitude de movimento será discreta, mas o alongamento deverá ser sentido muito especificamente na área do m. tensor da fáscia lata esquerdo. O m. tensor da fáscia lata será alongado pela adução e pela extensão da junta do quadril sem permitir a rotação medial. Ademais, o alongamento pode ser realizado removendo-se o calçado direito (se o salto não for muito alto) em vez de colocar um suporte sob o pé esquerdo.

Para a contração bilateral, deve-se colocar o suporte alternadamente sob o pé esquerdo e direito ou remover alternadamente um calçado e sustentar a posição de alongamento durante um período confortável, um a dois minutos, por exemplo.

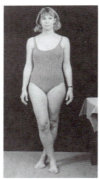
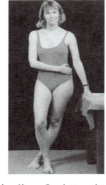

EVITAR

Cruzar os membros inferiores coloca a junta do quadril em flexão (pela inclinação pélvica anterior) e em rotação medial.

A inclinação lateral, com o quadril rodado medialmente e flexionado, alonga o m. glúteo médio mais do que o tensor da fáscia lata.

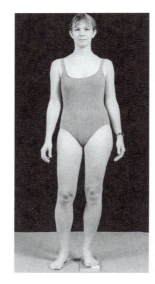

A posição em pé com um suporte sob o pé esquerdo coloca a junta do quadril esquerda em adução. A inclinação pélvica posterior aumenta a extensão da junta do quadril, propiciando o alongamento do m. tensor da fáscia lata e do trato iliotibial esquerdos. O indivíduo realiza um esforço para controlar a rotação, mantendo as patelas direcionadas totalmente para frente. A posição em pé com um discreto desvio lateral dos pés também ajuda a controlar a rotação.

Um melhor controle e uma maior precisão do alongamento podem ser obtidos por meio do movimento da pelve em relação ao fêmur. Contudo, para entender o mecanismo, é necessário descrever o efeito da inclinação pélvica nas juntas do quadril.

Quando ambos os membros inferiores possuem o mesmo comprimento e a pelve está nivelada na posição em pé, ambas as juntas do quadril ficam em posição neutra quanto à adução e à abdução. Entretanto, quando o indivíduo se inclina lateralmente, a posição das juntas do quadril muda. A inclinação para a esquerda acarreta adução da junta do quadril esquerda. Da mesma maneira, se um suporte for colocado sob o pé esquerdo, o lado esquerdo da

Quando a contração é unilateral, um suporte (coxim de calcanhar de 0,65 cm) no calçado do lado da contração alonga passivamente o m. tensor da fáscia lata. Assegurar-se de que o suporte é utilizado com todos os calçados e chinelos e que o indivíduo não cultiva o mau hábito de permanecer em pé apoiado sobre o membro inferior oposto. *O suporte não gera benefício a não ser que o indivíduo permaneça em pé com o peso distribuído uniformemente em ambos os pés.* (Para o alongamento assistido do m. tensor da fáscia lata, ver p. 450 e, para o tratamento do m. tensor da fáscia lata alongado, ver p. 450 e 451.)

SEÇÃO III: TESTE DE FORÇA MUSCULAR

QUADRO DE ANÁLISE DO DESEQUILÍBRIO MUSCULAR: MEMBRO INFERIOR

Nome: ....Data: Primeiro Exame: .... Segundo Exame: ....

Diagnóstico: .... Início:..................... Exame da Extremidade:...........

	MÚSCULO	SEGUNDO EXAME	PRIMEIRO EXAME	PRIMEIRO EXAME	SEGUNDO EXAME	MÚSCULO	
	ILIOPSOAS / SARTÓRIO / TENSOR DA FÁSCIA LATA / M. RETO FEMORAL } FLEXORES DO QUADRIL					GLÚTEO MÁXIMO	
	ADUTORES DO QUADRIL					GLÚTEO MÉDIO	
						GLÚTEO MÍNIMO	
						TENSOR DA FÁSCIA LATA	
	ROTADORES LATERAIS DO QUADRIL					ROTADORES MEDIAIS DO QUADRIL	
	QUADRÍCEPS					MEDIAIS / POSTERIORES DA COXA / LATERAIS	
	TIBIAL ANTERIOR					SÓLEO	
						GASTROCNÊMIO E SÓLEO	
						FIBULARES LONGO E CURTO	
	TIBIAL POSTERIOR					FIBULAR TERCEIRO	
	FLEXOR LONGO DOS DEDOS	1 / 2 / 3 / 4		1 / 2 / 3 / 4		EXTENSORES DAS JUNTAS INTERFALÂNGICAS DISTAIS	
	FLEXOR CURTO DOS DEDOS	1 / 2 / 3 / 4		1 / 2 / 3 / 4		EXTENSORES DAS JUNTAS INTERFALÂNGICAS PROXIMAIS	
	LUMBRICAIS E INTERÓSSEOS	1 / 2 / 3 / 4		1 / 2 / 3 / 4		EXTENSORES LONGO E CURTO DOS DEDOS	
	FLEXOR LONGO DO HÁLUX					EXTENSORES LONGO E CURTO DO HÁLUX	
	FLEXOR CURTO DO HÁLUX						
	ABDUTOR DO HÁLUX					ADUTOR DO HÁLUX	

© 2005 Florence P. Kendall

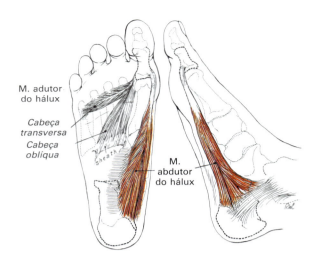
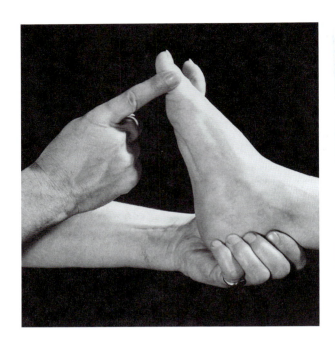

M. ABDUTOR DO HÁLUX

Origem: processo medial da tuberosidade do calcâneo, retináculo flexor, aponeurose plantar e septo intermuscular adjacente.

Inserção: lado medial da base da falange proximal do hálux. Algumas fibras fixam-se ao osso sesamóide medial, e uma faixa tendinosa pode estender-se até a base da falange proximal do hálux.

Ação: abduz e auxilia na flexão da junta metatarsofalângica do hálux e na adução do antepé.

Nervo: tibial, L4, L5 e S1.

Paciente: em decúbito dorsal ou sentado.

Fixação: o examinador segura o calcanhar firmemente.

Teste: se possível, abdução do hálux a partir da linha axial do pé. Geralmente isso é difícil para o indivíduo, e a ação pode ser demonstrada solicitando-se a ele que tracione o antepé em adução contra a pressão exercida pelo examinador.

Pressão: contra o lado medial do metatarsal I e da falange proximal. O músculo pode ser palpado e ocasionalmente visto ao longo da borda medial do pé.

Fraqueza: permite o antepé e o hálux valgos e o deslocamento medial do navicular.

Contratura: traciona o pé em antepé varo, com o hálux abduzido.

M. ADUTOR DO HÁLUX

Origem:

Cabeça oblíqua: das bases dos ossos metatarsais II a IV e da bainha do tendão do fibular longo.

Cabeça transversa: dos ligamentos metatarsofalângicos plantares do terceiro ao quinto dedo do pé e do ligamento metatarsal transverso profundo.

Inserção: lateral da base da falange proximal do hálux.

Ação: aduz e auxilia na flexão da junta metatarsofalângica do hálux.

Nervo: tibial, S1 e S2.

Contratura: deformidade em adução do hálux (hálux valgo).

Nota: *Nenhum teste é ilustrado.*

M. FLEXOR CURTO DO HÁLUX

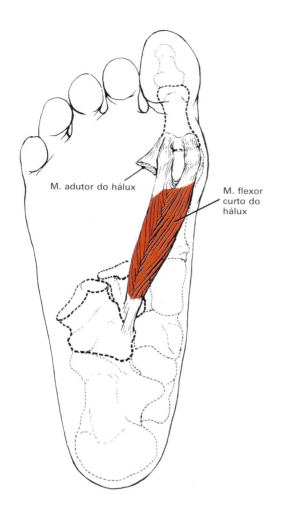

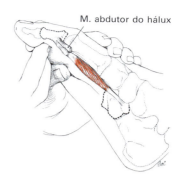

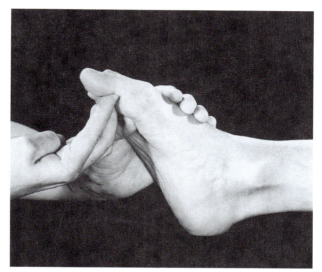

M. FLEXOR CURTO DO HÁLUX

Origem: parte medial da superfície plantar do osso cubóide, parte adjacente do osso cuneiforme lateral e prolongamento do tendão do tibial posterior.

Inserção: lado medial e lateral da base da falange proximal do hálux.

Ação: flexiona a junta metatarsofalângica do hálux.

Nervo: tibial, L4, **L5** e **S1**.

Paciente: em decúbito dorsal ou sentado.

Fixação: o examinador estabiliza o pé próximo da junta metatarsofalângica e mantém o pé e o tornozelo em posição neutra. A flexão plantar do pé pode causar restrição do movimento de teste pela tensão dos mm. extensores do dedo oponentes.

Teste: flexão da junta metatarsofalângica do hálux.

Pressão: contra a superfície plantar da falange proximal, na direção da extensão.

> **Nota:** *quando ocorre paralisia do m. flexor longo do hálux e o m. flexor curto é ativo, a ação deste é clara, pois o hálux flexiona-se ao nível da junta metatarsofalângica sem qualquer flexão da junta interfalângica. Quando ocorre paralisia do m. flexor curto do hálux e o m. flexor longo é ativo, a junta metatarsofalângica hiperestende-se e a junta interfalângica flexiona-se.*

Fraqueza: permite a posição de dedo em martelo do hálux e reduz a estabilidade do arco longitudinal.

Contratura: a falange proximal é mantida em flexão.

M. FLEXOR LONGO DO HÁLUX

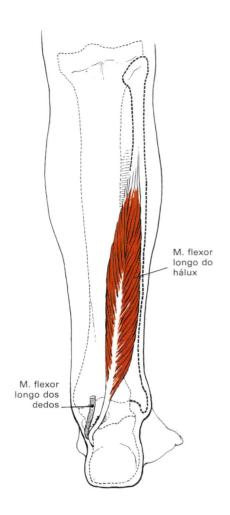

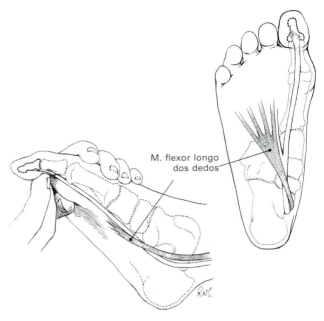

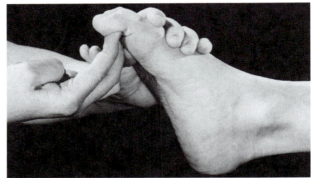

M. FLEXOR LONGO DO HÁLUX

Origem: superfície posterior dos dois terços distais da fíbula, membrana interóssea e septos e fáscias intermusculares adjacentes.

Inserção: base da falange distal do hálux, superfície plantar.

> **Nota:** *o m. flexor longo do hálux está ligado ao m. flexor longo dos dedos por uma faixa tendinosa forte.*

Ação: flexiona a junta interfalângica do hálux e auxilia na flexão da junta metatarsofalângica, na flexão plantar da junta do tornozelo e na inversão do pé.

Nervo: tibial, L**5**, S**1** e S**2**.

Paciente: em decúbito dorsal ou sentado.

Fixação: o examinador estabiliza a junta metatarsofalângica em posição neutra e mantém a junta do tornozelo aproximadamente a meio caminho entre a flexão dorsal e a flexão plantar. (A flexão dorsal total pode produzir flexão passiva da junta interfalângica, e a flexão plantar total, acarretar encurtamento excessivo do músculo para exercer sua força máxima.) Se o m. flexor curto do hálux for muito forte e o m. flexor longo do hálux, fraco, é necessário restringir a tendência da junta metatarsofalângica de flexionar-se mantendo a falange proximal em discreta extensão.

Teste: flexão da junta interfalângica do hálux.

Pressão: contra a superfície plantar da falange distal, na direção da extensão.

Fraqueza: acarreta tendência à hiperextensão da junta interfalângica e ao dedo em martelo do hálux. Diminui a força de inversão do pé e a flexão plantar do tornozelo. Na sustentação de peso, possibilita a pronação do pé.

Contratura: Deformidade de dedo em garra do hálux.

MM. EXTENSORES LONGO E CURTO DO HÁLUX

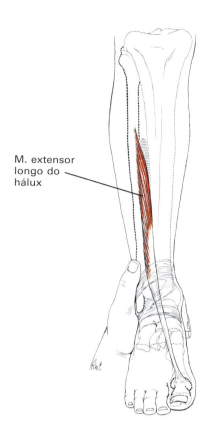

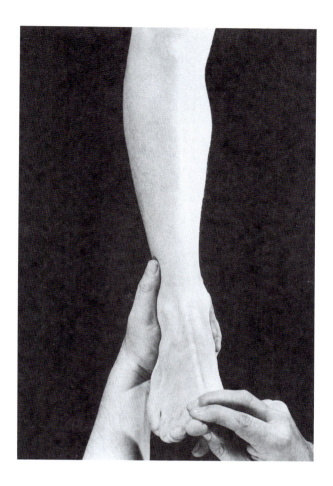

M. EXTENSOR LONGO DO HÁLUX

Origem: dois quartos médios da superfície anterior da fíbula e membrana interóssea adjacente.

Inserção: base da falange distal do hálux.

Ação: estende as juntas metatarsofalângica e interfalângica do hálux e auxilia na inversão do pé e na flexão dorsal da junta do tornozelo.

Nervo: fibular profundo, L4, **L5** e **S1**.

M. EXTENSOR CURTO DO HÁLUX (FAIXA MÉDIA DO M. EXTENSOR CURTO DOS DEDOS)

Origem: parte distal das superfícies superior e lateral do calcâneo, ligamento talocalcanear lateral e ápice do retináculo extensor inferior. (Ver p. 408.)

Inserção: superfície dorsal da base da falange proximal do hálux.

Ação: estende a junta metatarsofalângica do hálux.

Nervo: fibular profundo, L4, **L5** e **S1**.

Paciente: em decúbito dorsal ou sentado.

Fixação: o examinador estabiliza o pé em discreta flexão plantar.

Teste: extensão das juntas metatarsofalângica e interfalângica do hálux.

Pressão: contra a superfície dorsal das falanges distal e proximal do hálux na direção da flexão.

Fraqueza: diminui a capacidade de estender o hálux e permite uma posição de flexão. A capacidade de flexionar dorsalmente a junta do tornozelo diminui.

Contratura: extensão do hálux, com a cabeça do metatarsal I direcionada para baixo.

Nota: *a paralisia do m. extensor curto do hálux (primeira faixa do m. extensor curto dos dedos) não pode ser determinada com precisão na presença de um m. extensor longo do hálux forte. Entretanto, na paralisia do m. extensor longo do hálux, a ação do m. extensor curto do hálux é nítida. A falange distal não se estende, e a falange proximal estende-se em direção à adução (em direção à linha axial do pé).*

MM. LUMBRICAIS E INTERÓSSEOS

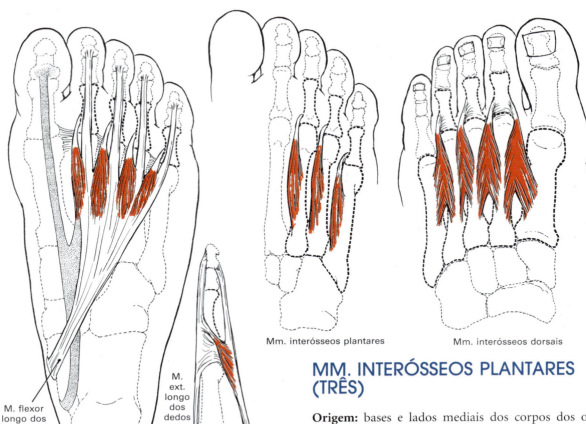

Mm. interósseos plantares

Mm. interósseos dorsais

M. flexor longo dos dedos

M. ext. longo dos dedos

M. lumbrical

Mm. lumbricais

MM. LUMBRICAIS (QUATRO)

Origem:

Primeiro: do lado medial do primeiro tendão do m. flexor longo dos dedos.

Segundo: dos lados adjacentes do primeiro e segundo tendões do m. flexor longo dos dedos.

Terceiro: dos lados adjacentes do segundo e terceiro tendões do m. flexor longo dos dedos.

Quarto: dos lados adjacentes do terceiro e quarto tendões do m. flexor longo dos dedos.

Inserções: lado medial da falange proximal e expansão dorsal do tendão do m. extensor longo dos dedos do segundo ao quinto dedos do pé.

Ações: flexionam as juntas metacarpofalângicas e auxiliam na extensão das juntas interfalângicas do segundo ao quinto dedo do pé.

Nervo para o Lumbrical I: tibial, L4, L**5** e S**1**.

Nervo para os Lumbricais II, III e IV: tibial, L(4), L(5), S**1** e S**2**.

MM. INTERÓSSEOS PLANTARES (TRÊS)

Origem: bases e lados mediais dos corpos dos ossos metatarsais III a V.

Inserção: lados mediais das bases das falanges proximais dos mesmos dedos do pé.

Ação: aduzem o terceiro, quarto e quinto dedo do pé em direção à linha axial por meio do segundo dedo do pé. Auxiliam na flexão das juntas metatarsofalângicas e podem auxiliar na extensão das juntas metatarsofalângicas do terceiro ao quinto dedo do pé.

Nervo: tibial, S**1** e S**2**.

MM. INTERÓSSEOS DORSAIS (QUATRO)

Origem: cada um, por duas cabeças dos lados adjacentes dos ossos metatarsais.

Inserções: lateral da falange proximal e cápsula da junta metatarsofalângica.

Primeiro: ao lado medial do segundo dedo do pé.

Segundo ao quarto: às laterais do segundo ao quinto dedo do pé.

Ação: abduzem do segundo ao quarto dedo do pé a partir da linha axial através do segundo dedo do pé. Auxiliam na flexão das juntas metatarsofalângicas e podem auxiliar na extensão das juntas interfalângicas do segundo ao quarto dedo do pé.

Nervo: tibial, S**1** e S**2**.

MM. LUMBRICAIS E INTERÓSSEOS

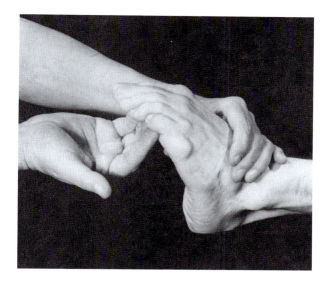

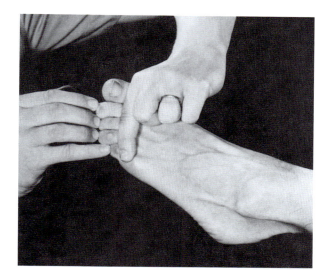

Paciente: em decúbito dorsal ou sentado.

Fixação: o examinador estabiliza a região medial do tarso e mantém o pé e o tornozelo em posição neutra.

Teste: flexão das juntas metatarsofalângicas do segundo ao quinto dedo do pé, com um esforço para evitar a flexão das juntas interfalângicas.

Pressão: contra a superfície plantar das falanges proximais dos quatro dedos do pé laterais.

Fraqueza: quando esses músculos são fracos e o m. flexor longo dos dedos é ativo, ocorre hiperextensão das juntas metatarsofalângicas. As juntas distais flexionam-se, provocando uma deformidade de dedo em martelo dos quatro dedos do pé laterais. O suporte muscular do arco transverso diminui.

Paciente: em decúbito dorsal ou sentado.

Fixação: o examinador estabiliza as juntas metatarsofalângicas e mantém o pé e o tornozelo em flexão plantar de aproximadamente 20° a 30°.

Teste: extensão das juntas interfalângicas dos quatro dedos do pé laterais. (Um teste separado para a adução e abdução dos mm. interósseos não é prático, pois a maioria dos indivíduos não consegue realizar esses movimentos dos dedos do pé.)

Pressão: contra a superfície dorsal das falanges distais, na direção da flexão.

Nota: *o teste de força dos mm. lumbricais é importante em casos de dedo em martelo e distensão do arco metatarsal.*

DEFORMIDADES DO PÉ E DO TORNOZELO

Na lista a seguir, as deformidades do pé são definidas em termos das posições das juntas envolvidas. Nas deformidades graves, a posição da junta está além de sua amplitude normal de movimento.

Talipes valgus: eversão do pé acompanhada pelo achatamento do arco longitudinal.

Talipes varus: inversão do pé acompanhada pelo aumento da altura do arco longitudinal.

Talipes equinus: flexão plantar da junta do tornozelo.

Talipes equinovalgus: flexão plantar da junta do tornozelo e eversão do pé.

Talipes equinovarus: flexão plantar da junta do tornozelo e inversão do pé (pé torto).

Talipes calcaneus: flexão dorsal da junta do tornozelo.

Talipes calcaneovalgus: flexão dorsal da junta do tornozelo e eversão do pé.

Talipes calcaneovarus: flexão dorsal da junta do tornozelo e inversão do pé.

Talipes cavus: flexão dorsal da junta do tornozelo e flexão plantar do antepé, acarretando um arco longitudinal alto. Com a alteração da posição do calcâneo, a proeminência posterior do calcanhar tende a ser obliterada e a sustentação de peso sobre o calcâneo desvia-se posteriormente.

M. FLEXOR CURTO DOS DEDOS

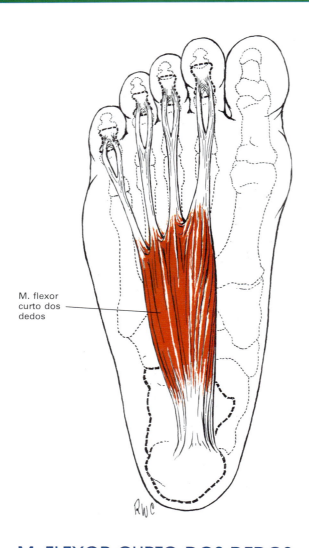
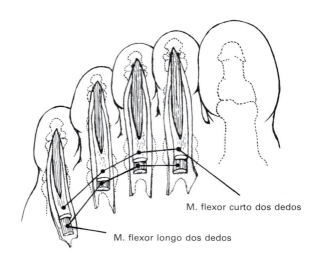
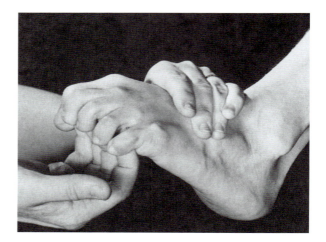

M. FLEXOR CURTO DOS DEDOS

Origem: processo medial da tuberosidade do calcâneo, parte central da aponeurose plantar e septos intermusculares adjacentes.

Inserção: falange média do segundo ao quinto dedo do pé.

Ação: flexiona as juntas interfalângicas proximais e auxilia na flexão das juntas metatarsofalângicas do segundo ao quinto dedo do pé.

Nervo: tibial, L4, L5 e S1.

Paciente: em decúbito dorsal ou sentado.

Fixação: o examinador estabiliza as falanges proximais e mantém o pé e o tornozelo em posição neutra. Se houver paralisia dos mm. gastrocnêmio e sóleo, o examinador deve estabilizar o calcâneo, o qual é o osso de origem, durante o teste do m. flexor dos dedos.

Teste: flexão das juntas interfalângicas proximais do segundo ao quinto dedo do pé.

Pressão: contra a superfície plantar da falange média dos quatro dedos do pé, na direção da extensão.

> **Nota:** *quando ocorre paralisia do m. flexor longo dos dedos e o m. flexor curto é ativo, os dedos do pé flexionam-se no nível da falange distal, enquanto a falange distal permanece estendida.*

Fraqueza: a capacidade de flexionar as juntas interfalângicas proximais dos quatro dedos do pé laterais diminui, assim como o suporte muscular dos arcos longitudinal e transverso.

Contratura: restrição da extensão dos dedos do pé. As falanges médias flexionam-se, e existe uma tendência em direção a um pé cavo se os mm. gastrocnêmio e sóleo estiverem fracos.

> **Nota:** *o teste de força do m. flexor curto dos dedos é importante em casos de distensão do arco longitudinal. Freqüentemente, um ponto de alta sensibilidade é detectado na origem desse músculo sobre o calcâneo.*

MM. FLEXOR LONGO DOS DEDOS E QUADRADO PLANTAR

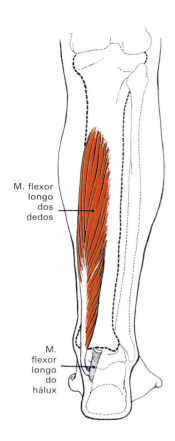
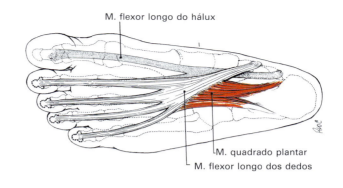
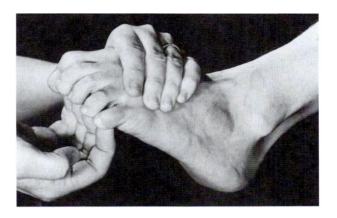

M. FLEXOR LONGO DOS DEDOS

Origem: da fáscia que recobre o tibial posterior e três quintos médios da superfície posterior do corpo da tíbia.

Inserção: bases das falanges distais do segundo ao quinto dedo do pé.

Ação: flexiona as juntas interfalângicas proximais e distais e metatarsofalângicas do segundo ao quinto dedo do pé. Auxilia na flexão plantar da junta do tornozelo e na inversão do pé.

Nervo: tibial, L**5**, S**1** e S(2).

Paciente: em decúbito dorsal ou sentado. Quando ocorre contração do m. gastrocnêmio, o joelho deve ser flexionado para permitir a posição neutra do pé.

Fixação: o examinador estabiliza os metatarsais e mantém o pé e o tornozelo em posição neutra.

Teste: flexão das juntas interfalângicas distais do segundo ao quinto dedo do pé. O m. flexor dos dedos é auxiliado pelo quadrado plantar.

Pressão: contra a superfície plantar das falanges distais dos quatro dedos do pé na direção da extensão.

Fraqueza: acarreta tendência à hiperextensão das juntas interfalângicas distais dos quatro dedos do pé. Diminui a capacidade de inverter o pé e realizar flexão plantar do tornozelo. Na sustentação de peso, a fraqueza possibilita a pronação do pé.

Contratura: deformidade em flexão das falanges distais dos quatro dedos do pé laterais, com restrição da flexão dorsal e da eversão do pé.

M. QUADRADO PLANTAR (M. FLEXOR ACESSÓRIO)

Origem da Cabeça Medial: superfície medial do calcâneo e borda medial do ligamento plantar longo.

Origem da Cabeça Lateral: borda lateral da superfície plantar do calcâneo e borda lateral do ligamento plantar longo.

Inserção: margem lateral e superfícies dorsal e plantar do tendão do m. flexor longo dos dedos.

Ação: modifica a linha de tração dos tendões do m. flexor longo dos dedos e auxilia na flexão do segundo ao quinto dedo do pé.

Nervo: tibial, S**1** e S**2**.

> Nota: *Nenhum teste é ilustrado.*

MM. EXTENSORES LONGO E CURTO

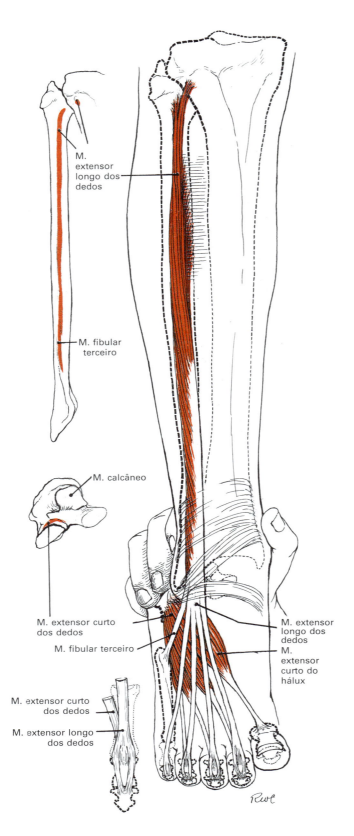

M. EXTENSOR LONGO DOS DEDOS

Origem: côndilo lateral da tíbia, três quartos proximais da superfície anterior do corpo da fíbula, parte proximal da membrana interóssea, septos intermusculares adjacentes e fáscia profunda.

Inserção: por quatro tendões para o segundo ao quinto dedo do pé. Cada tendão forma uma expansão na superfície dorsal do dedo do pé e divide-se em uma faixa intermediária fixada à base da falange média e em duas faixas laterais fixadas à base da falange distal.

Ação: estende as juntas metatarsofalângicas e auxilia na extensão das juntas interfalângicas do segundo ao quinto dedo do pé. Auxilia na flexão dorsal da junta do tornozelo e na eversão do pé.

Nervo: fibular, L4, L5 e S1.

M. EXTENSOR CURTO DOS DEDOS

Origem: parte distal das superfícies superior e lateral do calcâneo, ligamento talocalcanear lateral e ápice do retináculo extensor inferior.

Inserção: por quatro tendões para o primeiro até o quarto dedo do pé. A faixa mais medial, também conhecida como m. extensor curto do hálux, insere-se na superfície dorsal da base da falange proximal do hálux. Os outros três tendões atingem as laterais dos tendões do m. extensor longo dos dedos para o segundo, terceiro e quarto dedos do pé.

Ação: estende as juntas metatarsofalângicas do primeiro ao quarto dedos do pé e auxilia na extensão das juntas interfalângicas do segundo ao quarto dedos do pé.

Nervo: fibular profundo, L4, L5 e S1.

> **Nota:** como os tendões do m. extensor curto dos dedos fundem-se com os tendões do m. extensor longo para o segundo ao quarto dedo do pé, o m. extensor curto e o longo estendem todas as juntas desses dedos do pé. No entanto, sem um m. extensor longo, não ocorre extensão do quinto dedo do pé ao nível da junta metatarsofalângica. Para diferenciar, palpar o tendão do m. extensor longo e o ventre do m. extensor curto e tentar detectar qualquer diferença no movimento dos dedos do pé.

M. FIBULAR TERCEIRO

Origem: terço distal da superfície anterior da fíbula, membrana interóssea e septo intermuscular adjacente.

Inserção: superfície dorsal, base do metatarsal V.

Ação: flexão dorsal da junta do tornozelo e eversão do pé.

Nervo: fibular profundo, L4, L5 e S1.

MM. EXTENSORES LONGO E CURTO DOS DEDOS E FIBULAR TERCEIRO

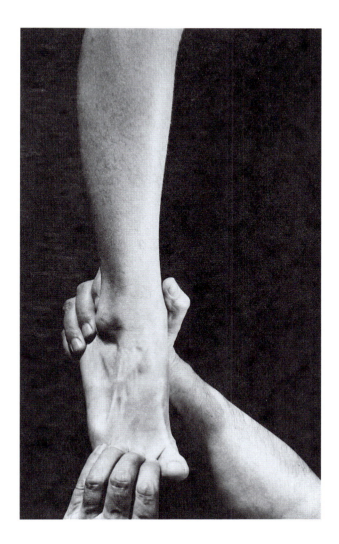

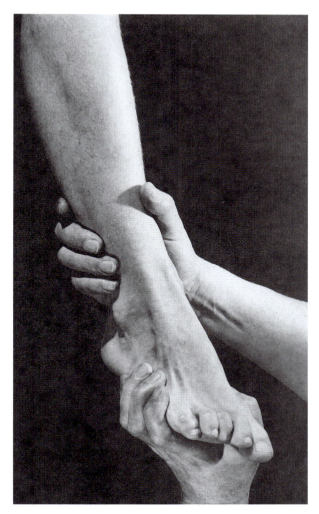

MM. EXTENSORES LONGO E CURTO DOS DEDOS

Paciente: em decúbito dorsal ou sentado.

Fixação: o examinador estabiliza o pé em discreta flexão plantar.

Teste: extensão de todas as juntas do segundo ao quinto dedo dos pés.

Pressão: contra a superfície dorsal dos dedos do pé, na direção da flexão.

Fraqueza: acarreta tendência ao pé caído e ao antepé varo. Diminui a capacidade de flexionar dorsalmente a junta do tornozelo e de everter o pé. Muitos casos de pé plano (colapso do arco longo) também são acompanhados por fraqueza dos músculos extensores dos dedos do pé.

Contratura: hiperextensão das juntas metatarsofalângicas.

M. FIBULAR TERCEIRO

Paciente: em decúbito dorsal ou sentado.

Fixação: o examinador apóia o membro inferior acima da junta do tornozelo.

Teste: flexão dorsal da junta do tornozelo, com eversão do pé.

> **Nota:** *neste teste, o m. fibular terceiro é auxiliado pelo m. extensor longo dos dedos, do qual ele faz parte.*

Pressão: contra a lateral da superfície dorsal do pé, na direção da flexão plantar e da inversão.

Fraqueza: diminui a capacidade de everter o pé e flexionar dorsalmente a junta do tornozelo.

Contratura: flexão dorsal da junta do tornozelo e eversão do pé.

M. TIBIAL ANTERIOR

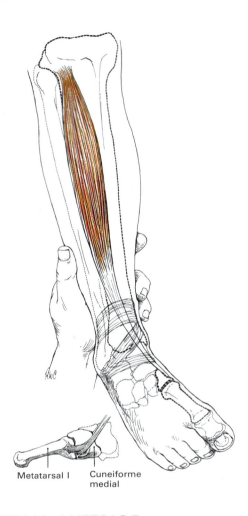
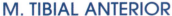

Metatarsal I — Cuneiforme medial

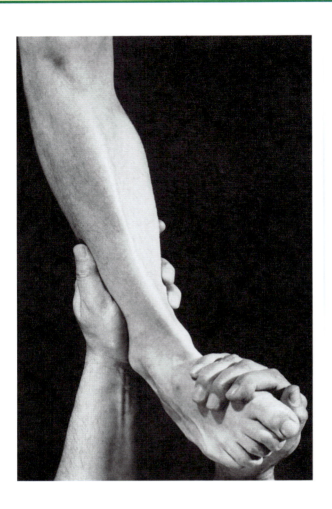

M. TIBIAL ANTERIOR

Origem: côndilo lateral e metade proximal da superfície lateral da tíbia, membrana interóssea, fáscia profunda e septo intermuscular lateral.

Inserção: superfícies medial e plantar do osso cuneiforme medial, base do osso metatarsal I.

Ação: produz flexão dorsal da junta do tornozelo e auxilia na inversão do pé.

Nervo: fibular profundo, L**4**, L**5** e S1.

Paciente: em decúbito dorsal ou sentado (com o joelho flexionado se houver contração do m. gastrocnêmio).

Fixação: o examinador segura o membro inferior, logo acima da junta do tornozelo.

Teste: flexão dorsal da junta do tornozelo e inversão do pé, sem extensão do hálux.

Pressão: contra o lado medial, superfície dorsal do pé, na direção da flexão plantar da junta do tornozelo e eversão do pé.

Fraqueza: diminui a capacidade de flexão dorsal da junta do tornozelo e possibilita eversão do pé. Isso pode ser observado como um pé caído parcial e uma tendência à pronação.

Contratura: flexão dorsal da junta do tornozelo, com inversão do pé (pé em posição de calcaneovaro).

> **Nota:** *embora possa ocorrer fraqueza do m. tibial anterior com pronação do pé, essa fraqueza é raramente observada em casos de pé plano congênito.*

M. TIBIAL POSTERIOR

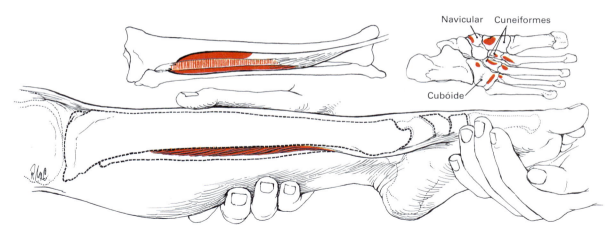

M. TIBIAL POSTERIOR

Origem: a maior parte da membrana interóssea, porção lateral da superfície posterior da tíbia, dois terços proximais da superfície medial da fíbula, septos intermusculares adjacentes e fáscia profunda.

Nervo: tibial, L(4), L5 e S1.

Inserção: tuberosidade do osso navicular e por expansões fibrosas até o sustentáculo do tálus, três cuneiformes, cubóide e bases dos ossos metatarsais II a IV.

Ação: inverte o pé e auxilia na flexão plantar da junta do tornozelo.

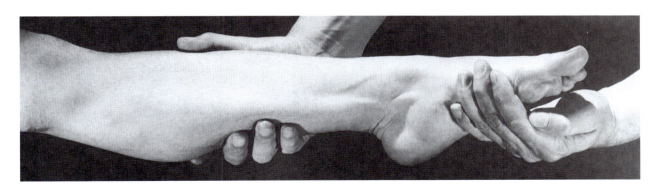

Paciente: em decúbito dorsal, com o membro em rotação lateral.

Fixação: o examinador sustenta o membro inferior acima da junta do tornozelo.

Teste: inversão do pé, com flexão plantar da junta do tornozelo.

Pressão: contra o lado medial e a superfície plantar do pé, na direção da flexão dorsal da junta do tornozelo e da eversão do pé.

> **Nota:** *se o m. flexor longo do hálux e o m. flexor longo dos dedos forem substituídos pelo m. tibial posterior, os dedos do pé serão fortemente flexionados à medida que uma pressão for aplicada.*

Fraqueza: diminui a capacidade de inverter o pé e flexionar plantarmente a junta do tornozelo. Acarreta pronação do pé e diminuição do suporte do arco longitudinal. Interfere na capacidade de elevação dos dedos do pé e causa inclinação em direção ao que é comumente denominado claudicação do m. gastrocnêmio.

Contratura: sem sustentação de peso, posição de equinovarus. Com sustentação de peso, calcanhar em posição de supinação com antepé varo.

MM. FIBULARES LONGO E CURTO

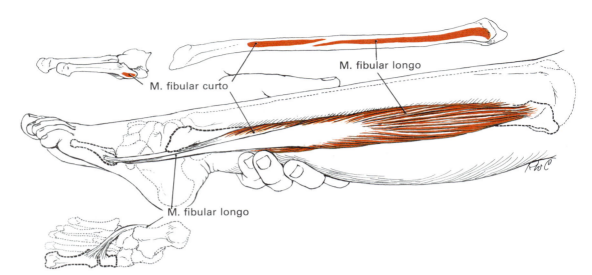

M. FIBULAR LONGO

Origem: côndilo lateral da tíbia, cabeça e dois terços proximais da superfície lateral da fíbula, septos intermusculares e fáscia profunda adjacente.

Inserção: lateral da base do metatarsal I e do osso cuneiforme medial.

Ação: produz eversão do pé, auxilia na flexão plantar da junta do tornozelo e deprime a cabeça do metatarsal I.

Nervo: fibular superficial, L4, **L5** e **S1**.

M. FIBULAR CURTO

Origem: dois terços distais da superfície lateral da fíbula e septos intermusculares adjacentes.

Inserção: tuberosidade na base do osso metatarsal V, lateral.

Ação: produz eversão do pé e auxilia na flexão plantar do tornozelo.

Nervo: fibular superficial, L4, **L5** e **S1**.

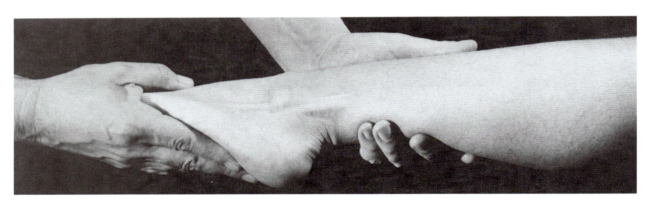

Paciente: em decúbito dorsal, com o membro rodado medialmente, ou em decúbito lateral (sobre o lado oposto).

Fixação: o examinador segura o membro inferior acima da junta do tornozelo.

Teste: eversão do pé, com flexão plantar da junta do tornozelo.

Pressão: contra a borda lateral e a planta do pé, na direção da inversão do pé e flexão dorsal da junta do tornozelo.

Fraqueza: diminui a força de eversão do pé e da flexão plantar da junta do tornozelo. Permite uma posição do pé em varo e reduz a capacidade de elevação dos dedos do pé. A estabilidade lateral do tornozelo diminui.

Contratura: acarreta eversão do pé ou pé valgo.

> **Nota:** *na sustentação de peso, com uma tração forte sobre sua inserção na base do metatarsal I, o m. fibular longo faz a cabeça do metatarsal I ser pressionada para baixo, para a superfície de suporte.*

MÚSCULOS FLEXORES PLANTARES DO TORNOZELO

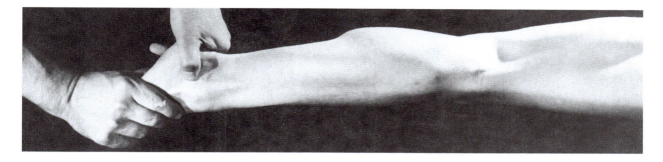

Paciente: em decúbito ventral, com o joelho estendido e o pé projetando-se sobre a borda da mesa.

Fixação: o peso do membro, repousando sobre uma mesa firme, deve prover fixação suficiente à parte.

Teste: flexão plantar do pé, com ênfase na tração do calcanhar para cima mais do que na tração do antepé para baixo. Este teste não tenta isolar a ação do m. gastrocnêmio das dos outros músculos flexores plantares, mas a presença ou ausência de um m. gastrocnêmio pode ser determinada pela observação atenta durante o teste.

Pressão: para a pressão máxima nesta posição, aplicar pressão contra o antepé e o calcâneo. Se o músculo estiver muito fraco, a pressão contra o calcâneo é suficiente.

O m. gastrocnêmio com freqüência pode ser observado e sempre pode ser palpado se estiver contraído durante o teste de flexão plantar. Movimentos dos dedos do pé e do antepé devem ser atentamente observados durante o teste para se detectarem substituições. O paciente pode conseguir flexionar a parte anterior do pé pelos músculos flexores dos dedos do pé, pelo m. tibial posterior e pelo m. fibular longo, sem uma tração direta para cima no calcanhar pelo tendão do calcâneo. Se o m. gastrocnêmio e o m. sóleo estiverem fracos, o calcanhar será *empurrado* para cima em decorrência da flexão da parte anterior do pé, e não *tracionado* para cima simultaneamente com a flexão da parte anterior do pé. Caso seja aplicada pressão sobre o calcanhar e não sobre a "bola do pé" (base do hálux), é possível isolar, pelo menos parcialmente, a ação combinada do m. gastrocnêmio e do m. sóleo das dos outros músculos flexores plantares. O movimento do pé em direção à eversão ou à inversão evidenciará desequilíbrio dos músculos laterais e mediais oponentes e, se acentuado, revelará uma tentativa de substituir os mm. fibulares ou o tibial posterior pelos mm. gastrocnêmio e pelo sóleo.

A ação do m. gastrocnêmio geralmente pode ser demonstrada no teste de flexão do joelho quando os músculos posteriores da coxa estiverem fracos. No decúbito ventral, com os joelhos totalmente estendidos, solicita-se ao paciente que flexione o joelho contra resistência. Se o m. gastrocnêmio for forte, a flexão plantar no nível do tornozelo ocorrerá quando o m. gastrocnêmio *iniciar* a flexão do joelho, seguida pela flexão dorsal do tornozelo à medida que o joelho se flexiona.

Fraqueza: permite uma posição calcanear do pé se o m. gastrocnêmio e o m. sóleo estiverem fracos. Na posição em pé, acarreta hiperextensão do joelho e incapacidade de elevação dos dedos dos pés. Na marcha, a incapacidade de transferir o peso normalmente acarreta "claudicação do gastrocnêmio".

Contratura: pé eqüino e flexão do joelho.

Encurtamento: restrição da flexão dorsal do tornozelo quando o joelho é estendido e restrição da extensão do joelho quando o tornozelo é flexionado dorsalmente. Durante a fase de equilíbrio da marcha, o encurtamento limita a flexão dorsal normal da junta do tornozelo e o indivíduo apresenta desvio lateral do pé durante a transferência do peso do calcanhar para o antepé.

M. SÓLEO

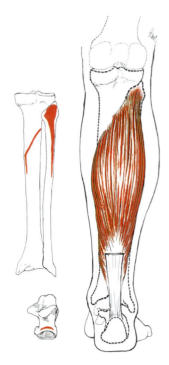

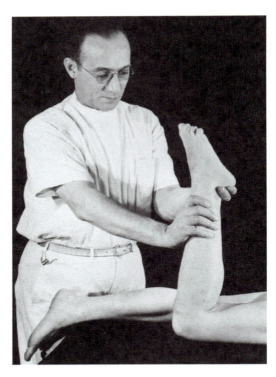

M. SÓLEO

Origem: superfícies posteriores da cabeça da fíbula e do terço proximal de seu corpo, linha solear, terço médio da borda medial da tíbia e arco tendinoso entre a tíbia e a fíbula.

Inserção: com o tendão do m. gastrocnêmio, na superfície posterior do calcâneo.

Ação: flexiona plantarmente a junta do tornozelo.

Nervo: tibial, L5, **S1** e **S2**.

Paciente: em decúbito ventral, com o joelho flexionado pelo menos a 90°.

Fixação: o examinador segura o membro inferior em ponto proximal ao tornozelo.

Teste: flexão plantar da junta do tornozelo, sem inversão ou eversão do pé.

Pressão: contra o calcâneo (como ilustrado), tracionando o calcanhar na direção caudal (na direção da flexão dorsal do tornozelo). Quando a fraqueza é acentuada, é possível que o paciente não consiga suportar a pressão no calcanhar. Quando a fraqueza não for acentuada, é necessária uma maior alavancagem, obtida pela aplicação de pressão simultânea contra a planta do pé. (Ver p. 413.)

> **Nota:** *a inversão do pé revela substituição pelo m. tibial posterior e pelos músculos flexores dos dedos. A eversão indica substituição pelos músculos fibulares. A extensão do joelho evidencia a tentativa de ajudar com o m. gastrocnêmio. Ele está em desvantagem com o joelho flexionado a 90° ou mais e, para que sua ação seja mais forte, o paciente tentará estender o joelho.*

Fraqueza: permite uma posição calcanear do pé e predispõe ao pé cavo. Acarreta incapacidade de elevação dos dedos do pé. Na posição em pé, a inserção do m. sóleo sobre o calcâneo torna-se o ponto fixo de ação desse músculo na manutenção do alinhamento normal do membro inferior em relação ao pé. O desvio resultante da fraqueza do m. sóleo pode manifestar-se como um defeito postural com discreta flexão do joelho, no entanto resulta mais comumente em deslocamento anterior do peso corporal em relação à linha de prumo normal, como pode ser observado quando o fio de prumo pende ligeiramente à frente do maléolo lateral.

Uma fraqueza do tipo não-paralítica pode ser decorrente de um trauma muscular súbito (aterrissagem de um salto com o tornozelo flexionado dorsalmente e o joelho flexionado) ou de um trauma gradual (flexão profunda e repetida do joelho, na qual o tornozelo é totalmente flexionado dorsalmente). O m. gastrocnêmio não é alongado por causa da flexão do joelho.

Contratura: pé eqüino, em posições com e sem sustentação de peso.

Encurtamento: uma tendência à hiperextensão do joelho na posição em pé. Na marcha com os pés descalços, o encurtamento é compensado pelo desvio lateral dos dedos do pé e pela conseqüente transferência do peso da região póstero-lateral do calcanhar para a região ântero-medial do antepé. Com calçados com saltos, o encurtamento pode passar despercebido.

> **Nota:** *este teste é importante no exame de casos com desvio anterior do corpo, à frente da linha de prumo. Também é aconselhável testar esse músculo em casos de aumento da altura do arco longitudinal.*

MM. GASTROCNÊMIO E PLANTAR

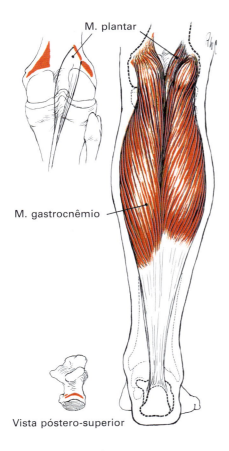

Vista póstero-superior

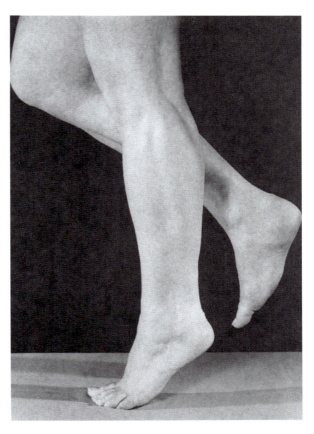

M. GASTROCNÊMIO

Origem da Cabeça Medial: partes proximal e posterior do côndilo medial, parte adjacente do fêmur e cápsula da junta do joelho.

Origem da Cabeça Lateral: côndilo lateral e superfície posterior do fêmur e cápsula da junta do joelho.

Inserção: parte média da superfície posterior do calcâneo.

Nervo: tibial, S1 e S2.

M. PLANTAR

Origem: parte distal da linha supracondilar lateral do fêmur, parte adjacente de sua superfície poplítea e ligamento poplíteo oblíquo da junta do joelho.

Inserção: parte posterior do calcâneo.

Nervo: tibial, L4, L5, S1 e S2.

Ação: os mm. gastrocnêmio e plantar flexionam a junta do tornozelo e auxiliam na flexão da junta do joelho.

MÚSCULOS FLEXORES PLANTARES DO TORNOZELO

Paciente: em pé. Pode se equilibrar colocando uma mão sobre a mesa, mas não se deve transferir qualquer peso para a mão.

Movimento de Teste: elevação do corpo a partir dos dedos do pé, empurrando o peso corporal diretamente para cima.

Resistência: peso corporal.

> **Nota:** a inclinação anterior do corpo e a flexão do joelho são evidências de fraqueza. O paciente flexiona dorsalmente a junta do tornozelo, tentando elevar o calcanhar do chão pela tensão dos músculos flexores plantares, enquanto o peso corporal é transferido para frente.

Encurtamento: o encurtamento dos mm. gastrocnêmio e sóleo tende a ocorrer em mulheres que usam constantemente calçados com saltos altos.

Músculos que Atuam na Flexão Plantar

Sóleo Gastrocnêmio Plantar	Flexores plantares da junta do tornozelo (grupo do tendão calcanear)
Tibial posterior Fibular longo Fibular curto	Flexores plantares do antepé e da junta do tornozelo
Flexor longo do hálux Flexor longo dos dedos	Flexores plantares dos dedos do pé, do antepé e da junta do tornozelo.

M. POPLÍTEO

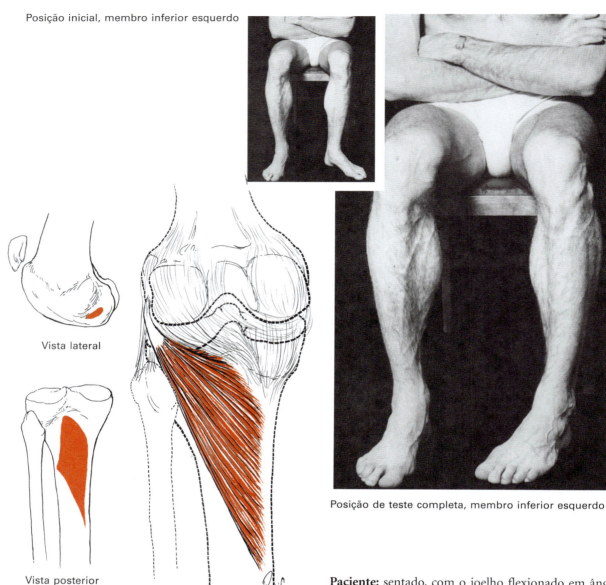

Posição inicial, membro inferior esquerdo

Vista lateral

Vista posterior

Posição de teste completa, membro inferior esquerdo

M. POPLÍTEO

Origem: parte anterior do sulco no côndilo lateral do fêmur e ligamento poplíteo oblíquo da junta do joelho.

Inserção: área triangular proximal à linha solear na superfície posterior da tíbia e fáscia que recobre o músculo.

Ação: sem sustentação de peso (*com a origem fixada*), o m. poplíteo roda medialmente a tíbia sobre o fêmur e flexiona a junta do joelho. Com sustentação de peso (*com a inserção fixada*), ele roda lateralmente o fêmur sobre a tíbia e flexiona a junta do joelho. Este músculo ajuda a reforçar os ligamentos posteriores da junta do joelho.

Nervo: tibial, L4, **L5** e S**1**.

Paciente: sentado, com o joelho flexionado em ângulo reto e o membro inferior em rotação lateral da tíbia sobre o fêmur.

Fixação: não é necessária.

Movimento de Teste: rotação medial da tíbia sobre o fêmur.

Resistência: raramente é aplicada resistência ou pressão, pois o movimento não é utilizado como um teste com objetivo de gradação do m. poplíteo, e sim para indicar se o músculo é ativo.

Fraqueza: pode acarretar hiperextensão do joelho e rotação lateral da perna sobre a coxa. A fraqueza geralmente é observada em casos de desequilíbrio entre os músculos posteriores da coxa laterais e mediais, nos quais os posteriores da coxa mediais estão fracos e os laterais, fortes.

Encurtamento: acarreta discreta flexão do joelho e rotação medial da perna sobre a coxa.

MÚSCULOS POSTERIORES DA COXA E GRÁCIL

Fraqueza: a evidência de discreta fraqueza dos músculos posteriores da coxa mediais ou laterais baseia-se na incapacidade do indivíduo de manter a rotação quando lhe é solicitado que mantenha a posição de teste. A fraqueza tanto dos músculos posteriores da coxa mediais e quanto dos laterais permite a hiperextensão do joelho. Quando a fraqueza é bilateral, a pelve pode se inclinar anteriormente e a coluna lombar, assumir uma posição lordótica. Quando a fraqueza é unilateral, pode ocorrer uma rotação pélvica. A fraqueza dos músculos posteriores da coxa laterais resulta na tendência à perda de estabilidade lateral do joelho, permitindo uma impulsão na direção do arqueamento da perna durante a sustentação de peso. A fraqueza dos músculos posteriores da coxa mediais diminui a estabilidade medial da junta do joelho e permite o joelho valgo, com uma tendência à rotação lateral da perna sobre o fêmur.

Contratura: a contratura dos músculos posteriores da coxa laterais e mediais acarreta flexão do joelho. Caso a contratura seja extrema, é acompanhada pela inclinação posterior da pelve e retificação da coluna lombar.

Encurtamento: restrição da extensão do joelho quando o quadril estiver flexionado ou restrição da flexão do quadril quando o joelho estiver estendido. O encurtamento dos músculos posteriores da coxa *não causa* inclinação pélvica posterior, mas a inclinação pélvica posterior e a retificação da coluna lombar são comumente observadas em indivíduos com encurtamento dos músculos posteriores da coxa.

Nota: os músculos flexores do quadril atuam com freqüência para proteger os músculos posteriores da coxa durante a flexão do joelho. Não se deve esperar que o indivíduo mantenha a flexão total do joelho ou a posição contra a mesma quantidade de pressão com o quadril estendido na posição de pronação que poderia ser resistida com o quadril flexionado na posição sentada. A ocorrência freqüente de cãimbra muscular durante o teste dos músculos posteriores da coxa decorre do fato de o músculo ser muito curto e da tentativa de manter a posição contra uma forte pressão. Para testar os músculos posteriores da coxa em flexão completa do joelho, o quadril deve ser flexionado para se obter certo afrouxamento. No entanto, haverá auxílio do m. sartório tanto na flexão do quadril quanto na do joelho quando os músculos posteriores da coxa forem testados com o quadril flexionado.

É possível que a fraqueza do m. poplíteo e do m. gastrocnêmio interfira no início da flexão do joelho. A substituição da ação do m. sartório manifesta-se sob a forma de flexão do quadril à medida que a flexão do joelho é iniciada. Um m. reto femoral curto, limitando a amplitude de movimento da flexão do joelho, provocará flexão do quadril quando o movimento de flexão do joelho for completado. (A flexão do quadril no decúbito ventral é vista como uma inclinação anterior da pelve com hiperextensão da coluna lombar.) O auxílio do m. gastrocnêmio na flexão do joelho será visto como um esforço de flexionar dorsalmente o tornozelo, alongando o m. gastrocnêmio sobre este para torná-lo mais efetivo na flexão do joelho.

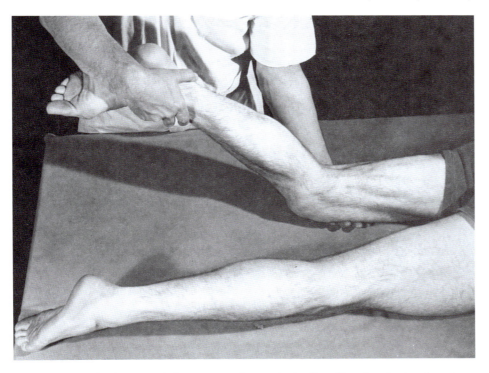

Ilustração da ação do m. grácil como m. flexor do joelho. O músculo é colocado em ação pela posição de teste e pela pressão, como é feito para os músculos posteriores da coxa. O m. grácil tem origem no púbis e os músculos posteriores da coxa, no ísquio.

MÚSCULOS POSTERIORES DA COXA MEDIAIS: SEMITENDÍNEO E SEMIMEMBRANÁCEO

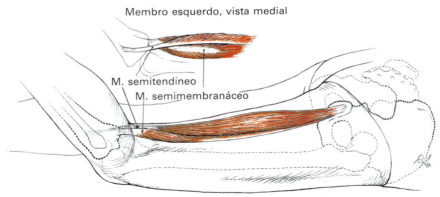

M. SEMITENDÍNEO

Origem: tuberosidade do ísquio pelo tendão comum com a cabeça longa do bíceps femoral.

Inserção: parte proximal da superfície medial do corpo da tíbia e fáscia profunda do membro inferior.

Ação: flexiona e roda medialmente a junta do joelho. Estende e auxilia na rotação medial da junta do quadril.

Nervo: isquiático (ramo tibial), L4, **L5**, **S1** e **S2**.

M. SEMIMEMBRANÁCEO

Origem: tuberosidade do ísquio, proximal e lateral ao bíceps femoral e ao semitendinoso.

Inserção: face póstero-medial do côndilo medial da tíbia.

Ação: flexiona e roda medialmente a junta do joelho. Estende a junta do quadril e auxilia na sua rotação medial.

Nervo: isquiático (ramo tibial), L4, **L5**, **S1** e **S2**.

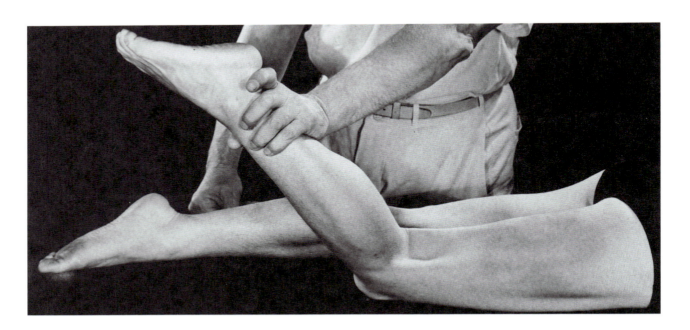

Paciente: em decúbito ventral.

Fixação: o examinador deve manter a coxa firmemente para baixo sobre a mesa. (Para evitar a cobertura do ventre muscular dos músculos posteriores da coxa mediais, a fixação não é ilustrada.)

Teste: flexão do joelho entre 50° e 70°, com a coxa em rotação medial e a perna rodada medialmente sobre a coxa.

Pressão: contra o membro inferior, proximal ao tornozelo, na direção da extensão do joelho. Não aplicar pressão contra a rotação.

MÚSCULOS PÓSTERO-LATERAIS DA COXA

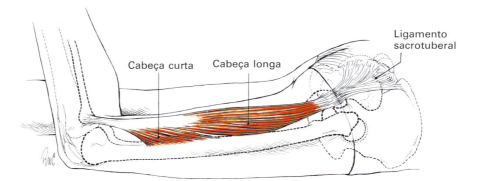

M. BÍCEPS FEMORAL

Origem da Cabeça Longa: parte distal do ligamento sacrotuberal e parte posterior da tuberosidade do ísquio.

Origem da Cabeça Curta: lábio lateral da linha áspera, dois terços proximais da linha supracondilar e septo intermuscular lateral.

Inserção: lateral da cabeça da fíbula, côndilo lateral da tíbia, fáscia profunda sobre a lateral do membro inferior.

Ação: as cabeças longa e curta do m. bíceps femoral flexionam e rodam lateralmente a junta do joelho. Além disso, a cabeça longa estende e auxilia na rotação lateral da junta do quadril.

Nervo Para a Cabeça Longa: isquiático (ramo tibial), L5, S1, S2 e S3.

Nervo Para a Cabeça Curta: isquiático (ramo fibular), L5, S1 e S2.

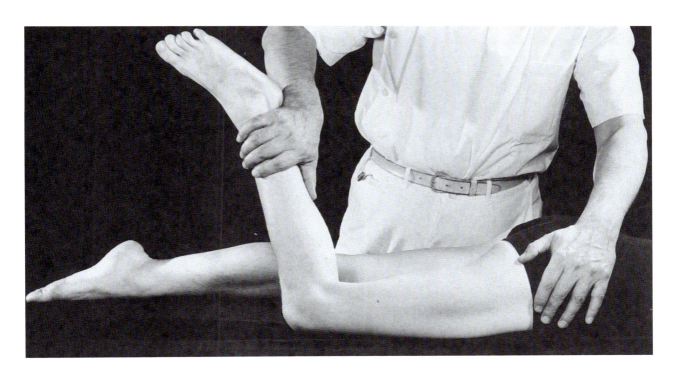

Paciente: em decúbito ventral.

Fixação: o examinador deve manter a coxa firmemente para baixo sobre a mesa. (Ação não ilustrada para evitar a cobertura dos músculos.)

Teste: flexão do joelho entre 50° e 70°, com a coxa em discreta rotação lateral e a perna em discreta rotação lateral sobre a coxa.

Pressão: contra o membro inferior, proximal ao tornozelo, na direção da extensão do joelho. Não aplicar pressão contra a rotação.

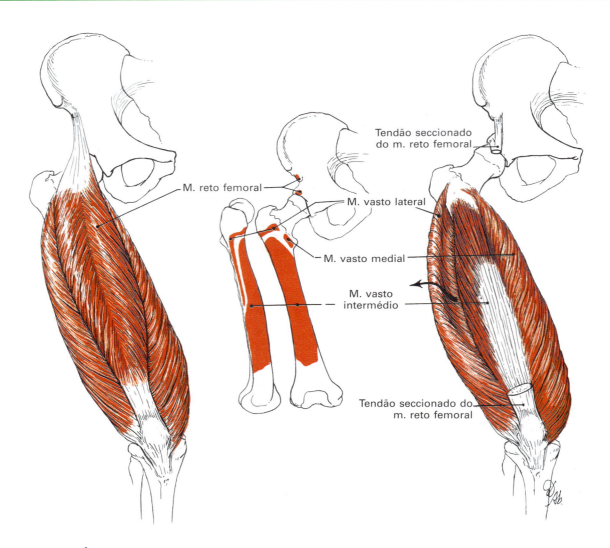

M. QUADRÍCEPS FEMORAL

Origem do M. Reto Femoral

Cabeça reta: da espinha ilíaca ântero-inferior.

Cabeça refletida: do sulco acima do limbo do acetábulo.

Origem do M. Vasto Lateral: parte proximal da linha intertrocantérica, bordas anterior e inferior do trocânter maior, lábio lateral da tuberosidade glútea, metade proximal do lábio lateral da linha áspera e septo intermuscular lateral.

Origem do M. Vasto Intermédio: superfícies anterior e lateral dos dois terços proximais do corpo do fêmur, metade distal da linha áspera e septo intermuscular lateral.

Origem do M. Vasto Medial: metade distal da linha intertrocantérica, lábio medial da linha áspera, parte proximal da linha supracondilar medial, tendões do m. adutor longo e do m. adutor magno e septo intermuscular medial.

Inserção: borda proximal da patela e por meio do ligamento patelar até a tuberosidade da tíbia.

Ação: o m. quadríceps estende a junta do joelho, e a porção do m. reto femoral flexiona a junta do quadril.

Nervo: femoral, L2, L3 e L4.

O m. articular do joelho é um músculo pequeno, que pode se confundir com o m. vasto intermédio, mas, comumente, é diferente deste. (Não ilustrado.)

Origem: superfície anterior da parte distal do corpo do fêmur.

Inserção: parte proximal da membrana sinovial da junta do joelho.

Ação: traciona a cápsula articular na direção proximal.

Nervo: ramo do nervo para o m. vasto intermédio.

M. QUADRÍCEPS FEMORAL

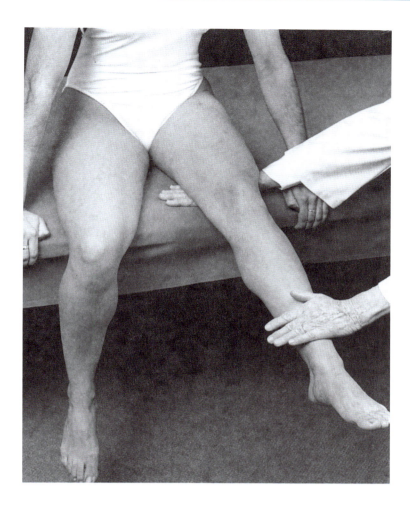

Paciente: sentado, com os joelhos na lateral da mesa e segurando-se a esta.

Fixação: o examinador pode manter a coxa firmemente para baixo sobre a mesa. Em razão de o peso do tronco geralmente ser suficiente para estabilizar o paciente durante este teste, uma alternativa é o examinador colocar uma mão sob a extremidade distal da coxa para proteger a parte contra a pressão da mesa.

Teste: extensão total da junta do joelho, sem rotação da coxa.

Pressão: contra o membro inferior, acima do tornozelo, na direção da flexão.

> **Nota:** a inclinação do corpo para trás pode ser evidência de uma tentativa de liberar a tensão dos músculos posteriores da coxa quando estão contraídos. À medida que o m. tensor da fáscia lata está substituindo o m. quadríceps, ele roda a coxa medialmente e exerce uma forte tração se o quadril for estendido. Caso o m. reto femoral seja a parte mais forte do m. quadríceps, o paciente inclinará para trás para estender o quadril e, dessa forma, obter a ação máxima do m. reto femoral.

Fraqueza: interfere na subida de escadas, na caminhada em uma subida e nas ações de se sentar e se levantar a partir da posição sentada. A fraqueza acarreta hiperextensão do joelho, não no sentido de que essa fraqueza permite uma posição posterior do joelho, mas de que a marcha com um m. quadríceps fraco requer que o paciente bloqueie a junta do joelho por meio de uma discreta hiperextensão. A impulsão contínua na direção da hiperextensão em crianças em fase de crescimento pode causar deformidade bastante acentuada.

Contratura: extensão do joelho.

Encurtamento: restrição da flexão do joelho. O encurtamento da parte do m. reto femoral do m. quadríceps acarreta restrição da flexão do joelho quando o quadril estiver estendido ou restrição da extensão do quadril quando o joelho estiver flexionado. (Ver teste, p. 378 e 379.)

MÚSCULOS FLEXORES DO QUADRIL

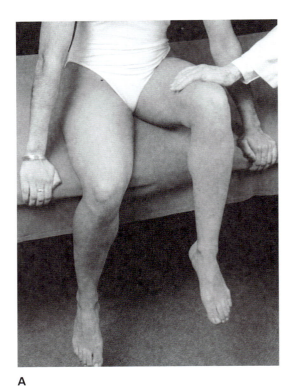

A

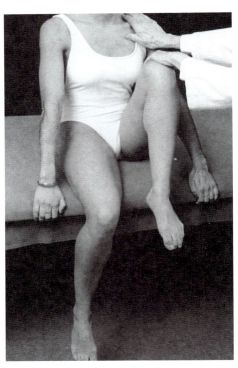

B

Paciente: sentado ereto, com os joelhos flexionados sobre a lateral da mesa. O paciente deve se segurar à mesa para prevenir a inclinação para trás e auxiliar os músculos flexores do quadril de duas juntas.

Fixação: o peso do tronco pode ser suficiente para estabilizar o paciente durante este teste, mas o fato de ele se segurar à mesa aumenta a estabilidade. Se o tronco estiver fraco, colocar o paciente em decúbito dorsal durante o teste.

Teste para os Músculos Flexores do Quadril Como um Grupo: (Figura A) flexão do quadril com o joelho flexionado, elevando a coxa alguns centímetros da mesa.

Pressão: contra a face anterior da coxa, na direção da extensão.

Teste para o M. Iliopsoas: (Figura B) flexão completa do quadril com o joelho flexionado. Este teste enfatiza o m. flexor do quadril monoarticular ao exigir que o arco de movimento seja completo. O grau baseia-se na capacidade de manter a posição final. Na fraqueza do m. iliopsoas, a posição em flexão completa não pode ser mantida contra resistência, entretanto, quando a coxa passa para a posição do teste do grupo, a força pode ser avaliada como grau normal. Este teste é utilizado para confirmar os achados do teste em decúbito dorsal, descrito na página ao lado.

Pressão: uma mão contra a área anterior do ombro produzindo uma contrapressão e a outra aplica pressão contra a coxa, na direção da extensão do quadril.

> **Nota:** a rotação lateral com abdução da coxa conforme a pressão é aplicada e, geralmente, é evidência da força do m. sartório ou da fraqueza de um m. tensor da fáscia lata que não consegue neutralizar a tração do m. sartório. A rotação medial da coxa revela um m. tensor da fáscia lata tão forte quanto o m. sartório. Caso os músculos adutores sejam os principais responsáveis pela flexão, a coxa se aduz quando é flexionada. Se os músculos abdominais anteriores não fixarem a pelve ao tronco, esta se inclina anteriormente para se flexionar sobre as coxas e os músculos flexores desta podem sustentar uma pressão forte, mas não na altura máxima.

Fraqueza: diminui a capacidade de flexionar a junta do quadril e acarreta incapacidade acentuada de subir escadas, de se levantar de uma posição reclinada e de levar o tronco para frente na posição sentada antes de levantar-se de uma cadeira. Na fraqueza acentuada, a marcha é difícil, pois o membro inferior deve ser levado para frente pelo *movimento pélvico*, produzido pela ação dos músculos abdominais anteriores ou laterais, em vez de sê-lo pela flexão do quadril. O efeito da fraqueza dos músculos flexores do quadril na postura é mostrado nas páginas 68 e 72.

Contratura: bilateralmente, deformidade em flexão do quadril com aumento da lordose lombar. (Ver p. 223, Figura A.) Unilateralmente, flexão, abdução e rotação lateral do quadril.

Encurtamento: na posição em pé, o encurtamento dos músculos flexores do quadril é visto como uma lordose lombar com inclinação pélvica anterior.

MM. ILIOPSOAS E PSOAS MENOR

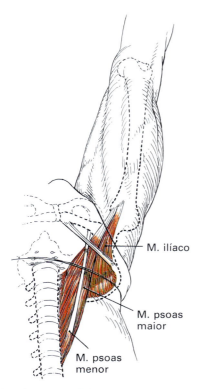

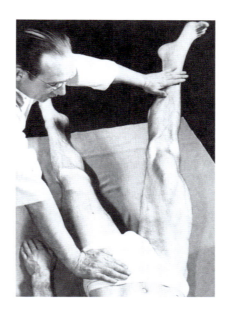

M. PSOAS MAIOR

Origem: superfícies ventrais dos processos transversos de todas as vértebras lombares, lados dos corpos e discos intervertebrais correspondentes das últimas vértebras torácicas e de todas as vértebras lombares e arcos membranosos que se estendem sobre os lados dos corpos das vértebras lombares.

Inserção: trocânter menor do fêmur.

Nervo: plexo lombar, L1, L2, L3 e L4.

M. ILÍACO

Origem: dois terços superiores da fossa ilíaca, lábio interno da crista ilíaca, ligamentos iliolombar e sacroilíaco ventral e asa do sacro.

Inserção: lateral do tendão do m. psoas maior e lado distal ao trocânter menor.

Nervo: femoral, L(1), L2, L3 e L4.

M. ILIOPSOAS

Ação: *com a origem fixa*, flexiona a junta do quadril flexionando o fêmur sobre o tronco, como a elevação alternada dos membros inferiores em decúbito dorsal, e pode ajudar na rotação lateral e na abdução da junta do quadril. *Com a inserção fixa e atuando bilateralmente*, flexiona a junta do quadril flexionando o tronco sobre o fêmur, como em um *sit-up** a partir do decúbito dorsal. O m. psoas maior, atuando bilateralmente com a inserção fixa, aumenta a lordose lombar. Quando atua unilateralmente, auxilia na flexão lateral do tronco em direção ao mesmo lado.

M. ILIOPSOAS (COM ÊNFASE NO M. PSOAS MAIOR)

Paciente: em decúbito dorsal.

Fixação: o examinador estabiliza a crista ilíaca oposta. O m. quadríceps estabiliza o joelho em extensão.

Teste: flexão do quadril em posição de abdução e rotação lateral discretas. O músculo não é visto na fotografia acima porque está localizado profundamente sob o m. sartório, o nervo femoral, e os vasos sanguíneos estão contidos na bainha femoral.

Pressão: contra a face ântero-medial do membro inferior, na direção da extensão e discreta abdução, diretamente oposta à linha de tração do m. psoas maior a partir da origem da coluna lombar até a inserção no trocânter menor do fêmur.

Fraqueza e Contratura: ver discussão sobre os músculos flexores do quadril na página ao lado. A fraqueza tende a ser *bilateral* em casos de cifose lombar e de postura *sway-back** e *unilateral* nos casos de escoliose lombar.

M. PSOAS MENOR

Este músculo não é um músculo do membro inferior, pois não cruza a junta do quadril. Ele é relativamente pouco importante e nem sempre está presente.

Origem: lados dos corpos da 12ª vértebra torácica, primeiras vértebras lombares e discos intervertebrais entre elas.

Inserção: eminência iliopectínea, linha arqueada do ílio e fáscia ilíaca.

Ação: flexão da pelve sobre a coluna lombar e vice-versa.

Nervo: plexo lombar, L1 e L2.

---

* Ver glossário

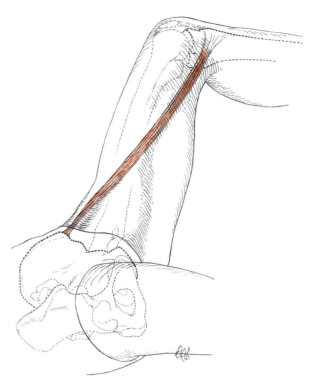

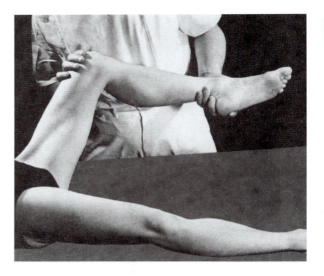

M. SARTÓRIO

Origem: espinha ilíaca ântero-superior e metade superior da incisura, distal à coluna lombar.

Inserção: parte proximal da superfície medial da tíbia, próximo da borda anterior.

Ação: flexiona, roda lateralmente e abduz a junta do quadril. Flexiona e auxilia na rotação medial da junta do joelho.

Nervo: femoral, L**2**, L**3** e L4.

Paciente: em decúbito dorsal.

Fixação: não é necessária por parte do examinador. O paciente pode segurar-se à mesa.

Teste: rotação lateral, abdução e flexão da coxa, com flexão do joelho.

Pressão: contra a superfície ântero-lateral da parte inferior da coxa, na direção da extensão, adução e rotação medial do quadril, e contra a perna, na direção da extensão do joelho. As mãos do examinador são posicionadas para resistir à rotação lateral da junta do quadril pela pressão e contrapressão (como descrito para o teste da rotação lateral do quadril, p. 431).

Fraqueza: diminui a força da flexão, abdução e rotação lateral do quadril. Contribui para a instabilidade ântero-medial da junta do joelho.

Contratura: deformidade em flexão, abdução e rotação lateral do quadril, com flexão do joelho.

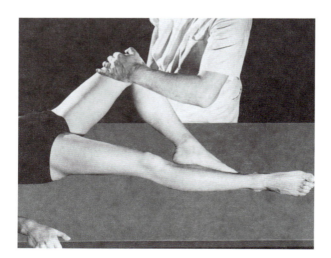

ERRO NO TESTE DO M. SARTÓRIO

A posição do membro inferior, como ilustrada na fotografia ao lado, assemelha-se à posição de teste do m. sartório no que concerne à sua flexão, abdução e rotação lateral. Contudo, a capacidade de manter essa posição é essencialmente uma função dos mm. adutores do quadril e requer pouco auxílio do m. sartório.

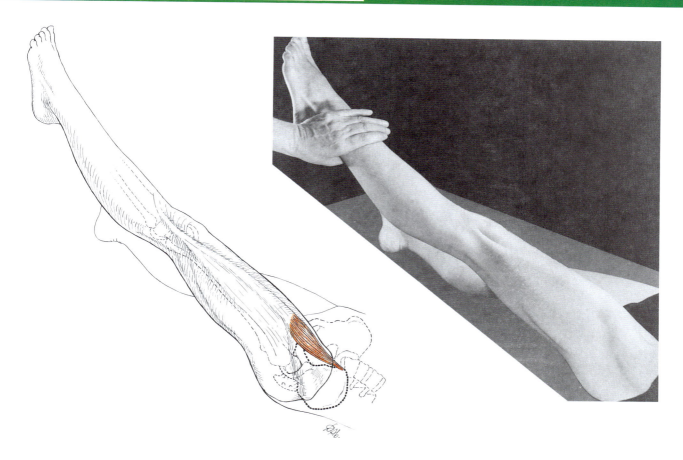

M. TENSOR DA FÁSCIA LATA

Origem: parte anterior do lábio externo da crista ilíaca, superfície externa da espinha ilíaca ântero-superior e superfície profunda da fáscia lata.

Inserção: no trato iliotibial da fáscia lata, no nível da junção dos terços proximal e médio da coxa.

Ação: flexiona, roda medialmente e abduz a junta do quadril. Tensiona a fáscia lata. Pode auxiliar na extensão do joelho. (Ver p. 437.)

Nervo: glúteo superior, L4, L5 e S1.

Encurtamento: o efeito do encurtamento do m. tensor da fáscia lata na posição em pé depende de a contração ser bilateral ou unilateral. Quando bilateral, ocorre uma inclinação pélvica anterior e, ocasionalmente, joelho valgo bilateral. Quando unilateral, os mm. abdutores do quadril e a fáscia lata ficam contraídos, juntamente com o m. tensor da fáscia lata, e ocorre uma inclinação pélvica lateral associada, baixa no lado da contração. O joelho desse lado tende a assumir uma posição de joelho valgo. Se o m. tensor da fáscia lata e outros mm. flexores do quadril estiverem contraídos, há inclinação pélvica anterior e rotação medial do fêmur, como indica a posição da patela.

Paciente: em decúbito dorsal.

Fixação: o paciente pode segurar-se à mesa. A ação do m. quadríceps é necessária para manter o joelho estendido. Geralmente, não é necessária fixação por parte do examinador, no entanto, se houver instabilidade e o paciente tiver dificuldade para manter a pelve firmemente sobre a mesa, uma das mãos do examinador deve segurar a pelve anteriormente, no lado oposto.

Teste: abdução, flexão e rotação medial do quadril, com o joelho estendido.

Pressão: contra o membro inferior, na direção da extensão e da adução. Não aplicar pressão contra a rotação.

Fraqueza: a fraqueza moderada é evidente em razão da incapacidade de manter a posição de teste em rotação medial. Na posição em pé, ocorre uma impulsão na direção do arqueamento da perna e o membro tende a rodar lateralmente a partir do quadril.

Contratura: flexão do quadril e joelho valgo. No decúbito dorsal ou na posição em pé, a pelve inclina-se anteriormente se os membros inferiores forem aduzidos.

MÚSCULOS ADUTORES DO QUADRIL

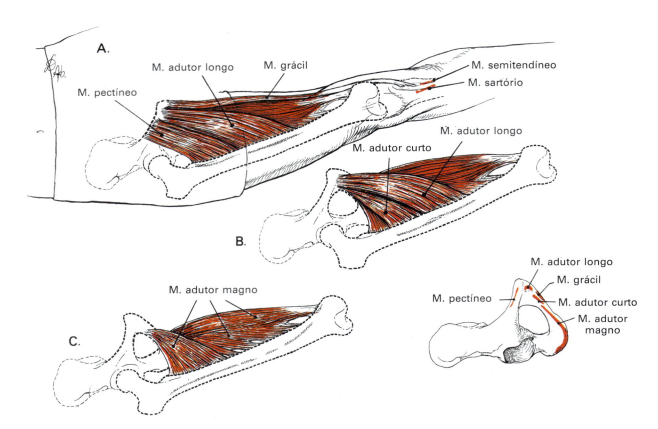

As linhas pontilhadas nas figuras acima indicam fixações musculares na superfície posterior do fêmur.

M. PECTÍNEO

Origem: superfície do ramo superior do púbis, ventral ao pécten, entre a eminência iliopectínea e o tubérculo púbico.

Inserção: linha pectínea do fêmur.

Nervos: femoral e obturador, L2, L3 e L4.

M. ADUTOR MAGNO

Origem: ramo púbico inferior, ramo do ísquio (fibras anteriores) e tuberosidade isquiática (fibras posteriores).

Inserção: medial à tuberosidade glútea, meio da linha áspera, linha supracondilar medial e tubérculo adutor do côndilo medial do fêmur.

Nervos: obturador, L2, L3 e L4, e isquiático, L4, L5 e S1.

M. GRÁCIL

Origem: metade inferior da sínfise púbica e margem medial do ramo inferior do osso púbico.

Inserção: superfície medial do corpo da tíbia distal ao côndilo, proximal à inserção do m. semitendíneo e lateral à inserção do m. sartório.

Nervo: obturador, L2, L3 e L4

M. ADUTOR CURTO

Origem: superfície externa do ramo inferior do púbis.

Inserção: dois terços distais da linha pectínea e metade proximal do lábio medial da linha áspera.

Nervo: obturador, L2, L3 e L4.

M. ADUTOR LONGO

Origem: superfície anterior do púbis no nível da junção da crista e da sínfise.

Inserção: Terço médio do lábio medial da linha áspera

Nervo: obturador, L2, L3 e L4.

MÚSCULOS ADUTORES DO QUADRIL

Ação: todos os músculos citados nesta página aduzem a junta do quadril. Além disso, os mm. pectíneo, adutor curto e adutor longo flexionam a junta do quadril. As fibras anteriores do m. adutor magno, oriundas dos ramos do púbis e do ísquio, podem auxiiar na flexão; as fibras posteriores, oriundas da tuberosidade isquiática, podem auxiliar na extensão. O m. grácil, além de aduzir a junta do quadril, flexiona e roda medialmente a junta do joelho. (Ver p. 428 para rotação sobre a junta do quadril.)

MÚSCULOS ADUTORES DO QUADRIL

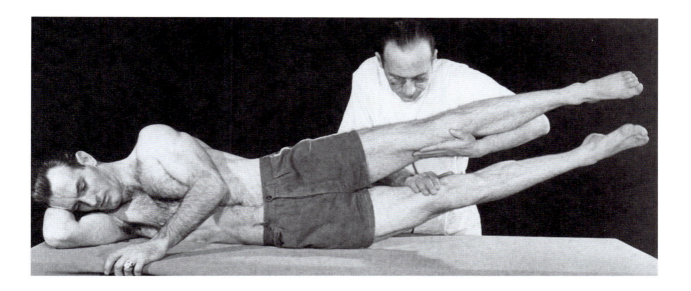

Paciente: em decúbito sobre o lado direito para testar esse lado (e vice-versa), com o corpo em linha reta e os membros inferiores e a coluna lombar retas.

Fixação: o examinador mantém a coxa em abdução. O paciente deve segurar-se à mesa para manter-se estável.

Teste: adução para cima do membro inferior de baixo, sem rotação, flexão ou extensão do quadril nem inclinação da pelve.

Pressão: contra a face medial da extremidade distal da coxa, na direção da abdução (para baixo, em direção à mesa). A pressão é aplicada num ponto acima do joelho para evitar a distensão do ligamento colateral tibial.

> **Nota:** *a rotação anterior da pelve com extensão da junta do quadril revela uma tentativa de manter as fibras inferiores do m. glúteo máximo. A inclinação anterior da pelve ou a flexão da junta do quadril (com rotação da pelve para trás no lado superior) permitem a substituição pelos músculos flexores do quadril.*

> *Os mm. adutor longo, adutor curto e pectíneo auxiliam na flexão do quadril. Se o decúbito lateral for mantido e o quadril tender a se flexionar à medida que a coxa for aduzida durante o teste, não se trata necessariamente de evidência de substituição, e sim de que os adutores que flexionam o quadril estão trabalhando mais do que o resto dos adutores que ajudam nesse movimento. Alternativamente, pode ser evidência de que os músculos extensores do quadril não estão ajudando a manter a coxa em posição neutra.*

Contratura: deformidade em adução do quadril. Na posição em pé, a posição é de inclinação pélvica lateral, com a pelve tão alta no lado da contratura que se torna necessário flexionar plantarmente o pé do mesmo lado, mantendo-o em posição eqüina de modo que os dedos do pé toquem o chão. Como alternativa, se o pé todo estiver em contato com o chão, o membro oposto deve ficar flexionado no quadril e no joelho ou abduzido para compensar o encurtamento aparente do lado aduzido.

EIXO MECÂNICO DO FÊMUR E ROTAÇÃO DOS ADUTORES

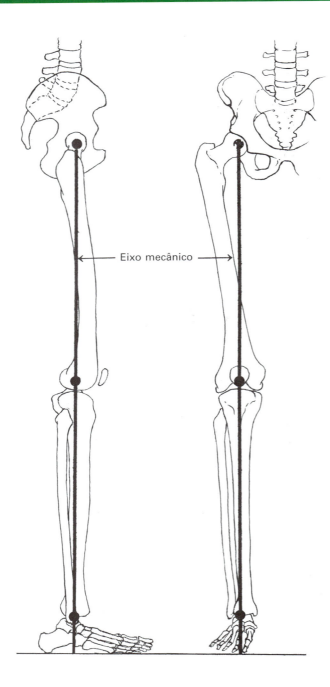

Eixo mecânico

A discussão a seguir sobre a rotação dos músculos adutores não é uma tentativa de eliminar a controvérsia que parece existir, mas, ao contrário, apresentar algumas das razões que explicam a sua existência.

Para entender a ilustração ao lado, é importante observar que na posição anatômica, a partir da visão anterior, o fêmur estende-se obliquamente, com a extremidade distal sendo mais medial que a extremidade proximal. Na visão lateral, a diáfise do fêmur é curvada convexamente, na direção anterior. O *eixo anatômico* do fêmur estende-se longitudinalmente ao longo da diáfise. Se ocorresse rotação do quadril sobre esse eixo, não haveria dúvidas de que os mm. adutores, fixados posteriormente ao longo da linha áspera, seriam rotadores laterais.

Entretanto, a rotação da junta do quadril não ocorre sobre o eixo anatômico do fêmur, e sim sobre o *eixo mecânico*, o qual vai do centro da junta do quadril até o centro da junta do joelho e está na intersecção dos dois planos representados pelas linhas pretas contínuas na figura ao lado.

Os músculos ou as porções principais dos músculos que se inserem na parte do fêmur anterior ao eixo mecânico atuam como rotadores mediais do fêmur. (Ver vista lateral.) Por outro lado, os músculos ou partes principais dos músculos que se inserem na parte do fêmur posterior ao eixo mecânico atuam como rotadores laterais.

Quando a posição do membro inferior em relação à pelve deixa de ser a ilustrada como posição anatômica, as ações dos músculos também mudam. Portanto, se o fêmur for rodado medialmente, uma porção maior da diáfise irá se alojar anteriormente ao eixo mecânico. Como conseqüência, uma parte maior das inserções dos mm. adutores será anterior ao eixo e, por conseguinte, atuará como rotadores mediais. Com o aumento da rotação lateral, uma parte maior dos músculos adutores atuará como rotadores laterais.

Além da alteração decorrente do movimento, variações normais também ocorrem na estrutura óssea do fêmur, as quais tendem a tornar a rotação dos músculos adutores instável.

MÚSCULOS ROTADORES MEDIAIS DA JUNTA DO QUADRIL

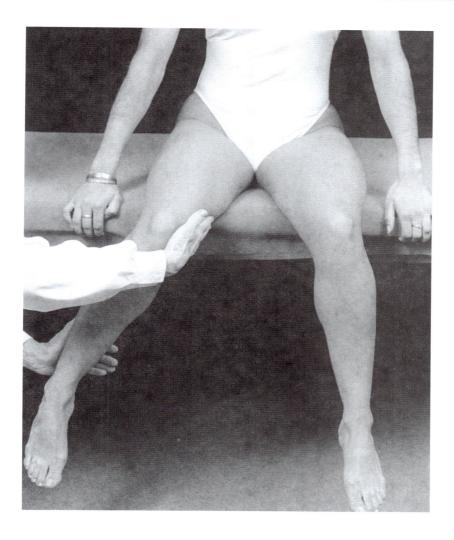

Os rotadores mediais da junta do quadril consistem nos mm. tensor da fáscia lata, glúteo mínimo e glúteo médio (fibras anteriores).

Paciente: sentado em uma mesa, com os joelhos flexionados sobre a lateral da mesa e segurando-se a esta.

Fixação: o peso do tronco estabiliza o paciente durante este teste. A estabilização também é provida sob a forma de contrapressão, como descrito abaixo em *Pressão*.

Teste: rotação medial da coxa, com o membro inferior em posição de término do arco de movimento lateral.

Pressão: com uma mão, o examinador aplica contrapressão no lado medial do membro inferior da coxa. Com a outra, aplica pressão na lateral do membro inferior, acima do tornozelo, empurrando tal membro para dentro, em um esforço de rodar a coxa lateralmente.

Fraqueza: acarreta rotação lateral do membro inferior na posição em pé e durante a marcha.

Contratura: rotação medial do quadril, com desvio medial dos dedos do pé e uma tendência a joelho valgo na sustentação de peso.

Encurtamento: incapacidade de rodar a coxa lateralmente pela amplitude total de movimento e de sentar com as pernas cruzadas ("posição de alfaiate").

> **Nota:** *se o teste dos músculos rotadores for realizado em decúbito dorsal, a pelve tenderá a inclinar-se anteriormente caso uma pressão muito forte seja aplicada, mas não se trata de um movimento de substituição. Em razão de suas fixações, o m. tensor da fáscia lata, ao se contrair ao máximo, traciona a pelve para frente, enquanto roda a coxa medialmente.*

MÚSCULOS ROTADORES LATERAIS DA JUNTA DO QUADRIL

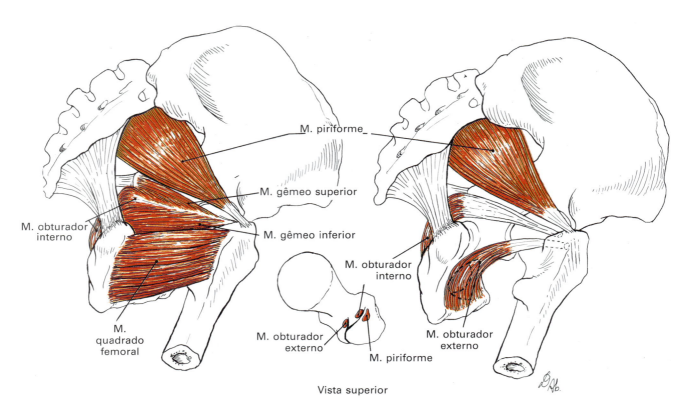

Vista superior

M. PIRIFORME

Origem: superfície pélvica do sacro entre o primeiro e o quarto forames sacrais pélvicos — e lateral a eles —, margem do forame isquiático maior e superfície pélvica do ligamento sacrotuberal.

Inserção: borda superior do trocânter maior do fêmur.

Nervo: plexo sacral, L**5**, S**1** S**2**.

M. QUADRADO FEMORAL

Origem: parte proximal da borda lateral da tuberosidade do ísquio.

Inserção: parte proximal da linha quadrada, estendendo-se distalmente a partir da crista intertrocantérica.

Nervo: plexo sacral, L**4**, L**5** e S**1**, S**2**.

M. OBTURADOR INTERNO

Origem: superfície interna ou pélvica da membrana obturatória e margem do forame obturador, superfície pélvica do ísquio posterior e proximal ao forame obturador e, em extensão mínima, fáscia do obturador.

Inserção: superfície medial do trocânter maior do fêmur, proximal à fossa trocantérica.

Nervo: plexo sacral, L**5**, S**1** e S**2**.

M. OBTURADOR EXTERNO

Origem: ramos do púbis e do ísquio e superfície externa da membrana obturadora.

Inserção: fossa trocantérica do fêmur.

Nervo: obturador, L**3** e L**4**.

M. GÊMEO SUPERIOR

Origem: superfície externa da espinha do ísquio.

Inserção: com o tendão do obturador interno, na superfície medial do trocânter maior do fêmur.

Nervo: plexo sacral, L**5**, S**1** e S**2**.

M. GÊMEO INFERIOR

Origem: parte proximal da tuberosidade do ísquio.

Inserção: com o tendão do obturador interno, na superfície medial do trocânter maior do fêmur.

Nervo: plexo sacral, L**4**, L**5**, S**1** e S**2**.

MÚSCULOS ROTADORES LATERAIS DA JUNTA DO QUADRIL

Todos os músculos citados nesta página rodam lateralmente a junta do quadril. Além disso, o m. obturador externo pode auxiliar na adução da junta do quadril; e os mm. piriforme, obturador interno e gêmeos, na abdução quando o quadril estiver flexionado. O m. piriforme pode auxiliar na extensão.

MÚSCULOS ROTADORES LATERAIS DA JUNTA DO QUADRIL

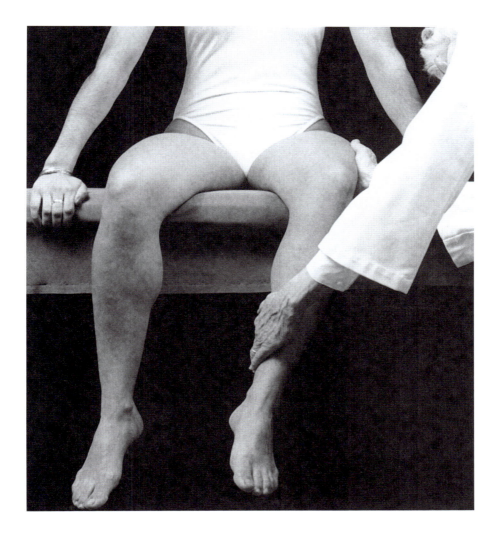

Paciente: sentado em uma mesa, com os joelhos flexionados sobre a lateral da mesa e segurando-se a esta.

Fixação: o peso do tronco estabiliza o paciente durante este teste. A estabilização também é provida sob a forma de contrapressão, como descrito abaixo em *Pressão*.

Teste: rotação lateral da coxa, com a perna em posição final do arco de movimento interno.

Pressão: com uma mão, o examinador aplica contrapressão na lateral da extremidade inferior da coxa. Com a outra, aplica pressão no lado medial da perna, acima do tornozelo, empurrando a perna para fora em um esforço para rodar a coxa medialmente.

Fraqueza: geralmente, rotação medial do fêmur acompanhada pela pronação do pé e tendência a joelho valgo.

Contratura: rotação lateral da coxa, normalmente em abdução.

Encurtamento: a amplitude da rotação medial do quadril será limitada. A amplitude excessiva do movimento lateral é bastante comum. Na posição em pé, observam-se rotação lateral do fêmur e desvio lateral dos dedos do pé.

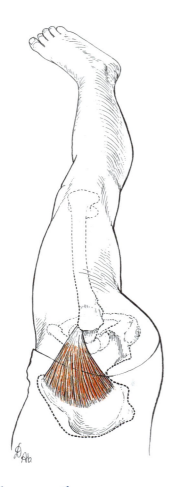

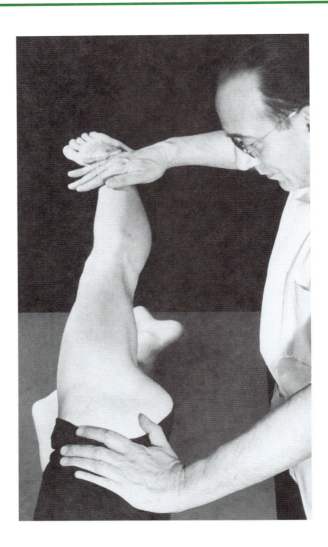

M. GLÚTEO MÍNIMO

Origem: superfície externa do ílio, entre as linhas glúteas anterior e inferior e a margem da incisura isquiática maior.

Inserção: borda anterior do trocânter maior do fêmur e cápsula da junta do quadril.

Ação: abduz, roda medialmente e pode auxiliar na flexão da junta do quadril.

Nervo: glúteo superior, L4, L5 e S1.

Paciente: em decúbito lateral.

Fixação: o examinador estabiliza a pelve. (Ver *Nota*.)

Teste: abdução do quadril na posição neutra entre a flexão e a extensão e neutra em relação à rotação.

Pressão: contra o membro inferior, na direção da adução e de discreta extensão.

Fraqueza: reduz a força da rotação medial e abdução da junta do quadril.

Contratura e Encurtamento: abdução e rotação medial da coxa. Na posição em pé, inclinação pélvica lateral, baixa no lado do encurtamento, e rotação medial do fêmur.

Nota: em testes dos mm. glúteos mínimo e médio ou dos abdutores como um grupo, é necessária a estabilização da pelve, o que geralmente é difícil. Ela requer uma forte fixação por muitos músculos do tronco, auxiliada pela estabilização por parte do examinador. A flexão do quadril e do joelho do membro de baixo ajuda a estabilizar a pelve contra a inclinação anterior ou posterior. A mão do examinador tenta estabilizar a pelve para impedir o rolamento para frente ou para trás, a tendência a inclinação anterior ou posterior e, quando possível, qualquer elevação ou queda lateral desnecessária da pelve. Qualquer um desses seis desvios pode ser oriundo da fraqueza do tronco. Esses desvios também podem indicar uma tentativa para substituir músculos anteriores ou posteriores da junta do quadril ou abdominais laterais no movimento de abdução do membro inferior. Quando os músculos do tronco estão fortes, não é muito difícil manter uma boa estabilização da pelve. Contudo, quando estão fracos, talvez o examinador precise de uma segunda pessoa para manter a pelve estável.

M. GLÚTEO MÉDIO

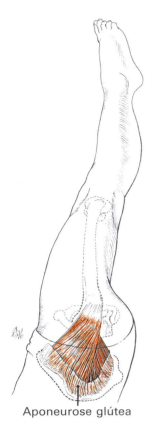

Aponeurose glútea

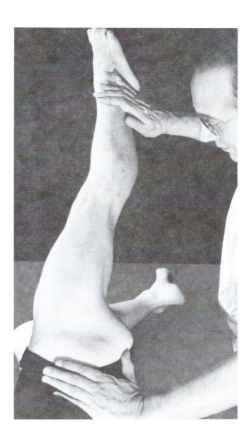

M. GLÚTEO MÉDIO

Origem: superfície externa do ílio, entre a crista ilíaca e a linha glútea posterior dorsalmente e a linha glútea anterior ventralmente e a aponeurose glútea.

Inserção: crista oblíqua sobre a superfície lateral do trocânter maior do fêmur.

Ação: abduz a junta do quadril. As fibras anteriores rodam medialmente e podem auxiliar na flexão da junta do quadril. As fibras posteriores rodam lateralmente e podem auxiliar na extensão.

Nervo: glúteo superior, L4, L5 e S1.

Paciente: em decúbito lateral, com o membro inferior de baixo flexionado no nível do quadril e do joelho e a *pelve discretamente rodada para frente* para colocar a porção posterior do m. glúteo médio numa posição antigravitacional.

Fixação: os músculos do tronco e o examinador estabilizam a pelve. (Ver *Nota* na página ao lado.)

Teste (Ênfase na Porção Posterior): abdução do quadril, com extensão e rotação lateral discretas. O joelho é mantido em extensão. *Diferenciar a porção posterior do m. glúteo médio é muito importante. Os músculos abdutores do quadril, quando testados como um grupo, podem apresentar força normal, embora um teste preciso do m. glúteo médio possa revelar uma fraqueza apreciável.*

Quando a rotação lateral da junta do quadril for limitada, *não se deve permitir* que a pelve rode para trás para aparecer a rotação lateral da junta do quadril. Com a rotação posterior da pelve, o m. tensor da fáscia lata e o m. glúteo mínimo tornam-se ativos na abdução. Apesar de a pressão poder ser aplicada adequadamente, na direção correta, contra o m. glúteo médio, a especificidade do teste diminui bastante. A fraqueza do m. glúteo médio pode tornar-se imediatamente aparente por causa da incapacidade do indivíduo de manter com precisão a posição de teste, da tendência do músculo de apresentar cãibra ou de uma tentativa de rodar a pelve para trás para substituir o m. tensor da fáscia lata e o m. glúteo mínimo.

Pressão: contra o membro inferior, próximo do tornozelo, na direção da adução e de uma discreta flexão. *Não aplicar pressão contra a rotação.* A pressão é assim aplicada com o objetivo de se obter uma alavanca longa. Para determinar a força normal, é preciso uma força potente, que pode ser obtida pelo examinador por meio da alavanca longa. Existe um risco relativamente pequeno de lesão da porção lateral da junta do joelho, pois é reforçada pelo trato iliotibial forte. (Ver p. 425.)

Fraqueza: Ver as duas páginas seguintes sobre a fraqueza dos mm. glúteo médio e abdutores.

Contratura e Encurtamento: na posição em pé, uma deformidade em abdução pode ser observada como uma inclinação pélvica lateral, baixa no lado da contração, juntamente com certo grau de abdução do membro inferior.

FRAQUEZA DO M. GLÚTEO MÉDIO

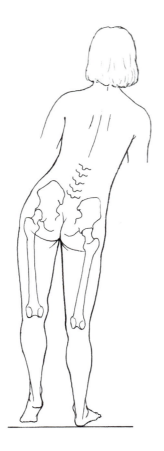

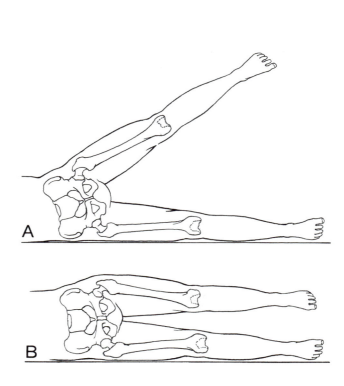

Paralisia ou Fraqueza Acentuada do M. Glúteo Médio Direito: na paralisia ou fraqueza acentuada do m. glúteo médio, ocorre sua claudicação durante a marcha. Ela consiste no deslocamento lateral do tronco, em direção ao lado da fraqueza, desviando o centro de gravidade de tal maneira que o corpo pode ser equilibrado sobre o membro com um suporte muscular mínimo no nível da junta do quadril.

Abdução da Junta do Quadril: a abdução *real* da junta do quadril é realizada pelos músculos abdutores do quadril, com fixação normal pelos músculos laterais do tronco, como mostra a **Figura A**. Quando os músculos abdutores estiverem fracos, pode ocorrer uma abdução *aparente* pela substituição da ação dos músculos laterais do tronco. Nesse caso, o membro inferior cai em adução, a pelve é elevada lateralmente e o membro inferior é elevado da mesa, como mostra a **Figura B**.

EXERCÍCIOS PARA OS MÚSCULOS ABDUTORES

A amplitude normal da abdução da junta do quadril é de aproximadamente 45° e a da adução, aproximadamente 10°. Quando os músculos abdutores estiverem muito fracos para elevar o membro inferior em abdução contra a força da gravidade no decúbito lateral, deve-se *evitar* exercícios nessa posição. Um indivíduo pode aprender a substituição elevando a pelve lateralmente e colocando o membro inferior em abdução *aparente*. No entanto, ao fazê-lo, na realidade ele *alonga e distende* os músculos adutores em vez de encurtá-los e fortalecê-los. A substituição também ocorre no decúbito dorsal, mas pode ser impedida e um *exercício adequado* pode ser realizado.

Sobre uma mesa ou uma cama firme, o membro inferior *não afetado* é movido em abdução até o término da amplitude de movimento. Essa posição bloqueia qualquer esforço para elevar a pelve no lado *afetado* e, conseqüentemente, impede a substituição. O movimento da coxa em abdução requer um movimento verdadeiro da junta do quadril, e não apenas um movimento lateral do membro. Qualquer auxílio adequado pode ser utilizado, seja manual, seja com algum aparelho ou com medidas adaptativas, como prancha ou patim.

SINAL DE TRENDELENBURG E FRAQUEZA DOS MÚSCULOS ABDUTORES DO QUADRIL

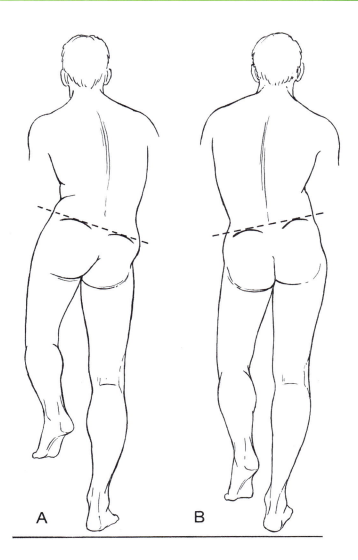
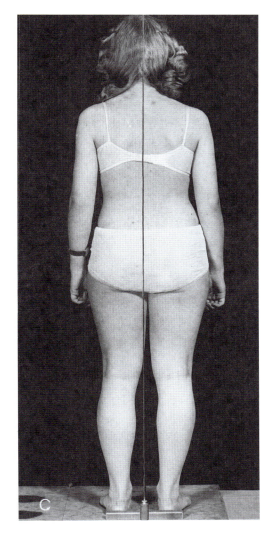

Quando o peso corporal é suportado alternadamente por um dos membros inferiores, durante a marcha, por exemplo, o corpo deve ser estabilizado sobre o membro que suporta o peso durante cada passo. Por ação reversa (origem tracionada em direção à inserção), mm. abdutores do quadril fortes podem estabilizar a pelve sobre o fêmur na junta do quadril em *abdução*, como mostra a **Figura A**. Os músculos flexores laterais esquerdos do tronco também atuam tracionando a pelve para cima.

A **Figura B** mostra uma posição da junta do quadril em *adução* que ocorre quando os músculos abdutores do quadril estão muito fracos para estabilizar a pelve sobre o fêmur. A pelve cai no lado oposto. Na posição em pé, músculos flexores laterais esquerdos do tronco fortes não conseguem elevar a pelve naquele lado sem que os abdutores opostos produzam uma contração à direita.

A **Figura B** também ilustra o teste utilizado para trazer à tona o *sinal de Trendelenburg*. Originalmente, este teste foi utilizado no diagnóstico de luxação congênita do quadril. A *marcha de Trendelenburg* é aquela na qual a junta do quadril afetado se abduz durante cada fase de suporte de peso da marcha. O fêmur desloca-se para cima, pois o acetábulo é muito raso para conter a sua cabeça. Quando o problema é bilateral, observa-se uma marcha bamboleante.

A **Figura C** ilustra uma postura relaxada em um indivíduo com fraqueza leve dos músculos abdutores do quadril direitos. O m. glúteo médio é o principal abdutor, e um teste que enfatiza a porção posterior do m. glúteo médio geralmente demonstra mais fraqueza que o teste para os músculos abdutores do quadril como um grupo. É comum que essa fraqueza do m. glúteo médio seja observada em associação com outras fraquezas nos padrões de dominância. (Ver p. 74 e 75.)

O teste da força do m. glúteo médio é importante em casos de dor na região desse músculo ou de lombalgia associada à inclinação pélvica lateral.

M. GLÚTEO MÁXIMO

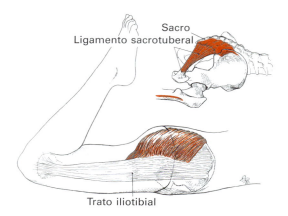

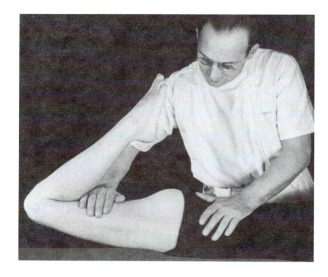

M. GLÚTEO MÁXIMO

Origem: linha glútea posterior do ílio e porção do osso superior e posterior a ela, superfície posterior da parte inferior do sacro, lado do cóccix, aponeurose do eretor da espinha, ligamento sacrotuberal e aponeurose glútea.

Inserção: porção proximal maior e fibras superficiais da porção distal do músculo no trato iliotibial da fáscia lata. Fibras profundas da porção distal na tuberosidade glútea do fêmur.

Ação: estende e roda lateralmente a junta do quadril. Fibras inferiores auxiliam na adução da junta do quadril. Fibras superiores auxiliam na abdução. Por meio de sua inserção no trato iliotibial, ajuda a estabilizar o joelho em extensão.

Nervo: glúteo inferior, L**5**, S**1** e S**2**.

Paciente: em decúbito ventral, com o joelho flexionado a 90° ou mais. (Quanto mais o joelho estiver flexionado, menos o quadril se estende, por causa da tensão restritiva do m. reto femoral anteriormente.)

Fixação: posteriormente, os músculos das costas; lateralmente, os músculos laterais do abdome; e anteriormente, os músculos flexores do quadril *opostos* fixam a pelve ao tronco.

Teste: extensão do quadril, com o joelho flexionado.

Pressão: contra a parte inferior da região posterior da coxa, na direção da flexão do quadril.

Fraqueza: a fraqueza bilateral acentuada do m. glúteo máximo torna a marcha extremamente difícil e exige o auxílio de muletas. O indivíduo sustenta o peso sobre o membro em posição de deslocamento póstero-lateral do tronco sobre o fêmur. A elevação do tronco a partir da posição de flexão anterior exige ação do m. glúteo máximo e, em casos de fraqueza, os pacientes devem empurrar o próprio corpo até uma posição ereta utilizando os membros superiores.

> **Nota:** *é importante testar a força do m. glúteo máximo antes de testar a força dos músculos extensores das costas (ver p. 181 e 182) e em casos de coccialgia (ver p. 222).*

M. GLÚTEO MÁXIMO E FÁSCIA LATA

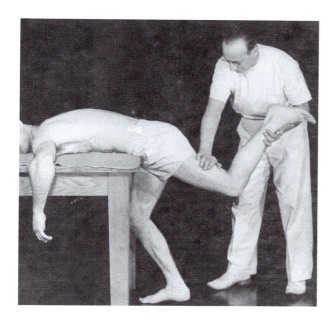

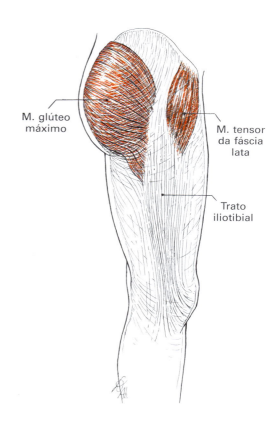

TESTE MODIFICADO

Quando os músculos extensores das costas estiverem fracos ou os músculos flexores do quadril estiverem contraídos, geralmente é necessário modificar o teste do m. glúteo máximo. A figura acima mostra o teste modificado.

Paciente: com o tronco apoiado ventralmente sobre a mesa e os membros inferiores pendentes em sua borda.

Fixação: normalmente o paciente precisa segurar-se à mesa quando a pressão é aplicada.

Teste: extensão do quadril, seja com o joelho flexionado passivamente pelo examinador (como mostra a ilustração), seja com o joelho estendido, permitindo auxílio dos músculos posteriores da coxa.

Pressão: este teste apresenta um problema bem difícil no tocante à aplicação da pressão. Se o m. glúteo máximo tiver de ser isolado o máximo possível dos músculos posteriores da coxa, é preciso que a flexão do joelho seja mantida pelo examinador. Caso contrário, os músculos posteriores da coxa inevitavelmente atuarão para manter a flexão do joelho contra a força da gravidade. Tentar manter a flexão do joelho passivamente e aplicar pressão sobre a coxa dificultam a obtenção de um teste exato.

Se o teste for utilizado por causa da contração acentuada dos músculos flexores do quadril, pode ser impossível flexionar o joelho e, conseqüentemente, haverá aumento de tensão do m. reto femoral sobre a junta do quadril.

A extensa fáscia profunda que recobre a região glútea e a coxa como uma manga é denominada *fáscia lata*. Ela se fixa proximalmente ao lábio externo da crista ilíaca, ao sacro e cóccix, ao ligamento sacrotuberal, à tuberosidade isquiática, aos ramos isquiopúbicos e ao ligamento inguinal. Distalmente, ela se fixa à patela, aos côndilos tibiais e à cabeça da fíbula. Na face medial da coxa, a fáscia é fina, enquanto na face lateral ela é muito densa, especialmente a porção entre o tubérculo da crista ilíaca e o côndilo lateral da tíbia, designada *trato iliotibial*. Ao atingir as bordas do m. tensor da fáscia lata e do m. glúteo máximo, a fáscia lata divide-se e reveste tanto as superfícies profundas quanto as superficiais desses músculos. Além disso, o m. tensor da fáscia lata e $3/4$ do m. glúteo máximo inserem-se no trato iliotibial, de modo que sua extremidade distal serve como um tendão conjunto desses músculos. Esse arranjo estrutural permite que ambos os músculos influenciem na estabilidade da junta do joelho estendida.

MENSURAÇÃO DO COMPRIMENTO DO MEMBRO INFERIOR

O chamado "comprimento real do membro inferior" é uma mensuração do comprimento da espinha ilíaca ântero-superior até o maléolo medial. Obviamente, essa mensuração não é uma determinação absolutamente precisa do comprimento do membro inferior, pois os pontos de mensuração vão de um ponto de referência na pelve até um no membro inferior. Como é impossível palpar um ponto no fêmur sob a espinha ântero-superior, é necessário utilizar o ponto de referência da pelve. Assim, é preciso fixar o alinhamento da pelve em relação ao tronco e aos membros inferiores antes de se realizar mensurações para se assegurar a mesma relação de ambos os membros com a pelve. A rotação ou a inclinação pélvica lateral alteram a relação entre a pelve e os membros o suficiente para produzir uma diferença considerável na precisão. Para se obter o máximo possível de precisão, o paciente coloca-se em decúbito dorsal sobre uma mesa, com o tronco, a pelve e os membros inferiores em linha reta e os membros inferiores próximos um do outro. A distância da espinha ântero-superior à cicatriz umbilical é mensurada à direita e à esquerda para verificar a presença de inclinação lateral ou rotação da pelve. Se houver diferença nas mensurações, a pelve é nivelada e a rotação é corrigida tanto quanto possível antes que sejam realizadas medições de comprimento do membro inferior.

O "comprimento aparente do membro inferior" é uma mensuração da cicatriz umbilical até o maléolo medial. Com freqüência, esse tipo de mensuração mais confunde do que ajuda a determinar diferenças de comprimento com o objetivo de se aplicar uma elevação para corrigir a inclinação pélvica. A confusão ocorre porque o quadro na posição em pé é o inverso do em decúbito e quando a inclinação pélvica é causada por desequilíbrio muscular, e não por uma diferença real de comprimento do membro inferior.

Na *posição em pé*, ocorre defeito de alinhamento quando um músculo fraco não consegue prover um suporte adequado para a sustentação de peso. Por exemplo, uma fraqueza do m. glúteo médio direito permite que a pelve se desvie para a direita e também se eleve naquele lado, dando a impressão de um membro inferior direito *mais longo*. Se o defeito postural for de longa duração, geralmente há um desequilíbrio associado dos músculos laterais do tronco, no qual os laterais direitos são mais curtos e mais fortes que os esquerdos. (Ver p. 74.)

No *decúbito*, o defeito de alinhamento geralmente resulta da tração de um músculo forte. No decúbito dorsal, um indivíduo com o tipo de desequilíbrio descrito acima (um m. glúteo médio direito fraco e mm. laterais direitos do tronco fortes) tenderá a deitar-se com a pelve mais alta à direita, tracionada para cima por mm. laterais do abdome mais fortes. Essa posição, por sua vez, traciona o membro inferior direito para cima, de modo que ele parece ser *mais curto* que o esquerdo.

A necessidade de uma elevação num calçado deve ser determinada por mensurações na *posição em pé* e não em decúbito. Pranchas de várias espessuras (ver p. 86) são utilizadas com esse propósito. (Ver também discrepância aparente do comprimento do membro inferior causada por desequilíbrio muscular, na página ao lado.)

DISCREPÂNCIA APARENTE DO COMPRIMENTO DO MEMBRO INFERIOR CAUSADA POR DESEQUILÍBRIO MUSCULAR

Sem qualquer diferença real de comprimento do membro inferior, alguns indivíduos podem parecer possuir um membro inferior mais longo no lado alto quando a pelve está inclinada lateralmente. Na fotografia abaixo, à direita, essa impressão foi criada pelo deslocamento lateral da pelve. (Os pés estão fixados no chão)

Se houver contração do m. tensor da fáscia lata e do trato iliotibial em um lado, a pelve inclina-se para baixo nesse lado. Com a fraqueza do m. glúteo médio em um lado, a pelve desvia-se para cima no lado da fraqueza.

O hábito de permanecer em pé com o peso sustentado principalmente por um membro inferior e a pelve desviada lateralmente enfraquece os músculos abdutores, especialmente o m. glúteo médio do lado em questão. Se a contração do m. tensor da fáscia lata de um lado e a fraqueza do m. glúteo médio do outro forem fracas, o tratamento pode ser simples, como eliminar esse hábito e permanecer em pé uniformemente sobre ambos os pés. Se o desequilíbrio for mais acentuado, o tratamento pode envolver o alongamento do m. tensor da fáscia lata e do trato iliotibial contraídos e o uso de um calço para elevação do calcanhar no lado mais baixo. A elevação ajudará a alongar o m. tensor contraído e diminuirá a distensão do m. glúteo médio oposto. (Para uma discussão detalhada, ver p. 398.)

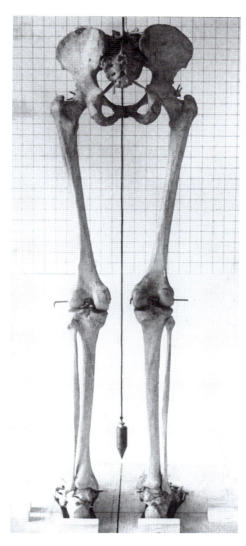

- Membros inferiores com comprimento igual.
- Pelve nivelada.
- Ambas as juntas do quadril estão em posição neutra, entre a adução e a abdução.
- O comprimento dos abdutores é igual.

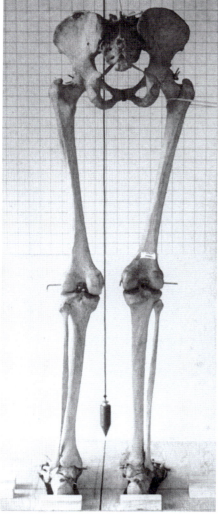

- À medida que a pelve se desloca lateralmente, é mais alta à direita.
- A junta direita do quadril é aduzida.
- A junta esquerda do quadril é abduzida.
- Os mm. abdutores direitos do quadril estão alongados.
- Os músculos abdutores esquerdos do quadril e da fáscia lata encurtam-se.

PROBLEMAS DO PÉ

O pé possui *dois arcos longitudinais* que se estendem igualmente do calcanhar até a base do hálux. O arco longitudinal *interno* ou *medial* é constituído pelo calcâneo, pelo astrágalo, pelo escafóide, por três cuneiformes e três ossos metatarsais mediais. O arco longitudinal *externo* ou *lateral* é constituído pelo calcâneo, pelo cubóide e por dois ossos metatarsais laterais. O arco externo é mais baixo que o interno e tende a ser obliterado na sustentação de peso. Por conseguinte, referências ao "arco longitudinal" significam arco interno.

Existem dois *arcos metatarsais transversos*: um que atravessa a seção média e o outro, a base do hálux. O *arco metatarsal posterior* está localizado na extremidade proximal (ou base) dos ossos metatarsais. Trata-se de um arco estrutural com ossos cuneiformes no seu ápice. O *arco metatarsal anterior* está localizado na extremidade distal (ou cabeça) dos metatarsais.

Grosso modo, as condições dolorosas do pé podem ser divididas em três grupos:

1. As que envolvem a tensão do arco longitudinal.
2. As que envolvem a tensão do arco metatarsal.
3. As que envolvem posições defeituosas dos dedos do pé.

Os três tipos de condições dolorosas podem coexistir no mesmo pé, no entanto um tipo geralmente predomina sobre os outros.

O exame de pés defeituosos ou dolorosos deve incluir as seguintes etapas:

Examinar o alinhamento postural global em busca de evidências de tensão superposta sobre os pés como ocorre, por exemplo, em casos de defeitos posturais nos quais o peso corporal é sustentado muito à frente, sobre as bases do hálux (ver p. 69).

Verificar o alinhamento dos pés na posição em pé, com e sem calçados.

Observar o tipo de marcha, com e sem calçados.

Testar a fraqueza ou a contração muscular de músculos do pé e de seus dedos.

Verificar a presença de influências ocupacionais desfavoráveis.

Examinar a adequação dos calçados (ver p. 444) e verificar a existência de desgaste na sola e no calcanhar. A distribuição defeituosa de peso na posição em pé ou na marcha é freqüentemente revelada pelo desgaste excessivo de certas partes do calçado.

Há dois tipos de tratamento: corretivo e paliativo. Idealmente, o tratamento deveria ser corretivo, entretanto, como condições dolorosas do pé ocorrem em muitos idosos com estruturas ósseas, ligamentares e musculares que não conseguem se ajustar a medidas corretivas, é necessário empregar medidas destinadas a produzir alívio com o mínimo de correção.

CONDIÇÕES DEFEITUOSAS E DOLOROSAS E INDICAÇÕES DE TRATAMENTO

Há um ditado popular que afirma: "se seus pés doem, todo o seu corpo dói". Para aqueles cujas ocupações exigem a permanência constante na posição em pé ou que realizam atividades que estressam muito os pés, a afirmativa é especialmente aplicável.

Em idosos, os pés podem começar a doer por causa da perda do acolchoamento normal das plantas dos pés. *Palmilhas* que protegem o pé melhoram acentuadamente o conforto e a função. A palmilha deve ser suficientemente fina para caber no calçado sem apertar o pé, mas espessa o suficiente para prover um coxim firme e resiliente.

À medida que a dor ou o desconforto do pé são abrandados, a palmilha pode indiretamente ajudar a aliviar o desconforto em outro local decorrente de uma condição dolorosa do pé.

PRONAÇÃO SEM ACHATAMENTO DO ARCO LONGITUDINAL

Este tipo de defeito é mais freqüentemente observado em mulheres que usam saltos altos. Na sustentação de peso, alguns sintomas de tensão do pé podem ocorrer no arco longitudinal, no entanto é mais comum que a pronação cause pressão medial no nível do joelho. No pé em si, o arco anterior é submetido a uma maior pressão que o arco longitudinal.

Ocasionalmente, o arco longitudinal é mais alto do que a média. Essa situação exige o uso de um suporte de arco que seja mais alto que o usual, de modo que ele possa se adequar ao pé e forneça uma base de suporte uniforme.

O tratamento da pronação consiste no uso de uma cunha interna para o calcanhar ou de uma órtese que produza o mesmo tipo de correção. Geralmente, deve-se desestimular os pacientes de usar salto alto quando apresentam sintomas álgicos no pé ou no joelho. No entanto, recomendar calçados sem salto ou com pouco salto pode ser desaconselhável, porque o pé tende a pronar mais em um calçado sem salto. Com um salto médio, o arco longitudinal aumenta, e uma cunha para o calcanhar ou um suporte de arco ajudarão a corrigir a pronação.

No tocante à correção do calçado, com um salto de altura média, normalmente se usa uma cunha interna de 1,5 m, enquanto uma cunha de 3 mm é o ajuste ideal para um salto baixo. O salto alto não pode ser alterado com o uso de uma cunha interna sem interferir na estabilidade do indivíduo.

PRONAÇÃO COM ACHATAMENTO DO ARCO LONGITUDINAL

A posição do pé é comparável a uma posição de flexão dorsal e eversão. Na sustentação de peso, a posição de pronação com achatamento do arco longitudinal geralmente é acompanhada por um desvio lateral do antepé. Tensão excessiva é exercida nos músculos e ligamentos do lado medial do pé que suportam o arco longitudinal. Uma compressão indevida é exercida no lado externo do pé, na região da junta talocalcaneonavicular.

É comum que o m. tibial posterior e o m. abdutor do hálux sejam fracos. Os músculos extensores dos dedos e o m. flexor curto dos dedos também podem ser fracos. Os músculos fibulares tendem a contrair-se caso a pronação seja acentuada.

O tratamento de suportivo consiste no uso de uma cunha interna para o calcanhar e um suporte de arco longitudinal. Quando o calcanhar possui uma base larga, geralmente se usa uma cunha de 3 mm de espessura. Quando o defeito é grave, o paciente deve ser desestimulado de utilizar um calçado sem salto. Este tipo de defeito é mais prevalente em homens e crianças que em mulheres.

PÉ SUPINADO

Pé supinado é um defeito postural muito incomum (ver p. 80). É basicamente o inverso de um pé pronado – o arco é alto e o peso é distribuído no lado externo do pé. Da mesma forma, as correções do calçado são essencialmente o contrário das aplicadas para um pé pronado. Uma cunha externa para o calcanhar, um salto de Thomas invertido modificado e uma cunha externa para a sola são geralmente indicados.

Se o joelho valgo estiver associado à supinação do pé, correções de calçado como as descritas acima podem aumentar a deformidade do joelho. Deve-se atentar para qualquer defeito associado.

DEDOS EM MARTELO

A posição de dedos em martelo (como mostra a ilustração) é aquela na qual os dedos do pé estão estendidos no nível das juntas metatarsofalângicas e interfalângicas distais e estão flexionados no nível das juntas interfalângicas proximais. É comum constatar calosidades sob a base do hálux e sobre os dedos do pé em decorrência da pressão do calçado. Calçados muito pequenos ou muito estreitos podem contribuir para o problema.

DISTENSÃO DO ARCO METATARSAL

Este tipo de distensão com freqüência é decorrente do uso de salto alto ou da marcha em superfícies duras com calçados de sola macia. Ele também pode originar-se do excesso incomum de corrida, salto ou pulo em um pé só. Um exemplo interessante e incomum deste último foi observado em uma criança com aproximadamente 10 anos de idade que venceu um torneio de amarelinha. O pé sobre o qual ela realizou a maior parte dos saltos apresentou distensão metatarsal e um calo na base do hálux.

Nos casos de distensão do arco metatarsal, os mm. lumbricais, o m. adutor do hálux (mm. transverso e oblíquo) e o m. flexor do dedo mínimo são mais evidentemente fracos. Quando solicitado a flexionar os dedos do pé e cerrar a parte anterior do pé, o paciente somente consegue flexionar as juntas distais dos dedos do pé. Não ocorre flexão ou ocorre uma flexão mínima das juntas metatarsofalângicas.

Caso haja contração, recomenda-se o alongamento dos mm. extensores dos dedos. O tratamento de suporte consiste no uso de um coxim ou de uma barra metatarsais. Se o paciente apresentar calosidades sob as cabeças dos ossos metatarsais II, III e IV, indica-se o uso de um coxim. Se houver calosidades sob as cabeças de todos os metatarsais, indica-se o uso de barra.

HÁLUX VALGO

Hálux valgo é um defeito de alinhamento do hálux no qual sua extremidade se desvia em direção à linha média do pé (ver figura, p. 83), algumas vezes a ponto de se sobrepor aos outros dedos do pé. O m. abdutor do hálux é alongado e enfraquecido e o m. adutor do hálux é contraído.

Esses casos podem exigir cirurgia se o defeito não puder ser corrigido ou a dor não for aliviada por meios conservadores. No entanto, nos estágios iniciais, é possível se obter uma correção considerável.

O paciente deve usar calçados com uma borda interna reta e evitar calçados com abertura na frente. Um "separador de dedos", uma pequena peça de borracha, é inserido entre o hálux e o segundo dedo do pé para ajudar a manter o hálux em um alinhamento mais correto. Como um procedimento puramente paliativo para aliviar a dor causada pela pressão, um protetor de calo é bastante útil.

Uma vez que a pronação excessiva é comumente a causa do hálux valgo, a prevenção ou a correção exigem que o arco seja sustentado. "Excessivo" significa relaxamento acentuado das estruturas que sustentam o arco, as quais exigem um suporte firme. Nesses casos, são necessárias órteses rígidas.

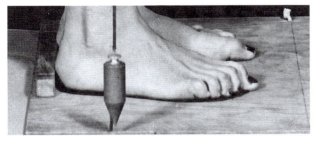

A massagem e o alongamento ajudam na correção do alinhamento defeituoso dos dedos do pé no estágio inicial e é possível obter benefícios com o uso de uma barra metatarsal. Uma barra metatarsal interna pode ser mais eficaz, entretanto a externa pode ser mais confortável. (Ver Figura, p. 445.)

DESVIO MEDIAL DO PÉ

O desvio medial dos pés, como o desvio lateral, pode estar relacionado a defeitos em vários níveis. O termo *pés de pombo* pode ser considerado sinônimo de desvio medial.

Se os membros inferiores rodarem medialmente no nível do quadril, as patelas ficam direcionadas para dentro, os pés apontam para dentro e, geralmente, ocorre pronação dos pés. No desvio medial relacionado à torção medial da tíbia, as patelas ficam direcionadas para frente e os pés apontam para dentro. Se o problema for no pé em si, os quadris e os joelhos podem manter um bom alinhamento, mas é possível ocorrer antepé varo (adução do antepé). (Ver foto abaixo.)

Geralmente, crianças não apresentam contração muscular. No entanto, é comum observar contração do m. tensor da fáscia lata, um rotador medial, em crianças que apresentam rotação medial a partir do nível do quadril. O alongamento do tensor pode ser indicado, mas deve ser cuidadosamente realizado.

Crianças que apresentam rotação medial no nível do quadril freqüentemente se sentam na "posição de alfaiate" inversa ou "W". (Ver fotografia, p. 448.) Estimular a criança a sentar-se com as pernas cruzadas tende a neutralizar os efeitos da outra posição.

Nos casos de desvio medial do pé associado à rotação medial do membro, emprega-se um pequeno remendo semicircular no calçado, colocado na face mais lateral da sola, aproximadamente na base do metatarsal V (ver Figura C, p. 445). Para marcar a área para o remendo, o calçado é mantido de cabeça para baixo e dobrado firmemente na sola, da mesma maneira que dobra durante a marcha. O remendo estende-se igualmente para frente e para trás a partir do ápice da dobra.

O retalho possui espessura predeterminada (0,3 cm ou 0,45 cm, dependendo do tamanho do calçado) ao longo da borda externa. Ele diminui para zero em direção à frente, ao centro e à região posterior da sola.

O desvio medial do pé associado à rotação medial do membro tende a ser mais acentuado durante a marcha que na posição em pé, e a correção do calçado ajuda alterar a marcha e não o padrão da postura em pé. Por sua vez, o efeito da alteração do padrão de marcha ajuda a corrigir a posição em pé.

O retalho, por sua forma convexa, roda o pé para fora quando a sola do calçado entra em contato com o chão durante a transferência usual de peso para frente. Antes de marcar o calçado para a alteração, um remendo de couro pode ser colado à sola do calçado para testar a posição observando-se a marcha da criança.

Uma posição com desvio medial do pé causada por mau alinhamento do antepé em relação ao resto do pé é similar ao pé torto leve, sem eqüino ou supinação do calcanhar. De fato, pode haver pronação do calcanhar com adução. (Ver abaixo.)

Calçados que têm forma com desvio medial podem ser confortáveis, mas não são corretivos. A criança deve usar calçados bem ajustados. Um reforço interno rígido, estendendo-se da base do metatarsal I até a extremidade do hálux, deve ser colocado no calçado. O reforço externo deve ser rígido do calcanhar até o cubóide.

Quando alterações no calçado não conseguem corrigir o desvio medial, um *twister* pode ser utilizado. (Ver página seguinte.)

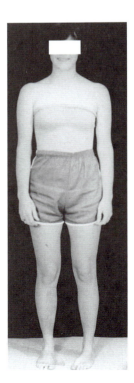

Antepé varo e desvio medial do pé.

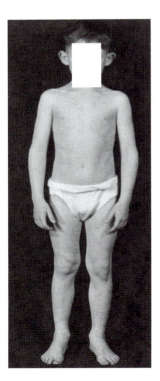

Rotação lateral dos quadris com desvio lateral dos pés.

PROBLEMAS DO PÉ

DESVIO LATERAL DOS PÉS

O desvio lateral pode ser decorrente de (a) rotação lateral de todo o membro no nível do quadril; (b) torção tibial, na qual a epífise da tíbia apresenta rotação lateral; ou (c) um defeito do pé em si no qual o antepé abduz em relação ao retropé.

Para crianças mais novas cujo problema está no nível do quadril, um *twister* pode ser utilizado. Geralmente, são obtidos resultados em alguns meses (ver abaixo).

A rotação lateral do membro (ver figura na página ao lado) não provoca automaticamente dificuldade na posição em pé. No entanto, a marcha com desvio lateral tende a distender o arco longitudinal conforme o peso é transferido do calcanhar para os dedos do pé.

Caso a torção tibial seja um defeito estabelecido num adulto, nenhum esforço deve ser feito para que o indivíduo caminhe com os pés direcionados para frente. Essa "correção" da posição do pé acarretaria um alinhamento defeituoso dos joelhos e quadris.

A abdução do antepé é resultante da ruptura do arco longitudinal. Em crianças, medidas para corrigir a posição do arco ajudam a reparar o desvio lateral. O uso de calçados corretivos pode ser aconselhável, pois eles tipicamente têm uma forma com desvio medial. Contudo, em adultos com defeito estabelecido, calçados corretivos não alteram o alinhamento do pé. Ao contrário, eles produzem pressão indevida sobre o pé. Geralmente, é necessário que o paciente utilize calçados confeccionados com uma forma reta ou com desvio lateral. O paciente pode tolerar suporte de arco ou alterações em cunha internas quando for indicado, mas o alinhamento do calçado deve necessariamente estar em conformidade com o alinhamento do calçado para evitar pressão.

O desvio lateral na marcha pode ser decorrente da contração do tendão do calcâneo e, nesse caso, o alongamento dos músculos flexores plantares é indicado. (Ver exercícios de alongamento na p. 375.)

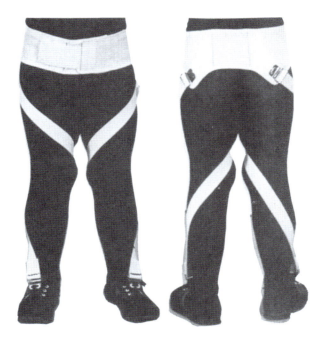

Para correção do desvio medial
Vista anterior — Vista posterior

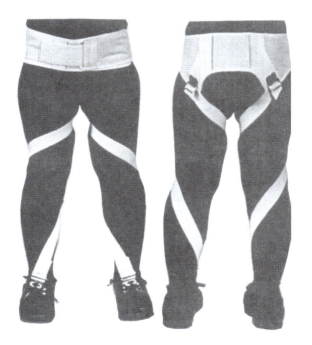

Para correção do desvio lateral
Vista anterior — Vista posterior

SUPORTE DO TIPO *TWISTER*

Este dispositivo de controle elástico da rotação do membro inferior, o *twister*, destina-se a exercer uma força de contra-rotação nos membros inferiores e no pé para corrigir a rotação medial ou lateral excessiva. É recomendado para crianças com problemas de rotação leve a moderado e é freqüentemente combinado com outras formas de tratamento, como calçados corretivos e imobilizadores de tornozelo. O fácil procedimento de ajuste — amarrar os ganchos aos calçados, fixar a cinta pélvica com velcro, estender as faixas elásticas como mostrado acima e ajustar a faixa de tensão à posição desejada — produz um controle efetivo da rotação, que geralmente requer apenas um período curto de ajuste por parte do paciente. (Cortesia de C. D. Denison Orthopaedic Appliance Corp.) (14).

CALÇADOS

A proteção e o suporte providos por calçados são considerações importantes em relação ao alinhamento postural na posição em pé. Vários fatores predispõem ao alinhamento defeituoso e à distensão do pé e criam a necessidade de suporte de calçado adequado. Pisos e calçadas planos e inflexíveis de nosso meio ambiente, o uso de saltos que diminuem a estabilidade do pé e períodos prolongados na posição em pé, exigência de determinadas ocupações, são algumas das causas que contribuem para problemas do pé.

Diversos fatores relacionados ao tamanho, à forma e à confecção de um calçado devem ser levados em consideração.

Comprimento: o *comprimento total* deve ser adequado para o conforto e a função normal.

Comprimento do calcanhar até a base do hálux: os pés apresentam variação de comprimento do arco e dos dedos do pé. Alguns têm um arco maior e dedos do pé mais curtos, outros, um arco mais curto e dedos dos pés mais longos. Nenhum tipo de calçado especial é adequado a todos os indivíduos. O calçado deve ser adequado em relação ao comprimento do arco e ao comprimento total.

Largura: um calçado muito estreito comprime o pé. Um calçado muito largo não consegue prover suporte adequado e pode causar bolhas em razão do atrito com o pé.

Largura da base do calcanhar: o calçado deve ajustar-se confortavelmente em torno do calcanhar. Geralmente é um problema encontrar um calçado com um apoio para o calcanhar suficientemente estreito em proporção ao resto do calçado.

Largura do enfranque: o enfranque é a parte estreita da sola sob a região do peito do pé. O enfranque não deve ser muito largo, mas deve permitir que o contorno da parte superior de couro do calçado seja moldado em torno do contorno do arco do pé. Se o enfranque for muito largo, o arco do pé não possui o suporte provido pelo contraforte do calçado.

Largura do contraforte dos dedos do pé: o calçado precisa propiciar uma boa posição para os dedos do pé e sua ação durante a marcha. O contraforte dos dedos do pé ajuda a dar espaço a essa parte do pé e não deixa que a pressão do calçado atinja os dedos do pé.

Forma do Calçado: um pé comum consegue assumir uma posição normal num calçado adequadamente ajustado. Nenhuma distorção de forma que tende a alterar o bom alinhamento do pé é desejável. Um defeito bem comum é o desvio medial excessivo do calçado. Essa concepção é baseada na suposição de que a tensão sobre o arco longo é aliviada porque ele é elevado por uma torção medial do antepé. O pé de uma criança em fase de crescimento pode adaptar-se à forma anormal desses calçados se estes são utilizados durante muito tempo. Como o pé de um adulto não é tão flexível quanto o de uma criança nem é facilmente tirado de seu alinhamento usual, um calçado com um desvio medial provavelmente causará pressão excessiva sobre os dedos do pé.

Contraforte de Calcanhar: *contraforte de calcanhar* é um reforço de material rígido inserido entre as camadas externa e interna de couro que formam a parte traseira do calçado. Ele tem dois objetivos: prover suporte lateral para o pé e ajudar a preservar a forma do calçado. À medida que a altura do salto aumenta, a estabilidade lateral do pé diminui e o contraforte torna-se especialmente importante para o equilíbrio.

Quando o couro em torno do calcanhar não é reforçado, ele comumente cede após um curto período de uso e desvia-se lateralmente, na direção em que o usuário usualmente impulsiona o peso. Quando isso ocorre, os calçados não conseguem mais manter os pés em bom alinhamento. (Ver fotografia abaixo.)

Calçados que possuem uma abertura posterior e dependem de uma faixa para manter o calcanhar no local oferecem uma estabilidade ainda menor que aqueles que cobrem o calcanhar e não têm contraforte. Entretanto, o calçado não apresenta muita deterioração com o uso, porque a faixa meramente se desvia lateralmente com o calcanhar e o calçado não possui um contraforte para romper. Em calçados de salto baixo, o efeito no usuário pode ser mínimo, mas a ausência de suporte lateral num salto mais alto não persiste indefinidamente sem alguns efeitos perniciosos. É possível que tais efeitos sejam sentidos mais no joelho que no pé em si.

Força do Enfranque: um bom *enfranque* é de importância fundamental, tanto para a durabilidade do calçado quanto para o bem-estar do indivíduo que o usa. Quando um calçado possui um salto de qualquer altura, a parte do calçado sob a região do *peito do pé* está fora do chão.

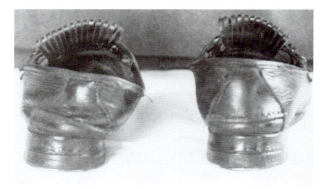

Calçados Sem Contraforte de Calcanhar Rígido: a ausência de um contraforte rígido no calcanhar possibilita que o pé se desvie para dentro ou para fora. O calçado cede e qualquer defeito existente tende a se tornar mais pronunciado, como mostra a fotografia acima.

Portanto, o *enfranque* deve ser um suporte do tipo arco que une o espaço entre o calcanhar e a base do hálux. Se o *enfranque* não for suficientemente forte, ele cede sob a carga normal quando o calçado é colocado. Essa queda permite um desvio para baixo do arco do pé e tende a afastar a ponta e o calcanhar do calçado. O extremo desse tipo de deterioração em um calçado de salto baixo ocasionalmente é observado por meio da forma arredondada resultante (o *enfranque* fica mais baixo que a ponta do calçado ou a parte posterior do calcanhar).

Uma faixa de aço reforçando o *enfranque* prové a força para preservar o calçado e protege o usuário contra a distensão do pé. (Ver figura à esquerda, p. 446.) Tanto calçados com salto baixo quanto com salto alto exigem um *enfranque* forte. Felizmente, a maior parte dos calçados de salto alto possui bons *enfranques*, o que geralmente não ocorre com os calçados de salto baixo. Um consumidor potencial pode avaliar o *enfranque*, numa certa extensão, colocando o calçado numa superfície firme e pressionando o *enfranque* para baixo. Se uma pressão moderada o curva para baixo, pode-se supor que ele cederá sob o peso do corpo.

Em calçados sem salto, a firmeza do *enfranque* é de pouca importância para um indivíduo que não têm problemas de pé. Como todo o pé é suportado pelo assoalho ou chão, o suporte do calçado não é uma consideração maior, exceto quando o pé estiver sendo submetido a uma pressão incomum devida a certa atividade, atletismo, por exemplo, ou quando o indivíduo permanecer em pé por muito tempo.

Sola e Calcanhar do Calçado: a *espessura* e a *flexibilidade* são dois fatores importantes ao avaliar a *sola* de um calçado. Na permanência prolongada na posição em pé, especialmente sobre pisos duros feitos de madeira, lajota ou concreto, uma sola espessa de couro ou borracha é desejável. Esse tipo de sola possui certa resiliência e protege o pé contra os efeitos da superfície dura.

Para indivíduos que andam muito, recomenda-se uma sola firme. O movimento repetido de transferência de peso pela base do hálux durante a marcha é uma fonte constante de tensão. Uma sola firme que restringe o encurvamento excessivo na junção dos dedos do pé com a base do hálux protege contra a tensão desnecessária. No entanto, a sola não deve ser extremamente rígida, para não restringir o movimento normal da marcha.

Quando uma criança está aprendendo a andar, deve usar calçados sem salto e com sola plana e firme o suficiente para prover estabilidade. Contudo, a sola deve ser um tanto flexível, para permitir o desenvolvimento adequado do arco durante a marcha.

A *altura* do salto é importante em relação à tensão sobre os arcos do pé. O uso de salto altera a distribuição do peso corporal, desviando-o para frente. O peso sobre a base do hálux aumenta diretamente proporcional à altura do salto. O uso contínuo de salto alto acarreta tensão sobre a região anterior do pé.

Os efeitos do salto alto podem ser contrabalançados, embora apenas num certo grau, pelo uso de coxins metatarsais e de calçados que ajudam a neutralizar a tendência do pé de deslizar para frente, em direção à ponta do calçado. Calçados com cadarço ou sapatilhas com uma gáspea de corte alto (preferivelmente com elástico) ajudam a restringir o deslizamento para frente do pé, provendo uma pressão uniformemente distribuída quando o calçado calça bem.

Quando é permitido ao pé deslizar para frente no calçado, os dedos do pé assumem uma forma de cunha num espaço muito pequeno e são submetidos a uma considerável pressão deformante.

Do ponto de vista do crescimento, do desenvolvimento e da função normais, deve-se usar um calçado bem feito e com salto baixo. Entretanto, alguns indivíduos, especialmente mulheres com condições dolorosas do arco longitudinal, beneficiam-se do uso de calçados com saltos médios. Nesses casos, o salto mais alto aumenta mecanicamente a altura do arco longitudinal, e os sintomas no pé flexível que é submetido a uma tensão sobre o arco longitudinal podem ser aliviados com o uso de um salto com uma altura aproximada de 3,8 cm.

CORREÇÕES DE CALÇADOS E ÓRTESES

Como a correção de defeitos do pé depende muito de suportes e alterações em calçados, uma breve descrição de alguns é pertinente nesta discussão.

Cunha de calcanhar é uma pequena peça de couro com a forma de metade do calcanhar. Geralmente é aplicada entre o elevador de calcanhar de couro ou borracha e o calcanhar. Ela tem uma espessura predeterminada: normalmente de 0,15 cm a 0,3 cm na lateral, diminuindo gradualmente em direção à linha média do calcanhar.

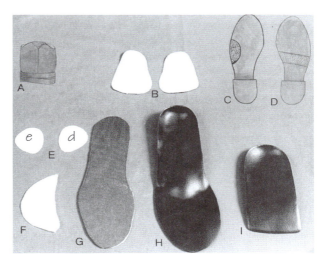

A = cunha de calcanhar interna; B = suportes metatarsais; C = coxim para desvio lateral dos dedos do pé; D = barra metatarsal; E = coxins metatarsais; F = suporte de arco longitudinal; G = palmilha; H e I = órteses rígidas.

Uma *cunha interna* é colocada de modo que a parte espessa fique no lado interno do calcanhar. Ela serve para inclinar o calçado levemente para fora. Em uma *cunha externa*, a parte espessa é colocada no lado externo do calcanhar e tende a inclinar o calçado para dentro.

Uma *cunha de sola*, que é feita cortando-se a sola ao meio, pode ser utilizada como uma cunha interna ou externa.

Salto de Thomas é um salto estendido no lado interno para suportar o arco longitudinal medial. O *salto de Thomas reverso* é estendido no lado externo para a correção do pé supinado.

Suporte de arco longitudinal é um suporte colocado no interior do calçado, sob o arco longitudinal medial do pé. Geralmente é feito de couro ou borracha firme. Em muitos casos, no entanto, um suporte mais rígido é necessário, de modo que os dispositivos são feitos de modo personalizado. Suportes semi-rígidos ou rígidos são fabricados a partir de um molde de suspensão neutro que é destinado a manter a junta subtalar em posição neutra enquanto bloqueia a junta mediotarsal.

Coxim metatarsal é um pequeno coxim de borracha firme com uma forma basicamente triangular. É colocado proximal às cabeças dos ossos metatarsais e atua reduzindo a hiperextensão das juntas metatarsofalângicas do segundo ao quarto dedo do pé. Para indicar a posição do suporte *em relação ao pé* e *ao calçado*, o coxim metatarsal é inserido num calçado e é realizada uma radiografia do pé com o calçado (ver figura abaixo).

Barra metatarsal é uma faixa de couro que atravessa a sola do calçado. Atua elevando os metatarsais proximais às cabeças, assim como o coxim, mas é mais rígida e afeta a posição de todos os dedos do pé, e não apenas do segundo ao quarto. (Ver D na figura, p. 445.)

Contraforte longo é um contraforte estendido colocado no lado interno ou externo do calçado.

Não se deve esperar que os músculos do pé compensem ou corrijam uma condição envolvendo alinhamento ósseo defeituoso e relaxamento ligamentar. Músculos fortes ajudam a preservar o bom alinhamento, entretanto são necessários suportes para corrigir o alinhamento defeituoso. O suporte deve aliviar a tensão sobre os músculos. Para músculos contraídos que mantêm um alinhamento defei-

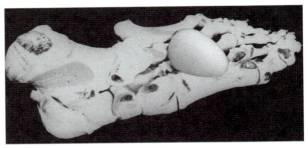

Coxim metatarsal sobre os ossos da planta do pé.

tuoso persistente do pé ou dos dedos do pé, indica-se alongamento. Correções de calçado efetivas auxiliam bastante no alongamento gradual de músculos contraídos.

O uso normal do pé geralmente propicia exercício suficiente para o fortalecimento dos músculos. Com exceção dos confinados ao leito ou que andam muito pouco, presume-se que o indivíduo médio realiza exercício suficiente com os pés.

EXERCÍCIOS CORRETIVOS PARA PÉS PRONADOS

Em Decúbito Dorsal:

1. Curvar os dedos do pé para baixo e manter a posição enquanto traciona o pé para cima e para dentro.

2. Com os membros inferiores estendidos e juntos, tentar tocar as solas dos pés ao mesmo tempo.

Sentado na Cadeira:

3. Com o joelho esquerdo cruzado sobre o direito, mover o pé esquerdo num semicírculo para baixo, para dentro e para cima. Em seguida, relaxar. (Não girar o pé para fora.) Repetir com o pé direito.

4. Com os joelhos afastados, aproximar as plantas dos pés e manter a posição enquanto aproxima os joelhos.

5. Colocar uma toalha no chão. Com os pés paralelos e afastados aproximadamente 15 cm, segurar a toalha com os dedos do pé e tracionar para dentro (em adução) com ambos os pés, colocando a toalha entre eles.

6. Com uma pequena bola (cerca de 3 cm a 3,8 cm de diâmetro) cortada ao meio e colocada sob o arco anterior do pé, curvar os dedos do pé para baixo sobre a bola.

Em pé:

7. Com os pés direcionados para frente ou discretamente desviados para fora, transferir o peso para a borda lateral dos pés tracionando para cima sob os arcos.

Caminhando:

8. Caminhar ao longo de uma linha reta traçada no chão, apontando os dedos do pé para frente e transferindo o peso do calcanhar ao longo da borda externa do pé para os dedos do pé.

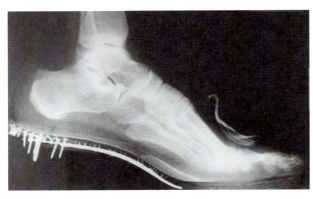

Radiografia do pé num calçado.

A posição habitual do joelho na posição em pé indica quais áreas estão submetidas à pressão indevida e quais estão submetidas à tensão indevida. Sintomas de distensão muscular e ligamentar estão associados a áreas de tensão indevida, enquanto sintomas de compressão óssea estão relacionados a áreas de pressão indevida. Os defeitos posturais podem manifestar-se separadamente ou em várias combinações. Por exemplo, o arqueamento postural dos membros inferiores ocorre por causa da combinação de hiperextensão dos joelhos, rotação medial dos quadris e pronação dos pés. A rotação medial e o joelho valgo discreto geralmente são observados juntos. A rotação lateral com freqüência é acompanhada por joelho valgo grave. (Ver p. 82.)

Este livro não aborda o tratamento de deformidades congênitas ou adquiridas do pé e dos joelhos. Uma referência excelente para tal tratamento é encontrada no capítulo de autoria de Joseph H. Kite em *Basmajian's Therapeutic Exercise* (recomenda-se a terceira edição) (15).

ARQUEAMENTO DOS MEMBROS INFERIORES

Em crianças, o arqueamento dos membros inferiores pode ser *real* ou *aparente* (estrutural ou postural). O arqueamento real dos membros inferiores envolve a epífise (fêmur e/ou tíbia) e geralmente é causado pelo raquitismo. O arqueamento aparente decorre de uma combinação de posições de juntas que possibilitam o alinhamento defeituoso sem qualquer defeito estrutural dos ossos longos. Ele resulta da combinação de rotação medial do quadril, hiperextensão da junta do joelho e pronação do pé. (Ver p. 81 e 82.)

A hiperextensão isoladamente não acarreta arqueamento postural dos membros inferiores. É necessária rotação medial. A rotação medial da coxa e a pronação do pé não causam arqueamento, exceto quando acompanhadas pela hiperextensão. Portanto, no teste, o arqueamento postural aparente desaparece quando o indivíduo não sustenta peso ou fica em pé se os joelhos forem mantidos na posição neutra.

A melhora depende do uso de correções adequadas de calçados, de exercícios para reparar a pronação e para fortalecer os músculos rotadores laterais do quadril e da cooperação do indivíduo evitando a hiperextensão do joelho.

Em alguns casos, o arqueamento postural e a hiperextensão são compensatórios de joelhos valgos, como descrito na página 83. Paradoxalmente, a correção desse tipo de arqueamento postural deve se basear na correção do joelho valgo subjacente.

A correção do arqueamento *estrutural* depende principalmente de intervenção no momento adequado e imobilização eficaz. É comum não indicar uma cunha externa no calcanhar ou na sola, pois existe uma tendência do pé de pronar conforme os membros inferiores arqueiam para fora.

HIPEREXTENSÃO DO JOELHO

A hiperextensão da junta do joelho acarreta tensão indevida posterior sobre os músculos e ligamentos e compressão indevida anterior. A dor pode ocorrer em qualquer área. (Ver p. 81 e 84.) A dor no espaço poplíteo é comum em adultos que ficam em pé com os joelhos em hiperextensão.

A hiperextensão pode causar outros problemas se não for corrigida. O m. poplíteo é um músculo curto (monoarticular) que atua como ligamento posterior largo da junta do joelho. Sua ação é flexionar o joelho e rodar o membro inferior medialmente sobre a coxa. (Ver p. 416.) Se ele for alongado pela hiperextensão do joelho, permite que o membro inferior rode lateralmente sobre o fêmur em flexão ou em hiperextensão.

A prevenção ou correção da hiperextensão é baseada na instrução de um bom alinhamento postural e cooperação do indivíduo evitando a posição em pé com hiperextensão do joelho. Exercícios específicos para os músculos flexores do joelho podem ser indicados. Se essas medidas não surtirem efeito, a imobilização pode ser necessária, a qual é indicada também em casos graves.

JOELHOS VALGOS

A tensão sobre os ligamentos mediais e a compressão sobre as superfícies laterais da junta do joelho estão presentes nos joelhos valgos. O desconforto e a dor associados à tensão sobre os ligamentos são desagradáveis, mas geralmente são tolerados durante um longo período antes de se tornarem incapacitantes. Em contrapartida, a dor associada à compressão apresenta um desenvolvimento lento, mas com freqüência é intolerável já em suas primeiras manifestações. Evidências de alterações artríticas podem ser detectadas em radiografias.

A contração do m. tensor da fáscia lata e do trato iliotibial é comumente observada em joelhos valgos, mesmo em crianças mais novas. Em geral, recomendam-se calor, massagem e alongamento do músculo e da fáscia lata, juntamente com correção de calçados, para se obter realinhamento.

No tratamento do joelho valgo *leve* inicial, uma cunha interna num calçado tende a realinhar o membro e, em conseqüência, aliviar a tensão medialmente e a compressão lateralmente. Contudo, existe um risco no uso de uma cunha interna muito alta, pois a correção exagerada do pé pode ser supercompensada por um aumento do joelho valgo. Geralmente, uma cunha de calcanhar de 0,30 cm a 0,45 cm é adequada. Um joelho valgo *moderado* pode beneficiar-se do suporte de joelho, além das correções de calçados. O suporte deve possuir barras de aço laterais, com uma junção no nível do joelho. O joelho valgo *grave* exige imobilização ou cirurgia.

ROTAÇÃO MEDIAL DO QUADRIL E PRONAÇÃO DOS PÉS

A posição dos joelhos na qual as patelas ficam direcionadas discretamente para dentro é resultante da rotação medial no nível das juntas do quadril. Como um mau alinhamento *funcional* ou *aparente* (não estrutural), geralmente é acompanhado pela pronação dos pés. (Ver p. 80.) O problema inicial pode estar no quadril ou no joelho e ser decorrente da fraqueza dos músculos rotadores laterais do quadril ou dos músculos e ligamentos que suportam os arcos longitudinais dos pés. Independentemente do que predisponha ao defeito, com freqüência o resultado final é a presença de ambas as condições se o problema inicial não for corrigido. Um m. tensor da fáscia lata contraído pode ser uma causa contribuinte e sentar-se na posição de alfaiate reversa ou "W" predispõe a posições defeituosas do quadril, joelho e pé. (Ver figura abaixo.)

Pode haver mau alinhamento *estrutural* com torção lateral da tíbia acompanhando a rotação medial do quadril. Em ambos os casos, existe uma tendência à pronação do pé, mas com a torção tibial há um desvio lateral maior dos dedos do pé.

O mau alinhamento afeta a junta do joelho de forma adversa, provocando distensão ligamentar ântero-medial e compressão lateral da junta.

O *tratamento* consiste em alterações em calçados e/ou no uso de órteses que suportam o arco longitudinal, exercícios para os músculos inversores do pé (ver exercícios para o pé, p. 446), exercícios de fortalecimento para os mm. rotadores laterais do quadril e, se estiver contraído, alongamento do m. tensor da fáscia lata (ver p. 398 e 450).

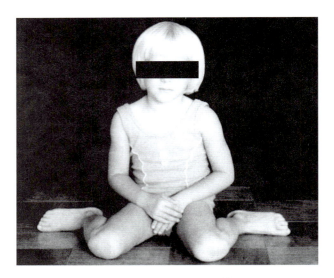

"Posição de alfaiate" reversa ou "W".

FLEXÃO DO JOELHO

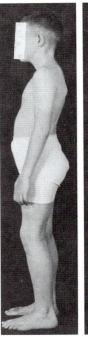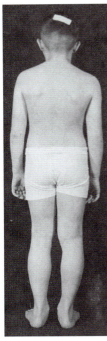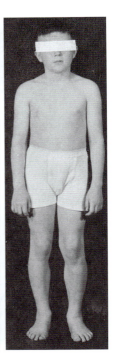

A flexão do joelho é uma ocorrência menos comum que os três problemas mencionados acima, mas é razoavelmente constante em indivíduos mais velhos. O hábito de permanecer em pé com os joelhos flexionados (ver figura p. 81) pode causar problemas no nível do joelho e ao longo do m. quadríceps. Trata-se de uma posição que requer esforço muscular constante para evitar que os joelhos se flexionem ainda mais. A dor é mais comumente associada à distensão muscular do m. quadríceps ou ao efeito de tração do m. quadríceps, por meio de sua inserção tendinosa patelar, sobre a tíbia.

Ocasionalmente o indivíduo assume uma posição de flexão do joelho para aliviar uma lombalgia acompanhada por uma lordose produzida pela contração dos músculos flexores do quadril. Também pode haver um encurtamento real do m. poplíteo e dos músculos monoarticulares posteriores da coxa, sobretudo a cabeça curta do m. bíceps femoral. Se houver contração dos músculos flexores do quadril e dos músculos flexores do joelho, indicam-se exercícios de alongamento adequados.

Efeito na Postura: a flexão unilateral do joelho causa problemas além da área do joelho. O efeito na postura pode ser observado na figura acima. Com o joelho esquerdo flexionado, o pé direito apresenta maior pronação que o esquerdo, a coxa direita é rodada medialmente, a pelve inclina-se para baixo e para a esquerda, a coluna vertebral curva-se convexamente à esquerda, a coxa direita é alta e o ombro direito é baixo.

As condições discutidas aqui incluem a dor associada à contração do m. tensor da fáscia lata e do trato iliotibial, ao alongamento do m. tensor da fáscia lata e do trato iliotibial e à ciática associada à protrusão de um disco intervertebral ou a um piriforme alongado.

CONTRAÇÃO DO M. TENSOR DA FÁSCIA LATA E DO TRATO ILIOTIBIAL

Uma condição algumas vezes diagnosticada erroneamente como ciatalgia é a dor associada à contração do m. tensor da fáscia lata e do trato iliotibial. A área dermatomérica de distribuição cutânea corresponde à área de dor.

A dor pode estar limitada à área coberta pela fáscia, ao longo da superfície lateral da coxa, ou pode estender-se para cima, sobre as nádegas, envolvendo também a fáscia glútea.

A palpação por toda a extensão da fáscia lata, de sua origem na crista ilíaca até a inserção do trato iliotibial no côndilo lateral da tíbia, pode desencadear dor ou sensibilidade. A sensibilidade ocorre especialmente ao longo da margem superior do trocânter e no ponto de inserção próximo da cabeça da tíbia.

Sintomas dolorosos podem estar limitados à área da coxa ou manifestar-se na área inervada pelo nervo fibular. Uma revisão da anatomia da face lateral do joelho revela a relação entre o nervo fibular e os músculos e fáscias dessa área (ver figura).

O ramo fibular do nervo isquiático passa obliquamente para frente, sobre o colo da fíbula, e passa diretamente embaixo das fibras de origem do m. fibular longo. Deve-se evitar pressão prolongada sobre essa área, mesmo se discreta, por causa do perigo de paralisia do nervo fibular. Mesmo durante a aplicação de tração corretiva da perna, deve-se evitar a pressão no nervo ou a tração *excessiva* no tecido mole naquele ponto.

O mecanismo pelo qual o nervo fibular é irritado em casos de contração do trato iliotibial pode ser explicado pelo efeito da pressão nas faixas rígidas de fáscia ou pelos efeitos da tração nessa parte. Quando a fáscia é distendida, como no movimento de marcha ou durante o teste da contração, constata-se que ela é extremamente rígida.

O efeito de tração é freqüentemente observado em casos agudos. Com o paciente em decúbito lateral e o membro inferior afetado na posição superior, a simples queda do pé em inversão (para baixo em direção à mesa) tensiona o músculo e a fáscia. Sintomas de irritação nervosa na área inervada pelo nervo fibular podem ser desencadeados por esse simples movimento do pé. Quando o indivíduo assume o decúbito lateral para dormir ou para passar por tratamento e travesseiros são colocados entre os membros inferiores para manter o membro em abdução, o pé também deve ser sustentado, a fim de evitar que caia em inversão. A falha em reconhecer a causa periférica

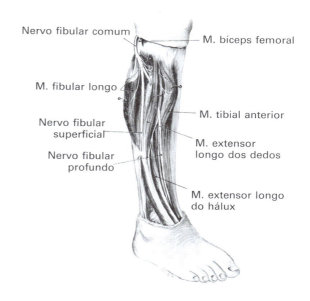

dessa irritação do nervo fibular comumente acarreta explanações bem obscuras desse problema.

A contração do m. tensor da fáscia lata e do trato iliotibial pode ser bilateral ou unilateral, mas, quando a contração é acentuada, geralmente é unilateral. Atividades como patinação, esqui ou equitação podem contribuir para a contração bilateral.

Indicações de Tratamento Para Sintomas Agudos

Calor pode ser aplicado na face lateral da coxa enquanto o paciente está numa posição que gera contração. Isso é feito abduzindo-se o membro inferior em decúbito dorsal ou lateral. Para sustentar o membro inferior em abdução no decúbito lateral, travesseiros firmes são colocados entre as coxas e as pernas, assegurando-se que o pé também seja sustentado. Um travesseiro colocado no nível das costas ou do abdome ajuda a equilibrar o paciente nessa posição em decúbito lateral. Assim que o paciente conseguir tolerar, o que pode ocorrer durante o primeiro tratamento ou de dois a três dias mais tarde, pode se iniciar a massagem, que deve ser *firme*, mas não profunda. Geralmente, uma percussão superficial irrita mais que uma massagem firme suave. A massagem descendente pode ser mais eficaz que a percussão ascendente usual. Pacientes freqüentemente descrevem sua reação à massagem como "uma dor gostosa". Eles têm percepção da sensação de contração e dizem que "gostariam que a contração desaparecesse" ou "seria bom se alguém realizasse o alongamento". Os pacientes devem evitar a exposição ao frio e a correntes de ar, pois mesmo uma leve exposição comumente provoca aumento da dor.

O alívio quase imediato de sintomas que ocorre em alguns casos indica que a condição é basicamente a contração de músculos e fáscias. Essas reações ao tratamento diferem daquelas da ciatalgia. Os mesmos procedimentos aplicados para a área dolorosa ao longo dos músculos posteriores da coxa em casos de irritação isquiática acarretariam aumento da dor.

Para Estágios Subagudos: quando a dor aguda diminui, os tratamentos subseqüentes devem ser direcionados ao alongamento da fáscia contraída. A posição e o movimento para o alongamento assistido estão ilustrados a seguir.

O auto-alongamento na posição em pé (como descrito originalmente por Frank Ober [4]) pode ser realizado se o quadril não rodar medialmente nem se flexionar, o que é difícil controlar (ver p. 398). Em vez disso, deve ser feito um alongamento mais preciso, como descrito e ilustrado abaixo.

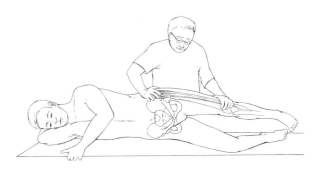

Para alongar o m. tensor da fáscia lata, solicitar ao indivíduo que se posicione em decúbito lateral direito com o quadril e o joelho direitos flexionados. Relaxar o membro inferior esquerdo sobre travesseiros colocados entre os membros inferiores. Aplicar calor e massagear a face lateral da coxa esquerda. Remover os travesseiros. Flexionar o quadril e o joelho direitos o suficiente para retificar a região lombar. Estabilizar a pelve firmemente com uma mão, levar a coxa levemente para trás e pressioná-la delicadamente para baixo, em direção à mesa, alongando os músculos e as fáscias entre o quadril e o joelho. (O joelho não pode rodar medialmente e deve-se atentar para evitar a distensão no nível da junta do joelho.) Com intuito de alongar o m. tensor direito, solicitar ao indivíduo que assuma o decúbito lateral esquerdo e inverter o processo.

Para a contração unilateral leve a moderada do m. tensor da fáscia lata, deve-se colocar um elevador de calcanhar com uma espessura de 0,3 cm a 0,45 cm no calçado do lado da contração para nivelar a pelve e promover o alongamento gradual na posição em pé.

A correção de calçado indicada para o tratamento da inclinação pélvica lateral associada à contração do m. tensor da fáscia lata também ajuda no alongamento gradual da fáscia contraída. Por essa razão, essas alterações em calçados podem não ser toleradas até o desaparecimento dos sintomas agudos e a instituição de algum tratamento ativo, sob a forma de calor, massagem e alongamento, para relaxar e alongar a fáscia contraída.

ALONGAMENTO DO M. TENSOR DA FÁSCIA LATA E DO TRATO ILIOTIBIAL

Embora o quadro de dor associada à contração do m. tensor da fáscia lata seja o mais comum, existem casos de *distensão* no lado alto da pelve. Quando o membro inferior está numa posição de adução postural, há uma tensão contínua sobre os músculos abdutores da coxa daquele lado. Sintomas álgicos podem tornar-se bem agudos. Quando presentes, eles são tratados mediante o alívio da distensão, isto é, nivelando a pelve e corrigindo a contração muscular oposta que pode estar causando a tensão persistente. Como o principal oponente é o m. tensor da fáscia lata oposto, ocasionalmente esse problema é solucionado pelo tratamento dos músculos e das fáscias contraídos no lado baixo, embora os sintomas de tensão estejam presentes no lado mais alto.

Existem casos em que o m. tensor e a fáscia lata são alongados por uma queda lateral ou uma impulsão lateral na qual a pelve se move lateralmente na extremidade fixa, impulsionando a junta da coxa em adução.

Em diversas ocasiões, o enfaixe com fita adesiva foi utilizado com sucesso para *limitar a adução*. As ilustrações na página ao lado e as informações abaixo explicam o procedimento.

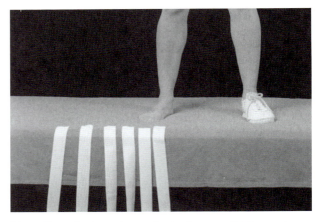

Uma fita adesiva, de preferência com 3,75 cm de largura, é cortada em comprimentos que se estendem da área da espinha ântero-superior da pelve até logo abaixo da face lateral da junta do joelho. O indivíduo tira o calçado do lado afetado ou, se ambos os calçados forem removidos, coloca-se uma elevação de aproximadamente 1,25 cm sob o lado não afetado. O indivíduo posiciona-se com os pés afastados para que o membro afetado fique num certo grau de abdução. Não é esperado que a fita mantenha o mesmo grau de abdução, sempre há um certo afrouxamento da fita.

É muito importante verificar se o paciente apresenta alguma sensibilidade à fita adesiva, especialmente quando o tempo estiver quente. A tintura de benjoim é aplicada sobre a pele cada vez que o procedimento de enfaixe é utilizado.

DOR NO MEMBRO INFERIOR

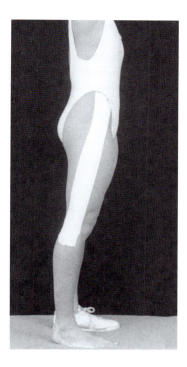

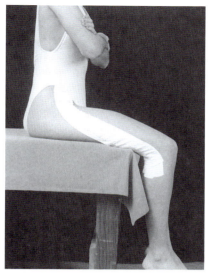

A fita é direcionada da área ântero-lateral da pelve até a área póstero-lateral do joelho de maneira que a flexão do quadril e do joelho não seja restringida na posição sentada.

Breve Relato de Caso

Uma mulher prendeu o calcanhar direito na beirada de um degrau e evitou a queda de um grande lance descendo três degraus subitamente com o membro inferior esquerdo.

Inicialmente, ela sentiu dor no quadril esquerdo. Dois dias depois, apresentou colapso do joelho esquerdo, que continuou dolorido.

Quatro dias após a lesão, um ortopedista examinou a paciente e solicitou uma radiografia do joelho esquerdo. Cinco dias depois, ela foi examinada por um outro ortopedista, que solicitou radiografias do quadril e do joelho.

Duas semanas após a lesão, a paciente foi examinada por um neurocirurgião, que recomendou uma cirurgia de disco.

Quatro dias mais tarde, a paciente foi encaminhada a um fisioterapeuta. Os achados pertinentes eram:

1. Em decúbito dorsal, a paciente não conseguia estender o joelho sem sentir dor intensa.
2. Quando ela foi colocada na posição sentada para testar o comprimento do m. quadríceps, o joelho estendeu totalmente, sem dor.
3. Quando a paciente foi novamente colocada em decúbito dorsal e a coxa foi sustentada para manter o quadril flexionado, ela conseguiu estender o joelho sem dor.
4. Qualquer tentativa de estender o joelho no decúbito dorsal e simultaneamente estender o quadril acarretou dor intensa no nível do joelho.
5. O teste da força do m. tensor da fáscia lata causou dor.
6. À palpação, o m. tensor da fáscia lata parecia estar em espasmo.

Desenvolvimento

O local da lesão parecia estar localizado no m. tensor da fáscia lata, com dor referida para a face lateral do joelho pela fáscia lata (o músculo em espasmo distendia o trato iliotibial sempre que o quadril era estendido).

Após o exame, a paciente foi submetida à aplicação de calor úmido e massagem (percussão descendente) no m. tensor da fáscia lata. Ela sentiu um alívio considerável da dor em decúbito, mas ainda sentia dor na posição em pé.

A face ântero-lateral da coxa esquerda foi enfaixada, da crista do ílio até logo abaixo do joelho, de modo que não interferisse na flexão do quadril ou do joelho. A paciente sentiu um grande alívio dos sintomas após o enfaixe. (Foi utilizada uma fita adesiva não alergênica).

Dois dias mais tarde, verificou-se o enfaixamento para assegurar que não havia irritação e para reforçá-lo com mais fita adesiva. Seis dias depois se procede novamente à verificação.

Três dias mais tarde, não foi observada irritação e um novo enfaixamento foi realizado.

Seis dias após essa consulta, o enfaixamento foi removido e a paciente começou a andar sem o auxílio de bengala.

Passadas aproximadamente cinco semanas, o médico da paciente enviou-lhe um laudo com o seguinte parecer: "O exame do membro inferior [da paciente] assegura-me que ela está bem e que não houve seqüelas. Eu creio que posso dar alta à paciente, que pode assumir suas atividades usuais."

O enfaixe da paciente foi igual ao ilustrado pela fotografia acima.

PROTRUSÃO DE DISCO INTERVERTEBRAL

Os conceitos básicos relativos à flexão e à extensão da coluna vertebral no tocante à protrusão discal têm um papel importante na determinação do tratamento. As citações a seguir são muito pertinentes.

Nordin e Frankel afirmam: "A inclinação anterior da coluna vertebral provoca abaulamento do disco no lado côncavo. Portanto, quando a coluna vertebral é flexionada, o disco protrai-se anteriormente e retrai-se posteriormente" (16). Pope *et al.* registraram os achados de Brown *et al.* e de Roaf (17). Brown *et al.* relataram protrusão discal anterior durante a flexão, posterior durante a extensão e em direção à concavidade da curva espinal durante a flexão lateral (18). Roaf afirmou que a protrusão do anel é sempre no lado côncavo da curva e que, durante a flexão e a extensão, o núcleo não muda de forma ou de posição (19).

A informação contraria o que muitos acreditam ou o que foi ensinado. No entanto, na análise de problemas lombares e da ciática este conceito é importante.

Músculos das costas fortes são essenciais para a postura e a função. Embora os músculos lombares raramente sejam fracos, exercícios de extensão das costas são prescritos com freqüência. A ênfase excessiva na extensão das costas pode contribuir para o aumento da lordose. Citando novamente Nordin e Frankel: "Os músculos eretores da espinha são intensamente ativados pelo arqueamento das costas no decúbito ventral. Carregar a coluna vertebral em posições extremas como esta causa alto nível de estresse sobre estruturas da coluna, de modo que a hiperextensão deve ser evitada" (16).

Uma boa força dos músculos abdominais também é importante para contrabalançar os músculos das costas e estabilizar o tronco em bom alinhamento postural e durante atividades como levantamento de peso. Infelizmente, os músculos abdominais geralmente são fracos, especialmente os inferiores, e não é dada atenção suficiente aos exercícios adequados.

Se ocorrer ruptura de um disco e ele pressionar uma raiz nervosa com dor intratável e que não é aliviada com medidas conservadoras, talvez não haja alternativa à cirurgia. Entretanto, existem muitos casos de ciática, em que achados clínicos indicam uma lesão discal, mas a flutuação de sintomas sugere que a protrusão não é constante. O tratamento conservador de muitos desses casos produziu alívio efetivo de sintomas sem cirurgia. Em situações em que, por alguma razão, o paciente recusa a cirurgia ou o médico opta por não realizá-la, o tratamento conservador torna-se a alternativa necessária.

O tratamento conservador baseia-se na premissa de que flexões, cargas torcionais ou forças compressivas – causadas por espasmo muscular, contração dos músculos das costas ou estresse de peso sobreposto à coluna lombar – podem causar a protrusão discal.

Duas medidas provêm tratamento conservador efetivo. Primeiro, a imobilização das costas para aliviar o espasmo muscular agudo e restringir o movimento. Segundo, o uso de um tipo de suporte que atue transmitindo o peso do tórax para a pelve e alivie o estresse sobre a coluna lombar de maneira muito similar à do colar cervical, utilizado para reduzir a pressão sobre a coluna cervical.

Para o tratamento por meio de imobilizações e o alívio do peso corporal sobreposto, por um suporte adequado é reforçado por fortes suportes laterais e posteriores. Aliviados os sintomas agudos, medidas terapêuticas podem ser instituídas para corrigir desequilíbrios musculares ou defeitos de alinhamento subjacentes.

Sintomas agudos de ciática associados à protrusão de uma ruptura discal comumente decorrem de torção e extensão súbitas da coluna vertebral a partir de uma posição em flexão anterior, tal como o encurtamento do tronco enquanto se está levantando peso. Não causa surpresa que tal tipo de estresse deve estar relacionado a esse tipo de lesão em razão de a "rotação da coluna lombar ocorrer no nível do disco intervertebral" (20).

Sintomas de ciática agudos ou subagudos freqüentemente fazem o corpo assumir um alinhamento defeituoso, de modo que sintomas secundários de compressão e distensão muscular são adicionados ao problema original. Ocasionalmente, esses sintomas secundários podem persistir após o desaparecimento dos problemas originais subjacentes.

M. PIRIFORME E SUA RELAÇÃO COM A CIATALGIA

Albert Freiberg descreveu o m. piriforme e sua relação com a ciatalgia e forneceu uma explicação interessante para uma causa possível de sintomas de ciática (21). Embora haja muitos casos nos quais a ciatalgia esteja associada à *contração* do m. piriforme, como Freiberg descreveu, os autores acreditam que a irritação do nervo isquiático pelo m. piriforme comumente está associada ao *alongamento* do m. piriforme.

O m. piriforme emerge com uma origem larga a partir da face anterior do sacro e insere-se na borda superior do trocânter maior. Esse músculo possui três funções *na posição em pé*. Ele atua como um rotador lateral do fêmur, auxilia discretamente na inclinação da pelve para baixo e para o lado e ajuda na inclinação posterior da pelve tracionando o sacro para baixo em direção à coxa.

Na posição defeituosa com um membro inferior em adução postural e rotação medial em relação a uma pelve inclinada anteriormente, ocorre alongamento acentuado do m. piriforme e de outros músculos que atuam de maneira similar. A mecânica dessa posição é tal que o m. piriforme e o nervo isquiático são posicionados bem próximos. A figura abaixo mostra a relação entre o nervo isquiático e o m. piriforme.

Avaliação: os seguintes pontos devem ser considerados no diagnóstico da ciatalgia associada ao alongamento do m. piriforme.

1. Os sintomas de ciática diminuem ou desaparecem sem a sustentação de peso?
2. A rotação medial e a adução da coxa na posição flexionada, com o paciente em decúbito dorsal, aumentam os sintomas de ciática?
3. Os sintomas diminuem na posição em pé se um elevador reto for colocado sob o pé oposto?
4. O paciente busca alívio colocando o membro inferior em rotação lateral e abdução tanto no decúbito dorsal quanto na posição em pé?

O movimento de teste para colocar o m. piriforme em alongamento máximo (ver ponto 2 acima) é realizado da seguinte maneira: o paciente é colocado em decúbito dorsal na mesa. O joelho e o quadril do membro inferior afetado são flexionados em ângulo reto. A flexão do joelho descarta qualquer confusão com a dor devida à irritação dos músculos posteriores da coxa. O examinador roda medialmente e aduz passivamente a coxa.

Em relação ao ponto 3, uma observação clínica freqüente é que, durante o exame, um elevador colocado sob o pé do lado afetado aumenta os sintomas, enquanto um elevador colocado sob o pé do lado não afetado produz certo alívio no membro inferior afetado.

Correções de calçado, para casos em que há indicações de irritação resultante de alongamento (não de uma contração) do m. piriforme, consistem num elevador reto — geralmente de 0,3 a 0,6 cm — no calcanhar do lado *não afetado* para aliviar a tensão sobre os músculos abdutores do lado afetado e uma cunha interna no calcanhar do lado *afetado* para corrigir a rotação medial do membro inferior. Há indicação para a aplicação de calor, massagem e alongamento dos músculos lombares caso estejam contraídos, exercício para a musculatura abdominal se houver fraqueza muscular e correção de uma posição defeituosa da pelve na posição em pé.

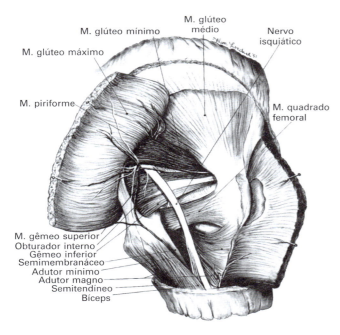

CIÁTICA

A ciática refere-se a um tipo de dor neurítica ao longo do trajeto do nervo isquiático. A dor estende-se distalmente ao longo da face posterior da coxa e da perna até a planta do pé e ao longo da face lateral da perna até o dorso do pé.

A ciática pode ocorrer em conexão com várias doenças infecciosas ou processos inflamatórios. Ou pode ser causada por algum fator mecânico de compressão ou tensão.

Os sintomas podem ser oriundos de lesão de uma ou mais raízes nervosas que posteriormente se juntam ao plexo para formar o nervo ciático. A protrusão de um disco intervertebral é um exemplo de irritação mecânica no nível da emergência de raízes nervosas do canal vertebral. A dor tende a se estender da emergência da raiz até as terminações nervosas terminais, sendo bem disseminada. Uma lesão em L5, por exemplo, pode dar origem não apenas a sintomas ao longo do trajeto do nervo isquiático, mas também à dor na região póstero-lateral da coxa inervada pelos nervos glúteos superior e inferior.

Sintomas de ciática podem ser decorrentes da irritação em qualquer local no trajeto do plexo sacral, do tronco do nervo isquiático ou de seus ramos periféricos. A ciática pode manifestar-se como dor reflexa devida à irritação de terminações nervosas periféricas. Com freqüência, pode-se distinguir uma lesão no trajeto do nervo ou de seus ramos de uma lesão de raiz, pela localização da dor e pela distribuição abaixo do nível da lesão.

Além da raiz, há dois locais de lesão que geralmente dão origem à ciatalgia: a região sacroilíaca, em que os nervos espinais emergem dos forames sacrais; e o local no nível do m. piriforme, em que o tronco do nervo isquiático emerge da incisura isquiática e atravessa o m. piriforme ou passa por baixo dele.

A discussão sobre a ciática atenta para a mecânica corporal defeituosa com referência à protrusão discal e para os sintomas de ciática associados à síndrome do m. piriforme. Não há discussão da ciática no tocante à distensão sacroilíaca, com exceção da sugestão de que a mecânica defeituosa que acarreta essa distensão tensione o plexo sacral por causa da relação das estruturas envolvidas nessa área.

PROBLEMAS NEUROMUSCULARES

O uso do teste muscular manual e o registro preciso dos resultados auxiliam a estabelecer um diagnóstico, como ilustrado pelos quadros nas páginas 455 a 461. Para os quadros das páginas 455 a 458, os resultados de teste são registrados na coluna esquerda, e os pontos correspondentes à direita são indicados por um círculo para mostrar o nervo envolvido. Os sete quadros contêm os achados do teste muscular de seis indivíduos.

Página 455: comprometimento nervoso periférico do nervo fibular comum.

Páginas 456 e 457: comprometimento das divisões dorsal e ventral de L4, L5 e S1, S2 e S3 em apenas um lado. (O outro lado é basicamente normal.)

Página 458: protrusão de disco intervertebral em L5.

Página 459: síndrome de Guillain-Barré. Diagnóstico confirmado com base na simetria de força e de fraqueza dos membros inferiores direito e esquerdo mediante um exame.

Página 460: Guillain-Barré mostrando a simetria dos lados direito e esquerdo com base em seis exames durante um período de sete meses.

Página 461: um caso de poliomielite. Neste exemplo, o membro inferior esquerdo apresenta um extenso comprometimento, o direito é basicamente normal. Casos de poliomielite não têm padrões de fraqueza.

CASO Nº 1: LESÃO DO NERVO FIBULAR

TRONCO E MEMBRO INFERIOR

Nome _____ Data _____

O paciente, submetido a testes musculares e sensoriais seis semanas após o início do quadro, caiu e atravessou uma porta de vidro, tendo sofrido laceração na perna esquerda. Os achados do teste muscular indicaram o seguinte:

Comprometimento de ramos nervosos do m. flexor longo dos dedos e do m. flexor longo do hálux, sem envolvimento do nervo tibial e de seus ramos terminais.

Comprometimento dos nervos fibulares superficial e profundo, provavelmente abaixo do nível de um ramo proximal do m. tibial anterior.

A fraqueza do m. tibial posterior pode ter sido causada por trauma do músculo, e não por comprometimento nervoso, pois a recuperação completa ocorreu passados pouco mais de três meses do início. Naquele momento, o m. flexor longo dos dedos e o m. flexor longo do hálux apresentavam uma boa recuperação e, no final do sexto mês, eles estavam totalmente recuperados. A evolução foi lenta e a fraqueza muscular persistiu em todos os músculos inervados pelos nervos fibulares profundo e superficial.

CÓDIGO

- D — Ramo Dorsal Primário
- V — Ramo Ventral Primário
- A — Divisão Anterior
- P — Divisão Posterior

NERVOS PERIFÉRICOS

MÚSCULOS DO MEMBRO INFERIOR ESQUERDO	GRAU	Segmento espinal / Nervos periféricos	SENSORIAL
ERETOR DA ESPINHA	•		
SERRÁTIL PÓSTERO-SUP.		T1, T2, T3, T4	
TRANSTORÁCICO			
INTERCOSTAIS INT.			
INTERCOSTAIS EXT.		T5, T6 / T7, T8	
SUBCOSTAIS			
LEV. DAS COSTELAS			
OBL. EXT. DO ABDOME		T9, T10, T11, T12	
RETO DO ABDOME			
OBLÍQUO INT. ABD.		Ílio-hipogástrico	
TRANSV. DO ABDOME		Ilioinguinal	
SERRÁTIL PÓSTERO-INF.			
QUADRADO DO LOMBO		Plexo Lombar T12, L1, L2, L3, L4	
PSOAS MENOR			
PSOAS MAIOR			
ILÍACO		Femoral	
PECTÍNEO			
SARTÓRIO			
QUADRÍCEPS			
ADUTOR CURTO		Obturador Ant.	
ADUTOR LONGO			
GRÁCIL			
OBTURADOR EXT.		Obturador Post.	
ADUTOR MAGNO			
GLÚTEO MÉDIO		Glúteo Sup.	
GLÚTEO MÍNIMO			
TENSOR DA FÁSCIA LATA			
GLÚTEO MÁXIMO		Glúteo Inf.	
PIRIFORME		Plexo Sacral	
GÊMEO SUP.			5 1 2
OBTURADOR INT.			5 1 2
GÊMEO INF.			4 5 1 (2)
QUADRADO FEMORAL			4 5 1 (2)
BÍCEPS (CABEÇA CURTA)		Isquiático P.	5 1 2
BÍCEPS (CABEÇA LONGA)		Isquiático Tibial	5 1 2 3
SEMITENDÍNEO			4 5 1 2
SEMIMEMBRANÁCEO			4 5 1 2
TIBIAL ANTERIOR	3	Fibular comum Profundo	4 5 1
EXT. LONGO DO HÁLUX	0		4 5 1
EXT. LONGO DOS DEDOS	0		4 5 1
FIBULAR TERCEIRO	0		4 5 1
EXT. CURTO DOS DEDOS	0		4 5 1
FIBULAR LONGO	2	Fibular comum Sup.	4 5 1
FIBULAR CURTO	2		4 5 1
PLANTAR	10	Tibial	4 5 1 (2)
GASTROCNÊMIO	10		1 2
POPLÍTEO	10		4 5 1
SÓLEO	7		5 1 2
TIBIAL POSTERIOR	0		(4) 5 1
FL. LONGO DOS DEDOS	0		5 1 (2)
FL. LONGO DO HÁLUX	0		5 1 2
FL. CURTO DOS DEDOS	10	Tibial Plant. Med.	4 5 1
ABDUTOR DO HÁLUX	10		4 5 1
FL. CURTO DO HÁLUX	8		4 5 1
LUMBRICAIS I			4 5 1
ABD. DO DEDO MÍNIMO		Tibial Plant. Lat.	1 2
QUADRADO PLANTAR			1 2
FL. DO DEDO MÍNIMO			1 2
OPON. DO DEDO MÍN.			1 2
ADUTORES DO HÁLUX			1 2
INTERÓSSEOS PLANT.			1 2
INTERÓSSEOS DORSAIS			1 2
LUMBRICAIS II, III, IV	8		(4) (5) 1 2

Dermátomos reproduzidos de Keegan e Garrett Anat. Rec. 102, 409 e 437, 1948
Distribuição cutânea de nervos periféricos reproduzida de *Gray's Anatomy of the Human Body*, 28ª ed.

© 2005 Florence P. Kendall

CASO N°2: LESÃO ENVOLVENDO NERVOS LOMBOSSACROS

QUADRO DIAGNÓSTICO DE LESÕES NERVOSAS: TRONCO E MEMBRO INFERIOR

Nome _____   Data _____

	GRAU DE FORÇA MUSCULAR	Membro inferior esquerdo MÚSCULOS	T 1-12, L1-5, S1-5, Dorsal	T 2-6	T 5-6	T 7-11	T 9-11	Ílio-hipogástrico (L1)	Ilioinguinal (L1)	Plexo Lombar (T12, L1-L4) V.	Obturador (L2, L3, L4) V.	Femoral (L2, L3, L4) D.	Glúteo Superior (L4, L5, S1) D.	Glúteo Inferior (L5, S1, S2) D.	Plexo Sacral (L4, L5, S1, S2, S3)	Isquiático (L4, L5, S1, S2, S3) D&V.	Tibial (Poplíteo Interno) V.	Fibular (Poplíteo Externo) D.	T 2,3,4	T 5,6	T 7,8	T 9,10,11	T 12	L 1	L 2	L 3	L 4	L 5	S 1	S 2	S 3
MOTOR — SEGMENTO ESPINAL					DIVISÃO VENTRAL																										
NERVOS TORÁCICOS	100	ERETOR DA ESPINHA	x															x	x	x	x	x	x	x	x	x	x	x	x	x
		INTERCOSTAIS INTERNOS		x														x	x												
		INTERCOSTAIS EXTERNOS.		x														x	x												
		SUBCOSTAIS		x														x	x												
		LEVANTADOR DA COSTELA		x														x	x												
		SERRÁTIL POST. SUP.		x														x	x												
		TRANSTORÁCICO		x														x	x												
		OBLÍQUO EXTERNO			x														x												
		RETO DO ABDOME				x														x	x										
		DIAFRAGMA				x														x	x										
		OBLÍQUO INTERNO				x		x	(x)											x	x		x								
		TRANSV. DO ABDOME				x		x	(x)											x	x		x								
		SERRÁTIL POST. INF.					x													x											
PLEXO LOMBAR	100	PSOAS MENOR								x													x								
		PSOAS MAIOR								x													(x)	X	X	(x)					
		ILÍACO								x													(x)	X	X	(x)					
		QUADRADO DO LOMBO								x													x	x	x						
OBTURADOR	100	GRÁCIL									x													X	X	x					
		ADUTOR CURTO									x													X	X	x					
		ADUTOR LONGO									x													X	X	x					
		ADUTOR MAGNO									x													X	X	x					
		OBTURADOR EXTERNO									x														x	x					
		PECTÍNEO									x	x													x	x					
FEMORAL	100	SARTÓRIO										x													x	x					
	100	QUADRÍCEPS										x													x	X	x				
GLÚTEO SUPERIOR	70	GLÚTEO MÉDIO											(x)													X	X	X	(x)		
	70	GLÚTEO MÍNIMO											(x)													X	X	X	(x)		
	70	TENSOR DA FÁSCIA LATA											(x)													X	X	X	(x)		
GL. INF.	70	GLÚTEO MÁXIMO												(x)													X	X	x		
PLEXO SACRAL	60	PIRIFORME													(x)													x	x		
		QUADRADO FEMORAL													(x)												(x)	x	x		
		GÊMEO SUPERIOR													(x)												(x)	x	x	x	
		GÊMEO INFERIOR													(x)												(x)	x	x		
		OBTURADOR INTERNO													(x)												(x)	x	x	x	
ISQUIÁTICO (TIBIAL)	70	SEMIMEMBRANÁCEO														(x)											(x)	X	X	(x)	(x)
	70	SEMITENDÍNEO														(x)											(x)	X	X	(x)	(x)
	60	BÍCEPS (CABEÇA LONGA)														(x)											(x)	X	X	x	x
(FIBULAR)	60	BÍCEPS (CABEÇA CURTA)														(x)											(x)	X	X	x	
POPLÍTEO (TIBIAL)	?	GASTROCNÊMIO — *O tendão foi alongado.*														(x)												x	X		
	–	PLANTAR															x										x	x	x		
	–	POPLÍTEO														(x)											x	x	x		
	?	SÓLEO — *O tendão foi alongado.*														(x)												x	x		
	0	TIBIAL POSTERIOR														(x)											X	x	x		
	0	FL. LONGO DOS DEDOS														(x)												x	x	x	
	0	FL. LONGO DO HÁLUX														(x)											(x)	x	x	(x)	
TIBIAL (INTERNO) — PLANT. MED.	0	FL. CURTO DOS DEDOS														(x)											x	x	x	x	(x)
	0	FL. CURTO DO HÁLUX														(x)											x	x	x	x	(x)
	0	ABDUTOR DO HÁLUX														(x)											x	x	x	x	(x)
	–	LUMBRICAIS (1 E 2)																									x	x	x	x	(x)
PLANTAR LATERAL	–	LUMBRICAIS (3 E 4)																									x	x	x	x	(x)
	–	INTERÓSSEOS DORSAIS																									x	x	x	x	(x)
	–	INTERÓSSEOS PLANTARES																									x	x	x	x	(x)
	–	QUADRADO PLANTAR																–									x	x	x	x	(x)
	–	FLEXOR DO DEDO MÍN.																–									x	x	x	x	(x)
	–	ABDUTOR DO DEDO MÍN.																–									x	x	x	x	(x)
FIBULAR (POPLÍTEO EXT.) — SUP.	60	FIBULAR LONGO																	x									x	X	X	(x)	
	60	FIBULAR CURTO																	x									x	X	X	(x)	
	60	FIBULAR TERCEIRO																	x									x	X	x	(x)	
PROFUNDO	10	TIBIAL ANTERIOR																	x									X	x	(x)		
	10	EXT. LONGO DOS DEDOS																	x									X	x	(x)		
	0	EXT. LONGO DO HÁLUX																	x									x	X	(x)		
	0	EXT. CURTO DOS DEDOS																	x									x	x	X	(x)	

SENSORIAL

Posterior: Esquerdo
ou
Anterior: Direito

Posterior: Direito
ou
Anterior: Esquerdo

Lateral: Esquerdo
ou
Medial: Direito

Lateral: Direito
ou
Medial: Esquerdo

Nota: A lesão atinge nervos lombossacros (L4, L5, S1, S2 e S3) apenas à esquerda, com comprometimento discretamente mais grave das divisões ventrais que das dorsais.

© 2005 Florence P. Kendall

QUADRO DIAGNÓSTICO DE LESÕES NERVOSAS: TRONCO E MEMBRO INFERIOR

Nome _____   Data _____

MOTOR

Grau de força muscular	Membro inferior direito — MÚSCULOS	T1-12, L1-5, S1-5, Dorsal	T2-6	T5-6	T7-11	T9-11	Ilio-hipogástrico (L1)	Ilioinguinal (L1)	Plexo Lombar (T12, L1-4) V.	Obturador (L2,3,4) V.	Femoral (L2,3,4) D.	Glúteo Superior (L4,5,S1) D.	Glúteo Inferior (L5,S1,2) D.	Plexo Sacral (L4,5,S1,2,3)	Isquiático (L4,5,S1,2,3) D&V	Tibial (Poplíteo Interno) V.	Fibular (Poplíteo Externo) D.	T2,3,4	T5,6	T7,8	T9,10,11	T12	L1	L2	L3	L4	L5	S1	S2	S3
100	ERETOR DA ESPINHA	x																x	x	x	x	x	x	x	x	x	x	x	x	x
	INTERCOSTAIS INTERNOS		x															x	x											
	INTERCOSTAIS EXTERNOS		x															x	x											
	SUBCOSTAIS		x															x	x											
	LEVANTADOR DA COSTELA		x															x	x											
	SERRÁTIL POST. SUP.		x															x	x											
	TRANSTORÁCICO		x															x	x											
	OBLÍQUO EXTERNO			x															x											
	RETO DO ABDOME				x															x	x									
	DIAFRAGMA				x															x	x									
	OBLÍQUO INTERNO				x		x	(x)												x	x	x								
	TRANSV. DO ABDOME				x		x	(x)												x	x	x								
	SERRÁTIL POST. INF.					x																x								
100	PSOAS MENOR								x														x							
100	PSOAS MAIOR								x														(x)	X	X	(x)				
100	ILÍACO								x														(x)	X	X	(x)				
	QUADRADO LOMBAR								x													x	x	x	x					
100	GRÁCIL									x														X	X	x				
	ADUTOR CURTO									x														X	X	x				
	ADUTOR LONGO									x														X	X	x				
	ADUTOR MAGNO									x														X	X	x				
	OBTURADOR EXTERNO									x															x	x				
	PECTÍNEO									x	x													x	x	x				
100	SARTÓRIO										x													x	X	X				
100	QUADRÍCEPS										x													x	X	X				
60	GLÚTEO MÉDIO											x														X	X	X	(x)	
60	GLÚTEO MÍNIMO											x														X	X	X	(x)	
80	TENSOR DA FÁSCIA LATA											x														X	X	X	(x)	
100	GLÚTEO MÁXIMO												x														X	X	x		
	PIRIFORME													x														x	x	
	QUADRADO FEMORAL													x													(x)	x	x	
70	GÊMEO SUPERIOR													x													(x)	x	x	x
	GÊMEO INFERIOR													x													(x)	x	x	
	OBTURADOR INTERNO													x													(x)	x	x	x
100	SEMIMEMBRANÁCEO														x											x	X	X	(x)	(x)
100	SEMITENDÍNEO														x											(x)	X	X	x	(x)
100	BÍCEPS (CABEÇA LONGA)														x											(x)	X	X	x	x
100	BÍCEPS (CABEÇA CURTA)														x											(x)	X	X	x	x
100	GASTROCNÊMIO															x												x	X	
—	PLANTAR															x												x	x	
—	POPLÍTEO															x										x	x	x		
100	SÓLEO															x												x	x	
100	TIBIAL POSTERIOR															x										X	x	x		
100	FL. LONGO DOS DEDOS															x											x	x	x	
100	FL. LONGO DO HÁLUX															x										(x)	x	x	(x)	
100	FL. CURTO DOS DEDOS															x											x	x	x	x	(x)
100	FL. CURTO DO HÁLUX															x											x	x	x	x	(x)
100	ABDUTOR DO HÁLUX															x											x	x	x	x	(x)
100	LUMBRICAIS (1 E 2)															x											x	x	x	x	(x)
100	LUMBRICAIS (3 E 4)															x											x	x	x	x	(x)
—	INTERÓSSEOS DORSAIS															x											x	x	x	x	(x)
—	INTERÓSSEOS PLANTARES															x											x	x	x	x	(x)
—	QUADRADO PLANTAR															x											x	x	x	x	(x)
—	FLEXOR DO DEDO MÍN.															x											x	x	x	x	(x)
—	ABDUTOR DO DEDO MÍN.															x											x	x	x	x	(x)
100	FIBULAR LONGO																x										x	X	X	(x)	
100	FIBULAR CURTO																x										x	X	X	(x)	
100	FIBULAR TERCEIRO																x										x	x	x	(x)	
100	TIBIAL ANTERIOR																x									X	X	x	(x)		
100	EXT. LONGO DOS DEDOS																x										x	X	X	(x)	
100	EXT. LONGO DO HÁLUX																x										x	X	X	(x)	
100	EXT. CURTO DOS DEDOS																x										x	x	X	(x)	

Nota: A lesão atinge nervos lombossacros (L4, L5, S1, S2 e S3) apenas à esquerda, com comprometimento discretamente mais grave das divisões ventrais que das dorsais.

SENSORIAL

Posterior: Esquerdo ou Anterior: Direito — Posterior: Direito ou Anterior: Esquerdo

Lateral: Esquerdo ou Medial: Direito — Lateral: Direito ou Medial: Esquerdo

© 2005 Florence P. Kendall.

CASO Nº 3: POSSÍVEL LESÃO DE L5

TRONCO E MEMBRO INFERIOR

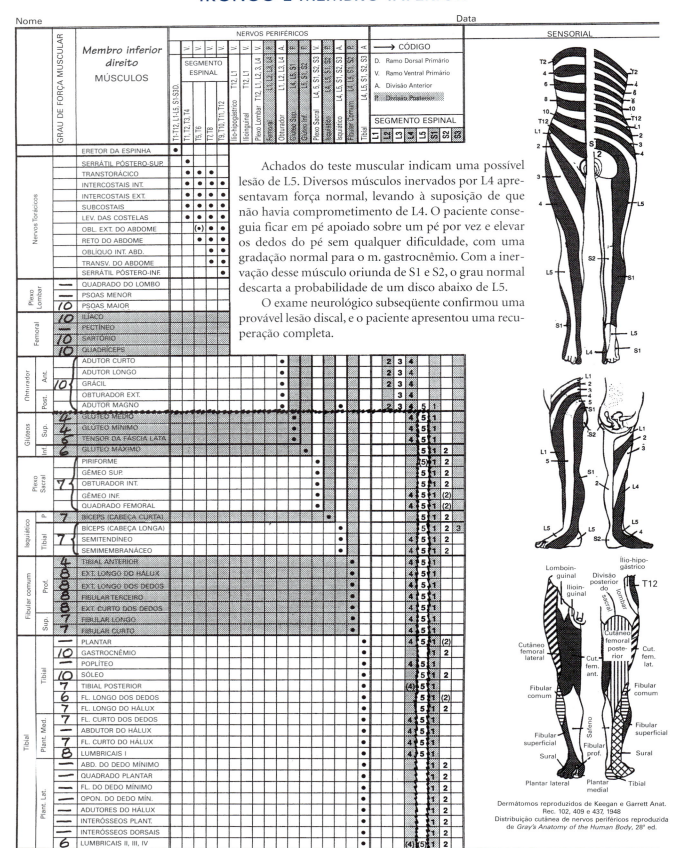

Achados do teste muscular indicam uma possível lesão de L5. Diversos músculos inervados por L4 apresentavam força normal, levando à suposição de que não havia comprometimento de L4. O paciente conseguia ficar em pé apoiado sobre um pé por vez e elevar os dedos do pé sem qualquer dificuldade, com uma gradação normal para o m. gastrocnêmio. Com a inervação desse músculo oriunda de S1 e S2, o grau normal descarta a probabilidade de um disco abaixo de L5.

O exame neurológico subseqüente confirmou uma provável lesão discal, e o paciente apresentou uma recuperação completa.

© 2005 Florence P. Kendall.

CASO Nº 4: SÍNDROME DE GUILLAIN-BARRÉ

NOME DO PACIENTE
PRONTUÁRIO Nº

ESQUERDA — QUADRO MUSCULAR Nº 3 — DIREITA

					6-7-47 FRACO	Músculo	6-7-47 FRACO					
					70	Pescoço Anterior	70					
					100	Pescoço Posterior	100					
					100	Costas	100					
					—	Quadrado do Lombo	—					
						Reto do Abdome						
						Oblíquo Externo						
						Oblíquo Interno						
						Abdominais Laterais						
					55	Glúteo Máximo	55					
					60	Glúteo Médio	60					
					70	Posteriores da Coxa Mediais	60					
					70	Posteriores da Coxa Laterais	70					
					65	Rotadores Mediais	70					
					60	Rotadores Laterais	60					
					70	Flexores do Quadril	80					
					60	Sartório	80					
					60	Abdutores do Quadril	60					
					70	Adutores do Quadril	60					
					60	Tensor da Fáscia Lata	80					
					70	Quadríceps	70					
					100	Sóleo	100					
					FRACO	Gastrocnêmio	FRACO					
					20	Fibulares Longo	55					
					20	Fibulares Curto	55					
					10	Fibulares Terceiro	30					
					30	Tibial Posterior	20					
					20	Tibial Anterior	10					
					0	Extensor Próprio do Hálux	0					
					55	Flexor Longo do Hálux	60					
					70	Flexor Curto do Hálux	70					
					0	Extensor Longo dos Dedos 1	0					
					0	Extensor Longo dos Dedos 2	0					
					0	Extensor Longo dos Dedos 3	0					
					0	Extensor Longo dos Dedos 4	0					
					0	Extensor Curto dos Dedos 1	0					
					0	Extensor Curto dos Dedos 2	0					
					0	Extensor Curto dos Dedos 3	0					
					0	Extensor Curto dos Dedos 4	0					
					60	Flexor Longo dos Dedos 1	70					
					55	Flexor Longo dos Dedos 2	60					
					50	Flexor Longo dos Dedos 3	60					
					20	Flexor Longo dos Dedos 4	60					
					0	Flexor Curto dos Dedos 1	55					
					0	Flexor Curto dos Dedos 2	(60)					
					0	Flexor Curto dos Dedos 3	60					
					0	Flexor Curto dos Dedos 4	60					
					0	Lumbricais 1	0					
					0	Lumbricais 2	0					
					0	Lumbricais 3	0					
					0	Lumbricais 4	0					
						Comprimento						
						Panturrilha						
						Coxa						
						Contrações e Deformidades						
						Pescoço						
						Costas						
						Quadril						
						Joelho						
						Tornozelo						
						Pé						

© 2005 Florence P. Kendall

CASO N° 5: SÍNDROME DE GUILLAIN-BARRÉ

NOME DO PACIENTE PRONTUÁRIO N°

ESQUERDA — QUADRO MUSCULAR N° 3 — **DIREITA**

12-1-47 FRACO	8-11-47 FRACO	7-15-47 FRACO	5-22-47 FRACO	5-3-47 FRACO	4-30-47 FRACO		4-30-47 FRACO	5-3-47 FRACO	5-22-47 FRACO	7-15-47 FRACO	8-11-47 FRACO	12-1-47 FRACO
100	80	85	60	40	30	Pescoço Anterior	30	40	60	85	80	100
100	100	100	100	80	80	Pescoço Posterior	80	80	100	100	100	100
100	90	100	100	70	70	Costas	70	70	100	100	90	100
—	—	—	—	—	—	Quadrado do Lombo	—	—	—	—	—	—
						Reto do Abdome						
						Oblíquo Externo						
						Oblíquo Interno						
						Abdominais Laterais						
100	100	100	70	50	50	Glúteo Máximo	60	60	70	100	100	100
90	60	80	60	45	50	Glúteo Médio	50	50	60	75	60	90
100	100	100	100	65	60	Posteriores da Coxa Mediais	60	65	100	100	100	100
100	100	100	90	65	60	Posteriores da Coxa Laterais	60	65	100	100	100	100
100	80	100	70	60	60	Rotadores Mediais	60	60	80	70	90	100
100	90	90	70	60	60	Rotadores Laterais	60	60	90	85	70	100
100	90	100	60	(50)	(50)	(1) Flexores do Quadril (1)	(50)	(50)	60	100	100	100
100	100	100	100	80	70	Sartório	70	80	100	100	100	100
90	60	80	60	45	50	Abdutores do Quadril	50	50	60	75	60	100
100	90	80	65	55	50	Adutores do Quadril	50	55	65	80	90	100
100	90	100	60	60	60	Tensor da Fáscia Lata	60	60	60	100	80	100
100	100	100	70	60	70	Quadríceps	70	60	70	100	100	100
100	100	100	100	100	60	Sóleo	80	90	85	100	100	100
100	90	L) 100	L) 100	L) 90	L) 80	Gastrocnêmio	L) 80	L) 90	L) 100	L) 100	100	100
100	100	100	100	80	70	Longo — Longo	90	100	100	100	100	100
100	100	100	100	80	70	Curto — Fibulares — Curto	90	100	100	100	100	100
100	100	100	100	80	70	Terceiro — Terceiro	100	100	100	100	100	100
100	100	100	100	100	80	Tibial Posterior	90	100	90	100	100	100
100	100	100	100	100	80	Tibial Anterior	100	100	100	100	100	100
100	90	100	70	60	80	Extensor Próprio do Hálux	70	60	70	100	90	100
100	100	100	80	70	70	Flexor Longo do Hálux	90	100	100	100	100	100
100	100	100	100	100	100	Flexor Curto do Hálux	100	100	100	90	100	100
100	100	100	100	70	90	1 Extensor Longo dos Dedos 1	90	80	100	100	100	100
/	/	/	/	/	/	2 Extensor Longo dos Dedos 2	/	/	/	/	/	/
						3 Extensor Longo dos Dedos 3						
						4 Extensor Longo dos Dedos 4						
100	100	100	100	70	90	1 Extensor Curto dos Dedos 1	90	80	90	100	100	100
/	/	/	/	/	/	2 Extensor Curto dos Dedos 2	/	/	/	/	/	/
						3 Extensor Curto dos Dedos 3						
						4 Extensor Curto dos Dedos 4						
100	100	100	100	80	80	1 Flexor Longo dos Dedos 1	100	100	100	100	100	100
/	/	/	/	/	/	2 Flexor Longo dos Dedos 2	/	/	/	/	/	/
						3 Flexor Longo dos Dedos 3						
						4 Flexor Longo dos Dedos 4						
100	100	90	80	70	60	1 Flexor Curto dos Dedos 1	80	80	80	90	100	100
/	/	/	/	/	/	2 Flexor Curto dos Dedos 2	/	/	/	/	/	/
						3 Flexor Curto dos Dedos 3						
						4 Flexor Curto dos Dedos 4						
100	100	100	100	80	90	1 Lumbricais 1	100	100	100	100	100	100
/	/	/	/	/	/	2 Lumbricais 2	/	/	/	/	/	/
						3 Lumbricais 3						
						4 Lumbricais 4						
						Comprimento						
						Panturrilha						
						Coxa						

(1) 4-30-47 } Contração oculta dos
5-3-47 } mm. posteriores da coxa

D) Decúbito

Contrações e Deformidades	
Pescoço	
Costas	
Quadril	
Joelho	
Tornozelo	
Pé	

© 2005 Florence P. Kendall.

CASO N° 6: POLIOMIELITE

NOME DO PACIENTE PRONTUÁRIO N°

ESQUERDA — **QUADRO MUSCULAR N° 3** — **DIREITA**

4-18-45 FRACO	3-8-45 FRACO	1-22-45 FRACO	12-18-49 FRACO	10-18-44 FRACO	9-21-44 FRACO	Músculo	9-21-44 FRACO	10-18-44 FRACO	12-18-44 FRACO	1-22-45 FRACO	3-8-45 FRACO	4-18-45 FRACO
	50	40	40	30	10	Pescoço Anterior	10	30	40	40	40	
	60		60		20	Pescoço Posterior	20		60	60	60	70
70			40		20	Costas	20		40			70
						Quadrado do Lombo						
						Reto do Abdome						
						Oblíquo Externo						
						Oblíquo Interno						
						Abdominais Laterais						
100	100	60	40	30	10	Glúteo Máximo	50	100	100	100	100	100
60	80	40	30	20	10	Glúteo Médio	30	40	60	70	70	60
60	60	30	30	20	10	Posteriores da Coxa Mediais	100	100	100	100	100	100
60	40	30	30	5	0	Posteriores da Coxa Laterais	100	100	100	100	100	100
70	70	60	60	60	20	Rotadores Mediais		80	80	90	90	
90	90	70	70	60	60	Rotadores Laterais		80	80	100	100	
90	90	60	60	40	10	Flexores do Quadril	30	40	70	90	90	
80	80	80	60	40	10	Sartório	60	90	100	100	100	100
60	80	60	30	20	10	Abdutores do Quadril	30	60	60	60	70	60
100	90	80	80	60	60	Adutores do Quadril	60	60	90	90	100	100
80	100	80	80	40	20	Tensor da Fáscia Lata	50	60	70	80	100	100
100	100	70	60	60	10	Quadríceps	80	70	70	80	100	100
10	5	5	5	0	5	Sóleo	90	100	90	100	100	100
0	0	0	5	0	5	Gastrocnêmio	100	100	100	100	100	100
5	5	5	5	5	0	Longo / Longo	100	100	100	100	100	
5	5	5	5	5	0	Curto / Fibulares / Curto	100	100	100	100	100	
0	0	0	0	0	0	Terceiro / Terceiro	100	100	100	100	100	
100	5	5	5	0	0	Tibial Posterior	100	100	90	100	90	100
20	20	20	20	5	0	Tibial Anterior	60	100	100	100	100	
0	0	0	0	0	0	Extensor Próprio do Hálux	100	100	90	100	100	
20	20	0	0	0	0	Flexor Longo do Hálux	60	80	100	100	100	
60	70	20	5	5	5	Flexor Curto do Hálux	100	100	100	100	100	
0	0	5	0	0	5	1 Extensor Longo dos Dedos 1	80	100	100	100	100	
0	0	5	0	0	5	2 Extensor Longo dos Dedos 2	80	100	100	100	100	
0	0	5	0	0	5	3 Extensor Longo dos Dedos 3	80	100	100	100	100	
0	0	5	0	0	5	4 Extensor Longo dos Dedos 4	80	100	100	100	100	
0	0	0	0	0	0	1 Extensor Curto dos Dedos 1	100	100	100	100	100	
0	0	0	0	0	0	2 Extensor Curto dos Dedos 2	100	100	100	100	100	
0	0	0	0	0	0	3 Extensor Curto dos Dedos 3	100	100	100	100	100	
0	0	0	0	0	0	4 Extensor Curto dos Dedos 4	100	100	100	100	100	
40	0	0	0	0	0	1 Flexor Longo dos Dedos 1	70	60	90	100	90	
40	0	0	0	0	0	2 Flexor Longo dos Dedos 2	70	60	90	100	100	
60	60	0	0	0	0	3 Flexor Longo dos Dedos 3	70	60	90	100	100	
60	60	0	0	0	0	4 Flexor Longo dos Dedos 4	70	60	90	100	100	
70	60	60	60	60	50	1 Flexor Curto dos Dedos 1	40	70	60	60	80	
60	70	60	60	60	50	2 Flexor Curto dos Dedos 2	40	70	60	70	80	
70	70	60	60	60	40	3 Flexor Curto dos Dedos 3	40	70	60	70	80	
70	70	60	60	60	40	4 Flexor Curto dos Dedos 4	60	70	60	70	80	
70	70	60	40	40	10	1 Lumbricais 1	70	80	90	90	100	
70	70	60	40	40	10	2 Lumbricais 2	70	80	90	90	100	
60	60	60	40	40	10	3 Lumbricais 3	70	60	90	70	100	
60	60	60	40	40	10	4 Lumbricais 4	70	60	90	70	100	
						Comprimento						
						Panturrilha						
						Coxa						
						Contrações e Deformidades						
						Pescoço						
						Costas						
						Quadril						
						Joelho						
						Tornozelo						
						Pé						

© 2005 Florence P. Kendall.

EXERCÍCIOS CORRETIVOS: MEMBRO INFERIOR

Exercícios em decúbito devem ser realizados em uma superfície firme, como uma prancha sobre a cama, uma mesa de tratamento ou o chão, com um colchonete fino ou um cobertor dobrado colocado sobre a superfície firme por questão de conforto.

Exercícios de *alongamento* devem ser precedidos pela aplicação de calor suave e massagem para ajudar a relaxar músculos contraídos. Deve-se evitar o uso de calor sobre músculos fracos hiperdistendidos. O alongamento deve ser realizado de forma gradual, com um esforço consciente para relaxar. Continuar até sentir uma tração firme mas tolerável, respirando confortavelmente enquanto o alongamento é mantido. Em seguida, retornar *lentamente* da posição alongada.

Exercícios de alongamento também devem ser realizados lentamente, com um esforço para sentir uma tração forte nos músculos que estão sendo exercitados. Manter a posição final durante alguns segundos e, em seguida, relaxar e repetir o exercício o número de vezes indicado pelo terapeuta.

Alongamento Ativo dos Músculos Posteriores da Coxa

Para alongar os músculos posteriores da coxa do lado direito, deitar-se na mesa com os membros inferiores estendidos. Manter o membro inferior esquerdo abaixado e elevar gradualmente o direito com o joelho estendido. (Inverter o procedimento para alongar os músculos posteriores da coxa do lado esquerdo).

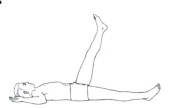

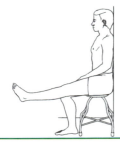

Sentar-se em um banco com as costas contra uma parede. Manter um joelho flexionado e estender o outro membro inferior. Deve-se sentir o alongamento sob o joelho e ao longo dos músculos posteriores da coxa.

Alongamento Passivo dos Músculos Posteriores da Coxa no Batente da Porta

Deitar-se no chão na frente do batente de uma porta. Estender um membro inferior no chão, na passagem da porta, e estender o outro membro apoiado pelo calcanhar no batente da porta. Aproximar-se do batente da porta, à medida que os músculos forem relaxando, elevando o membro inferior mais alto e alongando mais os músculos posteriores da coxa.

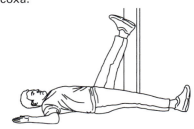

Alongamento Passivo dos Músculos Posteriores da Coxa e da Panturrilha na Posição Sentada
(com auxílio de uma toalha)

Sentado em uma cadeira, colocar um membro inferior sobre o assento de um banco ou de uma cadeira com a mesma altura, mantendo o joelho apoiado. Você sentirá uma tração na região posterior da coxa. Para alongar o músculo da panturrilha, colocar uma toalha ou faixa em torno da base do hálux e tracionar lentamente o pé em sua direção.)
Manter durante ___ segundos. Repetir ___ vezes.

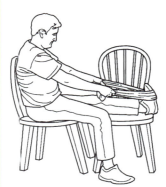

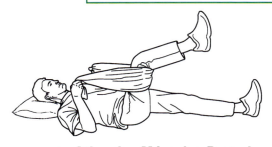

Alongamento Ativo dos Músculos Posteriores da Coxa (com auxílio de uma toalha)
Em decúbito dorsal em uma superfície firme acolchoada, utilizar uma toalha para tracionar a coxa até uma posição um pouco inferior à vertical (80°), mantendo os braços repousados nas laterais do corpo. Alongar o joelho até sentir uma tração na região posterior da coxa e do joelho.
Manter durante ___ segundos. Repetir ___ vezes.

©2005 Florence P. Kendall e Patricia G. Provance. As autoras permitem a reprodução para uso pessoal, mas não para venda.

EXERCÍCIOS CORRETIVOS: MEMBRO INFERIOR

Alongamento dos Músculos Flexores do Quadril de Uma Junta

Em decúbito dorsal, levar um joelho em direção ao tórax até que a região lombar esteja retificada sobre a mesa. *Mantendo a retificação lombar*, pressionar o outro membro inferior, com o joelho estendido, para baixo em direção à mesa por meio da contração dos músculos da nádega.

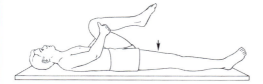

Alongamento dos Músculos Flexores do Quadril de Duas Juntas e Fortalecimento dos Músculos Extensores do Quadril

Para alongar os músculos flexores do quadril direito, colocar-se em decúbito dorsal com a perna direita pendendo na extremidade de uma mesa *resistente*. Levar o joelho esquerdo em direção ao tórax, apenas o suficiente para retificar a região lombar sobre a mesa. (Quando há contração dos músculos flexores do quadril, a coxa direita eleva-se da mesa.) *Mantendo a retificação lombar*, alongar os músculos flexores do quadril direito levando a coxa para baixo com os músculos da nádega direita, tentando tocar a mesa. Mantendo a coxa sobre a mesa, tentar flexionar o joelho até sentir uma tração firme na região anterior da coxa direita (não mais do que 80°).

Para alongar os músculos flexores do quadril esquerdo, levar o joelho direito em direção ao tórax e alongar a coxa esquerda, como descrito acima. (Nota: esse exercício pode ser feito no topo de um lance de escada se não houver uma mesa resistente disponível.)

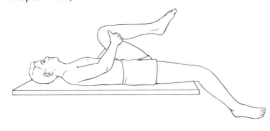

Fortalecimento dos Músculos Abdutores do Quadril em Decúbito Dorsal

Em decúbito dorsal e com as mãos nos quadris, deslizar o membro inferior (direito) (esquerdo) para o lado e mantê-lo nessa posição sem elevar o quadril daquele lado. Lentamente, deslizar o outro membro inferior o máximo possível. Retornar para a linha média. Repetir ___ vezes.

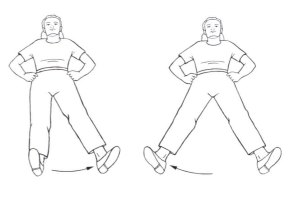

Permanência Dinâmica na Posição em Pé Apoiando-se Apenas Sobre um Membro Inferior

(para equilíbrio e fortalecimento dos músculos glúteos e quadríceps)

Utilizar o apoio de mão para equilíbrio e segurança. Equilibrar-se sobre um pé na postura ereta, mantendo a pelve nivelada, o abdome e as nádegas firmes, e o outro membro inferior elevado para frente. Mantendo o peso sobre o membro inferior de suporte, flexionar lentamente o joelho como se fizesse uma curva com o outro pé. Manter as costas eretas e evitar a inclinação da pelve para frente, para trás ou para os lados.

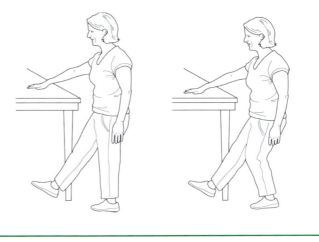

©2005 Florence P. Kendall e Patricia G. Provance. As autoras permitem a reprodução para uso pessoal, mas não para venda.

Referências Bibliográficas

1. Agur AMR *Grants atlas of anatomy*. 9th ed. Baltimore: Williams and Wilkins; 1991: 263.
2. Protractors and Calipers: Prototype made for by H.O. Kendall, 1953. Sample Copies made by Chattanooga Group, 1992.
3. Kendall HO, et al. *Posture and Pain*. Baltimore: Williams & Wilkins; 1952.
4. Ober FR. Back strain and sciatica. *JAMA*. 1935;104(18):1580–1581.
5. Ober FR. Relation of the fascia lata to conditions of the lower part of the back. *JAMA*. 1937;109(8):554–555.
6. Hoppenfeld S. *Physical examination of the spine and extremities*. East Norwalk: Appelton-Century-Crofts; 1976:167.
7. Rothstein J, Roy S, Wolf S. *The rehabilitation specialist's handbook*. Philadelphia: FA Davis; 1991: 64–65
8. *Guides to the evaluation of permanent impairment*. Chicago: American Medical Association; 1984.
9. Daniels L, Worthingham C. *Muscle testing-techniques of manual examination*. 5th ed. Philadelphia: WB Saunders; 1986: 54
10. Palmer M, Epler M. *Clinical assessment procedures in physical therapy*. Philadelphia: JB Lippincott; 1990: 247–248
11. Norkin CC, White DJ. *Measurement of Joint Motion: a guide to goniometry*. Philadelphia: FA Davis; 1985: 139
12. Kendall HO, Kendall FP *Muscles, Testing and Function*, 1st ed. Baltimore: The Williams and Wilkins Company; 1949.
13. Kendall HO, Kendall FP, Wadsworth GE. *Muscles, Testing and Function*, 2nd ed. The Williams and Wilkins Company; 1971.
14. CD Denison. Orthopaedic Appliance Corporation, 220 W. 28th St. Baltimore, MD.
15. Kite JH. Exercise in foot disabilities. In: Basmajian JV, ed. *Therapeutic Exercise*. 3rd ed. Baltimore: Williams and Wilkins; 1978. p. 485–513.
16. Nordin M, Frankel V. *Basic biomechanics of the musculoskeletal system*. 2nd ed. Philadelphia: Lea and Feibiger; 1989: 193, 201
17. Pope M, Wilder D, Booth J. The biomechanics of low back pain. In: White AA, Gordon SL, eds. Symposium on idiopathic low back pain. CV Mosby: St. Louis, Missouri; 1982
18. Brown T, Hanson R, Yorra A. Some mechanical tests on the lumbosacral spine with particular reference to the intervertebral disc. *J Bone Joint Surg [AM]*. 1957;39-A:1135.
19. Roaf R. A study of the mechanics of spinal injuries. *J Bone Joint Surg [Br]*. 1960;42-B:810.
20. Goss CM, ed. Gray's *Anatomy of the Human Body*. 28th ed. Philadelphia: Lea & Febiger; 1966: 311
21. Freiberg AH Vinke TH. Sciatica and sacro-iliac joint. *J Bone Joint Surg*. 1934;16:126–136.

APÊNDICE A

Segmento Espinal Distribuição de Nervos e Músculos

Quadros

DISTRIBUIÇÃO DO SEGMENTO ESPINAL DE NERVOS E MÚSCULOS

Para anatomistas e clínicos determinar a distribuição do segmento espinal de nervos periféricos e músculos é uma tarefa difícil. A via dos nervos espinais é obscurecida pelo entrelaçamento das fibras nervosas na medida em que elas atravessam os plexos nervosos. É quase impossível traçar o trajeto de uma fibra nervosa individual pelo labirinto de seus plexos, de modo que informações relativas à distribuição do segmento espinal são oriundas principalmente da observação clínica. O uso desse método empírico resultou numa variedade de achados relativos às origens segmentais desses nervos e aos músculos que eles inervam. Estar ciente de possíveis variações é importante no estabelecimento do diagnóstico e na localização de uma lesão nervosa. Para atentar para a gama de variações existentes, os Kendall tabularam informações de seis fontes bem conhecidas.

O quadro na página 472 mostra a distribuição do segmento espinal para os nervos. Os quadros das páginas 468 a 471 mostram a distribuição para os músculos. As compilações derivadas desses quadros tornaram-se parte dos Quadros de Nervos Espinais e Músculos.

Os símbolos utilizados na tabulação do material de referência são:

1. Um X para indicar uma distribuição maior.

2. Um x para indicar uma distribuição menor.

3. Um (x) para indicar uma distribuição possível ou infreqüente.

Para o quadro *Distribuição do Segmento Espinal de Nervos* (ver p. 472.), T2 foi incluído no plexo braquial por todas as fontes. No entanto, não há colunas separadas para T2 para o quadro do membro superior porque T2 contém apenas fibras sensoriais cutâneas. Os dados das colunas de compilação aos dois quadros (ver p. 472) foram convertidos do símbolo X para números na coluna direita. As informações relativas à distribuição do segmento espinal para os nervos aparecem na parte superior do *Quadro de Nervos Espinais e Músculos* dos membros superior e inferior, sob o título *Nervos Periféricos*.

Na compilação de Kendall do suprimento do segmento espinal para os músculos, como aparece na última coluna da direita da tabulação (Apêndice), o símbolo x representa um sumário aritmético. Como regra geral, os símbolos escolhidos foram os seguintes:

1. Se cinco ou seis autoridades concordaram que um segmento espinal era distribuído para determinado músculo, o suprimento nervoso foi indicado por X.

2. Se três ou quatro autoridades concordaram com a distribuição foi usado x.

3. Se apenas duas autoridades concordaram, foi usado (x).

4. Se apenas uma autoridade mencionou a distribuição citada, ela foi descartada. (Ver a tabulação do tríceps como um exemplo.)

Tríceps

	C6	C7	C8	T1
Gray (1)		X	X	
deJong (2)	X	X	X	(x)
Cunningham (3)	X	X	X	
Spalteholz (4)	x	X	X	(x)
Foerster & Bumke (5)	(x)	X	X	x
Haymaker & Woodhall (6)		X	X	x
Total	4	6	6	4
Compilação de Kendall	x	X	X	x
Da inervação do tríceps	C6	C7	C8	T1

Quando uma dessas fontes não especificava o segmento espinal, a concordância entre quatro ou cinco fontes era indicada por X. Isto ocorreu para o poplíteo e alguns músculos intrínsecos do pé.

A tabulação de dados enfatiza a gama de variações existentes entre essas fontes, mas o sumário aritmético indica a extensão de sua concordância. Somente no caso dos três músculos do polegar (oponente, adutor curto e cabeça superficial do flexor curto) as seis autoridades divergiram de opinião, resultando numa aparente afirmação exagerada do número de raízes de origem. O método utilizado na compilação das informações fez todos os segmentos serem listados com símbolos x (C6, C7, C8 e T1), sem enfatizar qualquer um dos segmentos.

Na maioria dos casos, o sumário aritmético preservou a ênfase nos segmentos espinais que provêm inervação aos músculos. No entanto, houve algumas exceções. Por exemplo, todas as fontes incluíram a inervação de C3, C4 e C5 para o diafragma. Entretanto, todos enfatizaram C4, de modo que para essa raiz foi designado o símbolo X. Todas as fontes também incluíram as seguintes inervações do segmento espinal:

1. C5 para o supinador

2. C8 para os extensores radiais longo e curto do carpo

3. L4 para o adutor longo

4. L4 como um componente do plexo sacral

Todas as fontes representaram essas inervações pelo símbolo x, indicando uma distribuição menor e, dessa maneira, a compilação preservou a ênfase menor. Todas as fontes incluíram a inervação de T(12) ao plexo lombar, mas indicaram que o suprimento era mínimo, portanto T(12) permaneceu entre parênteses na compilação.

Em dois casos, a inervação foi omitida na compilação porque ocorreu uma discrepância entre a inervação do segmento espinal para o músculo e para o nervo periférico que inerva o músculo. A inervação de C8, mencionada por duas das fontes como responsável pela inervação do subescapular, foi omitida porque não se constatou que o nervo subescapular superior ou inferior recebia inervação de C8. Da mesma maneira, C(4), que foi incluído por duas fontes para o nervo redondo menor, foi omitido porque não foram observadas indicações de que o nervo axilar recebia inervação de C4. Em outras duas situações, acrescentou-se inervação a compilação. C6 e C7 foram adicionados para o nervo peitoral medial. Acima da alça comunicante, o nervo peitoral medial é composto por fibras de C8 e T1. Abaixo da alça, fibras de C7 e possivelmente de C6 (ramificando-se do nervo peitoral lateral) unem-se ao nervo peitoral medial. O cordão medial do plexo deriva de C8 e T1, mas o nervo ulnar, como ramo terminal desse cordão, é citado como possuidor de um componente C7 além de C8 e T1. Diversos anatomistas (2-4) registram essa informação, e alguns (7-9) indicam que o componente C7 é variável.

A compilação no tocante à distribuição do segmento espinal para as porções superior e inferior do peitoral maior foi modificada. Na seção sobre músculos dos livros utilizados como referências para a compilação, somente um (3) dividiu o peitoral maior em porções superior e inferior e listou a inervação do segmento espinal para cada uma delas. Entretanto, Gray (1), na descrição dos nervos peitorais lateral e medial, indicou que o peitoral lateral inervava a parte mais cranial do músculo, enquanto o peitoral medial, junto com dois ou três ramos do lateral, inervava a parte mais caudal. Além disso, outras referências (3, 6, 10) diferenciaram a inervação periférica para as partes superior e inferior. Em certas lesões de áreas cervicais da medula espinal foi observado, clinicamente, que a parte superior do peitoral maior apresentava força normal, ao passo que a parte inferior apresentava paralisia. Essa observação sugere uma diferença de inervação do segmento espinal para as partes do músculo. Com base nessa informação, a compilação distingue as partes superior e inferior do peitoral maior no que concerne à distribuição do segmento espinal.

Os resultados da compilação (ver p. 469 e 471) foram utilizados no segmento da coluna vertebral nos quadros de nervos-músculos. Os símbolos X foram convertidos em números, que indicam o segmento espinal específico. Nos quadros de nervos-músculos, a ênfase maior, designada na compilação pelo símbolo X, foi obtida utilizando-se números em negrito, ao passo que para a ênfase menor foram utilizados números normais. A inervação possível ou infreqüente foi indicada por números entre parênteses.

Referências Bibliográficas

1. Goss CM, ed. Gray's anatomy of the human body. 28th ed. Philadelphia: Lea & Febiger, 1966:
2. deJong RN. The neurologic examination. 3rd ed. New York: Harper & Row, 1967.
3. Romanes GJ, ed. Cunningham's textbook of anatomy. 10th ed. London: Oxford University Press, 1964.
4. Spalteholz W. Hand atlas of human anatomy Vol II, III. 6th ed. In English. London: JB Lippincott.
5. Foerster O, Bumke O. Handbuch der Neurologie. Volume V. Berlin: J Springer, 1936.
6. Haymaker W., Woodhall B. Peripheral nerve injuries. 2nd ed. Philadelphia: WB Saunders, 1953.
7. Brash JC, ed. Cunningham's Manual of Practical Anatomy. Vol 1. 11th ed. New York: Oxford University Press, 1948.
8. Hollinshead WH. Functional anatomy of the limbs and back. 3rd ed. Philadelphia: WB Saunders, 1969.
9. Tavores AS. L'Innervation des muscles pectoraux. *Acta Anat* 1954;21:132–141.
10. Anson BJ, ed. Morris human anatomy. 12th ed. New York: McGraw-Hill, 1966.
11. Schade JP. The peripheral nervous system. New York: American Elsiver, 1966.

APÊNDICE A

MÚSCULO	GRAY[1] C1	C2	C3	C4	C5	C6	C7	C8	T1	deJONG[2] C1	C2	C3	C4	C5	C6	C7	C8	T1	CUNNINGHAM[3] C1	C2	C3	C4	C5	C6	C7	C8	T1
EXTENSORES DA CABEÇA E DO PESCOÇO	X	X	X	X	X	X	X	X	X	X	X	X	X	X	X	X	X	X	X	X	X	X	X	X	X	X	X
MÚSCULOS INFRA-HIÓIDEOS	X	X	X																X	X	X						
RETOS DA CABEÇA ANTERIOR E LATERAL	X	X								X	X								X	X							
LONGO DA CABEÇA	X	X	X							X	X	X	X							X	X	X					
LONGO DO PESCOÇO		X	X	X	X		X	X			X	X	X	X	X					X	X	X	X	X	X	X	
LEVANTADOR DA ESCÁPULA			X	X	(x)							X	X	X							X	X	X				
ESCALENOS (A, M, P)			X	X	X	X	X	X				X	X	X	X	X	X			X	X	X	X	X	X	x
ESTERNOCLEIDOMASTÓIDEO		X	X							(x)	X	X							X								
TRAPÉZIO (PARTES SUP., MÉDIA, INF.)			X	X							(x)	X	X								X	X					
DIAFRAGMA			x	X	x							x	X	x							(x)	X	X				
SERRÁTIL ANTERIOR					X	X	X							X	X	X	X						X	X	X		
ROMBÓIDES MAIOR E MENOR					X								X	X						x	X	X					
SUBCLÁVIO					X	X						(x)	X	X								X	X				
SUPRA-ESPINAL					X	X						(x)	X	X								X	X				
INFRA-ESPINAL					X	X							X	X								X	X				
SUBESCAPULAR					X	X							X	X								X	X				
GRANDE DORSAL					X	X	X							X	X	X							X	X	X		
REDONDO MAIOR					X	X							X	X	(x)							X	X				
PEITORAL MAIOR (SUPERIOR)					X	X	X	X	X				X	X	X	X	X					X	X				
PEITORAL MAIOR (INFERIOR)																							X	X	X	X	
PEITORAL MENOR							X	X							X	X	X							X	X	X	
REDONDO MENOR					X							(x)	X	X								X	X				
DELTÓIDE					X	X							X	X								X	X				
CORACOBRAQUIAL					X	X							X	X	X							X	X	X			
BÍCEPS					X	X							X	X								X	X				
BRAQUIAL					X	X							X	X								X	X				
TRÍCEPS							X	X							X	X	X	(x)						X	X	X	
ANCÔNEO							X	X								X	X								X	X	
BRAQUIAL (PEQUENA PARTE)					X	X							X	X								X	X				
BRAQUIORRADIAL					X	X							X	X								X	X				
EXTENSORES RAD. LONGO E CURTO DO CARPO					X	X						(x)	X	X	X	(x)						X	X	X		
SUPINADOR					X								X	X								X	X				
EXTENSOR DOS DEDOS					X	X	X						X	X	X	X							X	X	X		
EXTENSOR DO DEDO MÍNIMO					X	X	X						X	X	X	X						X	X	X		
EXTENSOR ULNAR DO CARPO					X	X	X						X	X	X	X						X	X	X		
ABDUTOR LONGO DO POLEGAR					X	X	X						X	X	X	X						X	X	X		
EXTENSOR CURTO DO POLEGAR					X	X	X						X	X	X	X						X	X	X		
EXTENSOR LONGO DO POLEGAR					X	X	X						X	X	X	X						X	X	X		
EXTENSOR DO INDICADOR					X	X	X						X	X	X							X	X	X		
PRONADOR REDONDO					X	X							X	X								X	X				
FLEXOR RADIAL DO CARPO					X	X							X	X	(x)							X	X				
PALMAR LONGO					X	X						(x)	X	X									X	X	X		
FLEXOR SUPERFICIAL DOS DEDOS						X	X	X						X	X	X							X	X	X		
FLEXOR PROFUNDO DOS DEDOS I E II							X	X							X	X	X							X	X	X	
FLEXOR LONGO DO POLEGAR							X	X						X	X	X	X							X	X	X	
PRONADOR QUADRADO							X	X							X	X	X								X	X	X
ABDUTOR CURTO DO POLEGAR						X	X							X	X									X	X		
OPONENTE DO POLEGAR						X	X							X	X										X	X	
FLEXOR CURTO DO POLEGAR (CABEÇA SUPERIOR)						X	X							X	X									X	X		
LUMBRICAIS I E II						X	X							X	X	X	X								X	X	
FLEXOR ULNAR DO CARPO							X	X							(x)	X	X								X	X	
FLEXOR PROFUNDO DOS DEDOS III E IV							X	X							(x)	X	X								X	X	
PALMAR CURTO							X								(x)	X	X								X	X	
ABDUTOR DO DEDO MÍNIMO							X	X							(x)	X	X								X	X	
OPONENTE DO DEDO MÍNIMO							X	X							(x)	X	X								X	X	
FLEXOR DO DEDO MÍNIMO							X	X							(x)	X	X								X	X	
INTERÓSSEOS PALMARES							X	X								X	X								X	X	
INTERÓSSEOS DORSAIS							X	X								X	X								X	X	
LUMBRICAIS III E IV							X	X								X	X								X	X	
ABDUTOR DO POLEGAR							X	X								X	X								X	X	
FLEXOR CURTO DO POLEGAR (CABEÇA PROFUNDA)							X	X								X	X								X	X	

APÊNDICE A

SPALTEHOLZ[4]		FOERSTER & BUMKE[5]		HAYMAKER & WOODHALL[6] (modificado segundo BING)		COMPILAÇÃO DOS KENDALL	
SEGMENTO ESPINAL		SEGMENTO ESPINAL		SEGMENTO ESPINAL		SEGMENTO ESPINAL	

APÊNDICE A

MÚSCULO	GRAY[1]													deJONG[2]													CUNNINGHAM[3]												
	SEGMENTO ESPINAL													SEGMENTO ESPINAL													SEGMENTO ESPINAL												
	TORÁCICO					LOMBAR					SACRAL			TORÁCICO					LOMBAR					SACRAL			TORÁCICO					LOMBAR					SACRAL		
	T1,2,3,4	T5,6	T7,8	T9,10,11	T12	L1	L2	L3	L4	L5	S1	S2	S3	T1,2,3,4	T5,6	T7,8	T9,10,11	T12	L1	L2	L3	L4	L5	S1	S2	S3	T1,2,3,4	T5,6	T7,8	T9,10,11	T12	L1	L2	L3	L4	L5	S1	S2	S3
ERETOR DA ESPINHA	X	X	X	X	X	X	X	X	X	X	X	X	X	X	X	X	X	X	X	X	X	X	X	X	X	X	X	X	X	X	X	X	X	X	X	X	X	X	X
SERRÁTIL POSTERIOR SUPERIOR	X	X												X													X												
TRANSTORÁCICO	X	X	X											X	X												X	X	X										
INTERCOSTAIS INTERNOS	X	X	X	X										X	X	X	X										X	X	X	X									
INTERCOSTAIS EXTERNOS	X	X	X	X										X	X	X	X										X	X	X	X									
SUBCOSTAIS	X	X	X											(Não listado)													X	X	X										
LEVANTADOR DA COSTELA	X	X	X													X	X										X	X	X										
OBLÍQUO EXTERNO DO ABDOME			X	X	X											X	X	X											X	X	X								
RETO DO ABDOME				X	X									X		X	X	X											X	X	X								
OBLÍQUO INTERNO DO ABDOME				X	X	X										X	X	X	X												X	X	X						
TRANSVERSO DO ABDOME				X	X	X										X	X	X																					
SERRÁTIL POSTERIOR INFERIOR				X	X																																		
QUADRADO LOMBAR					X	X								(Não listado)																		X	X	X					
PSOAS MENOR						X													X	X												X	X	(X)					
PSOAS MAIOR							X	X						(X)					X	X	X											X	X	X	(X)				
ILÍACO							X	X											X	X	X											X	X	X					
PECTÍNEO							X	X	X											X	X	X											X	X					
SARTÓRIO							X	X												X	X												X	X					
QUADRÍCEPS FEMORAL							X	X	X											X	X	X											X	X	X				
ADUTOR CURTO								X	X											X	X	X											X	X	x				
ADUTOR LONGO								X	X											X	X	X											X	X	x				
GRÁCIL								X	X											X	X	X											X	X	x				
OBTURADOR EXTERNO								X	X											X	X	X											X	X					
ADUTOR MAGNO						X	X													X	X	X	X										X	X	X	x			
GLÚTEO MÉDIO									X	X	X											X	X											X	X	X			
GLÚTEO MÍNIMO									X	X	X											X	X												X	X			
TENSOR DA FÁSCIA LATA									X	X	X											X	X												X	X			
GLÚTEO MÁXIMO										X	X	X											X	X												X	X	X	
PIRIFORME										X	X	X											X	X													X	X	X
GÊMEO SUPERIOR									X	X	X											X	X	X												X	X	X	
OBTURADOR INTERNO									X	X	X											X	X	X												X	X	X	
GÊMEO INFERIOR									X	X	X											X	X	X												X	X	X	
QUADRADO FEMORAL									X	X	X											X	X	X												X	X	X	
BÍCEPS (CABEÇA LONGA)										X	X	X	X										X	X	X											X	X	X	X
SEMITENDÍNEO										X	X	X											X	X	X											X	X	X	
SEMIMEMBRANÁCEO										X	X	X											X	X	X											X	X	X	
BÍCEPS (CABEÇA CURTA)										X	X	X											X	X	X											X	X	X	
TIBIAL ANTERIOR									X	X	X												X	X												X	X		
EXTENSOR LONGO DO HÁLUX									X	X	X												X	X												X	X		
EXTENSOR LONGO DOS DEDOS									X	X	X												X	X												X	X		
FIBULAR TERCEIRO									X	X	X												X	X												X	X		
EXTENSOR CURTO DOS DEDOS									X	X	X												X	X												X	X		
FIBULAR LONGO									X	X	X												X	X												X	X		
FIBULAR CURTO									X	X	X												X	X												X	X		
PLANTAR									X	X	X												X	X												X	X		
GASTROCNÊMIO										X	X	X												X	X												X	X	X
POPLÍTEO								X	X	X													X	X												X	X	X	
SÓLEO										X	X												X	X												X	X	X	
TIBIAL POSTERIOR									X	X												X	X													X	X		
FLEXOR LONGO DOS DEDOS									X	X												X	X													X	X		
FLEXOR LONGO DO HÁLUX									X	X	X												X	X													X	X	X
FLEXOR CURTO DOS DEDOS								X	X													X	X														X		
ABDUTOR DO HÁLUX									X	X												X	X														x		
FLEXOR CURTO DO HÁLUX								X	X	X												X	X														x		
LUMBRICAL I								X	X	X												X	X	X													x		
ABDUTOR DO DEDO MÍNIMO										X	X													X	X													X	X
QUADRADO PLANTAR										X	X													X	X													X	X
FLEXOR DO DEDO MÍNIMO										X	X													X	X													X	X
OPONENTE DO DEDO MÍNIMO										X	X				(Não listado)																						X	X
ADUTOR DO HÁLUX										X	X													X	X													X	X
INTERÓSSEOS PLANTARES										X	X													X	X													X	X
INTERÓSSEOS DORSAIS										X	X													X	X													X	X
LUMBRICAIS II, III E IV										X	X												X	X	X													X	X

SPALTEHOLZ[4]		FOERSTER & BUMKE[5]		SCHADE[11] & HAYMAKER & WOODHALL[6]		COMPILAÇÃO DOS KENDALL	
SEGMENTO ESPINAL		SEGMENTO ESPINAL		SEGMENTO ESPINAL		SEGMENTO ESPINAL	
TORÁCICO / LOMBAR / SACRAL		TORÁCICO / LOMBAR / SACRAL		TORÁCICO / LOMBAR / SACRAL		TORÁCICO / LOMBAR / SACRAL	

Colunas de cada grupo: T1,2,3,4 · T5,6 · T7,8 · T9,10,11 · T12 · L1 · L2 · L3 · L4 · L5 · S1 · S2 · S3

Distribuição do Segmento Espinal Para Nervos: Pescoço, Diafragma e Membro Superior

NERVO	SEGMENTOS ESPINAIS UTILIZADOS PARA O QUADRO DE NERVOS ESPINAIS E MÚSCULOS
Plexo Cervical	Plexo Cervical **C1, C2, C3, C4**
Plexo Braquial	Plexo Braquial C(4), **C5, C6, C7, C8, T1**
Frênico	Frênico C3, **C4,** C5
Torácico Longo	Torácico Longo **C6, C7,** (8)
Escapular Dorsal	Escapular Dorsal C4, **C5**
Nervo Para o Subclávio	Nervo Para o Subclávio **C5, C6**
Supra-escapular	Supra-escapular C4, **C5, C6**
Subescapular Superior	Subescapular Superior C(4), **C5, C6,** (7)
Toracodorsal	Toracodorsal C(5), **C6, C7, C8**
Subescapular Inferior	Subescapular Inferior **C5, C6,** (7)
Peitoral Lateral	Peitoral Lateral **C5, C6, C7**
Peitoral Medial	Peitoral Medial* C(6), **C7, C8, T1**
Axilar	Axilar **C5, C6**
Musculocutâneo	Musculocutâneo C(4), **C5, C6, C7**
Radial	Radial C5, **C6, C7, C8, T1**
Mediano	Mediano C5, **C6, C7, C8, T1**
Ulnar	Ulnar C7, **C8, T1**

Colunas de sistemas: CUNNINGHAM[3] · GRAY[1] · MORRIS[10] · SPALTEHOLZ[4] · deJONG[2] · HAYMAKER & WOODHALL[6] · COMPILAÇÃO DOS KENDALL

*Ver inervação aos músculos peitorais, p. 406 e 407

Distribuição do Segmento Espinal Para Nervos: Tronco e Membro Inferior

NERVO	SEGMENTOS ESPINAIS UTILIZADOS PARA O QUADRO DE NERVOS ESPINAIS E MÚSCULOS
Ílio-hipogástrico	Ílio-hipogástrico T12, **L1**
Ilioinguinal	Ilioinguinal T(12), **L1**
Plexo Lombar	Plexo Lombar T(12), **L1, L2, L3, L4**
Femoral	Femoral L(1), **L2, L3, L4**
Obturador	Obturador L(1), **L2, L3, L4**
Glúteo Superior	Glúteo Superior **L4, L5, S1**
Glúteo Inferior	Glúteo Inferior **L5, S1, S2**
Plexo Sacral	Plexo Sacral **L4, L5, S1, S2, S3**
Isquiático	Isquiático **L4, L5, S1, S2, S3**
Fibular Comum	Fibular Comum **L4, L5, S1, S2**
Tibial	Tibial **L4, L5, S1, S2, S3**

Colunas de sistemas: CUNNINGHAM[3] · GRAY[1] · MORRIS[10] · SPALTEHOLZ[4] · deJONG[2] · HAYMAKER & WOODHALL[6] · COMPILAÇÃO DOS KENDALL

APÊNDICE B

Paralisia Isolada do M. Serrátil Anterior

Por J.T.H. Johnson, M.D. e Henry O. Kendall

Do Departamento de Cirurgia, Divisão de Cirurgia Ortopédica, da Johns Hopkins University School of Medicine, e Departamento de Fisioterapia do Children's Hospital School, Baltimore, Maryland.

(Reproduzido do *The Journal of Bone and Joint Surgery*, Vol. 37-A, Nº 3, p. 567-574, Junho de 1955.)

Copyright 1955, *The Journal of Bone and Joint Surgery, Inc.*

INTRODUÇÃO

A paralisia isolada do m. serrátil anterior é uma ocorrência que deve ser mais bem compreendida. O reconhecimento precoce, seguido por um tratamento que de certa forma é simples, embora prolongado, geralmente leva a resultados satisfatórios. O objetivo deste artigo é apresentar informações pertinentes ao quadro clínico, à anatomia, à etiologia e ao tratamento da condição e analisar nossa experiência em 20 casos.

Menos de 250 casos de paralisia isolada do m. serrátil anterior foram apresentados na literatura desde o primeiro relato, de Velpeau, em 1837. Somente duas séries com mais de sete casos foram coletadas[3,7]. Pelo menos 30 métodos de tratamento, muitos deles cirúrgicos, foram postulados. O prognóstico variou de muito bom a muito ruim. As explicações da etiologia diferiram amplamente. O único aspecto em comum que muitas descrições tinham era o quadro clínico.

QUADRO CLÍNICO

A paralisia do m. serrátil anterior pode ocorrer imediatamente após um golpe violento ou depois de uma distensão crônica das regiões do pescoço e do ombro. Freqüentemente, ela se manifesta de modo insidioso e, algumas vezes, de modo indolor. Entretanto, em geral se observam dor ou desconforto do tipo "queimação" de intensidade variada no pescoço e no ombro, localizado vagamente na região dos mm. escalenos. A dor pode irradiar para o membro superior ou em torno da área escapular. Cerca de um ou dois dias depois, sucedem-se incapacidade de elevar o membro superior adequadamente e pelo alamento da escápula. Depois de fraqueza estar bem estabelecida, o paciente queixa-se de uma dor transitória aliviada pelo repouso, da incapacidade de elevar o membro superior de maneira satisfatória, do cansaço rápido e do efeito deformante de uma escápula alada.

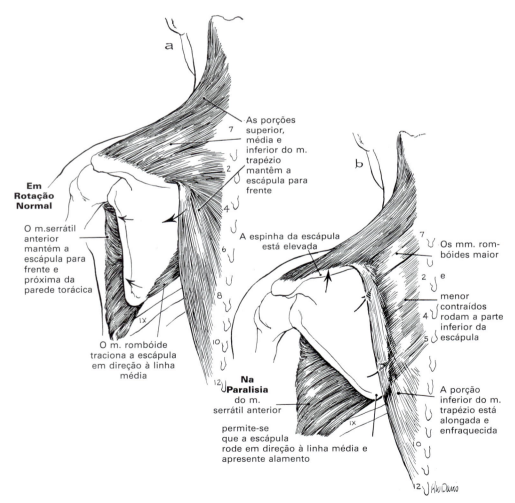

Figura 1A. Posição normal da escápula em repouso.
Figura 1B. Na fraqueza do m. serrátil anterior, a escápula roda para trás e para cima, alongando as fibras inferiores do m. trapézio. Os mm. rombóides são encurtados e contraídos.

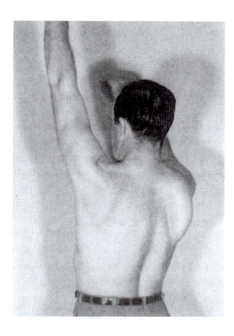

Figura 2A. Paralisia do m. serrátil anterior à direita. Observe o alamento e a rotação da escápula. Existe incapacidade de abduzir a escápula e, conseqüentemente, de abduzir o membro superior.

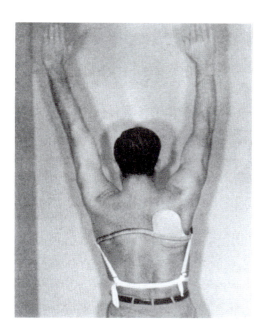

Figura 2B. O imobilizador mantém a porção inferior da escápula em rotação anterior e abdução e pressiona-a contra a parede torácica para limitar o alamento. É possível a abdução quase completa do membro superior.

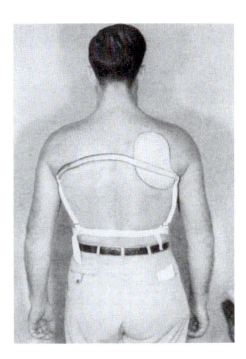

Figura 2C. Imobilizador em posição de repouso. A cúpula ajusta-se confortavelmente sobre os dois terços inferiores da escápula, mantendo-a em abdução e impedindo a queda do ombro ou o alongamento crônico do m. serrátil anterior.

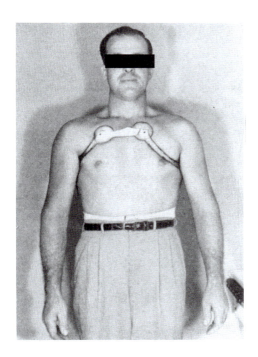

Figura 2D. Vista anterior do imobilizador. Pela contrapressão contra a parede torácica, os discos almofadados conferem estabilização firme para a cúpula escapular posteriormente.

O caso totalmente desenvolvido de paralisia do m. serrátil anterior revela o quadro clássico de alamento posterior da escápula. Geralmente, ele é acompanhado pela incapacidade de abduzir o membro superior além de 90º (Fig. 2A). Durante a tentativa de realizar exercícios de *push-up* (ver Glossário) ou o esforço para realizar outros exercícios que requerem uma forte fixação escapular anterior à parede torácica, o alamento torna-se muito acentuado. Em geral, o ombro é deslocado para frente e apresenta um certo grau de queda. Com freqüência, ocorre fraqueza secundária de alguns músculos protagonistas, especialmente a porção descendente do trapézio, geralmente acompanhada pela contração de certos músculos antagonistas – às vezes com dor –, como os mm. rombóides e o peitoral menor.

CONSIDERAÇÕES ANATÔMICAS

A síndrome é bem explicada pela anatomia do nervo torácico longo e por sua relação com o serrátil anterior. O nervo torácico longo, ou nervo respiratório externo de Bell, é quase único, pelo fato de emergir diretamente de raízes de nervos espinais, não possuir fibras sensoriais e ir apenas até um músculo, sendo sua única inervação. Ele se origina dos ramos anteriores da quinta, sexta e sétima raízes cervicais, excetuando-se pequenas variações desse padrão descritas por Horwitz e Tocantins[4]. Os dois ramos superiores de origem atravessam o m. escaleno médio e unem-se ao terceiro ramo logo abaixo desse ponto. O nervo então desce sob o plexo braquial, percorre a face ântero-lateral da parede torácica e, em seu trajeto, fornece ramos para as digitações para o serrátil.

O m. serrátil anterior é largo e chato. Ele se origina na forma de múltiplas digitações das oito ou nove costelas superiores, na linha axilar anterior, e fixa-se na superfície profunda da escápula ao longo de seu bordo vertebral. Sua função principal é levar a escápula para frente. Essa ação faz com que todo o ombro ser levado para frente por meio de um movimento da junta esternoclavicular. O movimento de alongamento anterior, como na prática de esgrima, deve-se a essa ação do músculo. Além disso, por sua relação com o ângulo inferior da escápula, o serrátil anterior provoca, juntamente com o m. trapézio, uma rotação da escápula, que acarreta inclinação para cima da cavidade glenóide, em conseqüência, facilita o movimento do membro superior acima da cabeça (Fig. 1A).

ETIOLOGIA

É difícil compreender como um único músculo que se estende por uma área tão ampla e que é tão bem protegido poderia ser completamente inativado por um trauma direto sem comprometimento considerável de suas adjacências. Em uma situação análoga, o trauma ou outra irritação de qualquer uma ou das três raízes nervosas ou da medula espinal dificilmente causaria tal ação seletiva em apenas determinado nervo. Por essa razão, é razoável pressupor que a condição patológica subjacente a essa lesão está localizada no nervo torácico longo. No entanto, a causa dessa condição é outra, muito mais difícil de ser explicada.

Alguns casos são de origem indubitavelmente traumática, começando imediatamente após um golpe intenso, uma queda ou uma rotação e distensão anormais súbitas que forçam o ombro para baixo e para trás. Outros casos ocorrem depois de um trauma repetitivo ou crônico, como carregar uma mochila pesada por muito tempo, cavar com uma pá de forma árdua, jogar uma partida de tênis extenuante, etc. A preponderância de ocorrências no lado direito e o fato de que 83% dos casos citados na literatura referem-se a esse lado podem representar uma estatística significativa e prover algum indício sobre a etiologia. Em alguns casos, a condição desenvolveu-se gradualmente ou alguns dias depois de um procedimento cirúrgico ou obstétrico, talvez por causa das posições de distensão com o paciente sob o efeito relaxante da anestesia. Em outros, foi relatada uma origem tóxica após certas doenças infecciosas ou virais. Esse quadro também se manifestou após uma injeção de soro, vacinas e de antibióticos comuns e foi considerado seqüela de uma reação alérgica.

Dos 111 casos relatados desde 1925, 35 foram atribuídos a traumas agudos, 16 a traumas recorrentes, 13 a condições pós-infecciosas, oito a injeções, seis a complicações pós-parto, sete a complicações pós-operatórias e 13 casos foram considerados de etiologia desconhecida. Além disso, Hansson[3] atribuiu 13 casos à exposição ao frio. Esses fatores predisponentes são muito similares aos atribuídos ao desenvolvimento da paralisia facial de Bell e de outras paralisias nervosas isoladas, como a paralisia dos nervos radial, fibular e axilar. Esse fato, em associação à similaridade do quadro clínico, aos padrões de recuperação e às relações anatômicas, parece indicar um quadro patológico comum de trauma nervoso ou de "neurite" inespecífica, o qual relaciona essas diversas patologias isoladas com a paralisia isolada do serrátil anterior.

EXAME

O valor de um exame muscular cuidadoso dificilmente pode ser superenfatizado, não apenas para se chegar a um diagnóstico adequado, mas também para diferenciar a paralisia isolada do m. serrátil anterior de outras condições que podem se assemelhar superficialmente a ela. O quadro clínico já foi citado. Como a característica mais notável é o alamento da escápula, devem ser realizados testes para se avaliar a integridade do m. serrátil anterior e sua potência para abduzir a escápula, para rodar o seu ângulo inferior para frente contra a parede torácica e, secundariamente, para auxiliar na elevação do membro superior. O método mais simples de teste desse músculo é solicitar ao paciente que fique em pé em frente a uma parede. Os membros superiores são estendidos e as palmas das mãos são colocadas contra a parede ao nível do ombro ou discretamente acima, com os cotovelos estendidos, e são empurradas firmemente contra a parede. Se o músculo estiver paralisado, o alamento da escápula torna-se imediatamente aparente. Existem outros testes confirmatórios, realizados com o paciente em decúbito dorsal e na posição sentada, como descrito por Kendall e Kendall.

DIAGNÓSTICO DIFERENCIAL

Diferenciar a paralisia isolada do m. serrátil anterior de outras condições exige a realização de uma anamnese detalhada e um exame muscular cuidadoso de pelo menos toda a cintura escapular. O exame minucioso e uma compreensão da patologia descartam a existência de uma doença neurológica que afete a medula espinal ou as raízes nervosas, pois em tais condições serão observadas fraqueza e alterações neurológicas segundo padrões anatômicos característicos. O comprometimento generalizado (poliomielite anterior, esclerose combinada, distrofias e atrofias) apresenta fraqueza heterogênea ou mais extensa não compatível com a adaptação secundária ao comprometimento de um único nervo e de um único músculo. Alguns pacientes aqui apresentados foram encaminhados com diagnóstico errôneo, os quais variaram da bursite subacromial à síndrome de Guillain-Barré. Um paciente foi submetido à escalenotomia e laminectomia cervical. Um de nossos casos foi inicialmente considerado como portador de poliomielite não reconhecida, por causa da fraqueza associada da parte descendente alongada do m. trapézio. Por outro lado, um paciente foi diagnosticado inicialmente como portador da síndrome do m. serrátil anterior bilateral, até que um exame muscular mais cuidadoso revelou que se tratava de uma distrofia muscular do tipo escapuloumeral em fase inicial.

TRATAMENTO

Como afirmado, pelo menos 30 métodos de tratamento, muitos deles cirúrgicos, foram recomendados. Quando o diagnóstico é estabelecido e a anatomia da condição é conhecida, o tratamento deve seguir linhas racionais. O nervo torácico longo recupera-se espontaneamente na maior parte dos casos em três a seis meses. Assim, durante esse período, a terapia deve ser direcionada a proteger o m. serrátil anterior e seus protagonistas do alongamento excessivo e a fortalecer esses músculos o mais rapidamente possível. Da mesma forma, os músculos antagonistas, freqüentemente contraídos e doloridos, devem ser alongados para evitar a fixação escapular na posição anormal.

O uso de uma espiga de ombro, como defendido por Berkheiser e Shapiro, ou o método de elevação e eliminação da rotação, descrito por Horwitz e Tocantins, são procedimentos corretos mas bem rígidos, uma vez que eles incapacitam o paciente durante alguns meses. A cúpula escapular aconselhada por Wolf e utilizada por nós em vários casos parece teoricamente ser o melhor tratamento ambulatorial, pois permite a liberdade de

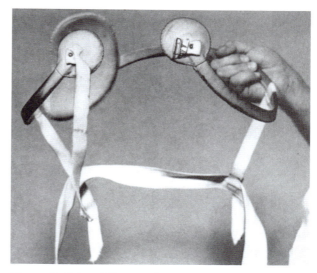

Figura 3. O imobilizador é discreto e feito elástico de aço temperado, com 0,45 cm de espessura e 1,5 cm de largura. Pesa pouco mais que 500 gramas. A cúpula de aço acolchoada e os discos são cobertos por couro. A cúpula é ajustada à escápula, com o membro superior do paciente em abdução passiva total.

ambos os membros superiores. Contudo, nós achamos difícil ajustar satisfatoriamente esse imobilizador, e muitos pacientes não o toleram.

Após algumas alterações, foi desenvolvido um imobilizador (Figs. 2B, 2C, 2D e 3) que é leve, confortável e provê o melhor suporte escapular em comparação aos utilizados previamente. Os pacientes gostam dele e usam-no constantemente, porque podem levar uma vida normal, desde que o uso pesado do membro superior afetado não seja exigido. Ele parece ter um bom suporte como o de uma espiga de ombro, e os resultados são igualmente bons. Seu uso também é recomendado em outras condições, como poliomielite, nas quais a fraqueza do serrátil anterior é um fator a ser considerado.

Antes de esse imobilizador ser aperfeiçoado, nós utilizamos um imobilizador de ombro de lona reforçado (Fig. 4) em casos com comprometimento mais leve. Ainda recomendamos o seu uso nos estágios tardios da condição, quando testes do serrátil revelam apenas uma fraqueza discreta. Esse imobilizador de lona limita parcialmente o alamento e a rotação da escápula, mas obviamente não consegue impedir a adução em situações em que o serrátil anterior está bastante fraco.

As indicações cirúrgicas parecem ser poucas numa condição em que o prognóstico do tratamento conservador é relativamente bom. Alguns dos casos relatados na literatura em que houve a realização de um procedimento cirúrgico parecem ter sido conduzidos de forma inadequada ou fruto da impaciência. O fato de vários de nossos pacientes ainda serem examinados um ano após o início dos sinto-

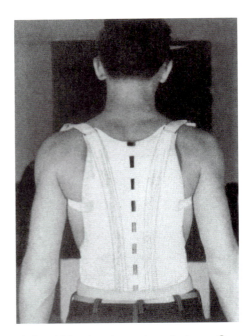

Figura 4. Imobilizador de ombro de lona. Suportes de aço pesados em cada lado das costas e faixas apertadas atravessando o tórax mantêm a escápula contra a parede torácica. A fivela no alto do ombro pode ser apertada e tende a eliminar a rotação da escápula. Não impede a adução da escápula.

mas indica que a falha em prover proteção freqüentemente impede a recuperação, enquanto a instituição da proteção promove a recuperação mesmo num período tardio.

Acredita-se que muitos dos bons resultados atribuídos a cirurgias, como fixação fascial ou transplante muscular foram devidos ao mero reforço de um músculo cuja função já estava retornando. Por outro lado, cirurgias parecem ser indicadas quando existe um dano comprovado irreparável do nervo torácico longo, quando um tratamento conservador amplo e adequado não surtiu efeito ou, ocasionalmente, quando a paralisia do m. serrátil anterior faz parte de uma outra doença, por exemplo, a poliomielite.

O entusiasmo pelo tratamento conservador não deve ser estendido como uma justificativa de tratamento inadequado. É verdade que a terapia é longa e árdua e exige cuidados especializados. Embora somente um músculo esteja original e primariamente envolvido, ocorre um efeito definido sobre seus antagonistas e protagonistas. Os antagonistas, como os mm. rombóides, isentos de sua função de equilibrar a tração normal do m. serrátil, tornam-se contraídos e excessivamente fortes. O m. trapézio, especialmente as porções inferior e média, embora seja um competidor como adutor, ajuda no controle rotatório complexo da escápula (Fig. 1) e tende a tornar-se alongado e enfraquecido. Entretanto, é possível fortalecer suficientemente o m. trapézio para que resista a esse alongamento (Fig. 5) e até compense parcialmente um m. serrátil anterior fraco, obtendo a abdução completa. Esse fortalecimento

das fibras inferiores do m. trapézio é um dos principais objetivos da terapia e minimiza muito o alongamento contínuo do m. serrátil anterior, o qual retarda sua recuperação. Os pacientes são advertidos a evitar atividades extenuantes que abusem das estruturas enfraquecidas. O alongamento cuidadoso de músculos antagonistas contraídos e freqüentemente doloridos, como os rombóides e o peitoral menor, completa o plano de tratamento.

O resumo de tratamento aqui apresentado é uma combinação de fisioterapia e proteção de imobilizador, o qual revelou ser satisfatório em nossos casos mais recentes.

RESUMO DE TRATAMENTO

Para a paralisia completa do m. serrátil anterior: O imobilizador deve ser usado dia e noite. Os exercícios devem ser isométricos e trabalhar o m. serrátil anterior em sua função como rotador da escápula. Com o paciente em decúbito dorsal, o membro superior é colocado acima da cabeça, repousando sobre um ou dois travesseiros. Solicita-se ao paciente que pressione o membro para baixo sobre o travesseiro, na direção da posição final da elevação do membro superior acima da cabeça. Ele deve ser incentivado a levar o ângulo inferior da escápula para frente durante o movimento e pode ser encorajado a palpar o m. serrátil anterior com a mão oposta durante o exercício.

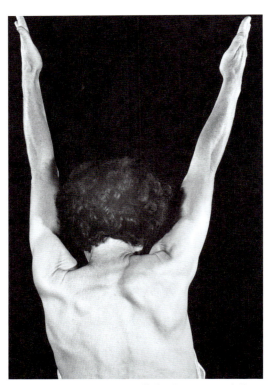

Figura 5. Paciente com paralisia do m. serrátil anterior, porém com fibras inferiores do trapézio fortes que impedem a rotação para trás do bordo inferior da escápula na abdução e permitem o movimento completo.

Embora a abdução da escápula seja uma função do m. serrátil anterior, exercícios que envolvem tal abdução são evitados, por causa da freqüência da fraqueza do trapézio associada.

Para a fraqueza moderada do m. serrátil anterior: O imobilizador deve ser usado durante o dia, mas não necessariamente durante a noite. Com o paciente em decúbito dorsal, o terapeuta flexiona o membro superior levemente além de 90º. O paciente é orientado a continuar a elevar o membro superior e, concomitantemente, a pressioná-lo em direção à mesa, contra uma leve resistência. A magnitude da resistência depende da capacidade do indivíduo de levar o ângulo inferior da escápula para frente na rotação normal do m. serrátil anterior. Esse exercício também ajuda a fortalecer as fibras inferiores do m. trapézio. (Se a escápula rodar para trás e não para frente, a resistência será muito grande.)

Para a fraqueza discreta do m. serrátil anterior: A fraqueza pode ser considerada discreta quando o paciente consegue elevar o peso do membro superior em movimentos que requerem fixação escapular, mas é incapaz de sofrer resistência ou levantar peso adicional. O imobilizador de lona ou de metal deve ser utilizado durante atividades que requeiram o levantamento de peso com o membro afetado. Os exercícios devem ser iniciados na posição sentada ou em pé, com o peso do membro superior estendido sendo elevado para frente em flexão e lateralmente em abdução pela amplitude total para completar a elevação em extensão acima da cabeça.

Para a contração dos adutores do ombro: Com a incapacidade de elevar o membro superior pela amplitude total de movimento, o problema do encurtamento adaptativo dos adutores do ombro pode ser observado. Se o exame revelar uma limitação de movimento na elevação passiva do membro superior acima da cabeça, o tratamento deve ser direcionado à manutenção do comprimento normal desses músculos. Calor e massagem devem ser aplicados aos adutores do ombro. O alongamento passivo do membro superior em extensão acima da cabeça deve ser realizado pelo terapeuta, para evitar a distensão do serrátil anterior fraco, e é preferível que o paciente assuma o decúbito dorsal em uma mesa de tratamento para manter a escápula imobilizada contra a mesa e evitar o seu alamento.

Para a contração dos mm. rombóides: Os mm. rombóides, sendo oponentes diretos do serrátil anterior, tendem a encurtar-se. Pode haver dor nessa região, associada à contração muscular. Calor e massagem devem ser aplicados aos rombóides. O membro superior deve ser elevado passivamente acima da cabeça enquanto é aplicada pressão ao longo do bordo vertebral da escápula, direcionando o ângulo inferior desta pela amplitude normal de rotação.

MATERIAL E RESULTADOS

Vinte casos de paralisia isolada do m. serrátil anterior são aqui apresentados e analisados. Desses casos, 17 beneficiaram-se do exame completo dos músculos da cintura escapular e do membro superior envolvidos e 12 foram submetidos a repetidos exames musculares. O lado direito foi comprometido em 18 casos e o lado esquerdo, em dois. A idade dos pacientes variou de 9 a 50 anos, sendo média 32,7 anos. A distribuição por sexo foi igual. A duração dos sintomas na primeira consulta era de uma semana a um ano, sendo a média 17 semanas. A etiologia, quando pôde ser determinada, foi registrada da seguinte forma: trauma agudo, dois; trauma crônico, cinco; complicações pós-parto, um; complicação pós-infecciosa (geralmente diagnosticada como viral), três; complicação pós-injeção, quatro (duas com antitoxina tetânica e duas com penicilina); e causa desconhecida, cinco.

A força do m. serrátil anterior na primeira consulta variou de 0% a 30%, com uma média de 10%. No terceiro mês, variou de 45% a 60%, com uma média de 50% em oito casos registrados. No sexto mês, a força do m. serrátil anterior foi de 70% a 100% com uma média de 85% em dez casos registrados. Em sete casos, o acompanhamento foi incompleto ou a lesão era muito recente para ser avaliada.

A força associada do m. trapézio foi a seguinte: fibras superiores do trapézio, média de 100%, fibras médias e inferiores do trapézio, média de 65%.

A contração associada do m. rombóide e do m. peitoral foi observada em 13 casos e não foi mencionada em sete.

O tratamento se deu pelo imobilizador escapular tipo cúpula em 11 casos, pelo imobilizador de ombro de lona em seis e pela fisioterapia e tipóia em três.

No sexto mês, a relação entre o tratamento e o resultado final foi avaliada da seguinte maneira: em seis pacientes tratados com o imobilizador escapular tipo cúpula potência média do m. serrátil anterior foi de 90%; em dois tratados com imobilizador de lona, foi de 80%; e em dois pacientes tratados apenas com fisioterapia, foi de 85%.

Nota: *Os autores agradecem a assistência técnica do Sr. Walter Wolfing na confecção do imobilizador escapular tipo cúpula.*

Referências Bibliográficas

1. Berkheiser, E.J., and Shapiro, Fred: Alar Scapula. Traumatic Palsy of the Serratus Magnus. J. Am. Med. Assn., 108:1790–1793, 1937.
2. Foley, W.E., and Wolf, Joseph: Scapula Alata. J. Iowa State Med. Soc., 31:424–426, 1941.
3. Hansson, K.G.: Serratus Magnus Paralysis. Arch. Phys. Med., 29:156–161, 1948.
4. Horwitz, M.T., and Tocantins, L.M.: An Anatomical Study of the Role of the Long Thoracic Nerve and the Related Scapular Bursae in the Pathogenesis of Local Paralysis of the Serratus Anterior Muscle. Anat. Rec., 71:375–385,1938
5. Horwitz, M.T., and Tocantins, L.M.: Isolated Paralysis of the Serratus Anterior (Magnus) Muscle. J. Bone and Joint Surg., 20:720–725, July 1938.
6. Kendall, H.O., and Kendall, F.P.: Muscles. Testing and Function. Baltimore: The Williams and Wilkins Co., 1949.
7. Overpeck, D.O., and Ghormley, R.K.: Paralysis of the Serratus Magnus Muscle. Caused by Lesions of the Long Thoracic Nerve. J. Am. Med. Assn., 114:1994–1996, 1940.
8. Velpeau, A.-A.-L.-M.-: Luxations de l'epaule. Arch. Gén. de Méd., 14(Sér. 2): 269–305, 1837.
9. Wolf, Josef: The Conservative Treatment of Serratus Palsy. J. Bone and Joint Surg., 23:959–961, Oct. 1941.

Glossário

Abdução horizontal. *Ver* **Movimentos de junta.**

Abdução. *Ver* **Movimentos de Junta.**

Ação reversa. Com a inserção fixa, o músculo contrai-se para mover a origem em direção à inserção.

Adução. *Ver* **Movimentos de Junta.**

Agonista. Músculo que se contrai, cuja ação é contraposta por um outro músculo (antagonista).

Alinhamento. Arranjo de segmentos corporais vistos em várias posições posturais.

Alinhamento ideal. Alinhamento utilizado como padrão na avaliação da postura.

Alongamento. Alongar; aumentar de comprimento. O significado implícito é que o alongamento não vai além do comprimento normal do músculo. *Ver também* **Alongamento excessivo.**

Alongamento excessivo. Alongamento além da amplitude normal de comprimento muscular.

Amplitude de movimento. Amplitude por meio da qual uma junta pode se mover ou ser movida; geralmente é expressa em graus.

Amplitude de movimento passivo. Movimento pela amplitude de movimento disponível e indolor, realizado por outro indivíduo que não a própria pessoa.

Antagonista. Músculo que atua em oposição a um outro músculo (agonista); oponente.

Anterior. *Ver* **Direção** e **Superfícies.**

Arqueamento dos membros inferiores. Encurvamento para fora dos membros inferiores.

    Arqueamento estrutural. *Arqueamento real* dos ossos dos membros inferiores; geno varo.

    Arqueamento postural. *Arqueamento aparente* resultante da combinação de pronação dos pés, hiperextensão dos joelhos e rotação medial dos quadris.

Articulação (como utilizada neste livro). Conexão musculoesquelética, osso com músculo com osso. As articulações são nomeadas de acordo com o osso de origem muscular e o osso de inserção muscular.

Assintomático. Ausência de queixas subjetivas; ausência de sintomas patológicos ou disfuncionais.

Avaliação. *Ver* **Testes e Mensurações.**

Centro de gravidade. O ponto no corpo, sob ação da força gravitacional terrestre, no qual o corpo está em equilíbrio; ponto no qual os três planos médios do corpo se intersectam. Em uma postura idealmente alinhada, considera-se que esteja localizado levemente à frente do primeiro ou segundo segmento sacral.

Cifose. Curva posterior anormal, geralmente observada na região torácica da coluna vertebral. Trata-se de um *exagero da curva posterior normal*. Se utilizada sem um termo modificador, refere-se à cifose torácica. Na região lombar, ocasionalmente existe uma cifose lombar, que é o *inverso da curva anterior normal*.

Circundução. *Ver* **Movimentos de junta.**

Compressão. A força (ou estresse) que tende a encurtar um corpo ou apertá-lo. *Ver* **Tensão, 2** para o significado oposto.

Comprimento muscular. A extensão na qual um músculo pode ser alongado.

Contração. Aumento da tensão muscular, com ou sem alteração do comprimento global.

    Concêntrica. Contração de encurtamento; contração isotônica.

    Excêntrica. Contração de alongamento.

    Isométrica. Aumento de tensão sem alteração do comprimento muscular.

    Isotônica. Aumento de tensão com alteração do comprimento muscular (na direção do encurtamento); contração concêntrica. **Contração concêntrica.** *Ver* **Contração.**

Contraído. 1. Curto, limitando a amplitude de movimento, isto é, o músculo *está* contraído. **2.** Firme à palpação quando tornado tenso, isto é, o músculo *parece* contraído. (Pode ocorrer com músculos curtos ou alongados.)

GLOSSÁRIO

Contra-indicação. Sinal ou sintoma que indica que um tratamento ou procedimento específico não é adequado.

Contralateral. Do lado oposto.

Contratilidade. Propriedade de um músculo que permite a ele gerar uma força efetiva (produzir tensão). *Ver* **Tensão, 1**.

Contratura. Diminuição acentuada do comprimento muscular; a amplitude de movimento na direção do alongamento é acentuadamente limitada.

> **Contratura irreversível.** Contratura que não pode ser liberada por tratamento, porque o tecido elástico foi substituído por tecido inelástico.

Costas arredondadas. Cifose.

Critérios. Padrões nos quais uma decisão pode ser baseada; regras ou princípios estabelecidos para determinado teste.

Curvas da coluna vertebral. Curvas cervical, torácica e lombar (flexíveis) e curva sacral (fixa).

> *Curva normal.* Discretamente anterior na região cervical, discretamente posterior na região torácica, discretamente anterior na região lombar e posterior na região sacral.

> *Curva anormal. Ver* **Cifose, Lordose, Postura** *sway-back* (relaxada) e **Escoliose**.

Decúbito ventral. Decúbito com a face direcionada para baixo.

Desequilíbrio muscular. Desigualdade de força de músculos oponentes; ocorre quando um músculo é fraco e seu antagonista é forte; acarreta defeitos de alinhamento e movimento ineficaz.

Diagnóstico. Identificação e classificação de doença, lesão ou disfunção com base em achados de exame.

> **Diagnóstico musculoesquelético.** Identificação e classificação de disfunções musculoesqueléticas.

Direção.

> **Anterior.** Em direção à frente ou superfície ventral.

> **Caudal.** Para baixo, afastando-se da cabeça (em direção à cauda).

> **Cranial.** Para cima, em direção à cabeça.

> **Distal.** Afastando-se do centro, da linha mediana ou do tronco.

> **Lateral:** Afastando-se da linha média.

> **Medial:** Em direção à linha média.

> **Posterior.** Em direção às costas ou à superfície dorsal.

> **Proximal.** Mais próximo do centro, ou da linha mediana ou em direção ao tronco.

Disfunção. Incapacidade de funcionar adequadamente; comprometimento funcional; incapacidade.

Distal. *Ver* **Direção**.

Distensão. Efeito de uma tensão lesiva.

Dor referida. Dor sentida a certa distância da fonte.

Eixo coronal. *Ver* **Eixos**.

Eixo longitudinal. *Ver* **Eixos**.

Eixo sagital. *Ver* **Eixos**.

Eixos. Linhas, reais ou imaginárias, sobre as quais os movimentos ocorrem. Existem três tipos básicos de eixos em ângulo reto entre si.

> **Eixo coronal.** Linha horizontal que se estende de um lado a outro, sobre a qual ocorrem os movimentos de *flexão e extensão*.

> **Eixo longitudinal.** Linha vertical que se estende na direção crânio-caudal sobre a qual ocorrem movimentos de *rotação*.

> **Eixo sagital.** Linha horizontal que se estende da frente para trás sobre a qual ocorrem movimentos de *abdução e adução*.

Encurtamento adaptativo. Contração resultante da permanência de um músculo na posição encurtada.

Encurtamento. Contração; indica uma diminuição leve a moderada do comprimento muscular; o movimento na direção do alongamento do músculo é limitado.

Equilíbrio muscular. Estado de equilíbrio existente quando há equilíbrio de força de músculos oponentes que atuam sobre uma junta, produzindo o alinhamento para o movimento e a estabilização ideais.

Escoliose. Curvatura lateral da coluna vertebral. A coluna vertebral pode se curvar apenas para um lado ou apresentar curvas compensatórias. Uma curva lateral convexa para a direita é uma curva direita e vice-versa.

Espasmo muscular protetor. Espasmo muscular reflexo cuja natureza imobiliza uma parte para evitar um movimento que causaria maior irritação da estrutura lesada.

Espasmo. Contração muscular involuntária.

Estabilidade. Capacidade de prover suporte; firmeza na posição.

Estabilização. Fixação; implica sustentação constante ou limitação.

Estresse. Qualquer força que tende a distorcer um corpo. Pode ser tanto na direção da tração quando da compressão.

Eversão. Combinação de pronação e abdução do antepé; talipes valgo. (A eversão é mais livre na dorsal que na flexão plantar.)

Exame. *Ver* **Testes e Mensurações**.

Extensão. *Ver* **Movimentos de junta**.

Extensibilidade. Propriedade do músculo que permite que ele se alongue ou seja alongado.

Fixação. Inclui estabilização, suporte e contrapressão; implica na manutenção firme da posição.

Flexão dorsal (Dorsiflexão). *Ver* **Movimentos de junta**.

Flexão lateral. Encurvamento lateral; movimento no qual o corpo se curva para o lado da concavidade, enquanto a coluna vertebral se curva convexamente em direção ao lado oposto. (As curvas da coluna vertebral são nomeadas de acordo com a convexidade; a curva para a direita é a flexão lateral para a esquerda.)

Flexão normal da coluna lombar. Retificação ou achatamento da coluna lombar.

Flexão plantar. *Ver* **Movimentos de junta.**

Flexão. *Ver* **Movimentos de junta.**

Fraqueza resultante de alongamento. Fraqueza resultante de músculos que permanecem na posição alongada, embora discreta, além da posição de repouso neutra e fisiológica, mas *não* além da amplitude normal de comprimento muscular. O conceito está relacionado com a duração do alinhamento defeituoso, e não com a sua gravidade.

Fraqueza resultante do alongamento excessivo. Fraqueza em um músculo de duas ou múltiplas juntas resultante de movimentos repetitivos ou posições habituais que *alongam o músculo além da amplitude normal de comprimento muscular.*

Geno valgo. Joelhos valgos.

Geno varo. Arqueamento das pernas.

Goniômetro. Instrumento para mensurar ângulos e determinar a amplitude de movimento da junta.

Hiperextensão. *Ver* **Movimentos de junta.**

Impacto. Invasão no espaço ocupado por tecido mole, como nervo ou músculo. Neste livro, impacto refere-se à irritação nervosa (em decorrência de pressão ou atrito) associada a músculos.

Inclinação. Rotação sobre um eixo transverso. *Ver* **inclinação pélvica.**

Inclinação pélvica. Inclinação anterior (para frente), posterior (para trás) ou lateral (para os lados) da pelve a partir da posição neutra. (*Ver também* **Posição neutra da pelve.**)

    Inclinação anterior. Inclinação pélvica na qual o plano vertical através das espinhas ântero-superiores é anterior ao plano vertical através da sínfise púbica.

    Inclinação lateral. Inclinação pélvica na qual a crista do ílio é mais alta em um lado que no outro.

    Inclinação posterior. Inclinação pélvica na qual o plano vertical através das espinhas ântero-superiores é posterior ao plano vertical através da sínfise púbica.

Indicação. Sinal ou sintoma que indica que determinado tratamento ou procedimento é adequado.

Insuficiência ativa. Incapacidade de músculos classe III ou IV (de duas juntas ou múltiplas juntas) de gerar uma força efetiva quando colocados em posição de encurtamento total.

Insuficiência passiva. Encurtamento de um músculo de duas ou múltiplas juntas; o comprimento do músculo não é suficiente para permitir o *alongamento normal* sobre ambas as juntas simultaneamente. Um exemplo são os músculos posteriores da coxa curtos.

Inversão. Combinação de adução do antepé e supinação; talipes varo. (A inversão é mais livre na flexão plantar que na dorsal.)

Ipsilateral. Do mesmo lado.

Joelhos valgos. Joelhos que se tocam com os pés afastados; geno valgo.

Junta (como utilizado neste livro). Conexão esquelética, osso com osso, mantida por tecido fibroso, cartilaginoso ou sinovial. As juntas são nomeadas de acordo com os ossos mantidos unidos.

Lateral. Ver **Direção** e **Superfícies.**

Linha axial. Linha de referência da mão ou do pé. *Na mão*, a linha axial estende-se em conformidade com o metacarpal III e o terceiro dedo da mão. *No pé*, a linha axial estende-se em conformidade com o metatarsal II e o segundo dedo do pé.

Linha de gravidade. Linha vertical através do centro de gravidade; linha análoga à intersecção dos planos sagital médio e coronal médio.

Linha de prumo. Linha (pedaço de corda) à qual é fixada um peso de chumbo. Quando suspensa, ela representa uma linha vertical. Quando utilizada na análise da postura na posição em pé, deve ser suspensa de acordo com pontos fixos, isto é, a meio caminho entre os calcanhares na vista posterior e logo à frente do maléolo lateral na vista lateral.

Lordose. Curva anterior anormal, comumente observada na região lombar e, como tal, é um *exagero da curva anterior normal* (evitar o uso do termo "lordose normal"). Ela é acompanhada pela inclinação pélvica anterior e flexão da junta do quadril. Se utilizada sem qualquer termo modificador, refere-se à lordose lombar. Na região torácica, ocasionalmente ocorre uma lordose discreta, que é o *reverso da curva posterior normal*. Na posição típica com a cabeça para frente, o pescoço está numa posição de extensão que é maior que a curva anterior normal e, por essa razão, assemelha-se a uma lordose.

Mecânica corporal ou biomecânica. Ciência que se ocupa de forças estáticas e dinâmicas que atuam sobre o corpo; uso eficiente ou ineficiente dessas forças em relação a posições e movimentos corporais.

Medial. Ver **Direção** e **Superfícies.**

Mobilidade. Capacidade de mover-se livremente.

Movimento de teste. Movimento da parte numa direção especificada e por um arco de movimento especificado.

Movimentos de junta.

    Abdução e **Adução.** Movimento sobre um eixo sagital no plano coronal, isto é, numa direção lateral. A *abdução* é o movimento para se afastar do plano sagital médio do corpo, e a *adução* é o movimento em direção a ele, exceto para os dedos da mão, dedos do pé e polegares. Para os dedos da mão e dedos do pé, a *abdução* é o movimento para se afastar da linha axial da mão ou do pé, e a *adução* é o movimento em direção a ela. Para o polegar, a *abdução* é o movimen-

GLOSSÁRIO

to para se afastar da palma da mão, e a *adução* é o movimento em direção a ela.

Abdução e **adução horizontal.** Movimentos do membro superior sobre um eixo longitudinal no plano transverso. A *abdução* é o movimento para longe da linha média e a *adução* é o movimento em direção à linha média.

Circundução. Movimento circular (cônico) resultante da combinação de flexão, extensão, abdução, adução e rotação.

Extensão. *Ver* Flexão e Extensão.

Flexão dorsal (Dorsiflexão). Extensão da junta do tornozelo; oposta à flexão plantar. Com freqüência, é denominada erroneamente flexão.

Flexão e Extensão. Em geral, *flexão* significa encurvamento e *extensão* significa endireitamento. Essas definições são aplicáveis a juntas do tipo gínglimo do corpo – a junta do cotovelo, as juntas dos dedos da mão e a junta do joelho – e à coluna torácica. Entretanto, essa definição simples não é suficiente para outras juntas de extremidades, do pescoço e da região lombar. Tecnicamente, *flexão* e *extensão* são movimentos sobre um eixo coronal no plano sagital (nas direções anterior e posterior). A *flexão* é o movimento na direção anterior e a *extensão* é o movimento na direção posterior para todas as juntas de extremidades, excetuando-se as do joelho, do tornozelo, do pé e dos dedos do pé. Nesses casos, a *flexão* é o movimento na direção posterior e a *extensão* é o movimento na direção anterior. No pescoço e na região lombar, a flexão é o movimento da coluna vertebral na direção posterior, ou seja, o movimento de uma posição de convexidade anterior para uma posição reta.

Flexão plantar. Flexão da junta do tornozelo; oposta à flexão dorsal (dorsiflexão).

Hiperextensão. 1. *Movimento* além da amplitude de movimento normal da junta em extensão. **2.** Uma *posição* de extensão que é maior do que o alinhamento postural normal, mas no que a amplitude de movimento normal da junta. Ela é observada como uma posição lordótica da coluna cervical numa postura típica com a cabeça para frente, como uma lordose da coluna lombar juntamente com inclinação pélvica anterior e como uma extensão da junta do quadril na postura *sway-back*.

Músculos intervenientes. Músculos que mantêm uma parte adjacente, geralmente um membro superior ou inferior, firmemente fixada ao osso de inserção e, em conseqüência, provêm uma alavanca mais longa com o objetivo de testar e avaliar a força muscular. Exemplos: porção posterior do m. deltóide no teste do m. trapézio e mm. flexores do ombro no teste do m. serrátil anterior.

Objetivo. Pertinente a achados evidentes ao examinador. *Ver* Sinal.

Ombros arredondados. Ombros direcionados para frente.

Planos. Superfícies bidimensionais, planas, reais ou imaginárias, em ângulos retos entre si.

Plano coronal (frontal ou lateral). Plano vertical que se estende de um lado a outro, dividindo o corpo em uma porção anterior e numa porção posterior.

Plano sagital (ântero-posterior). Plano vertical que se estende da frente para trás. O plano sagital médio (ou mediano) divide o corpo nas metades direita e esquerda.

Plano transverso. Plano horizontal que divide o corpo nas porções superior (craniana) e inferior (caudal).

Posição anatômica. Postura ereta com a face direcionada para frente, os membros superiores nas laterais do corpo, os antebraços em supinação de modo que as palmas das mãos estejam direcionadas para frente e os dedos da mão e polegares em extensão. A posição anatômica é a referência para termos relacionados a movimentos de junta, planos, eixos, superfícies e direções e é a posição zero para a mensuração de movimentos de junta.

Posição de teste ideal. Amplitude de movimento completa para músculos de uma junta; posição no meio da amplitude do comprimento global para músculos de *duas juntas*.

Posição de teste. Posição na qual a parte é colocada pelo examinador e mantida, se possível, pelo paciente.

Posição ideal para o teste de força. Amplitude de movimento completa para músculos de uma junta e músculos classe II de duas juntas; posição na amplitude média do comprimento global para músculos classes III e IV de duas ou múltiplas juntas. (Ver p. 13.)

Posição neutra da pelve. Aquela na qual as espinhas ântero-superiores estão no mesmo plano transverso e as espinhas ântero-superiores e a sínfise púbica estão no mesmo plano vertical.

Posterior. *Ver* Direção.

Postura *sway-back* (relaxada). Alinhamento postural defeituoso no qual ocorre um deslocamento posterior da porção superior do tronco e um deslocamento anterior da pelve. Há cifose longa, que se estende até a região lombar superior, e retificação da coluna lombar. A pelve está em inclinação posterior e as juntas do quadril estão estendidas. A cabeça e o pescoço estão em posição com a cabeça para frente.

Pressão. No teste muscular, a força aplicada pelo examinador para evocar a força de um músculo mantido na *posição de teste*. (Aplica-se aos músculos com grau regular+ [6] ou superior.)

GLOSSÁRIO

Pronação. Movimento de rotação. A *pronação do ante-braço* ocorre quando a extremidade distal do rádio se move da posição lateral anatômica (supinação) para uma posição medial, direcionando a mão para trás. A *pronação do pé* ocorre quando este roda de modo que a planta fique direcionada lateralmente. Na posição em pé, o peso é distribuído sobre o lado medial do pé.

Proximal. Ver **Direção**.

Radiografia. Filme radiográfico produzido como resultado da ação de raios X.

Resistência. Força que tende a impedir o movimento. No teste muscular, refere-se à resistência aplicada pelo examinador ou pela força da gravidade durante *movimentos de teste.*

Rotação. Movimento sobre um eixo longitudinal no plano transverso.

Rotação anti-horária. Utilizada para descrever a rotação do tórax ou da pelve. Tendo o plano transverso como referência e 12 horas no ponto médio anteriormente, a rotação anterior à direita é a rotação anti-horária. Também é descrita como direcionada para a esquerda.

Rotação horária. Utilizada para descrever a rotação do tórax ou da pelve. Tendo o plano transverso como referência e 12 horas no ponto médio anteriormente, a rotação anterior à esquerda é a rotação horária. Também é descrita como direcionada para a direita.

Rotação lateral ou externa. Giro da superfície anterior da extremidade afastando-a da linha média do corpo.

Rotação medial ou interna. Giro da superfície anterior da extremidade em direção à linha média do corpo.

Sinal de Trendelenburg. Indicação de fraqueza dos mm. abdutores do quadril, a qual é evidenciada pela *adução* do quadril na posição em pé com todo o peso sendo sustentado pelo membro inferior afetado e com o pé oposto fora do chão. Inicialmente, o teste de Trendelenburg era usado no diagnóstico da luxação do quadril. A marcha de Trendelenburg é aquela na qual o quadril afetado se *aduz* durante cada fase de sustentação de peso da marcha. Isso contrasta com a *abdução* da junta do quadril na marcha associada à paralisia dos abdutores do quadril.

Sinal. Indicação de uma anormalidade, relacionada à doença ou disfunção, que é evidente ao examinador, isto é, evidência objetiva. Comparar com **Sintoma**.

Síndrome. Grupo de sinais e sintomas que se manifestam em conjunto como característica de uma doença, lesão ou disfunção.

Sintoma. Anormalidade de função ou sensibilidade, percebida pelo paciente, e indicativa de doença ou disfunção; evidência subjetiva. Comparar com **Sinal**.

Sit-up. Movimento de passagem do decúbito dorsal para a posição sentada por meio da flexão das juntas do quadril. (O curvamento do tronco, que consiste na flexão da coluna vertebral, não deve ser denominado *sit-up* parcial.)

Subjetivo. Percebido pelo indivíduo; não evidente ao examinador. *Ver* **Sintoma**.

Subluxação. Lesão de uma junta com possível ruptura ligamentar ou tendinosa, mas sem luxação.

Substituição. Ação de músculos na tentativa de atuar no lugar de outros músculos que não conseguem desempenhar suas funções por causa de fraqueza ou dor.

Superfícies.

Dorsal. Superfície posterior do corpo, excetuando-se o fato de a fronte (parte superior) do pé ser a superfície dorsal.

Lateral. O lado externo.

Medial. O lado interno.

Palmar (volar). Palma da mão.

Plantar. Planta do pé.

Ventral. Superfície anterior do corpo.

Supinação. Movimento de rotação. A *supinação do ante-braço* ocorre quando a extremidade distal do rádio se move de uma posição de rotação medial (pronação) para a posição lateral anatômica, direcionando a palma da mão anteriormente. A *supinação do pé* ocorre quando o pé roda de modo que sua planta fica levemente direcionada medialmente. Na posição em pé, o peso é sustentado pelo lado externo do pé.

Supino. Decúbito com a face para cima; decúbito dorsal.

Tensão ou Pressão. 1. Quando *aplicada a músculos*: força efetiva gerada por um músculo. **2.** Quando *aplicada à mecânica corporal*: força (ou estresse) que tende a alongar um corpo. Compressão e tensão possuem significados opostos. **3.** Quando *aplicada a cefaléias*: contração dos mm. posteriores do pescoço.

Tenso. Firme quando totalmente alongado; não frouxo. Músculos ficam tensos no final da amplitude de movimento disponível permitida pelo comprimento muscular, isto é, quando são alongados até seu limite.

Teste confiável. Teste que produz os mesmos resultados em tentativas sucessivas. Um dos critérios para os testes de comprimento e força musculares.

Teste de Ober. Teste para a contração do m. tensor da fáscia lata e do trato iliotibial.

Teste de ruptura. Teste de força muscular utilizado para evocar o esforço máximo exercido por um indivíduo que realiza uma contração isométrica enquanto o examinador aplica uma pressão crescente até o ponto em que o esforço do indivíduo é superado, isto é, o "ponto de ruptura". O teste de ruptura é aplicável para a gradação da força muscular apenas de regular+ (6) a bom+ (9), mas não para os graus regular ou inferiores, nem para o grau normal.

Teste de Thomas. Definição de Jones e Lovett: "O teste de flexão de Thomas baseia-se em nossa incapacidade de estender um quadril doente sem causar lordose. Se houver uma deformidade em flexão, o paciente não consegue estender a coxa no lado doente e ela permanece angulada" (61).

Teste mensurável. Teste que é quantificável, baseado em um padrão. Um dos critérios para os testes de comprimento e força musculares.

Teste prático. Teste relativamente fácil de ser realizado, e requer um mínimo de equipamento. Um dos critérios para os testes de comprimento e força musculares.

Teste útil. Teste que provê informações valiosas para a determinação do esquema terapêutico adequado. Um dos critérios para os testes de comprimento e força musculares.

Teste válido. Teste de mensuração quantitativa e qualitativa, o que se propõe a mensurar. Um dos critérios para os testes de comprimento e força musculares.

Testes e Mensurações.

    Avaliação. Análise de dados objetivos de testes e exames. Interpretação de dados objetivos e subjetivos com o objetivo de determinar um diagnóstico musculoesquelético e o esquema terapêutico adequado.

    Exame. Procedimento que inclui mais de um tipo de teste. Exemplo, um exame postural que inclua vários testes.

    Teste. Procedimento para se obter mensurações que serão interpretadas de acordo com um padrão. Exemplos: teste de comprimento muscular, força muscular, amplitude de movimento ou alinhamento.

Valgo. Joelho: geno valgo. Pé (talipes valgo): pronação com abdução do antepé. *Hálux:* adução do hálux, em direção à linha média do pé, associada a joanete.

Varo. Joelho (geno varo): arqueamento. Pé (talipes varo): supinação com adução do antepé.

Ventral. Frontal ou anterior, como superfície anterior do corpo.

Sugestões de Leitura

Adams MA, Hutton WC. Prolapsed intervertebral disc a hyperflexion injury. Spine 1982;7:3.

Andersson GBJ, Ortengren R, Nachemson AL, et al. Lumbar disc pressure and myoelectric back muscle activity during sitting. Scand J Rehabil Med 1974;6:104.

Andersson GBJ, Ortengren R, Nachemson AL, et al. The sitting posture: an electromyographic and discometric study. Orthop Clin North Am 1975;6:105.

Andersson GBJ, Ortengren R, Herberts P. Quantitative electromyographic studies of back muscle activity related to posture and loading. Orthop Clin North Am 1977;8:85.

Ardran GM, Kemp FH. The mechanism of the larynx. II, The epiglottes and closure of the larynx. Br J Radiol 1967;40:372.

Arnold GE. Physiology and pathology of the cricothyroid muscle. Laryngoscope 1961;71:687.

Atkinson M, Dramer P, Wyman SM., et al. The dynamics of swallowing. I, Normal pharyngeal mechanisms. J Clin Invest 1957;36:581.

Barun N, Arora N, Rochester D. Force-length relationship of the normal human diaphragm. J Appl Physiol 1982; 53(2):4405-412.

Basmajian JV. Electromyography of two-joint muscles. Anat Rec 1957;129:371.

Basmajian JV. Electromyography of iliopsoas. Anat Rec 1958;132:127.

Basmajian JV. Grant's method of anatomy. 9th ed. Baltimore: Williams & Wilkins, 1975.

Basmajian JV, Travill A. Electromyography of the pronator muscles in the forearm. Anat Rec 1961;139:45-49.

Basmajian JV, Wolf SL. Therapeutic exercise. 5th ed. Baltimore: Williams & Wilkins, 1990.

Batti'e MC, Bigos SJ, Sheehy A, Wortley MD. Spinal flexibility and individual factors that influence it. Phys Ther 1987;67:5.

Beattie P, Rothstein JM, Lamb RL. Reliability of the attraction method for measuring lumbar spine backward bending. Phys Ther 1987;67:364-368.

Bender JA, Kaplan HM. The multiple angle testing method for the evaluation of muscle strength. J Bone Joint Surg [Am] 1963;45-A:135.

Black SA. Clinical applications in muscle testing. Rehab Man 1990;3(1):30,32,61.

Blackburn SE, Portney LG. Electromyographic activity of back musculature during Williams' flexion exercises. Phys Ther 1981;61:878.

Blakely WR, Garety EJ, Smith DE. Section of the cricopharyngeus muscle for dysphagia. Arch Surg 1968;96:745.

Blankenship KL. Industrial rehabilitation-seminar syllabus. Stress and lift-pull indexes (Ch. 9). Proper lifting techniques (Ch. 10). American Therapeutics, Inc., 1989.

Blanton PL, Biggs NL, Perkins RC. Electromyographic analysis of the buccinator muscle. J Dent Res 1970;49:389.

Bohannon RW. Cinematographic analysis of the passive straight-leg-raising test for hamstring muscle length. Phys Ther 1982;62(9):1269-1274.

Bohannon RW, Gajdosik RL. Spinal nerve root compression-some clinical implications. Phys Ther 1987;67:3.

Bohannon RW, Gajdosik RL, LeVeau BF. Contribution of pelvic and lower limb motion to increases in the angle of passive straight leg raising. Phys Ther 1985; 65(4):474-476.

Bosma JF. Deglutition: pharyngeal stage. Physiol Rev 1957;37:275.

Bouman HD, ed. An exploratory and analytical survey of therapeutic exercise: Northwestern University Special Therapeutic Exercise Project. Am J Phys Med 1967; 46:1.

Bourn J, Jenkins S. Postoperative respiratory physiotherapy: indications for treatment. Physiother 1992;78(2):80-85.

Brand PW, Beach RB, Thompson DE. Relative tension and potential excursion of muscles in the forearm and hand. J Hand Surg [Am] 1981;6:209.

Breig A, Troup JDG. Biomechanical considerations in the straight-leg-raising test. Spine 1979;4(3):242-250.

Brunnstrom, S. Clinical kinesiology. 3rd ed. Philadelphia: FA Davis, 1972.

Bullock-Saxton J. Normal and abnormal postures in the sagittal plane and their relationship to low back pain. Physiother Pract 1988;4(2):94-104.

Bunnell's Surgery of the hand, 4th ed. Boyes JH, ed. Philadelphia: JB Lippincott, 1964.

Campbell EJM. The respiratory muscles and the mechanics of breathing. Chicago: Year Book, 1958.

Campbell EJM, Agostini E, Davis JN. The respiratory muscles: mechanisms and neural control. 2nd ed. Philadelphia: WB Saunders, 1970.

Capuano-Pucci D, Rheault W, Aukai J, Bracke M, Day R, Pastrick M. Intratester and intertester reliability of the cervical range of motion device. Arch Phys Med Rehabil 1991;72:338-340.

Carmen DJ, Blanton PL, Biggs NL. Electromyographic study of the anterolateral abdominal musculature utilizing indwelling electrodes. Am J Phys Med 1972;51:113.

Cash JE, ed. Chest, heart and vascular disorders for physiotherapists. Philadelphia: JB Lippincott, 1975.

Cassella MC, Hall JE. Current treatment approaches in the nonoperative and operative management of adolescent idiopathic scoliosis. Phys Ther 1991;71:12.

Chusid JG. Correlative neuroanatomy and functional neurology. 15th ed. Los Altos, California: Lange Medical Publications, 1973.

Clapper MP, Wolf SL. Comparison of the reliability of the orthoranger and the standard goniometer for assessing active lower extremity range of motion. Phys Ther 1988;68(2):214-218.

Clayson SJ, Newman IM, Debevec DF, et al. Evaluation of mobility of hip and lumbar vertebrae of normal young women. Arch Phys Med Rehabil 1962;43:1.

Close JR. Motor function in the lower extremity. Springfield, Illinois: Charles C Thomas, 1964.

Close JR, Kidd CC. The functions of the muscles of the thumb, the index and long fingers. J Bone Joint Surg [Am] 1969;51-A:1601.

Close RI. Dynamic properties of mammalian skeletal muscles. Physiol Rev 1972;52:129.

Cohen-Sobel E, Levitz SJ. Torsional development of the lower extremity. J Am Podiatr Med Assoc 1991;81(7):344-357.

Cole TM. Goniometry: the measurement of joint motion. In: Krusen, Kottke, Elwood. Handbook of physical medicine and rehabilitation. 2nd ed, Philadelphia: WB Saunders, 1971.

Cooperman JM. Case studies: isolated strain of the tensor fasciae latae. J Orthop Sports Phys Ther 1983;5(4):201-203.

Cunningham DP, Basmajian JB. Electromyography of genioglossus and geniohyoid muscles during deglutition. Anat Rec 1969;165:401.

Currier DP. Maximal isometric tension of the elbow extensors at varied positions. Phys Ther 1972;52:1265.

Currier DP. Positioning for knee strengthening exercises. Phys Ther 1977;57:148.

Cyriax J. Textbook of orthopaedic medicine. Vol 1. 7th ed. Diagnosis of soft tissue lesions. London: Bailliere-Tindall, 1978.

Cyriax J, Cyriax P. Illustrated manual of orthopaedic medicine. London: Butterworth, 1983.

deJong RN. The neurological examination. 4th ed. New York: Harper & Row, 1979.

DeLuca CJ, Forrest WJ. Force analysis of individual muscles acting simultaneously on the shoulder joint during isometric abduction. J Biomech 1973;6:385.

DeRosa C, Porterfield JA. The sacroiliac joint. Postgraduate advances in the evaluation and treatment of low back dysfunction. Forum Medicum 1989.

Des Jardins TR. Cardiopulmonary anatomy and physiology. Albany, New York: Delmar, 1988.

DeSousa OM, Furlani J. Electromyographic study of the m. rectus abdominis. Acta Anat 1974;88:281.

DeSousa OM, Demoraes JL, (Demoraes Vieira FL.) Electromyographic study of the brachioradialis muscle. Anat Rec 1961;139:125.

DeSousa OM, Berzin F, Berardi AC. Electromyographic study of the pectoralis major and latissimus dorsi during medial rotation of the arm. Electromyography 1969;9:407.

Dickson RA, Lawton JL, Archer IA, Butt WP. The pathogenesis of idiopathic scoliosis. J Bone Joint Surg [Br] 1984;66-B(1):8-15.

Donelson R, Silva G, Murphy K. Centralization phenomenon-its usefulness in evaluating and treating referred pain. Spine 1990;15(3):211-213.

DonTigny RL. Anterior dysfunction of the sacroiliac joint as a major factor in the etiology of idiopathic low back pain syndrome. Phys Ther 1990;70(4):250-265.

Dostal WF, Soderberg GL, Andrews JG. Actions of hip muscles. Phys Ther 1986;66(3):351-361.

Downer AH. Physical therapy procedures. 3rd ed. Springfield, Illinois: Charles C Thomas, 1978.

Duval-Beaupere G. Rib hump and supine angle as prognostic factors for mild scoliosis. Spine 1992;17:1.

Eaton RG, Littler JW. A study of the basal joint of the thumb. J Bone Joint Surg [Am] 1969;51-A:661.

Ekholm J, Arborelius U, Fahlcrantz A, et al. Activation of abdominal muscles during some physiotherapeutic exercises. Scand J Rehabil Med 1979;11:75.

Elftman H. Biomechanics of muscle. J Bone Joint Surg [Am] 1966;48-A:363.

Eyler DL, Markee JE. The anatomy and function of the intrinsic musculature of the fingers. J Bone Joint Surg [Am] 1954;36-A:1.

Farfan HF. Mechanical disorders of the low back. Philadelphia: Lea & Febiger, 1973.

Farfan HF. Muscular mechanism of the lumbar spine and the position of power and efficiency. Orthop Clin North Am 1975;6:135.

Fast A. Low back disorders: conservative management. Arch Phys Med Rehabil 1988;69:880-891.

Fenn WO, Rahn H. Handbook of physiology. Section 3: Respiration. Vol 1. Washington, DC: American Physiological Society, 1964:377-384.

Fischer FJ, Houtz SJ. Evaluation of the function of the gluteus maximus muscle. Am J Phys Med 1968;47:182.

Fishman AP, ed. Pulmonary diseases and disorders. 2nd ed. New York: McGraw-Hill, 1988.

Flint MM. Abdominal muscle involvement during performance of various forms of sit-up exercise. Am J Phys Med 1965;44:224.

Flint MM. An electromyographic comparison of the function of the iliacus and the rectus abdominis muscles. J Am Phys Ther Assoc 1965;45:248.

Francis RS. Scoliosis screening of 3,000 college-aged women: The Utah Study-Phase 2. Phys Ther 1988;68(10):1513-1516.

Franco AH. Pes cavus and pes planus. Phys Ther 1987;67(5):688-693.

Frank JS, Earl M. Coordination of posture and movement. Phys Ther 1990;70(12):855-863.

Frese E, Brown M, Norton BJ. Clinical reliability of manual muscle testing-middle trapezius and gluteus medius muscles. Phys Ther 1987;67(7):1072-1076.

Fujiwara M, Basmajian JV. Electromyographic study of two-joint muscles. Am J Phys Med 1975;54:234.

Gajdosik R, Lusin G.L Hamstring muscle tightness. Phys Ther 1983;63(7):1085-1090.

Girardin Y. EMG action potentials of rectus abdominis muscle during two types of abdominal exercises. In: Cerquigleni S, Venerando A, Wartenweiler J. Biomechanics III. Baltimore: University Park Press, 1973.

Gleeson PB, Pauls JA. Obstetrical physical therapy-review of the literature. Phys Ther 1988;68(11):1699-1702.

Glennon TP. Isolated injury of the infraspinatus branch of the suprascapular nerve. Arch Phys Med Rehabil 1992;73:201-202.

Godfrey KE, Kindig LE, Windell EJ. Electromyographic study of duration of muscle activity in sit-up variations. Arch Phys Med Rehabil 1977;58:132.

Goldberg CJ, Dowling FE. Idiopathic scoliosis and asymmetry of form and function. Spine 1991;16(1):84-87.

Gose JC, Schweizer P. Iliotibial band tightness. J Orthop Sports Phys Ther 1989;9(4):399-406.

Gowitzke BA, Milner MM. Understanding the scientific basis of human motion. 2nd ed. Baltimore: Williams & Wilkins, 1980.

Gracovetsky S, Farfan HF, Lamy C. The mechanism of the lumbar spine. Spine 1981;6:249.

Gray ER. The role of leg muscles in variations of the arches in normal and flat feet. J Am Phys Ther Assoc 1969;49:1084.

Grieve GP. The sacro-iliac joint. Physiother 1976;62:384.

Guffey JS. A critical look at muscle testing. Clin 1991;11(2):15-19.

Halpern A, Bleck E. Sit-up exercise: an electromyographic study. Clin Orthop Relat Res 1979;145:172.

Hart DL, Stobbe TJ, Jaraiedi M. Effect of lumbar posture on lifting. Spine 1987;12(2):1023-1030.

Hasue M, Fujiwara M, Kikuchi S. A new method of quantitative measurement of abdominal and back muscle strength. Spine 1980;51:143.

Haymaker W. Bing's local diagnosis in neurological diseases. 15th ed. St. Louis: CV Mosby, 1969.

Hicks JH. The three weight-bearing mechanisms of the foot. In: Evans FG. Biomechanical studies of the musculoskeletal system. Springfield, Illinois: Charles C Thomas, 1961.

Hirano M, Koike Y, von Leden H. The sterno-hyoid muscle during phonation. Acta Otolaryngol 1967;64:500.

Houtz SJ, Lebow MJ, Beyer FR. Effect of posture on strength of the knee flexor and extensor muscles. J Appl Physiol 1957;11:475.

Hsieh C, Walker JM, Gillis K. Straight-leg-raising test. Phys Ther 1983;63(9):1429-1433.

Ingher RS. Iliopsoas myofascial dysfunction: a treatable cause of "failed" low back syndrome. Arch Phys Med Rehabil 1989;70:382-385.

Itoi E. Roentgenographic analysis of posture in spinal osteoporotics. Spine 1991;16(7):750-756.

Johnson JTH, Kendall HO. Localized shoulder girdle paralysis of unknown etiology. Clin Orthop 1961;20:151-155.

Joint motion, method of measuring and recording. Chicago: American Academy of Orthopaedic Surgeons, 1965.

Jonsson B, Olofsson BM, Steffner LCH. Function of the teres major, latissimus dorsi and pectoralis major muscles. Acta Morph Neerl Scand 1972;9:275.

Kaplan EB. Functional and surgical anatomy of the hand. 2nd ed. Philadelphia: JB Lippincott, 1965.

Keagy RD, Brumlik J, Bergan JJ. Direct electromyography of the psoas major muscle in man. J Bone Joint Surg [Am] 1966;48-A:1377.

Keller RB. Nonoperative treatment of adolescent idiopathic scoliosis. In: Barr JS, ed. The spine-instructional course lectures. Vol 30. 1989:129.

Kendall HO. Some interesting observations about the after care of infantile paralysis patients. J Excep Children 1937;3:107.

Kendall HO. Watch those T.V. exercises. TV Guide 1963;II-31:5.

Kendall HO, Kendall FP. Study and treatment of muscle imbalance in cases of low back and sciatic pain. Pamphlet. Baltimore: privately printed, 1936.

Kendall HO, Kendall FP. Care during the recovery period of paralytic poliomyelitis. U.S. Public Health Bulletin No 242. Washington, DC: U.S. Government Printing Office, 1939.

Kendall HO, Kendall FP. Gluteus medius and its relation to body mechanics. Physiother Rev 1941;21:131.

Kendall HO, Kendall FP. The role of abdominal exercise in a program of physical fitness. J Health Phys Ed 1943;480.

Kendall HO, Kendall FP. Unpublished report on the Posture Survey at U.S. Military Academy, West Point, 1945.

Kendall HO, Kendall FP. Physical therapy for lower extremity amputees. War Department Technical Manual TM-8-293:14/42 and 58/65, Washington, DC: U.S. Government Printing Office, 1946:12-42.

Kendall HO, Kendall FP. Orthopedic and physical therapy objectives in poliomyelitis treatment. Physiother Rev 1947;27:159.

Kendall HO, Kendall FP. Functional muscle testing. In: Bierman W, Licht S. Physical medicine in general practice, New York: Paul B Hoeber, 1952:339-384.

Kendall HO, Kendall FP. Posture, flexibility, and abdominal muscle tests (leaflet). Baltimore: Waverly Press, 1964.

Kendall HO, Kendall FP. Developing and maintaining good posture. J Am Phys Ther Assoc 1968;48:319.

Kendall HO, Kendall FP, Boynton DA. Posture and pain. Baltimore: Williams & Wilkins, 1952. Reprinted Melbourne, Florida: Robert E Krieger, 1971.

Kendall FP. Range of motion. The correlation of physiology with therapeutic exercise. New York: American Physical Therapy Association, 1956.

Kendall FP. A criticism of current tests and exercises for physical fitness. J Am Phys Ther Assoc 1965;45:187-197.

Kisner C, Colby LA. Therapeutic exercise-foundations and techniques. 2nd ed. Philadelphia: FA Davis, 1990.

Kleinberg S. Scoliosis-pathology, etiology, and treatment Baltimore: Williams & Wilkins, 1951.

Klousen K, Rasmussen B. On the location of the line of gravity in relation to L5 in standing. Acta Physiol Scand 1968; 72:45.

Koes BW, Bouter LM, vanMameren H, Essers AHM, Verstegen GMJR, Hofhuizen DM, Houben JP, Knipschild PG. The effectiveness of manual therapy, physiotherapy, and treatment by the general practitioner for nonspecific back and neck complaints. Spine 1992;17(1):28-35.

Kotby MN. Electromyography of the laryngeal muscles. Electroencephalog Clin Neurophysiol 1969;26:341.

Kraus H. Effects of lordosis on the stress in the lumbar spine. Clin Orthop 1976;117:56.

LaBan M, Raptou AD, Johnson EW. Electromyographic study of function of iliopsoas muscle. Arch Phys Med 1965;46:676-679.

Lieb FJ, Perry J. Quadriceps function. J Bone Joint Surg [Am] 1971;53-A:749.

Lilienfeld AM, Jacobs M, Willis M. A study of the reproducibility of muscle testing and certain other aspects of muscle scoring. Phys Ther Rev 1954;34(6):279-290.

Lindahl O. Determination of the sagittal mobility of the lumbar spine. Acta Orthop Scand 1966;37:241.

Lindahl O, Movin A. The mechanics of extension of the knee joint. Acta Orthop Scand 1967;38:226.

Lindstrom A, Zachrisson M. Physical therapy for low back pain and sciatica. Scand J Rehabil Med 1970;2:37.

Lipetz S, Gutin B. Electromyographic study of four abdominal exercises. Med Sci Sports 1970;2:35.

Loebl WY. Measurement of spinal posture and range of spinal movement. Ann Phys Med 1967;9:103.

Long C. Intrinsic-extrinsic muscle control of the fingers. J Bone Joint Surg [Am] 1968;50-A:973.

Loptata M, Evanich MJ, Lourenco RV. The electromyogram of the diaphragm in the investigation of human regulation of ventilation. Chest 1976;70(Suppl):162S.

Loring SH, Mead J. Action of the diaphragm on the rib cage inferred from a force-balance analysis. J Appl Physiol 1982;53;3:756-760.

Low JL. The reliability of joint measurement. Physiother 1976;62:227.

Mann R, Inman VT. Phasic activity of intrinsic muscles of the foot. J Bone Joint Surg [Am] 1964;46-A:469.

McCreary EK. The control of breathing in singing. [Research paper for Physiology Department] John A. Burns School of Medicine, Honolulu, Hawaii, 1982.

Mayhew TP, Norton BJ, Sahrmann SA. Electromyographic study of the relationship between hamstring and abdominal muscles during a unilateral straight leg raise. Phys Ther 1983;63(11):1769-1775.

Michelle AA. Iliopsoas. Springfield, Illinois: Charles C Thomas, 1962.

Mines, AH. Respiratory physiology. New York: Raven Press, 1981.

Moller M, Ekstrand J, Oberg B, Gillquist J. Duration of stretching effect on range of motion in lower extremities. Arch Phys Med Rehabil 1985;66:171-173.

Moore KL. Clinically oriented anatomy. Baltimore: Williams & Wilkins, 1980.

Moore ML. Clinical assessment of joint motion. In: Licht S. Therapeutic exercise. 2nd ed. Baltimore: Waverly Press, 1965.

Mulligan E. Conservative management of shoulder impingement syndrome. Athl Train 1988;23(4):348-353.

Nachemson A. Electromyographic studies on the vertebral portion of the psoas muscle. Acta Orthop Scand 1966;37:177.

Nachemson A. Physiotherapy for low back pain patients. Scand J Rehabil Med 1969;1:85.

Nachemson A. Towards a better understanding of low back pain: a review of the mechanics of the lumbar disc. Rheumatol Rehabil 1975;14:129.

Nachemson A. A critical look at the treatment for low back pain. Scand J Rehabil Med 1979;11:143.

Nachemson A, Lindh M. Measurement of abdominal and back muscle strength with and without low back pain. Scand J Rehabil Med 1969;1:60.

Nagler W, Pugliese G. Facet syndrome (letter to the editor). Arch Phys Med Rehabil 1989;70.

Ouaknine G, Nathan H. Anastomotic connections between the eleventh nerve and the posterior root of the first cervical nerve in humans. J Neurosurg 1973;38:189.

ParÈ EB, Schwartz JM, Stern JT. Electromyographic and anatomical study of the human tensor fasciae latae muscle. In: Proceedings of the 4th Congress of the International Society of Electrophysiological Kinesiology. Boston: Published by the organizing committee, 1979.

SUGESTÕES DE LEITURA

Partridge MJ, Walters CE. Participation of the abdominal muscles in various movements of the trunk in man. Phys Ther Rev 1959;39:791-800.

Patton NJ, Mortensen OA. A study of some mechanical factors affecting reciprocal activity in one-joint muscles. Anat Rec 1970;166:360.

Pearsall DJ, Reid JG, Hedden DM. Comparison of three non-invasive methods for measuring scoliosis. Phys Ther 1992;72:9.

Pearson AA, Sauter RW, Herrin GR. The accessory nerve and its relation to the upper spinal nerves. J Anat 1964;114-A:371.

Pennal CF, Conn GS, McDonald G, et al. Motion studies of the lumbar spine. J Bone Joint Surg [Br] 1972;54-B:442.

Physical Therapy, Journal of the American Physical Therapy
Association. Special issues:
Pain. 1980;60:1. (Lister MJ, ed.)
Respiratory care. 1980;60:12. (Lister MJ, ed.)
Muscle biology. 1982;62:12. (Lister MJ, ed.)
Biomechanics. 1984;64:12. (Lister MJ, ed.)
Shoulder complex. 1986;66:12. (Lister MJ, ed.)
Clinical measurement. 1987;67:12. (Lister MJ, ed.)
Foot and ankle. 1988;68:12. (Rose SJ, ed.)
Clinical decision making. 1989;69:7. (Rose SJ, ed. em.)
Hand management in physical therapy. 1989;69:12. (Rothstein JM, ed.)
Physiotherapy. Journal of the Chartered Society of Physiotherapy. Special issues:
The hand. 1977,63:9. (Whitehouse J, ed.)
Update in respiratory care. 1992;78:2. (Whitehouse J, ed.)

Pruijs JEH, Keessen W, van der Meer R, van Wieringen JC, Hageman MAPE. School screening for scoliosis: methodologic considerations-Part 1: external measurements. Spine 1992;17(4):431-435.

Ralston HJ, Todd FN, Inman VT. Comparison of electrical activity and duration of tension in the human rectus femoris muscle. Electromyogr Clin Neurophysiol 1976;16:271.

Ramsey GH, Watson JS, Gramiak R, et al. Cinefluorographic analysis of the mechanism of swallowing. Radiology 1955;64:498.

Riddle DL, Finucane SD, Rothstein JM, Walker ML. Intrasession and intersession reliability of hand-held dynamometer measurements taken on brain-damaged patient. Phys Ther 1989;69(3):182-194.

Roberts RH, ed. Scoliosis. CIBA Found Symp 1972;24:1.

Rodgers MM, Cavanagh PR. Glossary of biomechanical terms, concepts, and units. Phys Ther 1984;64(12):1886-1902.

Root ML, Orien WP, Weed JH. Normal and abnormal function of the foot. Los Angeles: Clinical Biomechanics Corp, 1977:95-107.

Salminen JJ, Maki P, Oksanen A, Pentti J. Spinal mobility and trunk muscle strength in 15-year-old schoolchildren with and without low-back pain. Spine 1992;17(4):405-411.

Salter N, Darcus HD. The effect of the degree of elbow flexion on the maximum torques developed in pronation and supination of the right hand. J Anat 1952;86-B:197.

Saunders JB deCM, Davis C, Miller ER. The mechanism of deglutition. Ann Otol Rhinol Laryngol 1951;60:897.

Schuit D, Adrian M, Pidcoe P. Effect of heel lifts on ground reaction force patterns in subjects with structural leg-length discrepancies. Phys Ther 1989;69(8):663-670.

Schultz JS, Leonard JA Jr. Long thoracic neuropathy from athletic activity. Arch Phys Med Rehabil 1992;73:87-90.

Scoliosis: an anthology. (Articles reprinted from Physical Therapy) Alexandria, Virginia: American Physical Therapy Association, 1984.

Shaffer T, Wolfson M, Bhutani VK. Respiratory muscle function, assessment, and training. Phys Ther 1981;61:12.

Sharf M, Shvartzman P, Farkash E, Horvitz J. Thoracic lateral cutaneous nerve entrapment syndrome without previous lower abdominal surgery. J Fam Pract 1990;30:2.

Sharp JT, Draz W, Danon J, et al. Respiratory muscle function and the use of respiratory muscle electromyography in the evaluation of respiratory regulation. Chest 1976;70(Suppl):150S.

Sharrard WJW. The segmental innervation of the lower limb muscles in man. Ann R Coll Surg Engl 1964;35:106.

Shelton RL, Bosma JF, Sheets BV. Tongue, hyoid and larynx displacement in swallow and phonation. J Appl Physiol 1960;15:283.

Slonim NB, Hamilton LH. Respiratory physiology. St. Louis: CV Mosby, 1981.

Smidt GL, Rogers MW. Factors contributing to the regulation and clinical assessment of muscular strength. Phys Ther 1982;62(9):1283-1289.

Smith JW. Muscular control of the arches of the foot in standing: an electromyographical assessment. J Anat 1954;88-B:152.

Smith RL, Brunolli J. Shoulder kinesthesia after anterior glenohumeral joint dislocation. Phys Ther 1989;69(2):106-112.

Soderberg GL, Dostal WF. Electromyographic study of three parts of the gluteus medius muscle during functional activities. Phys Ther 1978;58(6):691-696.

Southwick WO, Keggi K. The normal cervical spine. J Bone Joint Surg [Am] 1964;46-A(8):1767-1777.

Speakman HGB, Weisberg J. The vastus medialis controversy. Physiother 1977;63:8.

Spitzer WO et al. Scientific approach to the assessment and management of activity-related spinal disorders: a monograph for clinicians-report of the Quebec Task Force on Spinal Disorders. Spine [European Edition] 1987;12:7s.

SUGESTÕES DE LEITURA

Stoff MD, Greene AF. Common peroneal nerve palsy following inversion ankle injury. Phys Ther 1982; 62(10):1463-1464.

Stokes IAF, Abery JM. Influence of the hamstring muscles on lumbar spine curvature in sitting. Spine 1980;5(6):525-528.

Stone B, Beekman C, Hall V, Guess V, Brooks HL. The effect of an exercise program on change in curve in adolescents with minimal idiopathic scoliosis. Phys Ther 1979;59(6):759-763.

Straus WL, Howell AB. The spinal accessory nerve and its musculature. Rev Biol 1936;11:387.

Sullivan MS. Back support mechanisms during manual lifting. Phys Ther 1989;69(1):38-45.

Suzuki N. An electromyographic study of the role of muscles in arch support of the normal and flat foot. Nagoya Med J 1972;17:57.

Thomas HO. Diseases of the hip, knee and ankle joints. (Reproduction of 2nd ed, 1876.) Boston: Little, Brown, 1962.

Travell JG, Simons DG. Myofascial pain and dysfunction. Baltimore: Williams & Wilkins, 1983.

Trief PM. Chronic back pain: a tripartite model of outcome. Arch Phys Med Rehabil 1983;64:53-56.

Truex RC, Carpenter MG, eds. Strong and Elwyn's human neuroanatomy. 6th ed. Baltimore: Williams & Wilkins, 1969.

Urban LM. The straight-leg-raising test: a review. J Orthop Sports Phys Ther 1981;2(3):117-133.

Vander AJ, Sherman JH, Luciano DS. Human physiology: the mechanism of body function. 3rd ed. New York: McGraw-Hill, 1980.

Wadsworth CT, Krishnan R, Sear M, Harrold J, Nielsen DH. Intrarater reliability of manual muscle testing and handheld dynametric muscle testing. Phys Ther 1987;67(9):1342-1347.

Walters CE, Partridge MJ. Electromyographic study of the differential action of the abdominal muscles during exercise. Am J Phys Med 1957;36:259.

Warfel JH. The head, neck and trunk. 5th ed. Philadelphia: Lea & Febiger, 1985.

Watkins MA, Riddle DL, Lamb RL, Personius WJ. Reliability of goniometric measurements and visual estimates of knee range of motion obtained in a clinical setting. Phys Ther 1991;71(2):90-97.

Weiss HR. The effect of an exercise program on vital capacity and rib mobility in patients with idiopathic scoliosis. Spine 1991;16:1.

Wells KF. Kinesiology, 4th ed. Philadelphia: WB Saunders, 1966.

White A, Panjabi M. Clinical biomechanics of the spine. Philadelphia: JB Lippincott, 1978.

Williams M, Lissner HR. Biomechanics of human motion. Philadelphia: WB Saunders, 1962.

Williams M, Stutzman L. Strength variation through the range of joint motion. Phys Ther Rev 1959;39:145.

Williams PC. The lumbosacral spine. New York: McGraw-Hill, 1965.

Wolf S. Normative data on low back mobility and activity levels. Am J Phys Med 1979;58:217.

Youdas JW, Carey JR, Garrett TR. Reliability of measurements of cervical spine range of motion-comparison of three methods. Phys Ther 1991;71(2):98-106.

Zimny N, Kirk C. A comparison of methods of manual muscle testing. Clin Man 1987;7(2):6-11.

Índice Remissivo

Os números de página em *itálico* indicam figuras; os seguidos por "q", quadros; e os seguidos por "t", tabelas.

A

Abaixamento do membro inferior
  fraqueza da musculatura abdominal durante, 214, *214*
  gradação, 212-213, *213*
  teste de força da musculatura abdominal durante, 70, 200, 201, 210-211, *210-211*
Abdome, 168
  contorno em crianças, 100
  quadro-sumário das posturas boa e defeituosa, 91q
Abdução, 54, 57, *57*
  da escápula, *78-79*, 302t, 303, *303*
  da junta carpometacarpal do polegar, 255q, 258, 295t
  da junta metacarpofalângica do polegar, 258
  das juntas metatarsofalângicas, 367q, 370
  das juntas metacarpofalângicas dos dedos da mão, 258, 295t
  definição, 57, 483
  do antepé, 370, 443
  do ombro, 254q, 302t, 304, *305*
    horizontal, 54, 304
  do punho, 255q, 259
  do quadril, 366q, 372, *372*
  horizontal
  definição, 484
    do ombro, 54, 304
    no plano transverso, 54
Abdutor curto do polegar, 262, *262*, 349
  ação, 255q, 262
  distribuição do segmento espinal, 468q-469q
  fraqueza, 262
  inervação, 27q, *251*, 262
  origem e inserção, 262
  teste de força, 262, *262*
Abdutor do dedo mínimo da mão, 270, *270*, 349
  ação, 255q, 270
  distribuição do segmento espinal, 468q-469q
  fraqueza, 270
  inervação, 27q, *251*, 270
  origem e inserção, 270
  teste de força, 270, *270*
Abdutor do dedo mínimo do pé, *365*
  ação, 367q
  distribuição do segmento espinal, 470q-471q
  inervação, 29q, 364q
Abdutor do hálux, *365*, 400, *400*
  ação, 367q, 400
  contratura, 400
  distribuição do segmento espinal, 470q-471q
  fraqueza, 400

  inervação, 29q, 364q, 400
  origem e inserção, 400
  teste de força, 400, *400*
Abdutor longo do polegar, 268, *268*, *349*
  ação, 254q-255q, 268
  contratura, 268
  distribuição do segmento espinal, 468q-469q
  fraqueza, 268
  inervação, 27q, *251*, 268
  origens e inserções, 268
  teste de força, 268, *268*
Abdutores do membro inferior, 176
Abdutores do ombro, 302t
Abdutores do quadril, 73, *73*, 176
  exercícios, 434, *434*, 462, *462*
  fraqueza, 95, 434-435, *434-435*
    inclinação pélvica lateral devida a, 112
  no alinhamento defeituoso, 74-75
  paralisia, *184*
  teste de força, 16, 184, *184*, 432-433, *432-433*
    grau ruim, 20-21
    na escoliose, 109
Abertura e fechamento da mandíbula, 124
Adução, 54, 57, *57*
  da escápula, *78-79*, 302t, 303, *303*
  da junta carpometacarpal do polegar, 255q, 258
  da junta metacarpofalângica do polegar, 258
  das juntas metatarsofalângicas, 367q, 370
  das juntas metacarpofalângicas dos dedos da mão, 258
  definição, 57, 483
  do antepé, 370, 442
  do ombro, 254q, 302t, 304
    horizontal, 54, 304
  do punho, 255q, 259
  do quadril, 366q, 372-373, *372-373*
  horizontal
    definição, 484
    do ombro, 54, 304
    no plano transverso, 54
Adutor curto, *365*, 426, *426*
  ação, 366q, 426
  distribuição do segmento espinal, 470q-471q
  inervação, 29q, 364q, 426
  origem e inserção, 426
  teste de força, 427, *427*
Adutor do hálux, *365*, 400, *400*
  ação, 367q, 400

contratura, 400
distribuição do segmento espinal, 470q-471q
fraqueza, 441
inervação, 29q, 364q, 400
origem e inserção, 400
Adutor do polegar, 261, *261*, *349*
ação, 255q, 261
distribuição do segmento espinal, 468q-469q
encurtamento, 261
fraqueza, 261
inervação, 27q, *251*, 261
origens e inserções, 261
teste de força, 261
Adutor longo, *365*, 426, *426*
ação, 366q, 426
distribuição do segmento espinal, 470q-471q
inervação, 29q, 364q, 426
origem e inserção, 426
teste de força, 427, *427*
Adutor magno, *365*, 426, *426*, *453*
ação, 366q, 426
distribuição do segmento espinal, 470q-471q
inervação, 29q, 364q, 426
origem e inserção, 426
teste de força, 427, *427*
Adutor mínimo, *453*
Adutores do ombro, 302t
alongamento, 116, *116*, 339, 357, *357*
encurtamento adaptativo, 479
teste de comprimento, 339
Adutores do quadril, 73, *73*, 176, *426*, 426-428
ação dos rotadores, 428, *428*
ação, 426
contratura, 427
inclinação pélvica lateral decorrente do desequilíbrio
dos, 229
inervação, 368t, 426
no alinhamento defeituoso, 74-75, 229
origens e inserções, 426
teste de força, 16, 427, *427*
Agonistas, 5, 17
definição, 481
Alavancagem, 16
Alça cervical, 138t-139t
Alinhamento ideal, 59-63
cabeça e pescoço, 61, 73
centro de gravidade, 55
definição, 481
dorso, 61, 73
juntas do joelho, 62, 73, *80-82*
juntas do quadril, 62, 73
na criança, 98, *98*
na posição sentada, 85, *85*
ombros, 61, 73, *78*
pelve e região lombar, 62, 73
pés, 63, 73, *80-82*
teste da linha de prumo para desvio, 59, 60, *60*
tornozelos, 63, 73
vistas laterais, 60, *60*, 64, 65, *71*
vistas posteriores, 60, *60*, 73, *73*
Alinhamento postural, 51
defeituoso, 51
análise e tratamento, 92t-94t
dor no membro superior devida ao, 341
escoliose e, 112, *112*
exercícios corretivos, 51, 116, *116*
falta de mobilidade e, 31
fraqueza devida ao, 4

fraqueza postural adquirida, 95
lombalgia devida ao, 219
na criança, 98, *98*, 100
teste de força muscular, 88
teste muscular manual, 4
vistas laterais, 64, *64*, 66-69, *66-69*, 77, *77*
vistas posteriores, 74-75, *74-75*, 77, *77-79*
dominância manual e, 74, 76, *76*
eixos relacionados, 54
estático, 53
ideal, 59-63. (*Ver também* Alinhamento ideal)
influências, 51
na posição sentada, 85, *85*
planos relacionados, 55, *55*
movimentos, 56-58, *56-58*
postura cifótica-lordótica, 64, *64*, 66, *66*
postura com o dorso plano, 62, 64, *64*, 68, *68*
postura lordótica, 67, *67*
postura *sway-back*, 61, 64, *64*, 72, *72*
quadro-sumário das posturas boa e defeituosa, 90q-91q
Alinhamento. *Ver também* Alinhamento postural
definição, 481
equipamento de avaliação, 59
ideal, 59-63, 481 (*Ver também* Alinhamento ideal)
Alongamento, 4, 31, 36, 463
da região lombar, 242, *242*
da região posterior do pescoço, 116, *116*
definição, 481
do grande dorsal, 344, *344*
do peitoral menor, 343, *343*
do redondo maior, 344, *344*
do tensor da fáscia lata, 398, *398*, 450, *450*
do trato iliotibial, 398, *398*
dos adutores do ombro, 116, *116*
dos extensores do pescoço, 147
dos flexores do quadril, 224, 225, *225*, 381, *381*, 398, *398*,
462, *462*
dos flexores laterais do pescoço, 159
dos músculos do pescoço, 163, *163*
dos músculos posteriores do pescoço, 159
dos posteriores da coxa, 390, *390*, 463, *463*
posições que devem ser evitadas, 390, *390*
dos rotadores laterais do ombro, 345, *345*
massagem, 36
para o alinhamento postural defeituoso, 92t-94t
vulnerabilidade muscular, 11
Amplitude de movimento, 4, 12. *Ver também* Movimentos
das juntas
abdução e adução do quadril, 372-373
contratura e perda da, 17
da coluna vertebral, 168, 187
na extensão, 169, *169*, 181
na flexão, 169, *169*, 174, *174-175*
da junta sacroilíaca, 220-222
definição, 12, 481
do pescoço, 146-147, 147t
do polegar, 295t
dos dedos da mão, 295t
dos rotadores do ombro, 310, *311*
encurtamento e perda, 17
estabilidade *versus* flexibilidade e, 51
excessiva, 4, 12
flexão do joelho, 12
flexão dorsal e plantar do tornozelo, 371
flexão e extensão do quadril, 12, 187, 372, 376
flexão lateral, 88
fraqueza *versus* restrição, 15
insuficiência ativa e, 13

ÍNDICE REMISSIVO

495

insuficiência passiva e, 12
limitada, 4, 12
na criança, 97
passiva, 481
teste de comprimento muscular e, 4, 12
Amplitude do comprimento muscular, 12. *Ver também* Teste de comprimento muscular
Amputação do membro inferior, 96
Ancôneo, 292, *292, 344, 349*
    ação, 254q, 292
    contratura, 293
    distribuição do segmento espinal, 468q-469q
    fraqueza, 293
    inervação, 27q, *251*, 292
    origem e inserção, 292
    teste de força, 292-293, *292-293*
Anfiartrose, 10t
Antagonistas, 5, 17
    definição, 481
Antebraço
    músculos que controlam o, 254q
    pronação e supinação, 19, *58*, 259, *291*
    quadro de mensuração da junta, 296q
Antepé
    abdução, 370
        desvio lateral dos dedos do pé por causa de, 443
        desvio medial dos dedos do pé por causa de, 442
Anterior, definição, 481
Aparelhos isocinéticos, 6
Aponeuroses, 9
    glútea, *433*
    tendão central, 236
Ariepiglótico
    ação, 139t
    inervação, 139t
    origem e inserção, 139t
    papel na deglutição, 139t
Aritenóide
    oblíquo
        ação, 139t
        inervação, 139t
        origem e inserção, 139t
        papel na deglutição, 139t
    transverso
        ação, 139t
        inervação, 139t
        origem e inserção, 139t
        papel na deglutição, 139t
Arqueamento dos membros inferiores, 99, 447
    compensatório para joelhos valgos, 83, *83*, 99, 447
    definição, 481
    em crianças, 99, 447
    estrutural, *81*, 447
        correção, 447
        definição, 481
    postural, *82*, 447
        análise e tratamento, 94t, 447
        definição, 481
Artéria subclávia, *342*
    na síndrome do processo coracóide, 342
    síndrome da saída torácica devida à compressão, 341
Artéria tibial, anterior, *449*
Articulações
    claviculoumeral, 300t
    compressão excessiva, 31
    costoclavicular, 298, 299, 301t
    costoescapular, 299, 301t
    da cintura escapular, 297, *298, 299*, 300t-301t

definição, 297, 481
    escapulorradial, 301t
    escapuloulnar, 301t
    escapuloumeral, 300t
    esternoumeral, 300t
    temporomandibular
        efeitos de distúrbios da, 124
        movimentos, 124
        posição com a cabeça para frente ocasionando remodelação da, 159
    versus junta, 297
    vertebroclavicular, 298, 299, 301t
    vertebrocostoumeral, 300t
    vertebroescapular, 298, 301t
Articular do joelho, 420
    ação, 420
    inervação, 420
    origem e inserção, 420
Artrite de Marie-Strümpell, 31, 96
Assentos de automóvel, 85
Assintomático, definição, 481
Atividades recreativas, 97
Auricular
    anterior, 122, *123*
    posterior, 122, *123*
    superior, 122, *123*
Avaliação, definição, 481

B

Barra metatarsal, 441, *445*, 446
Bases do tratamento, 30-31
    estabilidade ou mobilidade, 31
    orientações para o clínico, 30
    papel dos músculos, 31
Bíceps braquial, 13, 290, *290*
    ação, 254q, 290, 301t
    cabeça curta, 290, *290*, 310t, 349
    cabeça longa, 290, *290*, 301t, *349*
    contratura, 288
    distribuição do segmento espinal, 468q-469q
    encurtamento, 290
    fraqueza, 288, 290
    inervação, 27q, *251*, 252, 253q, 290
    origens e inserções, 290, 301t
    teste de força, 288, *288*, 290, *290*
Bíceps femoral, 419, *419, 449, 453*
    ação, 366q-367q, 419
    cabeça curta, *365*
        distribuição do segmento espinal, 470q-471q
        inervação, 29q, 364q, 368t, 419
    cabeça longa, *365*
        distribuição do segmento espinal, 470q-471q
        inervação, 29q, 364q, 368t, 419
    origens e inserções, 419
    teste de força, 419, *419*
Bloqueios para o exame postural, 86, *87*
Bomba respiratória, 233, 235
Braquial, 290, *290, 349*
    ação, 254q, 290
    distribuição do segmento espinal, 468q-469q
    encurtamento, 290
    fraqueza, 290
    inervação, 27q, *251, 252*, 253q, 290
    origem e inserção, 290

ÍNDICE REMISSIVO

teste de força, 290, *290*
Braquiorradial, 294, *294, 349*
ação, 254q, 294
distribuição do segmento espinal, 468q-469q
fraqueza, 294
inervação, 27q, *251*, 294
origem e inserção, 294
teste de força, 294, *294*
Bucinador
ação, 126t
inervação, 122, *122*
origem e inserção, 126t
teste, *130*

C

Cabeça, 121-139
estudos de casos de paralisia facial, 134, 135q, 136, 137q
inclinação, 58
movimentos da junta temporomandibular, 124
músculos da deglutição, 138t-139t
músculos faciais e oculares, 126t-127t
teste, *128-133*
na postura cifótica-lordótica, *64*, 66, *66*, 143
na postura com o dorso plano, 68, *68*
na postura lordótica, 67, *67*
na postura *sway-back*, 72, *72*
nervos cranianos, 121, *122-123*
quadro, 124, 125q
músculos inervados por, 122-123, 126t-127t
no alinhamento ideal, *60*, 61, *64*, 65, *65*, 73, *73*
para frente, 61, *64, 66, 68, 153*
análise e tratamento, 92t
posição-padrão, 143
posições defeituosas, 153, *153*
quadro-sumário das posturas boa e defeituosa, 91q
relação com a linha de referência, 61
rotação, 58, 146
suporte, 143
Cadeiras, 85
de postura, 85
para crianças, 96-97
para mesas de computador, 161, *161*
Calçados, 444-445
altura do salto, 445
avaliação da adequação, 440
calcanhar, 445
comprimento, 444
contraforte de calcanhar, 444, *444*
força do enfranque, 444-445
forma, 444
largura, 444
para crianças que estão aprendendo a andar, 445
radiografia do pé, *446*
salto alto, 445
distensão do arco metatarsal devida ao, 441
encurtamento do gastrocnêmio e do sóleo devido ao, 415
pronação do pé sem achatamento do arco longitudinal devida ao, 440
sola, 445
Calcâneo, 63, 370
Calor, 37
antes da massagem, 36
contra-indicações, 37
efeitos terapêuticos, 37

indicações, 37
para a contração do m. tensor da fáscia lata, 449
para a contração dos músculos posteriores do pescoço, 159
para a pressão da raiz nervosa cervical, 160
para a síndrome da pressão coracóide, 343
para a síndrome do redondo, 344
profundo, 37
turbilhão, 37
uso na poliomielite, 38
Capitato, *259*
Caudal, definição, 482
Cefaléia
devida à contração dos músculos posteriores do pescoço, 159
occipital, 33, 159
tensional, 159
Centro de gravidade, 55, 208
definição, 55, G-1
no alinhamento ideal, 55
Ciática, 454
alongamento do piriforme e, 453
causas, 454
definição, 454
devida à protrusão de disco intervertebral, 452, 454
distribuição da dor, 454
locais de lesões que dão origem à, 454
versus dor devida à contração do tensor da fáscia lata, 449
Cifoescoliose, 114
Cifose, 61
análise e tratamento, 92t
cervical, como variante normal, 146
definição, 481
na osteoporose, 340, *340*
posição da cabeça e do pescoço, 143
Cinta para a lombalgia, 226, *226. Ver também* Suportes
coccialgia, 222
distensão sacroilíaca, 222, *222*
Cintura escapular, 297
alinhamento normal, 342, *342*
articulações, 297, *298-299*, 300t-301t
juntas, 297, *298-299*
junta acromioclavicular, 297
junta costovertebral, 297
junta esternoclavicular, 297, 303
junta esternocostal, 297
junta glenoumeral, 297, 304, 305
músculos, *298*
termos relacionados, 297
Circundução, 57
da junta carpometacarpal do polegar, 258
da junta glenoumeral, 304
das juntas metacarpofalângicas dos dedos da mão, 258
definição, 484
do punho, 259
Claudicação
gastrocnêmio, 411, 413
glúteo médio, 434
Clavícula, articulações, *298, 299*, 300t, 301t
Coccialgia (coccigodínia), 219
Colar
para distensão da parte ascendente do trapézio, 160, *160*
para pressão sobre a raiz nervosa cervical, 160
Colchões, 232
Coluna cervical, 143. *Ver também* Pescoço
amplitude de movimento, 147, 147t
mensuração, 147
curvatura normal, 64, *64*, 146
extensão, 61, 143, 146, 147t, 149t, *152, 153*, 170
flexão, 146, 147t, 149t, *152*, 170

lateral, 58, 146, 147t, 149t
hiperextensão, 92t, 143
hiperflexão, 143
músculos que controlam movimentos, 149t
na postura cifótica-lordótica, 64, *64*, 66, *66*
na postura com o dorso plano, 64, *64*, 68, *68*
na postura lordótica, 67, *67*
na postura *sway-back*, 64, *64*, 72, *72*
no alinhamento ideal, *60*, 61, 64, *64*, 65, *65*, 73, *73*, *153*
rotação, 58, 146, 147t, 149t, 171
Coluna lombar, 167
curvatura normal, 64, *64*
extensão, 170
flexão, 170, 482
hiperflexão, 228
na criança, 100-101, *101*
hiperextensão, 92t, *180*
deslizamento facetário e, 206
durante *sit-ups*, 206
inclinação pélvica anterior e, 173
na postura cifótica-lordótica, 64, *64*, 66, *66*
na postura com o dorso plano, 64, *64*, 68, *68*
na postura lordótica, 67, *67*
na postura *sway-back*, 64, *64*, 72, *72*
no alinhamento defeituoso, 74-75, *74-75*
no alinhamento ideal, 61, 62, 64, *64*, 65, *65*, 73, *73*
possível lesão de L5, 456q-457q
Coluna torácica, 167
curvatura normal, 64, *64*
extensão, 170
flexão, 92t, 170
na postura cifótica-lordótica, 64, *64*, 66, *66*
na postura com o dorso plano, 64, *64*, 68, *68*
na postura lordótica, 67, *67*
na postura *sway-back*, 64, *64*, 72, *72*
no alinhamento defeituoso, 74-75, *74-75*
no alinhamento ideal, 61, 64, *64*, 65, *65*, 73, *73*
Coluna vertebral. *Ver também* Coluna cervical; Coluna lombar; Coluna torácica
amplitude de movimento, 169
articulações, 168
extensão, 169-170, *169-170*, 172
falta de estabilidade, 31
flexão lateral, 171, 172
flexão, 169-170, *169-170*, 172
hiperextensão, 171, *171*
juntas, 168
medula espinal, 25
mensuração de movimentos, 172
na posição zero, 190, *190*
quadro-sumário das posturas boa e defeituosa, 90q-91q
rotação, 171, 172
Compressão
de nervo, 32
definição, 481
Comprimento do membro inferior
aparente, 438
discrepância
aparente, causada pelo desequilíbrio muscular, 439, *439*
inclinação pélvica lateral devida à, 112, 439, *439*
mensurações, 438
na posição deitada, 438
na posição em pé, 438
real, 438
Condicionamento
cardiovascular, 234
testes, 104-105
Constritor da faringe inferior

ação, 139t
inervação, *122*, 123, 139t
origem e inserção, 139t
papel na deglutição, 139t
Constritor da faringe médio
ação, 139t
inervação, *122*, 123, 139t
origem e inserção, 139t
papel na deglutição, 139t
Constritor da faringe superior
ação, 139t
inervação, *122*, 123, 139t
origem e inserção, 139t
papel na deglutição, 139t
Consumo de oxigênio, 234, 235. *Ver também* Respiração
Contração, 17
concêntrica, 481
definição, 481
excêntrica, 481
isométrica, 481
isotônica, 481
Contraforte longo, 446
Contra-indicação, definição, 481
Contralateral, definição, 482
Contrapressão, 14
Contratilidade, definição, 482
Contratura, 4, 17. *Ver também músculos específicos*
definição, 17, 482
irreversível, 482
Coracobraquial, 313, *313*, *349*
ação, 254q, 300t, 313
distribuição do segmento espinal, 468q-469q
encurtamento, 313
fraqueza, 313
inervação, 27q, *251*, 252, 253q, 313
origem e inserção, 300t, 313
teste de força, 313, *313*
Correções de calçado e órteses, 445-446
mensurações do membro inferior, 438
para a inclinação pélvica lateral, 114, 229
em decorrência da contração do tensor da fáscia lata, 398, 450
para a rotação medial do quadril e pronação dos pés, 448
para calçados com saltos altos, 445
para dedos em martelo, 441
para o arqueamento das pernas, 447
para o desvio medial dos dedos do pé, 442
para o hálux valgo, 441
para o joelho valgo, 447
Corrugador dos supercílios
ação, 126t
inervação, *122*, *123*
origem e inserção, 126t
teste, *128*
Costas
de crianças, 100
na posição sentada, 85, *85*
observação durante o movimento na escoliose, 109
região inferior
curvatura normal, 62
no alinhamento ideal, *60*, 62
região superior
arredondadas, 61, 176, 482
curvatura normal, 61
fracas, 176
no alinhamento defeituoso, 61, 143
no alinhamento ideal, *60*, 61, 143
posição do pescoço em relação às, 143

ÍNDICE REMISSIVO

retas, 153
Costela cervical, 32, 345
Cotovelo, 259
 deformidade em extensão, 293
 flexão e extensão, *56*, 259
  músculos que controlam, 254q
 lesões por uso excessivo, 356
 quadro de mensuração da junta, 296q
Cotovelo de golfista, 356
Cotovelo de tenista, 356
Coxim metatarsal, 441, 446
Cranial, definição, 482
Crânio, suturas, 10, 10t
Crianças
 amplitude de movimento, 97
 arqueamento das pernas, 99, 447
 capacidade de tocar os dedos do pé relacionada à idade,
  101, *101*, 102q-103q, 105
 contorno abdominal, 100
 crescimento ósseo, 97
 desvio lateral dos dedos do pé, 99, 443
 desvio medial dos dedos dos pés, 442, *442*
 escoliose (*ver também* Escoliose)
  exame periódico, 113
  hábitos posturais defeituosos, 112, *112*
 escrivaninhas e cadeiras, 96-97
 exame postural, 88
 exercícios de fortalecimento muscular, 97
 joelhos, 99
 pés, 99
 pescoço e tronco, 100
  amplitude de movimento da flexão e extensão lombar,
   100-101, *101*
 postura, 96-101, *98*, *100*
  atividades esportivas/recreativas, 97
  defeitos, doenças e incapacidades que afetam, 96
  desvio de desenvolvimento, 97
  dominância manual, 96
  nutrição, 96
 procedimentos de gradação, 19, 24
Cricoaritenóideo
 lateral
  ação, 139t
  inervação, 139t
  origem e inserção, 139t
  papel na deglutição, 139t
 posterior
  ação, 139t
  inervação, 139t
  origem e inserção, 139t
  papel na deglutição, 139t
Cricofaríngeo
 ação, 139t
 inervação, 139t
 origem e inserção, 139t
 papel na deglutição, 139t
Cricotireóideo
 oblíquo
  ação, 139t
  inervação, 139t
  origem e inserção, 139t
  papel na deglutição, 139t
 reto
  ação, 139t
  inervação, 139t
  origem e inserção, 139t
  papel na deglutição, 139t
Critérios, definição, 482

Cunha para calcanhar, *445*, 445-446
Curvaturas da coluna vertebral, 59, 64, *64*. *Ver também*
  Postura com o dorso plano; Cifose; Lordose;
  Escoliose; Postura *sway-back*
 anormal, *64*, 482
 compressão nervosa e tensão, 32
 de membros inferiores, estudos de caso, 454
  comprometimento do nervo fibular comum, 455q
  lesão de nervo lombossacro, 458q
  poliomielite, 461q
  possível lesão de L5, 456q-457q
  síndrome de Guillain-Barré, 459q-460q
  curva C, 93t, 109, *109*, 198
 curva S, 107, 109
 definição, 482
 escoliose devida a, 108, *108*
 fraqueza devida a, 4, 31
 na escoliose, 109
 normal, 59, 64, *64*, 482
  dorsal, 61
  lombar, 61
 pinçamento de nervo, 33

D

Decúbito ventral, definição, 482
Dedos da mão
 amplitude de movimento de juntas, 295t
Dedos dos pés
 capacidade de tocá-los de acordo com a faixa etária, 101,
  101, 102q-103q, 105
  teste de sentar e alcançar, 105
 dedos em martelo, 94t, 441, *441*
 flexão e extensão, *56*, 370, *370*
 hálux valgo, 400, 441
 músculos que controlam movimentos, 367q
  distribuição do segmento espinal, 470q-471q
 quadro-sumário das posturas boa e defeituosa, 90q
Dedos em martelo, 441, *441*
 análise e tratamento, 94t
 flexão e extensão, 13, 15, *56*, 258
 juntas carpometacarpais, 259
 juntas interfalângicas, 258
 juntas metacarpofalângicas, 258
 músculos que controlam movimentos, 13, 255q, 278-281,
  278-281
  distribuição do segmento espinal, 468q-469q
  fraqueza, 296
  teste de força, 296
Defesa muscular, 52. *Ver também* Espasmo muscular, protetor
Deficiência de vitamina D, 96
Deformidades
 devidas a encurtamento, 17
 devidas a fraqueza, 17
 do pé e do tornozelo, 405
 fixas, 17
Deformidade em garra da mão, 275
Deformidade em garra do hálux, 402
Deglutição
 estágios, 138t-139t
 músculos, 138t-139t
Deltóide, 315, *315*, *344*, *349*
 ação, 254q, 300t, 315
  distribuição do segmento espinal, 468q-469q
 fraqueza, 315

ÍNDICE REMISSIVO

inervação, 27q, *251*, 252, 253q, 315
origens e inserções, 300t, 315
teste de força, 13, 315, *315*
deltóide anterior, 316-317, *316-317*
deltóide posterior, 316-317, *316-317*
Densitometria óssea, 6
Depressor do ângulo da boca
ação, 126t
inervação, 123, *123*
origem e inserção, 126t
teste, *131*
Depressor do lábio inferior
ação, 126t
inervação, 123, *123*
origem e inserção, 126t
teste, *130*
Depressor do septo nasal
ação, 126t
inervação, 123, *123*
origem e inserção, 126t
teste, *128*
Dermátomos, 26, *29*, *168*, *364*, *455*, *458*
do pescoço e do membro superior, *27*, *125*, *250*, *347*, *348*, *350-352*
do tronco e do membro inferior, *29*, *168*, *364*, *455*, *458*
Desequilíbrio muscular, 4
atividades relacionadas, 4
causas, 4
definição, 17
discrepância aparente de comprimento do membro inferior causada por, 439, *439*
dominância manual e padrões, 4
dos abdominais, desvio da cicatriz umbilical e, 218
efeitos respiratórios, 234
em distúrbios musculoesqueléticos, 4
entre abdominais e flexores do quadril, 205, *205*
escoliose e, 107, 108, 114
exercícios, 51, 116
inclinação pélvica lateral e, 112, 229
lombalgia devida ao, 8, 8t, 219
diferenças entre sexos, 8t
na inclinação pélvica anterior, 223, *223*
quadro de análise
do membro inferior, 399q
do membro superior, 260q
teste muscular manual, 4
Deslizamento facetário, 222
Desvio da cicatriz umbilical, desequilíbrio da musculatura abdominal, 218
Desvio lateral dos dedos do pé, 63, 443
altura do salto e, 63
correções de calçado, 443
devido à abdução do antepé, 443
devido à contração do tendão do calcâneo, 443
devido à rotação lateral ao nível do quadril, 443
devido à torção lateral da tíbia, 443
na criança, 99, 443
na postura-padrão, 63
suporte tipo *twister* para correção, 443, *443*
Desvio medial de dedos do pé, 63, 442, *442*
altura do salto e, 63
correção de calçado para, 442
devido à adução do antepé, 442
devido à contração do tensor da fáscia lata, 442
devido à rotação medial ao nível do quadril, 442
devido à torção medial da tíbia, 442
suporte tipo *twister* para correção, 442, *443*
Desvios posturais de desenvolvimento, 97

Diafragma, 167, 235-236, *235-236*
ações durante a respiração, 233, 235, 236, *240*
distribuição do segmento espinal, 468q-469q
inervação, 27q, 144q, 236
no enfisema, 235, 236
origens e inserções, 236
paralisia, 233
porção costal, 236, *236*
porção esternal, 236, *236*
porção lombar, 236, *236*
quadro de nervos espinais e músculos, 27q, 144q
Diagnóstico
definição, 482
musculoesquelético, 482
Diartrose, 10t
Digástrico
ventre anterior, *151*
ação, 138t
inervação, 122, *123*, 138t
origem e inserção, 138t
papel na deglutição, 138t
ventre posterior, *151*
ação, 138t
inervação, 122, *123*, 138t
origem e inserção, 138t
papel na deglutição, 138t
Dinamômetros, 7, *7*, 295
manuais, 6-7, *7*
Direções, definição, 482
Disco intervertebral, 168
protrusão, 452
Disfunção, definição, 482
Dispnéia, 234
Distal, definição, 482
Distensão
abordagens terapêuticas, 221
arco metatarsal, 441
base racional do tratamento, 221
definição, 482
fraqueza de alongamento e, 35
localização da dor devida à, 222
lombossacra, 220
postura com o dorso plano e, 222
sacroilíaca, 220-222
suportes, 221, 222, *222*
trapézio
parte ascendente, 160
partes transversa e descendente, 339
Distribuição do peso. *Ver também* Peso corporal
equilibrada, 59
sobre a base do hálux, 69, *69*
Distúrbios respiratórios, 233, 235
Dominância manual
escoliose e, 112
fraqueza muscular postural adquirida e, 95
padrão de desequilíbrio muscular e, 4
postura e, 74, 76, *76*
em crianças, 97
Dor, 5
causas mecânicas, 34
costas
porção inferior, 52, 167, 219-222
porção superior, 338-340
devida à hiperextensão do joelho, 447
devida ao joelho valgo, 447
distribuição, 34
imobilização, 52
membro inferior, 449-454

ÍNDICE REMISSIVO

membro superior, 341-345
modalidades de tratamento, 36-37
paralisia do serrátil anterior, 337
pé, 440
pescoço, 159-160
postural, 51, 52
referida, 34, 482
Dor no membro inferior, 449-454
ciática, 453-454
devida à contração do m. tensor da fáscia lata e do trato iliotibial, 449-450, *449-450*
devida à inclinação pélvica lateral, 229
devida à protrusão de disco intervertebral, 452
devida ao alongamento do tensor da fáscia lata e do trato iliotibial, 450-451, *450-451*
Dor no membro superior, 341-345
decorrente da costela cervical, 345, *345*
devida à contração do m. peitoral menor, 309
devida à contração dos mm. rotadores laterais do ombro, 345, *345*
devida ao alinhamento defeituoso, 341
devida ao pinçamento de nervo, 341
exercícios, 357, *357*
lesões por uso excessivo, 356
síndrome da pressão coracóide, 342-343, *342-343*
síndrome da saída torácica, 341
síndrome do redondo, 344, *344*
subluxação do ombro, 345, *345*
Dor no pescoço, 159-160
devida à contração de músculos posteriores do pescoço, 159
devida à distensão da parte superior do trapézio, 160, *160*
devida à pressão da raiz nervosa cervical, 160
ergonomia de computador e, 161, *161*
massagem, 143, 147, 159, 160, 162, *162*
Dor postural, 51, 52
causas, 52
defesa muscular devida à, 52
imobilização, 52
início e gravidade, 52
tratamento de condições agudas *versus* tratamento de condições crônicas que causam, 52
Dorsal, definição, 485
Dorso plano, 62, 64, *64*

E

Edema
massagem, 36
terapia com frio, 37
Eixo
coronal, 54, 56, 482
definição, 54, 482
longitudinal, 54, *58*, 482
sagital, 54, 57, 482
Eletromiografia (EMG), 6
para diferenciar ações dos abdominais superiores e inferiores, 200
Elevação,
de ambos os membros inferiores, 210, *210*
do membro inferior estendido, para alongar os posteriores da coxa, 390, *390*
do tronco, 168, 180, *180-181*
força dos músculos abdominais durante, 70
lateral, 184-185, *184-185*
oblíqua, 186, *186*

EMG. *Ver* Eletromiografia
Encurtamento, 4, 5
adaptativo, 35, 52, 341, 482
definição, 17, 482
deformidades devidas ao, 17
do m. tensor da fáscia lata, 380
dos adutores do ombro, 479
insuficiência passiva devida ao, 12
Encurvamento do tronco, 209, *209*. *Ver também* Sit-ups
análise do movimento de elevação do tronco, 202
assistido, 209, *209*
aumento da resistência durante, 209
com os membros inferiores estendidos, 188, *188*, 193
com os quadris e joelhos flexionados, 189, *189*, 193
definição, 193
diferenciação das ações dos abdominais superiores e inferiores durante, 200-201, *200-201*
efeitos da manutenção dos pés para baixo durante, 208, *208*
fraqueza dos músculos abdominais durante, 204, *204*
músculos abdominais e flexores do quadril durante, 191-192, *191-192*
desequilíbrio entre, 205, *205*
para fortalecer os músculos abdominais, 209, *209*
teste e gradação dos abdominais superiores durante, 202-203, *203*
Enfisema, 233, 235, 236
Epicondilite
lateral, 356
medial, 356
Equilíbrio muscular, 4
definição, 482
postura e, 51, 53
Equipamentos para o exame postural, 86, *87*
Eretor da espinha, 176, *177*
ação, 178t
cervical, teste de força, 157, *157*
distribuição do segmento espinal, 470q-471q
fraqueza, 232
dorsalgia devida a, 338
inervação, 29q, 168q
na postura cifótica-lordótica, 66
origem e inserção, 178t
papel na respiração, 238
Ergonomia para computador, 161, *161*
Escafóide, 259, *259*
Escaleno anterior, *150, 342*
ação, 149t
distribuição do segmento espinal, 468q-469q
inervação, 27q, 145q, 149t, *249*
origem e inserção, 148t
papel na respiração, 237
teste de força, 156, *156*
Escaleno médio, *150, 342*
ação, 149t
distribuição do segmento espinal, 468q-469q
inervação, 27q, 123, *123*, 145q, 149t, *249*
origem e inserção, 148t
papel na respiração, 237
teste de força, 156, *156*
Escaleno posterior, *150*
ação, 149t
distribuição do segmento espinal, 468q-469q
inervação, 27q, 145q, 149t, *249*
origem e inserção, 148t
papel na respiração, 237
teste de força, 156, *156*
Escápula(s), 303
protrusão e retração, 302

abdução, *78-79*, 92t, 303, *303*
  durante *push-ups*, 105
adução, *78-79*, 303, *303*
alamento, *79*, 105, 334, *334*, 336, *336*, 337, *337*
  em decorrência da paralisia do serrátil anterior, *474*, *474-476*, *475*
depressão, 303, *303*
elevação, *78-79*, 92t, 303, *303*
inclinação anterior, 58, 303, *303*
movimentos, 57, 302t, 303, *303*
na postura cifótica-lordótica, 66, *66*
no alinhamento defeituoso, 61, 74-75, *74-75*, *78-79*, 303
no alinhamento ideal, 61, 65, 73, *73*, *78*, *474*
rotação, 303, *303*
Esclerose múltipla, 35
Escoliose, 107-115
  causas, 107
  cifoescoliose, 114
  compensatória, 109
  definição, 107, 482
  desequilíbrio muscular e, 107, 108, 114
  devida à doença neuromuscular, 108, *108*
  dominância manual e, 112
  estrutural, 109
  exame, 107 109, *109*, *111*
    na criança, 113
    observação das costas durante o movimento, 109
    quadro do exame postural, 110q
    testes de alinhamento postural, 109
    testes de comprimento muscular, 109
    testes de força muscular, 109
  exercícios, 108, *113*, 113-114
    flexibilidade espinal e, 107, 114
    nota histórica, 107
    precauções, 114
  funcional, 109
  hábitos posturais defeituosos e, 112, *112*
  idiopática, 107
  importância da intervenção precoce, 115
  inclinação pélvica lateral e, 109, 112
  nota histórica, 115
  suportes, 114
  torácica direita, *109*
    lombar esquerda, 109, 112, 113
  toracolombar, *109*
    análise e tratamento, 93t
Escrivaninhas
  cadeiras escolares, 96-97
  ergonomia de mesas de computador, 161, *161*
  para crianças, 96-97
Espasmo muscular, 34-35
  associado à lesão tendinosa, 35
  causas, 34
  da parte ascendente do trapézio, 160
  definição, 34, 482
  dos músculos do pescoço, 143
  massagem, 36
  protetor, 34, 52
    da parte ascendente do trapézio, 342
    definição, 482
  segmentar, 35
  tratamento, 34
  uso de suportes, 34
Espasmo. *Ver* Espasmo muscular
Espinal da cabeça
  ação, 178t
  origem e inserção, 178t
Espinal do pescoço, *177*

ação, 178t
  origem e inserção 178t
Espinal do tórax, *177*
  ação, 178t
  origem e inserção 178t
Espinha(s) ilíaca(s)
  ântero-superior, 62, 64, *169*, 173
  póstero-superior, 62
Esplênio da cabeça, *177*
  ação, 179t
  inervação, 123, *123*, 159
  origem e inserção, 179t
  teste de força, 157, *157*
Esplênio do pescoço, *177*
Esqueleto, 9
Estabilidade
  definição, 482
  versus flexibilidade, 51
  versus mobilidade como resultado terapêutico desejado, 31
Estabilização, 14-15
  definição, 482
Esternocleidomastóideo, 349
  ação, 149t
  contratura, 156
  distribuição do segmento espinal, 468q-469q
  encurtamento, 156
  inervação, 26, 27q, 123, *123*, 145q, 149t, *251*, 253q
  origem e inserção, 148t
  papel na respiração, 233, 237
  teste de força, 156, *156*
Esternoióideo, *151*
  ação, 139t
  inervação, 123, *123*, 139t
  origem e inserção, 139t
  papel na deglutição, 139t
Esternotireóideo, *151*
Estilofaríngeo
  ação, 139t
  inervação, *122*, 123, 139t
  origem e inserção, 139t
  papel na deglutição, 139t
Estiloglosso
  ação, 138t
  inervação, 123, *123*, 138t
  origem e inserção, 138t
  papel na deglutição, 138t
Estiloióideo, *151*
  ação, 138t
  inervação, 122, *123*, 138t
  origem e inserção, 138t
  papel na deglutição, 138t
Estimulação elétrica, 36
Estresse, definição, 482
Eversão
  definição, 482
  do pé, *58*, 63, 94t, 367q, 370
Exame físico, 4
Exame postural, 59, 86-89
  componentes, 59
  definição, 482
  da criança, 88
  do alinhamento na posição em pé, 86
  equipamentos, 59, 86, *87*
  interpretação de achados de teste, 88
  linha de prumo, 59, 60, *60*
  para a escoliose, 107
  registro de achados
    quadro de exame postural, 89q

ÍNDICE REMISSIVO

quadro-sumário, 90q-91q
testes de flexibilidade e comprimento musculares, 88
testes de força muscular, 88
vestimentas para, 86
Exercício de inclinação pélvica posterior, 70, 92t, 215, *215*
posição com joelhos flexionados, 216-217
Exercício postural *wall-sitting*, 70, 116, *116*, 357, *357*
Exercício postural *wall-standing*, 70, 116, *116*, 243, *243*
Exercício(s), 36. *Ver também* Exercícios de fortalecimento;
    Alongamento
em decúbito, 463
encurvamento do tronco, 209, *209*
exercícios corretivos, 462-463, *462-463*
que devem ser evitados, 116
inclinação pélvica posterior, 70, 92t, 215, *215*
posição com joelho flexionado, 216-217
para a dor no membro superior, 357, *357*
para a dorsalgia devida a osteoporose, 340
para a escoliose, 108, *113*, 113-114
nota histórica, 107
para a fraqueza da região lombar, 232
para a fraqueza de alongamento, 36
para a paralisia de Bell, 134, 136
para a pressão sobre a raiz nervosa cervical, 160
para a pronação do pé, 116, *116*, 446
para a rotação medial do quadril e pronação do pé, 448
para defeitos posturais, 51, 116, *116*
para o tronco e abdome, 242-243, *242-243*
sit-ups, 206-208
teste muscular antes da prescrição, 4
Exercícios de Codman, 304
Exercícios de extensão das costas, 232
Exercícios de fortalecimento, 36, 463
para a postura *sway-back*, 70
para crianças, 97
para o alinhamento postural defeituoso, 92t-94t
para o grande dorsal, 163, *163*, 357, *357*
para o iliopsoas, 228
para o quadríceps, 462, *462*
para o trapézio, 339, 478
para os abdutores do quadril, 434, 462, *462*
para os extensores do quadril, 462, *462*
para os glúteos, 462, *462*
para os músculos abdominais, 243, *243*
para os oblíquos externos, 70, 215-216, *215-216*
para os posteriores da coxa, 227
Exercícios de respiração diafragmática, 234
Exercícios de roda de ombro, 304
Expiração, 233, *241*. *Ver também* Respiração
músculos acessórios, 237-238
músculos principais, 235-237
Extensão, 56. *Ver também* Hiperextensão
da coluna vertebral, 169-170, *169-170*, *172*
cervical, 61, 143, 146, 147t, 149t, *152*
lombar, em crianças, 100-101, *101*
da junta atlantooccipital, 168
da junta metatarsofalângica, 367q, 370
das juntas carpometacarpais, 255q
das juntas metacarpofalângicas, 255q
definição, 56, 170, 482
do cotovelo, *56*, 254q, 259
do joelho, *56*, 62, 366q, 371, *371*
do ombro, *56*, 254q, 302t, 304, *305*
do polegar, 258, 295t
do punho, *56*, 255q, 259
do quadril, *56*, 62, 187, 188, *188*, 190, *190*, 366q, 372, *372*
dos dedos do pé, *56*, 367q, 370, *370*
dos dedos da mão, 15, *56*, 255q, 258, 295t

no plano sagital, 54
Extensibilidade, definição, 482
Extensor curto do hálux, 403, *403*
ação, 367q, 403
contratura, 403
fraqueza, 403
inervação, 403
origem e inserção, 403
paralisia, 403
teste de força, 403, *403*
Extensor curto do polegar, 267, *267*
ação, 254q-255q, 267
distribuição do segmento espinal, 468q-469q
fraqueza, 267
inervação, 267
origem e inserção, 267
teste de força, 267, *267*
Extensor curto dos dedos, 365, 408, *408*
ação, 367q, 408
contratura, 409
distribuição do segmento espinal, 470q, 471q
fraqueza, 409
inervação, 29q, 364q, 408
origem e inserção, 408
teste de força, 409, *409*
Extensor do dedo mínimo, 278, *278*, *279*, *349*
ação, 254q-255q, 278
distribuição do segmento espinal, 468q-469q
inervação, 27q, *251*, 278
origem e inserção, 278
Extensor do indicador, 278, *278*, 349
ação, 254q-255q, 278
distribuição do segmento espinal, 468q-469q
inervação, 27q, *251*, 278
origem e inserção, 278
Extensor dos dedos, 278, 279, *279*, *349*
ação, 254q-255q, 279
contratura, 279
distribuição do segmento espinal, 468q-469q
encurtamento, 279
fraqueza, 279
inervação, 27q, *251*, 279
origens e inserções, 279
teste de força, 279, *279*
Extensor longo do hálux, 365, 403, *449*
ação, 367q, 403
distribuição do segmento espinal, 470q-471q
inervação, 29q, 364q, 403
origem e inserção, 403
paralisia, 403
Extensor longo do polegar, 266, *266*, 349
ação, 254q-255q, 266
distribuição do segmento espinal, 468q-469q
fraqueza, 266
inervação, 27q, *251*, 266
origem e inserção, 266
teste de força, 266
Extensor longo dos dedos, *365*, *404*, 408, *408*, *449*
ação, 367q, 408
contratura, 409
distribuição do segmento espinal, 470q, 471q
fraqueza, 409
inervação, 29q, 364q, 408
origem e inserção, 408
teste de força, 409, *409*
Extensor radial curto do carpo, 284, *284*, *349*
ação, 254q-255q, 284
distribuição do segmento espinal, 468q-469q

encurtamento, 284
fraqueza, 284
inervação, 27q, *251*, 252, 284
origem e inserção, 284
teste de força, 284, *284*
Extensor radial longo do carpo, 284, *284*, *349*
ação, 254q-255q, 284
distribuição do segmento espinal, 468q-469q
encurtamento, 284
fraqueza, 284
inervação, 27q, *251*, 284
origem e inserção, 284
teste de força, 284, *284*
Extensor ulnar do carpo, 285, *285*, *349*
ação, 254q-255q, 285
distribuição do segmento espinal, 468q-469q
encurtamento, 285
fraqueza, 285
inervação, 27q, *251*, 285
origem e inserção, 285
teste de força, 285, *285*
Extensores da cabeça e do pescoço, distribuição do segmento
espinal, 468q-469q
Extensores das costas, *65*, 176, *177*
ações, 178t-179t
contratura, 181
fraqueza, 95, 176, 181
gradação, 181
na postura *sway-back*, 72
origens e inserções, 178t-179t
teste de força, 180-181, *180-181*
na escoliose, 109
Extensores do cotovelo, 292-293, *292-293*
Extensores do ombro, 302t
Extensores do pescoço, *177*
ações, 178t-179t
alongamento, 163, *163*
encurtamento, 157
inervação, 27q, 145q
massagem e alongamento, 147
na postura cifótica-lordótica, 66
origens e inserções, 178t-179t
teste de força, 157
Extensores do punho, fraqueza de alongamento, 35
Extensores do quadril, *65*, 167
fortalecimento, 462, *462*
fraqueza, 181, 226-227
grau ruim, 21
na escoliose, 109
teste de força, 88, 180, *180*
Extensores dos dedos do pé, 367t
alongamento, 441
inervação, 368t

F

Fadiga, 5
Falanges
do polegar, 258
dos dedos da mão, 258
dos dedos do pé, 370
Fáscia, 9
acromioclavicular, contração, 308
toracolombar, 9
transversal, *197*
Fascículos, 11

Fatores ambientais, postura e, 96-97
Fêmur, 371
eixo anatômico, 428
na marcha de Trendelenburg, 435
rotação da junta do quadril sobre o eixo mecânico, 428, *428*
rotação medial, *80*, 94t
Fibras musculares, 9
arranjo em fascículos, 11
tipo I (contração lenta), 9
tipo II (contração rápida), 9
Fibras musculares tipo I e II, 9
Fíbula, 371
arqueamento posterior, *84*
Fibular curto, 73, *73*, *365*, 412, *412*
ação, 367q, 412
contratura, 412
distribuição do segmento espinal, 470q-471q
efeitos da lesão por eversão do pé, 9
fraqueza, 95, 412
inervação, 29q, 364q, 368t, 412
no alinhamento defeituoso, 74-75
origem e inserção, 412
teste de força, 13, 412, *412*
Fibular longo, 73, *73*, *365*, 412, *412*, *449*
ação, 367q, 412
contratura, 412
distribuição do segmento espinal, 470q-471q
fraqueza, 95, 412
inervação, 29q, 364q, 368t, 412
no alinhamento defeituoso, 74-75
origem e inserção, 412
teste de força, 13, 412, *412*
Fibular terceiro, *365*, 408, *408*
ação, 367q, 408
contratura, 409
distribuição do segmento espinal, 470q-471q
fraqueza, 409
inervação, 29q, 364q, 368t, 408
origem e inserção, 408
teste de força, 13, 409, *409*
Fita métrica para o exame postural, 86
Fixação, 14-15
definição, 482
provida pelo peso corporal, 14-15
Flexão dorsal (dorsiflexão), 56, 63, 69, *370-371*, 371
amplitude de movimento, 371, 375
definição, 482
flexão do joelho, 94t, 371
músculos que controlam, 367q
fraqueza de alongamento, 35
Flexão plantar, 63, *370-371*, 371
amplitude de movimento, 371
definição, 483
hiperextensão do joelho e, 94t
músculos que controlam, 367q
na postura cifótica-lordótica, 66
na postura com o dorso plano, 68
na postura lordótica, 67
Flexão, 56. *Ver também* Hiperflexão
da coluna vertebral, 169-170, *169-170*, *172*
cervical, 146, 147t, 149t, *152*, 170
hiperflexão, 143
lateral, 58, 146, 147t, 149t
lombar, 170, 482
em crianças, 100-101, *101*
torácica, 92t, 170
da junta atlantooccipital, 168
da junta metatarsofalângica, 367q, 370

das juntas carpometacarpais, 255q
definição, 56, 170, 483
do cotovelo, *56*, 254q, 259
do joelho, *56*, 62, 367q, 371, *371*
do ombro, *56*, 254q, 302t, 304, *305*
do polegar, 258, 295t
do punho, *56*, 255q, 259
do quadril, *56*, 62, 168, 187-*190*, 366q, 372, *372*
do tornozelo
   flexão dorsal, *56*, 63, 69, 482
   flexão plantar, 56, 63, 66, 67, 68, 483
dos dedos da mão, 13, *56*, 255q, 258, 295t
dos dedos do pé, *56*, 94t, 367q, 370, *370*
lateral, 57, 482
   da coluna cervical, 171, *172*
   do pescoço, 58, 146, 147t
   testes, 88
no plano sagital, 54
Flexibilidade
capacidade de tocar os dedos dos pé relativa à faixa
      etária, 101, *101*, 102q-103q
das costas
   escoliose e, 107, 114
   excessiva, 174, *175*, 207, 377, *377*, *389*
   teste de flexão anterior, 88, 169, 174, *174-175*
   teste de sentar e alcançar, 105
definição, G-2
escoliose e, 107, 114
postura e, 51, 52
testes, 88
versus estabilidade, 51
Flexor acessório. *Ver* Quadrado plantar
Flexor curto do hálux, *365*, 401, *401*
ação, 367q, 401
contratura, 401
distribuição do segmento espinal, 470q-471q
fraqueza, 401
inervação, 29q, 364q, 401
origem e inserção, 401
teste de força, 401, *401*
Flexor curto do polegar, 265, *265*, 349, *349*
ação, 255q, 265
contratura, 265
distribuição do segmento espinal, 468q-469q
fraqueza, 265
inervação, 27q, *251*, 265
origem e inserção, 265
teste de força, 265, *265*
Flexor curto dos dedos, *365*, 406, *406*
ação, 367q, 406
contratura, 406
distribuição do segmento espinal, 470q-471q
fraqueza, 406
inervação, 29q, 364q, 406
origem e inserção, 406
teste de força, 406, *406*
Flexor do dedo mínimo da mão, 271, *271*, 349
ação, 255q, 271
distribuição do segmento espinal, 468q-469q
fraqueza, 271
inervação, 27q, *251*, 271
origem e inserção, 271
teste de força, 271, *271*
Flexor do dedo mínimo do pé, 365
distribuição do segmento espinal, 470q-471q
fraqueza, 441
inervação, 29q, 364q
Flexor longo do hálux, 73, *73*, *365*, 402, *402*, *407*

ação, 367q, 402
contratura, 402
distribuição do segmento espinal, 470q-471q
fraqueza, 95, 402
inervação, 402
no alinhamento defeituoso, 74-75
origem e inserção, 402
teste de força, 402, *402*
Flexor longo do polegar, 264, *264*
ação, 254q-255q, 264
contratura, 264
distribuição do segmento espinal, 468q-469q
fraqueza, 264
inervação, 27q, 253q, 264
origem e inserção, 264
teste de força, 264, *264*
Flexor longo dos dedos, 73, *73*, *365*, *404*, *406*, 407, *407*
ação, 367q, 407
contratura, 407
distribuição do segmento espinal, 470q-471q
fraqueza, 95, 407
inervação, 29q, 364q, 407
no alinhamento defeituoso, 74-75
origem e inserção, 407
paralisia, 406
teste de força, 407, *407*
Flexor profundo dos dedos, 281, *281*, 349
ação, 255q, 281
contratura, 281
distribuição do segmento espinal, 468q-469q
encurtamento, 281
fraqueza, 281
inervação, 27q, *251*, 281
origem e inserção, 281
teste de força, 281, *281*
Flexor radial do carpo, 282, *282*, 349
ação, 254q-255q, 282
distribuição do segmento espinal, 468q-469q
encurtamento, 282
fraqueza, 282
inervação, 27q, *251*, 282
origem e inserção, 282
teste de força, 282, *282*
Flexor superficial dos dedos, 280, *280*, 349
ação, 255q, 280
contratura, 280
distribuição do segmento espinal, 468q-469q
encurtamento, 280
fraqueza, 280
inervação, 27q, *251*, 280
origem e inserção, 280
teste de força, 280, *280*
Flexor ulnar do carpo, 283, *283*, 349
ação, 254q-255q, 283
distribuição do segmento espinal, 468q-469q
encurtamento, 283
fraqueza, 283
inervação, 27q, *251*, 283
origens e inserções, 283
teste de força, 283, *283*
Flexores do cotovelo, 290-291, *290-291*
Flexores do ombro, 302t
Flexores do pescoço
anteriores
   contratura, 154
   erro no teste, 155, *155*
   fraqueza, 154
   gradação de força, 155

ÍNDICE REMISSIVO

teste de força, 154, *154*
ântero-laterais
alongamento, 163, *163*
contratura, 156
fraqueza, 156
teste de força, 156, *156*
na postura cifótica-lordótica, 66
na postura *sway-back*, 72
Flexores do quadril, *65*, 167, 176
alongamento, 224, 225, *225*, 381, *381*, 398, *398*, 462, *462*
contração, 180-181
diagnóstico diferencial, 396
flexores biarticulares, 225, *225*
flexores monoarticulares, 224, *224*
contratura, 422
desequilíbrio entre abdominais e, 205, *205*
durante a elevação de ambos os membros inferiores, 210
durante *sit-ups* com encurvamento do tronco, 190-192, *190-192*, 206-207
durante *sit-ups*, 206-207
exercícios de fortalecimento, 70
fraqueza, 422
músculos que atuam como, 376, 396
na postura cifótica-lordótica, 66
na postura com o dorso plano, 68
na postura lordótica, 67, 70
na postura *sway-back*, 70, 72
paralisia, 205, *205*
teste de comprimento, 12, 376-380, *376-380*, 395-397, *395-397*
encurtamento, 206, 216, 376, *376*, 422
exercício abdominal para, 209, *209*
efeito no teste de comprimento dos posteriores da coxa, 382, 387, *387*
de músculos biarticulares, 379, *379*
de músculos mono e biarticulares, 378, *378*
de músculos monoarticulares, 379, *379*
do sartório, 380, *380*
do tensor da fáscia lata, 380
comprimento excessivo, 380, *380*
comprimento normal, 378, *378*, 379, *379*,
erro, 377, *377*
na escoliose, 109
teste de força, 88, 422, *422*
grau ruim, 21
na escoliose, 109
sit-ups com joelhos flexionados, 104
Flexores dos dedos do pé, 367t
fraqueza, 24, 95
teste de força, 88
em lactentes e crianças, 24
Flexores plantares, 367q, 413-415
contratura, 413
encurtamento, 413, 415
fraqueza, 413, 415
músculos que atuam como, 415
teste de comprimento, 375, *375*
teste de força, 413, *413*, 415, *415*
Força
de músculos monoarticulares, 13
graduação, 19-24. (*Ver também* Graduação)
insuficiência ativa e, 12, 13
Fraqueza, 4, 17
alongamento, 5, 35, 483
definição, 35, 481
dos posteriores da coxa, 227
em casos de tensão ocupacional ou postural, 35
exercício, 36

superposta a músculos afetados pelo comprometimento de células do corno anterior, 35
superposta a um músculo normal, 35
superposta a uma lesão do sistema nervoso central, 35
superposta a uma lesão nervosa periférica, 355
tratamento, 35
alongamento excessivo, 483
bilateral, 28
causas, 4, 5, 28
definição, 17
deformidades devidas a, 17
devido à postura defeituosa, 4, 28
em distúrbios neuromusculares, 4, 31
graduação, 19-24. (*Ver também* Graduação)
na síndrome pós-poliomielite, 39-40
padrões, 4, 31
perda de movimento devida a, 17
substituição devida a, 17
versus instabilidade articular, 15
versus insuficiência tendinosa, 15
versus restrição da amplitude de movimento, 15
Frio, 37
aplicação, 37
contra-indicações, 37
indicações, 37
Frontal
ação, 126t
inervação, 122, *123*
na paralisia de Bell, 134
origens e inserções, 126t
teste, *128*

G

Gastrocnêmio, *365*, 415, *415*
ação, 367q, 415
distribuição do segmento espinal, 470q-471q
efeito da ruptura do tendão do calcâneo sobre, 9
encurtamento, 415
inervação, 29q, 364q, 415
origens e inserções, 415
teste de comprimento, 375, *375*
teste de força, 13, 415, *415*
Gêmeo inferior, *365*, 430, *430*, *453*
ação, 366q, 430
distribuição do segmento espinal, 470q-471q
inervação, 29q, *363*, 364q, 368t, 430
origem e inserção, 430
teste de força, 431, *431*
Gêmeo superior, *365*, 430, *430*, *453*
ação, 366q, 430
distribuição do segmento espinal, 470q-471q
inervação, 29q, *363*, 364q, 368t, 430
origem e inserção, 430
teste de força, 431, *431*
Genioglosso
ação, 138t
inervação, 123, *123*, 138t
origem e inserção, 138t
papel na deglutição, 138t
Genióideo
ação, 138t
inervação, 138t
origem e inserção, 138t
papel na deglutição, 138t
Gestação

ÍNDICE REMISSIVO

fraqueza da musculatura abdominal devida à, 219, 224
junta sacroilíaca durante, 219
Glúteo máximo, 9, *65*, 176, *365*, 436-437, *436-437*, *453*
ação, 366q, 436
distribuição do segmento espinal, 470q-471q
fraqueza, *182*, 226-227, 436
fraqueza unilateral, inclinação pélvica lateral devida, 112
inervação, 29q, 364q, 368t, 436
origem e inserção, 436
teste de força, 13, 88, 436, *436*
teste modificado, 437, *437*
Glúteo médio, *73*, 176, *365*, 433, 433-434, *453*
ação, 366q, 433
contratura, 433
distribuição do segmento espinal, 470q-471q
encurtamento, 433
força relacionada à dominância manual, 76
fraqueza, 433, 434
fraqueza de alongamento, 35
inclinação pélvica lateral devida a, 112, 229
inervação, 29q, 364q, 368t, 433
no alinhamento defeituoso, 74-75
origem e inserção, 433
paralisia, 434
teste de força, 17, 88, 433, *433*
na escoliose, 109
Glúteo mínimo, 176, *365*, 432, *432*, *453*
ação, 366q, 432
contratura, 432
distribuição do segmento espinal, 470q-471q
encurtamento, 432
fraqueza, 432
fraqueza de alongamento, 35
inervação, 29q, 364q, 368t, 432
origem e inserção, 432
teste de força, 432, *432*
Gonfose, 10t
Goniômetro, 6, *373*
definição, 483
Grácil, *365*, *417*, 426, *426*
ação, 366q-367q, 426
distribuição do segmento espinal, 470q-471q
inervação, 29q, 364q, 426
origem e inserção, 426
teste de força, 427, *427*
Graduação, 19-24
aplicação de pressão, 16
código para, 23t
criando uma base para, 19
de extensores das costas, 181
de músculos abdominais, 217
abdominais anteriores, 217
inferiores, 212-213, 213
músculos laterais do tronco, 217
oblíquos abdominais, 217
registro, 217, 217
superiores, 203, 203
de músculos anteriores do pescoço, 155
de músculos faciais, 121
de músculos laterais do tronco, 185, *185*
de músculos oblíquos flexores do tronco, 186, *186*
de testes para lactentes e crianças, 19, 24
do músculo na posição de teste, 16, 20
do quadrado do lombo, 183
fatores que afetam a precisão, 19
grau bom, 6 20, 23t
grau normal, 6, 20, 23t
uso do termo normal na graduação, 24

grau regular, 6, 20, 23t
grau ruim, 6, 20-21
suposição, 21
ruim menos, 20, 21
ruim mais, 20, 21
grau vestigial, 6, 21, 22, 23t
grau zero, 21, 22, 23t
graus acima de regular, 19, 20
importância prognóstica, 19
na poliomielite, 22, 41
na posição de teste, 16, 20, 23t
no movimento de teste, 20, 22, 23t
objetividade, 6
padronização, 20, *22*
registro nos quadros de nervos espinais e músculos, 27q, 28, 29q, 144q, 168q
símbolos, 19, 22
sistema Lovett, 22
uso de máquinas, 6
Grande dorsal, 9, *195*, *324*, 324-325, *349*
ação, 254q, 300t, 324
alongamento, 344, *344*
contração, 310
distribuição do segmento espinal, 468q-469q
encurtamento, 325, *325*
exercício de fortalecimento, 163, *163*, 357, *357*
fraqueza, 324
inervação, 27q, 248q, *251*, 253q, 324
origem e inserção, 300t, 324
papel na respiração, 238
teste de comprimento, 306, *306*, 309, *309*
na escoliose, 109
teste de força, 159, *324*, 324-325
Gravidade
centro de, 55, 481
linha de, 55, 59, 483
resistência pela, 19, 22

H

Hálux valgo, 400
correções de calçado, 441
definição, 486
Hamato, 259, *259*
Hioglosso
ação, 138t
inervação, 123, *123*, 138t
origem e inserção, 138t
papel na deglutição, 138t
Hiperextensão, 56
da coluna vertebral, 171, *171*
cervical, 92t, 143
lombar, 92t, *180*
deslizamento facetário e, 222
durante o levantamento de peso, 230
durante *sit-ups*, 206
da junta do quadril, 62, 72
da junta metacarpofalângica, 15, 274, *274*, *279*
da junta metatarsofalângica, 94t
definição, 56, 483
do joelho, 56, 62, 66, 67, 72, *81*, *83*, *84*, 371, *371*, 447
análise e tratamento, 94t
arqueamento dos membros inferiores, 447
em crianças, 99
exercícios corretivos, 116, *116*, 447

devida à fraqueza dos músculos posteriores da coxa, 417
    dor no espaço poplíteo devida à, 447
    estabilidade, 31
    imobilização, 447
  forças de restrição contra, 62
Hiperflexão
  da coluna lombar, 228
    durante o levantamento de peso, 230
  do pescoço, 143
  do tronco, 207
Hipoventilação, 235
Hipóxia, 235

I

Ilíaco, *65*, *365*, *423*. *Ver também* Iliopsoas
  ação, 366q
  distribuição do segmento espinal, 470q-471q
  inervação, 29q, 364q, 368t
Iliocostal cervical, *177*
  ação, 178t
  origem e inserção, 178t
Iliocostal lombar, *177*
  ação, 178t
  origem e inserção, 178t
  papel na respiração, 238
Iliocostal torácico, *177*
  ação, 178t
  origem e inserção, 178t
Iliopsoas, 176
  ação, 423
  contração, 224
  contratura, 423
  exercícios de fortalecimento, 228
  exercícios, na escoliose, 113, *113*
  fraqueza, 423
    na postura *sway-back*, 70, 227
  fraqueza de alongamento, 335
  teste de comprimento, 376
  teste de força, 13, 422, *422*, 423, *423*
Imobilização
  das costas para a protrusão de disco intervertebral, 452
  imobilizador de Goldthwait, 223
  imobilizador de ombro para a paralisia do serrátil anterior, 475, 477, 477-479, 478
  imobilizador em flexão de William, 223
  para a fraqueza de alongamento, 35
  para a hiperextensão do joelho, 447
  para alívio da dor, 52
  para o arqueamento estrutural dos membros inferiores, 447
  para o joelho valgo, 447
  suportes, 37
  uso na poliomielite, 38
Impacto
  de músculos sobre nervos, 33
  de nervo, 33
  definição, 483
  dor no membro superior devida ao, 341
Incapacidades, postura e, 96
Inclinação, 58
  da cabeça, 58
  definição, 483
  escapular, 58, 303, *303*
  pélvica. (*Ver* Inclinação pélvica)
Inclinação pélvica, 58, 64

anterior, 58, 62, 173, *173*, 223-227
  suportes para as costas, 226, *226*
  definição, 173, 483
  devida à contração de músculos lombares, 225-226
  devida à contração dos flexores monoarticulares do quadril, 224, *224*
  devida à contração dos flexores biarticulares do quadril, 225, *225*
  devida à fraqueza dos músculos anteriores do abdome, 223-224
  devida à fraqueza dos extensores do quadril, 226-227
  na postura cifótica-lordótica, 64, *64*, 66, *66*, 223, *223*
  na postura lordótica, 67, *67*, 70, *71*, 92t
  lombalgia devida à, 223-225
  desequilíbrios musculares, 223, *223*
  exercícios de inclinação pélvica posterior, 70, 92t
  definição, 483
  efeito no teste de comprimento dos posteriores da coxa, 382, 388
lateral, 58, 64, 74-75, *74-75*, 173, *173*, 229
  definição, 173, 483
  fraqueza do glúteo médio e, 112, 229
  discrepância do comprimento do membro inferior e, 112, 439, *439*
  dor no membro inferior devida à, 229
  lombalgia devida à, 229
  desequilíbrio muscular e, 112, 229
  rotação da pelve sobre os fêmures com, 229
  escoliose devida à, 109, 112
  elevadores de calçado, 114, 229
posterior, 58, 62, 64, *64*, 68, *68*, *71*, 72, *72*, 173, *173*, 227-228
  definição, 173, 483
  na postura com o dorso plano, 64, *64*, 68, *68*, *227*, 228
  na osteoporose, 340, *340*
  na postura *sway-back*, 64, *64*, 70, *71*, 72, *72*, 93t, *227*, 227-228
Indicação, definição, 483
Inervação, 29q, 364q, *365*, 368, 368t. *Ver também* Nervos; *músculos específicos*
  dos membros inferiores, 368, 368t
    nervos cutâneos, 369, *369*
    plexo lombar, 362, *362*
    plexo sacral, 363, *363*
  dos membros superiores, 248q, *249-251*, 252, 253q
    nervos cutâneos, *250*, 256-257, *256-257*
    plexo braquial, 248, 248q, *249*
  dos músculos abdominais, 167
  dos músculos da deglutição, 138t-139t
  dos músculos da face e do pescoço, 121, *122-123*
  por nervos do plexo braquial, 27q, 248, 248q
  quadro de mensuração da junta, 374q
Infra-espinal, 321, *321*, *344*, *349*
  ação, 254q, 300t, 321
  distribuição do segmento espinal, 468q-469q
  inervação, 27q, 248q, *251*, 253q, 321
  origem e inserção, 300t, 321
  teste de força, 321, *321*
Inspiração, 233, *240-241*. *Ver também* Respiração
  músculos acessórios, 237-238
  músculos principais, 235-237
Insuficiência
  ativa, 13, 483
    definição, 483
  do tendão do quadríceps, 15
  do tendão patelar, 15
  passiva, 12
    definição, 483
  respiratória, 234, 235

ÍNDICE REMISSIVO

Intercostais
externos, *235*, 237
distribuição do segmento espinal, 470q-471q
inervação, 29q, 168q
origem e inserção, 237
internos, *235*, *237*
distribuição do segmento espinal, 470q-471q
inervação, 29q, 168q
origem e inserção, 237
papel na postura, 237
papel na respiração, 233, 237, *240-241*
paralisia, 233, 237
Interespinais
ação, 179t
origem e inserção, 179t
Interósseos da mão, *349*
dorsais, 272, *272*
ação, 255q, 272
distribuição do segmento espinal, 468q-469q
encurtamento, 272
fraqueza, 272, 275
inervação, 27q, 251, 272
origens e inserções, 272
teste de força, 272, *272*
fixação provida por, 15
palmares, 273, *273*
ação, 255q, 273
distribuição do segmento espinal, 468q-469q
encurtamento, 273
fraqueza, 273, 275
inervação, 27q, 251, 273
origens e inserções, 273
teste de força, 273, *273*
teste de comprimento, 276, *276*
Interósseos do pé
dorsais, *365*, 404, *404*
ação, 367q, 404
distribuição do segmento espinal, 470q-471q
inervação, 29q, 364q, 404
origens e inserções, 404
fraqueza, 405
plantares, 404, *404*
ação, 367q, 404
distribuição do segmento espinal, 470q-471q
inervação, 29q, 364q, 404
origens e inserções, 404
teste de força, 405, *405*
Intertransversos, *177*
ação, 179t
origem e inserção, 179t
Inversão
definição, 483
do pé, *58*, 63, 94t, 367q, 370
Ipsilateral, definição, 483

J

Joelho
valgos, *80-82*, 447, 481, 483, 486.
análise e tratamento, 94t
arqueamento postural compensatório dos membros inferiores, 83, *83*, 99, 447
com contração do tensor da fáscia lata e do trato iliotibial, 447
correções de calçado, 447
definição, 483

devidos à fraqueza dos posteriores da coxa mediais, 417
dor devida a, 447
estrutural, *81*
imobilizador para, 447
na criança, 99, *100*
postural, *82*, 83
tratamento, 447
varo, 486. *Ver também* Arqueamento das pernas
Junção musculotendinosa, 9
Junta (s)
acromioclavicular, 297, *298*, *299*
atlantoaxial, 168
atlantooccipital, 168
calcaneocubóide, 63
carpometacarpais
amplitude de movimento, 295t
do polegar, 258
dos dedos da mão, 259
músculos que controlam movimentos, 255q
cartilaginosas, 10, 10t
condilóides, 10t
costovertebral, 297
definição, 10, 297
deslizantes, 10t
do joelho, 371
arqueamento dos membros inferiores e, *81-83*, 99, 447
(*Ver também* Arqueamento dos membros inferiores)
bom alinhamento, *60*, *62*, *63*, *64*, *65*, *65*, *80-82*
da criança, 99
deformidade em adução, 427
efeito da inclinação pélvica lateral, 173, *173*
efeito da rotação medial do quadril e pronação do pé, 448, *448*
efeitos posturais, 448
extensão na posição sentada para alongar os posteriores da coxa, 390
flexão e extensão, 12, *56*, *62*, 168, 190, *190*, 366q, 371, *371*, 372, *372*
amplitude de movimento, 12, 187, 372
durante *sit-ups* com encurvamento do tronco, 188-189, *188-189*, 202
flexionada, *81*, 94t, 448, *448*
hiperextensão, 56, *62*, 66, 67, 72, *81*, *83*, *84*, 371, *371*, 447
análise e tratamento, 94t
arqueamento dos membros inferiores, 447
devida à fraqueza dos posteriores da coxa, 417
dor no espaço poplíteo devida à, 447
estabilidade na, 31
exercício corretivo, 116, 116, 447
imobilizador para, 447
na criança, 99
joelho valgo, *80-82*, 99, *100*, 447
do ombro. *Ver* Junta glenoumeral
do punho, 259
do quadril, 168, 372
abdução, 366q, 372, *372*
amplitude de movimento, 372, 434
adução, 366q, 372, *372*
amplitude de movimento, 372, 373, *373*
luxação, 96
movimentos, *57*
músculos que controlam, 366q
músculos que controlam movimentos, 366q
na posição sentada, 85, *85*, 97
na posição zero, 187, 190, *190*, 371
na postura cifótica-lordótica, 64, *64*, 66, 66
na postura com o dorso plano, 68, *68*, 92t
na postura lordótica, 67, *67*, 92t

na postura *sway-back*, 72, *72*, 93t
no alinhamento defeituoso, 74-75, *74-75*
    quadril proeminente ou alto, 93t
no alinhamento ideal, *60*, 62, *64*, 65, *65*, 73, *73*
padronização da posição para o teste de comprimento dos músculos posteriores da coxa, 382, 388
posição relacionada à dominância manual, 76, *76*
problemas, 447-448
quadro-sumário das posturas boa e defeituosa, 90q
rotação, 366q, 372
rotação lateral, *80*
rotação lateral e medial, 366q, 371
    desvio medial dos dedos do pé em decorrência de, 442
    rotação medial com pronação dos pés, 448, *448*
    sobre o eixo mecânico do fêmur, 428, *428*
do tipo bola e soquete (esferóide), 10t
do tipo dobradiça, 10t
    cotovelo, 259
    joelho, 371
    juntas interfalângicas
        do polegar, 258
        dos dedos da mão, 258
        dos dedos do pé 370
    tornozelo, 371
do tipo pivô
    da coluna cervical, 168
    radioulnar, 259
do tornozelo, 371
    amplitude de movimento, 371
    deformidades, 405
    flexão dorsal, *56*, 63, 69, 367q, *370-371*, 371
    flexão plantar, *56*, 63, 66, 67, 68, 367q, *370-371*, 371
    músculos que controlam movimentos, 367q
    na postura cifótica-lordótica, 64, *64*, 66, *66*
    na postura com o dorso plano, 68, *68*
    na postura lordótica, 67, *67*
    na postura *sway-back*, 72, *72*
    no alinhamento ideal, *60*, 63, *64*, 65, *65*, 73
    relação com a linha de referência, 62
elipsóide, 10t
em sela, 10t
    junta carpometacarpal do polegar, 258
esternoclavicular, 297, *298*, *299*, 303
esternocostal, 297, *299*
fibrosas, 10, 10t
gínglimo. *Ver* Juntas do tipo dobradiça
glenoumeral, 297, *298*, *299*, 304, *305*
    abdução, 304, *305*
        horizontal, 304
    adução, 304
        horizontal, 304
    alinhamento defeituoso, 61
    circundução, 304
    extensão, 304, *305*
    flexão, 304, *305*
    rotação, 304, *305*
interfalângicas da mão
    amplitude de movimento, 295t
    dedos da mão, 258
    músculos que controlam movimentos das, 255q
    polegar, 258
        deformidade em flexão, 264, 266
interfalângicas do pé, 370
    flexão e extensão, 94t, 370, *370*
    músculos que controlam movimentos das, 367q
mediocarpal, 259
metacarpofalângica do polegar, 258

metacarpofalângicas
    amplitude de movimento, 295t
    do polegar, 258
        deformidade em flexão, 265, 267
    dos dedos da mão, 258
    hiperextensão, 15, 274, *274*, 279
    músculos que controlam movimentos, 255q
metatarsofalângicas, 370
metacarpofalângicas dos dedos da mão, 258
    abdução e adução, 367q, 370
    flexão e extensão, 367q, 370
    hiperextensão, 94t
    músculos que controlam movimentos, 367q
planas, 10t
radiocarpal, 259
radioulnares, 259
sacroilíaca, 220-221
    amplitude de movimento, 221
    durante a gestação, 220
    fibrosa, 220
    movimento, 10, 220-221
    sinovial, 220, 221
sinoviais, 10, 10t, 220, 221
    superfície articular, 220
    suporte ligamentar, 221
    tuberosidade, 220
subtalar, 63, 370
talocalcaneonavicular, 370
talonavicular, 370
tarsal transversa, 63, 370
trocóides. *Ver* Juntas do tipo pivô
versus articulação, 297

L

Lactentes. *Ver* Crianças
Lateral, definição, 482, 485
Lesão
    do nervo lombossacro, 458q
    do tipo chicote, 143
    por uso excessivo
        do membro superior, 356-357
            causas, 356
        definição, 356
        diagnóstico, 356
        tratamento conservador, 356
    traumática
        de nervos, 31-32
        do pescoço, 143
        paralisia do serrátil anterior devida à, 474, 476
Levantador da costela
    distribuição do segmento espinal, 470q-471q
Levantador da escápula, 326, *326*, 342, 349
    ação, 301t, 326
    distribuição do segmento espinal, 468q-469q
    inervação, 27q, 123, *123*, 145q, *251*, 253q, 326
    origem e inserção, 301t, 326
    teste de comprimento, 306, *306*
Levantador da pálpebra superior
    ação, 126t
    inervação, 122, *122*
    origem e inserção, 126t
    teste, *133*
Levantador do ângulo da boca
    ação, 126t
    inervação, 123, *123*

origem e inserção, 126t
teste, *129*
Levantador do lábio superior
    ação, 126t
    inervação, 122, *123*
    origem e inserção, 126t
    teste, *130*
Levantador do lábio superior e da asa do nariz
    ação, 126t
    origem e inserção, 126t
Levantador do véu palatino
    ação, 138t
    inervação, 138t
    origem e inervação, 138t
    papel na deglutição, 138t
Levantadores das costelas
    ação, 238
    inervação, 29q, 168q
    origem e inserção, 238
    papel na respiração, 238
Levantamento, 230-231, *231*
    com agachamento, 230
    curva da região lombar e, 231
    de peso, 231, *231*
    levantamento com agachamento, 230
    lombalgia, 226, 230
    mecânica corporal e, 230-231
        extensão excessiva, 230
        flexão excessiva, 230
    orientações, 230
Ligamentos, 9
    capsular, 9
    colateral, 9
    contração relacionada à idade, 31
    cruzado, 9
    extracapsular, 9
    funções, 9
    intracapsular, 9
    relaxado, 31
Linha alba, *195*
Linha arqueada, *197*
Linha axial, definição, 483
Linha de gravidade, 55, 59, 483
Linha de prumo, 86, *87*
    definição, 59, 483
    desvios da, 59, 64, *64*, 69, *69*
    pontos de referência e, 59
Lombalgia, 52, 167, 219-225
    causa, 219
    coccialgia, 222
    defeitos posturais e, 219
    defesa muscular devida à, 52
    desequilíbrio muscular e, 8, 8t, 219
        diferença entre sexos, 8t
    deslizamento facetário, 222
    devida à hiperflexão, 228
    distensão lombossacra, 220
    distensão sacroilíaca, 220-222
    flexão do joelho para alívio, 448
    fraqueza das costas e, 176, 226
    inclinação pélvica anterior e, 223, 223-225
        devida à contração dos músculos lombares, 225-226
        devida à fraqueza dos músculos anteriores do abdome, 223, 224
        devida à contração de flexores biarticulares do quadril, 225, 225
        devida à contração de flexores monoarticulares do quadril, 224, 224

devida à fraqueza dos extensores do quadril, 226-227
modalidades de tratamento, 219
no levantamento, 226, 230
postura com o dorso plano e, 228
região inferior, 52, 167, 219-225
    causas, 219
    coccialgia, 222
    defeitos posturais e, 219
    desequilíbrio muscular e, 219
    deslizamento facetário, 222
    distensão lombossacra, 220
    distensão sacroilíaca, 220-222
    fraqueza das costas e, 176
    inclinação pélvica anterior e, 223-225, 223-225
    modalidades de tratamento, 219
região superior, 338-340
    distensão das partes transversa e descendente do trapézio, 339
    fraqueza dos eretores da espinha, 338
    osteoporose, 340, 340
    rombóides curtos, 338
suportes de costas, 226, 226
Longo da cabeça, *150*
    ação, 149t
    distribuição do segmento espinal, 468q-469q
    inervação, 27q, 145q, 149q
    origem e inserção, 148t
    teste de força, 154, *154*
Longo do pescoço, *150*
    ação, 149t
    distribuição do segmento espinal, 468q-469q
    inervação, 27q, 145q, 149t, *249*
    origem e inserção, 148t
    teste de força, 154, *154*
Longuíssimo da cabeça, *177*
    ação, 178t
    origem e inserção, 178t
Longuíssimo do pescoço, *177*
    ação, 178t
    origem e inserção, 178t
Longuíssimo do tórax, *177*
    ação, 178t
    origem e inserção, 178t
Lordose, 61, 62, 67, *67*, *71*
    análise e tratamento, 92t
    cervical, 146
    costas fracas e, 226
    definição, 483.
    deslizamento facetário e, 222
    devida à contração de flexores biarticulares do quadril, 225, *225*
    devida à contração de flexores monoarticulares do quadril, 224
    devida à contração dos músculos lombares, 225-226
    devida à fraqueza dos extensores do quadril, 226-227
    devida à fraqueza dos músculos anteriores do abdome, 223
    devida à hiperflexão da coluna lombar, 228
    distensão sacroilíaca e, 222
    lombalgia e, *223*, 223-225
    mm. oblíquos do abdome e, 70
    na criança, *100*
    na posição sentada, 85, *85*
    postura cifótica-lordótica, 64, *64*, 66, *66*, 223, *223*
    versus postura *sway-back*, 71, 72, 227
Lumbricais da mão, 274, *274*, *349*
    ação, 255q, 274
    distribuição do segmento espinal, 468q-469q
    encurtamento, 275

ÍNDICE REMISSIVO

fixação provida pelos, 15
fraqueza, 275
inervação, 27q, *251*, 274
origens e inserções, 274
teste de comprimento, 276, *276*
teste de força, 274-275, *274-275*
Lumbricais do pé, *365*, 404, *404*
ação, 367q, 404
distribuição do segmento espinal, 470q-471q
fraqueza, 405, 441
inervação, 29q, 364q, 404
origens e inserções, 404
teste de força, 405, *405*

M

Mama, pesada, 343, *343*
Mão. *Ver também* Dedos da mão; Polegar
distribuição do segmento espinal para músculos, 468q-469q
músculos intrínsecos, 272-276
encurtamento, 276, *276*
interósseos dorsais, 272, *272*
interósseos palmares, 273, *273*
lumbricais, 274-275, *274-275*
nervos cutâneos, 256, *256*
Marcha de Trendelenburg, 435
Massagem, 36
com alongamento, 36
de músculos do pescoço, 162, *162*
para a pressão da raiz nervosa cervical, 160
para espasmo muscular, 143
para os extensores do pescoço contraídos, 147, 159
parte superior do trapézio, 160
indicações, 36
para a contração do tensor da fáscia lata, 449
para a síndrome da pressão coracóide, 343
para a síndrome do redondo, 344
para o edema, 36
Masseter
ação, 126t
inervação, 122, *123*
origem e inserção, 126t
teste, *131*
Mecânica corporal
definição, 60, 483
dor relacionada a defeitos, 52
linhas de prumo no estudo da, 59, 60, *60*
para o levantamento, 230-231, *231*
postura e, 51
Medial, definição, 483, 485
Medula espinal, 25, *144*
Membros inferiores, 361-463
amputação, 96
estudos de caso de problemas neuromusculares, 454
comprometimento do nervo fibular comum, 455q
síndrome de Guillain-Barré, 459q-460q
lesão do nervo lombossacro, 458q
poliomielite, 461q
possível lesão de L5, 456q-457q
Membros superiores, 248-357
dermátomos, *27*, *250*, *347*, *348*, *350-352*
desenvolvimento, 56
distribuição do segmento espinal para músculos, 468q-469q
distribuição do segmento espinal para nervos, 472q
dor no membro superior, 341-345, 356-357

dorsalgia, 338-340
inervação, 27q, 144q, 248q, *249-251*, 252, 253q, *349*
plexo braquial, 248, 248q, *249*
nervos cutâneos, *250*, 256-257, *256-257*
juntas do ombro, 297-311
lesões por uso excessivo, 356-357
movimentos das juntas do polegar e dos dedos da mão, 258-259, 295t
movimentos das juntas do punho, radioulnar e cotovelo, 259
quadro de análise de desequilíbrio muscular, 260q
quadro de mensuração da junta, 296q
quadro de nervos espinais e músculos, 26, 27q, 144q
estudos de caso utilizando, 346
envolvimento dos nervos radial, mediano e ulnar, 348q
lesão do cordão medial do plexo braquial, 351q
lesão do nervo radial, 347q
lesão do plexo braquial, 352q
possível lesão de C5, 350q
quadro de nervos espinais e pontos motores, *251*, *349*
quadros de músculos, 254q-255q, 312q
poliomielite e pós-poliomielite, 42q
teste de força, 261-295, 313-337
Membros superiores, quadro-sumário das posturas boa e defeituosa, 91q
Mental
ação, 126t
inervação, 123, *123*
origem e inserção, 126t
teste, *131*
Mesa de exame, 14
Milohióideo, *151*
ação, 138t
inervação, 138t
origem e inserção, 138t
papel na deglutição, 138t
Mobilidade
alinhamento defeituoso e, 31
definição, 483
excessiva, 31
versus estabilidade como resultado desejado do tratamento, 31
Modalidades terapêuticas, 36-37
calor, 37
estimulação elétrica, 36
exercício, 36
frio, 37
massagem, 36
suportes, 37
tração, 36
Movedores principais, 5
Movimento de teste, 16
definição, 16, 483
gradação, 20, 22, 23t
junta do joelho, 371, *371*
juntas interfalângicas dos dedos dos pés, 370
junta metatarsofalângica, 370
junta subtalar, 370
junta transversal tarsal, 370
na postura cifótica-lordótica, 64, *64*, 67, *67*
na postura lordótica, 67, *67*
problemas do joelho, 447-448, *448*
quadro de nervos espinais e músculos, 29q, 364q
quadro de nervos espinais e pontos motores, *365*
quadro muscular, 366q-367q
relação com a linha de referência, 62, *84*
rotação lateral, *80*
teste de comprimento muscular

ÍNDICE REMISSIVO

flexores plantares do tornozelo, 375, *375*
posteriores da coxa, 382-389, *383-389*
flexores do quadril, 376-380, *376-380*
teste de força, 400-437
tratamento de problemas de comprimento muscular, 375
quadro muscular para a poliomielite e pós-poliomielite, 43q
Movimentos articulares, 5, 370-373. *Ver também* Amplitude
de movimento; *juntas específicas*
amplitude, 12 (*Ver também* Amplitude de movimento)
da coluna cervical, 146-147, 147t
da junta carpometacarpal do polegar, 255q, 258, 295t
da articulação temporomandibular, 124
das juntas carpometacarpais dos dedos da mão, 259
das juntas interfalângicas
do polegar, 258, 295t
dos dedos da mão, 255q, 258, 295t
dos dedos do pé, 367q, 370
das juntas metacarpofalângicas
dos dedos da mão, 258, 295t
do polegar, 255q, 258, 295t
da junta metatarsofalângica, 367q, 370
da junta subtalar, 370
da junta transversal tarsal, 370
das juntas radioulnares, 259
definições, 483, 484
do antebraço, 254q
do cotovelo, *56*, 254q, 259
do joelho, *56*, 62, 366q-367q, 371, *371*
do ombro, 254q
do punho, *57*, 255q, 259
do pé, 367q
do quadril, *57*, 62, 366q, 372-373, *372-373*
do tornozelo, *56*, 63, 367q, 370-371, *371*
mensuração, 12
Movimentos deslizantes, 57
da junta subtalar, 370
das juntas carpometacarpais dos dedos da mão, 259
Movimentos do membro superior no teste da musculatura
abdominal, 207, *207*, 218
Movimentos mandibulares, 124
Multífido, *177*
ação, 179t
origem e inserção, 179t
Músculos, 9
ações sobrepostas, 5
agonistas, 5, 17, 481
antagonistas, 5, 17, 481
atrofia pela denervação, 36
como porcentagem do peso corporal, 9
contraído, 17, 481
do membro superior, 254q-255q, 261-294
de duas juntas, 13
distribuição do segmento espinal, 25, 466-467, 468q-471q
em forma de leque, 11, 11t
encurtamento adaptativo, 35, 52, 482
encurtamento, 482
estrutura macroscópica, 11, 11t
fixação, 15
funções, 5
fusiforme, 11, 11t
graduação, 19-24. (*Ver também* Graduação)
insuficiência ativa, 13, 483
insuficiência passiva, 12, 483
intervenientes, 484
monoarticular, 13
motor principal, 5
na postura com o dorso plano, 68, *68*
papel no suporte de estruturas esqueléticas, 31

penado, 11, 11t
poliarticular, 13
potência, 11
substituição, 17
tenso, 17, 485
teste muscular, 4-8. (*Ver também* Teste de comprimento
muscular; Teste de força; Teste)
Músculos abdominais, 187-192
abdominais inferiores, 212-213, 213
abdominais superiores, 202-203, 203
ações durante o abaixamento do membro inferior, 70,
200-201, 210-214, 210-214
ações durante *sit-ups* com encurvamento do tronco, 187-
193, 188-193
anteriores, 176
desequilíbrio entre os flexores do quadril, 205, 205
divisões, 199
durante a gestação, 219
encurvamento do tronco para fortalecimento, 209, 209
exercícios, 70, 215-216, 215-216, 242-243, 242-243
erros, 176, 224
para a postura *sway-back*, 228
para facilitar a respiração, 234
posição com o joelho flexionado, 216-217
força durante a elevação do tronco, 70
fraqueza resultante de alongamento, 35
fraqueza, 176
devida à gestação, 219, 224
durante a elevação do tronco, 204, 204
durante o abaixamento do membro inferior, 214, 214
inclinação pélvica anterior decorrente de, 223-224
lombalgia e, 219
postural adquirida, 95
suportes, 37, 223-224
inervação, 167
músculos laterais do tronco, 217
na escoliose, 109, 111, 185, 186
na postura cifótica-lordótica, 66, 66, 198
na postura com retificação da coluna lombar, 68, 68, 71, 228
na postura lordótica, 67, 67, 71
na postura *sway-back*, 70, 71, 72, 72, 198, 227
no alinhamento ideal, 65, 65, 71
oblíquos abdominais, 186, 186, 217
papel na respiração, 233, 234, 237, 241
postura e, 70, 70, 71
registro de graus de força muscular, 217, 217
teste e graduação, 88, 104
abdominais anteriores, 217
movimentos do membro superior, 207, 207, 218
Músculos da língua
ação, 138t, 139t
inervação, 123, *123*, 138t, 139t
origens e inserções, 138t
papel na deglutição, 138t, 139t
Músculos das costas. *Ver também músculos específicos*
grupos oponentes, 176
na postura cifótica-lordótica, 66
na postura lordótica, 67
na postura *sway-back*, 72
região inferior
alongamento, 242, *242*
contração, 225
teste de força, 88, 176
tratamento da fraqueza, 232
Músculos de fixação, 15
substituição por, 17
Músculos do olho
ações, 126t-127t

inervação, *122*
origens e inserções, 126t-127t
teste, *132-133*
Músculos do palato mole
  ações, 138t
  inervação, 138t
  origens e inserções, 138t
Músculos do pescoço
  ações, 149t
  alongamento, 163, *163*
  anteriores, *150-151*
    fraqueza, 95
  espasmo, 143
    massagem, 143
  inervação, 122-123, *122-123*, 149t
  laterais, *150-151*
  massagem, 143, 147, 159, 160, 162, *162*
  origens e inserções, 148t
  posteriores, contração, 17, 159
  profundos, *122*
  quadro muscular para a poliomielite e pós-poliomielite, 43q
  superficiais, *123*
  teste de força, 154-158, *154-158*
Músculos do tronco, 167, 176-186. *Ver também* Músculos abdominais; Músculos das costas; *músculos específicos*
  distribuição do segmento espinal, 470q-471q
  exercícios, 242-243, *242-243*
  flexores anteriores, teste e gradação, 212-213, *213*
  flexores laterais, 184-185
    abdutores do quadril e, 184, *184*
    teste e gradação, 184-185, *184-185*
  flexores oblíquos, teste e gradação, 186, *186*
  fraqueza, 95
  grupos oponentes, 167, 176
    ântero-posterior, 176
    lateral, 176
  laterais, 73, *73*, 176
    gradação, 217
    na escoliose, 185
    no alinhamento defeituoso, 74-75
    teste de comprimento, 88
  quadro muscular para a poliomielite e pós-poliomielite, 43q
  teste de força, 88
    extensores das costas e extensores do quadril, 180-181, *180-181*
    músculos laterais do tronco e abdutores do quadril, 184-185, *184-185*
  testes do grupo, 167
Músculos escapulares, *298*, 301t, 302t, 303
  fixação, 15
  quadro, 253q
  teste de comprimento, 306, *306*
Músculos faciais, 126t-127t
  ações, 126t-127t
  efeitos da perda de função, 121
  gradação da força, 121
  inervação, 121, *122-123*
  origens e inserções, 121, 126t-127t
  profundos, *122*
  superficiais, *123*
  teste, 121, *128-133*
Músculos faríngeos
  ação, 139t
  inervação, 139t
  origens e inserções, 139t
  papel na deglutição, 139t

Músculos infra-hióideos
  ação, 139t
  distribuição do segmento espinal, 468q-469q
  inervação, 27q, 139t, 145q
  origens e inserções, 139t
  teste, *132*
Músculos laríngeos
  ação, 139t
  inervação, 139t
  origens e inserções, 139t
  papel na deglutição, 139t
  papel na respiração, 233
Músculos oblíquos do abdome
  desequilíbrio, 185
  externos, 9, *65*, *73*, 176, 195, *195*, *198*, *199*
    ação, 195
      durante o abaixamento do membro inferior, 70, 211, *211*
    distribuição do segmento espinal, 470q-471q
    encurtamento, 198
    exercícios de fortalecimento, 70, 215-216, *215-216*, 243, *243*
    fibras anteriores, 195, *198*
    fibras laterais, 195, *198*, *201*
    fraqueza, 70, 198, 216
    inervação, 29q, 168q, 195
    na escoliose, 113, 201
    na postura cifótica-lordótica, 66, *71*, 198, 227
    na postura com o dorso plano, *71*
    na postura *sway-back*, 70, *71*, 72, 198, 227
    no bom alinhamento, *71*
    origens e inserções, 195
    postura e, 70, *70*, *71*
      na escoliose, 113
  gradação, 217
  internos, 9, *73*, 196, *196*, *198*, *199*
    ação, 196
    distribuição do segmento espinal, 470q-471q
    encurtamento, 198
    fibras anteriores inferiores, 196, *198*
    fibras anteriores superiores, 196, *198*
    fibras laterais, 196, *198*, *200*
    fraqueza, 198
    inervação, 29q, 168q, 196, 368t
    na postura cifótica-lordótica, 198
    na postura *sway-back*, *71*, 72, 198
    no bom alinhamento, *71*
    origens e inserções, 196
  papel na respiração, 237
  teste de força, 88
    diferenciação das ações dos abdominais superiores e inferiores, 200-201, *200-201*
    na escoliose, 109
Músculos respiratórios, 167, 233-239
  acessórios, 233, 237-238, *241*
  expiratórios, 233, 239q, *241*
  fadiga, 234
  inspiratórios, 233, 239q, *240-241*
  melhoria da força e da resistência, 234
  origens e inserções, 235
  principais, 233, *235*, 235-237, *236*, *240-241*
  quadro, 167, 233, 239q
  recrutamento, 233
Músculos supra-hióideos
  ação, 138t
  inervação, 138t
  origens e inserções, 138t
  teste, *132*

ÍNDICE REMISSIVO

N

Nasal
  ação, 126t
  inervação, 123, *123*
  origem e inserção, 126t
  teste, *128*
Navicular, 370
NC. *Ver* Nervos Cranianos
Nervo abducente (NC VI), 122, *122*, 127t
Nervo acessório (NC XI), *122*, 251, 252, 253q, *349*
  achados clínicos em lesões, 26
  músculos inervados, 26, 123, *123*, 139t, 149t
Nervo auricular maior, *125*
Nervo auriculotemporal, *125*
Nervo axilar, *27, 33, 248, 249, 251*, 252, 253q, *344, 349*
  compressão ou tensão, 32
  distribuição do segmento espinal, 472q
  músculos inervados, 27q, 144q, 252
  pinçamento do redondo maior, 341, 344
Nervo bucal, *125*
Nervo cutâneo antebraquial
  dorsal, *27, 250*
  lateral, *27, 250, 256*
  medial, *27, 249, 250, 256*
  posterior, *256, 257*
Nervo cutâneo braquial
  lateral, *256, 257*
  medial, *27, 249, 250, 256*
  posterior, *27, 250,* 257
Nervo cutâneo femoral
  anterior, *29, 364*
  intermediário, *369*
  lateral, *29, 362, 364, 369*
  medial, *369*
  posterior, *29, 363, 369*
Nervo cutâneo lateral dorsal do pé, *369*
Nervo cutâneo sural
  lateral, *369*
  medial, 369, *369*
Nervo escapular dorsal, 27q, 144q, 248q, *249, 251*, 253q
  distribuição do segmento espinal, 472q
Nervo facial (NC VII), 121, *122*
  músculos inervados, 122-123, *123*, 126t-127t, 138t, 149t
  na paralisia de Bell, 134, 135q, 136, 137q
Nervo femoral, 33, *362, 365*, 368, 368t, *369*
  distribuição do segmento espinal, 472q
  músculos inervados, 29q, 168q, 368
Nervo fibular, 368, 368t
  compressão ou tensão sobre, 32, 449
  comum, *29, 363, 364,* 449
    ramos cutâneos, *369*
    distribuição do segmento espinal, 472q
    lesão traumática com comprometimento do, 455q
  irritação devida à contração do tensor da fáscia lata, 449
  músculos inervados, 29q, 168q, 364q, 368
  paralisia, 449
  profundo, *29, 364, 365, 369, 449*
  superficial, *29, 364, 365,* 449
Nervo frênico, 236, *249*
  distribuição do segmento espinal, 472q
  músculos inervados, 27q, 144q
Nervo genital, *369*
Nervo genitofemoral, *362, 369*
Nervo glossofaríngeo (NC IX), *122*
  músculos inervados, 123, *123*, 139t
Nervo glúteo
  inferior, *363, 365*, 368t

distribuição do segmento espinal, 472q
  músculos inervados, 29q, 168q, 364q
  superior, *363, 365,* 368t
    distribuição do segmento espinal, 472q
    músculos inervados, 29q, 168q, 364q
Nervo hipoglosso (NC XII), *122*
  músculos inervados, 123, *123*, 138t
Nervo ilio-hipogástrico, 29, *362, 364,* 368t
  distribuição do segmento espinal, 472q
  músculos inervados, 168q
  ramo cutâneo lateral, *369*
Nervo ilioinguinal, *29, 362, 364, 369*
  distribuição do segmento espinal, 472q
  músculos inervados, 168q
Nervo infra-orbital, *125*
Nervo infratroclear, *125*
Nervo intercostobraquial, *27, 250, 256,* 257
Nervo interósseo do antebraço
  anterior, 252, 253q
    compressão, 32
  posterior, 252, 253q
    encarceramento, 252
Nervo isquiático, 33, *363, 365,* 368, 368t, *453*
  distribuição do segmento espinal, 472q
  músculos inervados, 29q, 168q, 364q
  relação com o músculo piriforme, 453, *453*
Nervo lacrimal, *125*
Nervo lomboinguinal, *29, 364*
Nervo mandibular, *125*
Nervo maxilar, *125*
Nervo mediano, *27, 33, 248, 249, 250, 251*, 252, 253q, *349*
  compressão ou tensão sobre, 32
  distribuição do segmento espinal, 472q
  impacto do pronador, 341
  músculos inervados, 27q, 144q, 252
  quadro de nervos espinais e músculos indicando lesão, 348q
  ramos cutâneos palmares, *256*
Nervo mental, *125*
Nervo musculocutâneo, 33, *248, 249, 251*, 252, 253q, *349*
  distribuição do segmento espinal, 472q
  impacto do coracobraquial, 341
  músculos inervados, 27q, 144q, 252
  ramos cutâneos palmares, *256*
Nervo nasal, *125*
Nervo obturador, *362, 365,* 368, 368t
  distribuição do segmento espinal, 472q
  músculos inervados, 29q, 168q, 364q, 368
  ramo articular, 368
  ramo cutâneo, *369*
  ramo muscular, 368
Nervo occipital
  maior, 33, *125*, 159
    impacto do trapézio, 341
  menor, *125*
Nervo oculomotor (NC III), *122*
  músculos inervados, 122, *122*, 126t-127t
Nervo oftálmico, *125*
Nervo olfatório (NC I), 121, *122*
Nervo óptico (NC II), 121, *122*
Nervo peitoral
  lateral, 27q, 144q, *249, 251, 349*
    distribuição do segmento espinal, 472q
    músculos inervados, 27q, 248q, 253q
  medial, 144q, *249, 251, 342, 349*
    músculos inervados, 27q, 248q, 253q
    distribuição do segmento espinal, 472q
Nervo plantar

lateral, *29, 364, 365, 369*
  músculos inervados, 29q, 364q
medial, *29, 364, 365, 369*
  músculos inervados, 29q, 364q
Nervo pudendo, *363*
Nervo radial, *27, 33, 248, 249, 251,* 252, 253q, *344, 349*
  compressão ou tensão sobre, 32
  distribuição do segmento espinal, 472q
  impacto muscular, 341
  músculos inervados, 27q, 144q, 252
  quadros de nervos espinais e músculos indicando lesão, 347q, 348q
  ramo profundo, *344*
  ramo superficial, *250, 256, 257*
  ramos cutâneos, *257*
    palmar, *256*
Nervo safeno, *29, 33, 364, 368, 369*
  ramo infrapatelar, *369*
Nervo subclávio, 144q, 248q, *249, 251,* 253q, *349*
  distribuição do segmento espinal, 472q
Nervo subcostal, ramo cutâneo lateral, *369*
Nervo subescapular
  inferior, 144q, *249, 251, 349*
    distribuição do segmento espinal, 472q
    músculos inervados, 27q, 248q, 253q
  superior, 27q, 144q, *249, 251, 349*
    distribuição do segmento espinal, 472q
    músculos inervados, 27q, 248q, 253q
Nervo suboccipital, 149t
Nervo supraclavicular, *27,* 248q, *250, 251, 256, 257*
Nervo supra-escapular, *249,* 252, *342, 349*
  compressão ou tensão sobre, 32
  distribuição do segmento espinal, 472q
  músculos inervados, 27q, 144q, 253q
Nervo supra-orbital, *125*
Nervo supratroclear, *125*
Nervo sural, *29, 364, 369*
Nervo tibial, *29, 363, 365,* 368t
  distribuição do segmento espinal, 472q
  músculos inervados, 29q, 168q, 364q
  ramos calcaneares mediais, *369*
Nervo torácico longo, 27q, 33, 144q, 248q, *249, 251,* 253q, *349, 476*
  distribuição do segmento espinal, 472q
  impacto do escaleno médio, 341
Nervo toracodorsal, 144q, 248q, *249, 251, 349*
  distribuição do segmento espinal, 472q
  músculos inervados, 27q, 253q
Nervo trigêmeo (NC V), 121, *122*
  músculos inervados, 122, *122,* 126t-127t, 138t
Nervo troclear (NC IV), *122*
  músculos inervados, 122, *122,* 127t
Nervo ulnar, 27, 33, 248, *249, 250, 251,* 253q, *349*
  compressão, 32
  distribuição do segmento espinal, 472q
  impacto do flexor ulnar do carpo, 341
  músculos inervados, 27, 144q
  quadro de nervos espinais e músculos indicando lesão, 348q
  ramo cutâneo dorsal, *256, 257*
  ramos cutâneos palmares, *256*
Nervo vago (NC X), *122*
  músculos inervados, 139t
Nervo vestibulococlear (NC VIII), 121, *122*
Nervo zigomaticofacial, *125*
Nervo zigomaticotemporal, *125*
Nervos, 25. *Ver também* Inervação; *nervos específicos*
  compressão, 32, 341
  cranianos, 121, *122-123*

quadro, 124, 125q
cutâneos, 26, *27, 29*
  do membro inferior, 369, *369*
  do membro superior, *250,* 256-257, *256-257*
espinais, 25
  cervicais, 26, 144q, *145,* 149t
  torácicos, 168q
lesão traumática, 31-32
para tendões, 9
periféricos. (*Ver* Nervos periféricos)
tensão sobre, 32
  dor devida à, 34
Nervos cervicais, *125, 145,* 253q
  músculos inervados, 27q, 144q, 149t
  quadro de nervos espinais e músculos indicando lesão de C5, 350q
Nervos Cranianos (NC), 121, *122-123. Ver também nervos cranianos específicos*
  distribuição cutânea, *125*
  músculos inervados, 122-123
Nervos cutâneos, 26, *27, 29*
  do membro inferior, 369, *369*
  do membro superior, *250,* 256-257, *256-257*
Nervos digitais dorsais, *369*
Nervos espinais, 25
  cervicais, 26, 27q, 144q, *145,* 149t
  torácicos, 29q, 168q
Nervos periféricos, 25
  compressão, 32
  dos membros superiores, 248, *249-251,* 252, 253q
  distribuição do segmento espinal, 25, 466-467, 472q
  do plexo braquial, 27q, 248, 248q, *249*
  do plexo cervical, 144q, *145*
  do plexo lombar, 29q, 362, *362*
  do plexo sacral, 363, *363*
  dor nas áreas inervadas, 34
  lesão, 31-32
    fraqueza de alongamento superposta, 355
  pinçamento, 33
  quadros de nervos espinais e músculos, 26, 28
    do pescoço, do diafragma e do membro superior, 27q, 144q
    do tronco e do membro inferior, 29q, 168q
  tensão sobre, 32
Nervos torácicos, músculos inervados, 29q, 168q
Neuroma de Morton, 32
Normal
  definição, 24, G-3
  uso do termo na gradação muscular, 24
Nutrição, 96

O

Obesidade
  efeitos na respiração, 234
  lombalgia e, 219
Objetividade
  definição, G-3
  na gradação, 6
  no teste muscular manual, 6-8
Oblíquo inferior da cabeça
  ação, 149t
  inervação, 149t
  origem e inserção, 148t
Oblíquo inferior do olho

ação, 127t
inervação, 122, *122*
origem e inserção, 127t
Oblíquo superior da cabeça
ação, 149t
inervação, 149t
origem e inserção, 148t
Oblíquo superior do olho
ação, 127t
inervação, 122, *122*
origem e inserção, 127t
Obturador externo, *365*, 430, *430*
ação, 366q, 430
distribuição do segmento espinal, 470q-471q
inervação, 29q, 364q, 430
origem e inserção, 430
teste de força, 431, *431*
Obturador interno, *365*, 430, *430*, 453
ação, 366q, 430
distribuição do segmento espinal, 470q-471q
inervação, 29q, *363*, 364q, 368t, 430
origem e inserção, 430
teste de força, 431, *431*
Occipital, inervação, 122, *123*
Ombro de nadador, 356
Ombro(s), 297-305
depressão, *78*
unilateral, 159
elevação, *78*
lesões por uso excessivo, 356
movimentos, 54, *57*
flexão e extensão, *56*
músculos que controlam, 254q, 300t-302t
posição para o teste preciso, 306
rotação, *58*, 259
teste de comprimento dos músculos umerais e
escapulares, 306-311, *306-311*
na posição sentada, 85, *85*
no alinhamento defeituoso, 74-75, *74-75*, *78-79*
no alinhamento ideal, *60*, 61, 73, *73*, *78*
posição para frente, *79*
análise e tratamento, 92t
posição relacionada à dominância manual, 76, *76*
posição relacionada às curvaturas da coluna vertebral na
escoliose, 109
quadro de mensuração da junta, 296q
quadro-sumário das posturas boa e defeituosa, 91q
arredondado(s), 484
relação com a linha de referência, 61
subluxação, 345
Omoioídeo
ventre inferior, *151*
ação, 139t
inervação, 123, *123*, 139t
origem e inserção, 139t
papel na deglutição, 139t
ventre superior, *151*
ação, 139t
inervação, 123, *123*, 139t
origem e inserção, 139t
papel na deglutição, 139t
Oponente do dedo mínimo da mão, 269, *269*, *349*
ação, 255q, 269
distribuição do segmento espinal, 468q-469q
fraqueza, 269
inervação, 27q, *251*, 269
origem e inserção, 269
teste de força, 269, *269*

Oponente do dedo mínimo do pé, *365*
distribuição do segmento espinal, 468q-469q
inervação, 29q, 364q
Oponente do polegar, 263, *263*, *349*
ação, 255q, 263
distribuição do segmento espinal, 468q-469q
fraqueza, 263
inervação, 27q, *251*, 263
origem e inserção, 263
teste de força, 263, *263*
Orbicular da boca
ação, 127t
inervação, 122, *123*
origem e inserção, 127t
Orbicular do olho
ação, 127t
inervação, 122, *123*
na paralisia de Bell, 134
origem e inserção, 127t
teste, *130*, *132*
Órgãos de Golgi, 9
Orientações para o clínico, 30
Ossos, 9
crescimento, 97
Ossos do carpo, 259, *259*
Ossos metacarpais, 259
Ossos metatarsais, 370
Osteoartrose, 159
Osteoporose, 340, *340*

P

Palatofaríngeo
ação, 138t
inervação, 138t
origem e inserção, 138t
papel na deglutição, 138t
Palatoglosso
ação, 138t
inervação, *122*, 123, 138t
origem e inserção, 138t
papel na deglutição, 138t
Palmar curto, 277, *277*, *349*
ação, 277
distribuição do segmento espinal, 468q-469q
inervação, 27q, *251*, 277
origem e inserção, 277
Palmar longo, 277, *277*, *282*, *349*
ação, 254q-255q, 277
distribuição do segmento espinal, 468q-469q
fraqueza, 277
inervação, 27q, *251*, 277
origem e inserção, 277
teste de força, 277, *277*
Palmar, definição, 485
para a ciatalgia devida ao alongamento do piriforme, 453
para a distensão do arco metatarsal, 441
para o desvio lateral dos dedos do pé, 443
para o pé pronado
com achatamento do arco longitudinal, 441
sem achatamento do arco longitudinal, 440
para o pé supinado, 441
tipos, *445*, 445-446
barra metatarsal, 446
contraforte longo, 446

ÍNDICE REMISSIVO

coxim metatarsal, 446
cunha de sola, 446
cunha para calcanhar, 445-446
palmilhas almofadadas, 440
salto de Thomas, 446
suporte de arco longitudinal, 446
Paralisia, 5, 31
de "sábado à noite", 32
de Bell, 134, 135q, 136, 137q
de muleta, 32
do diafragma, 233
do extensor curto do hálux, 403
do extensor longo do hálux, 403
do flexor longo dos dedos, 406
do glúteo médio, 434
do serrátil anterior, 252, 335, *335*, 337, *337*, *474*, 474-479, *475*, *478*
do trapézio, 337, *337*
dos abdutores do quadril, *184*
dos extensores do quadril, 266-227
dos flexores do quadril, 205, *205*
dos intercostais, 233, 237
dos interósseos da mão, 275
dos lumbricais da mão, 275
facial, 134, 135q, 136, 137q
na infecção pelo vírus *West Nile*, 39
na poliomielite, 39
nervo fibular, 449
tratamento de músculos afetados, 36
por esmagamento ou compressão, 32
Patela(s), 371
no alinhamento defeituoso, *80*
no bom alinhamento, *80*
Pé(s), 440-446
abdução e adução do antepé, 370
arcos longitudinais, 440
abdução do antepé devida a ruptura, 443
altos, 440
distensão, 406
na criança, 99
pronação com achatamento, 441
pronação sem achatamento, 440
arcos metatarsais, 440
distensão, 441
caído, 35, 409, 410
de crianças, 99
dedos em martelo, 94t, 441, 441
deformidades, 405
distribuição do segmento espinal para músculos do, 470q-471q
eversão, 58, 63, 367q, 370
hálux valgo, 400, 441
inversão, 58, 63, 367q, 370
lesão por inversão, 9
mantidos para baixo durante o encurvamento do tronco, 208, 208
músculos que controlam movimentos, 367q
na posição sentada, 85, 85, 97
no alinhamento defeituoso, 74-75, 74-75
no alinhamento ideal, 60, 63, 73, 73, 80-82
palmilhas para condições dolorosas, 440
plano
congênito, 410
estático, 99
na criança, 99
pronação e, 441
posição com desvio lateral dos dedos dos pés, 63, 443
posição com desvio medial dos dedos do pé, 63, 442, 442

posição relacionada à dominância manual, 76, 76
problemas, 440-446
calçados e correções de calçados, 440, 445, 445-446. (*Ver também* Calçados)
exame, 440
grupos, 440
tratamento corretivo e paliativo, 440
pronação, 17, 63, 74-75, 74-75, 80, 370
análise e tratamento, 94
com achatamento do arco longitudinal, 441
correção de calçado, 440
exercícios corretivos, 116, 116, 446
rotação medial do quadril e, 448, 448
sem achatamento do arco longitudinal, 440
quadro-sumário das posturas boa e defeituosa, 90q
supinação, 63, 80, 370, 441
análise e tratamento, 94t
torto, 96
Pectíneo, *365*, 426, *426*
ação, 366q, 426
distribuição do segmento espinal, 468q-469q,470q-471q
inervação, 29q, 364q, 368t, 426
origem e inserção, 426
teste de força, 427, *427*
encurtamento, 308
estrutura, 11
fibras inferiores, 319, *319*
ação, 254q, 300t, 319
encurtamento, 319
fraqueza, 319
inervação, 319
origem e inserção, 300t, 319
teste de força, 319, 319
fibras superiores, 318, *318*
ação, 254q, 300t, 318
encurtamento, 318
fraqueza, 318
inervação, 27q, 248q, 251, 253q, 318
origem e inserção, 300t, 318
teste de força, 318, 319
papel na respiração, 238
Peitoral maior, 318-319, *349*
teste de comprimento, 306, *306*, 308, *308*
teste de força, 13
Peitoral menor, *299*, 320, *320*, *342*, *349*
ação, 301t, 320
alongamento, 343, *343*, 357, *357*
contração, 307, 309
distribuição do segmento espinal, 468q-469q
encurtamento, 320
inervação, 27q, 248q, *249*, 251, 253q, 320
origem e inserção, 301t, 320
papel na respiração, 238
teste de comprimento, 306, 307, *307*
teste de força, 320, *320*
Pelve, 167, 168
músculos do tronco fixados à, 176
na posição zero, 190, *190*
no alinhamento ideal, *60*, 61, 64, *64*, 65, *65*, 73, *73*
posição neutra, 59, 62, 64, *64*, 65, *65*, 71
controle muscular para manutenção, 65, *65*, 223
definição, 173, 484
posição relacionada à dominância manual, 76, *76*
quadro-sumário das posturas boa e defeituosa, 90q-91q
relação com a linha de referência, 62
rotação, 58
Percussão, para o alongamento do tensor da fáscia lata, 450-451, *450-451*

ÍNDICE REMISSIVO

Pés de pombo. *Ver* Desvio medial dos dedos do pé
Pescoço, 143-163. *Ver também* Coluna cervical
  amplitude de movimento, 147, 147t
    mensuração, 147
  da criança, 100
  dermátomos, *27, 250, 347, 348, 350-352*
  extensão, 61, 143, 146, 147t, *152*
    hiperextensão, 92t, 143
  flexão lateral, 58, 146
  flexão, 146, 147t, 149t, *152*
    hiperflexão, 143
    lateral, 58 146, 147t, 149t
  lesão do tipo chicote, 143
  na postura com o dorso plano, 68, *68*
  na postura lordótica, 67, *67*
  na postura *sway-back*, 72, *72*
  no alinhamento ideal, *60*, 61, 73, *73* 143
  posição relacionada à porção superior das costas, 143
  posições defeituosas, 143, 153, *153*
  posterior, alongamento, 116, *116*
  quadro de nervos espinais e músculos, 27q, 144q
  rotação, 58, 146, 147t, 149t
  torto, 96
  vulnerabilidade a estresse e lesão, 143
Peso corporal
  distribuição
    equilibrado, 59
    sobre a base do hálux, 69, *69*
  fixação provida, 14-15
  membros inferiores como porcentagem, 208
  músculos como porcentagem, 9
Piramidal, 259, *259*
Piriforme, 33, *365*, 430, *430*, *453*
  ação, 366q, 430, 453
  alongado, ciatalgia devida, 453
  distribuição do segmento espinal, 470q-471q
  inervação, 29q, *363*, 364q, 368t, 430
  origem e inserção, 430, 453
  teste de força, 431, *431*
Pisiforme, *259*
Plano(s), 55
  coronal (frontal, lateral), 55, *55*
    alinhamento ideal, 60, *60*
    definição, 484
    movimentos, 54, 56, *56*
  definição, 484
  intersecção no centro de gravidade, 55
  sagital (ântero-posterior), 55, *55*
    definição, 484
    movimentos, 54, 57, *57*
  sagital médio, 55
    alinhamento ideal, 60, *60*
  transverso, 55, *55*
    definição, 484
    movimentos, 54, 58, *58*
Plantar, *365*, 415, *415*
  ação, 367q, 415
  definição, 484
  distribuição do segmento espinal, 470q-471q
  inervação, 29q, 364q, 415
  origem e inserção, 415
  teste de comprimento, 375, *375*
  teste de força, 415, *415*
Platisma
  ação, 127t, 149t
  inervação, 123, *123*, 149t
  origem e inserção, 127t, 148t
  teste, *130*

Plexo, 25
  braquial, 248, 248q, *249, 342*
  cervical, 33, *144, 253q*
  definição, 25
  faríngeo, *122*, 123, 138t-139t
  lombar, 29q, 362, *362*, 365, 368t
  lombossacro, 368t
  sacral, 363, *363*, 368t
Plexo braquial, 248, 248q, *249, 342*
  compressão, 32
    interna, 32
    síndrome da saída torácica por causa de, 341
    síndrome do processo coracóide por causa de, 342
  cordões lateral, medial e posterior, 248, *249*
  distribuição do segmento espinal, 472q
  lesão, 96, 353-354
    locais possíveis, *353*
    quadros de nervos espinais e músculos indicando, 351q, 352q
  músculos inervados, 27q, 248, 248q, 253q
  nervos periféricos do, 27q, 248, 248q, *249*, 253q
  tensão sobre, 32
  troncos superior, médio e inferior, 248, *249*
    divisões anteriores e posteriores, 248
Plexo cervical, 33, *144*, 253q
  distribuição do segmento espinal, 472q
  nervos periféricos do, 144q, 145
Plexo faríngeo, *122*, 123, 138t-139t
Plexo lombar, 362, *362*, 365, 368t
  distribuição do segmento espinal, 472q
  músculos inervados pelo, 168q, 364q
  nervos periféricos do, 29q
Plexo lombossacro, 368t
Plexo nervoso, 25
  braquial, 248, 248q, *249*
  cervical, 33, *144*
  definição, 25
  faríngeo, *122*, 123, 138t-139t
  lombar, 29q, 362, *362*, 368t
  lombossacro, 368t
  sacral, 363, *363*, 368t
Plexo sacral, 363, *363*, 365, 368t
  distribuição do segmento espinal, 472q
  músculos inervados, 29q, 168q, 364q
Polegar
  amplitude de movimento de juntas do, 295t
  deformidade em adução, 261, 262
  junta carpometacarpal, 258
  junta interfalângica, 258
  músculos que controlam movimentos, 255q, 261-268, *261-268*
    distribuição do segmento espinal, 468q-469q
    fraqueza, 296
    teste de força, 13, 296
  oposição com o dedo mínimo, 258
Poliomielite, 38-41. *Ver também* Síndrome pós-poliomielite
  complicações, *44*
  epidemia na África em 2004, 39
  escoliose devida à, 107, 108, *108*, 112
  fatores que influenciam o tratamento, 38
  fraqueza de alongamento, 35
  função do diafragma, 235
  graduação, 22, 41
  teste muscular manual, 39
    explicação dos quadros de poliomielite e pós-poliomielite, 40
    membro inferior, 41
    quadros de músculos do pescoço, do tronco e do

Í N D I C E   R E M I S S I V O

membro inferior, 43q, 461q
membro superior, 41
quadro de músculos do membro superior, 42q
versus paralisia do serrátil anterior, 477
Poplíteo, *365*, 416, *416*
ação, 366q-367q, 416
alongamento decorrente da hiperextensão do joelho, 447
distribuição do segmento espinal, 470q-471q
encurtamento, 416
fraqueza, 416
inervação, 29q, 364q, 416
origem e inserção, 416
teste de comprimento, 375, *375*
teste de força, 416, *416*
Posição anatômica, 54, *54*, 187
definição, 484
Posição com a cabeça para frente, 61, *64, 66, 68, 153*, 159
análise e tratamento, 92t
dor de pescoço devida à contração dos músculos posteriores do pescoço, 159
extensão da coluna cervical, 146
Posição de teste, 15-16
definição, 15, 484
gradação, 16, 20, 23t
ideal, 15
definição, 484
Posição deitada
colchões e, 232
exercícios, 463
mensuração do comprimento do membro inferior, 438
travesseiros e, 232
Posição em pé
da criança, *100*
exame do alinhamento na, 86
flexão anterior a partir da, 88, 169
mensuração do comprimento do membro inferior, 438
teste da extensão das costas na, 169
Posição sentada
cadeiras e, 85
com os membros inferiores estendidos, 169
de alfaiate reversa (W), 442, 448, *448*
em cadeiras escolares, 96-97
definição, 193
joelhos cruzados, 85
no automóvel, 85
postura, 85, *85*
suporte lombar, 85
teste de flexão anterior e, 88, 169
Posicionamento do paciente, 15-16
Posição-padrão, 59. *Ver também* Alinhamento ideal
Posição zero, 54, *54*
juntas da coluna vertebral, da pelve e do quadril, 187, 190,
190
Posições da junta, 52
Posterior, definição, 484
contração, 17
hiperflexão da coluna lombar e, 228
fraqueza, 226-227, 416, 417
comprimento normal, *111, 174*, 384-385, *384-385*
devida ao alongamento excessivo, 227
diagnóstico errôneo, 389, *389*
elevação do membro inferior estendido, 383, *383*, 388, *388*
encurtamento, *175*, 386-387, *386-387*, 417
na escoliose, 109, *111*
problemas, 382
teste de flexão anterior, 88, 174, *174-175*, 383, *383*
teste de força, 13, 88, 417-419, *417-419*
Posteriores da coxa, *65*, 176. *Ver também* Bíceps femoral;

Semimembranáceo; Semitendíneo
alongamento excessivo, 62
alongamento, 390, *390*, 463, *463*
posições que devem ser evitadas, 390, *390*
contratura, 417
exercícios de fortalecimento, 227
flexibilidade e comprimento, 105
insuficiência passiva, 12
lateral, 419
medial, 418
na postura cifótica-lordótica, 66
na postura com o dorso plano, 68
distensão sacroilíaca e, 222
na postura lordótica, 67
na postura *sway-back*, 72
tensão na posição em pé, 227
teste de comprimento, 12, 174, *174-175*, 227, 382-389 (*Ver*
também Teste de flexão anterior; Teste de elevação
do membro inferior estendido)
aparentemente curto, na realidade normal, 385, *385*
aparentemente normal, na realidade excessivo, 385, *385*
comprimento aparente maior que o comprimento
real, 386, *386*
comprimento excessivo, *174-175, 384-385*
erros, 388, *388*
versus lordose, 71, 72, 227
Postura, 51-116
boa, 51
da criança, 96-101, *98, 100*
defeitos, doenças e incapacidades que afetam, 96
definição, 51
efeitos de atividades na, 51
fatores ambientais e, 96-97
fatores de desenvolvimento e, 97
mecânica corporal e, 51
músculos oblíquos do abdome e, 70, *70, 71*
na posição anatômica, 54, *54*
na posição sentada, 85, *85*
nutrição e, 96
padrão, 59-63 (*Ver também* Alinhamento ideal)
respiração e, 234
segmentos corporais e, 53, *53*
Postura cifótica-lordótica, 64, *64*, 66, *66*. *Ver também* Lordose
inclinação pélvica anterior na, 64, 66, 223, *223*
músculos oblíquos do abdome, 66, *71*, 198
na criança, 98, *98*
Postura com o dorso plano, 62, 64, *64*
análise e tratamento, 92t
definição, 227
distensão sacroilíaca, 222
flexível *versus* rígida, 228
inclinação pélvica posterior na, 64, *64*, 68, *68, 227*, 228
músculos abdominais na, 68, *68, 71*, 228
Postura *sway-back*, 61, 64, *64, 71*, 72, *72*
análise e tratamento, 93t
definição, 227, 484
exercícios, 228
inclinação pélvica posterior na, 64, *64*, 70, *71*, 72, *72*, 93t,
227, 227-228
músculos abdominais na, 70, *71*, 72, *72*, 198, 227
na criança, *100*
suportes, 227-228
Pranchas de postura, 86, *87*
Pressão, 16
alavancagem e, 16
aplicação gradual, 16
definição, 16, 484
direção, 16

dor devida à, 34
local, 16
magnitude, 16
problemas do pé, 440-443, *441-443*
calçados e correções do calçado, 444-446, *444-446*
Pressão de raiz nervosa cervical, 160
Pressão sobre a raiz nervosa espinal, 34
cervical, 160
Problemas musculoesqueléticos, 4, 5
causas mecânicas de dor, 34
encurtamento adaptativo, 35, 52, 482
espasmo muscular, 34-35
fraqueza de alongamento, 35
Problemas neuromusculares, 32-33. *Ver também* Poliomielite
Prócero
ação, 127t
inervação, 123, *123*
origem e inserção, 127t
teste, *129*
Processo coracóide, *342*
Pronação
definição, 485
do antebraço, 19, *58*, 254q, 259, *291*
do pé, 17, 63, 74-75, *74-75*, 80, 370
análise e tratamento, 94
exercícios corretivos, 116, *116*
com achatamento do arco longitudinal, 441
sem achatamento do arco longitudinal, 440
Pronador quadrado, 287, *287, 349*
ação, 254q, 287
contratura, 286
distribuição do segmento espinal, 468q-469q
fraqueza, 286
inervação, 27q, *251*, 253q, 287
origem e inserção, 287
teste de força, 286-287, *286-287*
Pronador redondo, 286, *286, 349*
ação, 254q, 286
contratura, 286
distribuição do segmento espinal, 468q-469q
fraqueza, 286
inervação, 27q, *251*, 286
origem e inserção, 286
teste de força, 286, *286*
Protetor de joanete, 441
Proximal, definição, 485
Psoas maior, *65, 236, 365*, 423, *423*
ação, 366q
distribuição do segmento espinal, 470q-471q
inervação, 29q, 168q, *362*, 364q, 368t, 423
origem e inserção, 423
teste de força, 423, *423*
Psoas menor, *365*, 423, *423*
ação, 423
distribuição do segmento espinal, 470q-471q
inervação, 29q, 168q, 364q, 368t, 423
origem e inserção, 423
Pterigóideo lateral
ação, 127t
distúrbios da junta temporomandibular que afetam o, 124
origem e inserção, 127t
teste, *131*
Pterigóideo medial
ação, 127t
distúrbios da junta temporomandibular que afetam o, 124
origem e inserção, 127t
teste, 131
Pulmões, 167

doenças, 233, 235
Punho, 259
deformidade fixa, 17
movimentos, *56, 57*, 259
músculos que controlam movimentos, 255q, 282-285, *282-285*
ossos, *259*
Push-ups, 105, 169
quadro de mensuração da junta, 296q

Q

Quadrado do lombo, *73*, 176, *183, 236*
ação, 183
distribuição do segmento espinal, 470q-471q
gradação, 183
inervação, 29q, 168q, 183, *362*, 364q, 368t
origem e inserção, 183, 237
papel na respiração, 237, 238
teste de força, 183, *183*
Quadrado femoral, *365*, 430, *430, 453*
ação, 366q, 430
distribuição do segmento espinal, 470q-471q
inervação, 29q, *363*, 364q, 368t, 430
origem e inserção, 430
teste de força, 431, *431*
Quadrado plantar, *365*, 407, *407*
ação, 407
distribuição do segmento espinal, 470q-471q
inervação, 29q, 364q, 407
origens e inserções, 407
Quadríceps, 420, *420. Ver também* Reto femoral; Vasto intermédio; Vasto lateral; Vasto medial
ação, 366q, 420
contratura, 421
distribuição do segmento espinal, 470q-471q
encurtamento, 421
exercício de fortalecimento, 462, *462*
fraqueza, 421
inervação, 29q, 364q, 368t, 420
origens e inserções, 420
teste de força, 421, *421*
Quadro de análise de desequilíbrio muscular, 399q
Quadro de mensuração da junta
do membro inferior, 374q
do membro superior, 296q
Quadro de nervos cranianos e músculos, 124, 125q
na paralisia de Bell, 135q, 137q
Quadro de nervos espinais e pontos motores
do membro superior, *251, 349*
dos membros inferiores, *365*
Quadros de nervos espinais e músculos, 26
do membro inferior, 364q
estudos de caso utilizando, 454
comprometimento do nervo fibular comum, 455q
lesão do nervo lombossacro, 458q
possível lesão de L5, 456q-457q
do pescoço, do diafragma e do membro superior, 26, 27q, 144q
estudos de caso utilizando, 346
comprometimento dos nervos radial, mediano e ulnar, 348q
lesão do cordão medial do plexo braquial, 351q
lesão do nervo radial, 347q
lesão do plexo braquial, 352q
provável lesão de C5, 350q
do tronco e do membro inferior, 26, 29q, 168q

registro de graus de força muscular, 28
seção do segmento espinal, 26
seção sensorial, 26, 27q, 29q, 168q
secção de nervo periférico, 26, 27q, 29q, 144q, 168q
uso no diagnóstico diferencial, 26, 28
Quadros
capacidade de tocar os dedos do pé relacionada à faixa etária, 102q-103q
do membro inferior, 364q
distribuição do segmento espinal para nervos e músculos, 468q-472q
do pescoço, do diafragma e do membro superior, 26, 27q, 144q
do tronco e do membro inferior, 26, 29q, 168q
estudos de caso focando, 346
comprometimento do nervo fibular comum, 455q
comprometimento dos nervos radial, mediano e ulnar, 348q
lesão do cordão medial do plexo braquial, 351q
lesão do nervo lombossacro, 458q
lesão do nervo radial, 347q
lesão do plexo braquial, 352q
possível lesão de L5, 456q-457q
provável lesão de C5, 350q
músculos do membro superior, 253q
na escoliose, 110q
nervos motores e sensoriais ou apenas motores para
para análise do desequilíbrio muscular
no membro inferior, 399q
no membro superior, 260q
plexo braquial, 248q
quadro de exame postural, 89q
quadro de mensuração da junta
para membro inferior, 374q
para membro superior, 296q
quadro de músculos do membro inferior, 366q-367q
na poliomielite, 461q
na síndrome de Guillain-Barré, 459q-460q
quadro de músculos do membro superior, 254q-255q, 312q
quadro de músculos do membro superior, 42q
quadro de músculos escapulares, 253q
quadro de músculos respiratórios, 167, 233, 239q
quadro de nervos cranianos e músculos, 124, 125q
na paralisia de Bell, 135q, 137q
quadro de nervos espinais e músculos, 26
quadro de nervos espinais e pontos motores
dos membros inferiores, *365*
dos membros superiores, *251, 349*
quadros de músculos na poliomielite e pós-poliomielite
explanação, 40
quadro de músculos do pescoço, do tronco e do membro inferior, 43q, 461q
quadro-sumário das posturas boa e defeituosa, 90q-91q
rotação, 58
secção de nervo periférico, 26
secção de segmento espinal, 26
secção sensorial, 26
símbolos utilizados, 25, 466-467
uso no diagnóstico diferencial, 26, 28

R

Rádio, 259, *259*
Raízes nervosas espinais, 25
compressão interna, 32

dorsais, *25, 144*
ventrais, *25, 144*
Ramos
dorsais, 25, 27q, 29q, *144*, 144q, 168q
ramos cutâneos, *369*
ventrais, 25, 27q, 29q, *144*, 144q, 168q
formando o plexo braquial, 248, 248q, *249*
formando o plexo cervical, *144*
formando o plexo lombar, 362, *362*, 368t
formando o plexo sacral, 363, *363*, 368t
Raquitismo, 96, 447
Redondo maior, 323, *323, 344, 349*
ação, 254q, 300t, 323
alongamento, 344, *344*
contração, 344
distribuição do segmento espinal, 468q-469q
encurtamento, 323
fraqueza, 323
impacto sobre o nervo axilar, 344
inervação, 27q, 248q, *251*, 253q, 323
origem e inserção, 300t, 323
teste de comprimento, 306, *306*, 309, *309*
na escoliose, 109
teste de força, 323, *323*
Redondo menor, 321, *344, 349*
ação, 254q, 300t, 321
distribuição do segmento espinal, 468q-469q
fraqueza, 321
inervação, 27q, *251*, 252, 253q, 321
origem e inserção, 300t, 321
teste de força, 321, *321*
Redução de peso, 234
Resistência, 16
definição, 16, 485
pela força da gravidade, 19, 22
Respiração, 233-234
condicionamento cardiovascular e, 234
coordenação e, 234
efeito do desequilíbrio muscular na, 234
efeito do medo e da ansiedade na, 234
obesidade e, 234
objetivos terapêuticos para auxiliar na, 234
postura e, 234
relaxamento e controle, 34
Reto anterior da cabeça, *150*
ação, 149t
distribuição do segmento espinal, 468q-469q
inervação, 27q, 145q, 149t
origem e inserção, 148t
teste de força, 154, *154*
Reto do abdome, 62, *65*, 176, 194, *194, 197, 200, 201*
ação, 194
durante o abaixamento do membro inferior, 70, 211, *211*
bainha, 194, *194*
distribuição do segmento espinal, 470q-471q
fraqueza, 194
gradação, 217
inervação, 29q, 168q, 194
na postura cifótica-lordótica, 66
origem e inserção, 194
papel na respiração, 237
Reto femoral, 62, *65*, 176, *365*, 420, *420*
ação, 420
contração, 225
encurtamento, 421
inervação, 420
origem e inserção, 420
teste de comprimento, 376

teste de força, 13
Reto inferior
  ação, 127t
  inervação, 122, *122*
  origem e inserção, 127t
Reto lateral
  ação, 127t
  inervação, 122, *122*
  origem e inserção, 127t
  teste, *133*
Reto lateral da cabeça, *150*
  ação, 149t
  distribuição do segmento espinal, 468q-469q
  inervação, 27q, 145q, 149t
  origem e inserção, 148t
Reto medial
  ação, 127t
  inervação, 122, *122*
  origem e inserção, 127t
  teste, *133*
Reto posterior maior da cabeça
  ação, 149t
  inervação, 149t
  origem e inserção, 148t
Reto posterior menor da cabeça
  ação, 149t
  inervação, 149t
  origem e inserção, 148t
Reto superior
  ação, 127t
  inervação, 122, *122*
  origem e inserção, 127t
Risório
  ação, 127t
  inervação, 122, *123*
  origem e inserção, 127t
  teste, *129*
Rombóides, 326, *326, 349*
  ação, 301t, 326
  contração, 479
  distribuição do segmento espinal, 468q-469q
  encurtamento, 327
    dorsalgia devida ao, 338
  fraqueza, 327
  inervação, 27q, 248q, *251*, 253q, 326, 338
  no alinhamento defeituoso, 75
  origens e inserções, 301t, 326
  papel na respiração, 233
  teste de comprimento, 306, *306*, 309, *309*
  teste de força, 327, *327*
    teste modificado, 328, *328*
Rotação
  anti-horária, 58, *58*, 171, 485
  da coluna cervical, 171, *172*
    cervical, 58, 146, 147t, 149t, 171
  da junta atlantoaxial, 168
  da junta carpometacarpal do polegar, 258
  da junta metacarpofalângica do polegar, 258
  definição, 58, 485
  horária, 58, *58*, 171, 485
  lateral (externa), 58, 485
    da escápula, 302t, 303, *303*
    do joelho, 366q, 371
    do ombro, 254q, 304, *305*
    do quadril, 366q, 372, 429, *429*
  medial (interna), 58, 485
    da escápula, 302t, 303, *303*
    do joelho, 366q, 371

    do ombro, 254q, 304, *305*
    do quadril, 366q, 372, 430-431, *430-431*
  no plano transverso, 54, 58, *58*
Rotadores
  ação, 179t
  origem e inserção, 179t
Rotadores do ombro
  laterais, 302t
    alongamento, 345, *345*
    amplitude de movimento normal, 310
    contração, 345
    teste de comprimento, 310, *310-311*
    teste de força, 321, *321*
  mediais, 302t
    amplitude de movimento normal, 310
    encurtamento, 322
    fraqueza, 322
    teste de comprimento, 310, *310-311*
    teste de força, 322, *322*
Rotadores do quadril, 429-431
  fraqueza, 95
  fraqueza de alongamento, 35
  laterais, *430*, 430-431
    ação, 430
    contratura, 431
    encurtamento, 431
    fraqueza, 431
    inervação, 430
    origens e inserções, 430
    teste de força, 431, *431*
  mediais, 429
    contratura, 429
    encurtamento, 429
    fraqueza, 429
    teste de força, 429, *429*

S

Salpingofaríngeo
  ação, 139t
  inervação, 139t
  origem e inserção, 139t
  papel na deglutição, 139t
Salto de Thomas, 446
Sartório, 62, 176, *365*, 424, *424*
  ação, 366q-367q, 424
  contratura, 424
  distribuição do segmento espinal, 470q-471q
  encurtamento, 380, *380*
    posições habituais que predispõem ao, 380
  fraqueza, 424
  inervação, 29q, 364q, 368t, 424
  origem e inserção, 424
  teste de comprimento, 376
  teste de força, 13, 424, *424*
    erro, 424
Segmentos corporais, 53, *53*
Segmentos espinais
  definição, 25
  distribuição para nervos e músculos, 25, 466-467, 468q-472q
    símbolos usados nos quadros, 25, 466-467
  em quadros de nervos espinais e músculos, 26
    do pescoço, do diafragma e do membro superior, 27q, 144q
    do tronco e do membro inferior, 29q, 168q

Semiespinal da cabeça, *177*
   ação, 179t
   origem e inserção, 179t
   teste de força, 157, *157*
Semiespinal do pescoço, *177*
   ação, 179t
   origem e inserção, 179t
   teste de força, 157, *157*
Semiespinal do tórax, *177*
   ação, 179t
   origem e inserção, 179t
Semilunar, 259, *259*
Semimembranáceo, *365*, 418, *418, 426, 453*
   ação, 366q-367q, 418
   distribuição do segmento espinal, 470q-471q
   inervação, 29q, 364q, 368t, 418
   origem e inserção, 418
   teste de força, 418, *418*
Semitendíneo, *365*, 418, *418, 426, 453*
   ação, 366q-367q, 418
   distribuição do segmento espinal, 470q-471q
   inervação, 29q, 364q, 368t, 418
   origem e inserção, 418
   teste de força, 418, *418*
Serrátil anterior, *332*, 332-337, *349*
   ação, 237, 301t, 332, 476
   distribuição do segmento espinal, 468q-469q
   fraqueza, 333-336, *334, 336*
   fraqueza de alongamento, 335
     efeito no teste de extensão das costas, 169, *169*
   inervação, 27q, 248q, *251*, 253q, 332, 338, 476
   origem e inserção, 237, 301t, 332, 476
   papel na respiração, 233, 237-238
   paralisia, 252, 335, *335*, 337, *337*, 474-479
     alamento escapular devido ao, *474*, 474-476, *475*
     características clínicas, 474-476, *475*
     causas, 474, 476
     com dor, 337, 474
     considerações anatômicas, 476
     diagnóstico diferencial, 477
     exame, 476-477
     prognóstico, 474
     tratamento, *475*, 477, 477-479, *478*
   teste de força, 88 332-335, *332-335*
     exemplo clínico, 334
Serrátil posterior inferior
   ação, 238
   distribuição do segmento espinal, 470q-471q
   inervação, 29q, 168q
   origem e inserção, 238
   papel na respiração, 238
Serrátil posterior superior
   ação, 238
   distribuição do segmento espinal, 470q-471q
   inervação, 29q, 168q
   origem e inserção, 238
   papel na respiração, 238
Sinal de Trendelenburg, 435, *435*
   definição, 485
Sinartrose, 10t
Sincondrose, 10t, 220
Sindesmose, 10t, 220
Síndrome da pressão coracóide, 342-343
   causa, 342
   definição, 342
   dor, 342
   exercícios contra-indicados, 343
   tratamento, 343, *343*

Síndrome da saída torácica, 341
   causa, 341
   diagnóstico, 341
   sintomas, 341
   tratamento conservador, 341
Síndrome de Guillain-Barré, 459q-460q
Síndrome do escaleno anterior, 34
Síndrome do espaço quadrilateral, 344, *344*
   causa, 344
   dor, 344
   tratamento, 344, *344*
Síndrome do pronador redondo, 356
Síndrome do redondo, 344, *344*
   causa, 344
   dor, 344
   tratamento, 344, *344*
Síndrome do túnel do carpo, 32, 356
Síndrome pós-poliomielite. *Ver também* Poliomielite
   diagnóstico, 39-40
   objetivos do tratamento, 39
   prevalência, 39
   teste muscular manual, 39-41
     explicação dos quadros de poliomielite e pós-poliomielite, 40
     membro inferior, 41
     quadros de músculos do pescoço, do tronco e da membro inferior, 43q
     membro superior, 41
     quadro de músculos do membro superior, 42q
   tratamento, 40
Síndrome, definição, 485
Sínfise púbica 10, 10t, 62, 64, 173, 176, 221
Sintoma, definição, 485
Sistema musculoesquelético, 9
Sit-ups, 206-208
   com encurvamento do tronco, 104, 187-192
     análise do movimento de elevação do tronco durante, 202
     diferenciação das ações dos abdominais superiores e inferiores durante, 200-201, *200-201*
     efeitos da manutenção dos pés para baixo durante, 208, *208*
     efeito do desequilíbrio dos abdominais e flexores do quadril, 205, *205*
     movimentos com os membros inferiores estendidos, 188, *188, 193*
     movimentos com os quadris e joelhos flexionados, 189, *189, 193*
     movimentos do tronco durante, 193, *193*
     músculos abdominais e flexores do quadril durante, 188-192, *188-192*
   como medida do condicionamento físico, 104
   definição, 193, 485
   hiperextensão lombar durante, 206
   indicações e contra-indicações, 207, *207*
   joelho flexionado, 104, 170, 206-207, *207*
Sóleo, *365*, 414, *414*
   ação, 367q, 414
   contratura, 414
   distribuição do segmento espinal, 470q-471q
   efeito da ruptura do tendão do calcâneo no, 9
   encurtamento, 414, 415
   fraqueza, 414
   inervação, 29q, 364q, 414
   origem e inserção, 414
   teste de comprimento, 375, *375*
   teste de força, 13, 88, 414, *414*
Subclávio, *298, 299, 349*

ação, 238, 301t
distribuição do segmento espinal, 468q-469q
inervação, 27q, 248q, *251*, 253q
origem e inserção, 238, 301t
papel na respiração, 238
Subcostais, 238
distribuição do segmento espinal, 470q-471q
inervação, 29q, 168q
Subescapular, 322, *322, 349*
ação, 254q, 300t, 322
distribuição do segmento espinal, 468q-469q
inervação, 27q, 248q, *251*, 253q, 322
origem e inserção, 300t, 322
teste de comprimento, 306
Subjetivo, definição, 485
Subluxação, ombro, 345
Substituição, 17
definição, 17, 485
Superfícies, definição, 485
Supinação
definição, 485
do antebraço, 19, *58*, 254q, 259, *291*
do pé, 63, *80*, 370
análise e tratamento, 94t
Supinador, 288, *288, 349*
ação, 254q, 288
contratura, 288
distribuição do segmento espinal, 468q-469q
fraqueza, 288
inervação, 27q, 252, 288
origem e inserção, 288
teste de força, 288-289, *288-289*
Supino, definição, 485
Suporte de ombro-membro superior, 345, *345*
Suporte do arco longitudinal, 446
Suporte tipo *Twister*, para os desvios medial e lateral dos
dedos do pé, 442, *443*
Suportes de ombro, 339, *339*
Suportes, 37
duração do uso, 37
para a dor nas regiões superior e média das costas devida
à osteoporose, 340, *340*
para a escoliose, 114
para a fraqueza de alongamento, 35
para a hiperflexão da coluna lombar, 228
para a instabilidade, 31
para a lombalgia, 225-226, *226*, 232
contração de flexores monoarticulares do quadril, 224
distensão sacroilíaca, 221, 222, *222*
fraqueza dos músculos anteriores do abdome, 37, 223-
224
para a paralisia do serrátil anterior, *475, 477*, 477-479, *478*
para a postura defeituosa do ombro e da região dorsal, 147
para a postura *sway-back*, 227-228
para a protrusão de disco intervertebral, 452
para a subluxação do ombro, 345, *345*
para manter os ombros para trás, 339, *339*
para o espasmo muscular, 34
para o joelho valgo, 447
Supra-espinal, 314, *314, 349*
ação, 254q, 300t, 314
distribuição do segmento espinal, 468q-469q
fraqueza, 314
inervação, 27q, 248q, *251*, 253q, 314
origem e inserção, 300t, 314
teste de força, 314
Sustentação da respiração, 234
Suturas do crânio, 10, 10t

T

Talipes
calcaneovalgus, 405
calcaneovarus, 405, 410
calcaneus, 405
cavus, 405
equinovalgus, 405
equinovarus, 405, 411
equinus, 405, 413, 414
valgo, 405, 486
varo, 405, 486
Tálus, 63, 370
Tecido conjuntivo, 9
Temporal
ação, 127t
distúrbios da junta temporomandibular que afetam,
124
inervação, 122, *123*
origem e inserção, 127t
teste, *131*
Tendão central, 236
Tendão do calcâneo, 73-75, *73-75*
desvio lateral dos dedos do pé devido à contração, 443
ruptura, 9
Tendões, 9
fraqueza *versus* insuficiência, 15
lesão, 9
espasmo muscular associado à, 35
Tensão
definição, 485
dor devida à, 34
sobre um nervo, 32
Tenso, 17
definição, 485
Tensor da fáscia lata, 9, 62, *65, 73*, 176, *365*, 425, *425*, 437,
437
ação, 366q, 425
alongamento
alongamento, 398, *398*, 448, 450, *450*
dor no membro inferior devida a, 450-451
percussão, 450-451, *450-451*
contração, 225
atividades associadas à, 449
correções de calçado, 398, 450
desvio medial dos dedos do pé devido a, 442
dor no membro inferior devida a, 449-450, *449-450*
erro no teste, 393, *393*
escoliose devida a, 112
irritação do nervo fibular devida a, 449
joelho valgo com, 447
teste de Ober, 391-394, *392-394*
tratamento, 398, *398*, 449-450
unilateral, inclinação pélvica lateral devida a, 229, 439
contratura, 425
distribuição do segmento espinal, 470q-471q
encurtamento, 425
adaptativo, 380
posições habituais que predispõem ao, 380
durante o teste de comprimento dos flexores do
quadril, 380
fraqueza, 425
inervação, 29q, 364q, 368t, 425
no alinhamento defeituoso, 74
origem e inserção, 425
teste de comprimento, 376
na escoliose, 109
teste de força, 425, *425*

Tensor do véu palatino
  ação, 138t
  inervação, 138t
  origem e inserção, 138t
  papel na deglutição, 138t
Teste. *Ver também* Teste muscular manual; Teste de comprimento muscular; Teste de força
  confiável, 486
  de Ober, 391-394, 486
  de Thomas, 376, 486
  definição, 486
  freio, 19, G-1
  mensurável, 486
  prático, 486
  útil, 486
  válido, 486
Teste da linha de prumo, 59, 86
  alinhamento defeituoso, 64, *64*, 66-69, *66-69*
  alinhamento ideal, *60*, 60-63, *64*
  na escoliose, 109
Teste da musculatura abdominal, 104
Teste de comprimento muscular, 4, 5, 12, 88
  amplitude de comprimento muscular, 12
  correlação entre a amplitude da junta e o comprimento muscular, 12
  do gastrocnêmio, 375, *375*
  do grande dorsal, 309, *309*
  do peitoral maior, 308, *308*
  do peitoral menor, 307, *307*
  do plantar, 375, *375*
  do poplíteo, 375, *375*
  do redondo maior, 309, *309*
  do sóleo, 375, *375*
  dos flexores do quadril, 376-380, *376-380*, 395-397, *395-397*
  dos flexores plantares do tornozelo, 375, *375*
  dos músculos intrínsecos da mão, 276, *276*
  dos músculos umerais e escapulares, 306-311, *306-311*
  dos posteriores da coxa, *111*, 174, *174-175*, 382-389, *383-389*
    na escoliose, 109, *111*
  dos rombóides, 309, *309*
  dos rotadores do ombro, 310, *310-311*
  movimentos passivos ou passivos assistidos, 12
  na escoliose, 109, *111*
  objetividade, 6
  objetivo, 4, 12
  precisão, 12
Teste de elevação do membro inferior estendido, 383, *383*
  amplitude de movimento, 187, 383
  comprimento aparente dos posteriores da coxa maior que o comprimento real, 386, *386*
  comprimento excessivo dos posteriores da coxa, *384-385*
  comprimento normal dos posteriores da coxa, 384-385, *384-385*
  controle de variáveis, 382, 388
  efeito do encurtamento dos flexores do quadril, 382, 387, *387*
  elevação de ambos os membros inferiores, 210, *210*
  encurtamento dos posteriores da coxa, 386, *386*
  equipamentos, 383
  erros, 388, *388*
  movimento de teste, 383
  posição inicial, 383
Teste de extensão das costas, 88, 169, *169*
Teste de extensão do tronco, 88, 169, *169*, 180-181, *180-181*
Teste de flexão anterior, 88, 169, 174, *174-175*, 383, *383*
  amplitude de movimento normal durante, 383
  amplitude normal de movimento no, 174, *174*
  controle de variáveis, 382

equipamentos, 383
flexão lombar excessiva, 377, *377*
mensuração do arco de movimento durante, 383
movimento de teste, 383
posição inicial, 383
variações em achados, 174, *175*
Teste de flexão do tronco, 88, 169, *169*
Teste de flexão para trás, 88, 172, *172*
Teste de força, 4, 5, 13-17, 88
  aparelhos, 6
  de músculos abdominais, 88, 104
    diferenciação das ações dos abdominais superiores e inferiores, 200-201, *200-201*
    abdominais inferiores, 212-213, *213*
    abdominais superiores, 202-203, *203*
    flexores oblíquos, 186, *186*
    na escoliose, 109, *111*, 185, 186
    registro, 217, *217*
  definição, 15
  dinamômetros manuais, 6-7, *7*
  do abdutor curto do polegar, 262, *262*
  do abdutor do dedo mínimo da mão, 270, *270*
  do abdutor do hálux, 400, *400*
  do abdutor longo do polegar, 268, *268*
  do adutor do polegar, 261
  do ancôneo, 292-293, *292-293*
  do bíceps braquial, 288, *288*, 290, *290*
  do bíceps femoral, 419, *419*
  do braquial, 290, *290*
  do braquiorradial, 294, *294*
  do coracobraquial, 313, *313*
  do deltóide, 13, 315-317, *315-317*
  do eretor da espinha cervical, 157, *157*
  do esplênio da cabeça e do pescoço, 157, *157*
  do esternocleidomastóideo, 156, *156*
  do extensor curto do hálux, 403, *403*
  do extensor curto do polegar, 267, *267*
  do extensor curto dos dedos, 409, *409*
  do extensor dos dedos, 279, *279*
  do extensor longo do polegar, 266, *266*
  do extensor longo dos dedos, 409, *409*
  do extensor radial curto do carpo, 284, *284*
  do extensor radial longo do carpo, 284, *284*
  do extensor ulnar do carpo, 285, *285*
  do fibular curto, 412, *412*
  do fibular longo, 412, *412*
    curto e terceiro, 13
  do fibular terceiro, 409, *409*
  do flexor curto do hálux, 401, *401*
  do flexor curto do polegar, 265, *265*
  do flexor curto dos dedos, 406, *406*
  do flexor do dedo mínimo da mão, 271, *271*
  do flexor longo do hálux, 402, *402*
  do flexor longo do polegar, 264, *264*
  do flexor longo dos dedos, 407, *407*
  do flexor profundo dos dedos, 281, *281*
  do flexor radial do carpo, 282, *282*
  do flexor superficial dos dedos, 280, *280*
  do flexor ulnar do carpo, 283, *283*
  do gastrocnêmio, 13
  do glúteo máximo, 13, 88, 436, *436*
  do glúteo médio, 17, 88
  do glúteo mínimo, 432, *432*
  do grande dorsal, 159, *324*, 324-325
  do iliopsoas, 13
  do infra-espinal, 321, *321*
  do longo do pescoço, 154, *154*
  do oponente ído dedo mínimo da mão, 269, *269*

do oponente do polegar, 263, *263*
do palmar longo, 277, *277*
do peitoral maior, 13, 318-319, *318-319*
do peitoral menor, 320, *320*
do poplíteo, 416, *416*
do quadrado lombar, 183, *183*
do quadríceps femoral, 421, *421*
do redondo maior, 323, *323*
do redondo menor, 321, *321*
do reto anterior da cabeça, 154, *154*
do reto femoral, 13
do sartório, 13, 424, *424*
do semi espinal da cabeça e do pescoço, 157, *157*
do semimembranáceo, 418, *418*
do semitendinoso, 418, *418*
do serrátil anterior, 88, 332-335, *332-335*
do sóleo, 13, 88, 414, *414*
do supinador, 288-289, *288-289*
do supra-espinal, 314
do tensor da fáscia lata, 425, *425*
do tibial anterior, 410, *410*
do tibial posterior, 411, *411*
do trapézio, 88
   fibras inferiores, 330, *330*
   fibras médias, 329, *329*
   fibras superiores, 157, 158, *158*, 331, *331*
do tríceps braquial, 13, 292-293, *292-293*
dos abdutores do quadril, 16, 184, *184*, 432-434, *432-434*
dos adutores do quadril, 16, 427, *427*
dos escalenos, 156, *156*
dos extensores das costas, 180, *180-181*
dos extensores do pescoço, 157, *157*
dos extensores do quadril, 180, *180*
dos flexores do pescoço
   anteriores, 154, *154*
   ântero-laterais, 156, *156*
dos flexores do quadril, 88, 104
dos flexores dos dedos do pé, 88
dos flexores plantares do tornozelo, 413-415, *413-415*
dos interósseos da mão
   dorsais, 272, *272*
   palmares, 273, *273*
dos interósseos do pé, 405, *405*
dos lumbricais da mão, 274-275, *274-275*
dos lumbricais do pé, 405, *405*
dos músculos do polegar, 13
dos músculos do tronco, 88
   extensores das costas e extensores do quadril, 180-181, *180-181*
   músculos laterais do tronco e abdutores do quadril, 184-185, *184-185*
dos músculos faciais, 121
dos músculos laterais do tronco, 184-185, *184-185*
dos posteriores da coxa, 13, 88, 417-419, *417-419*
dos rombóides, 327-328, *327-328*
dos rotadores do ombro
   laterais, 321, *321*
   mediais, 322, *322*
dos rotadores do quadril
   laterais, 431, *431*
   mediais, 429, *429*
dos tibiais anterior e posterior, 13
fraqueza, 17
   versus instabilidade da junta, 15
   versus restrição da amplitude de movimento, 15
insuficiência ativa e, 13
na escoliose, 109

no final da amplitude com encurtamento máximo do músculo, 13
no meio da amplitude do comprimento total do músculo, 13-14
objetividade, 6
objetivo, 5
para lactentes e crianças, 19
regras de procedimento, 14
termos utilizado na descrição de testes, 14-17
   fixação, 14-15
   paciente, 14
   pressão e resistência, 16
   substituição, 17
   movimento de teste, 16
   posição de teste, 15-16
   fraqueza, encurtamento e contratura, 17
Teste de frenagem, 19
   definição, G-1
Teste de Ober, 391-394
   comprimento normal, 392, *392*
   definição, 486
   erros, 393, *393*
   modificado, 373, 392-394, *392-394*
      equipamento, 394
      amplitude de movimento normal, 394
      posição inicial, 394
      movimento de teste, 394
   nota histórica, 391
   procedimento original, 391, 392, *392*
   resultado positivo, 393, *393*
Teste de Thomas, 376
   definição, 486
Teste muscular manual, 4-8. *Ver também* Teste de comprimento muscular; Teste de força; Teste
   arte, 4
   ciência, 4
   como parte do exame físico, 4
   componentes fundamentais, 5
   confiabilidade, 6
   de músculos individuais, 5
   graduação, 19-24. (*Ver também* Graduação)
   instrumentação, 6
   na síndrome pós-poliomielite, 39-40
   nota histórica, 8, 8t
   objetividade, 6-8
   para a postura defeituosa, 4
   prescrição, 14, 18
   princípios, 5
Testes de condicionamento físico, 104-105
   push-ups, 105
   sentar e alcançar, 105
   sit-ups com joelhos flexionados, 104
   utilidade, 104
Testes de elevação do membro superior acima da cabeça, 88
Tíbia, 371
   arqueamento posterior, *84*
   desvio lateral dos dedos do pé devido à torção lateral da, 443
   desvio medial dos dedos do pé devido à torção medial da, 442
Tibial anterior, *365*, 410, *410*, 449
   ação, 366q-367q, 410
   contratura, 410
   distribuição do segmento espinal, 470q-471q
   fraqueza, 410
   inervação, 29q, 364q, 368t, 410
   origem e inserção, 410
   teste de força, 13, 410, *410*
Tibial posterior, 73, *73*, *365*, 411, *411*

ação, 367q, 411
contratura, 411
distribuição do segmento espinal, 470q-471q
fraqueza, 95, 411
inervação, 29q, 364q, 411
no alinhamento defeituoso, 74-75
origem e inserção, 411
teste de força, 13, 411, *411*
Tipos de junta, 10, 10t
    fibrocartilaginosa (discretamente móvel), 10
    fibrosa (imóvel), 10, 10t
    sinovial (livremente móvel), 10, 10t
Tireoepiglótico
  ação, 139t
  inervação, 139t
  origem e inserção, 139t
  papel na deglutição, 139t
Tireóideo, *151*
  ação, 139t
  inervação, 139t
  origem e inserção, 139t
  papel na deglutição, 139t
Tórax, 168
  componentes, 233
Torcicolo, 96, 154, 156, 158, 331
Torniquete, compressão nervosa devida a, 32
Trabalho de parto
  lombalgia e, 219
  movimento da junta sacroilíaca durante, 220
Tração, 36
  aplicação, 36
  definição, 36
  do trato iliotibial, 32
  efeitos terapêuticos, 36
Transverso do abdome, 9, 197, *197*
  ação, 197
  distribuição do segmento espinal, 470q-471q
  fraqueza, 197, *197*
  inervação, 29q, 168q, 197, 368t
  origem e inserção, 197, 237
  papel na respiração, 237
Transverso do tórax
  ação, 238
  distribuição do segmento espinal, 470q-471q
  inervação, 29q
  origem e inserção, 238
  papel na respiração, 238
Transverso do tórax, inervação, 168q
Transversoespinais, *177*
  ação, 179t
  origem e inserção, 179t
Trapézio, *177*, 326, *326*, *342*
  ação, 301t, 326
  distribuição do segmento espinal, 468q-469q
  encurtamento, 158
  espasmo, 158
  exercícios de fortalecimento, 339, 478
  fraqueza, 95, 158, 331
  fraqueza de alongamento, 35
  inervação, 26, 27q, 123, *123*, 145q, 149t, *251*, 253q, 326
  origens e inserções, 148t, 301t, 326
  paralisia, 337, *337*
  parte média, 301t, 326, *326*, *349*
    distensão, 339
    fraqueza, 329, 339
    teste de comprimento, 329, *329*
  parte superior, 301t, 326, *326*, *349*
    alongamento, 163, 163, 357, *357*

anterior, *298*, *299*, 301t
  contração, 17
  contratura, 158, 331
  distensão, 160
  encurtamento, 331
  espasmo protetor, 342
  fraqueza, 331
  papel na respiração, 233, 238
  posterior, 298, 299, 301t
  teste de força, 157, 158, *158*, 331, 331
  teste de força, 88
    fibras inferiores, 330, *330*
    fibras médias, 329, *329*
    na escoliose, 109
    fibras superiores, 157, 158, *158*, 331, *331*
Trapezóide, *259*
Traqueostomia, 233
Trato iliotibial, 9, *73*, *436*, 437, *437*
  ação, 398
  alongado, dor no membro inferior devida a, 450-451
  alongamento, 398, *398*
  contração, 74, 398
    dor no membro inferior devida a, 449-450, *449-450*
    erros no teste, 393, *393*
    escoliose devida à, 112
    joelho valgo com, 447
    teste de Ober, 391-394, *392-394*
    unilateral, inclinação pélvica lateral devida à, 439
  teste de comprimento, na escoliose, 109
  tração, 32
Travesseiros, 159, 232
Treinamento de resistência para reduzir a fadiga dos
músculos respiratórios, 234
Trena com nível, 86, *87*
Tríceps braquial, 292, *292*, 344
  ação, 254q, 292, 301t
  cabeça lateral, 292, *292*, 349
  cabeça longa, 292, *292*, 301t, *349*
  cabeça medial, 292, *292*, *349*
  contratura, 293
  distribuição do segmento espinal, 468q-469q
  fraqueza, 293
  inervação, 27q, *251*, 292
  origens e inserções, 292, 301t
  teste de força, 13, 292-293, *292-293*
Troca gasosa pulmonar, 233, 235
Tronco
  definição, 168
  dermátomos, *29*, *168*, 168q
  extensão, 88, 170, *170*, *172*
    amplitude de movimento, 168, *168*
  flexão, 170, *170*, *172*
    amplitude de movimento, 168, *168*
  flexão lateral, 171, *172*
  hiperextensão, 171, *171*
  pelve, 173, *173*
  rotação, 171, *172*

U

Ulna, 259, *259*
Ultra-som, 37
Usuários de cadeira de rodas, lesões do membro superior
    por uso excessivo, 356
Úvula
  ação, 138t

inervação, 138t
origem e inserção, 138t
papel na deglutição, 138t

V

Valgo
definição, 486
geno (joelho), 481, 483, 486
hálux, 400, 441
talipes, 405, 486
Varo
definição, 486
geno, 481, 486 (*Ver também* Arqueamento das pernas)
talipes, 405, 486
Vasto intermédio, *365*, 420, *420*
ação, 420
inervação, 420
origem e inserção, 420
Vasto lateral, *365*, 420, *420*
ação, 420
inervação, 420
origem e inserção, 420
Vasto medial, *365*, 420, *420*
ação, 420

inervação, 420
origem e inserção, 420
Ventilação, 233. *Ver também* Respiração
Ventral, definição, 486
Vestimentas para o exame postural, 86
Vírus *West Nile*, 39
Vocal
ação, 139t
inervação, 139t
origem e inserção, 139t
papel na deglutição, 139t
Volar, definição, 485

Z

Zigomático maior
ação, 127t
inervação, 122, *123*
origem e inserção, 127t
teste, *129*
Zigomático menor
ação, 127t
inervação, 122, *123*
origem e inserção, 127t